AF825778

R. J. Hruby, P. Tozzi, C. Lunghi, G. Fusco

Die fünf Modelle der Osteopathie

Raymond J. Hruby (amerikanischer Herausgeber)
Paolo Tozzi (europäischer Herausgeber)
Christian Lunghi
Giampiero Fusco

Die fünf Modelle der Osteopathie

1. Auflage

Übersetzt von: Walburga Rempe, München

ELSEVIER

Elsevier GmbH, Hackerbrücke 6, 80335 München, Deutschland
Wir freuen uns über Ihr Feedback und Ihre Anregungen an books.cs.muc@elsevier.com

Titel der italienischen Originalausgabe
I cinque modelli osteopatici – Razionale, Applicazione, Integrazione. Dalla tradizione all'innovazione per un'osteopatia incentrata sulla persona
Copyright © 2015 EDRA SpA
Via Spadolini 7, 20141 Milano Italia
All rights reserved.
ISBN: 978882144165

This translation of The Five Osteopathic Models – Rationale, Application, Integration, 1st edition by Raymond J. Hruby, Paolo Tozzi, Christian Lunghi and Giampiero Fusco was undertaken by Elsevier GmbH and is published by arrangement with EDRA SpA.

It is based on the English edition "The Five Osteopathis Models - Rationale, Application, Integration", ISBN 978-1-909141-68-1 by Handspring Publishing Limited.

Diese Übersetzung von The Five Osteopathic Models – Rationale, Application, Integration, 1. Auflage, von Raymond J. Hruby, Paolo Tozzi, Christian Lunghi und Giampiero Fusco wird durch die Elsevier GmbH ausgeführt und in Absprache mit EDRA SpA. veröffentlicht.

Sie folgt der englischen Ausgabe "The Five Osteopathis Models - Rationale, Application, Integration", ISBN 978-1-909141-68-1 von Handspring Publishing Limited.

Die fünf Modelle der Osteopathie, 1. Auflage, von Raymond J. Hruby, Paolo Tozzi, Christian Lunghi und Giampiero Fusco
© 2020 Elsevier GmbH Deutschland

ISBN 978-3-437- 55451-3
eISBN 978-3-437- 05991-9

Alle Rechte vorbehalten
1. Auflage 2020
© Elsevier GmbH, Deutschland

Wichtiger Hinweis für den Benutzer

Die Übersetzung wurde von der Elsevier GmbH eigenverantwortlich ausgeführt. Ärzte / Praktiker und Forscher müssen sich bei der Bewertung und Anwendung aller hier beschriebenen Informationen, Methoden, Wirkstoffe oder Experimente stets auf ihre eigenen Erfahrungen und Kenntnisse verlassen. Bedingt durch den schnellen Wissenszuwachs insbesondere in den medizinischen Wissenschaften sollte eine unabhängige Überprüfung von Diagnosen und Arzneimitteldosierungen erfolgen. Im größtmöglichen Umfang des Gesetzes wird von Elsevier, den Autoren, Redakteuren oder Beitragenden keinerlei Haftung in Bezug auf die Übersetzung oder für jegliche Verletzung und / oder Schäden an Personen oder Eigentum, im Rahmen von Produkthaftung, Fahrlässigkeit oder anderweitig, übernommen. Dies gilt gleichermaßen für jegliche Anwendung oder Bedienung der in diesem Werk aufgeführten Methoden, Produkte, Anweisungen oder Konzepte.

Für die Vollständigkeit und Auswahl der aufgeführten Medikamente übernimmt der Verlag keine Gewähr.
Geschützte Warennamen (Warenzeichen) werden in der Regel besonders kenntlich gemacht (®). Aus dem Fehlen eines solchen Hinweises kann jedoch nicht automatisch geschlossen werden, dass es sich um einen freien Warennamen handelt.
Hinweise zu Diagnose und Therapie können sich von den in Deutschland üblichen Standards unterscheiden.

Bibliografische Information der Deutschen Nationalbibliothek
Die Deutsche Nationalbibliothek verzeichnet diese Publikation in der Deutschen Nationalbibliografie; detaillierte bibliografische Daten sind im Internet über https://www.dnb.de/abrufbar.

20 21 22 23 24 5 4 3 2 1

Für Copyright in Bezug auf das verwendete Bildmaterial siehe Abbildungsnachweis

Das Werk einschließlich aller seiner Teile ist urheberrechtlich geschützt. Jede Verwertung außerhalb der engen Grenzen des Urheberrechtsgesetzes ist ohne Zustimmung des Verlages unzulässig und strafbar. Das gilt insbesondere für Vervielfältigungen, Übersetzungen, Mikroverfilmungen und die Einspeicherung und Verarbeitung in elektronischen Systemen.

Um den Textfluss nicht zu stören, wurde bei Patienten und Berufsbezeichnungen die grammatikalisch maskuline Form gewählt. Selbstverständlich sind in diesen Fällen immer alle Geschlechter gemeint.

Planung: Marko Schweizer, München
Projektmanagement: Annekathrin Sichling, München
Redaktion: Barbara Buchter / extratour – Büro für Verlage, Freiburg i. Br.
Satz: Thomson Digital, Noida / Indien
Druck und Bindung: Drukarnia Dimograf Sp. z o. o., Bielsko-Biała / Polen
Umschlaggestaltung: SpieszDesign, Neu-Ulm
Titelfotografie: EDRA SpA, Mailand/Italien; Handabbildung: ©jannoon028 – stock.adobe.com

Aktuelle Informationen finden Sie im Internet unter **www.elsevier.de.**

Widmungen

Meinen Beitrag zu diesem Werk widme ich in Dankbarkeit:

Meiner Frau Karen, die meine Leidenschaft für die osteopathische Medizin geduldig und liebevoll unterstützt und mir hilft, nicht zu viele Projekte auf einmal zu übernehmen.

Meinen verstorbenen Eltern John J. Hruby Jr. und Helen Margaret Hruby – ihr habt mich gut erzogen, und ich wünschte, ihr wärt beide noch hier.

Meinen Katzen Serena und Gemma für die bedingungslose Rückenstärkung, die nur Katzen geben können; sie freuten sich immer über meine Gesellschaft, egal zu welcher Tages- oder Nachtzeit ich schrieb.

Ray Hruby

Der Osteopathie, die mich lehrte, gut zuzuhören, im richtigen Moment zu handeln und aufzuhören, wenn es nötig ist.

Paolo Tozzi

In Zeiten wie diesen treffen sich in traditionellen Kulturen die Menschen, um zwischen Tanzen und Trommeln bei gutem Essen und Trinken gemeinsam mit Freunden zu feiern ... Meine Art zu feiern besteht darin, meine Dankbarkeit gegenüber meinen Mitreisenden durch meine Liebe, meine Aktivitäten und durch neue Projekte zum Ausdruck zu bringen ... Danke, dass ihr die Botschaft, die in diesem Weg verborgen war, empfangen habt ... Und dass ihr daran Anteil genommen habt.
COM PASSIONE VOLI (Mit Leidenschaft fliegst du)

Christian Lunghi

Meinen Töchtern Greta und Sofia, danke für eure Geduld und die Zeit, die ihr mir zum Schreiben zugestanden habt ... und für die Unterstützung durch euer Lächeln.

Giampiero Fusco

Herausgeber und Autoren

Raymond J. Hruby, DO, MS FAAO (Dist), erwarb 1973 seinen Abschluss am College of Osteopathic Medicine and Surgery in Des Moines, Iowa. Nach verschiedenen klinischen und akademischen Tätigkeiten wurde er 1999 Professor und Präsident des Department of Osteopathic Manipulative Medicine (OMM) an der Western University of Health Sciences, College of Osteopathic Medicine in Pomona, Kalifornien. Von dort verabschiedete er sich kürzlich in den „Ruhestand", arbeitet aber weiterhin als Berater des Department of NMM / OMM an der Western University. In dieser Funktion engagiert er sich in Lehre, Forschung, Lehrplanentwicklung und Förderung (Mentoring) der neuen Fakultät für OMM-Promotionsstudiengänge. Er ist am interdisziplinären Ausbildungsprogramm der Western University beteiligt und darüber hinaus in Teilzeit Dozent an der Graduate School of Basic Medical Sciences.

Paolo Tozzi, MSc Ost, DO, PT, ist Rektor der ersten Veterinär-Osteopathie-Schule in Italien und stellvertretender Vorsitzender des italienischen Posturologen-Verbands, war Schatzmeister des Osteopathic European Academic Network (OsEAN) und Vizepräsident von CROMON (Zentrum für ganzheitliche Forschung in Osteopathie und Naturmedizin) in Rom. Er hält vor allem Vorlesungen über Osteopathie, Biomechanik und Manualtherapie und organisierte den I. Internationalen Kongress für Veterinär-Osteopathie in Rom (2012).

Christian Lunghi, DO, ND, arbeitet als Osteopath und Naturopath in Rom und Bracciano. Er ist Mitglied des italienischen Beratergremiums von COME, dem Zentrum zur Förderung der osteopathisch-medizinischen Zusammenarbeit, sowie im Studienkomitee und nationalen Prüfungsausschusses für die Zulassung von Osteopathen in Italien (Register of Osteopaths, ROI). Er hält Vorlesungen zu klinischer Entscheidungsfindung und rationalen Begründungen der osteopathischen Medizin. Als Autor und Koautor hat er in mehreren Fachzeitschriften Beiträge veröffentlicht. Auch zu *Fascia in the Osteopathic Field,* dem von Liem, Tozzi und Chila herausgegebenen Werk, steuerte er ein Kapitel bei.

Giampiero Fusco, DO, FT, ist Osteopath und Physiotherapeut. Er unterrichtet sowohl in Ausbildungs- als auch Weiterbildungsprogrammen der Osteopathie an Schulen in Italien. Er ist Mitglied im Studienkomitee für die osteopathische Zulassung (ROI) in Italien und hielt auf mehreren nationalen und internationalen Konferenzen Vorträge. Seine Artikel sind im *Journal of Bodywork and Movement Therapies* erschienen.

Vorwort zur englischen Ausgabe

1986 schlug das American Educational Council on Osteopathic Principles (ECOP) ein Kern-Curriculum für die osteopathische Ausbildung vor, damit angehende Therapeuten in Übungskursen lernen, osteopathische Prinzipien und Philosophie in ihre spätere Berufsausübung zu integrieren. Die Fünf Modelle (biomechanisches, neurologisches, respiratorisch-zirkulatorisches, metabolisches und behaviorales Modell), auf denen dieses Curriculum beruht, liefern eine Ausgangsbasis für das Zusammenführen von Grundlagen- und klinischen Wissenschaften in einem osteopathischen Denkprozess und einem besonderen Untersuchungs- und Behandlungsansatz für Patienten.

Die italienische Ausgabe war – soweit wir wissen – ein erster Versuch, die Fünf Modelle über das ECOP-Dokument hinaus systematisch zu erklären und eingehend zu untersuchen, um ihre Anwendung mit neuester wissenschaftlicher Evidenz zu begründen. Der Erfolg der italienischen Ausgabe und die zunehmende Vermittlung der Fünf Modelle in Theorie und Praxis der osteopathischen Ausbildung haben den Bedarf an einer englischsprachigen Ausgabe aufgezeigt, damit die wichtigen Informationen leichter zugänglich werden – für all jene, die sich mit Lehre und Praxis der osteopathischen Medizin befassen und sich für deren einzigartigen Behandlungsansatz interessieren. Wir sind zuversichtlich, dass dieses Buch den Lesern von größtem Nutzen sein wird, weil es durch die Fünf Modelle zu einem tieferen Verständnis der osteopathischen Prinzipien und Vorstellungen sowie deren Anwendbarkeit in der täglichen Praxis beiträgt.

Raymond J. Hruby, DO, MS, FAAO (Dist), US Editor
Pomona, California, USA
Paolo Tozzi, MSc (Ost), DO, PT, European Editor
Rome, Italy
Mai, 2017

Vorwort zur italienischen Ausgabe

Ein Strategieplan der Weltgesundheitsorganisation (WHO) sieht eine Zusammenführung von Biomedizin und Komplementärmedizin im Zeitraum von 2014 bis 2023 vor. Die Komplementärmedizin hat alternative personenzentrierte Behandlungsansätze zu bieten, die neben der Heilung von Krankheit („curing the disease") auch das Umsorgen / Betreuen („take care") der Patienten ermöglicht [1]. Die auf anthropologischer Basis vom „Old Doctor" (= A. T. Still; Anm. d. Übers.) entwickelte Osteopathie passt voll und ganz in diesen patientenzentrierten, beide medizinischen Richtungen vereinenden Prozess. Sie ist ein Untersuchungs-, Diagnose- und manualtherapeutisches Konzept zur Förderung der Gesundheit oder vielmehr der individuellen Selbstheilungskräfte, das unter anderem davon ausgeht, dass selbst angesichts zahlreicher klinischer Krankheitsbilder Ressourcen für Gesundheit und Genesung bestehen und gefunden werden können.

Osteopathie beruht auf dem Grundprinzip, dass Körperstruktur und Körperfunktionen eng zusammenhängen und dass es für das persönliche Wohlbefinden einer Anpassungsfähigkeit an Umgebungsanforderungen bedarf [2]. Tatsächlich funktioniert der Körper bei Stress im allostatischen Modus (um mit einer Vielzahl adaptiver physiologischer Veränderungen ein neues Gleichgewicht erreichen zu können), wodurch er bessere Voraussetzungen für die Bewältigung der Anforderungen in der veränderten Umgebung besitzt [3]. Die allostatische Anpassung hat jedoch ihren Preis, der als allostatische Belastung oder Last (load) definiert wird. Unter chronischer oder wiederkehrender Stressbelastung werden die physiologischen Reaktionen weniger „elastisch", also nicht mehr vollständig reversibel; sie führen zwar kurzfristig zur Adaptation, können aber, wenn sie persistieren, schädlich wirken und sowohl lokale als auch generalisierte negative Folgen für den Körper haben.

Wie sich der Prozess entwickelt, wird im ersten Teil dieses Lehrbuchs thematisiert. Die adaptive Reaktion kommt durch ein Zusammenspiel verschiedener Regulationssysteme zustande, auf die sich Osteopathen bei der Patientenuntersuchung und der Aktivierung entsprechender Kräfte konzentrieren, indem sie spezifische Diagnostik- und Behandlungsmodelle anwenden (wie im zweiten Teil näher beschrieben) – das muskuloskelettale, neurologische, zirkulatorische, metabolische und psychologische System [2]. Dabei handelt es sich um eine dynamische Gruppe von Funktionen, die durch die Interaktion von Körper-Seele-Geist beeinflusst werden und die Gesundheit erhalten; unter Stressbedingungen kann diese Gruppen- / Faktorenkonstellation (Funktions-)Störungen bewirken und unterhalten, die Therapeuten in der Regel wohlbekannt sind [4]. Aufgrund der Komplexität solcher Prozesse sollten neue Erkenntnisse aus dem Bereich der Psychoneuroimmunologie und Epigenetik einbezogen werden. Durch die Beobachtung, dass kulturelle und biologische Ebenen miteinander verbunden sind und sich wechselseitig beeinflussen, haben ihre Studien die Trennung zwischen Geistes- und Naturwissenschaften überwunden. Insbesondere die Epigenetik ermöglichte einen Durchbruch bei den Fragen, die hinsichtlich des Wissens um die molekularen Grundlagen komplexer Phänomene der menschlichen Existenz lange im Dunkeln lagen. Was sich bewusst oder unbewusst im Kopf des Menschen abspielt, kann die adaptiven Muster epigenetisch modulieren – von Hormonachsen bis zu neuralen Prozessen [5], die sich auf die Gewebemechanik auswirken. Osteopathen können vielleicht genau diese Veränderungen wahrnehmen oder sogar beeinflussen. Daher überrascht es nicht, dass sich viele Experten fragen, wie sich am besten beschreiben lässt, was im Gewebe unter den Therapeutenhänden geschieht [6].

Neuere Untersuchungen zur Funktionsweise einer osteopathischen Behandlung haben gezeigt, dass Zellkulturen, die Spannungen oder Druckeinwirkung ausgesetzt sind, ihr Verhalten ändern können, und dass eine unter Laborbedingungen simulierte Manipulationsbehandlung entzündliche Reaktionen entweder aufzeigen oder hervorrufen kann [7]. Obwohl solche Belege die vermutete Wirksamkeit einer manipulativen Behandlung bereits stützen, suchen Grundlagenforscher hinsichtlich komplexerer Phänomene weiter nach dem „Stein von Rosette", also einer Grundlage zu deren Entschlüsselung. Aufgrund der zahllosen Ansätze manueller Therapie mit unterschiedlicher Stimulation (Kompression, Traktion, Gleiten, Wringen und Entwringen), die in der Literatur beschrieben werden, tendieren Forscher dazu, eher „Familien der einzelnen Techniken" zu definieren und zu klassifizieren. Das vereinfacht zwar das Studiendesign, vernachlässigt aber einen entscheidenden Aspekt: Wenn verschiedene Autoren die Ausführung einer Technik unterschiedlich beschreiben, kann dies daran liegen, dass sie die gemeinsamen zugrunde liegenden Prinzipien leicht abgewandelt angewandt haben; solche Anpassungen können in der komplexen therapeutischen Beziehung zwischen Patient und Osteopath oft von Nutzen sein, etwa in Form eines individualisierten Therapieplans. Manchmal entfernt sich die Osteopathie also zugunsten von Forschung und Weiterentwicklung etwas von den ursprünglichen Grundprinzipien, um andere Rehabilitationsmaßnahmen miteinzubeziehen, wie es in der alltäglichen Praxis ja oft der Fall ist. Dennoch gilt es die Besonderheiten ihrer Philosophie und ihres methodischen Vorgehens zu bewahren.

So wie der „Stein von Rosette" als Symbol für viele Aspekte steht, beispielsweise das Verständnis vergangener Kulturen oder die Zusammenhänge zwischen Sprachen, so bietet er im übertragenen Sinn auch die Möglichkeit, dass jeder bei der Anwendung die Sprache wählt, die er bevorzugt und versteht. Er versinnbildlicht den Code, mit dessen Hilfe wir jene gemeinsamen Quellen entschlüsseln, die es uns ermöglichen, uns auf das gemeinsame Wissen der Menschheit zu besinnen und es zu verstehen. Tradition, wissenschaftliche Belege und kritisches Denken liefern einen neuen Ansatz, eine Art Grundprinzip, das – nicht nur als bloße Verfahrensbeschreibung – sowohl flexible als auch dauerhafte Elemente enthält, die letztlich jeden Entscheidungsprozess in der Therapeut-Patienten-Beziehung prägen. Darin liegt das Verdienst der Osteopathie: in der Fähigkeit, den anderen zu spüren und in der Bewegung zu begleiten; diese Bewegung ist Leben und wird es immer bleiben.

LITERATUR

1. World Health Organization (WHO). Traditional Medicine Strategy: 2014-2023. Hong Kong: WHO; 2013.
2. Osteopathic International Alliance (OIA). Osteopathy and osteopathic medicine. A global view of practice, patients, education and the contribution to healthcare delivery. Chicago: OIA; 2013. Ch. 1.
3. McEwen BS. Biomarkers for assessing population and individual health and disease related to stress and adaptation. Metabolism. 2015; 64 (3 Suppl 1): S2–S10.
4. Hardy K, Pollard H. The organization of the stress response, and its relevance to chiropractors: a commentary. Chiropr Osteopat. 2006; 14: 25.
5. Bottaccioli F. Epigenetics and psycho-neuro-endocrine immunology. The two faces of the ongoing revolution in the life sciences. Milano: EDRA. 2014, pp. 4.
6. Chaitow L. Can we describe what we do? J Bodyw Mov Ther. 2014; 18(3): 315–316.
7. Standley PR. Towards a Rosetta Stone of manual therapeutic methodology. J Bodyw Mov Ther. 2014; 18(4): 586–587.

Abkürzungen

ACTH	adrenokortikotropes Hormon
ANF	atrialer natriuretischer Faktor
ANS	autonomes (vegetatives) Nervensystem
ANSM	autonomes Nervensystem auf muskulärer Ebene
BLT	Balanced Ligamentous Tension
BMI	Body-Mass-Index
BMT	Balanced Membranous Tension
BPF	buccopharyngeale Faszie
BWS	Brustwirbelsäule
C1	Atlas
C2	Axis
cAMP	extrazelluläres zyklisches Adenosinmonophosphat
cGMP	zyklisches Guanosinmonophosphat
CGRP	Calcitonin Gene-Related Peptide
CIF	zerebrale Interstitialflüssigkeit
CO	kraniale Osteopathie
COMT	Catechol-O-Methyltransferase
COPD	chronische obstruktive Lungenerkrankung (chronic obstructive pulmonary disease)
CRF	Corticotropin-Releasing-Faktor
CRH	Corticotropin-Releasing-Hormon
CRI	kranialer rhythmischer Impuls
CRP	C-reaktives Protein
CRPS-I	komplexes regionales Schmerzsyndrom Typ I
CS	zentrale Sensibilisierung
CSF	Liquor (cerebrospinal fluid)
CWP	chronische diffuse Schmerzen (chronic widespread pain)
DNA	Desoxyribonukleinsäure
DRR	Dorsal-Root-Reflex (Hinterwurzel-Reflex)
DO	Doctor of Osteopathic Medicine
DyFIR	Dynamik von Flüssigkeiten und unwillkürlichen Rhythmen
EBV	Epstein-Barr-Virus
ECM	extrazelluläre Matrix
EEG	Elektroenzephalografie
EKG	Elektrokardiogramm
FCS	Faszienkompensationsmuster, fasziales Kompensationsschema
FCT	Faszienkompartment-Test
FPR	Facilitated Positional Release
FSH	luteinisierendes und follikelstimulierendes Hormon
GA	Globaler Ansatz
GABA	Gammaaminobuttersäure
GAG	Glykosaminoglykane
GAS	Generelles Adaptationssyndrom
GOT	Generelle osteopathische Therapie
GMOT	General Metabolic Osteopathic Treatment
HHL	Hinterhauptslage
HHN-Achse	Hypothalamus-Hypophysen-Nebennieren-Achse
HIV	Humane Immundefizienz-Virus
HNO	Hals-Nase-Ohren-Heilkunde
HRMT	Human Resting Myofascial Tone / Tension (myofaszialer Ruhetonus bzw. Ruhespannung)
HSV	Herpes-simplex-Virus
HVLA	hohe Geschwindigkeit und niedrige Amplitude (High-Velocity-Low-Amplitude)
HWS	Halswirbelsäule
IgA / E	Immunglobulin A / Immunglobulin E
IGF	Insulin-like Growth Factor
IGFBP	IGF-Bindungsprotein
IL-2 / 6	Interleukin-2 / Interleukin-6
INE	immunologisches (I), neurologisches (N) und endokrines (E) System
KAT	Kynurenin-Aminotransferase
KHK	koronare Herzkrankheit
LA	Lokaler Ansatz
LAS	Lokales Adaptationssyndrom
LAS	Ligamentous Articular Strain
LTP	Langzeitpotenzierung (long-term potentiation)
LVHA	langsame Geschwindigkeit und hohe Amplitude (Low-Velocity-High-Amplitude)
LWS	Lendenwirbelsäule
MET	Muskelenergietechniken
MGF	Mechano-Growth Factor
MINE	muskuloskelettales (M), immunologisches (I), neurologisches (N) und endokrines (E) System
MRT	Magnetresonanztomografie
MSS	Muskel-Skelett-System
MUS	medizinisch unerklärbares Symptom
NK	natürliche Killerzellen
NLP	Neurolinguistisches Programmieren
NMDA	N-methyl-D-aspartat
NSAID	nichtsteroidale Entzündungshemmer
Oc	Ociput (Hinterhauptbein)
OCMM	Osteopathic Cranial Manipulative Medicine
OMT	osteopathische manipulative Therapie (osteopathic manipulative treatment)
PAD	primär-afferente Depolarisation

PAG	periaquäduktales Grau
PAN	primär-afferente Nozizeptoren
PER	Perikard
PET	Positronenemissionstomografie
PINS	progressive Stimulation neuromuskulärer Strukturen (progressive inhibition of neuromuscular structures)
PNS	peripheres Nervensystem
PPL	phrenikoperikardiales Ligament
PRM	primär respiratorischer Mechanismus
PS	periphere Sensibilisierung
PTBS	posttraumatische Belastungsstörung
PVF	prävertebrale Faszie
RNA	Ribonukleinsäure
ROM	Bewegungsumfang (range of motion)
ROS	reaktive Oxygen-Spezies (Sauerstoffradikale)
SAM	sympathoadrenerges medulläres System
SAS	sympathoadrenerges System
SAT	Specific Adjustment Technique
SD	somatische Dysfunktion
SFIT	Struktur- / Funktions-Inhibitionstest
SIAS	Spina iliaca anterior superior (vorderer Darmbeinstachel)
SIPS	Spina iliaca posterior superior (hinterer oberer Darmbeinstachel)
SNS	sympathisches Nervensystem
SOAP	subjektive und objektive Daten des Untersuchungs-(Assessment-) und Behandlungsplans
SH	Somatotropines Hormon
SSB	Synchondrosis sphenobasilaris
STAR	Veränderte Sensitivität, abweichende Textur des Gewebes, Asymmetrie und qualitativ / quantitativ veränderter Bewegungsumfang (Range of Motion)
STH	somatotropes Hormon
TART	Anormale Gewebebeschaffenheit (Textur), Asymmetrie, Bewegungseinschränkung (Restriktion) und Tastempfindlichkeit (Tenderness)
TCM	Traditionelle Chinesische Medizin
TGF-ß	Transforming growth factor beta
THM-Wellen	Traube-Hering-Mayer-Wellen
TNF	Tumornekrosefaktor
SPL	sternoperikardiales Ligament
VAS-Skala	Visuelle Analogskala
VPL	vertebroperikardiales Ligament
WDR	Wide Dynamic Range (mit weitem dynamischem Bereich)
WHO	Weltgesundheitsorganisation
ZNS	zentrales Nervensystem

Inhaltsverzeichnis

I Patientenzentrierte osteopathische Medizin

Von der Tradition zur Innovation durch evidenzgestütztes kritisches Denken

Christian Lunghi

Einleitung

Über die Osteopathie wird gesagt, sie sei nicht nur eine Anwendung von Techniken, sondern eine komplett strukturierte medizinische Disziplin, die auf manuell ausgeübten Anwendungsprinzipien beruhe [1]. Gegenwärtig scheint allerdings in der osteopathischen Community weltweit Uneinigkeit darüber zu herrschen, worin die großen osteopathischen Prinzipien bestehen und wie sie klinisch angewendet werden sollten [1, 2]. Dies kann zu Kontroversen führen, wenn es z. B. um die Wahl der am besten geeigneten Technik für einen Patienten geht.

In diesem ersten Teil werden die traditionellen osteopathischen Prinzipien und ihre Anwendung aus heutiger Sicht betrachtet und sowohl durch wissenschaftliche Erkenntnisse gestützt als auch mithilfe kritischer Betrachtungsweisen hinterfragt (➤ Kap. 1). Daraus ergeben sich die Grundlagen, die Osteopathie zu einem besonderen Heilberuf machen, bei dem der ganze Mensch und seine individuelle Gesundheit im Mittelpunkt steht. Die osteopathische Behandlung konzentriert sich dabei vor allem auf die adaptiven Fähigkeiten des Patienten, wie sie in den Funktionen der Hypothalamus-Hypophysen-Nebennieren-Achse (engl. HPA axis[1]) und des sympathoadrenergen Systems (SAS) sowie in Reflexen, die sich bei Überlastung der regulatorischen Systeme in den Körpergeweben manifestieren können, zum Ausdruck kommen. Indem er beobachtet, auf welche Weise der Patient sich an seine Umwelt, an Situationen oder Anforderungen anpasst, versucht der Osteopath zu verstehen, ob Beschwerden lokal durch eine somatische Dysfunktion (SD) oder durch eine funktionelle Veränderung im Gefüge der Muskel-, Skelett-, Faszien-, Gefäß-, Lymph- und Nervenstrukturen des somatischen Systems (➤ Kap. 2) bedingt sind oder ob Faktoren hineinspielen, die eine generalisierte Wirkung auf größere Körperbereiche haben und sich in Faszienkompensationsmustern (engl. FCS[2]), der Dynamik von Flüssigkeiten und unwillkürlichen Rhythmen (engl. DyFIR[3]) niederschlagen (➤ Kap. 3).

Der Osteopath nutzt sein anatomisches und physiologisches Wissen, um mit strukturellen Veränderungen von Körpergewebe, die auf eine Überlastung der selbstregulierenden Systeme zurückzuführen sind, in Kontakt zu kommen und auf diese einzuwirken. Es geht dabei um Auswirkungen auf neuropsychologische, respiratorische und postural-biomechanischen Funktionen sowie das Herz-Kreislauf-System, die den gesamten Körper betreffen können.

Die Funktionen, die mit der individuellen Anpassungsfähigkeit interagieren können, finden sich konzeptionell in fünf Modellen wieder. In diesen werden sowohl die Beziehung zwischen Struktur und Funktion als auch die ursächlichen Kräfte untersucht, die auf der biomechanischen, neurologischen, zirkulatorisch-respiratorischen, metabolisch-energetischen und biopsychosozialen Ebene ansetzen können [3]. In einem Entscheidungsfindungsprozess wählt der Osteopath die Interaktionsmethode für den Patienten, die für diesen am geeignetsten erscheint. Dies kann in der Behandlung einer klinisch relevanten somatischen Dysfunktion (SD) durch spezifisches lokales Vorgehen bestehen oder darin, mit unterstützenden und ausgleichenden Methoden eine FCS- und / oder DyFRI-Störung ins Gleichgewicht zu bringen. All dies macht deutlich, dass in der osteopathischen Medizin der Mensch im Mittelpunkt steht und dass sie auf der Grundlage ganzheitlicher Prinzipien und global angewandter Struktur-Funktions-Modelle eher auf die Förderung von Gesundheit als auf die Behandlung von Krankheit abzielt (➤ Kap. 1).

LITERATUR

1. Rogers FJ. Advancing a traditional view of osteopathic medicine through clinical practice. J Am Osteopath Assoc. 2005; 105(5): 255–259.
2. Fryer G. Call for papers: an invitation to contribute to a special issue on osteopathic principles. Int J Osteopath Med. 2011; 14(3): 79–80.
3. Educational Council on Osteopathic Principles (ECOP). Glossary of osteopathic terminology. Chevy Chase, MD: American Association of Colleges of Osteopathic Medicine (AACOM); 2009.

[1] HPA axis = hypothalamic-pituitary-adrenal axis

[2] FCS = fascial compensation schemes

[3] DyFIR = dynamics of fluids and involuntary rhythms

KAPITEL

1

Christian Lunghi

Osteopathie: eine auf Tradition, Forschung, kritischem Denken und Heilkunst beruhende Methode

ÜBERSICHT

Die „osteopathischen Prinzipien" definieren die besonderen Merkmale der Osteopathie. Doch mangelnder Austausch über diese Prinzipien innerhalb der Community sowie nicht ausreichende Kenntnisse der Behandler haben dazu geführt, dass die Grundlagen eher vage blieben und nicht weiterentwickelt wurden. Darüber hinaus hat die fehlende Erkennbarkeit dieser Prinzipien in der praktischen Anwendung dazu geführt, dass sich die Osteopathie kaum von anderen Heilmethoden, die ebenfalls mit anatomischen, physiologischen und ganzheitlichen Ansätzen arbeiten, abgrenzen kann. In diesem Kapitel wird unter Beachtung der traditionellen Grundlagen und neuer wissenschaftlicher Erkenntnisse (Evidenz) über diese Prinzipien eine rationale Behandlungshypothese abgeleitet. Dadurch kommt eine auf Salutogenese beruhende Osteopathie zum Vorschein: eine traditionelle Medizin, die sich auf anthropologischer Basis entwickelt hat und die Behandlung ganzheitlich auf den Menschen konzentriert. Dieser Beitrag versucht auch Fragen zu beantworten, die sich auf die Wirkmechanismen und die klinische Wirksamkeit der Osteopathie in vielen Gesundheitsbereichen beziehen, von der Pädiatrie und Gynäkologie über Sportmedizin bis zur Geriatrie usw. Um die konkreten Indikationen einer osteopathischen Behandlung definieren zu können, sind allerdings weitere Studien und Verfahrensbeschreibungen erforderlich, die die Wirkmechanismen einer osteopathischen Manipulationstherapie, deren klinische Wirksamkeit, die Zuverlässigkeit (Reliabilität) von Palpationsmethoden und das Kosten-Nutzen-Verhältnis beleuchten. Auch die subjektive Wahrnehmung der Wirkung einer konkret angewandten osteopathischen Behandlung in Bezug auf die Beschwerden des Patienten und seine Adaptationsfähigkeit müssen dabei beachtet werden.

Überlegungen zu den oben genannten Prinzipien führen zu einem adaptiven Konzept von Gesundheit. Demnach sind Beschwerden bzw. Unwohlsein als Defizit in der dynamischen Interaktion innerhalb und zwischen adaptiven Systemen zu verstehen, was schon vor der Schädigung eines einzelnen Systems an einer veränderten Beziehung von Struktur und Funktion erkennbar wird. Das Behandlungsziel ist eine Beeinflussung der adaptiven biomechanischen (Atmung, Kreislauf, Stoffwechsel) und energetischen sowie psychischen Funktionen. Aus diesem Grund wählt der Osteopath entweder einen spezifischen lokalen Therapieansatz für eine relevante somatische Dysfunktion oder er versucht, mit globalen stabilisierenden und unterstützenden Methoden „fasziale Kompensationsmuster" (FCS) und / oder die „Dynamik von Flüssigkeiten und unwillkürlichen Rhythmen" (DyFRI) auszugleichen.

1.1 Einleitung: osteopathische Prinzipien und ihre Anwendung

Der manuelle Kontakt zum Patienten während der Untersuchungs- und Behandlungsphase ist die Basis, auf der die Osteopathie die Beziehung zwischen Körper, Geist und Seele sowohl im Zustand von Gesundheit als auch bei Krankheit wahrnimmt.

Der Osteopath richtet seine Aufmerksamkeit auf die strukturelle und funktionelle Integrität des Organismus und auf die körpereigene (inhärente) Tendenz zur Selbstregulierung. Osteopathen steht ein breites Spektrum manualtherapeutischer Techniken zur Verfügung, mit denen sie physiologische Funktionen verbessern und / oder im Fall einer somatischen Dysfunktion die gestörte Homöostase wiederherstellen können. Eine somatische Dysfunktion (SD) wird im ICD-10 (International Statistical Classification of Diseases and Related Health Problems) als „Segmentale und somatische Funktionsstörungen" (M99) kodiert [1], womit eine Veränderung oder Einschränkung im normalen Gefüge somatischer Komponenten bezeichnet wird [2, 3].

Bei einer OMT-Behandlung (OMT = osteopathic manipulative treatment) kommen Manualtechniken zur Anwendung, die mit anderen Methoden oder einer Umstellung des Lebensstils kombiniert werden können. Als sogenannte manipulative Behandlungsmethode hat die OMT zum umfassenden Wissen von manuellen Therapien bzw. komplementärer und alternativer traditioneller Medizin beigetragen. Trotz einiger Überschneidungen bei den Methoden und Interventionen unterscheidet sich die Osteopathie von anderen Gesundheitsberufen, die mit Manualtechniken arbeiten, wie etwa der Physio- oder Chirotherapie. Osteopathie wird in zahlreichen Ländern weltweit praktiziert, allerdings werden dabei auch osteopathische Techniken von Manualtherapeuten angewendet, die dann zwar von einer osteopathischen Behandlung sprechen, aber keine adäquate Ausbildung dafür haben [3]. Dass es keine allgemein anerkannte, verbindliche Definition von Osteopathie gibt, hat zur mangelnden Klarheit rund um den Beruf und die Anwendungsgebiete beigetragen, weshalb es oft schwierig ist, das Leistungsangebot zu erkennen und die Ausübung von Osteopathie zu fördern. Es wird immer wieder darauf hingewiesen, dass Osteopathie nicht nur eine große Bandbreite an Manualtechniken zu bieten habe, sondern dass ihr Alleinstellungsmerkmal die Anwendung „osteopathischer Prinzipien" sei. Diese folgen in der Praxis dem neuesten wissenschaftlichen und medizinischen Kenntnisstand in der Patientenversorgung. Wissenschaftlich plausible und evidenzbasierte Ergebnisse haben oberste Priorität in der Behandlung der Patienten und im fallbezogenen Krankheitsmanagement.

Die Osteopathie stellt ein breites Spektrum an Maßnahmen zur Gesunderhaltung und zur Krankheitsbehandlung bereit. Dieser Ansatz beinhaltet die Vorstellung einer Einheit von Struktur (Anatomie) und Funktion (Physiologie) jedes Individuums und ist damit eher patienten- als krankheitszentriert.

In der Osteopathie liegt die Betonung auf folgenden Prinzipien [4]:

- Der Körper besitzt selbstregulierende, auf Selbstheilung ausgerichtete Mechanismen (Kräfte).
- Struktur und Funktion stehen auf jeder Ebene in wechselseitiger Abhängigkeit zueinander.
- Jeder Mensch ist eine funktionelle dynamische Einheit, in der sich Körper und Geist auf den Gesundheitszustand auswirken.
- Die (rationale) Behandlung beruht auf den oben genannten Prinzipien.

Diese Prinzipien wurden zunächst in Kirksville formuliert und später von Rogers [4] überarbeitet. Es zeigt sich allerdings, dass sie

- für eine Unterscheidung der Osteopathie und der osteopathischen Praxis von anderen Gesundheitsberufen nicht hilfreich sind und
- offenbar nicht in allen Ländern der Welt einhellig geteilt werden. Viele Osteopathen in Großbritannien und Australien scheinen mit den „Prinzipien von Kirksville" vertraut zu sein, doch in einigen europäischen Ländern werden daneben konkurrierende philosophische Grundsätze befolgt und gelehrt, wie z. B. die „drei Pfeiler der Osteopathie", nämlich strukturelle, viszerale und kraniale Einflüsse.

Diese „drei Pfeiler" scheinen Osteopathen zunehmend von den Prinzipien und deren Anwendung zu entfernen, denn sie tragen wenig zur osteopathischen Praxis bei, vielleicht abgesehen davon, dass sie indirekt die wechselseitigen biomechanischen Abhängigkeiten innerhalb des Körpers betonen [5].

Dies hängt vermutlich damit zusammen, dass es unter den Anwendern keine ungeteilte Zustimmung zu den Prinzipien gibt, weil sie zu vage beschrieben sind, sodass sich die Osteopathie nicht klar von anderen Gesundheitsberufen abgrenzen lässt, deren Praxis ebenfalls auf anatomischen und physiologischen Grundlagen beruht. Die Osteopathie ist also aktuell gefordert, ihr berufliches Selbstverständnis und ihre professionelle Identität zu klären [6]. Eine Auffassung dazu lautet, dass die ganzheitliche Sichtweise auf den Patienten der Aspekt sei, in dem sich der osteopathische Ansatz von denen anderer allopathischer medizinischer Berufe unterscheide. Da ein ganzheitlicher Ansatz aber auch von anderen Berufen praktiziert werden kann, ist dieses Argument wenig überzeugend. Zudem wird die Arbeit vieler Osteopathen offenbar als eng verbunden mit dem biomechanischen Modell gesehen, das viele wissenschaftliche Autoren aus erkenntnistheoretischen Überlegungen heraus primär für nicht ausreichend fundiert halten und das außerdem kaum auf ganzheitlichem Denken beruht [7]. Die Unterschiede zwischen Osteopathen und anderen im therapeutischen Bereich Tätigen liegen vielleicht eher in der Anwendung osteopathischer Prinzipien, um für jeden einzelnen Patienten eine individuell zugeschnittene Behandlung mit speziell ausgewählten Manualtechniken zu planen und so – vom ersten Vorgehen der osteopathischen Pioniere zu einer evidenzbasierten Praxis übergehend – eine auf die Person zentrierte Osteopathie sicherzustellen.

1.1.1 Besonderheiten der Osteopathie

Obwohl die oben genannten Prinzipien nicht als exklusiver Bestandteil der Osteopathie anzusehen sind, gehören sie noch immer zu deren theoretischem Gerüst. Eine Unterscheidung lässt sich wohl eher auf der Betrachtungsebene und aufgrund ihrer praktischen Anwendung treffen. Auch wenn viele andere Berufe (wie z. B. Physiotherapeuten und Chiropraktiker) Manualtechniken anwenden, unterscheidet sich die Osteopathie von ihnen durch die einmalige Art und Weise, in der die Manipulationen (OMT) in die Behandlung integriert werden, sowie in der Dauer, Anwendungshäufigkeit und Methodenauswahl.

Dieses Fachgebiet beschränkt sich nicht nur auf „Thrust"-Techniken an der Wirbelsäule, die man häufig mit Manualmedizin assoziiert. Osteopathen lernen und verwenden vielmehr Techniken unterschiedlicher Art. Dabei kann es sich sowohl um Thrust- oder Impuls- als auch um nichtinvasive Techniken handeln. Trotz der Tatsache, dass die verschiedenen manualmedizinischen Richtungen jeweils über ein eigenes Repertoire an Techniken und Anwendungsmethoden verfügen, hat der zunehmende interdisziplinäre Austausch inzwischen dazu geführt, dass auf der Suche nach einem wirksamen manualtherapeutischen Ansatz auf die geeignetsten Techniken fokussiert wurde. Diese „technische Evolution" hat mit der Zeit zu einem signifikanten Transfer von Techniken zwischen den Gruppen geführt. Sie machen aber nur einen Teil der osteopathischen Praxis aus. Weit mehr als durch die Verfahren und deren Ausführung unterscheidet sich die Osteopathie in ihrer Denkweise und der Einbindung vielfältiger Modalitäten von anderen manualmedizinischen Richtungen. Obwohl ihr Spektrum an Behandlungstechniken, wie erwähnt, kein typisches Merkmal der Osteopathie im Vergleich zum technischen Arsenal anderer Berufe ist, wird innerhalb der eigenen Berufsgruppe immer wieder Bezug auf die „perzeptive Palpation" genommen. Dies ist ein deutlich anderes Konzept von der Ausführung manueller Techniken und ermöglicht eine individuelle, auf die jeweilige Situation zugeschnittene osteopathische Behandlung. Merkmale wie die ganzheitliche Sicht des Patienten und das Salutogenesemodell sind nicht ausschließlich in der Osteopathie zu finden und lassen sich auf das „Einheitsprinzip" bzw. das Selbstregulierungspotenzial zurückführen.

Ein anderes wichtiges Konzept ist die „Funktion" im Bereich der Osteopathie [8]: Darunter wird die physiologische Beziehung lokaler Funktionsbereiche zur Gesamtperson und zur äußeren physischen und sozialen Umgebung eines Menschen verstanden. Klinische Entscheidungen hängen davon ab, wie gut dieser Zusammenhang hergestellt und begriffen wird. Um die Funktion im Kontext und in ihren Wechselbeziehungen zu betrachten, wendet die Osteopathie spezielle Methoden an. So wird einerseits bei der Untersuchung und osteopathischen Diagnose die Bedeutung des Ganzen für ein besseres Verständnis der einzelnen Teile betont und andererseits sehr detailliert bei der Identifizierung lokaler Dysfunktionen vorgegangen. Somit sind die oben genannten Kennzeichen nicht nur ein Alleinstellungsmerkmal der Osteopathie, sondern in Kombination und vor allem in der praktischen Umsetzung geradezu das, was sie definiert [9].

Osteopathen sind in der Primärversorgung diagnostisch und therapeutisch als Vermittler tätig, die im Dienste der Erhaltung und / oder der Wiederherstellung von Gesundheit eng mit dem Patienten zusammenarbeiten, besonders durch „Berührung". Sie wird ergänzt durch manuelle Techniken, um einen Funktionsverlust auf allen Körperebenen zu beheben. Zu den wichtigen Aspekten für die osteopathische Praxis gehört neben der Kenntnis der Bewegungsabläufe auch das Verständnis dafür, wie und warum sich diese Dynamik in der Anatomie des Einzelnen widerspiegelt, und zu wissen, dass es Wechselwirkungen mit der physischen und sozialen Umgebung gibt. Neue Forschungsergebnisse, wissenschaftlich relevante Quellen und eine kritische Sichtung der Evidenzlage machen deutlich, dass Osteopathie die Aspekte der Psychologie, Soziologie und anderer wichtiger Fachgebiete mit einschließt. Dieses Wissen gestattet es, Krankheiten und mögliche Auslöser zu erkennen und zu identifizieren. Osteopathen müssen durch ständige Fortbildung auf dem aktuellen Wissensstand bleiben, damit sie informierte rationale klinische Entscheidungen treffen und eine gute Behandlung anbieten können, die möglichst evidenzbasiert sein sollte. Sie sollten auch ein so detailliertes, gründliches konzeptionelles Verständnis von Struktur und Funktion haben, dass sie die normalen anatomischen Strukturen und physiologischen Prozesse des lebenden Körpers kennen bzw. Normabweichungen erkennen und abgrenzen können. Es ist immer zu bedenken, dass der vordergründige Anlass für den Arztbesuch zugrunde liegende Pathologien verdecken kann. Deshalb benötigt der Therapeut ein umfassendes Krankheitswissen, um klinische Entscheidungen zu treffen und erkennen zu können, bei welchen Erkrankungen eine OMT-Behandlung möglicherweise nicht indiziert ist. Mit seinen psychologischen und soziologischen Kenntnissen wird er die klinische Entscheidungsfindung und die Behandlung in den Gesamtkontext einordnen können. Um die Wirkung von Kräften zu verstehen, die sich insbesondere bei OMT-Anwendungen im lebenden Organismus entfalten, ist biophysikalisches Grundlagenwissen unter Berücksichtigung relevanter wissenschaftlicher Evidenz aus Evaluierungsstudien nötig. Dieser Ansatz eignet sich nicht nur zur Untersuchung und Behandlung einer somatischen Dysfunktion (im Sinne einer umschriebenen Störung), sondern hilft Osteopathen auch, den bestmöglichen Zugang zur Gesundheitsförderung (Salutogenese) zu finden. Das heißt, falls spezifische Ansätze nicht indiziert erscheinen, können dekompensierte Bereiche bei Bedarf z. B. durch Stimulation oder Inhibition der Selbstregulierungsfunktionen und Aktivierungskräfte behandelt werden. Unter Anwendung der nachfolgend beschriebenen Prinzipien gelingt es, einen ganzheitlichen, patientenzentrierten Ansatz in die Praxis umzusetzen, statt ihn nur rein theoretisch zu postulieren.

1.1.2 Osteopathie: eine auf die Person zentrierte traditionelle Medizin

Um den neuen Herausforderungen im 21. Jahrhundert richtig begegnen zu können, sollte sich die Medizin nach Auffassung der Weltgesundheitsorganisation (WHO[1]) mehr auf die Gesundheit als auf Krankheit fokussieren.

Einige Autoren [10] führen historische Belege für das Scheitern der Schulmedizin an:

- Da sie auf Grundlage der biochemischen und physikalischen Prozesse im Körper praktiziert wird und nicht mehr den Menschen bzw. die Person des Patienten sieht, hat die Fokussierung auf Krankheiten in der Medizin die Arzt-Patienten-Beziehung „erstickt".
- Da sie ihre Herkunft verleugnet und nicht fähig ist, die globale Gesundheitsfrage zu lösen, lehnt sie philosophische Beiträge und somit alle traditionell-medizinischen Ideen ab und ist nicht imstande, Patienten als Menschen und empfindsame Wesen zu sehen bzw. zu begegnen.

Demzufolge wenden sich immer mehr Patienten von der Schulmedizin ab und versuchen ihre Würde, Intaktheit und Einzigartigkeit als Individuum, als Person dadurch zu gewährleisten, dass sie nach alternativen Behandlungsmethoden und medizinischen Ansätzen suchen und sich wieder mehr auf ihr Bedürfnis nach gesunderhaltenden und gesundheitsförderlichen (Lebens-)Aktivitäten besinnen.

Mesmerismus, Phrenologie, Theosophie und Spiritualismus konnten sich etablieren und wurden ebenso praktiziert wie die Kunst der Bonesetter („Knocheneinrenker"), eklektische und alternative Medizin im Nordamerika des 19. Jahrhunderts und die traditionelle Medizin der Shawnee-Indianer [11]. In diesem Kontext ist die Osteopathie entstanden und gewachsen: eine traditionell-medizinische Schule, deren Vorstellungen von Gesundheit sich heute mit Begriffen wie Salutogenese, Resilienz, proaktiv, Kohärenzgefühl, Fairness, Nachhaltigkeit, Achtsamkeit, Verantwortlichkeit, Selbstrespekt, Eigenwert, Teilhabe umschreiben ließen – d. h. eine patientenzentrierte, auf die Person gerichtete Medizin.

Wie die anthropologische Medizin, die als alternativ, komplementär oder traditionell (d. h. auf Tradition beruhend) definiert wird, hat auch die Osteopathie ihre eigene Struktur entwickelt, die auf ein analoges Beobachtungsmodell biologischer Phänomene bezogen ist – ähnlich wie Ayurveda oder

[1] WHO, World Health Organization

Traditionelle Chinesische Medizin (TCM). Doch im Unterschied zur TCM verwendet die osteopathische Medizin keine umgangssprachlichen Begriffe, die jeder wissenschaftlichen Nomenklatur fremd sind, sondern lässt sich bei ihrem manuellen Ansatz von anatomischen und physiologischen Fachbegriffen leiten, um eine hilfreiche, empathische, gesundheitsförderliche Beziehung aufzubauen. In dieser Beziehung geht es nicht so sehr um den Arzt als Heiler oder die Krankheit, die geheilt wird, sondern vielmehr um das Sorgen für den Patienten, der als Person im Mittelpunkt des therapeutischen Prozesses steht; das wirkt sich gesundheitsförderlich aus bzw. vermittelt die Salutogenese. Inzwischen ist man sich international einig, dass die traditionell-medizinischen Richtungen bei Neuerungen im Gesundheitswesen eine tragende Rolle gespielt haben. Das zeigt sich auch heute noch an dem starken theoretischen und praktischen Interesse, das auf dem Gebiet der universitären, poliklinischen und kommunalen Gesundheitsversorgung sowie in einigen Privatkliniken weiterwächst. Die traditionell-medizinischen Richtungen engagieren sich gemeinsam in der Ausbildung, der Weiterverbreitung und Erforschung der Salutogenese; es geht um die Untersuchung der Quellen körperlicher, geistiger und seelischer Gesundheit, die aus ethischer und sozialer Verantwortlichkeit und im Bewusstsein, dass es einer größeren gesellschaftlichen Stärkung (Empowerment) bedürfte, auf die Einzelperson fokussiert ist [12]. Vielleicht ist es jetzt an der Zeit für die Schulmedizin, ein neues wissenschaftliches Paradigma zu entwickeln, um das wahre Potenzial patientenzentrierter Ansätze der Gesundheitsförderung zu erforschen?

Um die Wirksamkeit traditioneller Medizin zu belegen, brauchen wir vor allem gute, qualitative Forschung. Es ist schon paradox, dass das akademische und institutionelle Establishment Wirksamkeitsnachweise für traditionell-medizinische Anwendungen fordert, wenn bis auf wenige Ausnahmen keine staatlichen Mittel dafür bereitgestellt werden. Als dominierendes System braucht die Schulmedizin ein neues Paradigma, das eine Integration des Wissens von evidenzbasierter und traditioneller Medizin erlaubt.

Gemäß WHO-Definition sollte sich die Medizin heute in mehrdimensionaler, multifaktorieller und interdisziplinärer Weise mit Gesundheit befassen; dazu gehört auch der Beitrag, den anthropologische Gesundheitsrichtungen wie die traditionelle Medizin – dank ihres empirischen Wissens über Naturbeobachtungen und fühlende Lebewesen – im Sinne einer Humanisierung der Medizin leisten können. Der Mensch sollte in seiner Ganzheitlichkeit, als intrinsische Einheit auf körperlicher wie geistiger Ebene gesehen werden. Denn seine einzigartige seelische Individualität konstituiert sich auf diesen unablässig interagierenden Ebenen, die entsprechend zu berücksichtigen sind, um ihn bestmöglich versorgen zu können [13]. Es sollte außerdem sichergestellt sein, dass die typischen analogen Beobachtungen der traditionellen Medizin in einer gemeinsamen, verständlichen Sprache vermittelt werden, um jedes Missverständnis bzw. jede falsche Interpretation der verwendeten Untersuchungsmethoden bei der erforderlichen Gesamtbeurteilung des Gesundheitszustands zu vermeiden. In dieser Hinsicht sehen sich Osteopathen heute mit methodischen Reliabilitäts- [14] oder Korrelationsstudien konfrontiert, in denen ihre Palpationsbefunde mit bildgebenden Diagnostikinstrumenten verglichen werden [15–17]. Während die Studien einerseits die Zuverlässigkeit (Reliabilität) des Ansatzes bestätigen, müssen die Anwender kritisch überprüfen, in welcher Form sie über die Behandlungspraxis mit der konventionellen (Schul-) Medizin kommunizieren. Tatsächlich fokussieren sich Osteopathen mit einer Technik manchmal gern auf eine bestimmte anatomische Struktur, während mit der Bildgebung kein Kontakt zu diesem Bezugspunkt nachweisbar ist. Es lässt sich allerdings beobachten, dass die manuelle Behandlung der anatomischen Struktur mit einer Verbesserung der Beweglichkeit sowie der lokalen, segmentalen und globalen Funktionsweise des betreffenden Organs / Körpersystems einhergeht [17]. Es wäre auch ratsam, wenn Osteopathen im Kopf behielten, dass sie sich trotz ihrer traditionell-medizinischen Ausbildung in fachlich korrekter Weise, d. h. mit den entsprechenden Fachbegriffen über ihre Arbeit äußern sollten, um nicht von Außenstehendem wie etwa dem Hausarzt kritisch betrachtet zu werden.

Daher müssen Osteopathen:

- auf dem neuesten Stand der Wissenschaft bleiben, um ihre Patienten in Bezug auf aktuelle

Behandlungsoptionen beraten zu können, und sich mit dem Gesundheitswesen insgesamt auskennen [18, 19];

- an der Strukturierung eines Studienmodells zur Untersuchung der zahlreichen physiologischen Subsysteme teilnehmen, deren Funktion den Gesundheitszustand mit beeinflusst, und nicht nur auf einzelne Indikatoren vertrauen;
- Studien zur Gesundheitsversorgung gesamtheitlich bewerten, indem sie sich nicht auf ein pyramidenförmig-hierarchisches, sondern auf ein Kreismodell konzentrieren, das soziologische, anthropologische und Verhaltensforschung mit Zell- und Molekularbiologie verbindet (Beobachtungsstudien, Fokusgruppenstudien etc.).

1.1.3 Osteopathie und Gesundheit

Um zu verstehen, wie gesundheitsrelevante Prozesse, Gesundheitsförderung und Gesunderhaltung von Osteopathen gesehen werden, ist es erforderlich, kurz den Beitrag zu skizzieren, den die Osteopathie zum öffentlichen Gesundheitswesen (Public Health) leisten könnte. In der Osteopathie heißt es, bei der Behandlung des Patienten „verfolge" der Therapeut die Gesundheit. Dieses Vorgehen scheint eher von der Behandlung der „Krankheit" wegzuführen, während es sich in Wirklichkeit um einen auf Salutogenese fokussierten Ansatz handelt. Gesundheit bedeutet Toleranz gegenüber der Veränderlichkeit der Umgebung, sie ist ein biologischer Luxus. Gesundheit ist nicht der Normalzustand, sondern normativ, d. h. sie befähigt zur Anpassung physiologischer Zustände an Umgebungsveränderungen, um die optimale Ausübung einer Funktion, die im jeweiligen Zusammenhang nötig ist, sicherzustellen. Angesichts von Veränderungen müssen wir nicht nur alte (Norm-)Werte bewahren, sondern auch neue aufbauen.

Dadurch haben wir Fertigkeiten (Skills) und Handlungskompetenzen verfügbar, die eine höhere Toleranz gegenüber Umgebungsveränderungen ermöglichen und die Wandlungsfähigkeit fördern. Gesundheit hat daher nicht nur mit der körperlichen Anpassung an objektive Standardbedingungen zu tun, sondern schließt auch eine subjektive Ebene mit ein. Es ist ein Zustand innerer Ausgeglichenheit, in dem man so in sich ruht, dass dieser Zustand durch keine andere Form der Regulierung gestört werden kann [20]. Wenn wir die Norm durch Anpassung (Adaptation) ersetzen, nähern wir uns einer mitfühlenden, tröstlichen und kreativen Form von Medizin an, zu der alle Gesundheitsberufe beitragen können [21]. Ein biologisches Schema, mit dem sich der dynamische Anpassungsprozess zu Gesundheit beschreiben ließe, hält die Stresstheorie bereit. Nach dieser Theorie sind die endogenen Systeme der Homöostase und Allostase verantwortlich für die Aufrechterhaltung der inneren Stabilität im Organismus. „Homöostase" setzt sich aus den beiden griechischen Wörtern *omeos* (dasselbe, gleiche) und *stasis* (stabil) zusammen, was so viel bedeutet wie „stabil und dabei gleich bleiben". Auch „Allostase" hat griechische Wurzeln (*allos* = variabel, veränderlich) und bedeutet so viel wie „stabil bleiben und zugleich veränderlich sein" [22].

Über Homöostase werden Tagesprofile wie die Körpertemperatur oder der Kortisolanstieg kurz vor dem Aufwachen reguliert. Auf unerwartete Herausforderungen spricht dagegen das Allostase-System an, etwa beim Kontakt mit Pathogenen oder beim mütterlichen Schutzbedürfnis für ein Kind in Schwierigkeiten. Die allostatische Reaktion auf Stress kennen wir als „Fight or flight"- bzw. „Kampf-oder-Flucht"-Reaktion, bei dem der Körper Energien mobilisiert: Die Atmung ist beschleunigt, die Herzfrequenz erhöht, es kommt zur Vasokonstriktion von Blutgefäßen in der Haut, im Gewebe gespeicherte Kohlenhydrate werden ins Blut freigesetzt und das Immunsystem aktiviert. Doch heutzutage löst nicht mehr die Flucht vor einem Tiger oder der Kampf um Nahrung die Reaktion aus. Stattdessen kann es ein fordernder Chef, ein Kind in Not oder ein hektischer Tagesablauf sein. Heute leben wir in einem künstlichen Urwald, einem Dschungel aus Beton. Unsere „Tiger" sehen anders aus oder treten in vielfältiger Form in Erscheinung, was sie aber nicht harmloser macht, ganz im Gegenteil. Unsere Stressoren unterscheiden sich von denen im Kampf ums Überleben, weil sie sich selten auf kurze Episoden beschränken, sondern leicht chronisch werden. Diese Art von Stress geht nicht mit derselben körperlichen Reaktion wie beim normalen Kampf-oder-Flucht-Reflex, d. h. mit vermehrter

Freisetzung von Glukose und Lipiden ins Blut, einher; er äußert sich vielmehr als anhaltende, konstante psychische Anspannung. Darüber hinaus hat die deutlich eingeschränkte Durchblutung ohne Vorliegen einer Kampf-oder-Flucht-Situation eine Unterversorgung der Organe zur Folge. Dieser chronische Stress kann zu Depression, Diabetes und Herz-Kreislauf-Erkrankungen führen. Durch ständige Aktivierung der Kampf-oder-Flucht-Reaktion entsteht eine Situation, in der die Homöostase ihre schützende Wirkung nicht mehr entfalten kann. Wie die Homöostase hilft auch Allostase dem Körper, bei Veränderungen stabil und im Gleichgewicht zu bleiben. In dem Fall geschieht es über Schwankungen der Stresshormone, Botenstoffe und Neurotransmitter. Während der Homöostase-Mechanismus jeder Veränderung widersteht, reagiert der Allostase-Mechanismus sowohl auf Veränderungen als auch – antizipatorisch – auf voraussichtliche Bedürfnisse des Körpers. Im Regulierungssystem der Homöostase gibt es keine festen Stellschrauben (Parameter), die sich bei unvorhersehbaren Gefahren anpassen ließen. Dieses System löst physiologische (Verhaltens-)Reaktionen aus, um effektiv auf vorhersehbare Herausforderungen reagieren zu können. Allostase ist, einfach gesagt, ein Vorgang zur Wiederherstellung des Gleichgewichts (Homöostase), wenn der Körper länger anhaltenden oder extremen Belastungen ausgesetzt ist. Homöostase und Allostase dienen beide zur Sicherung seines Energie- und Nährstoffbedarfs, sind aber jeweils auf unterschiedliche Veränderungen eingestellt. Mit der Homöostase-Theorie wird versucht, individuell unterschiedliche Reaktionen auf Stress zu erklären. Untersucht wird beispielsweise, warum manche Menschen bestimmte Erkrankungen überleben und andere nicht. Die Anfälligkeit des Allostase-Systems für langwierigen Stress und stark belastende Ereignisse könnte eine Erklärung sein. Es funktioniert gut, wenn es akut gebraucht wird und sich wieder abschalten kann, sobald es nicht mehr nötig ist. Bei chronischer Stimulation des Allostase-Systems kommt es jedoch zu einer Gewebeschädigung, die dysfunktionale Reaktionen beschleunigt und zu pathologischen Veränderungen wie Panikattacken, Herzerkrankungen und Gedächtnisverlust führt (➤ Kap. 8). Diese Krankheitssymptome werden als „allostatische Überlastung" bezeichnet, die entsteht, wenn das Allostase-System aktiviert bleibt, obwohl es nicht mehr erforderlich wäre. Als Ursache dieser Überlastung wird eine Funktionsstörung der Neurotransmitter und Hormone in den Regelkreisen der Allostase vermutet.

Das Homöostase-Konzept ist dafür zuständig, dass das innere Milieu des Körpers durch negative Feedbackschleifen konstant gehalten wird, d. h. durch selbstkorrigierende Aktivitäten der beteiligten Organe. Nach dem Allostase-Konzept variiert das innere Milieu, um wahrgenommenen bzw. zu erwartenden Anforderungen gerecht zu werden. Für diese Veränderungen sorgen adaptive Systeme (Biomechanik, Nerven, Atmung und Kreislauf, Energie und Stoffwechsel, Verhalten bzw. biopsychosoziale Faktoren), die sich gegenseitig verstärken und so den Homöostase-Mechanismus ersetzen. Das allostatische Modell geht davon aus, dass die einzelnen Feedbackschleifen der Kontrolle des Gehirns unterliegen, und liefert damit einen konzeptionellen Rahmen, der sozial und psychologisch bedingte Modulationen der Grenzen zwischen Physiologie und Pathologie erklären kann [22]. Die innere Stabilität bzw. das innere Gleichgewicht reagiert auf Anpassungsmuster, die sich als Kompensation oder Dekompensation manifestieren können:

- In Form einer lokalen Adaptation, bei der sich Beweglichkeit (Mobilität), Lage und Beschaffenheit (Textur) des Gewebes ebenso verändern wie die Sensibilität somatischer Komponenten (Skelett-, Gelenk- und myofasziale Strukturen) und der dazugehörigen Lymph-, Gefäß- und Nervenstrukturen; mit anderen Worten: das, was Osteopathen als somatische Dysfunktion bezeichnen.
- In Form einer generellen Adaptation von Systemen, die für die Aufrechterhaltung der inneren Stabilität / des inneren Gleichgewichts verantwortlich sind und deren Energieverbrauch sowohl in der Körperhaltung (mit einem besonderen faszialen Kompensationsschema, FCS) als auch in der Dynamik von (biologischen) Flüssigkeiten und unwillkürlicher Rhythmen (DyFIR) Spuren hinterlässt, die Osteopathen wahrnehmen können [23] (➤ Abb. 1.1).

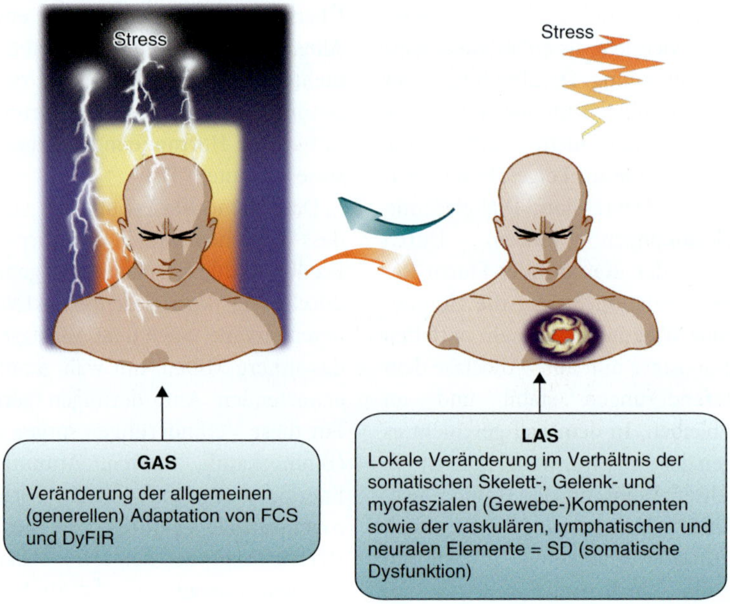

Abb. 1.1 Hypothesen zur osteopathischen Gesundheitsuntersuchung: Durch perzeptive Palpation lassen sich generelle und lokale Adaptationssyndrome (GAS und LAS) erkennen, die z. T. mit spezifischen lokalen Korrekturen in Richtung der klinisch relevanten somatischen Dysfunktion und z. T. mit allgemein (generell) adaptiven Techniken behandelt werden, um eine Normalisierung von Kompensationsmustern oder unwillkürlichen Flüssigkeitsbewegungen zu erreichen. Da sich GAS und LAS gegenseitig bedingen, sollte eine Kombination sämtlicher Ansätze für die Diagnostik und Therapie in Betracht gezogen werden.

1.1.4 Osteopathie und Gesundheitswesen

In vielen Ländern sind Osteopathen heute als niedergelassene Therapeuten tätig, während sie in anderen im Rahmen der Primärversorgung praktizieren. Wann immer es möglich ist, werden Osteopathen mit Ärzten und / oder Spezialisten anderer Gesundheitsberufe zusammenarbeiten, wenn die Patienten zustimmen. Osteopathen sind in ihrem Handeln (Kompetenz, Diagnostik, Sicherheit, Beistand / Assistenz, Einstellung, Schweigepflicht und Verantwortungsbewusstsein) und ihrer Arbeitsorganisation (Effizienz, Schutz, Berechtigung zur Rechnungsstellung) unabhängig. Und zu welchem Sektor der Primärversorgung gehört sie als traditionelle Medizin? Osteopathie kann komplementär oder alternativ zu (schul-)medizinischen Standardbehandlungen angewandt werden, wobei ein integrierter Ansatz erstrebenswert ist (➤ Abb. 1.2). Daneben kann sie mit ihrem philosophischen Hintergrund als Heilkunde auch zum Bereich der Präventivmedizin gerechnet werden. Sie ist zur Behandlung von Störungen des Bewegungsapparats und für andere Störungen geeignet. Daher spielt sie sowohl kurativ als auch präventivmedizinisch bei der Gesundheitsförderung eine Rolle. Osteopathie ist mit Gesundheit im Sinne der Anpassungsfähigkeit eines Menschen befasst oder mit Anpassungsschwierigkeiten, die sich negativ auf die Gesundheit ausgewirkt haben. Deshalb ist die folgende, von europäischen Osteopathie-Institutionen [18] als allgemeine Richtlinie zusammengestellte Liste für die vielfältigen Gründe, aus denen Patienten einen Osteopathen konsultieren, keineswegs vollständig:

- (mechanisch-neurale) Probleme wie Schmerzen, Beschwerden und Dysfunktionen von Muskeln, Gelenken und dazugehörigen Strukturen
- Stürze, Verletzungen / Läsionen und Stress, Fehlhaltung und Folgen, Anspannung, psychische Belastungen und Kopfschmerzen
- Funktionseinschränkungen von Körpersystemen wie Verdauung, Kreislauf, Atmung, HNO-Beschwerden, besonders bei jungen Leuten, im

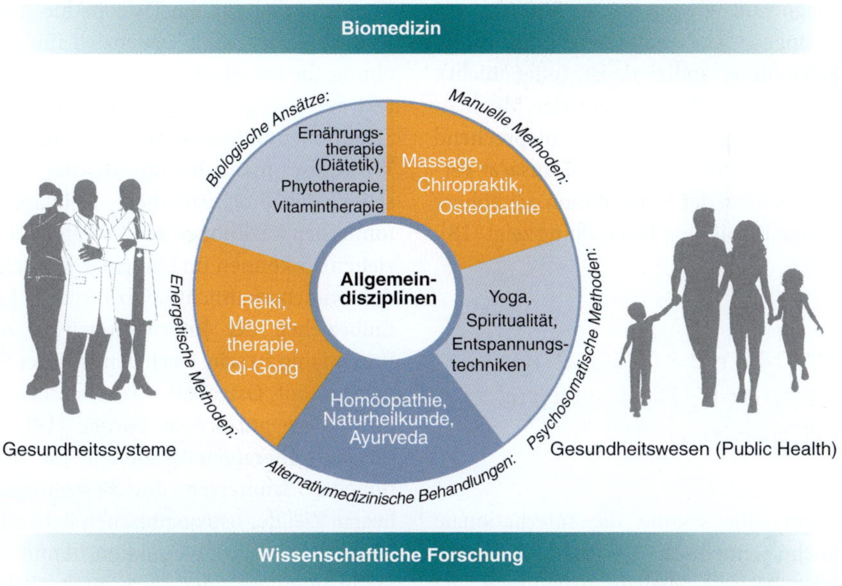

Abb. 1.2 Integrationsmodell für verschiedene medizinische Ansätze.
Modifiziert nach: Exemplification of the five domains where the NCCAM classifies CAM. In: Roberti di Sarsina P, Morandi A, Alivia M et al. Conventional and non-conventional medicine in Italy. Considerations for a social choice to the person-centered medicine. Advanced Therapies. 2012; 1: 3–29.

Rahmen von Stress, Infektionskrankheiten oder postoperativ auftretende Störungen

- Probleme von Sportlern aller Leistungsniveaus, einschließlich Spitzensportlern
- Probleme bei Schwangeren, im Kleinkind- und Kindesalter
- Patienten ohne konkreten Anlass, die sich einfach „unausgeglichen" fühlen

Diese Liste [18] lässt ein günstiges Kosten-Nutzen-Verhältnis von osteopathischen Behandlungen vermuten, da sich die Patienten einer weniger aufwendigen Diagnostik unterziehen müssen und das Komplikationsrisiko sinkt. Osteopathie kann aber auch einen vieldiskutierten Beitrag in der präventiven Gesundheitsversorgung leisten.

Die Präventivmedizin zielt auf die Förderung und Erhaltung von Gesundheit, die Verhütung von Krankheiten und die Verhinderung fortschreitender Verläufe ab. Die präventive Funktion der Osteopathie wird entscheidend durch die Sichtweise geprägt, dass Krankheit und Gesundheit graduelle Phänomene sind, wobei die Dysfunktion eines Patienten eine Vorstufe von Krankheit sein könnte. Im Kern geht es darum, dass sich das körpereigene Gesundheitspotenzial durch Beseitigen einer somatischen Dysfunktion und der auslösenden allostatischen Überlastung wiederbeleben und zusätzlich mit globalen Techniken stimulieren lässt. Diese Sichtweise führt zu einer ganz anderen Vorstellung von Prävention als der, die man in der heutigen Gesellschaft davon hat. Osteopathen können auch in Krankenhäusern oder sonstigen Versorgungseinrichtungen angestellt sein, da sie gemeinsam mit anderen Fachleuten im gesamten Spektrum von Gesundheit und Krankheit arbeiten, statt sich auf ein bestimmtes Gebiet der Gesundheitsversorgung zu beschränken. Osteopathen üben ihren Beruf völlig unabhängig aus. Sie sind im diagnostischen und therapeutischen Bereich tätig.

Als Berufsgruppe tragen Osteopathen im Erstkontakt zu Patienten hohe Verantwortung. Daher brauchen sie eine spezifische Ausbildung in der Pathologie von Nervensystem und Bewegungsapparat sowie in der allgemeinen Symptomlehre (Symptomatologie), um durch eine richtig durchgeführte Differenzialdiagnostik erkennen zu können, bei welchen Störungen bzw. Patienten eine osteopathische Behandlung indiziert ist (oder nicht). Osteopathen sollten im Bewusstsein der Möglichkeiten, aber auch Grenzen ihres Berufs entsprechend handeln und eine Überweisung zum Hausarzt veranlassen, wenn sich bei der Konsultation die höhere Priorität einer medizinischen Behandlung zeigt [18].

1.2 Osteopathie-Forschung: Anforderungen, Bedarf und Notwendigkeiten

Im letzten Jahrzehnt konnte die internationale wissenschaftliche Gemeinschaft erleben, wie rasch sich die evidenzbasierte Medizin behauptete, die 1992 als Methodologie für die Anwendung biomedizinischer Forschungsergebnisse auf Patienten vorgestellt wurde [24]. Bei der Konzeption dieses Buches haben die Autoren sich gefragt, wie weit dieses Paradigma im Bereich der Osteopathie anerkannt ist und als Forschungsansatz zur Anwendung kommt. Sind für die alltägliche Praxis Kenntnisse, Fertigkeiten (Skills), Instrumente und Methoden einer evidenzbasierten Osteopathie erforderlich? Sollte die Osteopathie eine wissenschaftliche Forschungsmethode mit kritischer Evaluierung der gewonnenen Information übernehmen und in die klinische Entscheidungsfindung über die geeignete Art der Behandlung einbeziehen? Für viele Therapeuten, Berufsverbände und Schulen lautet die Antwort: „Ja“.

Die Arbeit internationaler Forschergruppen hat ergeben, dass solche Studien nötig sind, um die Rolle der Osteopathie als Beruf innerhalb der Gesundheitssysteme zu bestätigen. Das *European Framework for Standards of Osteopathic Practice* [19] konstatiert, Osteopathen müssten ihr Bewusstsein über die Notwendigkeit, an strukturierten Kursen und Konferenzen ihres Berufsfelds teilzunehmen sowie Gruppen-, Forschungs- und andere Aktivitäten zu initiieren und mitzumachen, unter Beweis stellen können, um ihre eigene berufliche Entwicklung und die Professionalisierung der Osteopathie zu fördern. Nach WHO-Maßstäben (Benchmarks) für die Osteopathie-Ausbildung [3] sind folgende „Skills“ essenziell für die Berufsausübung: die Fähigkeit, Grundlagenwissen in den Kontext der osteopathischen Philosophie und der fünf Struktur-Funktions-Modelle einzuordnen; die Wirkweise manualtherapeutischer Interventionen sowie die biochemischen, zellulären und anatomischen Reaktionen auf die Behandlung nachvollziehen zu können und zu einer kritischen Sichtung der wissenschaftlich-medizinischen Literatur mit Einbeziehen der Informationen in die klinische Praxis fähig zu sein. Nach dem von der European Federation of Osteopaths veröffentlichten *Scope of osteopathic practice in Europe* [18] scheinen die meisten Therapieindikationen im Bereich funktioneller Schmerzen des Bewegungsapparats zu liegen. Ziel der osteopathischen Behandlung ist eine Normalisierung der Funktion, damit seltener eine medikamentöse oder chirurgische Behandlung erforderlich wird. Möglicherweise lässt sich durch weitere klinische Studien und Grundlagenforschung am Ende wissenschaftlich nachweisen, dass auch in anderen Fällen, etwa wenn Patienten mit Verdauungs- oder Kreislaufstörungen einen Osteopathen konsultieren, definitiv eine echte Indikation zur osteopathischen Behandlung besteht.

Entscheidend ist, dass diese Forschung im universitären Kontext und in Kooperation mit medizinischen Disziplinen erfolgt. Eine kritische Lektüre der oben erwähnten Dokumente unterstreicht, wie wichtig eine Fortsetzung der von einigen Wissenschaftlern bereits begonnenen Arbeit auf dem Gebiet für alle praktisch tätigen Osteopathen wäre, sei es durch aktive Beteiligung an Forschungsprojekten oder – als Leser – durch die Einbettung wissenschaftlicher Evidenz in die externe, klinische Praxis.

Die verfügbare Literatur bietet folgende Informationen:

- Neuester Kenntnisstand hinsichtlich klinischer OMT-Anwendungen bei Bewegungs- und systemischen Störungen, der zeigt, dass noch weitere experimentelle Studien nötig sind
- Hypothetische Wirkmechanismen und klinische Ergebnisse von OMT-Anwendungen

Zwischen Bewegungsapparat- und systemischen Störungen besteht ein ganz einfacher Unterschied, obwohl sie manchmal unentwirrbar verflochten sind.

Als Störungen des Bewegungsapparats werden hauptsächlich schmerzhafte Bewegungseinschränkungen im Wirbelsäulen- und Gliederbereich bezeichnet. Der Begriff systemische Störungen bezieht sich auf Erkrankungen wie Pneumonie, Hypertonie und Diabetes, die viszeral, vaskulär, endokrinologisch oder immunologisch bedingt sind und gewöhnlich von einem spezifischen Organ ausgehen. Bei systemischen Störungen richtet sich das Interesse auf physiologische Grundfunktionen wie Herzfrequenz, Verdauung und Atmung [25]. Einige Berichte, einschließlich einer systematischen Übersicht [26] und einer Metaanalyse [27, 28], beschreiben den Nutzen einer manuellen Therapie bei Rückenschmerzen. Da die meisten Forschungsprojekte zu Auswirkungen der manuellen Therapie auf physiologische Funktionen und systemische Störungen nur ungenügende Fördermittel erhielten, fehlen klinische Versuche, die geeignetes Material für eine systematische Übersicht hätten liefern können. Letztlich gibt es auch nicht genügend qualitative Studien, die als „humanistische" Ansätze die subjektive Wahrnehmung und Zufriedenheit von Therapeuten und Patienten untersucht haben. Wertvolle Informationen dazu lassen sich oft mit Fragebögen und Interviews gewinnen. Es sind zwar keine experimentellen Studien, aber oft die einzige Möglichkeit, um Trends in der Bevölkerung, die Verteilung bestimmter professioneller Arbeitsweisen, Expertenmeinungen sowie Daten über subjektive Wahrnehmungen von Therapeuten und Patienten zu erheben.

Wertvolle Informationen können auch folgende Werkzeuge liefern:

- *Historische Analyse:* Experteninterviews oder eine Textanalyse von Autoren vergangener Zeiten können nützlich sein, um einen altertümlichen Jargon in verständliche Sprache zu übersetzen. Für solche geschichtsanalytischen Arbeiten gibt es ausgezeichnete Beispiele: So hilft uns das Buch von Jane Stark, Stills Vorstellungen vom „Fluid of Life" oder über Faszien im Lichte seines damaligen Wissens und im zeitlichen Kontext besser zu verstehen [29]. Oder ein kürzlich erschienener Artikel, der zeigt, dass im zuerst von William Garner Sutherland Anfang des 20. Jahrhunderts beschriebenen Modell des primär respiratorischen Mechanismus (PRM) der kranialen Osteopathie (Osteopathic Cranial Manipulative Medicine, OCMM) eine Reihe von Theorien aufgegriffen werden, die zuvor schon Emanuel Swedenborg formuliert hatte. Dies hat einen kritischen Dialog darüber eröffnet, inwiefern sich beobachten lässt, dass sich das OCMM-Modell und alle osteopathischen Manipulationstechniken, wie die Medizin überhaupt, im Laufe der Zeit aus Vorstellungen zur Anatomie und Physiologie des Menschen entwickelt haben [30].
- *Biobehaviorale Forschung:* Gesundheitszustand und Krankheit werden von einem komplexen Geflecht genetischer, physiologischer, Umwelt- und Verhaltensfaktoren beeinflusst. Biobehaviorale Mechanismen können über physiologische, potenziell krank machende Stressreaktionen die Gesundheit angreifen. Dies kann nicht nur durch ein selbst gewähltes gesundheitsschädliches oder -förderliches Verhalten bedingt sein, sondern auch durch die Reaktionsweise bei Erkrankung, z. B. Nichteinhalten von Kontrollterminen oder mangelnde Compliance gegenüber Therapieempfehlungen und -plänen. Die messbar unterschiedlichen Ergebnisse (Outcomes) der individuellen Reaktion auf Krankheit lassen sich großenteils auf das Verhalten des einzelnen Patienten und seine emotionale Reaktion auf den krankheitsbedingten Stress erklären [31].

Das Verhalten wirkt sich auf die physiologische „Landschaft" aus, und die physiologischen Veränderungen induzieren wichtige Anpassungsvorgänge, die Rückwirkungen auf die Gesundheit bzw. die Folgen (Outcomes) von Krankheit haben (➤ Kap. 8). Der Ausbruch einer Krankheit ist ein komplexes Phänomen, bei dem pathologische Veränderungen im Weichteil- und Knochengewebe, psychosoziale und Verhaltensreaktionen auf die körperliche Schädigung und Umweltfaktoren eine Rolle spielen, indem sie das Gebrechen selbst nach Beseitigung des ursprünglichen Auslösers weiter aufrechterhalten oder verstärken. Unter diesem Gesichtspunkt kann die Erforschung biobehavioraler Interaktionen sowohl das Verständnis für Patienten und die Behandlungsformen verbessern als auch die Prinzipien osteopathischer Medizin evidenzbasiert verdeutlichen. Die meistuntersuchten Themen bei Messungen und in biopsychosozialen Studien dürften Haltungen, die zur Entwicklung einer somatischen Dysfunktion führen oder sich davon herleiten, mit Lebensqualität verbundene Aspekte, die Beeinflussung von Körperfunktionen durch Schmerzen sowie der Zusammenhang zwischen somatischer Dysfunktion und einem kontraproduktiven Verhalten des Patienten sein [32]. Um Grundlagen und Überzeugungen ihres Berufs zu verifizieren, muss die Osteopathen-Gemeinschaft nun entsprechende Forschung etablieren und betreiben. Diese Studien sind innerhalb des eigenen Berufsfelds durchzuführen, nicht auf anderen Gebieten. Sie müssen osteopathische Fragestellungen beantworten und Annahmen verifizieren, und die Studienergebnisse sollten nur von gründlichen Kennern der Theorie und Praxis der osteopathischen Medizin interpretiert werden. Man darf nicht zulassen, dass Fachfremde die Studien durchführen oder die Ergebnisse unter anderen Gesichtspunkten interpretieren. Von solchen Forschungsbemühungen und vom Engagement in Lehre und klinischer Praxis hängt heute die Zukunft des Berufs ab. Eine Forschung, die mit der Philosophie der Osteopathie übereinstimmt und sich aus jahrelanger klinischer Erfahrung gewonnenes Wissen zunutze macht, kann aktiv zu den wohltuendsten Aspekten der Gesundheitsversorgung beitragen, denen sich die Osteopathie schon immer widmete: der lebenslangen Gesunderhaltung des Menschen in ganzheitlicher, optimaler Funktionalität. Eine der großen Herausforderungen besteht darin, sich aktiv für geeignete Studiendesigns zur Untersuchung osteopathischer Manipulationen einzusetzen, und sich nicht von vorgefassten Ideen leiten oder sich ungeeignete Studiendesigns aufzwingen zu lassen. Nötig sind Studienprotokolle, die Grundlagenforschung mit klinischen Beobachtungen verbinden, um daraus integrierte Modelle zu entwickeln, sowie epidemiologische Studien, klinische Studien, Reviews, Metaanalysen und qualitative Studien zu folgenden Aspekten:

- OMT-Wirkmechanismen
- Klinische Wirksamkeit
- Intra- und Interbehandler-Reliabilität bei Palpationstechniken
- Interaktionen von Osteopath und Patient
- Kosten-Nutzen-Verhältnis
- Lehr- / Lernmethoden für Palpation und andere osteopathische Fertigkeiten (Skills)

Die osteopathische Medizin und ihre Prinzipien spielen eine wichtige Rolle in der modernen Wissenschaft. Die Gesellschaft wartet darauf zu wissen, ob und wie die Osteopathie ihrer doppelten Verantwortlichkeit gerecht werden will, einerseits die bestmögliche Versorgung nach aktuellem Kenntnisstand anzubieten und andererseits ihr Wissen ständig weiterzuentwickeln. Anzahl und Qualität der Forschungsprojekte zum Grundlagenwissen und im klinischen Bereich sind allerdings noch eingehender zu untersuchen, während Fragen nach den Wirkmechanismen und der klinischen Wirksamkeit in zahlreichen Gesundheitsbereichen bereits zunehmend beantwortet werden können.

1.3 Osteopathische Anwendungsgebiete in verschiedenen klinischen Bereichen

1.3.1 Spezialisierung auf osteopathischem Gebiet

Vor einiger Zeit gab es eine Diskussion über spezialisierte Ansätze im osteopathischen Bereich [33]. Nach gängiger Auffassung sollten Osteopathen imstande sein, die Prinzipien, Modelle und schließlich auch Techniken der Osteopathie in individuell auf den jeweiligen Patienten zugeschnittener Form anzuwenden. Jeder wird zustimmen, dass eine Spezialisierung wie „strukturalistischer biomechanischer Osteopath" eher abzulehnen ist als „viszeraler Osteopath", denn der Ansatz wird nicht von vornherein vom Osteopathen gewählt, sondern richtet sich nach dem Patienten bzw. der Therapeut-Patienten-Beziehung. Dennoch bleibt es eine Tatsache, dass Osteopathen für bestimmte klinische Bereiche eine Fortbildung benötigen, um die Besonderheiten des Fachgebiets (z. B. Pädiatrie, Sportmedizin, Geriatrie, Tiermedizin etc.) kennenzulernen.

1.3.2 Osteopathie in Gynäkologie und Geburtshilfe

Da eine durch viszerosomatische Einflüsse, Gefäßverengung und Schmerzen entstandene somatische Dysfunktion mittels Palpation diagnostiziert und behandelt werden kann, dürfte ein ergänzender osteopathischer Ansatz bei der medizinischen Behandlung von Patientinnen mit gynäkologischen und geburtshilflichen Beschwerden sicher von Vorteil sein [34]. Eine signifikante Anzahl der Patientinnen (mit Endometriose, Adenomyomatose, Ovulationsschmerzen und verschiedenen Formen einer Beckenentzündung) gibt als Hauptbeschwerden Schmerzen im Becken- und Lumbalbereich an. Dieser Algesie bzw. dysfunktionalen Schmerzsymptomatik liegen offensichtlich viszerosomatische Reflexe zugrunde, an denen auch die Spinalsegmente beteiligt sind, die den Läsionsort innervieren [35]. Schon seit den frühesten Anfängen der Osteopathie [34] wurde bei Schwangeren auf mechanische Veränderungen im Bewegungsapparat geachtet, die an der Wirbelsäule besonders Krümmungen wie die Lendenlordose betreffen und sich als funktionelle Dysmetrie der unteren Gliedmaßen auf den Gang auswirken [36]. Die anhaltende Belastung in der Schwangerschaft macht Rückenschmerzen zur Hauptbeschwerde [37]. Obwohl solche Beschwerden unvermeidlich sind, hilft eine effektive Behandlung der somatischen Dysfunktion, die Symptome ohne Medikamente zu bessern und die Schwangerschaft viel erträglicher zu machen [38]. Insbesondere aus der Arbeit von Hensel und Kollegen kann die These abgeleitet werden, dass eine OMT-Behandlung bei Schwangeren schmerzlindernd wirkt, indem sie die somatische Dysfunktion und ihre viszerosomatischen Verbindungen beseitigt, die autonomen und hämodynamischen Veränderungen im Körper der Mutter ins Gleichgewicht bringt, die Geburtsdauer verkürzt und Komplikationen zu vermeiden hilft [39]. Die Ergebnisse einer Beobachtungsstudie von King und Kollegen bestätigen, dass Schwangerschafts-, Wehen- und Geburtskomplikationen (wie Schmerzen und Dauer der Wehen, Notwendigkeit eines chirurgischen Eingriffs, Mekonium im Fruchtwasser und Zangengeburt) durch eine OMT-Behandlung verringert werden [40].

In einer am Ruber International Hospital in Madrid durchgeführten Studie zu Harninkontinenz und anderen Beckenbodenläsionen lag der Schwerpunkt auf möglichen Ursachen und präventiven Maßnahmen; untersucht wurde, wie Entbindungen bzw. Geburten aktuell in den meisten spanischen Krankenhäusern gehandhabt werden [41].

Diese Studie schloss neben anderen Rehabilitationsmaßnahmen auch eine postnatale osteopathische Behandlung (im Wochenbett) mit ein, um:

- die regelrechte Normalisierung aller am Geburtsvorgang beteiligten Weichteilstrukturen und Beckengelenke zu unterstützen und
- die Beweglichkeit der Beckengelenke zu fördern bzw. vorhandene Blockaden zu lösen.

Eine 2010 in der Gynäkologie-Abteilung der Universität von Campinas durchgeführte Studie stellte fest, dass die Anwendung osteopathischer High-Velocity-Low-Amplitude-Techniken am Sakrum mit einem Anstieg phasischer Beckenbodenkontraktionen und des perinealen Grundtonus einherging, was bei Frauen ohne Knochen- oder Gelenkerkrankungen mit einem „Perineometer" messbar war. Obwohl es sich nur um eine Vorstudie handelte, deutet sie auf künftige Behandlungsmöglichkeiten einer Beckenbodenschwäche hin [42]. Eine systematische Übersicht (Review) und eine Metaanalyse zur Auswertung der OMT-Behandlungseffekte auf untere Harnwegsbeschwerden kamen zu vielversprechenden und ermutigenden Ergebnissen, auch wenn die Autoren darauf verweisen, dass definitive Schlussfolgerungen erst nach Vergleichsstudien (osteopathische und Standardbehandlung) und prospektiven Kontrollgruppenstudien gezogen werden können [43].

Einige Studien zeigen, dass im Fall des sehr häufigen Karpaltunnelsyndroms während der Schwangerschaft eine Druckentlastung des N. medianus durch die Behandlung gelingt [44, 45].

Licciardone und Kollegen konnten 2010 beobachten, dass sich durch eine OMT-Behandlung die fortschreitende Schwächung der Lendenwirbelsäule im dritten Trimenon der Schwangerschaft verlangsamte [46]. Diese Studie zeigt, dass eine OMT ergänzend zur konventionellen geburtshilflichen Behandlung im letzten Schwangerschaftsdrittel sinnvoll wäre. Das wird gestützt durch:

- eine Literaturübersicht [38], die zu dem Schluss kommt, dass die Behandlung einer somatischen Dysfunktion sowohl die Homöostase als auch das Allgemeinbefinden und die Lebensqualität von Schwangeren in dieser Zeit der physiologischen und strukturellen Veränderungen verbessern kann;
- eine 2013 nach den Kriterien der Cochrane Collaboration durchgeführte Studie, die ebenfalls

eine wirksame Vorbeugung der fortschreitenden Rückenschwäche im letzten Schwangerschaftsdrittel durch eine OMT-Behandlung belegt, was auch im Hinblick auf die direkten und indirekten Kosten durch Arbeitsunfähigkeit während der Schwangerschaft wichtig sein kann [47];

- eine von der Cochrane Collaboration veröffentlichte Übersicht stellt fest, das seine OMT-Behandlung wie andere multimodale Ansätze Becken- und Rückenschmerzen in größerem Umfang lindern kann als eine alleinige traditionelle Therapie [48].

1.3.3 Osteopathie in der Pädiatrie mit Aussichten für die Neonatologie

In der Forschung und klinischen Praxis hat die OMT-Behandlung von Kindern besondere Beachtung gefunden. In der Pädiatrie werden meistens nichtinvasive OMT-Techniken angewandt, um somatische Dysfunktionen zu korrigieren, die funktionelle Störungen der Hirnnervenströme auslösen könnten. Man vermutet darin die Ursache für Säuglingskoliken und eine Schädelkompression, durch die sich das Schläfenbein verschieben und die Belüftung der Ohrtrompete beeinträchtigt werden könnte, was dann zu wiederholten Mittelohrentzündungen (Otitis media) führt.

Als häufige Erkrankung bei Kindern kann eine Otitis media ernste Nebenwirkungen haben, wenn sie nicht umgehend behandelt wird. Es gibt zwei Berichte zu OMT-Anwendungen bei Otitis media [49, 50]. Die Untersuchungen ergaben eine signifikante Abnahme akuter Otitis-media-Episoden und eine Verbesserung in den Tympanogrammen der mit OMT behandelten Kinder. Diese Ergebnisse beruhen auf jahrzehntelanger klinischer Erfahrung und Forschung, die weiter fortschreiten.

Eine andere häufige Erkrankung bei Neugeborenen sind Koliken, die im schlimmsten Fall mit unstillbarem Erbrechen einhergehen. Wie klinische Studien zeigten [51], ließ sich bei den mit OMT behandelten Säuglingen eine signifikante Verringerung der (Kolik-)Symptome und eine Verlängerung der Schlafdauer erreichen.

Bei etwas älteren Kindern traten während einer vierwöchigen OMT-Behandlung deutlich weniger Schlafapnoe-Symptome auf. Nach Beendigung der Therapie gab es allerdings keinen Unterschied mehr zwischen der Behandlungs- und der Kontrollgruppe. Offensichtlich trägt eine OMT-Behandlung bei Kindern auch zur Verbesserung ihrer kognitiven Funktionen [52] und neurologischen Entwicklung bei [53]. In Studien von Lassovetskaia erzielten Kinder in einem Förderschulprogramm nach jeder OMT-Anwendung höhere Testwerte und eine bessere Verhaltensbeurteilung durch die Lehrer – dabei schien es sich um länger anhaltende Effekte zu handeln. Kinder, die bereits eine OMT-Behandlung erhielten, schnitten auch in *Houle's Profile of Neurodevelopment* besser ab als Kinder auf der Warteliste [52]. Die von Philippi und Kollegen 2006 erhobenen Daten lassen vermuten, dass eine osteopathische Behandlung in den ersten Lebensmonaten bei Säuglingen mit einer idiopathischen Haltungsasymmetrie durchaus sinnvoll ist und dass OMT-Methoden in dieser Altersgruppe evaluiert werden können und sollten [54].

Bis heute gibt es allerdings noch nicht viele Studien zur OMT-Anwendung bei pädiatrischen Erkrankungen, trotz jahrzehntelanger positiver klinischer Beobachtungen. Der oben beschriebene Nutzen (Benefit) der Behandlung kommt vermutlich dadurch zustande, dass sie eine Wiederherstellung der normalen anatomischen Form und Funktion veränderter neuromuskulärer Strukturen und hierdurch eine Normalisierung viszerosomatischer Interaktionen bewirkt. Obwohl mehrere Studien die Wirkung einer OMT-Behandlung bei pädiatrischen Patienten dokumentiert haben, fehlen in der medizinischen Literatur Hinweise auf einen potenziellen Nutzen (Benefit) der OMT bei Frühgeborenen. Einige Wissenschaftler halten eine positive Wirkung der OMT hinsichtlich des Risikos langer Klinikaufenthalte und gastrointestinaler Symptome für möglich und haben dazu kürzlich eine randomisiert kontrollierte Multicenterstudie veröffentlicht [55]. Die Studie umfasste 695 Frühgeborene aus drei verschiedenen Neugeborenen-Intensivstationen und kam zu dem Ergebnis, dass in der OMT-Gruppe – im Vergleich zu ausschließlich konventionell behandelten Kindern – die Aufenthaltsdauer in der Klinik vier Tage kürzer war und bei den Kosten ca. 1.600 Euro pro Kind eingespart wurden. Diese Ergebnisse deuten bereits die Themen für zukünftige Studien an, die Aspekte wie den weiteren Verlauf, Unterschiede in Bezug auf die tägliche Gewichtszunahme, die Häufigkeit von Erbrechen und Regurgitation, den Bedarf an Einläufen / Klistieren und die Gesamtzeit der Fütterung (Stillen und / oder Milchfläschchen) untersuchen sollten.

1.3.4 Osteopathie in der Geriatrie

Als beliebtes Modell von Osteopathen sind die Selbstheilungskräfte, die von Person zu Person variieren, weitgehend Ausdruck der individuellen Stressbewältigungsfähigkeit. Diese Fähigkeit nimmt im Alter ab, während gleichzeitig die physiologischen Stressauslöser zunehmen. Ein Mensch kann alt an Jahren, aber physiologisch noch jung sein – und umgekehrt. Die Osteopathie fokussiert sich darauf, Patienten beim Kompensieren der unvermeidlichen Einbußen im Alter zu helfen. Die bisher verfügbaren Studien belegen eine Besserung von Schmerzen und Bewegungsfunktion durch die Behandlung [56], selbst bei Osteoporose [57].

Andere Studien berichten, dass sich bei klinischen und stabilometrischen Untersuchungen ein verbessertes Gleichgewicht zeigte [58], selbst bei Patienten, die bis zu 75 Jahre alt waren und mindestens seit 3 Monaten an persistierendem Drehschwindel litten [59]. Zudem wurden, abgeleitet aus Erfahrungen mit der Grippe-Pandemie von 1918 / 1919, bei Patienten mit Grippe und Lungenerkrankungen ergänzend zur medizinischen Behandlung noch Lymphpumptechniken, Rippenmanipulationen und andere OMT-Techniken angewandt. Deshalb haben viele Autoren integrierte komplementärmedizinische Ansätze bei elektiven Therapien beschrieben [60] und deren Wirkung bei Lungenerkrankungen wie insbesondere Pneumonien älterer Patienten untersucht [61], auch im Krankenhaus-Setting [62].

1.3.5 Osteopathie für stationäre und postoperative Patienten

Auch Osteopathen, die Krankenhauspatienten versorgen, haben zur wissenschaftlichen Literatur über OMT-Wirkungen beigetragen. In den USA haben viele Osteopathen eine Zulassung als Arzt. Da viele osteopathische Mediziner als Chirurgen arbeiten, regten sie Anwendungsstudien bei stationären Krankenhaus-Patienten an. Das Behandlungsprotokoll dieser Studien beinhaltete OMT-Anwendungen am Achsenskelett, wo sich Dysfunktionen auf das autonome Nervensystem auswirken können, sowie in peripheren Gefäßbereichen. Dabei ging es um das Atlantookzipitalgelenk und das Sakrum, die möglicherweise Einfluss auf parasympathische Funktionen (Verdauungstrakt, Herz, Lunge, Beckenorgane) haben, und um den Spinaltrakt zwischen T1 und L3, der mit somatischen Dysfunktionen und sympathischen Funktionen verbunden ist. Eine Studie zeigte, dass Frauen, die präoperativ mit OMT behandelt wurden, nach einer Hysterektomie deutlich weniger Analgetika benötigten [63]. Da ihre Krankenakten nur eingeschränkt verfügbar waren, ließ sich der subjektive Eindruck einer rascheren postoperativen Erholung leider nicht überprüfen. In einer Studie zum Ausgang koronarer Bypass-Operationen stellten die Untersucher fest, dass der Operationsbereich nach einer präoperativen OMT-Behandlung signifikant besser drainiert wurde [64]. Im Vergleich zu Patienten, die keine OMT-Behandlung erhielten, waren Sauerstoffsättigung und postoperative Herzleistung der OMT-Patienten deutlich besser. Die osteopathische Behandlung bestand aus Entspannungstechniken im Zervikal- und oberen Thorakalbereich, um die Folgen der langen Narkose und der offenen Herz-OP (d. h. Brustkorböffnung) zu lindern. In einer Übersichtsstudie wurden Patienten mit postoperativ diagnostiziertem Ileus nach vorhergehender Abdominaloperation untersucht [65]. Es zeigte sich, dass die Dauer des Klinikaufenthalts bei Studienteilnehmern mit OMT-Behandlung kürzerer war als ohne. Diese Studie stützt die klinische Erfahrung, dass sich die Darmfunktion durch eine postoperative OMT-Behandlung verbessert. Als weitere postoperative Komplikation sind Atelektasen untersucht worden [66]. Die OMT-Anwendung bewirkte zwar kein selteneres Auftreten der Störung, wohl aber eine raschere Rückkehr zu präoperativen Lungenfunktionswerten. Untersucht wurden auch stationäre Patienten mit Pankreatitis [67], deren Aufenthaltsdauer sich verkürzte, wenn sie mit OMT behandelt wurden. Auch bei Krankenhaus- und chirurgischen Patienten lässt sich eine relative Kostensenkung durch OMT-Anwendungen belegen. Obwohl das Forschungsinteresse in erster Linie einer Optimierung der klinischen Ergebnisse gilt, sind Kosteneinsparungen durch weniger Medikamente und kürzere Aufenthalts-/Liegedauer sicherlich ein nicht ganz unwichtiger Grund mehr, OMT-Behandlungen bei Krankenhauspatienten in Betracht zu ziehen.

1.3.6 Osteopathie in der Sportmedizin

Bewegung ist Leben. Wenn wir die osteopathischen Prinzipien betrachten, ist eine klare Analogie zu jeder Art von Sport erkennbar. Ob Leistungs-, Amateur- oder Freizeitsportler – alle sehen die praktische Erklärung für die Leitsätze, die einen Osteopathen formen und tagtäglich bereichern. Durch das Werk von A. T. Still, der mit der Behandlung von Sportlern in einem osteopathischen Medizin-College zu einem der Pioniere der Sportmedizin wurde, fand die OMT gegen Ende des 19. Jahrhunderts Eingang in den Berufssport. Einer der bekanntesten Osteopathen im Profisport war Forrest „Phog" Allen, DO[2] (1885–1974). Allen war der legendäre Basketballtrainer der Kansas Jayhawks, der berühmte „Vater aller Basketballtrainer", der mit seinem Team 24 Meisterschaften an der University of Kansas gewann. Neben seiner Arbeit als Cheftrainer übernahm er auch die Funktion des osteopathischen Mannschaftsarztes, eine Rolle, die es ihm erlaubte, wissenschaftlichen Kreisen ebenso wie Athleten, Coaches und Trainern die Bedeutung der OMT im Bereich des Profisports nahezubringen. Inzwischen gehört die Osteopathie fest zum medizinischen Betreuungsdienst bei Olympischen Spielen: Bei der Olympiade in London 2012 arbeiteten 24 ausgewählte Osteopathen als Sportmediziner im offiziellen Betreuungsteam mit. Die osteopathischen Prinzipien und Konzepte lassen sich besonders gut auf die Probleme von Sportlern anwenden [68]; Osteopathen wissen, dass sowohl die Regenerationsfähigkeit als auch die spontane Heilungstendenz durch zahlreiche Faktoren geschwächt werden können. Zu den wichtigsten Einflussfaktoren zählen lokale Störungen des Bewegungsapparats. Sportler, die bei extremen Temperaturen und unter starker körperlicher Belastung trainieren, sind oft verletzungsanfällig. Verletzungen des Bewegungsapparats treten sehr häufig und wiederkehrend bei Sportaktivitäten auf. Wenn sie nicht chirurgisch versorgt werden müssen, hat ein osteopathisch geschulter Therapeut dank seiner gründlichen Kenntnisse in Anatomie, Physiologie und Symptomatologie des menschlichen Körpers sowie seiner Erfahrung mit manuellen Behandlungstechniken die besten Voraussetzungen, um die Selbstheilungskräfte aktivieren zu können. Die Betreuung von Sportlern erfordert eine enge, gute Zusammenarbeit von medizinischen und paramedizinischen Fachleuten einschließlich Osteopathen [69, 70], mit gegenseitiger Wertschätzung der besonderen Fähigkeiten innerhalb des sportmedizinischen Teams. Wie die Studie von Larequi unterstreicht, sind Physiotherapie und Osteopathie komplementäre und untrennbare Aktivitäten im Rahmen einer wirklich ganzheitlichen Versorgung mit evidenzbasierten Methoden, die sowohl bei verletzungs- oder überlastungsbedingten Zuständen als auch bei funktionellen Störungen sicher angewandt werden können [71]. Sport-Osteopathen sind besonders geübt darin, mit einer strukturierten körperlichen Untersuchung und in Kenntnis der Biomechanik und sportartspezifischer Bewegungen eine somatische Dysfunktion zu identifizieren. Eine OMT-Behandlung von Athleten erfolgt biomechanisch intuitiv und physiologisch, da ihre sportliche Leistungsfähigkeit hauptsächlich vom Bewegungsapparat abhängig ist. Mehrere Forscher untersuchen gerade die OMT-Wirkung auf kinetische Parameter wie die Wirbelsäulen-, Becken- und Hüftbeweglichkeit. Denn sie vermuten, dass sich mit diesem Ansatz nicht nur der Bewegungsumfang vergrößern, Schmerzen lindern, Kraft/Stärke und räumliche Wahrnehmung steigern lassen, sondern die sportliche Leistung insgesamt verbessert wird [72].

1.3.7 Osteopathischer Ansatz bei Performance-Künstlern

Konventionelle medizinische Behandlungen mit physikalischer und Beschäftigungstherapie, Medika-

[2] DO = Doctor of Osteopathic Medicine; ein akademischer Grad in den USA

menten und Operationen können bei bestimmten Verletzungen darbietender Künstler sinnvoll sein. Manchmal genügen sie jedoch nicht, um eine völlige Gesundung mit Wiederaufnahme der künstlerischen Aktivitäten zu erreichen. Dies hängt vermutlich mit den multidimensionalen Bewegungsabläufen bei künstlerischen Darbietungen zusammen, für die ein ganzheitlicher, patientenzentrierter Behandlungsansatz unter Umständen besser geeignet wäre [73]. Im Rahmen eines interdisziplinären Rehabilitationsprogramms würde der osteopathische Ansatz die Kontrolle von Gewebeveränderungen in Verbindung mit Fehlhaltungen einschließen, die das vorausgegangene Ungleichgewicht unterhalten oder verstärken könnten. Die Untersuchungs- und Behandlungsansätze müssen strukturiert sein und sich auf die allostatische Last des einzelnen Patienten, seine Interozeptionsfähigkeit (Empfänglichkeit für Körpersignale), auf die Globalität und die einzigartigen Aspekte der Heilkunst der manipulativen Osteopathie konzentrieren [74]. Auf diese Weise kann ein strukturierter Ansatz zur optimalen Rehabilitation eines Künstlers beitragen, sowohl was die Körperhaltung als auch die künstlerischen Leistungen betrifft [75, 76].

1.4 Osteopathische Praxis

Vor einigen Jahren haben sich einige Autoren mit einer qualitativen Studie an eine interpretative Darstellung von Faktoren gewagt, die den Entscheidungsfindungsprozess bei Osteopathen beeinflussen, um diesen Prozess zu analysieren [77]. Eine vertrauensvolle Beziehung zwischen Therapeut und Patient entwickelt sich in einem fragilen Wechselspiel, auf der Grundlage einer ausgewogenen, gemeinsamen Teilhabe an der Entscheidungsfindung.

Der Osteopath muss sich gleichzeitig und gleichermaßen als Arzt, Gesprächspartner und Lehrer bewähren, der imstande ist,

- bei persönlichen Problemen zuzuhören,
- das Nebeneinander von Angst und katastrophalem Verhalten zu sehen und auch zu erkennen, wie empfindsam der Patient die wahren Anteile seiner Störung registriert,
- Palpation und osteopathische Techniken anzuwenden,
- über den Therapieverlauf zu sprechen und den Patienten aktiv einzubeziehen, um zu vermeiden, dass er die Behandlung nur passiv erduldet.

1.4.1 Osteopathische Konsultation

Damit ist gemeint, dass der Osteopath die Betreuung eines Patienten übernimmt, indem er die bisherige Anamnese erhebt und geeignete osteopathische Untersuchungen durchführt. Daraufhin formuliert er die Diagnose, die er dem Patienten ebenso wie die Prognose in verständlicher Form mitteilt, und beginnt dann, abgestimmt auf die klinischen Befunde, eine Behandlung mit OMT-Methoden, die im Hinblick auf ihre gesundheitsfördernde Wirkung anschließend überprüft werden [18].

Anamnese

Der Osteopath hält detailliert fest, aus welchem Grund der Patient ihn aufsucht, und fragt nach der medizinischen Vorgeschichte und der Familienanamnese. Das Anamnesegespräch gibt dem Patienten die Möglichkeit, sich selbst zu äußern, was gelegentlich bereits Einzel- oder weitergehende Aspekte der Symptomatik erhellen kann. Dabei geht es um eine Reihe von Fragen, auch nach Arztberichten und Vermutungen anderer Spezialisten, die bei der Suche nach „Red flags" [78, 79] oder „Yellow flags" [80–82] (➤ Abb. 9.11) und beim Erstellen einer Ausschluss-, Differenzial- und Arbeitsdiagnose weiterhelfen. Besondere Beachtung verdienen prädisponierende und unterhaltende Faktoren sowie mögliche Ursachen, z. B. Stress oder Überlastung im Beruf bzw. durch Freizeitaktivitäten. Der Osteopath schreibt eine ausführliche Zusammenfassung über die Erstaufnahme und das Gespräch mit dem Patienten. Diese Informationen sind absolut vertraulich zu behandeln und gemäß den Datenschutzbestimmungen in elektronischen Systemen zu speichern und / oder in Papierform aufzubewahren.

Beobachtung (Inspektion) und körperliche Untersuchung

Aufgrund der Anamnese können verschiedene vorläufige Diagnosen formuliert und durch eine gründliche, klinische (körperliche) osteopathische Untersuchung, die individuell auf den Patienten und sein Problem zugeschnitten ist, abgeklärt werden. Wenn es nötig sein sollte, wendet der Osteopath dieselben Untersuchungsmethoden an, die auch andere Gesundheitsberufe kennen und verbreitet einsetzen, um alle Körpersysteme beurteilen zu können. Darüber hinaus kann er mit spezifischen Diagnosetechniken wie Beobachtung (Inspektion) und Palpation den (Gesundheits-)Zustand, die Qualität und Beweglichkeit der Gelenkmechanik, der Muskeln und anderer Körpergewebe beurteilen.

Dies führt zu einer anfänglichen Arbeitsdiagnose, die als Erklärung und für die Behandlung des Patienten relevant erscheint. Wenn der Therapeut die wichtigsten Behandlungsansätze für die Beschwerden identifiziert hat, bespricht er sie mit dem Patienten. Dabei fließt eine Reihe von Folgerungen aus den Anamnese- und Palpationsbefunden in die Diagnose ein, mit der sich ein Zustand, eine Erkrankung oder ein Syndrom benennen lässt. Dies ist sinnvoll für die Verständigung über vorhandene Symptome. Ein Osteopath wird sich jedoch immer um ein tieferes Verständnis und eine umfassende, erschöpfende Erklärung für alle beteiligten Einflussfaktoren bemühen, statt das Krankheitsbild nur mit einem Etikett zu versehen. Hinzu kommt, dass sich die osteopathische Befundinterpretation im Laufe der Behandlung ändern kann, wenn der Therapeut die Beschwerden besser beurteilen kann. An diesem Punkt hat er genügend Indikatoren gesammelt, um Kontraindikationen („Red flags", „Yellow flags") auszumachen und zu entscheiden, wie die Behandlung weitergeführt werden soll oder ob eine Überweisung zum Arzt oder einem anderen therapeutischen Beruf [18] erforderlich ist (➤ Abb. 1.3).

Osteopathische Untersuchung (Evaluation) und perzeptive Palpation

Osteopathen fassen ihre durch Palpation und Beobachtung gewonnenen Eindrücke zusammen, um die Arbeitsdiagnose zu bestätigen oder zu revidieren. Dazu beurteilen sie die gesundheitliche Verfassung (allostatische Last, Haltung und Energielevel) des Patienten im Gesamtüberblick und korrelieren sie zum lokal adaptiven Bereich einer somatischen Dysfunktion, der vorrangig vor allen Körpersystemen behandelt werden muss, um die Behandlung genau darauf abstimmen zu können. An diesem Punkt sollte eine ausführliche Besprechung der Diagnose, der geplanten Therapie und der Prognose mit dem Patienten erfolgen. Von Beginn ihrer Ausbildung an verfeinern Osteopathen ihren Tastsinn kontinuierlich, um bei der Palpation auf relevante Hinweise zur Gesundheit des Patienten zu „lauschen" (Listening). Die diagnostische Palpation spielt in der Praxis eine zentrale Rolle: Ihr hoch qualifiziertes, geübtes Tastvermögen ist das Markenzeichen von Osteopathen. Über den menschlichen Tastsinn als Grundlage der osteopathischen Palpation ist relativ viel bekannt. In einer 2013 von den Herausgebern der Zeitschrift *Nature* in den *Scientific Reports* veröffentlichten Studie von Skedung und Kollegen [83] wurde der Tastsinn unter psychophysiologischen Gesichtspunkten untersucht und analysiert, welche physikalischen Eigenschaften es ermöglichen, Erhebungen auf glatten Oberflächen zu ertasten. Die Wissenschaftler entdeckten 16 chemisch identische plane Oberflächen, auf denen sich unsichtbare, winzige Fältchen einer Größenordnung von 7 bis 4.500 Nanometer gebildet hatten. Diese „Nanofalten" (mit relativ großen Zwischenabständen von 300 bis 90.000 Nanometer) erzeugten gewellte Oberfläche wie im Meer. Eine Gruppe freiwilliger Probanden konnte anschließend palpatorisch eine plane von einer welligen Oberfläche mit 13-Nanometer-Linien in Abständen von weniger als 1 Mikrometer unterscheiden. Diese Studie bestätigt, dass wir wenige Nanometer große Gegenstände wahrnehmen können, einfach nur durch Berührung. Im selben Jahr wiesen Rosanna Sabini und Kollegen jedoch darauf hin, dass sich mit zunehmender Erfahrung nicht immer die Diskriminationsfähigkeit beim Palpieren verbessert; in einem Experiment mit verdeckten Gegenständen ließ sich jedenfalls kein Unterschied in der Genauigkeit der Diskriminationsfähigkeit von erfahrenen und noch in Ausbildung befindlichen Osteopathen feststellen [84]. Erfahrung allein macht demnach den Tastsinn noch

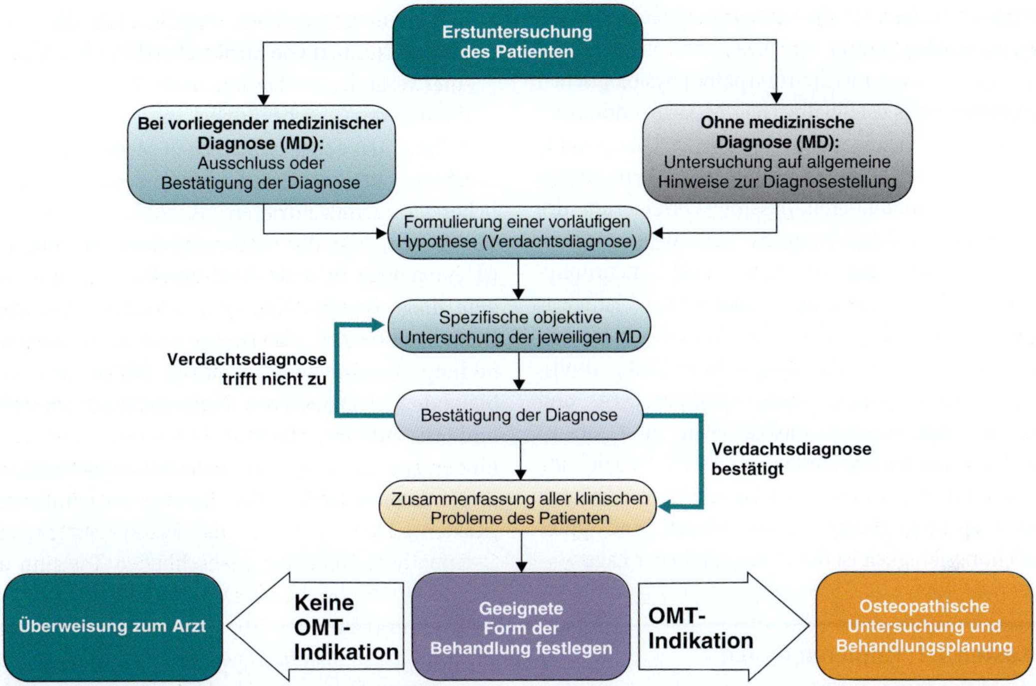

Abb. 1.3 Einbeziehung des Patienten in eine osteopathische manualtherapeutische Behandlung (OMT). Besonders in der ersten Sitzung der Evaluationsphase wird der Osteopath die Anamnese erheben und eine körperliche Untersuchung durchführen, um mögliche Kontraindikationen („Red flags") zu erkennen bzw. über die Notwendigkeit einer Überweisung in die Obhut anderer Fachberufe ohne OMT-Beteiligung zu entscheiden. Unter Berücksichtigung der medizinischen Vorgeschichte und des Anlasses für die Konsultation gilt es besonders den Grundsatz des *Primum non nocere* zu beachten. Mit „Bestätigung" oder „Zurückweisung" der medizinischen Diagnose (MD) bzw. der differenzialdiagnostischen Hypothesen ist hier keine missbräuchliche Anmaßung gemeint, sondern eher das Bedürfnis nach Klarheit, ob eine OMT-Behandlung für den Patienten geeignet ist oder ob es angemessener, vernünftiger oder einfach sinnvoller wäre, ihn zu einem Arzt der Primärversorgung oder zu einem anderen Spezialisten/Therapeuten zu überweisen.

nicht zu einem Diagnoseinstrument, das zuverlässig (reliabel), sensitiv, spezifisch und valide ist. Es gibt jedoch andere Qualitäten, die mit zunehmender Erfahrung wachsen sollten, um bei der Entscheidungsfindung aufgrund der Tastbefunde einbezogen zu werden. Autoren, die sich gut mit dem Thema auskennen, halten Verbesserungen der perzeptiven Tastfähigkeiten im Laufe der Entwicklung für möglich, was gewährleisten würde, dass sich das Erlernen der Palpation nicht vom Ausbau anderer Fertigkeiten zur klinischen Beurteilung abspaltet [85]. Bei dieser Entwicklung sollte auch das Wissen über die unterschiedliche Gewebequalität im Normalzustand (Einheit von Struktur und Funktion) und in Fällen, in denen beide Gesundheitsindikatoren weniger aufeinander eingespielt sind, berücksichtigt werden.

Dies liegt daran, dass Osteopathen Tastbefunde mit anderen sensorischen Informationen zusammenführen können. Tatsächlich wissen wir ja, dass wir die Welt um uns herum mit allen fünf Sinnen wahrnehmen, wir sehen, hören, berühren, riechen und schmecken. Diese Sinne können bekanntlich geübt werden, wie das Sehvermögen, wenn wir lesen lernen. Ein Tee- oder Wein-Koster schult und verfeinert seinen Geschmackssinn, ein Parfümeur seinen Geruchssinn, ein Musiker seinen Gehörsinn. Ähnlich ist es mit Osteopathen, die gleich zu Beginn ihrer Ausbildung anfangen, ihren Tastsinn zu schulen und schließlich Informationen aufspüren, die eine ungeübte Hand nicht sofort wahrnehmen würde. Diese primären Sinne lassen sich nicht einfach miteinander oder mit anderen Sinnen vergleichen, müssen aber alle integriert werden. Die afferenten Informationen, die über alle Sinne zum Osteopathen gelangen, werden zentral verarbeitet und interpretiert, d. h. zu seinen anatomischen und pathophysiologischen Kenntnissen des osteopathischen Modells und seiner klinischen Erfahrung in Beziehung gesetzt. Angesichts der Neuroplastizität des menschlichen Gehirns könnte man auch argumentieren, dass die Verfeinerung des diagnostischen Tastvermögens mit adaptiven Verhaltens-, neuroanatomischen und neurophysiologischen Veränderungen einhergeht. Es ist sogar sehr wahrscheinlich, dass das Nervensystem von Osteopathen infolge der langen Einwirkung multisensorischer Eindrücke sowie ständiger Lern- und Entscheidungsprozesse funktionellen und strukturellen Veränderungen unterliegt. Durch fortlaufende Integration der Sinneseindrücke und eine Kohärenz von Palpation, theoretischem Wissen und guter Beziehungsfähigkeit ist der Osteopath in der Lage

- zu erkennen, in welchen Bereichen sich die fehlende Einheit von Struktur und Funktion in einer veränderten Beweglichkeit, Sensibilität oder Vitalität des Gewebes äußert, und
- in Patienten den ganzheitlichen Menschen zu sehen, statt sich nur auf einen isolierten Körperbereich zu konzentrieren.

Für die Qualität der osteopathischen Behandlung ist es wichtig zu verstehen, welche Kompetenzen eine diagnostische Palpation erfordert. Aus dem Grund sollten sich alle Osteopathen, ob in der Ausbildung oder im Beruf, ermutigt fühlen, jede sich bietende Gelegenheit zur Untersuchung normaler und veränderter Struktur- / Funktionsmuster zu nutzen und damit über die Validität und Reliabilität ihrer diagnostischen Beurteilung nachzudenken (Kasten 1.1).

Kasten 1.1: Palpieren lernen

Palpieren zu können ist für Osteopathen eine zentrale Fähigkeit ihrer klinischen Praxis und wichtig, um eine somatische Dysfunktion richtig diagnostizieren und mit geeigneten Techniken behandeln zu können. Ein gutes Tastvermögen gewährleistet darüber hinaus Effizienz und Genauigkeit der klinischen Überlegungen [1]. Es dauert relativ lange, ein kompetentes Niveau zu erreichen, sei es im künstlerischen Bereich oder im Sport. Studien zur Entwicklung von Kunstfertigkeit (Skills) zeigen, dass rund 10.000 intensive freiwillige Übungsstunden nötig sind, um Experte auf einem bestimmten Gebiet zu werden [2]. Für effektive Lehr- und Lernstrategien ist es wichtig zu verstehen, wie Osteopathen diagnostische Informationen gewinnen und interpretieren. Ähnlich wie bei klinischen Algorithmen ein Teil verborgen bleibt, läuft beim Palpieren ein nicht wahrnehmbarer Prozess ab [3]. Die Ergebnisse der klinischen Überlegungen hängen, wie sich gezeigt hat, mit der Fähigkeit von Gesundheitsfachleuten zusammen, ein klinisches Problem semantisch (in seiner Bedeutung) zu qualifizieren [4]. Demnach könnte der Wert palpatorischer Prozesse davon abhängen, wie viele relevante Eigenschaften Studenten aus ihren jeweiligen Bezugspunkten zur Beschreibung der Tastbefunde auswählen. Kognitive und motorische Lerntheorien, technische Richtlinien, Hypothesen zu neuralen und behavioralen Korrelaten der diagnostischen Fähigkeiten von Osteopathen sowie evidenzbasiertes Wissen im Bereich der kognitiven Neurowissenschaft, Testpsychologie und Medizin haben Aubin [3] dazu angeregt, eine strukturierte Lern- und Prüfmethode für die perzeptive Palpation zu entwickeln.

Palpationstechniken lassen sich in zwei Komponenten aufteilen:

1. Die motorische Komponente ist die Einwirkung des Therapeuten auf das Gewebe des Patienten (Informationsfluss vom Gehirn des Behandlers zum Gewebe des Patienten).
2. Die perzeptive Komponente besteht darin, dass der Therapeut auf den Gewebezustand achtet (Informationsfluss vom Gewebe des Patienten zum Gehirn des Behandlers).

Selbstkontrollierte Übungen mit Fokussierung nach außen (d. h. auf den Bewegungseffekt) konnten nachweislich das Erlernen motorischer Fähigkeiten verbessern. Hinzu kommt ein automatisierter Bewegungsablauf, sodass die Palpation ohne bewusstes Nachdenken durchgeführt werden kann und während der Untersuchung genügend Raum („der Kopf frei") bleibt für Wahrnehmungen. Es ist aber entscheidend, in der Palpationsmethode eher ein Lerninstrument oder Werkzeug als eine streng zu befolgende Vorschrift oder zusätzlichen Lernstoff zu sehen. Der Zweck einer Lernmethode für Palpationstechniken (wie unten in Grundzüge beschrieben) würde jedoch grob konterkariert, wenn die kognitive Beanspruchung dadurch zu- statt abnähme [5].

Es gibt sieben Schritte bzw. Stufen:

1. *Bequeme Ausgangsposition:* Für die Qualität der Palpation ist es wichtig, dass der Therapeut keine unbequeme, anstrengende Haltung einnehmen muss.
2. *Räumliche (anatomische) Sichtweise:* Um die motorischen Fähigkeiten maximal zu üben, sollte sich die Aufmerksamkeit während der Palpation nach außen (auf den Bewegungseffekt) richten [6]. Bildliche Vorstellungen können bei unerfahrenen Untersuchern auf die Grundelemente einer Struktur oder eines Gelenks beschränkt sein, während erfahrenere Therapeuten ein komplexeres Bild im Kopf haben, das z. B. die Lagebeziehung zu angrenzenden Strukturen, die Bewegungsachse und individuelle anatomische Varianten mit einschließt.
3. *Tiefenkontakt:* Damit die Palpation effektiv ist, sollte sie in ausreichender Tiefe erfolgen, um die Bewegung wirklich spüren zu können.
4. *Das Ziel identifizieren und über die gesamte Dauer der Palpation beibehalten:* Der Lernerfolg hinsichtlich komplexer Bewegungen im Sport, in der Musik und in der Chirurgie beruht auf den Stellungs- / Bewegungsphasen des Akteurs in Kombination mit seiner Fokussierung auf das Ziel unter Verwendung von Visualisierungen [7–9]. Darüber hinaus können Visualisierungstechniken über eine Umorganisation im Gehirn zur Verbesserung der Palpationsfähigkeit beitragen [10].
5. *Integrierte Beurteilung lokaler Parameter und angrenzender Bereiche:* Der Untersucher mobilisiert oder normalisiert die zu testende Struktur von einem Ausgangspunkt aus und überwacht gleichzeitig den Bewegungseffekt an einem entsprechenden Bezugspunkt. Dieses Vorgehen fördert eigenständiges Lernen, Selbstkontrolle und Selbstbeurteilung.
6. *Optimierung der vorgenannten fünf Schritte und perzeptive Exploration:* Um den Normalzustand der untersuchten Gewebe zu erkennen, müssen quantitative Bewegungselemente (Amplitude, Asymmetrie etc.) mit qualitativen Elementen (Oberfläche, Empfindlichkeit, Abwehr- oder positive Reaktion des Gewebes bei Berührung, Veränderung der Gewebestruktur, Festigkeit, Elastizität, Vitalität, Erwärmung etc.) zusammengeführt werden.
7. *Prüfung, Standardisierung und erneute Evaluierung:* zum Vergleichen des Gewebezustands vor und nach der Normalisierung.

QUELLEN

1. Esteves JE, Spence C. Developing competence in diagnostic palpation: perspectives from neuroscience and education. Int J Osteopath Med. 2013; 17.
2. Ericsson KA, Prietula MJ, Cokely ET. The making of an expert. Harv Bus Rev. 2007; 85(7-8): 114–121, 193.
3. Aubin A, Gagnon K, Morin C. The seven-step palpation method: a proposal to improve palpation skills. Int J Osteopath Med. 2014; 17(1): 66–72.
4. Bordage G. Prototypes and semantic qualifiers: from past to present. Med Educ. 2007; 41(12): 1117–1121.
5. Lee TD, Swanson LR, Hall AL. What is repeated in a repetition? Effects of practice conditions on motor skill acquisition. Phys Ther. 1991; 71(2): 150-156, (1): 52–60.
6. Wulfs G, Shea C, Lewthwaite R. Motor skill learning and performance: a review of influential factors. Med Educ. 2010; 44(1): 75–84.
7. Hall JC. Imagery practice and the development of surgical skills. Am J Surg. 2002; 184(5): 465–470.
8. Driskell JE, Cooper C, Moran A. Does mental practice enhance performance? J Appl Psychol. 1994; 79(4): 481–492.

9. Sanders CW, Sadoski M, Bramson R et al. Comparing the effects of physical practice and mental imagery rehearsal on learning basic surgical skills by medical students. Am J Obstetrics Gynecol. 2004; 191(5): 1811–1814.

10. Jackson PL, Lafleur MF, Malouin F et al. Functional cerebral reorganization following motor sequence learning through mental practice with motor imagery. Neuroimage. 2003; 20(2): 1171–1180.

1.4.2 Osteopathischer Entscheidungsfindungsprozess

Um die Gesundheitstendenzen eines Patienten zu verstehen, untersucht der Osteopath dessen Anpassungsfähigkeit bezogen auf die Stressbewältigung in physiologischen Systemen (globale Tests) und auf mögliche Speicherstellen im Gewebe-„Gedächtnis" (lokale Tests). Für die praktische Umsetzung dieser Vorstellungen und Prinzipien sind verschiedene Perzeptionsmodelle beschrieben [33], um einen adaptiven Funktionsverlust oder eine veränderte Struktur-Funktions-Beziehung in bestimmten Bereichen zu untersuchen. Die Fünf Modelle der Osteopathie [2] beschreiben, wie sich posturale und biomechanische Faktoren auf die Stress- / Krankheitsbewältigung des Patienten auswirken (biomechanisches Modell), den Einfluss des Nervensystems im körperlichen-kognitiven-emotionalen Bereich (neurologisches Modell), die Bedeutung von Atmung und Kreislauf für die Funktion von Zellen und Geweben (zirkulatorisch-respiratorisches Modell), die Rolle psychosozialer Faktoren in der Krankheitsprävention und -behandlung (Verhaltens- / behaviorales oder biopsychosoziales Modell) sowie bioenergetische Einflussfaktoren wie der Sauerstoffbedarf oder Nährstoffverbrauch (metabolisch-energetisches Modell). Das heißt, der Osteopath versucht sich ein klares Bild vom Zustand des Patienten zu machen. Das gelingt durch

- Kommunikation, um eine vertrauensvolle Therapeut-Patienten-Beziehung aufzubauen (➤ Kap. 8);
- genaues Unter-die-Lupe-Nehmen des Patienten, bei dem alle (gut in den Modellen beschriebenen) Indikatoren einbezogen werden, die seine Selbstregulierungs- bzw. Selbstheilungskräfte und seine Anpassungsfähigkeit an äußere und innere Umgebungsreize – mit anderen Worten: seine Gesundheit insgesamt – beeinflussen (➤ Kap. 9).

So kann der Therapeut, durch Untersuchung der generellen (globaler Test) und lokalen Adaptation (regionale, lokale und spezifische Tests), zu einer Gesamteinschätzung kommen und das geeignete Modell (➤ Kap. 9) für den Behandlungsansatz und die passenden Techniken (➤ Abb. 1.4) auswählen.

Globale Tests zur Evaluierung der generellen Adaptation

Mit globalen Tests werden der Gesundheitszustand und die allgemeine (generelle) Anpassungsfähigkeit des Patienten an endogene und exogene umweltbedingte Stressfaktoren untersucht. Dazu gehören Untersuchungsmethoden wie der Zink-Test auf Vorliegen eines faszialen Kompensationsschemas (FCS) oder der DyFIR-Test zur Beurteilung der Flüssigkeitsdynamik und unwillkürlicher Rhythmen (➤ Kap. 3 und ➤ Kap. 6) sowie der Faszienkompartment-Test.

Der Zink-Test

Umgebungsbedingter Stress wird sowohl bei ausreichender Adaptationsfähigkeit als auch bei hoher allostatischer Last der Betroffenen in kompensatorischen Faszienmustern gespeichert. Eine fasziale Kompensation ist als sinnvolle, vorteilhafte, funktionale (ohne erkennbare Symptome) Anpassungsreaktion des Bewegungsapparats auf Abweichungen wie ein kürzeres Bein oder übermäßige Beanspruchung anzusehen. Das gleiche Phänomen wird als „Dekompensation" beschrieben, wenn es sich um dysfunktionale, symptomatische adaptive Veränderungen handelt, die den Ausfall der

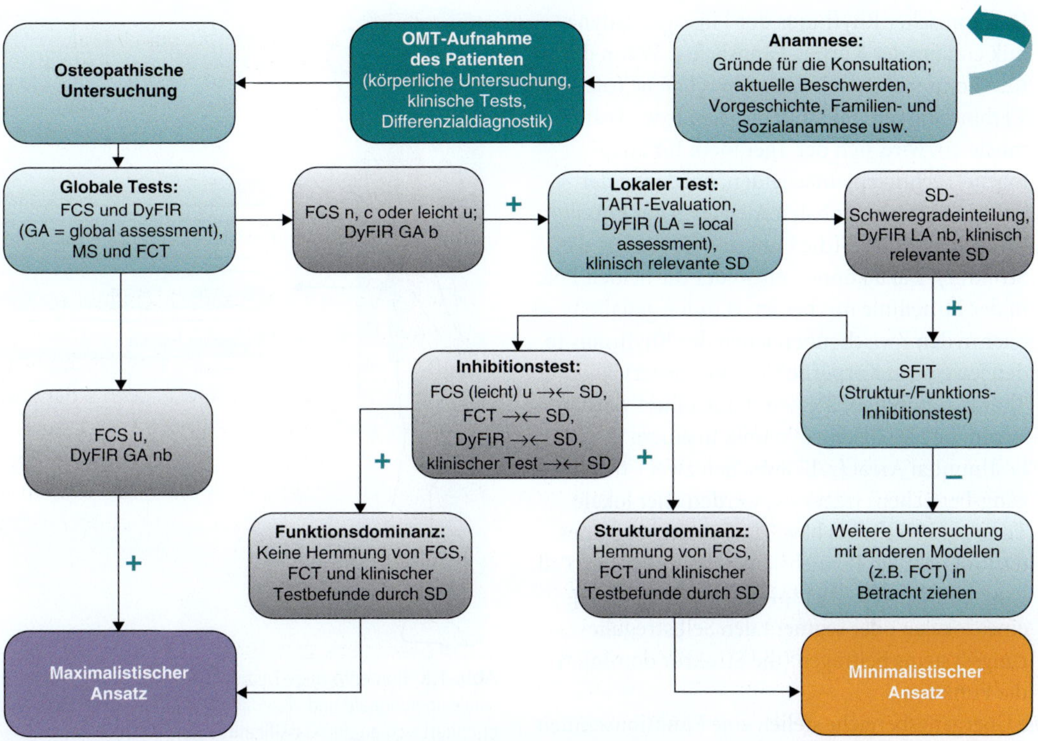

Abb. 1.4 Evaluierung. Der Osteopath verschafft sich durch die Untersuchung zunächst ein klares Bild vom Zustand des Patienten und wählt dann das passende Modell für den Behandlungsansatz und die Techniken aus. FCS: Faszienkompensationsschema (c: kompensiert; b: balanciert; n: neutral; u: dekompensiert); FCT: Faszienkompartment-Test; SFIT: Struktur-/Funktions-Inhibitionstest; MS: Auswahl des osteopathischen Modells; SD: somatische Dysfunktion; DyFIR: Dynamik von Flüssigkeiten und unwillkürlichen Rhythmen (LA: lokaler Ansatz; GA: globaler Ansatz; TART: anormale Gewebebeschaffenheit (Textur), Asymmetrie, Bewegungseinschränkung (Restriktion) und Tastempfindlichkeit (Tenderness) +: positives Testergebnis; –: negatives Testergebnis.

normalen Homöostase-Mechanismen (Adaptation und Selbstheilung) anzeigen.

Zink und Lawson [23] behaupten, durch Testen der Gewebepräferenz (Spannung oder Laxheit) verschiedener Bereiche ließen sich solche Muster auf klinisch sinnvolle Weise klassifizieren. Dazu wird in jeder getesteten Region eine leichte Drehung und/oder Seitneigung nach links und rechts induziert, als würde ein Zylinder hin und her bewegt, um zu prüfen, in welche Richtung es besser geht.

So können folgende Kompensationsmuster entdeckt werden:

- Neutrales FCS: Gewebespannungen wirken sich nicht auf weiter entfernte Regionen aus (s. ➤ Abb. 3.9).
- Kompensiertes FCS (bezogen auf den funktionalen Typ der Anpassung): Anhand der wechselnden Gewebepräferenz von einem Bereich zum anderen ist für den Osteopathen ein allostatischer Prozess in der Anpassung an Umgebungsstress erkennbar (s. ➤ Abb. 3.10).
- Dekompensiertes FCS (dysfunktionaler Typ von allostatischer Last): In dem Fall ist keine wechselnde Gewebepräferenz von einem Bereich zum anderen festzustellen, was vom Osteopathen als möglicher Verlust der Anpassungsfähigkeit an (äußere) Reize interpretiert wird (s. ➤ Abb. 3.11).

Der Test kann auch zur Beeinflussung der Flüssigkeitsdynamik angewandt werden. Mit dieser Zielsetzung bietet er sich z. B. zur Bestätigung von Testergebnissen an, die mit der oben beschriebenen klassischen Methode gewonnen wurden.

Mit einem globalen und lokalen DyFIR-Test lässt sich Folgendes überprüfen:

- Harmonischer Rhythmus der Flüssigkeitsdynamik entlang der Körper-Längsachse: Wenn der Rhythmus stellenweise unterbrochen ist (oft in Verbindung mit dekompensierten bzw. Ausfallmustern), wird sich der Therapeut für adaptogene Techniken entscheiden, bei denen der Fokus auf einem globalen Ausgleich der Flüssigkeitsdynamik liegt (die Funktion dominiert die Struktur). Dazu können entweder die beiden Pole in der Mittellinie mit beiden Händen gehalten oder in den Zwischenbereichen der Rhythmus in den jeweiligen Körperhöhlen (kraniozervikal, Thorax, Abdomen, Becken) kontrolliert werden.
- Wenn die Flüssigkeitsdynamik in einem bestimmten Areal (z. B. zwischen zwei Übergangsbereichen) träger ist, werden eher lokale Tests zum Nachweis bzw. zur Bestätigung eines dysfunktionalen Bereichs ausgewählt. In dem Fall kann eine gezielte Therapie zur Revitalisierung eines lokalen oder segmentalen Selbstregulierungssystems beitragen (die Struktur dominiert die Funktion).

Die Übergangsbereiche stellen eine Funktionseinheit dar, in der durch Modulierung des Energieaufwands eine stabile Körperausrichtung in der zentralen Schwerkraftlinie erreicht wird. Zusätzlich zu den Gelenken im Bereich der Wirbelsäule und den Diaphragmen in der Transversalebene sind sie mit sämtlichen Bindegeweben im Körper verbunden. Das Bindegewebssystem besteht aus röhrenförmigen Kompartimenten, wie den Hirnhäuten und Eingeweidefaszien, in deren Übergangsbereichen sich infolge starker metabolischer, emotionaler oder neuroendokrinologischer Belastungen fibrotische Adhäsionen bilden können. Eine Distorsion (Zerrung) in einem der Übergangsbereiche bedeutet, dass sich die myofasziale Torsion über die ganze Länge ausdehnt. Dadurch kommt es zu funktionellen Beeinträchtigungen von Vasomotorik, Atemarbeit und der entsprechenden Fließdynamik, sodass sich zunehmender mechanischer Stress in der Längsachse aufbaut. Deshalb sollte man, wenn der Gewebepräferenz-Test auf dekompensierte Übergangsbereiche hinweist, die sich in dieselbe bevorzugte Rotationsrichtung bewegen, unbedingt eine FCS-Evaluation der Faszienkompartimente anschließen, d. h. die axialen, viszeralen und meningealen Bestandteile der „Faszienröhren" untersuchen [86].

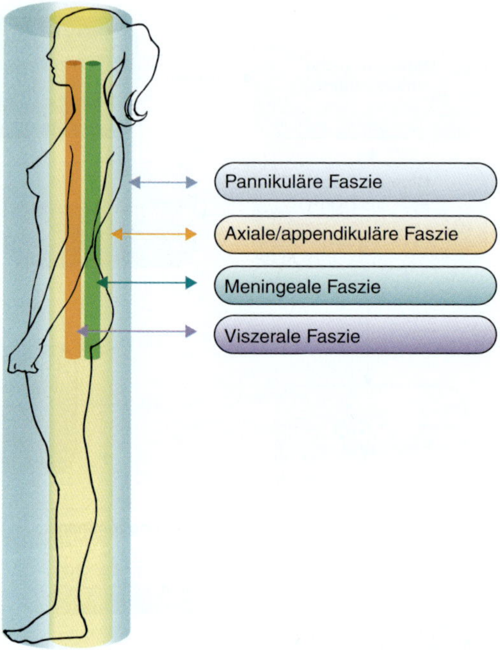

Abb. 1.5 Röhrenförmige Faszienkompartimente: pannikuläre, axiale, meningeale und viszerale Faszien. Die Zeichnung orientiert sich an der Klassifikation von Willard, Fossum & Stanley (The fascial system of the body. In: Chila A, Ed. Foundations of osteopathic medicine. 3rd ed. Philadelphia: Lippincott Williams & Wilkins; 2010. Fig. 7.13, p. 81).

Test der Faszienkompartimente

In diesem Buch unterteilen wir das Fasziensystem des Körpers wie von Willard und Kollegen [86] beschrieben in eine pannikuläre, axiale, meningeale und viszerale Faszie (➤ Abb. 1.5).

Die axiale-appendikuläre Faszie hat ihren Ursprung im somatischen Mesenchym und befindet sich auf der Innenseite der derben (pannikulären) Körperfaszie; sie bedeckt das Epimysium, das Periost und das Peritendineum.

1. Ihre axiale Komponente ist in zwei röhrenförmigen Kompartimenten entlang der Wirbelsäule (Chorda dorsalis oder „Rückensaite" im Embryonalstadium) angeordnet:
   a. Der vordere Anteil umgibt die unteren („hypaxialen") Muskeln (Mm. longus colli, scaleni, intercostales, obliquus und rectus abdominis) und inseriert an den Querfortsätzen.
   b. Der hintere Anteil umgibt die neben der Wirbelsäule gelegenen („epaxialen") Muskeln

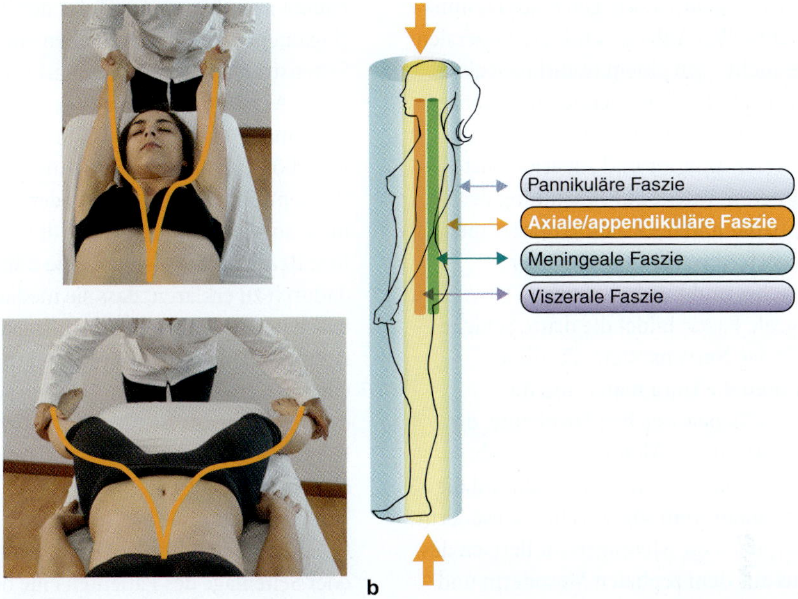

Abb. 1.6 Test der axialen-appendikulären Faszie (Exoskelett). Der Osteopath beginnt zuerst in Rücken- und dann in Bauchlage des Patienten, durch eine passive Mobilisierung mit Innen-/Außenrotation, Flexion, Extension, Kompression und Dehnung (Traktion) die thorakolumbal-femoralen (a) und zervikothorakal-brachialen (b) kinetischen Ketten zu testen und dabei die Flüssigkeit der Bewegungen zu beurteilen. Daran schließt sich eine Palpation an, um Bereiche mit Bewegungsrestriktion genauer abzuklären. In dieser Phase wird federnder Druck ausgeübt, um eine lokale Verhärtung mit angrenzenden Bereichen zu vergleichen. Es geht darum, die Elastizität des gesamten Kompartiments zu prüfen, d. h. die Verformbarkeit bei Druckanwendung und Rückkehr zur Normalform beim Lösen des Drucks. In der Elastizität kommt die statische (lineare) und dynamische (visko-elastische) Beziehung zwischen Druck und Gewebespannung zum Ausdruck. Die Zeichnung orientiert sich an der Klassifikation von Willard, Fossum & Stanley (a. a. O. 2010).

und bildet ebenfalls zwei Röhren, die an den Quer- und Dornfortsätzen inserieren.

2. Die appendikuläre Komponente der Faszie umgibt Nervengeflechte wie den Plexus brachialis und den Plexus lumbalis und bildet mit einem Weichteilgerüst, das sich von der thorakolumbalen Faszie in der Mittellinie bis in die Gliedmaßen ausbreitet, über zwischengeschaltete sehnige und bindegewebige Querverbindungen das sogenannte „Exoskelett", das auch als „Supersehne" oder „Dynament" bezeichnet wird (➤ Kap. 4).
Dies ist die Ebene des Faszientests, bei dem der Osteopath auf die Resilienz des Gewebes (Verhärtung / Verspannung) achtet, die sich heute gut mit mechanischen Parametern wie Viskoelastizität, Thixotropie und Dehnungs- / Druckresistenz definieren lässt. Die appendikuläre Komponente wird über die thorakolumbal-femoralen und die zervikothorakal-brachialen Bewegungsketten mit Innen- und Außenrotation, Flexion und Extension, Kompression und Längsdehnung der Beine bzw. Arme getestet, um beurteilen zu können, wie flüssig die Bewegungen und wie gut verschieblich die Faszien auf dem darunterliegenden Gewebe sind, oder um eine allgemeine bzw. regionale Bewegungsrestriktion festzustellen. Dies ermöglicht die genauere Untersuchung einer Verhärtung in der zweiten Testphase, mit federnder Druckanwendung in der zuvor identifizierten Region, um die lokale Verformbarkeit mit den angrenzenden Bereichen zu vergleichen. Der Test wird in verschiedenen Bewegungsphasen sowie in Rücken- und / oder Bauchlage des Patienten durchgeführt (➤ Abb. 1.6).

Auch der axiale Anteil wird beim Scannen dieses Kompartiments auf das Vorliegen einer Dysfunktion und eventuellen Adhäsion mit der viszeralen Faszie untersucht – mit einem traditionell als „Test der Zentralsehne" bezeichneten Verfahren (➤ Kap. 6). Der Test umfasst ein Scannen der oberen (superior-anterior und superior-posterior) und unteren Anteile zur Einstufung der Gewebeelastizität und bei Dysfunktionen auch eine Suche nach Abweichungen von der Bewegungsachse und Verdrehungen.

3. Die meningeale Faszie bildet die dritte Schicht und umhüllt das Nervensystem. Zu dieser Schicht gehören die Dura mater und die darunter befindlichen weichen Hirnhäute, die sich aus den primitiven Meningen des embryonalen Nervensystems entwickeln. Während die Rückenmarkshäute vom somatischen Mesoderm abstammen, gehen die Meningen im Bereich des Hirnstamms aus dem zephalen Mesoderm und die des Endhirns (Telencephalon) aus der Neuralleiste hervor [87] (➤ Abb. 1.7). Die meningeale Faszie setzt sich im Epineurium der peripheren Nerven fort. Das Rückenmark ist auf ganzer Länge, mit dem Bulbus medullae spinalis in Höhe des Foramen occipitale und Nervenaustrittsstellen, in einem Sack aus Rückenmarkshäuten aufgehängt. Ausläufer der Pia mater (Ligamenta denticulata) ziehen von den beiden Seitensträngen des Rückenmarks nach außen zur tiefen Arachnoidea, die mit der Innenfläche der Dura mater verwachsen ist, und bilden als Faserbögen eine Haltevorrichtung für das Rückenmark. Die Ligamenta denticulata reichen nicht so weit nach lateral wie die Arachnoidea. Ihre Bezeichnung als „gezackte Bänder" ist dadurch zu erklären, dass sie medial ununterbrochen dem Rückenmark anliegen, während sie lateral stellenweise befestigt sind und an anderen einen freien Rand haben. Deshalb sehen sie von der Seite (lateral) betrachtet wie Girlanden aus. Die freien Ränder befinden sich in Höhe der Nervenwurzelaustritte.
Um die meningeale Faszie zu testen (➤ Abb. 1.7), führt der Osteopath in Rücken- oder Seitenlage des Patienten eine beidhändige Palpation am Scheitel und Steißbein durch. Dabei achtet er auf eine harmonische Fluktuation in der Längsrichtung (oder evtl. nach lateral), auf Torsionen, Abweichungen oder Kontinuitätsunterbrechungen in der Mittellinie zwischen beiden Kontaktpunkten. In der zweiten Test-

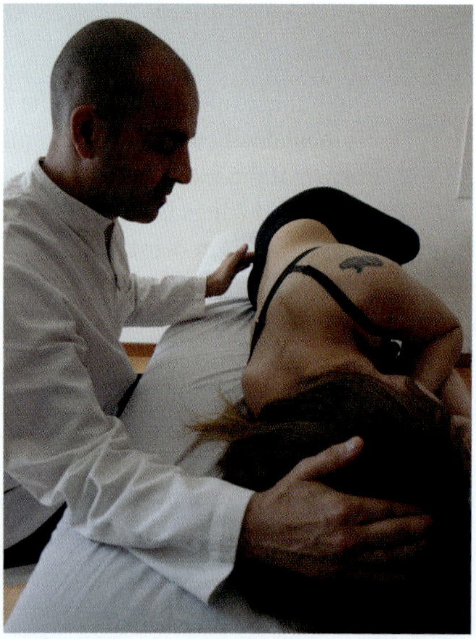

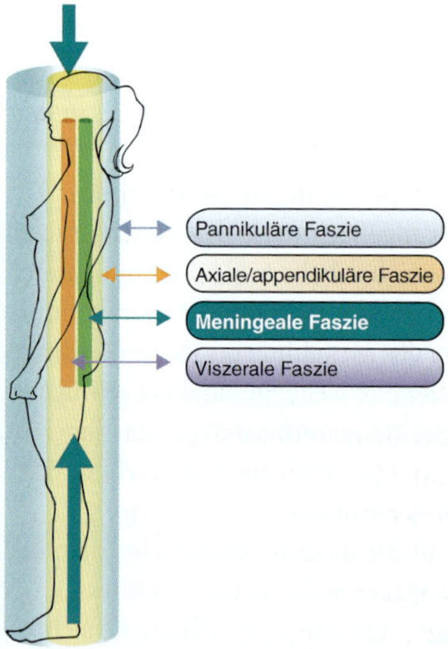

Abb. 1.7 Test der meningealen Faszie. Die Hände des Therapeuten liegen auf Scheitel und Steißbein. Hier geht es um die harmonische oder gestörte Flüssigkeitsdynamik in der hinteren Mittellinie. Die Zeichnung orientiert sich an der Klassifikation von Willard, Fossum & Stanley (a. a. O. 2010).

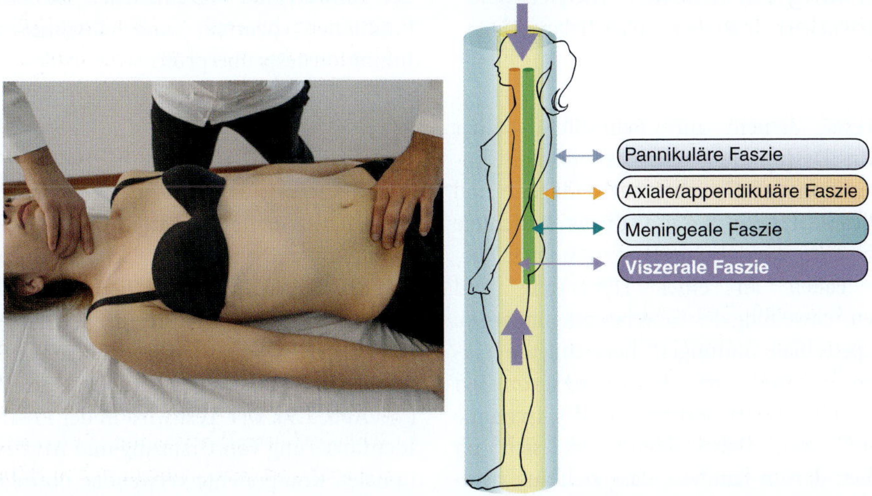

Abb. 1.8 Test der viszeralen Faszie. Der Therapeut induziert eine anfängliche Oszillation und achtet darauf, wie homogen sie sich in der gesamten viszeralen „Faszienröhre" ausbreitet oder ob ein „Twist" / eine Deviation entlang der vorderen Mittellinie bemerkbar ist. Hier ist eine allgemeine Untersuchung des vorderen Hals- und Präsakralbereichs mit C-förmigem Griff beider Daumen und Zeigefinger gezeigt. Zur Beurteilung des zervikothorakalen Bereichs liegen Daumen und Zeigefinger der rechten Hand vorn auf dem Hals und die linke Hand auf dem Sternum, zur Beurteilung des thorakoabdominalen Bereichs liegt die rechte Hand auf den Xiphosternalgelenken der 7. und 8. Rippen und die linke Hand auf dem vorderen Präsakralbereich. Die Zeichnung orientiert sich an der Klassifikation von Willard, Fossum & Stanley (a. a. O. 2010).

phase wird die Untersuchung durch federnde Druckanwendung in einer zuvor identifizierten Region noch weiter vertieft, um die Verformbarkeit einer verhärteten Stelle mit der in angrenzenden Bereichen zu vergleichen.

4. Die als vierte Schicht bzw. Ebene beschriebene viszerale Faszie entwickelt sich aus dem embryonalen Darmgewebe. Sie befindet sich in der vorderen Mittellinie und erstreckt sich von der Schädelbasis bis in die Beckenhöhle, wobei sie auch die Pleura-, Perikard- und Peritonealräume umgibt.
   Der Test der viszeralen Faszie erfolgt in Rückenlage des Patienten, während der Osteopath seitlich an der Behandlungsliege steht (➤ Abb. 1.8). Für eine allgemeine orientierende Untersuchung berührt er mit einer Hand den Hals- und mit der anderen Hand den Präsakralbereich jeweils von vorn mit der Falte zwischen Daumen und Zeigefinger. Zur gezielten Untersuchung des Zervikothorakalbereichs werden Daumen und Zeigefinger einer Hand wieder „C-förmig" auf den vorderen Halsbereich gelegt und mit der anderen Hand das Brustbein (Corpus sterni) palpiert. Zur Untersuchung des Thorakoabdominalbereichs liegt eine Hand auf dem Proc. xiphoideus mit den sternalen Enden der 7. und 8. Rippen und die andere Hand vorn auf dem Präsakralbereich. Nach einem ersten Impuls zum Auslösen einer Oszillation achtet der Therapeut darauf,
   a. ob sich in der ganzen viszeralen „Faszienröhre" entlang der vorderen Mittellinie gleichmäßige Oszillationen ausbreiten, die eine homogene Fließdynamik zeigen (Normalbedingungen),
   b. oder ob eine Dysfunktion vorliegt: In leichten Fällen ist ein „Faszien-Twist" spürbar, die bei stärkeren Dysfunktionen mit einer seitlichen Abweichung (Deviation) einhergeht. In schweren Fällen kommt es zu einer deutlichen Deviation nach lateral.

   Die Untersuchung setzt sich in der zweiten Testphase mit lokaler Druckanwendung in der zuvor identifizierten Region fort, um verhärtete Stellen im zervikothorakalen oder abdominopelvinen Anteil der viszeralen Faszie genauer abzuklären.

Untersuchung der lokalen Adaptation mit regionalen, lokalen und Inhibitionstests

Lokale Tests dienen zur Beurteilung einer somatischen Dysfunktion oder der lokalen Anpassungsreaktion des Gewebes auf endogene und exogene Stressfaktoren. Louisa Burns berichtete 1948, dass eine somatische Dysfunktion in bestimmten Fällen an einer Hyperämie und ödematösen Schwellung des Gewebes erkennbar sei. Diese als „petechiale Blutungen" bezeichneten Veränderungen infolge von Gerinnungsprozessen werden durch Fibrosierung und Ischämie „organisiert" [88]. Dabei könnte es sich im Wesentlichen darum handeln, dass sich aus chronisch-entzündlichen Prozessen mit der Zeit fibröse Adhäsionen entwickeln [89]. Aus aktivierten Immunzellen freigesetzte Zytokine stimulieren Fibrozyten während der Gewebereparatur zu vermehrter Kollagenbildung. Wenn übermäßig viel von dem unregelmäßig geformten Kollagen produziert wird, können sich Adhäsionen bilden, die ein pathologisches Ausmaß erreichen. Adhäsionen können überall im Körper auftreten, auch im Viszeralbereich. Sie können den Darm einschnüren und die Peristaltik behindern oder die Funktion der Genitalorgane beeinträchtigen, ähnlich wie z. B. Verklebungen der Sehnenscheiden die Bewegung der Fingerbeuger im Karpaltunnel einschränken. Schon bevor sich in den Knotenpunkten der Faszien / Bänder – durch fibröse Infiltration mit Quervernetzung der Kollagenfasern – „echte" Adhäsionen bilden, die mit einem fortschreitenden Elastizitätsverlust einhergehen, kann bereits eine Dysfunktion im „Gewebegedächtnis" eingraviert sein [90]. Diese Vorstufe könnte sich mit lokalen Tests der Tensegrity-Biomechanik im Gewebe entdecken lassen, von der die Stressadaptation der Gelenke, Weichgewebe, Faszien sowie der dazugehörigen viszeralen, vaskulären und neuralen Strukturen bestimmt wird. Sollte sich eine somatische Dysfunktion zeigen, macht der Therapeut im betroffenen Bereich mit regionalen Tests weiter. Hier folgt nun die Beschreibung einiger spezifischer Tests, die eine hohe Interrater-Reliabilität (Zuverlässigkeit der Überprüfer) beim Nachweis einer somatischen Dysfunktion aufwiesen [14] (➤ Kap. 2). Danach wird der Schweregrad verschiedener somatischer Dysfunktionen beurteilt und abschließend durch Inhibitionstests überprüft.

Regionale Tests

FCS-Test zur Lokalisierung Der Zink-Test eignet sich auch als erster Indikator für das Vorliegen einer somatischen Dysfunktion. Tatsächlich zeigen sich manchmal z. B. nur in zwei der vier Übergangsbereiche dekompensierte FCS, die auf eine somatische Dysfunktion in der entsprechenden Körperhöhle zwischen den Diaphragmen hindeuten (➤ Abb. 1.9). Der Test wird in der Praxis auch zur Identifizierung von Ursprung und Art der dysfunktionalen Komponente verwendet, obwohl dies weit entfernt von der ursprünglichen Zielsetzung ist. Einige Autoren schlagen sogar vor, den FCS-Test am stehenden Patienten durchzuführen und die Ergebnisse dann mit den in Rückenlage gewonnenen Befunden zu vergleichen. Damit soll jeder störende Einfluss der unteren Gliedmaßen auf den Test ausgeschlossen bzw. bestätigt werden, dass möglicherweise aufsteigende dysfunktionale Muster aus dem Hüft-, Knie- oder Knöchelbereich vorliegen. In dem Fall sollten sich dekompensierte Muster im Stehen (gegenüber der Rückenlage) deutlich verbessern, während sich bei primär absteigenden Dysfunktionen sowohl im Stehen wie im Liegen dekompensierte Muster zeigen [91].

Gang-Test Bei der Durchführung eines regionalen Tests konzentriert sich der Osteopath auf das Fasziensystem, dessen Netzwerk sich zwischen den Organen ausdehnt und von den Organkapseln ins Innere vordringt; daher könnten somatische und viszerale Störungen hier sowohl ihren Ursprung haben als auch eine „Lösung" finden. Wie Finando und Finando [92] kürzlich in einem Beitrag schrieben, könnte die Akupunkturwirkung auf Organleiden über Faszien vermittelt sein. Wenn der Körper gestresst oder traumatisiert ist, kommt es zu einer Neusynthese von Fasern, um den verletzten Bereich zu stützen und das Gewebe mit angrenzenden Organen und Muskeln zu „verkleben" [93]. Auch wenn eine Verletzung verheilt ist, können Verdickung und Verklebung der Faszienschichten lange weiterbestehen und unelastische

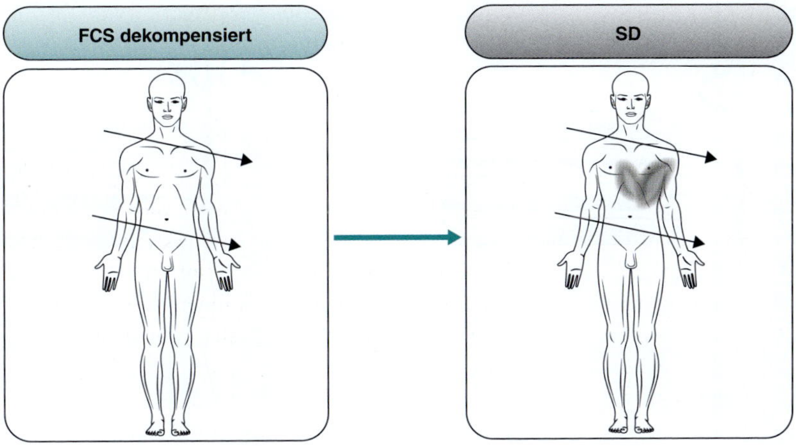

Abb. 1.9 Regionaler FCS-Test auf eine mögliche somatische Dysfunktion (SD). In den Fällen, in denen der Zink-Test auf eine Dekompensation geringeren Grades oder zwischen zwei Übergangsbereichen hindeutet, wird der Therapeut mit anderen Tests kontrollieren, wie wahrscheinlich eine somatische Dysfunktion in der Körperhöhle zwischen beiden Diaphragmen vorliegt.

Faserstränge zurückbleiben, die sich tief im Gewebe palpieren lassen [94]. Diese tastbaren Verdichtungen könnten somatischen Dysfunktionen entsprechen, wie sie Travell und Simons [95] im Bereich von Triggerpunkten oder überdehnten Bändern und Selye [96] im Bereich entzündlicher Taschen als lokales Anpassungssyndrom beschrieben haben. Lokale Restspannungen und Adhäsionen im Fasziennetz können kompensatorische Spannungen innerhalb des gesamten Bewegungsapparats auslösen und damit selbst weiter entfernte Strukturen beeinträchtigen. Dies führt zu eingeschränkten Bewegungsmustern, die den Körper noch verletzungsanfälliger machen. Mit regionalen Tests lässt sich jeder Körperbereich von jeder Stelle aus mit leichtem Druck palpieren [97], und über spürbare Adhäsionen im System der horizontalen Diaphragmen, (Faszien-)Stränge und Längsröhren wird der Therapeut zu den Regionen mit einer oder mehreren somatischen Dysfunktionen geleitet. Für diese Untersuchung empfehlen die Autoren den Gang-Test (➤ Abb. 1.10): Der Patient geht / tritt auf der Stelle, und der Therapeut achtet auf die Gewichtsverlagerung zum Standbein hin bei leichter Knie- und Hüftflexion des anderen Beins. Währenddessen behält der Therapeut mit beiden Händen (vorn und hinten) den Kontakt zum Patienten bei, um Bewegungsrestriktionen im Gewebe festzustellen. Wahrscheinlich lassen sich die kritischen „Angelpunkte" genau in der Körperhöhle zwischen zwei Übergangsbereichen entdecken, in der sich im FCS-Test eine Dekompensation (ohne Richtungswechsel) gezeigt hat. Anhand der wechselnden Bewegungsrichtung beim Gleiten der Faszien in den Übergangsbereichen der röhrenförmigen (axialen, viszeralen und meningealen) Kompartimente kann der Therapeut testen, ob fibröse Adhäsionen vorliegen. Ohne Adhäsionen ist zwischen beiden Händen eine wechselnde Dreh-/Kippbewegung wahrzunehmen. Bei Adhäsionen ist hingegen eine blockierte oder veränderte Dreh-/Kippbewegung spürbar, die auf eine regionale somatische Dysfunktion hinweist. Dies lässt sich zunächst mit einem Anziehungs- / Listening-Test näher untersuchen und schließlich mit spezifischen lokalen Tests bestätigen.

Faszialer Anziehungs- / Listening-Test Aus der gleichen Überlegung [97] kann auch ein anderer regionaler Test durchgeführt werden, der sogenannte fasziale Anziehungs- bzw. Listening-Test (➤ Abb. 1.11). In dieser Untersuchungsphase beruht der Modus operandi auf zwei wesentlichen materiellen Eigenschaften der Retentionszone

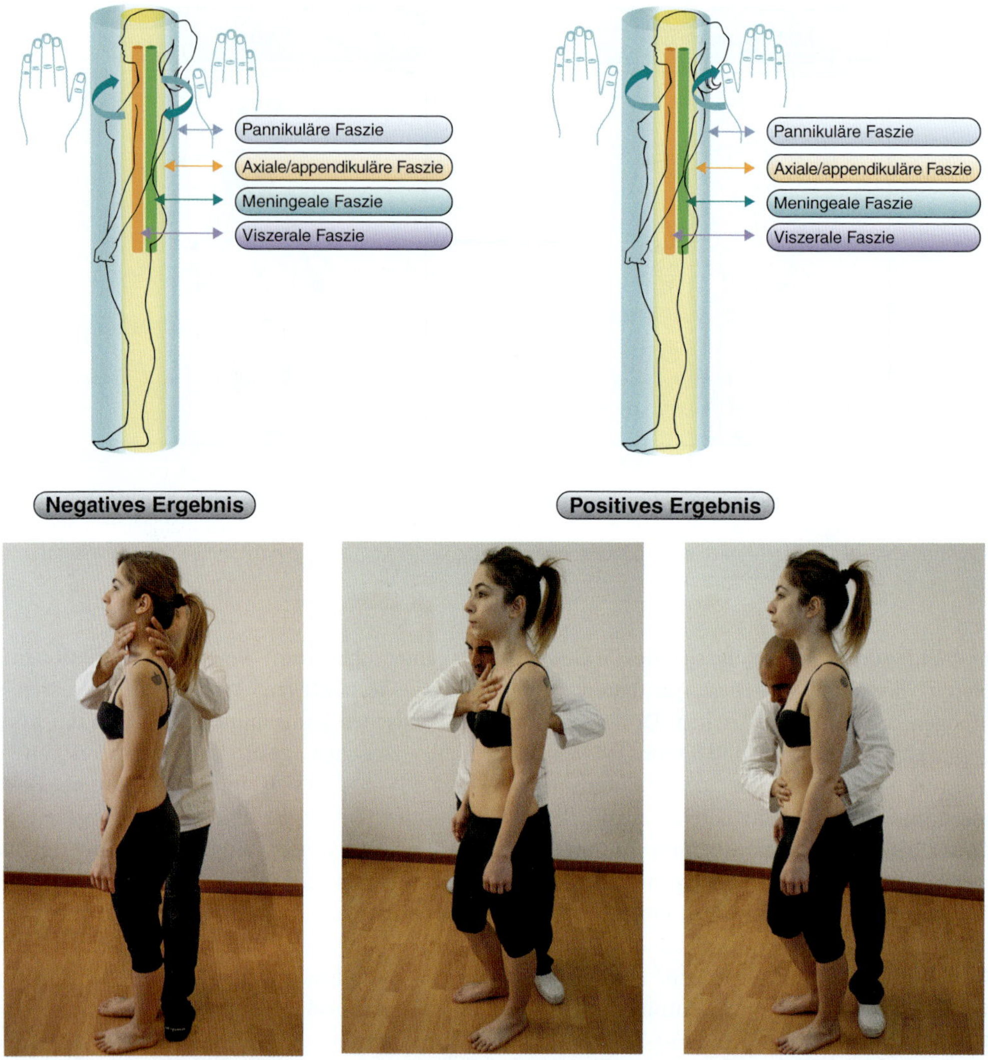

Abb. 1.10 Gang-Test zum Eingrenzen einer somatischen Dysfunktion. Der Therapeut lässt den Patienten auf der Stelle „treten", um die Gewichtsverteilung von einem Bein auf das (jeweils wechselnd gebeugte) andere während der Gehbewegung zu beobachten. Mit beidhändigem Kontakt (vorn und hinten) achtet der Therapeut auf Spannungsbereiche, die den Bewegungsablauf einschränken. *Achtung:* Wenn sich die beidhändige Palpation dem Halsbereich nähert, darf von vorn und seitlich kein Druck auf die Halsweichteile ausgeübt werden, damit die Untersuchung kein Unbehagen auslöst.

(somatische Dysfunktion): einer Retraktion und Verfestigung / Laxheit des Gewebes. Wenn die Hand des Therapeuten auf dem dysfunktionalen Bereich liegt, kann er die Verfestigung dort unmittelbar tasten, während seine Hand beim Palpieren in gewisser Entfernung zur veränderten Gewebedichte hingezogen wird. Dabei lassen sich zwei wichtige Dinge feststellen: (1) die Zugrichtung in einer Körperregion sowie (2) die Weite bzw. Tiefe des Zuges (Traktion), die anzeigt, ob sich ein naher oder entfernterer dysfunktionaler Bereich „meldet" – je länger die Traktion erscheint, desto weiter weg liegt der Bereich. Solche Eindrücke resultieren aus der Tatsache, dass die veränderte Gewebebeschaffenheit

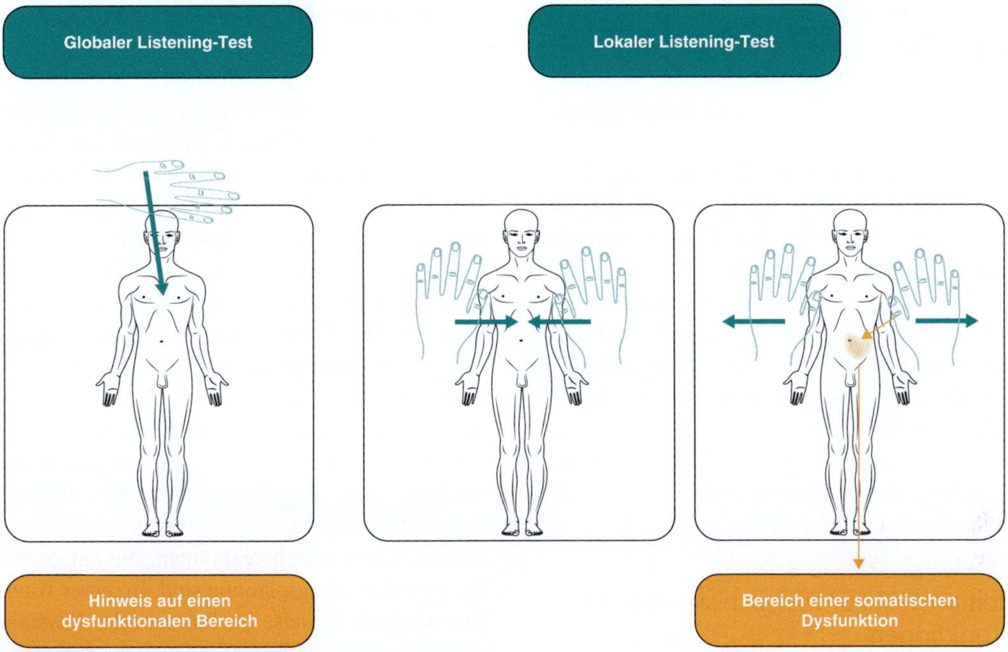

Abb. 1.11 Faszialer Anziehungstest mit globalem und lokalem Listening. Unter leichter intermittierender Druckausübung wird die Hand des Therapeuten zu dysfunktionalen Bereichen mit veränderter Gewebetextur hingezogen. Die gefühlte Richtung und Stärke des Zuges lenken ihn zu einer Körperregion, in der möglicherweise eine somatische Dysfunktion vorliegt.

im Bereich einer Restriktion bei der Untersuchung spürbar ist. Dann wird ein umfassendes Listening durchgeführt, um anhand der Richtung und Stärke den dysfunktionalen Bereich zu ermitteln. Dabei steht der Patient aufrecht, die Füße leicht auseinander und den Blick geradeaus gerichtet. Der Therapeut legt ihm von hinten die flache Hand behutsam auf den Kopf, die sich mit leichtem Druck der Kontur anschmiegt, um jede Körperbewegung nach vorn, vorn-seitlich oder hinten mitzubekommen und einen Druckvektor in Richtung Boden zu erzeugen. Manchmal deutet ein Zug zwischen zwei Punkten auf eine somatische Dysfunktion in dieser Region hin. Dies wird anschließend mit einem lokalen Listening-Test untersucht. Sobald der Bereich identifiziert ist, wird eine leichte beidhändige Kompression ausgeübt. Der Kraftvektor zwischen beiden Händen zeigt den dysfunktionalen Bereich an, in dem dann spezifische Tests zur Bestätigung einer somatischen Dysfunktion erfolgen [14].

Lokale Tests

Welche spezifischen Tests angewandt werden, hängt von theoretischen Überlegungen zu den Auswirkungen einer somatischen Dysfunktion ab: Auf welche Weise könnte sie die Gewebefunktionen beeinflussen, den Flüssigkeitstransport behindern (und dadurch eine Ödembildung oder Verhärtung verursachen oder die Ausscheidung von Abfallprodukten über den venösen und Lymphabfluss beeinträchtigen) oder Nervenendigungen irritieren (chemisch durch Toxine und mechanisch durch Flüssigkeitseinlagerungen)? Durch die nozizeptiven Reize, die daraus resultieren, werden vom zentralen Nervensystem (ZNS) zusätzliche Impulse aktiviert, die sich auf die sympathisch innervierten Viszeralorgane und Bindegewebe auswirken. Viszerosomatische und somatoviszerale Reflexe können Irritationen auslösen, die entweder von einem Organ ausgehen und das Bindegewebe einbeziehen oder umgekehrt (➤ Kap. 2). Zur Objektivierung einer somatischen Dysfunktion wird palpatorisch untersucht, ob mindestens eins der vier TART-Kriterien vorliegt. TART steht für anormale Gewebebeschaffenheit (**T**extur), **A**symmetrie, Bewegungseinschränkung (**R**estriktion) und Tastempfindlichkeit (**T**enderness) [14].

Während der klinischen Entscheidungsfindung kann sich nach Abschluss der lokalen Tests herausstellen, dass bei einem Patienten verschiedene somatische Dysfunktionen vorliegen. Daher muss auch geklärt werden, wie gravierend, zugänglich und klinisch relevant sie für den Patienten sind. Dabei orientiert sich der Therapeut am Schweregrad einer somatischen Dysfunktion, d. h. ob im dysfunktionalen Bereich ein oder mehrere der als TART abgekürzten Parameter anzutreffen sind (➤ Kap. 2). Im Hinblick darauf führen manche Osteopathen auch den Inhibitionstest durch.

Inhibitionstest zur Hierarchisierung von Dysfunktionen

Der Inhibitionstest besteht aus manuell induzierten Reizen, die der Osteopath für wenige Sekunden im Bereich einer somatischen Dysfunktion setzt, um die unmittelbare Reaktion darauf in einem anderen dysfunktionalen und/oder Kompensationsbereich bzw. in Bezug auf die entsprechende Funktion zu untersuchen. Viele Osteopathen, Chiropraktiker und andere Manualtherapeuten verwenden die klassischen Muskelprovokationstests der Angewandten Kinesiologie, um den richtigen Zugang und Behandlungsansatz für den symptomauslösenden Bereich zu finden [98]. Getestet wird, ob der Patient einen Arm oder ein Bein bei Gegendruck des Therapeuten stabil halten kann. Obwohl die Arm-/Beinposition beim Inhibitionstest ähnlich oder sogar die gleiche wie beim Muskeltest sein kann, gibt es doch einen wichtigen Unterschied in der Durchführung und Zielsetzung. Tatsächlich wird vom Therapeuten nur minimaler Druck ausgeübt, der kaum ausreichen dürfte, die effektive Muskelkraft zu bestimmen. Anhand der individuell variablen Reaktion kann der Therapeut unter anderem in Echtzeit Belastungen des Patienten (körperlich, strukturell, physikalisch-biochemisch oder ernährungsbedingt, emotionaler, psychisch-mentaler oder rein energetischer Art) feststellen. Die individuelle Testreaktion könnte auf einer veränderten Fazilitation/Erregung und Hemmung/Inhibition auf dem Weg über die Motoneurone zum Vorderhorn und Muskel beruhen, was bei kinesiologischen Tests nicht genauso zu sein scheint [98].

Viele Osteopathen wenden den Inhibitionstest auch als Provokationstest an. Doch bei der Entscheidungsfindung, bei der sich der Therapeut von der Übereinstimmung zwischen Anamnesebefunden, klinischen Erwägungen und verschiedenen Testergebnissen leiten lässt, dient der Inhibitionstest eher zur Bestätigung der Diagnose. Denn mit dem Test wird zwar die wichtigste und am besten zugängliche somatische Dysfunktion ermittelt, aber nicht unbedingt ein Behandlungsansatz für die Krankheit. Wie bei anderen Tests auch, müssen wir uns allerdings auf die Evidenz verlassen, die methodologische Studien zur diagnostischen und Interrater-Reliabilität erbracht haben, sowie auf Studien zu den Ursachen von Gewebereaktionen, die entscheidend für die Behandlungsplanung sind. In dieser Hinsicht lassen neuere Beweise im Rahmen der Physiologie mechanischer Gewebe [99] vermuten, dass sich die Forschung in Zukunft auf Aspekte wie das myofasziale Netzwerk, das passive und aktive Kräfte integriert und durch den basalen Ruhetonus der Muskelfaszien das posturale (statische) Gleichgewicht aufrechterhält, konzentrieren wird. Als wesentliches biomechanisches Element ist der Spannungsausgleich in Zellen, Geweben und Körperbereichen entscheidend für die stabilisierende Funktion des myofaszialen Ruhetonus. Frequenz und Amplitude der durch Krafteinwirkung auslösbaren Schwingung (Vibration) im Gewebe werden zum Teil durch dessen als „Steifheit" definierten Verformungswiderstand bestimmt [99]. Wenn die normale physiologische Bewegung der extrazellulären Matrix eingeschränkt ist, verändert sich die Mechanotransduktion – mit negativen Folgen für die Zell-, Gewebe- und Organfunktionen. Dies könnte im osteopathischen Verständnis einer somatischen Dysfunktion entsprechen. Lässt sich die physiologische Bewegung z. B. durch eine OMT-Behandlung wiederherstellen, normalisieren sich Gewebezustand und -funktion wieder. Falls sich die physiologische Bewegung aber nicht wieder installieren lässt, kann es durch anhaltende Veränderung der mechanischen Kräfteverhältnisse zu einer chronischen somatischen Dysfunktion oder

Fibrosierung kommen (➤ Kap. 2), die sehr viel schwieriger mit OMT zu behandeln sind [100].

Studien zu den kontraktilen und sensorischen mechanischen Eigenschaften von Faszien sind wichtig zum Verständnis von Störungen oder somatischen und viszeralen Dysfunktionen. Doch auch wenn dadurch das langfristige Ansprechen auf osteopathische oder komplementäre Techniken wie Akupunktur besser verständlich wird, ist die sofortige Verbesserung der Gewebetextur, die verschiedene Studien belegen, auf diese Weise nicht zu erklären [101]. Laut McMakin und Oschman könnte die Energiebasis solcher raschen Reflexe in spezifischen Pfaden des Fasziennetzwerks liegen [101] und auch die rationale Begründung für den Inhibitionstest liefern. Im Gesamtnetz der Faszien findet überall eine nichtneurologische Kommunikation statt. Die piezoelektrischen Eigenschaften der Kollagenfasern und der Grundsubstanz ermöglichen eine sofortige Kommunikation außerhalb der Nervenbahnen. So entstehen elektrische Ströme, die bis zur intrazellulären Ebene gelangen können [102]. Denn im Unterschied zu den Ionenströmen der Nerven und neuromuskulären Synapsen können bioelektrische Halbleiterströme Faszien und Nervenhüllen (Perineurium) durchqueren [102]. Elektrische Ströme, die an einem Leiter oder Halbleiter (wie Nerven, Faszien) entlang fließen, erzeugen ein bio-elektromagnetisches Feld, das mit empfindlichen Instrumenten oder bestimmten Hautrezeptoren entdeckt werden kann. Solche Felder können sich unbegrenzt inner- und außerhalb des Körpers ausdehnen und durch äußere elektromagnetische Felder beeinflusst werden [103].

Bei der osteopathischen Palpation ist die bioenergetische Komponente einer somatischen Dysfunktion an der Anziehungskraft und der Bewegungsamplitude erkennbar, die stärker als die inhärente Bewegung in normalem Gewebe ist [104]. Beim Durchführen eines Inhibitionstests (z. B. zur Hierarchisierung einer somatischen Dysfunktion; ➤ Kap. 2) induziert der Therapeut für wenige Sekunden Kraftvektoren, die in einem stark dysfunktionalen Bereich das bewirken, was annähernd einer Verbesserung der Steifheit der Grundsubstanz und relativen Stabilisierung des faszialen Ruhetonus entspricht. Das führt selbst in weiter entfernten dysfunktionalen Bereichen zu einer zeitweiligen Verbesserung von Struktur und Funktion im Sinne der Mobilität, Plastizität, Viskosität, Thixotropie und (Schwingungs-)Resonanzfrequenz [99]. Der Therapeut prüft auch, ob sich durch die Stimulierung des somatischen Dysfunktionsbereichs die klinischen Zeichen ebenfalls bessern, etwa die Beschwerden des Patienten in Bezug auf seine Gelenkbeweglichkeit, Muskelkraft oder die Schmerzstärke bei orthopädischen Tests (Lasègue, Soto-Hall etc.). In dem Fall definiert der Therapeut den Bereich, dessen Stimulierung eine Verbesserung von Struktur und Funktion – lokal und weiter entfernt – bewirkt, als den Primärbereich, auf den sich die Behandlung konzentrieren muss (Kasten 1.2).

Kasten 1.2 Entscheidungsfindung: Hierarchisierung der somatischen Dysfunktion und Wahl des Therapieansatzes

Fallbeispiel: 40-jähriger Sportler mit Rückenschmerzen ohne vorhergehendes Trauma

Die Anamnese ergibt keine besonderen Belastungen, außer einer Umstellung der Essgewohnheiten mit vermehrtem Konsum von rotem Fleisch und Milchprodukten. Die Laborwerte sind normal, und die bildgebende Diagnostik zeigt keinen Hinweis auf eine Instabilität oder Raumforderung im Lumbalbereich. Nehmen wir an, bei der körperlichen Untersuchung sei ein positives Ergebnis im Lasègue-Test festzustellen – eine leichte Empfindlichkeit bei passiver Hüftbeugung des rechten Beins von 30°. Bei der globalen osteopathischen Untersuchung ist ein dysfunktionaler Bereich im rechten Oberbauch (Hypochondrium) mit kompensiertem FCS erkennbar. Der Patient wird außerdem mit regionalen Tests untersucht, wie dem Gang-Test und einem Test der lumbofemoralen (kruralen) kinetischen Kette; dabei hält der Therapeut die Füße des Patienten mit beiden Händen und führt die Beine in eine Innenrotation, um zu sehen, ob die Bewegung durch eine Gewebespannung im Bein, Abdomen oder an anderer Stelle eingeschränkt wird (➤ Abb. 1.12).

Mit lokalen Tests lässt sich dann die Diagnose einer somatischen Dysfunktion des ersten Lendenwirbels (TART-Parameter ist eine tastbare Veränderung der Gewebetextur) und der rechten Niere (TART-Parameter sind eine tastbare Veränderung der Gewebetextur und empfindliche Bewegungsrestriktion) stellen. Der Osteopath hält die Nierendysfunktion für schwerwiegender, will aber seine Vermutung noch mit einem Inhibitionstest überprüfen (➤ Abb. 1.13). In Rückenlage des Patienten induziert er zunächst verschiedene Vektoren, indem er z. B. mit der rechten Innenhand auf den Nierenbereich drückt und mit der linken Hand im LW1-Bereich auf Veränderungen der Gewebespannung achtet. Durch jede Veränderung wird die Niere als Primärbereich einer somatischen Dysfunktion bestätigt. Dann bittet der Therapeut den Patienten (weiterhin in Rückenlage), die rechte Handfläche hinten rechts unter den Oberbauch und die linke Hand locker gewölbt mit Fingern und Palmarseite vorn auf das Abdomen zu legen, im Grenzbereich zwischen rechtem Hypochondrium und Hüfte. Der Patient soll nun selbst eine leichte Kompression (in anterior-posteriorer Richtung) ausüben und dabei normal weiteratmen. Währenddessen wiederholt der Osteopath den regionalen Test der lumbofemoralen kinetischen Kette, um zu sehen, ob sich die zuvor spürbare Restriktion verbessert hat. Zum Schluss richtet er mit der linken Hand leichten Druck in den Nierenbereich und wiederholt gleichzeitig mit der rechten Hand den Lasègue-Test. Wenn sich die zuvor bemerkte Empfindlichkeit verändert hat, d. h. bei passiver Flexion von 30° verschwunden ist oder erst bei stärkerer Hüftbeugung (z. B. 60°) auftritt, deutet das auf eine Interaktion zwischen der somatischen Dysfunktion im Nierenbereich und anderen dysfunktionalen Bereichen sowie eine mögliche Nervenbeteiligung (z. B. N. ischiadicus, N. tibialis, N. suralis, N. fibularis communis) hin.

Unter Berücksichtigung aller Befunde (Anamnese, Palpation, Tests) kommt der Therapeut zu dem Schluss, dass diese somatische Dysfunktion im Augenblick größere klinische Relevanz für den Patienten hat. Deshalb entscheidet er sich für einen minimalistischen Therapieansatz, der auch eine symptomatische Behandlung mit Weichteil- und Gelenktechniken im Lumbalbereich einschließen könnte, sowie zu einem kontinuierlichen „Fallmanagement" mit Übungsanleitungen.

Wechselseitige Abhängigkeit von Struktur und Funktion: Inhibitionstest

Hinsichtlich der wechselseitigen Abhängigkeit von Struktur und Funktion setzen wir die Untersuchung mit einem Test fort, der klären soll, ob eine auffällige FCS-Dekompensation oder eine klinisch relevante somatische Dysfunktion das Beschwerdebild dominiert; diesen Test bezeichnen wir als Struktur-/Funktions-Inhibitionstest (➤ Abb. 1.14). In einigen Fällen gibt es spezifische Struktur-/Funktions-Inhibitionstests der jeweiligen osteopathischen Modelle (s. Teil II). In den modellspezifischen Inhibitionstests wird etwa eine veränderte Funktion oder bestimmte Indikation (z.B. die Haltungskontrolle im biomechanischen Modell) zu einer klinisch relevanten somatischen Dysfunktion in Beziehung gesetzt. Der Therapeut testet also, ob sich die Funktion als Reaktion auf die Anwendung direkter oder indirekter Vektoren im Bereich der somatischen Dysfunktion verbessert oder nicht. Zeigt sich eine funktionelle Verbesserung (z. B. eine bessere Haltungskontrolle nach Inhibition einer somatischen Dysfunktion) im Nachtest, deuten Osteopathen dies als Dominanz der Struktur bzw. der somatischen Dysfunktion über die Funktion, was einen minimalistischen Therapieansatz, d. h. die Behandlung der somatischen Dysfunktion mit einer spezifischen Technik, nahelegt. Wenn sich die Funktion nach Inhibition einer somatischen Dysfunktion nicht verbessert, entscheidet sich der Therapeut für einen maximalistischen Ansatz. Spezifische Struktur-/Funktions-Inhibitionstests dienen somit zur Unterscheidung, ob ein minimalistischer oder maximalistischer Behandlungsansatz nötig ist [33].

- **Maximalistischer Ansatz:** Er ist nötig, wenn die Funktion über eine oder mehrere zugeordnete Strukturen dominiert, sodass die Gesundheit untergraben wird. Die Wahl fällt auf Techniken,

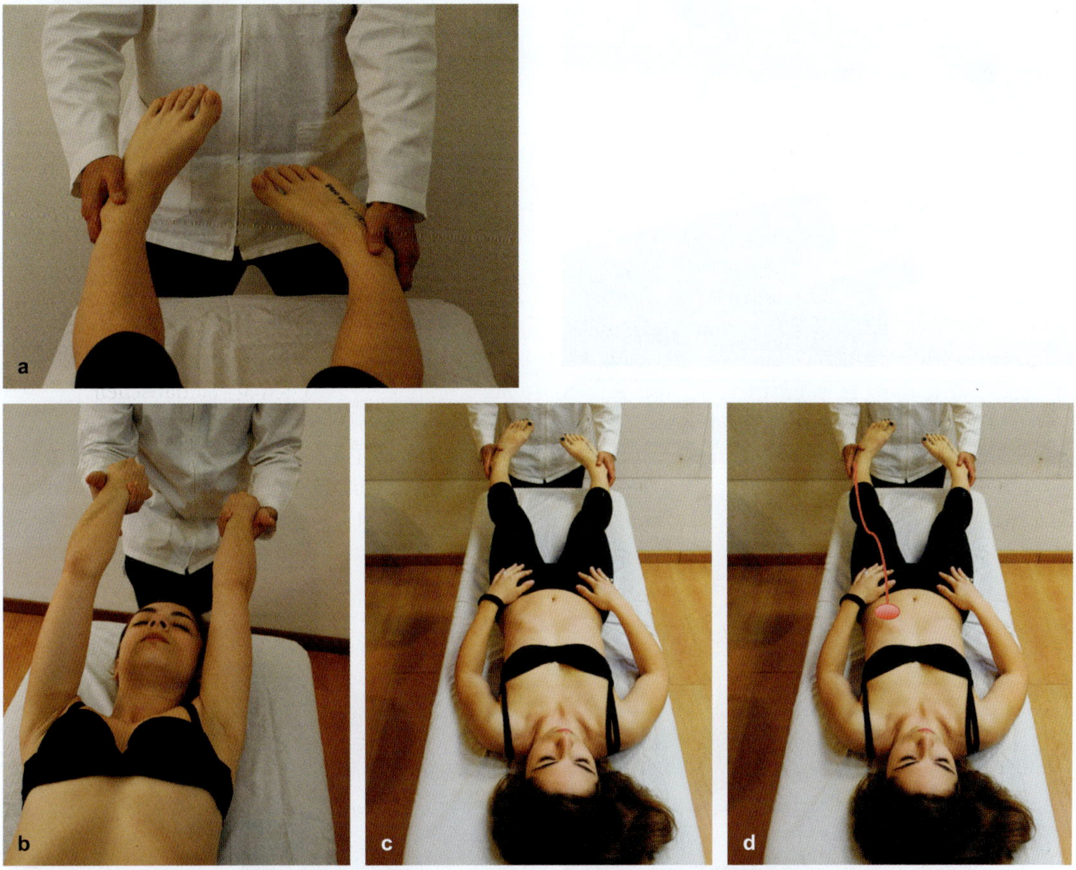

Abb. 1.12 Regionale Tests der lumbofemoralen (a) und kraniozervikal-thorakobrachialen (b) kinetischen Ketten. (a) Der Patient liegt auf dem Rücken und der Therapeut steht am Fußende der Liege. Mit beidhändigem Kontakt im Achillessehnen-/Fersenbereich führt er die Beine in eine Innenrotation und achtet auf einseitige Bewegungseinschränkungen durch eine Gewebespannung im Bein, Abdomen oder anderswo im Körper. (b) Der Therapeut steht nun am Kopfende der Liege und umgreift die Handgelenke des Patienten (weiter in Rückenlage), um Arme und Schultern zu beugen und einwärts zu drehen. Während der Innenrotation achtet er auf Bewegungseinschränkungen durch eine Gewebespannung in einem der Arme, im Thorax oder anderswo im Körper. (c) Mit der Innenrotation der Beine prüft der Therapeut, von welcher Körperregion die Gewebespannung/Bewegungseinschränkung in einem der Beine ausgeht. (d) In diesem Beispiel entdeckt er, dass eine Bewegungseinschränkung des linken Unterschenkels mit einer Restriktion im linken Lenden-/Hüftbereich zusammenhängen könnte. Daraufhin wird der Bereich mit spezifischen lokalen Tests gezielt auf das Vorliegen einer somatischen Dysfunktion untersucht.

die physiologische Funktionen stimulieren und dadurch die somatische Dysfunktion oder auch entsprechende andere Dysfunktionen beseitigen können.

- **Minimalistischer Ansatz:** Er ist nötig, wenn eine oder mehrere Strukturen die zugehörige Funktion dominieren, sodass die Gesundheit untergraben wird. Die Wahl fällt auf Techniken zur Normalisierung einer lokalen somatischen Dysfunktion, die alle anderen Muster (z. B. hoher Energieverbrauch für bestimmte Funktionen oder des ganzen Menschen) beherrscht. Sie reaktivieren auch die „schlafenden" Selbstregulierungssysteme.

Dieser Algorithmus leitet zu globalen, regionalen/lokalen und segmentalen Techniken mit unterschiedlichen Schwerpunkten über:

- **Globale Techniken:** Es sind im Allgemeinen „adaptogene" Techniken („adaptogen" ersetzt hier den geläufigeren Begriff „homöostatisch"), die nicht direkt zur Normalisierung der somatischen Dysfunktion beitragen, sondern vielmehr

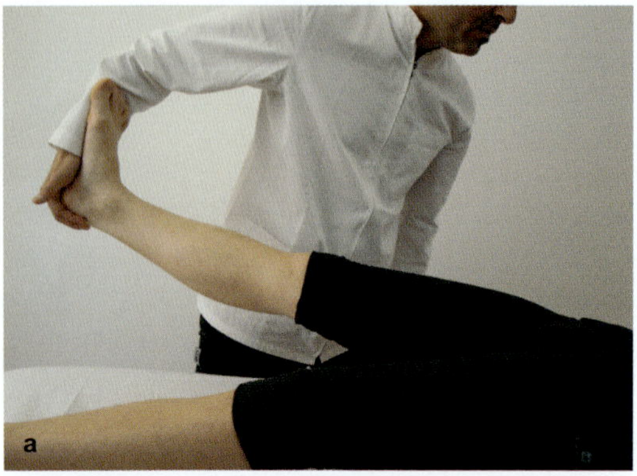

Ausführung des Lasègue-Tests: Eine passive Flexion der rechten Hüfte der Patientin provoziert bei 30° leichte Schmerzen.

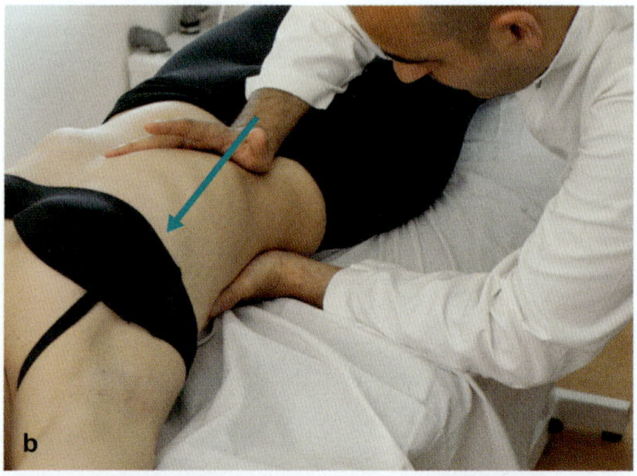

In den Nierenbereich gerichtete Kraftvektoren (rechte Hand) verändern die Gewebespannung um den 1. Lendenwirbel (linke Hand), was auf einen Primärbereich schließen lässt.

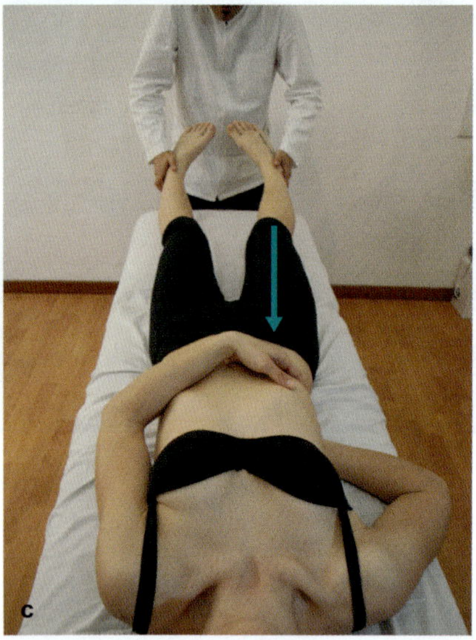

Während die Patientin leichten Druck auf den Nierenbereichs ausübt, normalisiert sich die Gelenkbeweglichkeit.

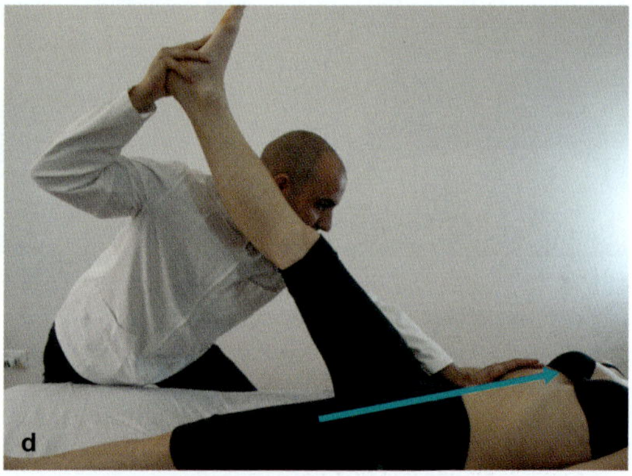

In den zuvor identifizierten Nierenbereich gerichtete Kraftvektoren (linke Hand) induzieren ein negatives klinisches Testergebnis (hier Lasègue-Test).

Abb. 1.13 Inhibitionstest zur Bestätigung einer Hierarchisierung von Dysfunktionen. (a) Beim Lasègue-Test löst eine passive 30°-Beugung der rechten Hüfte des Patienten eine leichte Empfindlichkeit aus. (b) Der Patient liegt auf dem Rücken und der Therapeut steht auf der rechten Seite der Liege. Mit einem Inhibitionstest will er anhand des Schweregrads überprüfen, ob seine vorläufige Hierarchisierung der Dysfunktionen zutrifft. Er richtet den Druck der rechten Hand auf den Nierenbereich und achtet gleichzeitig mit der linken Hand auf Veränderungen der Gewebespannung im Bereich des ersten Lendenwirbels. Eine Veränderung bestätigt die Niere als Primärbereich. (c) Dann bittet der Therapeut den Patienten (weiterhin in Rückenlage), die rechte Handfläche hinten rechts unter den Oberbauch und die linke Hand locker gewölbt mit Fingern und Palmarseite vorn auf das Abdomen zu legen, zwischen rechtes Hypochondrium und Hüfte. Der Patient übt nun selbst eine leichte Kompression (in anterior-posteriorer Richtung) aus und atmet dabei normal weiter. Währenddessen wiederholt der Osteopath den regionalen Test der lumbofemoralen kinetischen Kette, um zu sehen, ob sich die zuvor spürbare Restriktion verändert hat. Zum Schluss richtet er mit der linken Handfläche leichten Druck in den Nierenbereich und wiederholt gleichzeitig mit der rechten Hand den Lasègue-Test. (d) Wenn die zuvor bemerkte Empfindlichkeit bei einer passiven Flexion von 30° verschwunden ist oder erst bei stärkerer Hüftbeugung (z. B. 60°) auftritt, ist die somatische Dysfunktion im Nierenbereich wahrscheinlich die primäre.

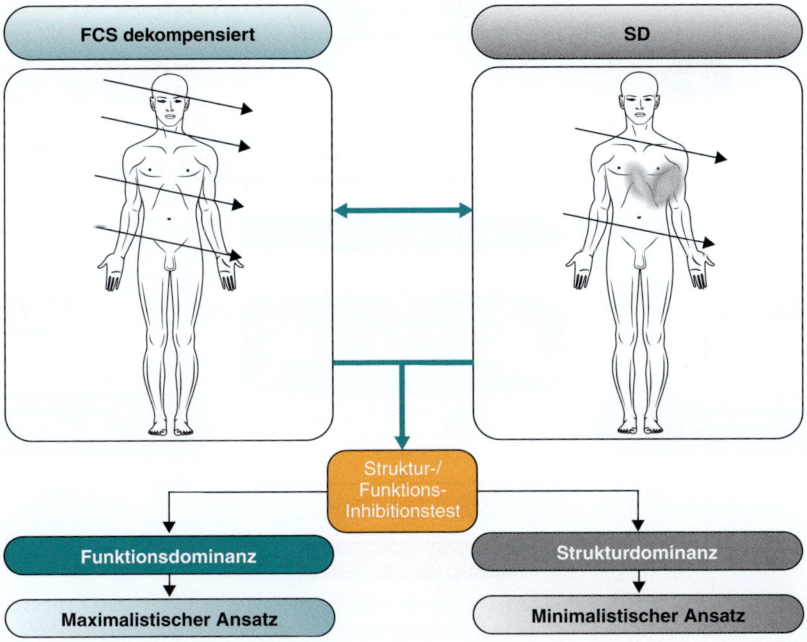

Abb. 1.14 Struktur-/Funktions-Inhibitionstest. Hierbei werden verschiedene Methoden nach dem Hemmungsprinzip angewandt. Der Osteopath untersucht die wechselseitige Abhängigkeit von Struktur und Funktion, um sich dann für einen minimalistischen oder maximalistischen Behandlungsansatz zu entscheiden.

die Selbstregulierungssysteme und physiologischen Funktionen (Energiezufuhr und Ausscheidung von Abfallprodukten) des Körpers stimulieren sowie eine optimale Abstimmung der individuellen Chronobiologie mit der Umgebung bewirken.

- **Regionale / segmentale Technik:** Ihr Fokus liegt auf den myofaszialen, artikulären, neuralen und vaskulären Einheiten, die den Bereich einer somatischen Dysfunktion beeinflussen und mit anderen Bereichen einschließlich der symptomatischen Stelle verbinden (über metamere Verbindungen).
- **Lokale Techniken:** Sie richten sich auf Bereiche einer somatischen Dysfunktion, die sich aus dem Beschwerdebild des Patienten als klinisch relevant ergeben haben und für seine Gesundheit insgesamt wichtig sind.

Zusammenfassend kann also jedes Modell in der Behandlung angewandt werden:

- Mit maximalistischem Schwerpunkt kommen adaptogene, globale, regionale Standardtechniken, manchmal auch globale und regionale kombiniert mit lokalen Techniken zum Einsatz, die nicht auf die somatische Dysfunktion, sondern auf eine funktionelle Verbesserung abzielen.
- Mit minimalistischem Schwerpunkt kommen direkt auf die somatische Dysfunktion einwirkende lokale Standardtechniken zum Einsatz.

Die Einzigartigkeit des osteopathischen Ansatzes besteht jedoch darin, dass der Therapeut bei der Entscheidungsfindung einem Algorithmus folgt, der die Grundprinzipien und den Gesamtkontext berücksichtigt und dadurch eine individualisierte Behandlung ermöglicht. Der Leser sollte daher die im zweiten Teil beschriebenen Techniken nicht als ausschließlich für ein bestimmtes Modell reserviert betrachten, sondern eher als Anwendungsbeispiele für Problemlösungsstrategien, die verschieden sein können, weil sie für unterschiedliche Patienten-Therapeuten-Beziehungen stehen (➤ Kap. 9).

1.4.3 Behandlungstechniken

Bei osteopathischen Behandlungen steht die Mobilität der Körpergewebe im Mittelpunkt, da sie

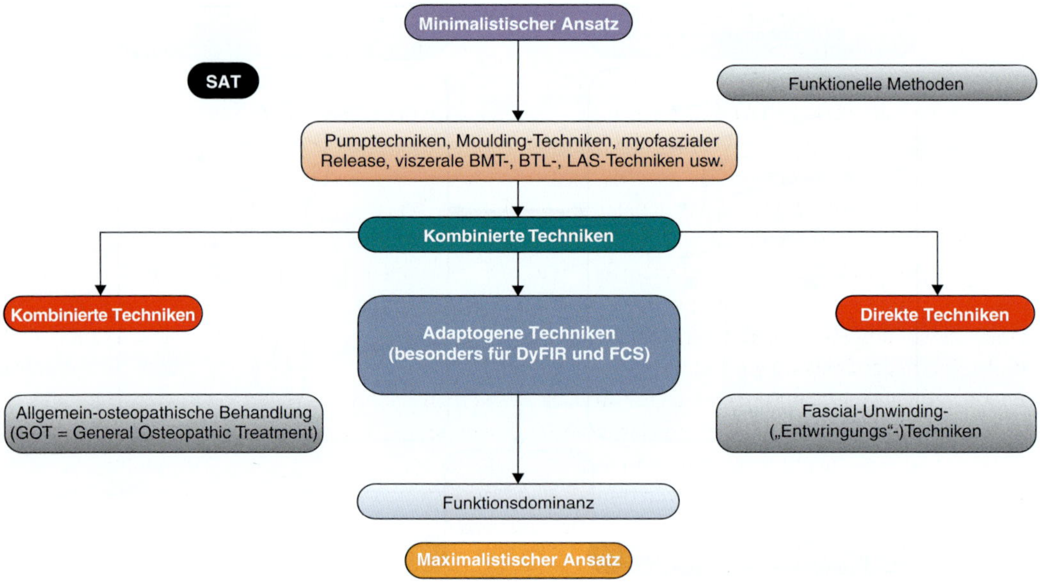

Abb. 1.15 Klassifikation osteopathischer Techniken. Die Techniken zur Behandlung einer somatischen Dysfunktion können als direkte, indirekte und kombinierte (Manual-)Techniken klassifiziert werden; es gibt auch adaptogene Techniken, deren Fokus auf der Dynamik von Flüssigkeiten und damit verbundenen unwillkürlichen Rhythmen (DyFIR) liegt, um die generelle Anpassungsreaktion zu verbessern. BLT: balanced ligamentous tension; BMT: balanced membranous tension; LAS: ligamentous articular strain. SAT: spezifische Adjustierungstechnik. Modifiziert nach: Parsons J, Marcer N. Osteopathy: models for diagnosis, treatment and practice. Edinburgh: Elsevier Churchill Livingstone; 2006. p. 178.

mit dem allgemeinen Gesundheitszustand des Patienten korreliert. Die Osteopathie verfügt über ein Repertoire manueller Techniken zur Behandlung einer somatischen Dysfunktion, die sich als direkte, indirekte oder kombinierte Techniken klassifizieren lassen [2, 3, 18], sowie adaptogene Techniken, die auf die Dynamik biologischer Flüssigkeiten und damit verbundene unwillkürliche Rhythmen (DyFIR) fokussiert sind, um die generelle Anpassungsreaktion zu verbessern (➤ Abb. 1.15).

- **Direkte Techniken:** Korrektur einer somatischen Dysfunktion mit aktiver Einstellung der restriktiven Barriere der Gelenkbeweglichkeit oder Gewebeelastizität [2]. Druck-, Impuls- / Thrust-, Muskelkontraktions-, Faszienbelastungstechniken oder ein breites Spektrum passiver Bewegungen können eingesetzt werden, um eine Gewebereaktion zu erhalten.
- **Indirekte Techniken:** Korrektur einer somatischen Dysfunktion durch Lockerung der restriktiven Barriere der Gelenkbeweglichkeit oder Gewebeelastizität, bis die Gewebespannung in einer oder in allen Ebenen und Richtungen ausgeglichen [2]. Die funktionale Methode besteht im Auffinden des dynamischen Gleichgewichtspunkts plus einem der folgenden Elemente: indirekte Kraftanwendung, die gefundene Position halten oder mit zusätzlichem Druck „übertreiben" und auf eine spontane Korrektur warten. Während der Manipulation palpiert der Osteopath kontinuierlich den dysfunktionalen Bereich, um fortlaufend ein Feedback zur physiologischen Reaktion auf die induzierte Bewegung zu bekommen. Er führt den dysfunktionalen Körperteil so, dass der Gewebewiderstand spürbar abnimmt (bzw. die Compliance zunimmt).
- **Kombinierte Techniken:** Sie werden nacheinander angewandt [2]. Zuerst werden die dysfunktionalen Vektoren verstärkt (übersteigert), bis sie ihre physiologische Barriere erreichen. Unter Beibehaltung dieser Position übt der Therapeut eine Kompression oder Traktion aus, deren Kraftrichtung rechtwinklig zur Ebene des dysfunktionalen Gewebes verläuft. Der Kontaktpunkt dient als Scharnier, um das herum das

Gewebe allmählich näher an die restriktive Barriere herangeführt wird.
- **Adaptogene Techniken:** Die Autoren schlagen vor, den üblicherweise verwendeten Begriff „homöostatisch“ durch „adaptogen“ zu ersetzen. „Adaptogen“ bezog sich in der Medizin ursprünglich auf natürliche Substanzen, die nachweislich imstande sind, Körperfunktionen bei Stress zu normalisieren und belastete Systeme zu stärken. Ihnen wird eine Schutzwirkung gegen eine Vielzahl umgebungsbedingter Stressoren und emotionaler Belastungen zugeschrieben. Der Begriff „adaptogen“ stammt von Lazarev, der ihn 1947 einführte [105]. Brekhman und Dardymov [106] haben 1969 die pharmakodynamischen Eigenschaften adaptogener Substanzen folgendermaßen definiert:
  - Ein Adaptogen ist nichttoxisch für den Empfänger.
  - Ein Adaptogen hat eher unspezifische Wirkungen und steigert die körperliche Widerstandskraft, indem es ein breites Spektrum koordinierter biologischer Funktionen moduliert.
  - Ein Adaptogen wirkt tendenziell regulierend und normalisierend auf verschiedene Systeme des Empfänger-Organismus.

In der Osteopathie werden Ansätze, die nicht auf eine somatische Dysfunktion gerichtet sind, sondern die Selbstregulierungssysteme stimulieren, manchmal als homöostatische Techniken aufgefasst. Indem sie das Metasystem der homöostatischen / allostatischen Regulation ins Gleichgewicht bringen, fördern solche Techniken nach Ansicht der Autoren die Adaptation – und werden daher in diesem Buch als adaptogene Techniken definiert. Als Beispiel dienen hier die DyFIR-Techniken, die schwerpunktmäßig mit der Gewebemechanik verbundene autonome und vaskuläre Funktionen ins Gleichgewicht bringen und daher zur Optimierung der allostatischen Last eingesetzt werden. Die Dynamik der Flüssigkeiten und unwillkürlichen Rhythmen (DyFIR) kann auch als aktivierende Kraft mit direkten und indirekten Techniken zur Behandlung der zuvor identifizierten Barrieren einer somatischen Dysfunktion kombiniert werden, um bei bestimmten kranialen Techniken neben dem Balancepunkt der Kraftvektoren zusätzlich den als Gewebevitalität definierten kranialen rhythmischen Impuls (CRI) mit einzubeziehen. In der Biomechanik sind einige Techniken beschrieben, die einen „Potenz“-Ansatz verwenden, um eine somatische Dysfunktion durch die Harmonisierung biologischer Flüssigkeiten aufzulösen [107]. Diese Ansätze werden von den Autoren als DyFIR-Techniken bezeichnet und mit ihren Grundlagen und praktischen Anwendungsgebieten aus zeitgemäßer Sicht in einem eigenen Kapitel vorgestellt (➤ Kap. 3). In Übereinstimmung mit den oben genannten Struktur-Funktions-Modellen kann die Gesundheit des Patienten mit Manipulationstechniken beeinflusst werden. In der weiterführenden osteopathischen Behandlung (Case-Management) kommen auch therapeutische Übungen zur Anwendung. Es gibt in der Osteopathie eine Vielzahl unterschiedlicher Techniken, die in den folgenden Abschnitten kurz beschrieben werden. Einige Techniken sind der Literatur entnommen [2, 108, 109], während andere im Rahmen der osteopathischen Modelle vorgestellt werden.

HVLA- oder Thrust-Techniken

Dabei handelt es sich um direkte Techniken, die Kräfte von hoher Geschwindigkeit *(high velocity)* mit geringen Ausschlägen *(low amplitude)* verwenden und vom Educational Council on Osteopathic Principles auch als Thrust- oder Impulsmobilisationstechniken bezeichnet werden [110]. Das Ziel ist:
- eine Gelenkrestriktion in allen möglichen Bewegungsebenen zu identifizieren,
- das Gelenk in allen Ebenen an die restriktive Barriere heranzuführen,
- einen Impuls / Stoß in einer oder mehreren eingeschränkten Bewegungsebenen zu setzen und danach
- erneut zu testen, ob sich die Beweglichkeit verbessert hat.

Weichteiltechniken

Weichteiltechniken [111] sind sowohl für Weichgewebe als auch für Knochen und Gelenke geeignete Diagnose- und Behandlungsinstrumente. Osteopathen verwenden sie, um

- eine Weichteilspannung und / oder ein Ödem festzustellen,
- Kraftvektoren in den verspannten und / oder ödematösen Bereich zu lenken, z. B.
  - Dehnung (längs oder quer gerichtet)
  - Inhibition (anhaltender Druck)
  - leichte oder kräftige Massage (Effleurage oder Petrissage)
- danach erneut zu testen, ob sich die Spannung bzw. das Ödem verringert hat.

Muskelenergietechniken (MET)

Muskelenergietechniken [112, 113] sind eine von Fred Mitchell, DO, entwickelte Diagnose- und Behandlungsmethode. Der Patient ist aktiv daran beteiligt, indem er unter spezifischer Anleitung und gegen gewissen Widerstand (Gegendruck) des Therapeuten aus einer präzise kontrollierten Position heraus gezielt Bewegungen ausführt. Osteopathen verwenden Weichteiltechniken, um

- Einschränkungen der Gelenkbeweglichkeit zu identifizieren,
- das Gelenk in allen Bewegungsebenen an die Restriktion heranzuführen und
- 3–5 Sekunden lang isometrischen Gegendruck auszuüben, während der Patient sich von der Restriktion wegzubewegen versucht;
- durch Umlagern des Patienten die nächste restriktive Barriere einzustellen,
- 3–5 Wiederholungen mit isometrischer Kontraktion und Relaxation durchzuführen und
- erneut zu testen, ob sich die Mobilität verbessert hat.

Perkussionsvibratortechnik

Diese Manipulationstechnik wurde von Robert Fulford, DO, entwickelt [114] und dient zur Behandlung somatischer Dysfunktionen unter Verwendung eines mechanischen Vibrators. Der Osteopath geht so vor:

- Nachdem er eine Gewebespannung oder Bewegungseinschränkung identifiziert hat,
- setzt er den Perkussionsvibrator senkrecht zur Körperoberfläche über dem Knochen auf und
- variiert Geschwindigkeit, Druck und Aufsetzwinkel des Geräts solange, bis die Vibrationen fest in der kontrollierenden Hand spürbar sind (liegt gegenüber dem Spannungs- oder Restriktionsbereich).
- Mit dieser Stärke / diesem Rhythmus der Vibrationen wird der Kontakt beibehalten, bis es zu einem „Release" der Geweberestriktion kommt. Alternativ kann mit der kontrollierenden Hand auch Druck in Richtung der Vibrationsfläche ausgeübt werden, damit die Perkussion genau an der Stelle bleibt und nicht in eine andere Richtung.
- Sobald ein Release spürbar ist, wird getestet, ob sich auch die Beweglichkeit verbessert hat.

Fazilitierter oszillatorischer Release

Bei dieser von Zachary Comeaux, DO, entwickelten Manipulationstechnik [115, 116] werden manuell Schwingungen (oszillatorische Kräfte) induziert, um neuromuskuläre Funktionen zu normalisieren. Das Behandlungsziel ist ähnlich wie bei Bänder- und myofaszialen Techniken.

- Hat der Osteopath eine mit einer Bewegungseinschränkung zusammenhängende Spannung und Asymmetrie identifiziert,
- nimmt er in ausreichender Menge Gewebe mit den Händen, um durch Oszillationen in Richtung der Restriktion eine anhaltende (harmonische) Wellenbewegung zu erzeugen.
- Dabei achtet er auf die motorische Reaktion im Gewebe, um anhand der Qualität weitere Restriktionen lokalisieren zu können.
- Die rhythmische Schwingung wird solange fortgesetzt oder in der Stärke angepasst, bis sich die Spannung gelöst oder der Bewegungsrhythmus gesteigert hat. Dabei können auch noch andere aktivierende Kräfte einbezogen werden.
- Danach wird erneut getestet, ob die Spannung nachgelassen und die Mobilität sich verbessert hat.

Funktionale osteopathische Techniken

Wenn sich eine erhöhte Gewebespannung, Verhärtung, Hypertonie, Verkürzung oder Kontraktur zeigt, ist die typische therapeutische Reaktion darauf das Bestreben, den Zustand durch Lockern des Gewebes zu verbessern, d. h. die Restriktionsbarrieren weiter nach hinten zu verschieben. Die beteiligten Weichgewebe können mit Dutzenden direkter oder indirekter Techniken gedehnt, massiert, mobilisiert oder manipuliert werden. Bei Entzündungen, Muskelspasmen bzw. nach einem kürzlich erlittenen Trauma kann eine Behandlung mit direkten Manipulationstechniken allerdings zu schmerzhaft sein. Hier erweisen sich Positional-Release-Methoden oft als geeigneter, da sie kaum Beschwerden verursachen und eine spontane Besserung von Dysfunktionen bewirken können, indem Veränderungen im Gewebe eher passiv induziert als erzwungen werden. Die Osteopathie hat zu drei der wichtigsten funktionalen Ansätze [74, 117] mit beigetragen: Strain-Counterstrain-, Funktionale und Positional-Release-Techniken.

Strain-Counterstrain oder Counterstrain

Nach dem von Lawrence Jones, DO, entwickelten Diagnose- und Behandlungskonzept [118, 119] spiegeln Dysfunktionen eine dauerhafte und unangemessene Beanspruchung wider („Strain“, z. B. Spannung oder Dehnung). Dieser Reflex lässt sich durch Einstellen einer leichten Strain-Position in genau entgegengesetzter Richtung hemmen. Um den gewünschten therapeutischen Effekt zu erzielen, wird über den Tenderpoint eine direkte und spezifische Positionierung vorgenommen und folgendermaßen vorgegangen:

- Suche nach einem entzündlichen / schmerzhaften oder überempfindlichen Bereich im Weichgewebe (Tenderpoint), der entsprechend der Schmerzreaktion des Patienten klassifiziert wird (10 / 10 oder 100 %)
- Passive Lagerung in Richtung der Release-Position, bis die Schmerzempfindlichkeit des Tenderpoints deutlich nachlässt: weniger als 2 / 10 (20 %)
- Beibehalten der entlastenden Position über 90 Sekunden
- Passive Rückführung in eine neutrale Position
- Nachtest, ob sich die Schmerzen und die Beweglichkeit verbessert haben; falls nicht, wird die Behandlung wiederholt.

Funktionale Technik

Die von Harold Hoover entwickelte und von Charles Bowles überarbeitete funktionale Technik [74, 117] lässt sich als Einstellen einer „Ruheposition“ für dysfunktionale Gewebe beschreiben, die sie als „dynamisch neutrale Position“ definierten. Bei dieser Technik des „Schmerz-Ignorierens“ wird kein Tenderpoint im Gewebe palpiert, um die angenehmste Stellung für den Patienten zu finden, sondern vielmehr darauf geachtet, wann sich der Tonus des (hypertonen / spastischen) Gewebes verringert, während der Patient in eine – bezogen auf alle möglichen Bewegungsrichtungen in einer bestimmten Region – entspannte (Ease-)Position gebracht wird, über folgende Schritte:

- Eine Hand „lauscht“ (Listening), während die andere Hand das Gewebe in die in allen Richtungen angenehmste Position bewegt – es ist der dynamische Neutralpunkt, an dem sich die verschiedenen Komponenten in der bestmöglichen Position befinden.
- Von diesem Punkt aus werden nacheinander die Ease-Positionen der verschiedenen Bewegungsrichtungen getestet und jeweils von der zuvor gefundenen Position aus übereinander geschichtet oder „gestapelt“.
- Die dynamische Neutralposition sollte (mindestens 90 Sekunden) gehalten werden, bis ein Gefühl von Wärme, ein Pulsieren oder eine stärkere Vitalität wahrzunehmen ist. Die ganze Sequenz wird mindestens einmal unter Variation der Ease-Positionen gegenüber dem ersten Durchgang wiederholt.

Positional Release

Diese indirekte myofasziale Release-Technik [74, 120] wurde von Stanley Schiowitz, DO, entwickelt. Zu Beginn wird der Körperbereich in einer Neutralstellung gelagert, um die Gewebe- und Gelenkspannungen in allen Bewegungsebenen gering zu halten. Ergänzend kommt dann eine aktivierende Kraft hinzu. Die Durchführung umfasst folgende Schritte:

- Identifizierung von Bereichen eingeschränkter Beweglichkeit
- Positionierung des Bereichs / Gelenks in seine Neutralstellung

- Palpation der Gewebespannung in allen Ebenen (wann maximal verringert)
- Druck oder Dehnung zur Förderung eines Gewebe-Release ergänzen
- Release-Position für 3–5 Sekunden beibehalten, bis sich alle Spannungen lösen, danach langsam zur Neutralposition zurückkehren
- Nachtesten, ob sich Spannung und Beweglichkeit verbessert haben.

Kranial-osteopathische Techniken

Der von William Sutherland, DO, entwickelte Behandlungsansatz [121, 122] bezieht den Primärrespiratorischen Mechanismus (PRM) beim Ausgleichen von Membranspannungen mit ein. Der subtil tastbare PRM ist zunächst biokinetisch und später auch biodynamisch beschrieben worden. Seine Schwingungen (Oszillationen) in Geweben scheinen mit den Traube-Hering-Mayer-Wellen zusammenzuhängen, die als Ausdruck chronobiologischer Rhythmen durch individuelle Faktoren wie Alter, Gesundheit, Lebensstil und Stress beeinflussbar sind. Wenn sich diese Faktoren negativ auf die Gesundheit auswirken, kann es zu Veränderungen der Rhythmen bzw. Oszillationen kommen. Um den normalen Rhythmus wiederherzustellen, kann der Therapeut auf kranial-osteopathische Methoden zurückgreifen, die sich das Entrainment-Phänomen zunutze machen. Das heißt, dass Gewebe / Strukturen mit einer Restriktion in die uneingeschränkte (Ease-)Richtung oder auf die Barriere zubewegt und in dieser Position gehalten werden, bis sie allmählich spontan zur Neutralposition zurückkehren. Bei manchen Mobilitäts- oder intrinsischen Motilitätseinschränkungen von Geweben kann es auch erforderlich sein, zuerst pumpende, formende (Molding-), lösende (Disengagement-) oder direkte Techniken anzuwenden, bevor die Restriktionsbarriere nachgibt und das Gewebe wieder in eine Normalposition gebracht werden kann. Falls notwendig, wird der ganze Ablauf wiederholt.

Still-Techniken

Still-Techniken [123, 124] sind als indirekte und artikuläre Techniken mit langem Hebelarm beschrieben, die langsam und mit mittelgroßer Amplitude angewandt werden und von Andrew Taylor Still entwickelt wurden (minimalistisches Modell). Mit der Intention, eine größere Bewegungsfreiheit / -amplitude zu erreichen, mobilisierte er ein Gelenk im vollen Bewegungsumfang.

Die Methode beinhaltet folgende Schritte:

- Identifizierung einer (Gelenk-)Restriktion in allen möglichen Bewegungsebenen
- Langsame Bewegung in Richtung der entspannten (Release-)Position in allen Ebenen
- Langsame Bewegung in Richtung der Restriktion in allen Ebenen
- 3–5 Wiederholungen als eine harmonische Bewegung, bis die Gelenkbeweglichkeit wiederhergestellt ist
- Nachtesten, ob sich die Gelenkmobilität verbessert hat

Artikulationstechniken

Artikulationstechniken [125] können einzeln oder als maximalistischer Ansatz zum Einsatz kommen, wie von Littlejohn empfohlen. Wernham hat das Konzept weiterentwickelt und eine spezifische Routine für eine ganzheitliche Behandlung des Patienten beschrieben, z. B. eine allgemeine osteopathische Behandlung mit Total Body Adjustment im Sinne einer „Ganzkörperkorrektur“. Mit anderen Worten: eine Stimulierung der gesamten physiologischen Vorgänge (Blutversorgung und neurologische Stärkung, Ausleitung von Toxinen über den venösen bzw. Lymphabfluss) durch korrektive artikulatorische Kräfte.

Artikulationstechniken eignen sich auch zur Normalisierung von Bewegungsrestriktionen, d. h. als minimalistischer Behandlungsansatz, besonders wenn bei einer artikulären oder myofaszialen somatischen Dysfunktion zusätzlich Schwellungen (Blut- und Lymphstau) vorliegen.

Myofasziale Release-Techniken

Als Diagnose- und Behandlungsmethoden dienen sie zum Freimachen (Release) von Muskelfaszien

[126, 127] unter Verwendung eines kontinuierlichen Feedbacks durch Palpation. Bei diesem Ansatz liegt die Betonung auf der Wahrnehmung und Verstärkung der inhärenten Motilität in Muskelfaszien, um proximale und distale Bewegungsmuster von Weichteilstrukturen (Diaphragmen, Bindegewebekompartimente, Eingeweide, Viszeralorgane etc.) zu erkennen und behandeln zu können. Das elektrische Potenzial der Faszien führt zu spürbaren Veränderungen ihrer Beweglichkeit. Da sie mit der Homöostase des inneren Milieus und der biomechanischen Reaktion auf die äußere Umgebung zusammenhängen, erleichtern solche Veränderungen die Diagnose und Behandlung viszeraler und muskuloskelettaler Störungen. Die Methode beinhaltet folgende Schritte:

- Identifizierung einer Gewebe- oder Gelenkrestriktion in allen möglichen Bewegungsebenen
- Bei Anwendung einer indirekten Technik wird in allen Ebenen ein Release-Punkt gesucht und ein Gewebe-Release solange verfolgt, bis sich alle Spannungen gelöst haben.
- Bei Anwendung einer direkten Technik muss der betroffene Körperteil in allen Ebenen in Richtung der restriktiven Barriere bewegt und konstant Druck ausgeübt werden, bis ein Release erreicht ist.
- Nachtesten, ob sich die Beweglichkeit im betroffenen Bereich verbessert hat.

Viszerale Techniken

Viszerale Techniken [128] dienen als Diagnose- und Behandlungsmethode für „Eingeweide" bzw. die Innenorgane zur Verbesserung der physiologischen Funktionen. Wie bei der OMT im Allgemeinen richtet sich die Aufmerksamkeit bei viszeralen Techniken im Besonderen auf die somatoviszeralen-viszerosomatischen Zusammenhänge, d. h. auf die Auswirkungen von Dysfunktionen auf das autonome Nervensystem. Mithilfe verschiedener Vektoren in Richtung der Mobilitätseinschränkung oder in der ungehinderten Gegenrichtung lässt sich ein faszialer Balancepunkt finden, an den die betroffenen Viszeralstrukturen herangeführt werden.

BLT-/LAS-Techniken

Balanced Ligamentous Tension (BLT) und Ligamentous Articular Strain (LAS) [129, 130] sind myofasziale Release-Techniken, die Howard und Rebecca Lippincott sowie Becker und Wales in Fortführung der Arbeiten von Still und Sutherland beschrieben haben. Aufgrund der geografischen Entfernung gab es offenbar keinen Kontakt zwischen beiden Gruppen, die dieselbe Technik unter verschiedenen Bezeichnungen entwickelt haben, sodass man heute wohl von unterschiedlichen Ansätzen sprechen muss. Während LAS die bevorzugte Bezeichnung in den Mittleren Staaten der USA (Texas) ist, hat sich im Nordosten (New Jersey und New England) die Bezeichnung BLT etabliert. „LAS" steht eher für die Dysfunktion, „BLT/BMT" (balanced membranous tension) hingegen für den Ablauf bzw. das Ziel der Behandlung. In beiden Fällen werden zur Normalisierung einer somatischen Dysfunktion Gewebeparameter verwendet, die dem entsprechen, was in diesem Buch als DyFIR definiert ist. Nach Identifizierung einer somatischen Dysfunktion in Form einer Bänder- oder myofaszialen Spannung sind folgende Schritte nötig:

- Druck oder Traktion im Spannungsbereich ausüben, um das Gewebe zu *lockern* (Disengagement),
- den betroffenen Körperteil langsam in allen Ebenen an den *Balancepunkt* heranzuführen und
- in dieser Position zu *halten,* bis sich die Gewebespannung löst (Release) oder ein in sich und zur Umgebung homogenes DyFIR-Muster tastbar ist.
- Danach den Bereich erneut auf eine Abnahme der Spannung untersuchen.

Lymphtechniken

Lymphtechniken [131, 132] zählten zunächst zu den viszeralen Techniken, bevor sie mit zunehmendem Verständnis des Lymphsystems als eigenständige Behandlungsmodalität aufgefasst wurden. So beschrieb Zink z. B. die myofaszialen Anteile lymphatisch bedingter Schwellungen (das Niederdruck-Lymphsystem ist besonders anfällig für Staus und spricht daher gut auf eine OMT-Behandlung an). Historisch betrachtet galten Dalrymples Fuß- und Millers Thorax-Pumpe als einzige Lymphtechniken zur manipulativen Behandlung des Immunsystems und kamen während der Grippe-Pandemie von 1918 / 19 ausgiebig zur Anwendung. Mit der Kiefergelenk-Drainagetechnik von Galbreath wurde früher eine Bell-Lähmung (Fazialisparese) behandelt. Lymphtechniken können angewandt werden, um:

- Lymphabflusshindernisse / -obstruktionen durch Behandlung einer somatischen Dysfunktion zu beseitigen,
- den Lymphabfluss durch stimulierende (Massage-)Methoden wie Perkussion, Vibration, Effleurage, Petrissage, Thorax- und Fußpumpe sowie Drainage der myofaszialen Komponenten zu verbessern.

Osteopathische Übungstechniken

Welche osteopathischen Übungstechniken [133] im Einzelfall geeignet sind, hängt von den Untersuchungsbefunden ab. Wir stellen hier nur allgemeine Konzepte und Richtlinien vor, doch im Rahmen der fünf Modelle sind einige Varianten in Teil II noch näher beschrieben (➤ Kap. 7). Die Art der Übungen richtet sich auch danach, ob der Fokus eher auf der / den somatischen Dysfunktion(en) oder einer generellen Verbesserung des Gesundheitszustands liegt. Die Übungstechniken unterscheiden sich durch folgende Merkmale:

- *Positional Release:* Hypertones Gewebe wird 2–5 Minuten lang in der kontrahierten Position gehalten, um eine Lockerung (Release) und Schmerzlinderung zu erreichen. Diese Methode ist bei akuter myofaszialer Druckempfindlichkeit (Tenderness) sowie bei subakuten und chronischen Schmerzen hilfreich, aber bei akuten Frakturen kontraindiziert.
- *Elongation (Traktion):* Mit sanftem Druck wird eine Restriktion 10–20 Sekunden längs gedehnt, um die Spannung zu verringern und die Beweglichkeit zu verbessern. Dies hilft bei subakuten oder chronischen Spannungszuständen. Kontraindiziert ist sie bei Frakturen oder akuten Luxationen und bei Gelenkinstabilität.
- *Mobilisation:* Sie wird mit langsamen oder schnellen, wiederholten Bewegungen mit kleiner Amplitude durchgeführt. Sie ist sinnvoll bei Gelenkrestriktionen mit subakuten oder chronischen Beschwerden und kontraindiziert bei Frakturen oder akuten Luxationen sowie bei Gelenkinstabilität, entzündlichen oder degenerativen Veränderungen und schwerer Osteoporose.
- *Postural Strengthening:* Hierbei werden die posturalen (Haltungs- / Stell-)Muskeln solange gegen die Schwerkraft kontrahiert, bis sie ermüden. Diese Übung wird täglich wiederholt, um die Muskeln zu kräftigen.

1.4.4 Behandlungsplan

Die oben genannten Techniken können auf verschiedene Gewebe- oder Körperstrukturen angewandt werden: So kann der Osteopath z. B. mit spezifischen Weichteiltechniken Muskeln und Bänder behandeln, um Gewebespannungen auszugleichen; mit artikulären oder Positionierungstechniken kann er Bewegungsumfang und Bewegungsqualität oder mit raschen, kontrollierten Druckimpulsen (Thrust) Bewegungsrestriktionen von Gelenken verbessern bzw. mit viszeralen Techniken Organ- und Drüsenfunktionen normalisieren usw. Zahlreiche Faktoren, darunter auch der Therapeut, der Patient und das Behandlungssetting, beeinflussen die Wahl der Behandlungstechnik oder Therapiemodalität (➤ Kap. 9). An diesem Punkt sind Behandlungsplan und -methoden individuell auf den Patienten abzustimmen, damit er selbst Verantwortung für seine Gesundheit und Gesunderhaltung übernehmen kann; dazu dienen Beratung und allgemeine Empfehlungen zur Umstellung des Lebensstils. Es ist wichtig, Patienten ständig auf dem Laufenden zu halten und klar verständlich über die Diagnose, die geplante Behandlung, den Therapieverlauf und alternative Methoden zu informieren. Der Patient muss vor Beginn der Behandlung auch über potenzielle Risiken, Nebenwirkungen und die Therapiedauer aufgeklärt werden, damit er sich voll informiert einverstanden erklären kann [18].

Behandlungsverlauf

Zu Beginn jeder Sitzung wird der Patient ermuntert, über Fortschritte oder Veränderungen gegenüber dem ursprünglichen Anlass für die Konsultation zu berichten. Der Osteopath führt dann eine erneute Untersuchung durch, um das weitere Vorgehen entsprechend anzupassen. Am Ende der Sitzung wird die Ausgangsdiagnose überprüft. Wie lange und häufig die Behandlung erfolgen muss, hängt von den Fortschritten, die der Patient macht, und einer Reihe weiterer Faktoren ab (➤ Kap. 9). Im gesamten Behandlungsverlauf wird der Patient kontinuierlich über das Procedere informiert und auch darauf hingewiesen, dass eine Überweisung zu einem anderen Spezialisten nötig sein könnte [17].

Angemessenheit, Befundung und osteopathische Bewertung

Eine osteopathische Behandlung ist indiziert, wenn eine klinisch signifikante somatische Dysfunktion vorliegt. Die klinische Relevanz lässt sich durch praktische Anwendung der osteopathischen Modelle ermitteln. Werden die osteopathischen Prinzipien und Gesundheitsmodelle von erfahrenen und kompetenten Therapeuten angewendet, sind sie auch für besondere klinische Fälle indiziert. In der Primärversorgung tätige Osteopathen sind jedoch verantwortlich dafür, dass sie Patienten an Ärzte oder andere therapeutische Spezialisten überweisen, wenn es deren Zustand erfordert oder das Krankheitsbild aus dem Fachgebiet der Osteopathie herausfällt. Diese Aspekte werden durch eine körperliche Untersuchung abgeklärt. Der Osteopath muss wissen, welche spezifischen Ansätze und Techniken bei bestimmten Störungen kontraindiziert sind. Wichtig ist aber auch, dass eine Kontraindikation in einem bestimmten Körperbereich nicht automatisch die osteopathische Behandlung anderer Bereiche ausschließt. Das gilt auch für spezifische Techniken: Falls eine kontraindiziert ist, schließt das nicht die Anwendung einer anderen Technik aus. Absolute und relative Kontraindikationen einer osteopathischen Behandlung hängen gewöhnlich von der Methode ab. Es liegt in der Verantwortlichkeit des Therapeuten zu beurteilen, welche Techniken in der jeweiligen klinischen Situation angemessen und sicher anwendbar sind. Direkte Ansätze wie Muskelenergie-, Thrust- und artikuläre Techniken bergen andere Risiken als indirekte, auf Fließbewegungen und Reflexe gerichtete Techniken. Bisher gibt es nur wenige Veröffentlichungen dazu, welche Techniken unter welchen Umständen zu vermeiden sind. Aus seinem Verständnis der pathophysiologischen Bedingungen, die bei einem Patienten vorliegen, und der Wirkmechanismen der gewählten Technik wird der Osteopath die biologische Plausibilität ihrer sicheren Anwendbarkeit sowie die absoluten und relativen Kontraindikationen [18] (Kasten 1.3) richtig einschätzen können (➤ Kap. 9).

Kasten 1.3: Behandlungssicherheit und Kontraindikationen

Osteopathische Behandlungen gelten als sehr sicher, da sie im Vergleich zu anderen manualtherapeutischen Ansätzen weniger Hochgeschwindigkeitsmanipulationen beinhalten. Das hat dazu geführt, dass deutlich seltener Nebenwirkungen bei Manipulationen an der Halswirbelsäule auftreten. Es gibt auch keine Berichte über Nebenwirkungen von OMT-Anwendungen bei Schwangeren oder hospitalisierten Patienten. Andere Studien zeigen bei vorsichtiger Interpretation, dass Patienten mit Bandscheibenvorfällen von Wirbelsäulenmanipulationen profitieren könnten, selbst wenn für definitive Schlussfolgerungen noch nicht genügend qualitative Tests verfügbar sind [1–18].

Kontraindikationen, Risiken und Nebenwirkungen

Jede (mündliche oder schriftliche) Weigerung des Patienten, sich in ein Forschungsprojekt aufnehmen oder in irgendeiner Form osteopathisch behandeln zu lassen, stellt eine absolute Kontraindikation dar. Die Weltgesundheitsorganisation (WHO) hat 2010 die absoluten und relativen

Kontraindikationen osteopathischer Techniken definiert [19]. Bisher ist allerdings noch nicht über absolute Kontraindikationen einer OMT-Behandlung berichtet worden. Nach Einschätzung der für das zitierte WHO-Dokument konsultierten Berater kann ein Osteopath eigenverantwortlich die am besten geeignete Methode auswählen oder bei Bedarf die Überweisung zu medizinischen Spezialisten veranlassen. Betont wird auch, dass wissenschaftliche Artikel die Anwendungssicherheit der OMT bei verschiedenen Patientengruppen belegen, z. B. bei pädiatrischen und Notfallpatienten sowie bei Stimmungsschwankungen von Frauen in der Menopause [16, 18, 20].

Direkte Techniken [19]

- Absolute Kontraindikationen (auf systemischer Ebene):
  - Gerinnungsstörungen (manifeste / unkontrollierte oder bei Verdacht)
  - Verlängerte Blutungszeit
  - Antikoagulanzientherapie ohne aktuelle bestimmte Spiegel
  - Koagulopathien
  - Bindegewebserkrankungen (angeboren oder erworben) mit Auswirkungen auf die Unversehrtheit der Gewebestruktur
  - Instabilität von Sehnen, Bändern, Knochen oder Gelenken in Verbindung mit Stoffwechselstörungen, metastasierenden und rheumatischen Erkrankungen
- Relative Kontraindikationen:
  - Osteoporose
  - Osteopenie
  - Kinder vor der Pubertät oder ältere Patienten
- Absolute Kontraindikationen auf lokaler Ebene:
  - Aortenaneurysma
  - Akuter oder undiagnostizierter Hydrozephalus
  - Akute Hirnblutung
  - Akute und transiente zerebrale Ischämie
  - Verdacht auf arteriovenöse Fehlbildung (Malformation)
  - Hirnaneurysma
  - Akute Cholezystitis mit Verdacht auf Leck oder Ruptur der Gallenblase
  - Akute Appendizitis mit Verdacht auf Durchbruch
  - Akutes oder subakutes gedecktes Schädeltrauma
  - Akuter Bandscheibenvorfall / Diskusprolaps mit neurologischen Ausfällen
  - Anzeichen einer Gefäßokklusion (Karotis-, Aorten- und Ohrgeräusche)
  - Verdacht auf Vertebralarterieninsuffizienz (Synkope, Benommenheit, bekannte kongenitale Fehlbildung)
  - Akutes Cauda-equina-Syndrom
  - Postoperativ direkt nach Linsenersatz
  - Glaukom (unbehandelt)
  - Neoplasie
  - Verdacht auf Knochenbeteiligung, z. B. Osteomyelitis, Knochentuberkulose etc.
- Absolute Kontraindikationen für HVLA- / Thrust- und Impulstechniken:
  - Im Bereich eines Fixateur interne (Knochenschrauben)
  - Knochen- oder Gelenkinstabilität, etwa bei Tumorherden, Metastasierung, suppurativer / septischer oder rheumatoider Arthritis, Osteomyelitis, Knochentuberkulose etc.
  - Akute Frakturen
  - Intramuskuläre Hämatome
- Relative Kontraindikationen für lokal angewandte HVLA- / Thrust- und Impulstechniken:
  - Bandscheibenvorfall / Diskusprolaps ohne neurologische Ausfälle
  - Bänderverletzung
  - Akute HWS-Läsion durch ein Schleudertrauma (whiplash injury oder Peitschenhiebtrauma).

Indirekte Techniken [19]

Ob indirekte Techniken kontraindiziert sind, hängt meist davon ab, wie akut eine Störung ist.

- Absolute Kontraindikationen bei lokaler Anwendung:
  - Akuter oder undiagnostizierter Hydrozephalus
  - Akute Hirnblutung
  - Akuter intrazerebraler Infarkt (oder ischämische Hypoxie)
  - Verdacht auf arteriovenöse Fehlbildung (Malformation)

- Hirnaneurysma
- Verdacht auf akute Peritonitis
- Akute Appendizitis oder andere viszerale Krankheiten mit Verdacht auf Leck oder Ruptur
- Verdacht auf Gehirnerschütterung nach kürzlich erlittener gedeckter Kopfverletzung

- Relative Kontraindikationen bei lokaler Anwendung:
  - Metastasierung
  - Tumor / Neoplasie
  - Akutes gedecktes Schädeltrauma

QUELLEN

1. Vogel S, Mars T, Keeping S et al. Clinical risk osteopathy and management scientific report: the CROaM study. National Council for Osteopathic Research (NCOR), London, February 2013. Available from: www.ncor.org.uk/wp-content/uploads/2013/05/croam_full_report_0313.pdf.
2. Carnes D, Mullinger B, Underwood M. Defining adverse events in manual therapies: a modified Delphi consensus study. Man Ther. 2009; 15: 2–6.
3. Carnes D, Mars TS, Mullinger B et al. Adverse events and manual therapy: a systematic review. Man Ther. 2010; 15(4): 355–363.
4. Cagnie B, Vinck E, Beernaert A et al. How common are side effects of spinal manipulation and can these side effects be predicted? Man Ther. 2004; 9(3): 151–156.
5. Rajendran D, Mullinger B, Fossum C et al. Monitoring self-reported adverse events: a prospective pilot study in a UK osteopathic teaching clinic. Int J Osteopath Med. 2009; 12(2): 49–55.
6. Froud R, Rajendran D, Fossum C et al. How do patients feel post-treatment? Pilot study at a UK osteopathic teaching clinic of self-reported adverse events. Int J Osteopath Med. 2008; 11(4): 151–152.
7. Gibbons P, Tehan P. HVLA thrust techniques: what are the risks? Int J Osteopath Med. 2006; 9(1): 4–12.
8. Leach J. Risk and negligence: a minefield or an opportunity? Communicating risk in osteopathic practice. Int J Osteopath Med. 2006; 9(1): 1–3.
9. Oliphant D. Safety of spinal manipulation in the treatment of lumbar disk herniations: a systematic review and risk assessment. J Manipulative Physiol Ther. 2004; 27: 197–210.
10. Lisi AJ, Holmes EJ, Ammendolia C. High-velocity low-amplitude spinal manipulation for symptomatic lumbar disk disease: a systematic review of the literature. J Manipulative Physiol Ther. 2005; 28(6): 429–442.
11. Snelling NJ. Spinal manipulation in patients with disc herniation: a critical review of risk and benefit. Int J Osteopath Med. 2006; 9(3): 77–84.
12. Hensel KL, Pacchia CF, Smith ML. Acute improvement in hemodynamic control after osteopathic manipulative treatment in the third trimester of pregnancy. Complement Ther Med. 2013; 21: 618–626.
13. Sabino J, Grauer JN. Pregnancy and low back pain. Curr Rev Musculoskelet Med. 2008; 1: 137–141.
14. Sandler S. The osteopathic approach to obstetrics. Man Ther. 1996; 1(4): 178–185.
15. Licciardone JC, Buchanan S, Hensel KL et al. Osteopathic manipulative treatment of back pain and related symptoms during pregnancy: a randomized controlled trial. Am J Obstet Gynecol. 2009; 202(1): 43.e1–8.
16. Roberge RJ, Roberge MR. Overcoming barriers to the use of osteopathic manipulation techniques in the emergency department. West J Emerg Med. 2009; (3):184–189.
17. Kronke K. A questionnaire to evaluate the professional field of osteopathy in Austria. Unpublished pilot study, 2006.
18. Hayes NM, Bezilla TA. Incidence of iatrogenesis associated with osteopathic manipulative treatment of pediatric patients. J Am Osteopath Assoc. 2006; 106(10): 605–608.
19. World Health Organization (WHO). Benchmarks for training in osteopathy. Geneva: WHO; 2010.
20. Plotkin BJ, Rodos JJ, Kappler R et al. Adjunctive osteopathic manipulative treatment in women with depression: a pilot study. J Am Osteopath Assoc. 2001; 101(9): 517–523.

Die häufigsten Untersuchungsmethoden für eine objektive osteopathische Befundung sind:

- Inspektion
- Bewegungsumfang (range of motion, ROM)
- Klassische orthopädische Tests
- Klassische neurologische Tests
- Perkussion und Auskultation

Im Hinblick auf die osteopathische Gesamtbeurteilung und besonders auf das Vorliegen einer somatischen Dysfunktion (➤ Kap. 2) folgen dann:

- Statische und dynamische morphologische Inspektion (mit Beurteilung von Qualität und Quantität der Bewegung)
- Palpation in Ruheposition und Bewegung (statisch und dynamisch)
- Muskelfunktionsuntersuchung und allgemeine Gewebeanalyse
- Suche nach Tenderpoints (Jones-Techniken) und Triggerpunkten
- Beurteilung der intrinsischen Mobilität und damit zusammenhängender unwillkürlicher Bewegungen
- Beurteilung der Gelenkbeweglichkeit und der Weichgewebe auf Empfindlichkeit, Asymmetrien und Bewegungsrestriktionen im gesamten Körperbereich (einschl. Gesichts- und Hirnschädel)
- Untersuchung neurolymphatischer Reflexe (Chapman-Reflexe)

1.5 Kommunikation und Metaphern

Für die neue Generation von Osteopathen ist es kaum denkbar, ohne Kommunikation zu praktizieren. Denn sie gibt ihnen ein wirksames Instrument für den Aufbau einer helfenden Beziehung an die Hand. Mit den richtigen Worten lässt sich wirklich eine „Resozialisierung" von Patienten erreichen, die z. B. aufgrund der Beschwerden oder nach einem Trauma psychisch-physisch mehr oder weniger stark beeinträchtigt oder verstört sein können [134]. Auch wenn das Thema im Rahmen des biopsychosozialen Modells (➤ Kap. 8) ausführlich zur Sprache kommt, halten die Autoren einige Prämissen hier schon für notwendig. „Was ist Gesundheit?" oder „Was ist Krankheit?" sind Fragen, die osteopathische Konzepte philosophisch, wissenschaftlich und professionell auf den Prüfstand stellen. Theorie und Praxis der Osteopathie sind von philosophischen Grundlagen beeinflusst, die Still, Sutherland, Littlejohn und ihre Schüler oft in prägnanten Worten oder Leitsätzen lehrten, um ihre palpatorischen Erfahrungen an andere weiterzugeben. In der osteopathischen Literatur werden abstrakte und komplexe Begriffe wie „Gesundheit" überwiegend in Metaphern ausgedrückt.

Wollen Osteopathen z. B. bei somatischen Dysfunktionen eine Besserung erreichen, berichten sie, zur Vollendung einer Technik hätten sie nach einer spürbaren Schwellung, Erweichung, räumlichen Aufweitung einer Gewebeschicht gesucht, nach einem Kontaktverlust zu Einzeleinheiten, die mit allem verschmelzen, in Einklang mit den zentralen Einheiten der Chorda dorsalis. In diesem Fall nimmt die osteopathische Sprache – beim Definieren eines Stimulus, der für den Spannungsausgleich in einem dysfunktionalen Bereich sorgt und zur manipulativen Interaktion mit der Gewebemechanik einbezogen wird – Bezug auf eine embryonale Struktur, die kraft ihrer Induktionsfunktion als ausgleichendes Moment der Gewebedifferenzierung betrachtet wird. Metaphern können osteopathisches Denken, Sprechen und Handeln in Bezug auf Gesundheit in eine einfachere und verständlichere Form „übersetzen". Trotz der Tatsache, dass sich ihre Erfahrung offenbar besser in Metaphern artikulieren und diskutieren lässt, scheint gerade der Gebrauch von Metaphern in der beruflichen Kommunikation von Osteopathen aus anderen Gründen ein größeres Problem für die Konzeptualisierung von Gesundheit und Krankheit darzustellen. Um Informationen über osteopathische Gesundheitsvorstellungen zu erhalten, führte Risch 2012 eine Studie durch, um mit neuesten kognitiv-linguistischen Untersuchungsmethoden systematisch die Metaphern zu analysieren, die Osteopathen häufig in ihrer alltäglichen klinischen Praxis verwenden [135]. Rischs Studie kam zu dem Ergebnis, dass Metaphern nur eine Teilkenntnis der Realität vermitteln, da bestimmte Aspekte hervorgehoben werden und andere verborgen bleiben, aber gleichzeitig einen differenzierten Standpunkt erlauben, weil sie selektiv sind. Es sei quasi nicht möglich, über Gesundheitskonzepte zu sprechen, ohne Metaphern zu verwenden. In neueren kognitiv-linguistischen Forschungsstudien dienen Metaphern als wichtiges Instrument der Sinngebung, um abstrakte Inhalte verstehen zu können. Risch zeigt, dass Gesundheit in der osteopathischen Sprache in hohem Maße metaphorisch umschrieben wird, und verweist insbesondere auf Konzepte wie Interozeption, Sinneserfahrung oder körperliches Erleben mit soziologischen Bezügen. Die wichtigsten metaphorischen Gesundheitskonzepte sind: Erfahrung, Bewusstheit, Veränderung, Wandel oder Prozess. Die Analyse dieser Metaphern deutet auf einen osteopathischen Paradigmenwechsel hin: von einem „biomechanischen" zu einem „Salutogenese-Modell". Dabei taucht allerdings die Schwierigkeit auf, subjektive Einzelerfahrungen von Therapeuten mit dem allgemeinen Wissensstand der Osteopathie zu vereinbaren. Hieraus ergibt sich ein Defizit in der intra- und interdisziplinären sowie in der Therapeut-Patienten-Kommunikation. In Unkenntnis der üblichen osteopathischen Sprache gebrauchte Metaphern können Verwirrung stiften und innerhalb der Osteopathie zu Konflikten führen, die den Entwicklungsprozess zu einer einheitlichen beruflichen Identität verlangsamen [135].

1.6 Osteopathie und das adaptive Gesundheitsmodell

Die abschließenden Überlegungen in diesem Kapitel leiten schon zum nächsten über. Es ist der Versuch, ein philosophisch-biologisches Gesundheitskonzept zu skizzieren und daraus einen sowohl auf Philosophie als auch wissenschaftlicher Evidenz basierenden rationalen osteopathischen Ansatz der Gesundheitsförderung (Salutogenese) abzuleiten. Die praktische Anwendung der Konzepte und Grundsätze ist in verschiedenen Struktur-Funktions-Modellen [33] beschrieben, mit deren Hilfe Osteopathen diagnostische Hinweise sammeln und neuro-muskuläre Befunde interpretieren können, um den allgemeinen Gesundheitszustand des Patienten positiv zu beeinflussen [2]. Welche Aufgabe hat ein „Gesundheitsanbieter"? Diese Frage hat Andrew Taylor Still, der Begründer der Osteopathie, vor über hundert Jahren dahingehend beantwortet, dass seine Schüler ihre Aufmerksamkeit auf die Gesundheit richten und krankheitszentrierte Ansätze anderen Berufen überlassen sollten. Gesundheit ist als „Zustand vollständigen körperlichen, geistigen und sozialen Wohlergehens und nicht nur als Leben frei von Krankheit" definiert (WHO).

Philosophen haben sich oft an eine Krankheitsdefinition gewagt, ohne biologische Korrelate zu suchen, wie das Konzept, dass die Stabilität physiologischer Systeme durch Adaptation aufrechterhalten wird, d. h. durch eine Selbstregulierung, mit der sich der Organismus über ein natürliches Auswahlschema auf Umgebungsanforderungen einstellt [136, 137]. Diese homöostatische / allostatische Anpassung ist ein Hauptelement der Stressreaktion. Als biologischer Mechanismus dient sie dazu, das innere Gleichgewicht wiederherzustellen und die Stressfolgen zu minimieren. Die enge Beziehung des Immun- und Nervensystems ist seit langem bekannt. In der alten hippokratischen, indischen und chinesischen Medizin wurde immer schon die enge Verbindung von Körper und Geist beachtet. Die westliche Medizin befasste sich erst in den 1930er Jahren mit dieser Verbindung, als die Studien von Hans Selye [136] erschienen. In den ersten Jahrzehnten des 20. Jahrhunderts hatte Cannon das Konzept der Alarmreaktion untersucht und ein kritisches Stressniveau als Indikator für die maximale Erregungstoleranzschwelle der körperlichen Kompensationskräfte beschrieben. Selye definierte Stress als unspezifische Antwort des Körpers auf Anforderungen jeder Art, die als normale Reaktion eine Anpassung an Stressoren aus der Umgebung bewirkt. In der Alarmphase (erhöhte Wachsamkeit und Energiebereitstellung) werden die körperlichen und geistigen Abwehrmechanismen für eine neuroendokrine „Kampf-oder-Flucht-Reaktion" (fight or flight reaction) mobilisiert, um den Stress zu bewältigen. Wenn der Stress nicht nachlässt, kommt es im Stadium der Resistenz tendenziell zu einer Anpassung an die Stressoren, indem homöostatische Systeme (Herzfrequenz, Hormonspiegel, Blutdruck etc.) moduliert werden, um stressbedingte Schäden reparieren zu können. Kann sich der Patient nicht erholen, tritt Erschöpfung ein. In diesem Stadium verstärken sich die physiologischen Reaktionen und die

Energiereserven werden aufgebraucht; dadurch verringert sich die Anpassungsfähigkeit der physiologischen Steuerungssysteme, was mit der Zeit zu Erkrankungen oder sogar zum Tod führen kann. So kann sich in einigen Fällen pathologischer Stress (Distress) entwickeln, wenn die äußeren Anforderungen die individuelle Adaptationsfähigkeit überfordern [137]. Der Umgang mit Stress wird über zwei physiologische Systeme gesteuert: die Hypothalamus-Hypophysen-Nebennieren-(HHN-)Achse und das sympathoadrenerge medulläre System (SAM). Beide Systeme bilden eine Schaltstelle zwischen sympathischem Nervensystem und Nebennieren [22]. Wird im Hypothalamus eine Belastung als „stressig" registriert, löst das eine als „hormonelle Stressreaktion" definierte Kaskade aus. Als Reaktion auf den oder die Stressreize (Stressoren) induzieren beide Stress(hormon-)Systeme unterschiedliche Veränderungen, um durch Anpassung des Körpers das physiologische Gleichgewicht aufrechtzuerhalten. Unmittelbar nach dem belastenden Ereignis wird der Stress im limbischen System des Gehirns wahrgenommen [22]. Daraufhin aktivieren Neurone das HHN- und SAM-System. Letzteres bewirkt die Freisetzung von Hormonen, die über die HHN-Achse ins Blut und in alle Gewebe gelangen. Das auf Ebene des Hypothalamus freigesetzte Corticotropin-Releasing-Hormon (CRH) stimuliert in der Hypophyse die Ausschüttung von ACTH (adrenokortikotropes Hormon). ACTH wiederum führt zur Produktion und Sekretion von Glukokortikosteroidhormonen (Kortisol, Kortison und Kortikosteron) der Nebennieren, vor allem Kortisol aus der Nebennierenrinde. Über das sympathische Nervensystem induziert der Hypothalamus die Freisetzung von Katecholaminen (Adrenalin und Noradrenalin) aus den Nebennieren ins Blut. Um den Anforderungen gerecht zu werden, kommt es als akute Stressreaktion zum Anstieg der Herzfrequenz und beschleunigter Atmung, Bereitstellung gespeicherter Energie und vermehrter Hormonausschüttung, während die Aktivität weniger lebenswichtiger Funktionen (Verdauung und Fortpflanzung) verringert ist. Das Immunsystem wird kurzfristig stimuliert, doch bei anhaltendem oder starkem Stress kann es auch unterdrückt werden. Die Freisetzung von Adrenalin und Noradrenalin löst die Kampf-oder-Flucht-Reaktion aus. Katecholamine und Glukokortikoide setzen eine Reihe von Verhaltens-, biochemischen und physiologischen Veränderungen in Gang [22]. Selye beschrieb diese Reaktion als lokales und generelles Adaptationssyndrom, mit einer Alarmphase (akute Stressreaktion), einem Resistenz- und Erschöpfungsstadium [136].

Die Autoren dieses Buches konnten beobachten, wie es bei einer OMT-Behandlung gelingt, die Anpassungsfähigkeit des Patienten zu beeinflussen (sie zu fördern, zu erhalten und wiederherzustellen) und die allgemeine Tendenz zur Gesundung zu spüren, d. h. ein Adaptationssyndrom (➤ Abb. 1.1). Es gibt daher ein lokales und ein generelles (globales, allgemeines) Adaptationssyndrom.

- *Lokales Adaptationssyndrom (LAS):* Hierbei macht sich ein spezifischer Stressor nur lokal in bestimmten Körperbereichen bemerkbar, etwa durch eine schmerzhafte „Schwimmerschulter" bei funktioneller Überlastung. Untersuchungen aus dem osteopathischen Bereich haben ergeben, dass die physiologische Gewebeanpassung an lokalen Stress (d. h. eine somatische Dysfunktion) als eingeschränkte oder veränderte Funktion im Verhältnis der Knochen-, Gelenk- und Weichteilstrukturen untereinander sowie der zugehörigen Lymph-, Gefäß- und Nervenstrukturen zu verstehen ist [1–3, 18].
- *Generelles / globales Adaptationssyndrom (GAS):* Hier haben sich die Auslöser breiter und allgemeiner in größeren Körperbereichen ausgewirkt. Um die generelle (globale) Adaptation zu beurteilen, beobachten und untersuchen Osteopathen das FCS-Muster, den resultierenden Energieverbrauch [138] und die chronobiologische Übereinstimmung mit der Umgebung [139], indem sie die Dynamik biologischer Flüssigkeiten und unwillkürlicher Rhythmen (DyFIR) palpieren. Darüber hinaus wird mit entsprechenden Behandlungsmethoden eingegriffen, um durch Stimulierung der inhärenten Bewegungen und Körperflüssigkeiten sowie durch Reduzierung afferenter Reize eine weniger aufwendige, angenehmere und schmerzfreie Anpassung zu ermöglichen. Dies sind die spezifischen Behandlungsziele bei adaptogenen Ansätzen mit kranialen, faszialen, viszeralen und lymphatischen osteopathischen Techniken [3].

GAS und LAS bedingen sich wechselseitig. Allgemeiner Stress kann lokale Reaktionen auslösen und wenn lokaler Stress stark genug ist, kann er eine generelle Stressreaktion aktivieren oder verschlimmern. Inzwischen ist auch wissenschaftlich untermauert, dass Osteopathen durch perzeptive Palpation erkennen können, wie sie im Einzelfall am besten vorgehen:

- Manchmal wird eine klinisch relevante somatische Dysfunktion mit spezifischen lokalen Ansätzen behandelt. Aufgrund seiner anatomischen und physiologischen Kenntnisse kann der Therapeut erkennen, welche Struktur betroffen ist und wie sich deren Funktion wieder normalisieren lässt.
- Manchmal werden FCS-Muster und / oder DyFIR durch globale adaptogene Ansätze wieder ins Gleichgewicht gebracht. Aufgrund seiner anatomischen und physiologischen Kenntnisse kann der Therapeut Abweichungen in der HHN-Achse erkennen, wie etwa einen veränderten zirkadianen Rhythmus, eine übersteigerte psychische Aktivität oder eingeschränkte Entspannungsfähigkeit. Dies wirkt auf die Atem- und Kreislauffunktion sowie auf die Gesamtökonomie des Körpers und die Haltung zurück, bis schließlich dysfunktionale Muster und chronobiologische Störungen aus biologisch intolerablen Eigenschaften resultieren.

In beiden Fällen (meist werden die Behandlungsansätze aber kombiniert) versucht der Therapeut, achtsam und mitfühlend, entspannt und nichtinvasiv zu bleiben, damit sich eine neurozeptive, spontane Entspannung aller körperlichen, seelischen und geistigen Facetten im Gesamtspektrum der Person einstellt (➤ Abb. 1.16).

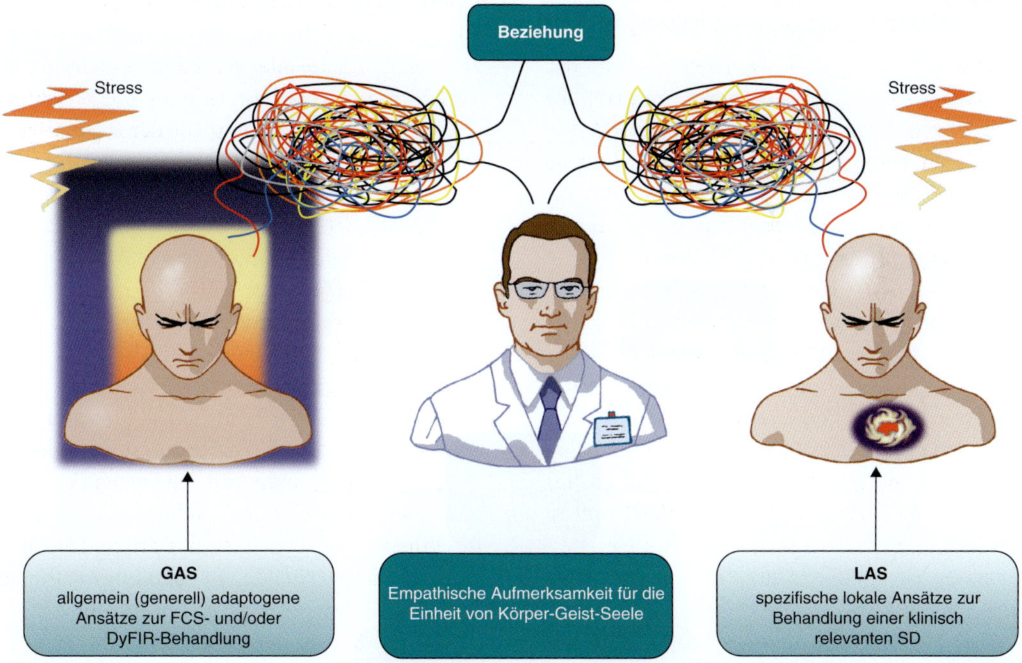

Abb. 1.16 Osteopathischer Behandlungsansatz für ein generelles (GAS) und lokales (LAS) Adaptationssyndrom. Der Therapeut wählt die bestgeeignete Methode für den Patienten und dessen individuelle Adaptationsweise aus und beendet die Behandlung manchmal mit spezifischen lokalen Ansätzen, die gezielt auf die mit einer somatischen Dysfunktion korrelierte Struktur gerichtet sind (LAS), manchmal auch mit allgemeinen adaptogenen (homöostatischen) Ansätzen, die auf ein GAS mit anomaler Funktion der HHN-Achse, d.h. ein fasziales Kompensationsschema (FCS) mit entsprechender Dynamik der Flüssigkeiten und unwillkürlichen Rhythmen (DyFIR), gerichtet sind. Durch eine Kombination beider Ansätze versucht der Osteopath eine empathische therapeutische Beziehung aufzubauen, die Körper, Geist und Seele des Patienten ganzheitlich ins Gleichgewicht bringt.

1.7 Schlussfolgerungen

Krankheit entsteht aus einer mangelnden dynamischen Interaktion innerhalb und zwischen adaptiven Systemen und lässt sich vor einer manifesten Schädigung einzelner Systeme an Veränderungen der Struktur-Funktions-Beziehung erkennen. Wie Therapeuten den (Krankheits-)Prozess beobachten und auf Grundlage des Prinzips der wechselseitigen Abhängigkeit von Struktur und Funktion eine rationale OMT-Behandlung planen können, ist Gegenstand dieses Buches. Unter Verwendung verschiedener Erkenntnismodelle und osteopathischer Techniken wird eine Annäherung an die multifaktoriellen Einflüsse auf Gesundheit versucht. Dazu gehören neben haltungsbedingten (posturalen) Faktoren sowohl nozizeptive, Atmungs-, Kreislauf- und metabolische Bedingungen als auch biopsychosoziale und Umgebungseinflüsse. Die Modelle bestätigen zugleich, wie wichtig die Einheit von Struktur und Funktion für die Gesunderhaltung ist. Um einen neuen osteopathischen Ansatz vorzuschlagen, der dennoch mit der patientenzentrierten traditionellen Medizin in Einklang steht [140], betrachten die Autoren die Beziehung zwischen:

- Theorie und Praxis der Osteopathie im Laufe der Geschichte, mit ihrer Nomenklatur und besonderen Sprache, die sie als traditionelle Medizin kennzeichnen,
- und der wissenschaftlichen Evidenz, die in Bezug auf die Grundlagen und klinischen Anwendungen der Osteopathie in der Literatur verfügbar ist.

In einem analysierenden und evaluierenden Erkenntnisprozess haben wir über greifbare und unbegreifliche Dinge nachgedacht, um uns durch kritisches Denken ein solides Urteil zu bilden. Indem wir wissenschaftliche Evidenz und den „gesunden Menschenverstand" der osteopathischen Gemeinschaft zusammenführen, können wir den Menschen, die auf Osteopathie vertrauen, einen neuen gesundheitsfördernden Ansatz anbieten, eine evidenzbasierte, informierte Praxis (➤ Abb. 1.17).

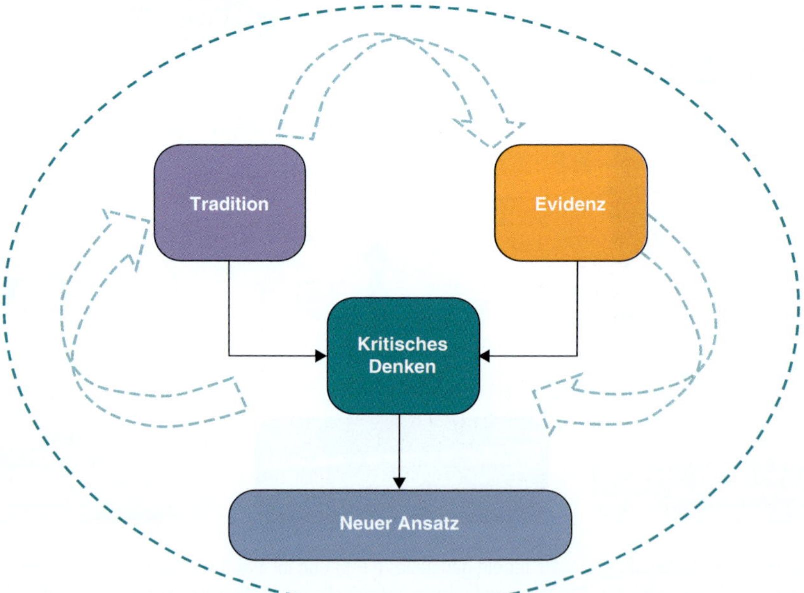

Abb. 1.17 Von der Tradition zur Innovation. Für einen neuen Ansatz in der Osteopathie schlagen die Autoren vor, sich wissenschaftlich-evidenzbasiert mit den historischen und anthropologischen Grundlagen der Osteopathie zu befassen und beides in einem kritischen Denkprozess zusammenzuführen.

LITERATUR

1. World Health Organization (WHO). International statistical classification of diseases and related health problems. 10th revision. Geneva: WHO; 2011.
2. Educational Council on Osteopathic Principles (ECOP). Glossary of osteopathic terminology. Chevy Chase, MD: American Association of Colleges of Osteopathic Medicine (AACOM); 2009.
3. World Health Organization (WHO). Benchmarks for training in osteopathy. Geneva: WHO; 2010.
4. Rogers FJ. Advancing a traditional view of osteopathic medicine through clinical practice. J Am Osteopath Assoc. 2005; 105(5): 255–259.
5. Fryer G. Call for papers: an invitation to contribute to a special issue on osteopathic principles. Int J Osteopath Med. 2011; 14(3): 79–80.
6. Johnson SM, Kurtz ME. Diminished use of osteopathic manipulative treatment and its impact on the uniqueness of the osteopathic profession. Acad Med. 2001; 76(8): 821–828.
7. Chaitow L. Is postural-structural biomechanical model within manual therapies viable? A JBMT debate. J Bodyw Mov Ther. 2011; 15(2): 130–152.
8. Tyreman SJ. The concept of function in osteopathy and conventional medicine: a comparative study [PhD thesis]. London: British School of Osteopathy; 2001.
9. Wagner C. Exploring a European osteopathic identity: analysis of professional profiles of European osteopathic organizations [Master's thesis]. Vienna: WSO-DUK; 2009.
10. Roberti di Sarsina P, Morandi A, Alivia M et al. Traditional and non-conventional medicine in Italy. Considerations on a social choice for the person-centered medicine. Advanced Therapies 2012; 1: 3–29.
11. Gevitz N. The DOs: osteopathic medicine in America. 2nd ed. Baltimore, MD: Johns Hopkins University Press; 2004.
12. Antonovsky A. Health, stress and coping. San Francisco, CA: Jossey-Bass; 1979.
13. Roberti di Sarsina P, Alivia M, Guadagni P. Traditional, complementary and alternative medical systems and their contribution to personalization, prediction and prevention in person-centered medicine. European Association for Predictive, Preventive and Personalized Medicine (EPMA) Journal. 2012; 3: 15.
14. Degenhardt BF, Johnson JC, Snider KT et al. Maintenance and improvement of interobserver reliability of osteopathic palpatory tests over a 4-month period. J Am Osteopath Assoc. 2010; 110(10): 579–586.
15. Barnes L, Laboy F 3rd, Noto-Bell L et al. A comparative study of cervical hysteresis characteristics after various osteopathic manipulative treatment (OMT) modalities. J Bodyw Mov Ther. 2013; 17(1): 89–94.
16. Shaw KA, Dougherty JJ, Treffer KD et al. Establishing the content validity of palpatory examination for the assessment of the lumbar spine using ultrasonography: a pilot study. J Am Osteopath Assoc. 2012; 112(12): 775–782.
17. Tozzi P, Bongiorno D, Vitturini C. Low back pain and kidney mobility: local osteopathic fascial manipulation decreases pain perception and improves renal mobility. J Bodyw Mov Ther. 2012; 16(3): 381–391.
18. European Federation of Osteopaths (EFO). Scope of osteopathic practice in Europe. Brussels: EFO; 2010.
19. Forum for Osteopathic Regulation in Europe (FORE). The European framework for standards of osteopathic practice. Brussels: FORE; 2010.
20. Canguilhem G. The normal and the pathological. New York: Zone Books; 1998.
21. Lancet [editorial]. What is health? The ability to adapt. Lancet 2009; 373(9666): 781.
22. Sterling P, Heyer J. Allostasis:a new paradigm to explain arousal pathology. In: Fisher S, Reason J, editors. Handbook of life stress, cognition and health. New York: Wiley & Sons; 1988. pp. 629–649.
23. Zink JG. Applications of the osteopathic holistic approach to homeostasis. American Academy of Applied Osteopathy Yearbook, 1973. pp. 37–47.
24. Evidence-Based Medicine Working Group. Evidence-based medicine. A new approach to teaching the practice of medicine. JAMA. 1992; 268(17): 2420–2425.
25. King HH, Janig W, Patterson MM, editors. The science and clinical application of manual therapy. Edinburgh: Churchill Livingstone / Elsevier; 2011.
26. Assendelft WJ, Morton SC, Yu EI et al. Spinal manipulative therapy for low back pain. Cochrane Database Syst Rev. 2004; (1): CD000447.
27. Cherkin DC, Sherman KJ, Deyo RA et al. A review of the evidence for effectiveness, safety and the cost of acupuncture, massage therapy, and spinal manipulation for low back pain. Ann Intern Med. 2003; 138: 898–906.
28. Licciardone JC, Brimhall AK, King LK. Osteopathic manipulative treatment for low back pain: a systematic review and meta-analysis of randomized controlled trials. BMC Musculoskelet Disord. 2005; 6: 43.
29. Stark J. Still's fascia. Pahl, Germany: Jolandos; 2007.
30. Jordan T. Swedenborg's influence on Sutherland's "primary respiratory mechanism" model in cranial osteopathy. Int J Osteopath Med. 2009; 12(3): 100–105.
31. Spiegel D. Healing words: emotional expression and disease outcome. JAMA. 1999; 281: 1328–1329.
32. Jerome JA, Foresman BH, D'Alonzo GE. Biobehavioral research. In: Chila A, editor. Foundations of osteopathic medicine. 3rd ed. Philadelphia: Wolters Kluwer/ Lippincott, Williams and Wilkins; 2011. ch.73.
33. Parsons J, Marcer N. Osteopathy: models for diagnosis, treatment and practice. Edinburgh: Elsevier Churchill Livingstone; 2006.
34. Still AT. Philosophy of osteopathy [reprint]. Kirksville, MO: American Academy of Osteopathy; 1971 [first published 1899]. pp. 234–249.
35. Jarrell J. Demonstration of cutaneous allodynia in association with chronic pelvic pain. J Vis Exp. 2009; (28) ii: 1232.

36. Tettambel M. Ostetrics. In: Ward RC, editor. Foundations of osteopathic medicine. 2nd ed. Philadelphia: Lippincott Williams and Wilkins; 2002. pp. 450–461.
37. Nelson KE. The management of low back pain: short leg syndrome / postural balance. J Am Osteopath Assoc. 1999; 9(1): 33–39.
38. Lavelle JM. Osteopathic manipulative treatment in pregnant women. J Am Osteopath Assoc. 2012; 112(6): 343–346.
39. Hensel KL, Pacchia CF, Smith ML. Acute improvement in hemodynamic control after osteopathic manipulative treatment in the third trimester of pregnancy. Complement Ther Med. 2013; 21(6): 618–626.
40. King HH, Tettambel MA, Lockwood MD et al. Osteopathic manipulative treatment in prenatal care: a retrospective case control design study. J Am Osteopath Assoc. 2003; 103(12): 577–582.
41. Amóstegui Azcúe JM, Ferri Morales A, Lillo De La Quintana C et al. Urinary incontinence and other pelvic floor damages: etilogy and prevention strategies. Rev Med Univ Navarra. 2004; 48(4): 18–31.
42. De Almeida BS, Sabatino JH, Giraldo PC. Effects of high-velocity, low-amplitude spinal manipulation on strength and the basal tonus of female pelvic floor muscles. J Manipulative Physiol Ther. 2010; 33(2): 109–116.
43. Franke H, Hoesele K. Osteopathic manipulative treatment for lower urinary tract symptoms in women. J Bodyw Mov Ther. 2014; 18(1): 92.
44. Sucher BM. Palpatory diagnosis and manipulative management of carpal tunnel syndrome. J Am Osteopath Assoc. 1994; 94(8): 647–663.
45. Sucher BM, Hinrichs RN. Manipulative treatment of carpal tunnel syndrome: biomechanical and osteopathic intervention to increase the length of the transverse carpal ligament. J Am Osteopath Assoc. 1998; 98(12): 679–686.
46. Licciardone JC, Buchanan S, Hensel KL et al. Osteopathic manipulative treatment of back pain and related symptoms during pregnancy: a randomized controlled trial. Am J Obstet Gynecol. 2010; 202(1): 43.e1–8.
47. Licciardone JC, Aryal S. Prevention of progressive back-specific dysfunction during pregnancy: an assessment of osteopathic manual treatment based on Cochrane Back Review Group criteria. J Am Osteopath Assoc. 2013; 113(10): 728–736.
48. Pennick V, Liddle SD. Interventions for preventing and treating pelvic and back pain in pregnancy. Cochrane Database Syst Rev. 2013; 8: CD001139.
49. Degenhardt BF, Kuchera ML. Update on osteopathic medical concepts and the lymphatic system. J Am Osteopath Assoc. 1996; 96: 97–100.
50. Mills MV, Henley CE, Barnes LLB et al. The use of osteopathic manipulative treatment as adjuvant therapy in children with recurrent acute otitis media. Arch Pediatr Adolesc Med. 2003; 157: 861–866.
51. Hayden C, Mullinger B. A preliminary assessment of the impact of cranial osteopathy for the relief of infantile colic. Complement Ther Clin Pract. 2006; 12: 83–90.
52. Lassovetskaia L. Applications of the osteopathic approach to school children with delayed psychic development of cerebro-organic origin. In: King HH, editor. Proceedings of International Research Conference: Osteopathy in pediatrics at the Osteopathic Center for Children in San Diego, CA, 2002. Indianapolis, IN: American Academy of Osteopathy; 2005. pp. 52–59.
53. Fryman VM, Carney RE, Springall P. Efficacy of osteopathic medical management on neurological development in children. J Am Osteopath Assoc. 1992; 92: 729–744.
54. Philippi H, Faldum A, Schleupen A et al. Infantile postural asymmetry and osteopathic treatment: a randomized therapeutic trial. Dev Med Child Neurol. 2006; 48: 5–9, discussion 4.
55. Cerritelli F, Pizzolorusso G, Renzetti C et al. A multicenter, randomized, controlled trial of osteopathic manipulative treatment on preterms. PLoS One. 2015; 10(5): e0127370.
56. Knebl JA, Shores JH, Gamber RG et al. Improving functional ability in the elderly via the Spencer technique, an osteopathic manipulative treatment: a randomized, controlled trial. J Am Osteopath Assoc. 2002; 102(7): 387–396.
57. Papa L, Mandara A, Bottali M et al. A randomized control trial on the effectiveness of osteopathic manipulative treatment in reducing pain and improving the quality of life in elderly patients affected by osteoporosis. Clin Cases Miner Bone Metab. 2012; 9(3): 179–183.
58. Lopez D, King HH, Knebl JA et al. Effects of comprehensive osteopathic manipulative treatment on balance in elderly patients: a pilot study. J Am Osteopath Assoc. 2011; 111(6): 382–388.
59. Fraix M, Gordon A, Graham V et al. Use of the SMART Balance Master to quantify the effects of osteopathic manipulative treatment in patients with dizziness. J Am Osteopath Assoc. 2013; 113(5): 394–403.
60. Mueller DM. The 2012-2013 influenza epidemic and the role of osteopathic manipulative medicine. J Am Osteopath Assoc. 2013; 113(9): 703–707.
61. Hodge LM. Osteopathic lymphatic pump techniques to enhance immunity and treat pneumonia. Int J Osteopath Med. 2012; 15(1): 13–21.
62. Noll DR, Degenhardt BF, Morley TF et al. Efficacy of osteopathic manipulation as an adjunctive treatment for hospitalized patients with pneumonia: a randomized controlled trial. Osteopath Med Prim Care. 2010; 4: 2.
63. Goldstein FJ, Jeck S, Nicholas AS et al. Preoperative intravenous morphine sulfate with postoperative osteopathic manipulative treatment reduces patient

analgesic use after total abdominal hysterectomy. J Am Osteopath Assoc. 2005; 105(6): 273–279.
64. Yurvati AH, Carnes MS, Clearfield MB et al. Hemodynamic effects of osteopathic manipulative treatment immediately after coronary artery bypass graft surgery. J Am Osteopath Assoc. 2005; 105(10): 475–481.
65. Crow WT, Gorodinsky L. Does osteopathic manipulative treatment (OMT) improve outcomes in patients who develop postoperative ileus: a retrospective chart review. Int J Osteopath Med. 2009; 12(1): 32–37.
66. Sleszynski SL, Kelso AF. Comparison of thoracic manipulation with incentive spirometry in preventing postoperative atelectasis. J Am Osteopath Assoc. 1993; 93: 834.
67. Radjieski JM, Lumley MA, Cantieri MS. Effect of osteopathic manipulative treatment of length of stay for pancreatitis: a randomized pilot study. J Am Osteopath Assoc. 1998; 98(5): 264–272.
68. Allen WA. Sports medicine. In: Ward RC, editor. Foundations of osteopathic medicine. 2nd ed. Philadelphia: Lippincott Williams and Wilkins; 2002. ch. 24.
69. Maffettone P. Complementary sportive medicine. Milan: Castello; 2002.
70. Zimaglia C. Sportive massage and complementary techniques. Milan: Edi-Ermes; 2011.
71. Larequi Y. Physiotherapy and osteopathy: a real holistic supervision of athletes. Rev Med Suisse. 2010; 6(258): 1504–1507.
72. Brolinson GP, McGinley SM, Kerger S. Osteopathic manipulative and the athlete. Curr Sports Med Rep. 2008; 7(1): 49.
73. Fishbein M, Middlestadt SE, Ottati V et al. Medical problems among ICSOM musicians: overview of a national survey. Med Probl Perform Art. 1998; 3: 1.
74. Chaitow L. Manual therapy of soft tissue. Principles and techniques of the positional release. Milan: Elsevier; 2009.
75. Shoup D. Survey of performance related problems among high school and junior high school musicians. Med Probl Perform Art. 1995; 10: 3.
76. Shoup D. An osteopathic approach to performing arts medicine. Phys Med Rehabil Clin N Am. 2006; 17(4): 853–864, viii.
77. Thomson OP, Petty NJ, Moore AP. Clinical decision-making and therapeutic approaches in osteopathy. A qualitative grounded theory study. Man Ther. 2014; 19: 44–51.
78. Greenhalgh S. Red flags:a guide to identifying serious pathology of the spine. Philadelphia: Elsevier; 2006.
79. Sizer PS, Brismée JM, Cook C. Medical screening for red flags in the diagnosis and management of musculoskeletal spine pain. Pain Practice. 2007; 7(1): 53–71.
80. Kendall NAS, Linton SJ, Main C. Psychosocial yellow flags for acute low back pain: "yellow flags" as an analogue to "red flags". Eur J Pain. 1998; 2: 87–89.
81. Kendall NAS, Linton SJ, Main Newton-John TC et al. Early intervention in acute back pain: problems with flying the yellow flag. Physiotherapy. 2001; 87(8): 397–401.
82. Sowden M, Hatch A, Gray SE et al. Can four key psychosocial risk factors for chronic pain and disability (yellow flags) be modified by a pain management program? A pilot study. Physiotherapy. 2006; 92: 43–49.
83. Skedung L, Arvidsson M, Young Chung J et al. Feeling small: exploring the tactile perception limits. Scientific Report. 2013; 3: 2617.
84. Sabini RC, Leo CS, Moore AE. The relation of experience in osteopathic palpation and object identification. Chiropr Man Therap. 2013; 21: 38.
85. Esteves JE, Spence C. Developing competence in diagnostic palpation: perspectives from neuroscience and education. Int J Osteopath Med. 2013; 17(1): 52–60.
86. Willard FH, Fossum C, Standley PR. The fascial system of the body. In: Chila A, editor. Foundations of osteopathic medicine. 3rd ed. Baltimore: Lippincott Williams and Wilkins; 2010. ch. 7.
87. Catala M. Embryonic and fetal development of structures associated with the cerebrospinal fluid in man and other species. Part I: The ventricular system, meninges and choroid plexuses. Arch Anat Cytol Pathol. 1998; 46(3): 153–169.
88. Burns L. Pathogenesis of visceral disease following vertebral lesions. Chicago: American Osteopathic Association; 1948.
89. Wynn TA. Cellular and molecular mechanisms of fibrosis. J Pathol. 2008; 214(2): 199–210.
90. Tozzi P. Does fascia hold memories? J Bodyw Mov Ther. 2014; 18(2): 259–265.
91. Liem T, McPartland JM, Skinner E. Cranial osteopathy: principles and practice. Edinburgh: Elsevier, Churchill Livingstone; 2004. pp. 340–342.
92. Finando S, Finando D. Fascia and the mechanism of acupuncture. J Bodyw Mov Ther. 2011; 15: 168–176.
93. Wolff J. The law of bone remodeling [translation of the 1892 German edition]. Berlin: Springer; 1986.
94. Rolf IP. Rolfing. Reestablishing the natural alignment and structural integration of human body for vitality and well-being. Rochester, VT: Healing Arts Press; 1989. p. 129.
95. Simons DG, Travell JG. Travell and Simons' myofascial pain and dysfunction: the trigger point manual. 2nd ed. Baltimore: Williams and Wilkins; 1999. pp. 8–9.
96. Selye H. The stress of life. New York: McGraw-Hill; 1956. Plate 3, or revised edition.
97. O'Connell JA. Bioelectric fascial activation and release. Indianapolis: American Academy of Osteopathy; 2000. 22–25: 59–78.
98. Rosner AL, Cuthbert SC. Applied kinesiology: distinctions in its definition and interpretation. J Bodyw Mov Ther. 2012; 16(4): 464–487.

99. Masi AT, Nair K, Evans T et al. Clinical, biomechanical, and physiological translational interpretations of human resting myofascial tone or tension. Int J Ther Massage Bodywork. 2010; 16;3(4): 16–28.
100. Swanson RL, 2nd. Biotensegrity: a unifying theory of biological architecture with applications to osteopathic practice, education, and research – a review and analysis. J Am Osteopath Assoc. 2013; 113(1): 34–52.
101. McMakin CR, Oschman JL. Visceral and somatic disorders: tissue softening with frequency-specific microcurrent. J Altern Complement Med. 2013; 19(2): 170–177.
102. Oschman JL. Energy medicine: the scientific basis. New York: Churchill Livingstone; 2000. pp. 1–40.
103. Oschman JL. Energy medicine in therapeutics and human performance. New York: Butterworth / Heinemann; 2003.
104. Hendryx JT, O'Brien RL. Dynamic strain-vector release: an energetic approach to OMT. Am Osteopath Assoc Journal. 2003; 10(3): 19–29.
105. Lazarev NV. 7th All Union Congress Physiology, Biochemistry, Pharmacology, Medicine. Moscow; 1947. p. 579.
106. Brekhman II, Dardymov IV. New substances of plant origin which increase non-specific resistance. Ann Rev Pharmacol. 1969; 9: 419–430.
107. McPartland JM, Skinner E. The biodynamic model of osteopathy in the cranial field. Explore (NY). 2005; 1(1): 21–32.
108. Nicholas AS, Nicholas EA. Atlas of osteopathic techniques. Philadelphia: Lippincott Williams and Wilkins; 2008.
109. De Stefano L. Greenman's principles of manual medicine. Baltimore: Lippincott Williams and Wilkins; 2010.
110. Nicholas AS, Nicholas EA. Atlas of osteopathic techniques. Philadelphia: Lippincott Williams and Wilkins; 2008. ch. 11.
111. Nicholas AS, Nicholas EA. Atlas of osteopathic techniques. Philadelphia: Lippincott Williams and Wilkins; 2008. ch. 7.
112. Nicholas AS, Nicholas EA. Atlas of osteopathic techniques. Philadelphia: Lippincott Williams and Wilkins; 2008. ch. 10.
113. De Stefano L. Greenman's principles of manual medicine. Baltimore: Lippincott Williams and Wilkins; 2010. ch. 8.
114. Yadava RL. Fulford percussion. In: Chila A, editor. Foundations of osteopathic medicine. 3rd ed. Philadelphia: Wolters Kluwer / Lippincott Williams and Wilkins; 2011. p. 866.
115. Nicholas AS, Nicholas EA. Atlas of osteopathic techniques. Philadelphia: Lippincott Williams and Wilkins; 2008. ch. 12.
116. Dowling DJ. Facilitated positional release. In: Chila A, editor. Foundations of osteopathic medicine. 3rd ed. Philadelphia: Wolters Kluwer/Lippincott Williams and Wilkins; 2011. p. 813.
117. Johnston WL. Functional technique. In: Chila A, editor. Foundations of osteopathic medicine. 3rd ed. Philadelphia: Wolters Kluwer/Lippincott Williams and Wilkins; 2011. p. 831.
118. Nicholas AS, Nicholas EA. Atlas of osteopathic techniques. Philadelphia: Lippincott Williams and Wilkins; 2008. ch. 9.
119. Glover JC, Rennie PR. Strain and Counterstrain approach. In: Chila A, editor. Foundations of osteopathic medicine. 3rd ed. Philadelphia: Wolters Kluwer/Lippincott Williams and Wilkins; 2011. p. 749.
120. Nicholas AS, Nicholas EA. Atlas of osteopathic techniques. Philadelphia: Lippincott Williams and Wilkins; 2008. ch. 12.
121. King HH. Osteopathy in the cranial field. In: Chila A, editor. Foundations of osteopathic medicine. 3rd ed. Philadelphia: Wolters Kluwer / Lippincott Williams and Wilkins; 2011. p. 728.
122. Nicholas AS, Nicholas EA. Atlas of osteopathic techniques. Philadelphia: Lippincott Williams and Wilkins; 2008. ch. 18.
123. Nicholas AS, Nicholas EA. Atlas of osteopathic techniques. Philadelphia: Lippincott Williams and Wilkins; 2008. ch. 13.
124. Van Buskirk RL. Still technique. In: Chila A, editor. Foundations of osteopathic medicine. 3rd ed. Philadelphia: Wolters Kluwer / Lippincott Williams and Wilkins; 2011. p. 849.
125. Nicholas AS, Nicholas EA. Atlas of osteopathic techniques. Philadelphia: Lippincott Williams and Wilkins; 2008. ch. 17.
126. Nicholas AS, Nicholas EA. Atlas of osteopathic techniques. Philadelphia: Lippincott Williams and Wilkins; 2008. ch. 8.
127. O'Connel JA. Myofascial release approach. In: Chila A, editor. Foundations of osteopathic medicine. 3rd ed. Philadelphia: Wolters Kluwer/Lippincott Williams and Wilkins; 2011. p. 698.
128. Nicholas AS, Nicholas EA. Atlas of osteopathic techniques. Philadelphia: Lippincott Williams and Wilkins; 2008. ch. 15.
129. Nicholas AS, Nicholas EA. Atlas of osteopathic techniques. Philadelphia: Lippincott Williams and Wilkins; 2008. ch. 14.
130. Crow WMT. Balanced ligamentous tension and ligamentous articular strain. In: Chila A, editor. Foundations of osteopathic medicine. 3rd ed. Philadelphia: Wolters Kluwer/Lippincott Williams and Wilkins; 2011. p. 809.
131. Nicholas AS, Nicholas EA. Atlas of osteopathic techniques. Philadelphia: Lippincott Williams and Wilkins; 2008. ch. 16.
132. Kuchera ML. Lymphatics approach. In: Chila A, editor. Foundations of osteopathic medicine. 3rd ed.

Philadelphia: Wolters Kluwer/Lippincott Williams and Wilkins; 2011. p. 786.
133. Essig-Beatty DR, Steele KM, Comeaux Z et al. Pocket manual of OMT: osteopathic manipulative treatment for physicians. Philadelphia: Lippincott Williams and Wilkins; 2006. ch. 1.
134. De Santi A, Mendico S, Santilli V. CARE (Communication, Hospitality, Respect, Empathy) Rehabilitation, editors. Manual of evaluation of communication in rehabilitative field. Rome: Superior Institute of Health (Rapports ISTISAN 13/1); 2013.
135. Risch A. The metaphor analysis. A combination of quantitative and qualitative research. In: Hengel R, Tozzi P, editors. Teaching osteopathic research. Edinburgh: Handspring Publishing; 2010. p. 39.
136. Selye H. The stress of life. New York: McGraw-Hill; 1956.
137. Schulkin J. Rethinking homeostasis: allostatic regulation in physiology and pathophysiology. Cambridge: MIT Press; 2010.
138. Zink JG, Lawson WB. An osteopathic structural examination and functional interpretation of the soma. Osteopath Ann. 1979; 7: 12–19.
139. Glonek T, Sergueff N, Nelson KE. Physiological rhytms/oscillations. In: Chila A, editor. Foundations of osteopathic medicine. 3rd ed. Philadelphia: Wolters Kluwer/Lippincott Williams and Wilkins; 2011. pp. 162–185.
140. World Health Organization. Traditional medicine strategy: 2014–2023. Geneva: WHO; 2013.
141. Fryer G. Teaching critical thinking in osteopathy – integrating craft knowledge and evidence-informed approaches. Int J Osteopath Med. 2008; 11(2): 56–61.

1

KAPITEL

2 Lokale Anpassungsreaktion: somatische Dysfunktion

Giampiero Fusco

ÜBERSICHT

Adaptation ist ein Anpassungsprozess als individuelle Reaktion auf Stress. Jeder Mensch lebt in einer Umgebung, in der ihm täglich Stressreize (Stressoren) begegnen können. Zur Gesunderhaltung dienen individuelle Strategien, die unterschiedliche adaptive Elemente (physiologische, psychosoziale, kognitive, soziokulturelle und spirituelle) beinhalten. Selye beschrieb das lokale Adaptationssyndrom (LAS) als reaktive chronische Entzündung des Gewebes, die stressbedingt durch chemische, physikalische, biologische, psychologische, emotionale und Umweltreize ausgelöst wird. Diese Reize bewirken eine lokale Irritation, die über einen verlangsamten Blutfluss zur Retention von Toxinen führen kann. Auf dieser Grundlage entsteht ein Teufelskreis: Die Gewebetextur kann sich verändern, weil sich das Gewebe unter der täglichen Belastung durch verschiedenartige Stressoren verändert [1]. Die „Stressor-Last" selbst ist eine Variable, die von einem Moment zum anderen eine Anpassung des Körpers induzieren kann oder die intrinsischen Selbstheilungskräfte konstant aktiviert. Deshalb lassen sich die Auswirkungen von Stress einerseits als Polymorphismen (individuelle psychologische, soziale, biochemische Merkmale) und andererseits als variable Anpassungsreaktion charakterisieren. Die Gewebeantwort auf einen Stressor kann als lokale Adaptation nicht nur die Funktionen „in situ" wieder in Ordnung bringen, sondern den Anstoß zu einer generellen Wiederanpassung geben [2]. Adaptation ermöglicht ein Gesundheitsverständnis aus biologischer und philosophischer Sicht. Darüber hinaus zählt das Konzept zu den wichtigen theoretischen Grundlagen der osteopathischen Medizin, die Still uns hinterlassen hat.

2.1 Somatische Dysfunktion als Schlüssel zum Verständnis einer lokalen Adaptation

Die jetzt in „somatische Dysfunktion" (SD) umbenannte osteopathische Läsion galt als einer der Primarfaktoren, die Einfluss auf die Körperökonomie haben, und als Ursache vieler Krankheiten. Laut Tasker [3] steht der Begriff „Läsion" in der Osteopathie für „etwas, das mehr ist als eine Verletzung oder Wunde in irgendeinem Körperbereich". Jede strukturelle Veränderung, die sich negativ auf die Gewebefunktion auswirkt, wird als Läsion bezeichnet. Manchmal lassen sich strukturelle Veränderungen palpieren, doch weil sie die Funktion nicht beeinträchtigen, sind es keine Läsionen. Tasker verdeutlicht dies am Unterschied zwischen einer Wirbelfehlbildung, die keinen Einfluss auf die Gewebefunktionalität hat, also keiner Läsion im osteopathischen Sinne entspricht, und einer Gelenksubluxation, die sich negativ auf die Wirbelsäulenmechanik und auf die Neurophysiologie der dazugehörigen Gewebe auswirkt. In Taskers eigenen Worten heißt es [3]:

The pressure of these structural lesions exerted on the media of communication and exchange, nerves and blood vessels, is believed to be the chief element active in producing and maintaining functional disorders. This is the central principle of osteopathic practice. Lesions may be present in any tissue, but their existence is most easily recognized in bone, ligament and muscle. Dislocations and subluxations of bones, thickened ligaments and contracted muscles constitute the usual varieties of lesions. A true lesion is usually palpable; the functional disturbance is related anatomically and physiologically; there is hyperaesthesia at the palpable area. These three conditions constitute the characteristics of the lesion as it is designated by the osteopath. Its palpability may vary between very wide limits; the anatomical and physiological association between the location of the structural change and functional derangement may be direct or indirect; the hyperaesthesia distinct or indistinct, still, the diagnostician is justified in centering attention upon the lesion if a reasonable amount of association can be detected.[1]

Wenn wir die somatische Dysfunktion (SD) analog zum lokalen Adaptationssyndrom (LAS) betrachten, können wir sie als mechanisch-physiologische Reaktion definieren, die reaktiv bzw. adaptiv sein und / oder chronische exogene und endogene Schäden verursachen kann. Um zu überleben, kommt es zu Gewebereaktionen durch Modifikation folgender vier Parameter: (1) Veränderung der Gewebetextur, (2) strukturelle und funktionelle Asymmetrie, (3) Bewegungsrestriktion und (4) Tastempfindlichkeit (Tenderness) des Gewebes. Seit Beginn des 20. Jahrhunderts wird versucht, durch klinische Forschung, biologische und pathophysiologische Untersuchungen sowie SD-Modelle zu klären, warum diese Veränderungen auftreten und welche Folgen sie haben könnten. In diesem Kapitel wollen wir Studien und deskriptive SD-Modelle (vom mechanischen bis zum neurologisch-nozizeptiven) analysieren und die von allen Praktizierenden geteilte Definition besprechen (Kasten 2.1), um dann aktuelle Modelle zu beschreiben, deren Aufmerksamkeit sich auf Faszien als (fasziogenen) Ursprung der somatischen Dysfunktion richtet.

Kasten 2.1: Definition und diagnostische Kriterien einer somatischen Dysfunktion (nach [1])

- *Somatische Dysfunktion:* eingeschränkte oder veränderte Funktion somatischer (Körper-) Strukturen. Beteiligt sein können Knochen, Muskelfaszien und Gelenke mit den zugehörigen Gefäß-, Lymph- und Nervenstrukturen. Eine somatische Dysfunktion wird mit osteopathischen Manipulationen (OMT) behandelt. Die Lage- und Bewegungsaspekte einer somatischen Dysfunktion lassen sich am besten mit mindestens einem der folgenden drei Parameter beschreiben: (1) durch Palpation bestimmte Position und Lagebeziehung zu einer spezifischen Funktion; (2) freiere Bewegungsrichtungen; (3) eingeschränkte Bewegungsrichtungen (Restriktion).
- *Segmentale Dysfunktion:* Dysfunktion in Nähe einer bestimmten segmentalen Bewegungseinheit. Tastbar sind Merkmale, die mit einer somatischen Dysfunktion im jeweiligen Segment einhergehen (vgl. STAR und TART). Das Konzept einer kompletten motorischen Asymmetrie / spiegelbildlicher Bewegungsasymmetrien wird durch die Reaktionen auf motorische Signale in Höhe des dysfunktionalen Segments gestützt.
- *STAR:* Abkürzung für vier diagnostische Kriterien einer somatischen Dysfunktion: veränderte **S**ensitivität, abweichende **T**extur des Gewebes, **A**symmetrie und qualitativ / quantitativ veränderter Bewegungsumfang (**R**ange of Motion).
- *TART:* Abkürzung für vier diagnostische Kriterien einer somatischen Dysfunktion: abweichende **T**extur, **A**symmetrie, Bewegungseinschränkung (**R**estriktion) und Tastempfindlichkeit des Gewebes (**T**enderness).

[1] Educational Council on Osteopathic Principles (ECOP). Glossary of osteopathic terminology. Chevy Chase, MD: American Association of Colleges of Osteopathic Medicine; 2009. http://www.aacom.org/re-sources/bookstore/Pages/glossary.aspx.

[1] „Der Druck, den diese strukturellen Läsionen auf die Kommunikation und Austausch vermittelnden Nerven und Blutgefäße ausüben, wird als aktives Hauptelement für die Entstehung und Aufrechterhaltung von Funktionsstörungen gesehen. Dies ist ein zentrales Prinzip osteopathischer Praxis. Läsionen können in jedem Gewebe vorhanden sein, lassen sich aber am leichtesten in Knochen, Bändern und Muskeln erkennen. Die üblichen Läsionsformen sind Dislokationen und (Sub-)Luxationen von Knochen, Verdickung von Bändern und Muskelkontraktionen. Eine echte Läsion ist gewöhnlich zu palpieren und anatomisch-physiologisch mit einer funktionellen Störung verbunden; der tastbare Bereich ist überempfindlich (Hyperästhesie). Diese drei Merkmale charakterisieren eine Läsion im osteopathischen Sinne. Die Palpierbarkeit kann stark variieren, die Orte der strukturellen und funktionellen Veränderungen können anatomisch und physiologisch in einem direkten oder indirekten Zusammenhang stehen, die Hyperästhesie klar begrenzt oder umschrieben sein – trotzdem richtet der Diagnostiker zu Recht seine Aufmerksamkeit auf die Läsion, wenn sich genügend Verbindungen entdecken lassen."

2.2 Bedeutung von Reflexen in der Osteopathie

In der osteopathischen Medizin spielte das Nervensystem von Anfang an eine wichtige Rolle als mögliche Erklärung für die Auswirkungen einer somatischen Dysfunktion (SD) und der osteopathischen manipulativen Therapie (OMT). Beide schienen reflexvermittelt zu sein [4]. Unter physiologischen und pathologischen Bedingungen treten komplexe Reaktionen im Körper auf, die auf vier Grundreflexarten beruhen. Jeder Reflex umfasst theoretisch einen afferenten, von Sinnesrezeptoren aufsteigenden Schenkel, einen spinalen bzw. zentralen Teil und einen efferenten Schenkel, der normalerweise das motorische Element einer somatischen (muskuloskelettalen) oder viszeralen Struktur ist und in Synapsen endet, über die diese Struktur aktiviert oder gehemmt werden kann. Fast alle Reflexbögen / -netzwerke können noch durch andere exzitatorische oder inhibitorische Signale beeinflusst werden, von den höchsten bis zu den niedrigsten Ebenen des zentralen Nervensystems (ZNS). Das Grundmuster eines Reflexes ist ein einfaches Signal, das von einer Muskelspindel stammt und über eine Quadrizeps-Kontraktion den Patellarsehnenreflex auslöst (Reiz-Reaktions-Modell). Dieser myotaktische Reflex (bei Beklopfen der Patellarsehne wird der Unterschenkel automatisch gestreckt) ist allerdings ein vereinfachtes Beispiel [5].

Unterschieden werden vier Grundmuster: somatosomatische, somatoviszerale, viszerosomatische und viszeroviszerale Reflexe.

- *Somatosomatische Reflexe* [4]: Äußere Reize an der Körperoberfläche können eine somatische Reaktion auslösen. Dabei kann es sich z. B. um thermische Reize, chemische Irritationen, mechanische oder Umgebungsstressoren handeln. Als Basiskriterium muss der Reiz stark genug sein, um die Schwelle der spezifischen Reflexaktivität zu überschreiten. Somatosomatische Reflexe gelten als die ältesten (primitiven) Reflexe des Menschen.
- *Somatoviszerale Reflexe:* Hierbei werden somatische Rezeptoren durch Reize stimuliert, deren Erfolgsorgan (Effektor) eine viszerale Struktur ist. Efferente sympathische Nervenzellen bilden im intermediolateralen Teil des Rückenmarks die zentralen Synapsen für somatoviszerale Reflexe. Ob ein somatischer Reiz tatsächlich viszerale Funktionen beeinflussen kann, wird noch untersucht [6]. Ein geeigneter Stimulus kann über das vegetative Nervensystem z. B. eine vasomotorische Reaktion auslösen, da sich die Zellen im intermediolateralen Teil an der Grenze zwischen thorakalem und lumbalem Rückenmark befinden und sympathische Reflexantworten induzieren. Ihre Nervenendigungen in der glatten Gefäßmuskulatur können bei entsprechender Aktivierung zu einer Vasokonstriktion führen.
- *Viszerosomatische Reflexe* [4]: Hier ruft der Reiz aus einer viszeralen Struktur eine somatische Reaktion hervor. Über die Synapsen zentraler Verbindungen mit den Vorderhornzellen kann als autonome afferente Reaktion ein somatisches efferentes Neuron stimuliert werden. Zwischen den zahlreichen Verbindungen der autonomen Nervenbahnen gibt es Synapsen mit nozizeptiven Afferenzen, die zum Auftreten von Schmerzen beitragen könnten. Dass es sich dabei um isolierte Reflexe handelt, ist unwahrscheinlich, denn die autonomen sensiblen Bahnen aus den Eingeweiden haben Synapsen im intermediolateralen Teil des Rückenmarks, über die sehr viel komplexere (polysynaptische) Reflexe entstehen. Viszerosomatische Reflexe können Gewebeveränderungen auslösen, die als spezifische Sekundäreffekte das Vorliegen einer somatischen Dysfunktion bestätigen. In dieser Hinsicht werden in der Osteopathie verschiedene Effekte in Betracht gezogen, etwa (über mehrere Segmente) ausgedehnte Kontrakturen quergestreifter Muskulatur, Veränderungen der Gewebedurchblutung und der Schweißdrüsenaktivität, die sich möglicherweise über das Dermatomgebiet des betroffenen Organs behandeln lassen. Das reicht zwar nicht für eine definitive Differenzialdiagnose, doch in einigen Fällen wiesen die osteopathischen Befunde prognostisch auf Komplikationen oder Verschlechterungen im Viszeralbereich hin.
- *Viszeroviszerale Reflexe* [4]: Ihnen liegen primär autonome Mechanismen zugrunde. Der Reflex geht von einem viszeralen Reiz aus und gelangt

über das vegetative Nervensystem zum selben (Effektor-)Organ zurück. Viszerale Afferenzen werden zum Rückenmark bzw. Hirnstamm geleitet und stimulieren über Interneurone eine efferente Aktivität in sympathischen und / oder parasympathischen Motoneuronen.

Im Rückenmark kommen unterschiedliche Reize / Reflexe zusammen. In der grauen Substanz der Medulla spinalis konvergieren afferente und efferente, somatische und viszerale Stimuli. In einigen Bereichen (Rexed-Area I und V) scheinen sich die somatischen und viszeralen Nozizeptoren-Inputs beträchtlich zu überlappen [5]. Obwohl sie verschiedene Reflexe auslösen, werden die Reize in einem integrierten System weitergeleitet, in dem Afferenzen aus der Haut, aus somatischen und viszeralen Geweben zusammenlaufen und direkt oder indirekt mit efferenten Bahnen in Kontakt treten, die zum Bewegungsapparat, zu autonomen Effektorzellen / -organen, benachbarten oder entfernteren Spinalsegmenten und zu höheren Zentren (Hirnstamm, Thalamus und Hypothalamus) ziehen. Im Rückenmark vereinen sich die afferenten und efferenten Bahnen mit Bahnen, die aus supraspinalen Zentren (Hirnstamm und Hypothalamus) absteigen und Informationsprozesse der Körpergewebe modulieren. So wird das Rückenmark zu einer programmierenden und verarbeitenden Schaltstelle in spinalen Reflexbögen [6] (➤ Abb. 2.1).

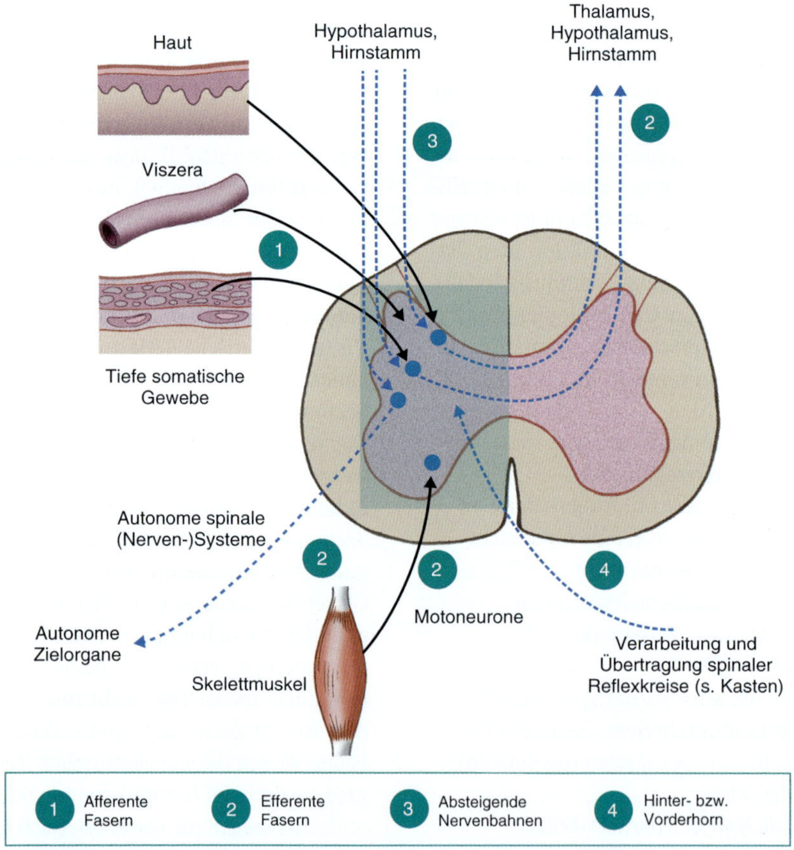

Abb. 2.1 Vier Reflexarten und das Rückenmark als programmierende Schaltstelle. Modifiziert nach Jänig W. Vagal afferents and visceral pain. In: Undem B, Weinreich D, editors. Advances in vagal afferent neurobiology. Boca Raton, FL: CRC Press; 2005. pp. 465–493.

2.3 Studien zur somatischen Dysfunktion

2.3.1 Frühe Studien

Die ersten Untersuchungen zur stressbedingten Entstehung einer somatischen Dysfunktion (SD) und zu somatoviszeralen Auswirkungen dysfunktionaler Wirbelsäulensegmente führte Dr. Louisa Burns [7] durch, die ihr Leben der osteopathischen Forschung widmete. Sie definierte die „knöcherne Läsion" (wie die somatische Dysfunktion vor der Umbenennung in osteopathische Läsion hieß) als Läsion, die sich künstlich erzeugen ließ, wenn man einen Wirbel für kurze Zeit in einer anormalen Position gegenüber den angrenzenden Segmenten hielt. Die frühen Studien deuteten darauf hin, dass die (Zeit-)Dauer der knöchernen Läsion sowohl für das Verständnis der segmentalen Wirkungen im betroffenen Wirbelbereich als auch der viszeralen Reaktionen im zugehörigen autonomen Innervationsgebiet wichtig ist. Burns forschte im Labor an Versuchskaninchen, bei denen sie experimentell eine somatische Dysfunktion „reproduzierte", um die zellulären Wirkungen in den – neurologisch mit dem geschädigten Segment verbundenen – Geweben überprüfen und quantifizieren zu können. Dies schloss auch Veränderungen von Organfunktionen im jeweiligen Innervationsgebiet mit ein. Burns' Hypothese lautete, dass die Veränderungen autonom vermittelt sind, weil die Blutversorgung der Organe über das vegetative Nervensystem beeinflusst werden könne (Vasokonstriktion). Es ging praktisch um das, was wir heute als somatoviszerale Effekte bezeichnen. Die Untersuchung zeigte eine Schwellung (Kongestion) in der tiefen paraspinalen Muskulatur, die mit physiologischen Veränderungen (die Burns „Kontraktion" nannte) in der Umgebung sowie Muskelödemen und petechialen Blutungen in Organen des Innervationsgebiets einherging. In den Zielgeweben kam es zu einer hyalinen Degeneration und Hyperplasie des Bindegewebes. Bei den aus dem Läsionsgebiet innervierten Muskeln bestanden die Veränderungen hauptsächlich in einer erhöhten Milchsäurekonzentration und Schwellung kleiner Blutgefäße mit anschließender chronischer Fibrosierung. Es sei nochmals wiederholt, dass dies alles autonom (durch das vegetative Nervensystem) vermittelte Veränderungen sein sollten.

Im Hinblick auf die viszerosomatischen Zusammenhänge haben sich Osteopathen besonders für somatische Dysfunktionen bei Organpathologien interessiert [8]. Die meisten registrierten ähnliche Befunde. In einer Doppelblindstudie wurden 5000 hospitalisierte Patienten mit organischen Diagnosen auf das Vorliegen einer somatischen Dysfunktion untersucht; bei den meisten Patienten mit viszeralen Erkrankungen fanden sich in mehr als einer Region deutlich häufiger segmentale Bezüge. Die ältesten osteopathischen Untersuchungen zu fazilitierten Segmenten bzw. viszerosomatischen Reflexen lassen einen direkten Zusammenhang zwischen der OMT-Behandlung eines dysfunktionalen T12-/L1-Segments und dem Blutglukosespiegel vermuten [9]. Nachdem Bandeens Studie kürzlich überprüft wurde [10], scheint sich zu bestätigen, dass die Stimulation von T12/L1, wenn sie durch eine Stimulation des Pankreas in Richtung der Rippen II – V ergänzt wird, den Blutglukosespiegel signifikant beeinflussen [11]. Burns hat auch Studien zu viszerosomatischen Interaktionen [12] im Rahmen von Lungen- [13] und Herzleiden [14] durchgeführt, während Beal die Prävalenz viszerosomatischer Dysfunktionen bei Patienten mit Herzerkrankungen untersuchte, etwa eine Kardiopathie in Verbindung mit einer somatischen Dysfunktion in Höhe von T1 – T3 [15], Koronargefäß- [16] und Lungenerkrankungen [17]. Hix [18, 19] testete zusätzlich im Labor von Denslow und Korr an Ratten, wie sich die Stimulation von Nieren und Harnwegen auf spezifische Bewegungsmuster auswirkt.

In einer anderen Studie [20] wurde versucht, mit einer osteopathischen Technik am Wirbelsegment T11 die Nebennierenfunktion zu beeinflussen; obwohl die Aldosteronspiegel der behandelten Hypertonie-Patienten signifikant sanken, blieb ihr Blutdruck unverändert hoch. Johnston [21, 22] befasste sich mit der schwierigen Erkennbarkeit viszeraler Reflexe und untersuchte dann die Palpationsbefunde bei Patienten mit Hypertonie [23–25] und Nierenerkrankungen [26]. Gwirtz und Kollegen [27] haben überprüft, ob eine Myokardischämie tatsächlich den paraspinalen Muskeltonus im Bereich von T2 – T3 erhöht und ob der Anstieg durch elektromyografische Messungen objektiviert sowie beim Palpieren entdeckt werden kann. Bei 92 Patienten mit Typ-2-Diabetes mellitus kontrollierten Licciardone und Kollegen [28] Tastbefunde, die eine rechtsseitig veränderte Gewebekonsistenz und Tastempfindlichkeit in Höhe von T12 – L2 anzeigten. Diese Befunde stimmen mit dem viszerosomatischen Verteilungsmuster von pathophysiologischen Nieren- bzw. diabetischen renalen Veränderungen überein.

2.3.2 Neurophysiologische Studien von Irvin M. Korr

Gemäß den osteopathischen Prinzipien können Gelenke und Weichgewebe von einem funktionellen und / oder anatomischen Ungleichgewicht betroffen sein. Solche Dysbalancen können sowohl lokale als auch Fernwirkungen entfalten. Sie hängen direkt oder indirekt mit pathologischen Einflüssen zusammen, lassen sich palpieren und sprechen auf eine OMT-Behandlung an. Dr. Irvin Korr [29] erforschte die neurophysiologischen Grundlagen für das Auftreten einer somatischen Dysfunktion. Seine Studien zeigen, dass eine somatische Dysfunktion verschiedene Aspekte haben kann, unter anderem:

- Tastempfindlichkeit (Tenderness), besonders von Muskeln und spinalen Geweben
- (reflektorische) Hyperirritabilität / Überreiztheit durch veränderte Muskelaktivität im Zustand der Dauerkontraktion
- Veränderungen der Gewebetextur von Muskeln, Bindegewebe und Haut
- Veränderungen der lokalen Durchblutung / im Austausch zwischen Blut und Gewebe
- Veränderungen viszeraler und anderer Funktionen, die vom autonomen (vegetativen) Nervensystem gesteuert werden

Da diese Feststellungen klinisch und durch frühere Studien bestätigt worden sind, fragte sich Korr:

- Wie kommen diese Wirkungen zustande, und welche Schlüsselfaktoren sind für manifeste Struktur- und Stellungsanomalien verantwortlich?
- Was ist der innere Kern einer somatischen Dysfunktion und worauf beruhen die in der Peripherie tastbaren Effekte?
- Welche Veränderungen resultieren tatsächlich aus einer effektiven Manipulation?

Auch wenn viele Aspekte bis heute noch nicht vollständig geklärt sind, war es Korr, der ihre Untersuchung angeregt und selber Studien auf diesem Gebiet durchgeführt hat. Er stellte fest, dass die meisten Wirkungen innerhalb des Nervensystems auf Prinzipien verweisen, die auch eine osteopathische Behandlung untermauern. Nachdem er die mit somatischen und viszeralen Afferenzen und Efferenzen korrelierenden Nervenbahnen und ihre Verbindungen auf segmentaler und axialer Ebene definiert hatte, erklärte Korr, „die Aktivität von Haut, Muskeln, Weichgeweben, Organen und Zellen wird direkt durch die Aktivität motorischer Nerven bestimmt" [29]. Entscheidend für die Aktivität ist die Anzahl der Nervenfasern und der Impulse, die jede einzelne efferente Nervenfaser weiterleitet. Die Stärke einer Muskelkontraktion (Anspannung oder Grad der Verkürzung) verhält sich proportional zur Anzahl der Motoneurone, die sich genau in diesem Moment entladen, und zur durchschnittlichen Impulsrate pro Sekunde, mit der jede Nervenfaser den Muskel versorgt („befeuert"). Diese Bombardierung mit Impulsen kann im Prinzip zu einer erhöhten Erregbarkeit führen, die sich dann bis ins autonome Nervensystem und auf verschiedene Organe / Körpersysteme ausbreiten kann. Die Innervation von Muskeln und Organen erfolgt üblicherweise durch den Sympathikus, und Korr trat in die „Fußstapfen" von Burns' Studien, als er den spinothalamischen Trakt als Leitungsbahn für sekundäre (schmerzbedingte) und psychologische Effekte beschrieb. Im interneuronalen Netzwerk gelten die Prinzipien der Gegenseitigkeit (Reziprozität) und Konvergenz, die auch erklären können, wie es zu lokalen und Fernwirkungen kommt.

Eine wichtige Rolle wird der Propriozeption und afferenten Nervenfasern aus dem Viszeralbereich zugeschrieben, ebenso wie Rezeptoren, die vermehrte Impulse für die Reizleitung im neuronalen Netz erzeugen können. Die gemeinsame Endstrecke stellt das motorische System dar, das ständig ein dynamisches Gleichgewicht zwischen allen exzitatorischen und inhibitorischen Einflüssen aufrechterhält, die aus zahlreichen Neuronen hier zusammenlaufen [30]. Propriozeptoren und einige höhere Zentren sorgen für einen konstanten Tonus und wirken somit als Modulatoren. Das Gleichgewicht variiert dagegen von einem Moment zum anderen, um sich auf innere und äußere Umgebungsänderungen einzustellen und als bewusste (willentliche) Reaktion. Funktionelle Veränderungen führen dazu, dass sich das Gleichgewicht zu sehr und zu lange in die eine oder andere Richtung (Erregung oder Hemmung) verschiebt. Die kollektive Wirkung präsynaptischer Fasern auf der gemeinsamen Endstrecke zeigt sich auch in Phänomenen, die als Verstärkung und Fazilitation bekannt sind. Vorderhornzellen müssen zuerst exzitatorische Impulse von einer Reihe präsynaptischer Fasern erhalten, bevor sie eine Entladung in Muskelfasern induzieren können. Mit anderen Worten: Bevor ein bestimmter Stimulus (z. B. auf der Haut) eine Reflexantwort im Muskel auslösen kann, müssen die Vorderhornzellen durch Impulse anderer exzitatorischer Fasern, mit denen sie über Synapsen verbunden sind, „aufgeheizt" bzw. „bis an den Rand" gebracht (fazilitiert) werden. Die Spannung der efferenten Neurone muss kurz vor der Erregungsschwelle sein.

Um nachzuvollziehen, welche Rolle eine somatische Dysfunktion in der Entwicklung einer neuralen Hyper- oder Hypoaktivität und für die Folgen in den innervierten Organen spielt, griff Korr die Studien auf, die Denslow [31, 32] am College of Osteopathy and Surgery in Kirksville durchgeführt hatte. Denslow ging von der klinischen Beobachtung aus, dass sich spinale Streckmuskeln (Extensoren) bei Druckausübung auf einen dysfunktionalen Wirbel-Dornfortsatz stärker kontrahieren, und diese Kontraktion lässt sich zudem mit weniger Druck als bei einem normalen Wirbel auslösen. Er wollte daher untersuchen, ob und in welchem Ausmaß sich ein dysfunktionales Segment in Bezug auf die Reflexschwelle von einem normalen unterscheidet. Die Muskelaktivität wurde elektromyografisch, d. h. durch Aufzeichnung der elektrischen Signale, bestimmt. Mit einem kalibrierten Druckmesser wurde der Daumendruck auf die Dornfortsätze simuliert, um messbare Reize anzuwenden. In jedem Wirbelsegment wurde der Druck auf den Dornfortsatz allmählich gesteigert, bis das Elektromyogramm eine Muskelaktivität registrierte: Dies wurde als Reflexschwelle des jeweiligen Segments festgelegt. Der Reflexbogen umfasste somit den Dornfortsatz, die Hinterwurzel, ein Interneuron, Vorderhornzellen und Muskelfasern. Die Studie zeigte, dass die Reflexschwelle eines dysfunktionalen Segments deutlich niedriger ist als bei einem normalen Segment und umso niedriger liegt, je stärker eine Dysfunktion ist. Aus weiteren Studien wurde gefolgert, dass die Vorderhornzellen im dysfunktionalen Segment das eigentliche Zentrum der (dysfunktionalen) Konvergenz bilden und auch bei der Stimulierung normaler Segmente aktiviert werden können. Aus experimentellen Studien konnte die Hypothese abgeleitet werden, dass ein γ-Motoneuron-Kreis („Gamma-Loop") die niedrige Reflexschwelle aufrechterhalten und somit eine wichtige Rolle für die Entstehung einer somatischen Dysfunktion auf einer gemeinsamen efferenten Endstrecke spielen könnte. Daraus folgerte Korr, dass auch andere Neurone fazilitiert werden könnten, wie z. B. die präganglionären sympathischen und spinothalamischen Fasern, die Schmerzempfindungen zu höheren Zentren leiten.

Dass die autonome Reflexschwelle veränderlich ist, wurde anhand der Schweißdrüsenaktivität überprüft und mit Messungen der elektrischen Hautleitfähigkeit in dysfunktionalen und normalen Bereichen bestätigt. Gemessen wurden auch Veränderungen der sympathisch kontrollierten vasomotorischen Aktivität. Andere Studien untersuchten, wie sich Viszeralfunktionen durch die Aktivität der Seitenhornzellen verändern, z. B. Nierendurchblutung (renaler Blutfluss), glomeruläre Filtration und tubuläre Sekretion. Angesichts der Vielzahl kausaler und fazilitierender Faktoren von Dysfunktionen wird verständlich, dass eine somatische Dysfunktion wie eine Sammellinse fungiert, die irritationsbedingte und auf benachbarte Segmente übertragene Reizimpulse bündeln und in den efferenten Informationsfluss einleiten kann. Unter neurologischen Gesichtspunkten definierte Korr eine somatische Dysfunktion als *„ein Rückenmarksegment, das durch endogene Impulse, die über die entsprechende Hinterwurzel eintreten, in einem fazilitierten Zustand verharrt; daher sind alle Strukturen, die efferente Nervenfasern aus solchen Segmenten erhalten, potenziell einer exzessiven Erregung oder Hemmung ausgesetzt"*[2] [29] (Kasten 2.2).

[2] "A facilitated segment of the spinal cord, maintained in that state by endogenous impulses entering the corresponding dorsal root; all the structures that receive efferent nerve fibers from such segments are, therefore, potentially exposed to excessive excitation or inhibition."

Kasten 2.2: Von Korr [1–4] beschriebene Kernthesen

- Eine somatische Dysfunktion ist typischerweise mit einem Rückenmarksegment mit niedriger motorischer Reflexschwelle assoziiert.
- Die Absenkung der Reflexschwelle führt zur Übererregbarkeit (Hyperexzitabilität) von Motoneuronen im Vorderhorn. Diese sind durch unterschiedliche Stimuli aus allen Neuronen, mit denen sie Synapsen bilden, einschließlich Afferenzen aus den involvierten Wirbeln, übermäßig erregbar.
- Deshalb scheint eine somatische Dysfunktion weniger im Zentrum einer Irritation zu stehen, als vielmehr Reize aus dem betroffenen Spinalsegment und aus größerer Entfernung zu bündeln.
- Eine somatische Dysfunktion ist mit dem Konzept einer neurologischen spinalen Fazilitation vereinbar, d. h. einem endogen durch unterschwellige Reize bedingten Dauererregungszustand eines Rückenmarksegments, dessen Strukturen über efferente Nervenfaserverbindungen potenziell einer exzessiven Erregung oder Inhibition ausgesetzt sind.

QUELLEN

1. Korr IM. The neural basis of the osteopathic lesion. American Academy of Osteopathy Yearbook; 1953. pp. 76–85.
2. Sherrington CS. Correlation of reflexes and the principle of the common path. Brit Assoc Rep. 1904; 74: 728–741.
3. Denslow JS. An analysis of the variability of spinal reflex thresholds. J Neurophysiol. 1944; 7: 207–215.
4. Denslow JS, Korr IM, Krems AD. Quantitative studies of chronic facilitation in human motoneuron pools. Am J Physiol. 1947; 105: 229–238.

Falls Propriozeptoren eine wichtige Rolle bei biomechanischen Ungleichgewichten spielen, ist die Bedeutung von Afferenzen beim Entstehen einer somatischen Dysfunktion ebenfalls zu bedenken. Tatsächlich können alle Afferenzen – über Interneurone – Einfluss auf ein dysfunktionales Segment ausüben, egal ob sie über segmentale Bahnen mit ihm verbunden sind oder nicht. Hinzu kommt der Einfluss, den höhere Zentren und absteigende Bahnen auf das inhibitorische / exzitatorische Gleichgewicht haben können. Demnach sollte eine somatische Dysfunktion in diesem Kontext nicht als Ursache, sondern als einer der zusammenwirkenden Faktoren betrachtet werden. Sie bewirkt eine „Adaptation", indem sie eine exzessive neurophysiologische Gewebebelastung durch Informationsströme und Fließdynamiken auf „Null" setzt (austariert), um dem Individuum ein Überleben, wenngleich auf Kosten seiner Gesundheit, zu ermöglichen. Das Konzept der lokalen Anpassung ist nach Ansicht der Autoren bereits vollständig in Korrs Studien angelegt.

2.4 Nozizeptives Modell der somatischen Dysfunktion

Weiterführende Untersuchungen zu Korrs Studien haben die Aufmerksamkeit allmählich auf das nozizeptive System als Triebfeder und unterhaltender Faktor einer somatischen Dysfunktion gelenkt, da die freien Nervenendigungen im Gewebe am stärksten auf eine sympathische Aktivierung ansprechen. Das macht es eher unwahrscheinlich, dass eine somatische Dysfunktion durch neuromuskuläre (Spindel-)Impulse unterhalten wird, selbst wenn sich nicht ausschließen lässt, dass gleichzeitig noch eine „Gammaschleife" (Gamma-Loop) vorhanden ist. An dem Punkt kam der Vorschlag, eine somatische Dysfunktion ätiologisch auf ein Ungleichgewicht zwischen der Reizleitung aus verschiedenen sensorischen Rezeptoren und dem ZNS zurückzuführen. Wegen der enormen Vielfalt an Inputs und Interaktionen des somatischen und viszeralen Systems war es schwierig, einen standardisierten Test zur Überprüfung der These zu entwickeln. Eine Möglichkeit bestand in einer gezielten Schmerzprovokation; da eine somatische Dysfunktion fast immer mit einer schmerzhaften Restriktion einhergeht, schien dieser Zusammenhang im Vergleich zu anderen Epiphänomenen den besten Zugangsweg zu eröffnen. Das von Van Buskirk entwickelte Modell baut auf dem neurologischen Modell von Korr auf, betont aber, dass Bindegewebs-, Darm-, Immun- und Kreislaufveränderungen im Rahmen einer somatischen Dysfunktion durch Nozizeptoren und Reflexe ausgelöst werden [33]. Nozizeptoren (oder genauer: primär-afferente Nozizeptoren, PAN) bestehen in erster Linie aus C- und Aβ-Fasern, deren freie Nervenendigungen in allen peripheren Geweben und im Stroma sämtlicher Blutgefäße enden, außer im Hirngewebe, in Bandscheibenkernen, Kapillaren und im Gelenkknorpel. Sie sind bekannt dafür, dass sie bei somatischen oder viszeralen Belastungen oder Gewebeverletzungen eine muskuläre Abwehrreaktion und autonome Nervenaktivität hervorrufen können. Bei einem Trauma oder einer Schädigung peripherer Gewebe kann Folgendes passieren:

- Es kommt zur Freisetzung proinflammatorischer Substanzen (Bradykinin, Histamin, Zytokine und Prostaglandine), die eine Irritation von PAN bewirken. Wenn die Reizstärke gering ist, können sie das Schmerzempfinden hemmen, während stärkere Reize spinale Reflexe auslösen und die Schmerzempfindlichkeit erhöhen.
- Sobald PAN stimuliert sind, können auf antidromem Weg (zentrifugale Wirkung) Substanzen wie CGRP (calcitonin gene-related peptide), Substanz P und Somatostatin freigesetzt werden, die nicht nur zur Sensibilisierung nozizeptiver peripherer Nervenäste beitragen, sondern auch eine lokale Entzündungsreaktion triggern.
- Durch die gesteigerte Aktivität peripherer C-Fasern wird im Hinterhorn vermehrt Glutamin ausgeschüttet, das zu einem späteren Zeitpunkt eine Fazilitierung des Systems bewirkt; bildlich ist es so, als würde eine Sprungfeder zusammengedrückt, um sich künftig noch stärker zu entfalten. Diese „sprungbereite" Position wird als Wind-up (Anspannen) bezeichnet und entspricht einer Übererregbarkeit, die den nozizeptiven Signaltransport zu höheren Zentren aktiviert (zentripetale Wirkung).
- Eine neurogene Entzündung wird auch durch Interneurone in der Hinterwurzel vermittelt, die über die Freisetzung von GABA (Gammaaminobuttersäure, γ-aminobutyric acid) in zentralen PAN-Endigungen zu einer primär-afferenten Depolarisation (PAD) führen. Bei kleinen Potenzialschwankungen kann dieses Phänomen durch präsynaptische Hemmung das Schmerzempfinden dämpfen, während es bei großen Schwankungen ein antidromes Aktionspotenzial bewirken kann, das ebenfalls eine Freisetzung proinflammatorischer Substanzen in den peripheren PAN-Endigungen induziert. Dieses Phänomen ist als Hinterwurzel- bzw. Dorsal-Root-Reflex (DRR) bekannt [34].
- Die Phänomene bewirken eine gesteigerte Empfindlichkeit des betroffenen peripheren Gewebes, die wir als „Tissue Tenderness" bezeichnen.
- Das Entzündungsphänomen verursacht anormale Schonhaltungen von Muskeln mit Veränderung des Bewegungsumfangs. Die neuromuskulären Spindeln werden sowohl durch die lokal entzündliche humorale Reaktion und autonome Reflexbahnen als auch durch die von α-Motoneuronen induzierte Muskelkontraktion beeinflusst. In dem Zusammenhang könnte die von Korr beschriebene Gammaschleife zu einer reflektorischen Hyperreaktivität der Muskeln führen. Diese Reaktion bewirkt eine sichtbare Asymmetrie sowie qualitative und quantitative Veränderungen der Beweglichkeit, die sich mit osteopathischen Tests nachweisen lassen.
- Die andauernde Schonhaltung von Muskeln, Gelenken und Bändern führt schließlich zu Veränderungen des Bindegewebes oder der Gewebetextur. Der signifikanteste Indikator für solche Veränderungen ist eine Umformung des Bindegewebes durch Fibroblasten. Wegen der ungeordneten, zufälligen Ausrichtung der Fasern im veränderten Gewebe bleiben die normalen Kraftlinien kaum erhalten.

Nach Van Buskirks Modell sind Nozizeptoren imstande, eine somatische Dysfunktion zu „fabrizieren". Wenn die anormale Schonhaltung über längere Zeit (Stunden oder Tage) beibehalten wird, wandelt sich eine akute zur chronischen Dysfunktion um. Die Dysfunktion wird nun durch einen

„schmerzdefensiven" (engl. *nocifensive*) Reflex und Veränderungen im Bindegewebe aufrechterhalten, und weil sich das beteiligte Gelenk (auf funktioneller, Schwerkraft- und posturaler Ebene) nicht mehr im Gleichgewicht befindet, kann alles Mögliche die nozizeptive Aktivität und das Schmerzempfinden fazilitieren [34] (➤ Abb. 2.2).

2

2.5 Zentrale Sensibilisierung und neuroendokrine Reaktion

Wir wissen, dass Nozizeptoren bei länger anhaltender Entzündung peripherer Gewebe sensibilisiert werden. Dadurch sinkt die Entladungsschwelle, während es zu spontaner Aktivität und zur Einbeziehung „stummer" unmyelinisierter mechanosensibler Fasern kommt. Dieses Phänomen führt darüber hinaus zu einer Sensibilisierung der zweiten Neurone (Interneurone) im Hinterhorn, zu einer stärkeren Übertragung nozizeptiver Reize und zu plastischen / funktionellen neuronalen Veränderungen. Man spricht von einer zentralen Sensibilisierung (CS), deren klinische Bedeutung im Rahmen des neurologischen Modells (➤ Kap. 5) eingehender untersucht wird. Wie von Jänig [6] beschrieben, geht eine zentrale Sensibilisierung (CS) mit einer gesteigerten Rezeptorkapazität und Ansprechbarkeit auf neue Reize im peripheren Gewebe einher. Innerhalb von Stunden bis Tagen können sich auch zeitversetzt zahlreiche Nerven- und Gliazellveränderungen entwickeln, die mehrere Autoren beschrieben haben [35, 36]. Funktionell-plastische Veränderungen im Hinterhorn können nach oder parallel zu plastischen Veränderungen in supraspinalen Zentren wie dem Hirnstamm, Hypothalamus, Thalamus und Endhirn (Telencephalon) auftreten, was sich auf die Kontrollierbarkeit der absteigenden Bahnen auswirkt. Was auch immer die spezifischen Mechanismen einer chronischen neuronalen Sensibilisierung im Hinterhorn, bei pa-

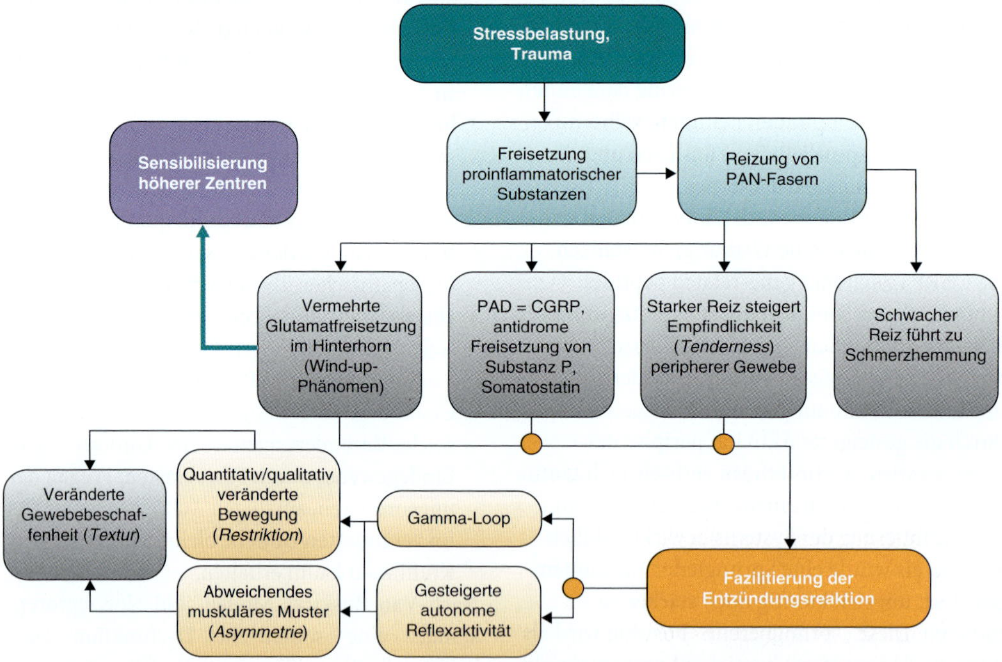

Abb. 2.2 Mögliche neurophysiologische und Gewebeveränderungen durch körperliche Stressbelastung oder ein Trauma. Beachte die Korrelation zwischen der Freisetzung proinflammatorischer Substanzen, neuralen, anatomischen und physiologischen sowie quantitativen / qualitativen Veränderungen im Gewebe.

thophysiologischen Störungen und anschließenden Veränderungen in höheren Zentren sein mögen, erscheint es nicht weithergeholt anzunehmen, dass davon alle zweiten Neurone betroffen sind, die Synapsen mit nozizeptiven Afferenzen bilden, Informationen verarbeiten und sie zu Neuronen des aufsteigenden Trakts, zu Motoneuronen oder zu präganglionären Neuronen weiterleiten. Beim Vorliegen einer Dysfunktion (eines Organs oder einer tiefen somatischen Struktur) können durch die anhaltende Aktivität afferenter nozizeptiver Neurone folglich Schmerzen, Beschwerden oder Aktivitätseinbußen verursacht werden, die sich in autonomen spinalen und somatischen motorischen Nervenbahnen widerspiegeln.

Die Veränderungen sind in den Projektionsgebieten der efferenten Neurone erkennbar: in Dermatomen, Myotomen, Sklerotomen und Viszerotomen. Das an Gewebeveränderungen im Rahmen einer somatischen Dysfunktion beteiligte sympathische Nervensystem (SNS) gehört zum raschen (Soforttyp-) und verzögerten Abwehrsystem des Körpers im Hypothalamus-Mittelhirn-Bereich; so gesehen ist die Schmerzregulierung integraler Bestandteil dieser Systeme [37]. Tatsächlich werden beide Systeme durch Stress- / Schädigungsreize aktiviert, um die Schmerzwahrnehmung anzupassen; die höheren Schmerzkontrollzentren sind im periaquäduktalen Grau (PAG) im Mittelhirn lokalisiert. Während der raschen Abwehrreaktion kann der Körper zwischen einer Kampf- oder Fluchtstrategie bzw. Standhalten oder Vermeidungsverhalten wählen. In beiden Fällen werden durch Aktivierung des sympathoadrenomedullären (SAM-)Systems und der Hypothalamus-Hypophysen-Nebennieren-(HHN-)Achse Energiereserven mobilisiert und durch die Unterdrückung nozizeptiver PAN-Impulse eine Nichtopioid-Hypoalgesie induziert. Diese Reaktion wird auch durch die periphere Schmerzempfindlichkeit beeinflusst und geht mit erhöhter Wachsamkeit (Vigilanz), einem Herzfrequenz- und Blutdruckanstieg sowie einer Vasodilatation in der Skelettmuskulatur einher. Wenn die Bedrohung unausweichlich ist, kann sich als unmittelbare Reaktion eine passive Coping-Strategie mit Abnahme der oben genannten Parameter zeigen. Ähnliche physiologische Reaktionen kennzeichnen auch die langsamer einsetzende Reaktion im Stadium der körperlichen Erholung und Heilung. Eine andere wichtige Komponente ist das Immunsystem, das über eine bidirektionale Kommunikation zwischen Gehirn und Peripherie die Genesung und Gewebereparatur fördert. Unter dem ständigen Einfluss immunzytochemischer Signale moduliert das Gehirn die Immunreaktivität – über sympathische Leitungsbahnen, das SAM-System und die HHN-Achse; es ist daher voll in die Erholungsphase involviert und unterstützt die Selbstheilung. Zu diesem protektiven System gehören auch spinale Reflexe, die beim Vorliegen von Haut-, Gewebe- und viszeralen Noxen / Reizen durch das sympathische System ausgelöst werden. Über efferente sympathische Leitungsbahnen werden verschiedene Parameter reguliert [6], wie z. B. Kapillardurchblutung, Schwitzen, Hautbeschaffenheit, Konsistenz / Ödembildung im Unterhautfettgewebe, Muskeltonus, Reizbarkeit, viskoelastische und fluide Eigenschaften quergestreifter Skelettmuskeln, veränderte Gewebetextur in tiefen Faszienschichten und Gelenkkapseln sowie Sekretion und Motilität der Viszeralorgane.

In der Praxis müssen all diese Parameter bei der klinischen Untersuchung und Diagnose miteinbezogen werden. Wir können uns eine somatische Dysfunktion somit als ein Ungleichgewicht zwischen spinalen Systemen und höheren Kontrollzentren vorstellen. Dies führt zu Störungen somatischer und viszeraler Gewebefunktionen und induziert über das sympathische Nervensystem (SNS) eine neuroendokrine Abwehr- / Schutzreaktion, die unter anderem eine Gewebeentzündung hervorruft (➤ Abb. 2.3).

2.6 Neurofasziogenes Modell der somatischen Dysfunktion

Von Anfang an galt die Untersuchung des Bindegewebes und seiner Funktionen in der Osteopathie als Grundvoraussetzung für die Behandlung vielfältiger Störungen und das Erreichen der gewünschten klinischen Ergebnisse. Wie schon Andrew Taylor Still, der Begründer der Osteopathie, sagte: „Faszien sind die Stelle, an der man nach der

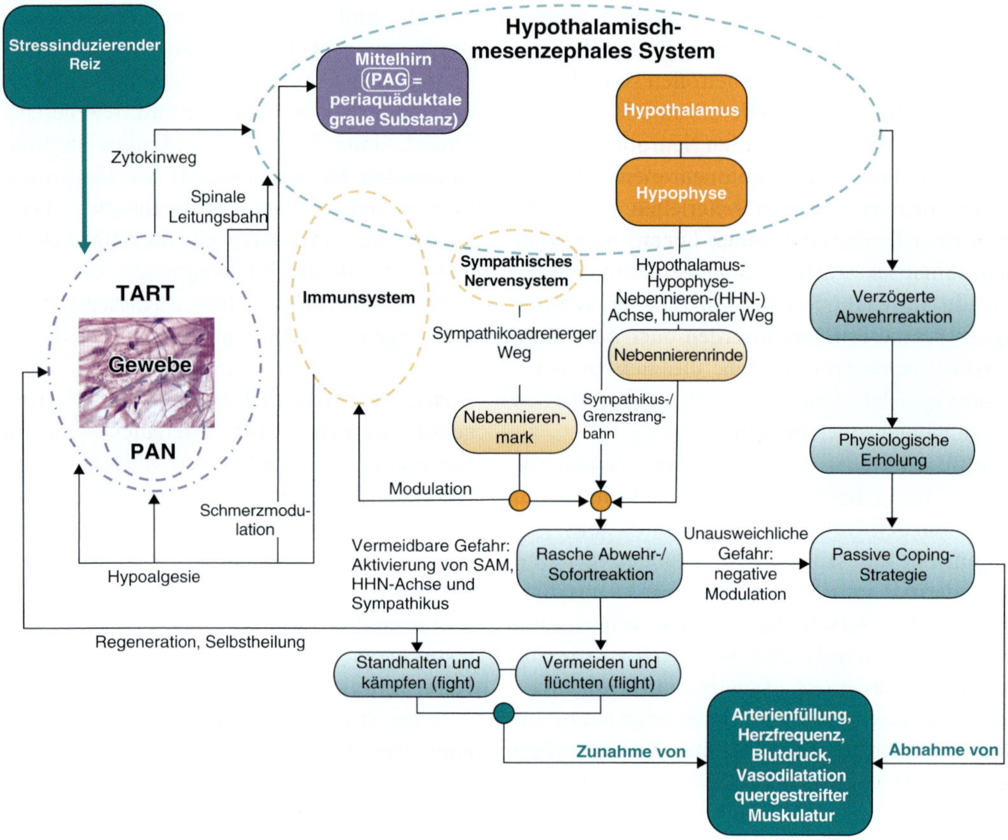

Abb. 2.3 Immunneuroendokrine (systemische) Reaktion auf einen stressauslösenden Reiz mit entsprechenden Gewebeveränderungen. Von links: Das Gewebe ist zusammen mit den darin enthaltenen primär-afferenten Nozizeptoren (PAN) dargestellt. Die Pfeile oben links zeigen die humoralen und spinalen Kommunikationswege zwischen Geweben und Hypothalamus-Mittelhirn. Die nächste Ellipse verdeutlicht die Rolle des Immunsystems als „Modulator" von Gewebeschmerzen und „Verbindungsteil" zwischen Geweben und höheren Zentren. Danach folgen das sympathoadrenomedulläre (SAM) und das spinale sympathische System sowie die HHN-Achse, die eine Schlüsselrolle für rasche (unmittelbare) und langsame Abwehrreaktionen und bei der Modulierung einer passiven Coping-Strategie spielen. Abhängig von der spezifischen Reaktion werden Schmerzwahrnehmung (Hypoalgesie), physiologische Erholung und Selbstheilung der Gewebe sowie die unten rechts beschriebenen systemischen Parameter über beide Systeme beeinflusst. Für Einzelheiten sei auf den Text verwiesen.

Krankheitsursache suchen kann, die Stelle, die man konsultiert und an der bei allen Krankheiten die Heilwirkung einsetzt"[3] [38]. Neben ihrer Bedeutung als wertvolle Quelle der Selbstheilungskräfte, etwa als Matrix oder Grundsubstanz des Lebens, bilden Faszien auch die Grundlage, auf der sich schädliche Prozesse im Körper ausbreiten können [39]. Die von Still formulierten Faszienkonzepte sind von den frühen Osteopathen kontinuierlich weiterentwickelt worden, die damit zum Großteil die Basis für unser heutiges Verständnis geschaffen haben, dass Faszien das vereinigende, vereinheitlichende Strukturelement des Körpers sind und der Schlüssel, der uns die wechselseitige Abhängigkeit von Struktur und Funktion und die angeborene Selbstregulierungsfähigkeit zu begreifen hilft

[3] "Fascia is the place to look for the cause of disease and the place to consult and begin the action of remedies in all diseases."

[40, 41]. Diese Grundprinzipien haben zur Entwicklung manualtherapeutischer Ansätze geführt, die weit über das Behandlungsmodell von Gelenkstrukturen hinausgehen. Im Unterschied zu den neurologischen Verbindungen, auf die sich die zuvor beschriebenen osteopathischen Studien konzentriert haben, müssen die faszialen Aspekte, die einer somatischen Dysfunktion (SD) zugrunde liegen können, erst noch näher untersucht werden. Tozzi schlägt ein neurofasziogenes SD-Modell vor [42], das die gut erforschten neurogenen Aspekte mit möglichen faszialen Mechanismen vereint. Im Folgenden werden die wesentlichen Punkte beschrieben.

2.6.1 Faszienarchitektur

Das Konzept der Faszienarchitektur berücksichtigt die Beobachtung, dass Fibroblasten imstande sind, ihr Zytoskelett umzuformen, und dass es insbesondere unter Belastung bzw. veränderlichen mechanischen Spannungs- / Kräfteverhältnissen innerhalb weniger Minuten zu einer Umverteilung von Aktin und Kontraktion von Aktomyosin kommen kann [43]. Dadurch würde sich auch die Struktur (Architektur) des umgebenden Gewebes verändern, mit einer Zunahme von Stressfasern (kontraktile Aktinfaserbündel in Nichtmuskelzellen) [44] in Verbindung mit fokalen Adhäsionen. Jede Störung der Regelmechanismen, über die Zellen mechanische Signale empfangen und sie in chemische Signale umwandeln, kann zu einer Entgleisung des Zellstoffwechsels und zum Abbau von Bindegewebebestandteilen führen [45]. Dies kann vermehrte oder verminderte Depots in der extrazellulären Matrix (ECM), Veränderungen der Gewebestruktur, Dysfunktionen und in einigen Fällen sogar eine signifikante Morbidität verursachen [46]. Inzwischen sind weitere Studien zum neurofasziogenen Modell veröffentlicht worden, die zeigen, dass die Einlagerung von Kollagen durch körperliche Aktivität und der Abbau von Kollagen durch Bewegungsmangel (Immobilität) beeinflusst wird. Bei chronischen Erkrankungen des Bewegungsapparats ließ sich auch beobachten, dass sich die relative Dicke der tiefen Faszienschicht durch mehr lockeres Bindegewebe zwischen den straffen Kollagenfaserschichten verändert, nicht aber durch Zunahme des Kollagens selbst [47]. Diese Faszienverdickung und -verdichtung könnte erklären, weshalb die betroffenen Faszienschichten weniger gut auf angrenzenden Strukturen verschieblich sind, wie es bei Patienten mit unspezifischen HWS- und Lumbalschmerzen der Fall ist [48]. Die eingeschränkte Gleitfähigkeit könnte mit einer asymmetrischen Muskelaktivität einhergehen oder sie induzieren und damit potenziell eine somatische Dysfunktion auslösen. Solche Adhäsionen können zu einer chronischen Fibrosierung führen, die mit Merkmalen einer somatischen Dysfunktion (veränderte Gewebetextur und Asymmetrie) in Erscheinung tritt: Für den Osteopathen sind die Veränderungen bei der Palpation tastbar. Es sind Veränderungen, die von der Zellarchitektur bis zur extrazellulären Matrix reichen und sich auf das ganze Netzwerk der Körperfaszien auswirken, weil es zur Anpassung an lokalen Stress einer umfassenden (globalen) Umstrukturierung des Bindegewebes bedurfte.

2.6.2 Kontraktilität

Faszien sollen ähnliche kontraktile Eigenschaften wie die glatte (Eingeweide-)Muskulatur besitzen, und zwar unabhängig von der Skelettmuskelaktivität [49]. Dies könnte damit zusammenhängen, dass im Fasziengewebe oft auch glatte Muskelzellen vorhanden sind [50]. Myofibroblasten reagieren in ihrem kontraktilen Verhalten hochempfindlich auf Sauerstoffspiegel, vasoaktive Peptide, autonome Nervenimpulse, proinflammatorische Zytokine und Spannungen im angrenzenden Gewebe [51]. Man vermutet, dass sich die Kontraktionskraft von Faszien bis ins intramuskuläre Bindegewebe erstrecken und eine Anpassung der Muskelsteifheit / Rigidität an veränderte Belastungen induzieren kann [52]. Dies wiederum wirkt durch die lokale Umverteilung mechanischer Kräfte und über den neurologischen Einfluss auf somatische Motoneurone auf den (Ruhe-)Muskeltonus und die Bewegungsdynamik zurück. Die Dysfunktion im Bewegungsapparat kann dann über den veränderten myofaszialen Tonus und die schlechtere neuromuskuläre Koordination mit möglichen Folgen wie Haltungs- und

Bewegungsstörungen sowie Schmerzsyndrome zu einer Neuanpassung der myofaszialen und Gewebekontraktilität führen, die der typischen Bewegungsrestriktion bei einer somatischen Dysfunktion zugrunde liegt.

2.6.3 Viskoelastizität

Je nachdem, wie stark und schnell die Belastung zunimmt und wie lange sie anhält, zeigen Faszien eine nichtlineare, elastisch-plastische Verformbarkeit [53, 54]. Diese Viskoelastizität beruht auf der wechselseitigen Abhängigkeit zwischen Aufbau und Zusammensetzung des Bindegewebes und dem Wassergehalt [55]. Forscher haben kürzlich eine inhärente, von der Nervenaktivität unabhängige viskoelastische Eigenschaft von Muskelfaszien entdeckt: Sie wird als HRMT (human resting myofascial tone / tension, d. h. myofaszialer Ruhetonus bzw. Ruhespannung) definiert und durch molekulare Interaktionen von Aktomyosinfilamenten und Sarkomereinheiten bestimmt [56]. Der HRMT kann einen wesentlichen Beitrag zur biomechanischen Haltungsstabilisierung leisten (➤ Kap. 4). Unter anhaltender statischer Belastung kann sich sowohl das viskoelastische Gleiten des Bindegewebes verändern, was zu einer vorübergehenden neuromuskulären Aktivitätsänderung (Muskelspasmen und Übererregbarkeit) [57] führt, als auch die kolloidale Konsistenz der Grundsubstanz, die tendenziell vom eher flüssigen in einen festen Zustand übergeht. Das hat Einfluss auf die intrinsische biologische Aktivität des Bindegewebes und die Gewebekonsistenz und bedeutet ein zusätzliches Schädigungsrisiko.

2.6.4 Flüssigkeitsgehalt und -dynamik

Faszien spielen auch für das physiologische Gleichgewicht von Flüssigkeiten eine wichtige Rolle. Ihr Wassergehalt hängt mit Druckschwankungen der Interstitialflüssigkeit zusammen, die aus einer dynamischen Interaktion zwischen osmotischem Druck (Anziehung durch negativ geladene, im Allgemeinen hypohydrierte und in Faszien reichlich vorhandene Glukosaminoglykane) und mechanischer Spannung / Steifheit der Kollagenfasern (verhindert ein Auspressen von Wasser und lässt Gewebe aufquellen) resultieren [58]. Anscheinend führt jede Abnahme der Kollagenfaserspannung zu einem verringerten hydrostatischen Druck im Interstitium mit der Folge, dass Flüssigkeiten über die extrazelluläre Matrix (ECM) reabsorbiert werden. Auch Fibroblasten spielen offenbar eine entscheidende Rolle, indem sie über Kontakte zwischen Matrix und Zellen die Kollagenfaserspannung beeinflussen. Als Reaktion auf osmotische Druckschwankungen können sie ihre Größe und die Spannung der Matrix anpassen, um die Flüssigkeitsdynamik zu modulieren [59], und bei Entzündungen zudem die physikalischen Eigenschaften des Bindegewebes und den transkapillaren Austausch modifizieren. Mechanische Kräfte, Zellreaktionen und die Dynamik der Interstitialflüssigkeit beeinflussen sich also gegenseitig. Bei anhaltender statischer Dehnung kann Wasser aus dem Fasziengewebe herausgepresst werden; das hat eine schwammartige Wirkung mit kompensatorischer Hydrierung der Matrix [60], die weitreichende Folgen für die Faszienfunktion haben kann [61]. Unter normalen physiologischen Bedingungen befindet sich zwischen tiefer Faszie und Muskeln eine hyaluronsäurehaltige Gleitschicht, ebenso wie im lockeren Bindegewebe, das mehrere Faserschichten der tiefen Faszie unterteilt. Diese Gleitschichten fördern die normale Funktion und Verschieblichkeit. Doch eine Verletzung oder chronische Entzündung kann sie so beeinträchtigen, dass sich die eingeschränkte Verschieblichkeit und Flüssigkeitsdynamik am Ende auf die Biochemie und die Gewebestruktur auswirken und zur Entwicklung von myofaszialen Dysfunktionen beitragen kann.

2.6.5 Faszien-pH-Wert und Einflussfaktoren

Mehrere freie Nervenendigungen in Faszien leiten Informationen über die physiologischen Verhältnisse (z. B. pH-Veränderungen und Erwärmung des Gewebes) zur Inselrinde im Vorderhirn [62]. Veränderungen des pH-Werts, der Ionenkonzentration und der Temperatur könnten zu den Stoffwechsel-

und Umgebungsfaktoren gehören, die großen Einfluss auf die Viskosität von Faszien haben [63]. Neben Atemmuster und Temperatur können vermutlich auch körperliche Aktivität [64] und Ernährung [65] den Gewebe-pH-Wert modulieren, sodass sich umgebungs- und metabolisch bedingte Schwankungen dieser Faktoren nachhaltig auf die Faszienfunktion auswirken.

2.6.6 Somatische neurofasziale Interaktionen

Das Vorhandensein von Mechanorezeptoren und primär-afferenten Nozizeptoren (PAN) in Faszien) lässt vermuten, dass sie im Rahmen der Propriozeption, Kraftübertragung und motorischen Kontrolle eine Rolle spielen [66]. Doch anormale mechanische Reize können zu pathologischen Veränderungen mit Zunahme der nozizeptiven Fasern führen [67], die eine Entzündung innerhalb der Faszie unterhalten würden [68]. Deshalb kommt es bei Reizung der PAN, wie oben beschrieben, zur Freisetzung von Neuropeptiden und zu einer neurogenen Entzündung, die zu einer peripheren und zentralen Sensibilisierung prädisponiert, während sich die Textur des umgebenden Bindegewebes unter dem Einfluss von Fibroblasten und Immunzellen verändert [69]. Welche neuroendokrinen Auswirkungen dieses Phänomen haben kann, wurde bereits skizziert (➤ Kap. 2.5); seine klinische Bedeutung wird aus der Perspektive des neurologischen Modells noch näher untersucht (➤ Kap. 5).

2.6.7 Autonome neurofasziale Interaktionen

Die Faszienspannung kann unabhängig vom Tonus der Skelettmuskulatur durch autonom angepasst werden. Dies ist möglich, weil sich in Faszien eingelagerte glattmuskuläre Zellen unter dem Einfluss autonomer Nervenfasern kontrahieren können [49]. Man nimmt an, dass eine sympathisch induzierte Freisetzung von TGF-β1 im Fasziengewebe die Kontraktion von Myofibroblasten auslöst, ähnlich wie andere Zytokine die Steifheit von Faszien modulieren können [60]. Deshalb ist das autonome Nervensystem vermutlich an der Entstehung und Aufrechterhaltung von Schmerzen und somatischen Dysfunktionen im Bindegewebe beteiligt sein.

2.6.8 Metabolische Einflüsse

Verschiedene Zellen im Bindegewebe reagieren auf mechanische Belastung mit vermehrter Kollagenbildung und einer Umformung (Remodeling) der Matrix unter dem Einfluss von Hormonen und Wachstumsfaktoren [70]. Die mechanisch induzierte Expression von Prokollagen und die Kollagensynthese in myofaszialen Geweben scheinen durch eine frühe Aktivitätssteigerung (upregulation) spezifischer Wachstumsfaktoren wie Insulin-like Growth Factor (IGF), Mechano-Growth Factor (MGF) und IGF-Bindungsprotein (IGFBP) vermittelt zu sein [71]. Insgesamt zeigen mehrere Studien [72–79], dass verschiedene hormonelle und metabolische Faktoren die Konsistenz und Steifheit von Faszien beeinflussen können und daher vermutlich bei der Entstehung und Aufrechterhaltung von charakteristischen Faszien- und ähnlichen Dysfunktionen eine Rolle spielen.

2.6.9 Piezoelektrizität

Dank seiner piezoelektrischen Eigenschaften (der Fähigkeit, Druck in elektrische Impulse umzuwandeln) kann Kollagen auf makroskopischer wie zellulärer Ebene, direkt oder durch biochemische Prozesse vermittelt, physikalische Informationen austauschen [80]. Die physikalisch-chemischen Eigenschaften hängen offenbar stark mit der hierarchischen Struktur des Kollagens zusammen, und die piezoelektrische Reaktion scheint direkt proportional zur Ebene der Molekülanordnung in Kollagenfasern zu sein [81]. Tatsächlich gilt der piezoelektrische Strom, der durch mechanischen Druck auf die Kollagenfasern während der Wundheilung erzeugt wird, als treibende Kraft in den frühen Stadien der Gewebereparatur; zusammen mit TGF-β bestimmt er die Einlagerung und Ausrichtung der Kollagenfasern [82]. Es klingt plausibel, dass sich durch die veränderte Kollagenarchitektur nach einer Verletzung, Operation oder chronischen Entzündung auch die piezoelektrische Reaktion im betroffenen Bereich ändert, was sich wiederum auf die (Faszien-)Struktur und Funktion auswirkt.

2.6.10 Epigenetik

Epigenetik ist definiert als „kollektive erbliche Veränderungen im Phänotyp, die durch unabhängig von der primären DNA-Sequenz ablaufende Prozesse verursacht werden" [83]. Diese Veränderungen der Zugänglichkeit und Expression von Genen sind mit einer spontan eingetretenen Veränderung der Chromatingerüst-Anlage verbunden, die meist durch eine DNA-Methylierung, Histon-Modifikationen und RNA-Mikroprozesse bedingt ist. Die Folge ist eine Umformung (Remodeling) der Chromatinstruktur, die im Zuge der Zellteilung erhalten bleibt und damit vererbbar wird. Obwohl man mechanische Signale als wichtige Regler der Zelldifferenzierung und des Verhaltens von Bindegewebe kennt, sind regulierende Einflüsse auf epigenetischer Ebene erst kürzlich nachgewiesen worden [84]. So können epigenetische Veränderungen, einschließlich DNA- und Histon-Methylierung, zur Daueraktivierung von Fibroblasten führen und dadurch die Immunfunktion beeinträchtigen, bis sich schließlich entzündlich-reaktive chronische Bindegewebestörungen entwickeln [85]. Veränderte epigenetische Muster könnten auch für die myofibroblastische Differenzierung und ECM-Anhäufung bei chronisch entzündlichen [86] und fibrosierenden Störungen verantwortlich sein [87].

Wasser-Hypothese

Jede Kollagenfaser im Körper ist zwischen Schichten von Wassermolekülen eingebettet, die sich in Verbindung mit Proteinen geordnet und regelmäßig oder kristallartig verhalten [88]. Wie mehrere Studien gezeigt haben, kann das Interaktionsschema von Wasser und Protein einen dynamischen Rahmen für das Verständnis biologischer Mechanismen liefern, z. B. für die Transkription und DNA-Replikation, die verschiedenen biophysikalischen Prozessen zugrunde liegen [89]. Daher lautet eine Hypothese, dass eine fasziale Dysfunktion durch selbstverstärkende dysfunktionale Kreise mit Proton-Elektron-Hydrogen-Transfers infolge einer strukturellen Veränderung des Wasser-Kollagennetzes (bei Verletzung, Entzündung und Vernarbung) entstehen könnte.

Bioenergetische Hypothese

Das Strukturkontinuum von Kollagenmatrix und Zellgerüst kann wie ein Halbleitersystem funktionieren, über das sich kohärente Schwingungen (Vibrationen) im ganzen Körper ausbreiten und das potenziell auch regulierend wirkt [90]. Dieses Kommunikationssystem kann den Zellstoffwechsel und Zellfunktionen beeinflussen [91], wenn die metabolischen Aktivitäten als Ergebnis von interagierenden elektromagnetischen und -mechanischen Kräften gesehen werden [92]. Im Hinblick auf Faszien zeigten Fibroblasten in Zellkulturen unterschiedliche Proliferationsmuster unter dem Einfluss von Knochenwachstumsfaktoren, die mit einer ultraschwachen Photonenemission nach einer moderat dosierten Ultraviolett-A-Bestrahlung korrelieren könnten [93]. Bei Krankheit und in Verbindung mit zahlreichen pathogenen Prozessen, die verschiedenen Störungen (auch Bindegewebserkrankungen) zugrunde liegen und mit einem allgemein hohen Oxidationszustand zusammenhängen, kann dieses Merkmal ebenfalls entgleist oder verändert sein [94, 95].

2.6.11 Schlussfolgerungen aus dem neurofasziogenen Modell

Letztlich können alle oben beschriebenen fasziogenen Faktoren bei der Entstehung und Aufrechterhaltung einer somatischen Dysfunktion eine Rolle spielen, was sicherlich mit neuralen Einflüssen zusammenhängt, wenn auch nicht ausschließlich. Diese Prozesse könnten selbst somatische Dysfunktionen verursachen und unterhalten, die bisher noch nicht im Sinne einer qualitativen und quantitativen Bewegungseinschränkung klassifiziert wurden [96]. Solche Prozesse lassen sich einem Modell zuordnen, das alle strukturellen und funktionellen Ver-

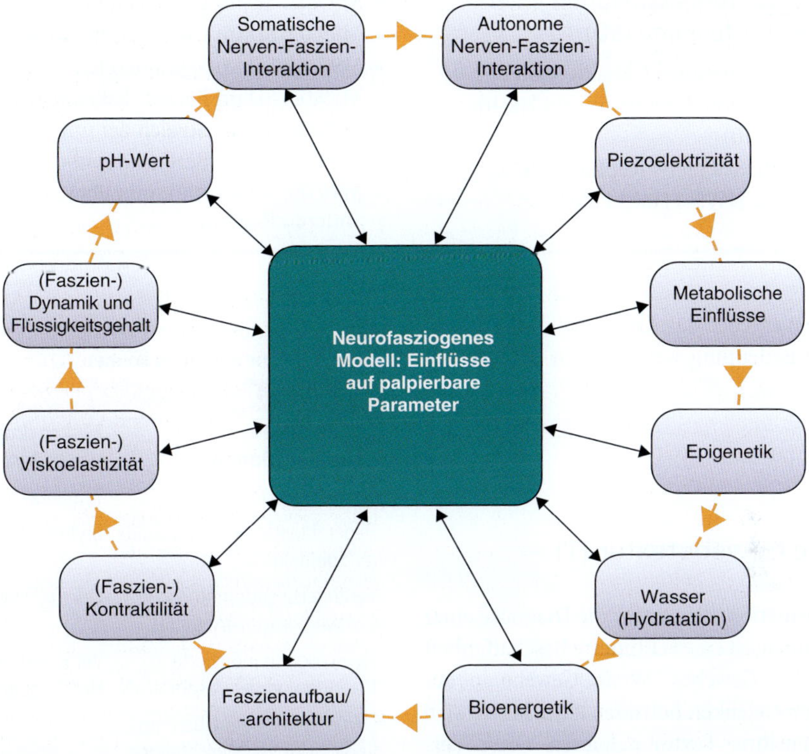

Abb. 2.4 Fasziogene Faktoren, die bei der Entstehung und Aufrechterhaltung einer somatischen Dysfunktion sowie bei der Palpation der typischen Parameter eine Rolle spielen können.

änderungen von Faszien vereint, die durch verschiedene Einflüsse und Wechselbeziehungen zustande kommen und zu tastbaren Merkmalen einer somatischen Dysfunktion führen. Dabei kann es sich um eine Reihe dysfunktionaler Prozesse handeln, die aus der Interaktion verschiedener Kräfte und unterschiedlichen Reaktionen darauf resultieren (➤ Abb. 2.4).

2.7 Identifizierung einer somatischen Dysfunktion

Die osteopathische Untersuchung beinhaltet ein Screening (orientierende Übersicht), um die Körperregion zu identifizieren, in der eine somatische Dysfunktion (SD) vorliegt. Nach der Internationalen Klassifikation von Krankheiten (ICD-10) ist eine SD-Diagnose mit dem Code M99.00 zu erfassen [97]. Die Klassifikation bzw. Kodierung richtet sich nach dem anatomischen Bereich, in dem die SD festgestellt wird (Kasten 2.3). Während des Screenings wird zunächst durch ein minutiöses Abtasten mit den Blicken (Scannen) nach dem SD-Bereich gesucht, und wenn er gefunden ist, erfolgt eine lokale Tastuntersuchung (perzeptive Palpation), um die Art der Dysfunktion genau zu definieren. Dazu wird geprüft, ob mindestens einer der folgenden Parameter vorliegt:

- veränderte Gewebetextur (T)
- strukturelle und / oder funktionelle Asymmetrie (A)
- Bewegungsrestriktion (R)
- Tastempfindlichkeit des Gewebes (T für Tenderness, manchmal auch für Temperatur)

Kasten 2.3: ICD-10-Klassifikation einer somatischen Dysfunktion (SD)

(ICD-10 CM. International Classification of Disease, 10th revision. Geneva: World Health Organization; 2010)

- M99.00: SD im Schädel- / Kopfbereich
- M99.01: SD im HWS- / Halsbereich
- M99.02: SD im BWS- / Thorakalbereich
- M99.03: SD im LWS- / Lumbalbereich
- M99.04: SD im Sakralbereich
- M99.05: SD im Becken-Sakrum-Bereich
- M99.06: SD im Bereich der unteren Gliedmaßen
- M99.07: SD im Bereich der oberen Gliedmaßen
- M99.09: SD im Abdominalbereich und in anderen Regionen

2

Die Buchstaben ergeben das Akronym TART, dessen diagnostische Bedeutung weiter unten beschrieben wird.

2.7.1 TART

Veränderte Gewebetextur (T)

Die erste Information, die wir für die Diagnose einer SD nutzen können, ist eine veränderte Beschaffenheit bzw. Textur des Gewebes. Wenn Gewebe in der Umgebung von Gelenken betroffen sind, lassen sich Veränderungen ihrer Textur palpieren. Diese Veränderungen können in der Haut, in Faszien, Muskeln und Gefäßen auftreten und variieren – je nachdem, ob eine akute oder chronische Dysfunktion vorliegt. Typische Zeichen in der Akutphase sind z. B. Erwärmung, Feuchtigkeit und Hypertonie, während Kühle, Trockenheit, Atrophie und Verhärtung auf chronische Stadien einer Dysfunktion hindeuten. Wie stark sich die Textur verändert hat, ist auch Ausdruck des Schweregrads einer somatischen Dysfunktion [98–99]. DiGiovanna [100] verdeutlicht, welche Faktoren zu diesem Prozess beitragen können, z. B. neurologische (direkte und übertragene) sowie vaskuläre Einflüsse (> Tab. 2.1).

Tab. 2.1 Faktoren, die zu Veränderungen der Gewebetextur beitragen können

Neurologische Faktoren	Vaskuläre Faktoren
Somatische Manifestationen	**Makroskopische Veränderungen**
Muskelhypertonie	Temperaturveränderungen
Hyperaktivität neuromuskulärer Spindeln	Erythem oder Abblassen
Veränderte sudomotorische (Schweißdrüsen-)Aktivität	Ödem (Schwellung)
Neurologisch induzierte Veränderung der Vasomotorik	Veränderte Puls- und Herzfrequenz
„Wundheit" oder Überempfindlichkeit von Weichteilgeweben	
Übertragene Symptome	**Mikroskopische Veränderungen**
Referred Pain (fortgeleitete, übertragene Schmerzen)	Hyperämie von Weichteilgeweben
Steifheit der beteiligten Gewebe	Kongestion und Gefäßdilatation
Veränderte Arterienpulse	Ödem (Schwellung)
Veränderte Hauttemperatur	Kleine Einblutungen
	Fibrose
	Lokale Ischämie
	Atrophie

Modifiziert nach: DiGiovanna EL. Somatic dysfunction. In: DiGiovanna, Schiowitz, Dowling, editors. An osteopathic approach to diagnosis and treatment, 3rd ed. Philadelphia: Lippincott Williams and Wilkins; 2005. ch. 4

Asymmetrie (A)

Bei einer somatischen Dysfunktion von Gelenken lässt sich eine asymmetrische Stellung im Vergleich zu benachbarten Gelenken palpieren. So kann z. B. der Querfortsatz weiter hinten stehen oder der interspinale Raum stärker verengt sein als bei den unmittelbar darüber oder darunter befindlichen Wirbeln.

Doch nicht alle Asymmetrien sind Indikatoren für eine somatische Dysfunktion, sondern sollten immer im Gesamtkontext gesehen werden, denn es könnte sich im Einzelfall auch um eine haltungsbedingte (posturale) Kompensation oder angeborene anatomische Varianten handeln (wie die unterschiedlich großen Dornfortsätze der Brustwirbel). Schließlich können sich mit der Zeit nicht nur Stellungs-, sondern auch funktionelle Asymmetrien entwickeln.

Restriktion (R)

Bei einer somatischen Dysfunktion kann es auch zu einer Einschränkung bzw. Restriktion der normalen Beweglichkeit von Geweben oder des Bewegungsumfangs von Gelenken kommen, die als restriktive (oder Restriktions-)Barriere bezeichnet wird. Normalerweise gibt es zwei Barrieren in einem Gelenk, eine physiologische und eine anatomische:

- Die *physiologische Barriere* ist der maximale Punkt, bis zu dem ein Gelenk aktiv bewegt werden kann, und stellt eine funktionelle Begrenzung innerhalb des anatomischen Bewegungsumfangs dar. Es ist eine elastische Barriere, die eine weitergehende passive Bewegung in Richtung der anatomischen Barriere zulässt.
- Die *anatomische Barriere* ist der maximal jenseits der physiologischen Barriere erreichbare Punkt. Bänder, Sehnen und Knochen können den Bewegungsumfang schon vorher begrenzen. Bewegungen über die anatomische Barriere hinaus führen zur Ruptur der betroffenen Gewebe.

In diesem Zusammenhang kann eine osteopathische restriktive Barriere auftreten, die verhindert, dass ein Gelenk voll im physiologischen Umfang bewegt werden kann. Die Restriktion kann sich in mehreren Bewegungsebenen zeigen, doch in der Gegenrichtung scheint jeweils eine normale und relativ freie (ungehinderte) Bewegung möglich zu sein. Aus qualitativer Sicht lässt sich ausgehend vom entlegensten Punkt in Richtung der restriktiven Barriere ein „Balancepunkt" oder eine „Neutralposition" finden, wo sich ein Spannungsgleichgewicht zwischen dysfunktionalen Vektoren und korrigierenden Kräften des umgebenden Gewebes einstellt; dieser Punkt wird üblicherweise bei der Anwendung indirekter Techniken aufgesucht und beibehalten (➤ Kap. 1). Und nicht zu vergessen: Auch Schmerzen können eine restriktive Barriere bilden, denn schmerzhafte Bewegungen versucht der Körper einzuschränken, um die Weichgewebe zu schonen und dadurch die Beschwerden zu lindern.

Palpatorisch zeigen restriktive Barrieren andere Merkmale als die normalen, elastischen physiologischen und anatomischen Barrieren und können ein ganz anderes „Endgefühl" vermitteln. Eine Schwellung oder ein Ödem z.B. fühlt sich schwammig an, Fibrosen lösen ein festes, starres Endgefühl aus, während physiologische Muskelveränderungen (Spasmus, Hypertonie oder Kontraktur) als Barriere ein straffes Endgefühl mit deutlichem Rückprall-(Rebound-)Effekt beim Palpieren bewirken. Eine restriktive Barriere kann in der Haut, in Faszien, Muskeln und Bändern, Gelenkkapseln und Gelenkflächen anzutreffen sein [101]. In diesem Rahmen strebt die osteopathische Behandlung eine Normalisierung vorhandener Restriktionen in Richtung der eingeschränkten Bewegung an.

Wichtig ist, bei Gelenkbewegungen auch auf Bewegungsfreiheit und Spannungen der Weichgewebe zu achten. Solche Phänomene wahrnehmen zu können, ist entscheidend für die Untersuchung und manipulative Behandlung: Je mehr man sich dem (normalen oder pathologischen) Neutralpunkt einer Bewegung nähern kann, desto homogener und freier (ohne Spannung) ist das Gewebe. Dieses Konzept bildet die Grundlage funktionaler Behandlungsmethoden, die eher auf Veränderungen der neuromotorischen als der artikulären Reaktion hinarbeiten (➤ Abb. 2.5).

Wir müssen auch berücksichtigen, dass die restriktive Barriere im Einzelfall durch aktive Bewegung gegen das Hindernis überwunden werden kann, wodurch sie sich von einer pathologischen Barriere unterscheidet – allerdings mit größerem Energieaufwand und unter Einbeziehung zusätzlicher Bewegungen (z.B. Seitneigung, Rotation, Translation). Manchmal sind alle drei Bewegungsebenen von Wirbeln eingeschränkt, wobei sich die Restriktion deutlicher bei kleineren Gelenkbewegungen zeigt. Kompensatorisch oder infolge einer persistierenden regionalen Restriktion kann auch eine Hypermobilität oder größere Beweglichkeit zwischen benachbarten Wirbeln vorzufinden sein [100].

Tastempfindlichkeit (T = Tenderness)

Gewebe- oder Tastempfindlichkeit (Tenderness) kann durch Palpationsdruck ausgelöst oder als sub-

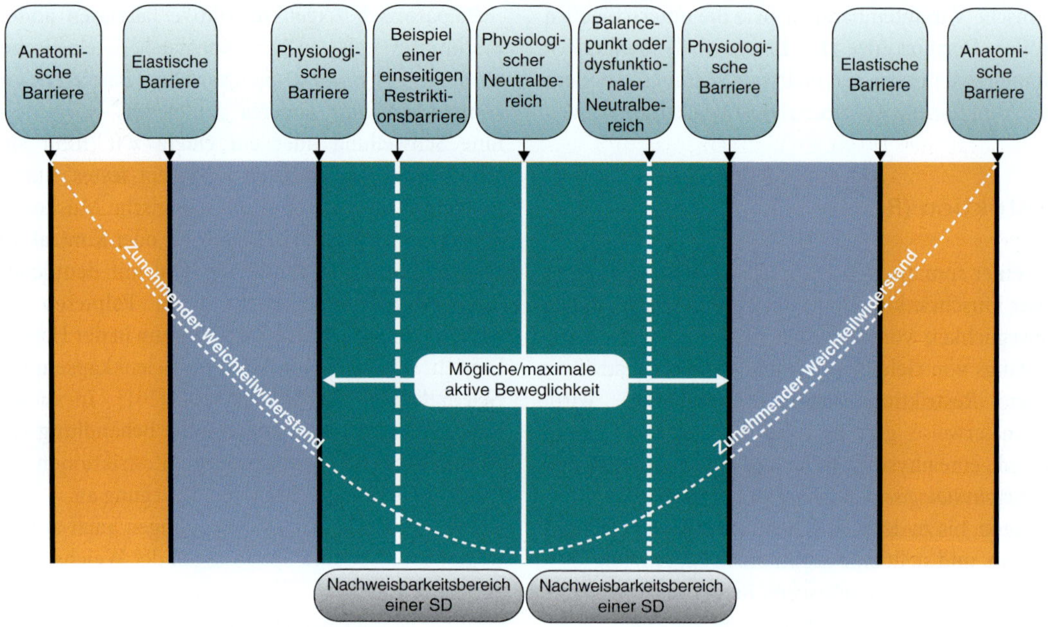

Abb. 2.5 Verschiedene Barrieren und der Bereich, in dem eine restriktive Barriere als typisches Zeichen einer somatischen Dysfunktion (SD) vorliegen kann. Gezeigt ist auch, wie Tonus/Widerstand des Weichgewebes je nach Annäherung bzw. Entfernung vom Neutralpunkt zunehmen. Modifiziert nach: Greenman P. Principles of manual medicine. Baltimore, MD: Williams and Wilkins; 1989. ch. 3.

jektiv empfundener Schmerz vom Patienten angegeben werden. Dieser Schmerz kann direkt im Bereich einer somatischen Dysfunktion oder an anderer Stelle spürbar sein, z. B. beim Palpieren des (dysfunktionalen) T1-Gewebes im Bereich von T4. Tenderness sollte nicht mit Schmerz verwechselt werden. Schmerz dringt als subjektives Erleben einer Nozizeptorenaktivierung und des psychoemotionalen Zustands, der damit verbunden ist, ins Bewusstsein. Bei Tast-/Überempfindlichkeit (Tenderness) lässt sich Schmerz dagegen palpatorisch provozieren. Insofern ist sie ein objektives physikalisches Phänomen, oft eine unwillkürliche Reaktion auf Schmerzen, wie etwa Muskelzucken oder Grimassieren bei der Palpation, die als diagnostischer Hinweis bei entsprechend veränderter Gewebetextur zur Bestätigung einer somatischen Dysfunktion herangezogen werden können. Von allen genannten Kriterien ist Tenderness vermutlich das am wenigsten relevante, das in der osteopathischen Praxis nur sehr begrenzt zur Anwendung kommt, um z. B. die Schwere einer Dysfunktion und ihr Ansprechen auf die Behandlung (besonders mit Counterstrain-Techniken) zu kontrollieren. Die Bewegungsrestriktion bei einer somatischen Dysfunktion muss durch angrenzende Strukturen kompensiert werden, was sie unter Stress setzt und die Schmerzwahrnehmung in sie hinein verlagert. Allerdings kann Schmerz aufgrund der wechselseitigen autonomen Innervation auch entfernt vom Bereich einer somatischen Dysfunktion auftreten; so löst z. B. eine Triggerpunkt-Palpation weiter distal Schmerzen aus. Ähnlich wie Texturveränderungen ist auch Tenderness ein Indikator für den Schweregrad einer somatischen Dysfunktion.

2.7.2 Besondere TART-Parameter-Kombination bei einer reflektorischen somatischen Dysfunktion

Wenn keine Asymmetrie und Bewegungsrestriktionen, sondern nur Texturveränderungen und Tenderness vorliegen, deutet das auf eine reflektorische somatische Dysfunktion hin, die durch viszerosomatische oder somatosomatische Reflexe ausgelöst oder unterhalten wird [98, 99]. Viszerale Reflexe mit somatischer Wirkung gelten in der osteopathischen Theorie und Praxis als wichtige Ursachen und diagnostisch wertvolle Hinweise auf eine somatische Dysfunktion. Obwohl es Unterschiede zwischen akuten und chronischen viszerosomatischen Dysfunktionen gibt, lässt sich verallgemeinernd sagen, dass die Gewebereaktion bei einer Dysfunktion durch akute viszerosomatische Reflexe nicht von jeder anderen somatischen Dysfunktion unterscheidbar ist [100], während sich bei Dysfunktionen durch chronische viszerosomatische Reflexe folgende Befunde zeigen:

- Die Haut im betroffenen Bereich ist tendenziell atrophisch.
- Die Gewebe fühlen sich eher fest, „still" und trocken an, ganz anders als bei einer akuten Dysfunktion.
- Die Gewebetextur ist sehr fest.
- Die geringe Gelenkbeweglichkeit wirkt fester als bei einer typischen Dysfunktion.
- Im Bewegungstest reagiert das Gelenk viel langsamer und steifer, das Endgefühl ist „knirschend".
- Solange der auslösende / unterhaltende Reflex nicht normalisiert wird, kann die somatische Dysfunktion selbst nach Korrektur ständig wiederkehren.

Beal [8] empfiehlt, die Aufmerksamkeit gezielt auf den Kostotransversalbereich der BWS zu richten, da er vermutet, man könne viszerosomatische Reflexe anhand der Beteiligung von zwei oder mehr benachbarten Wirbelsegmenten unterscheiden; die restriktive Barriere werde weniger durch biomechanische Phänomene als vielmehr durch tiefe Muskelreflexe (als Indikator einer neuronalen Anpassung) bestimmt. Die anfängliche Reaktion auf einen viszerosomatischen Reiz kann auf zwei benachbarte Segmente begrenzt bleiben, doch mit zunehmender Dauer und Schwere der medizinischen Grunderkrankung werden sich die Befunde über interneurale Verbindungen auf mehrere angrenzende Segmente ausbreiten. Auch Veränderungen der Hautbeschaffenheit / -textur und des Unterhautgewebes geben Hinweise darauf, ob eine akute oder chronische viszerale Störung zugrunde liegt. Akute viszerosomatische Reflexe können z. B. die Hauttemperatur erhöhen, verbunden mit Vasodilatation und Rötung, während chronische viszerosomatische Reflexe zu kühlerer Haut, vermindertem Schwitzen, einem Fibrose-Tastgefühl und Gewebeempfindlichkeit (Tenderness) bei tiefer Palpation führen können [102].

Mit welchen spezifischen Tests sich viszerosomatische Einflüsse nachweisen lassen, wird im Rahmen des neurologischen Modells näher beschrieben (➤ Kap. 5). Stone [103] vertritt in Bezug auf viszerale Pathologien mit korrelierten Gewebeveränderungen folgende Hypothese: Wenn die Befunde auf einen akuten viszerosomatischen Reflex hinweisen, sollte zuerst die viszerale Störung behandelt werden. In chronischen Fällen wird dagegen zuerst die vertebrale somatische Dysfunktion korrigiert, jedoch in dem Bewusstsein, dass ein Ungleichgewicht der viszerosomatischen und somatoviszeralen Reflexaktivitäten bestehen könnte.

2.8 Somatische Dysfunktion und Wirbelsäulenmechanik

Unter den von Fryette durchgeführten osteopathischen Studien ist die zu physiologischen Wirbelsäulenbewegungen am bekanntesten [104]. Aufbauend auf Untersuchungen von Lovett [105] zur Gesamtwirbelsäule beschrieb Fryette detailliert Bewegungen und das biomechanische Verhalten einzelner Wirbel und leitete daraus Gesetzmäßigkeiten ab, die als „Fryette-Prinzipien" der Wirbelsäulenbeweglichkeit oder „Fryette-Gesetze" bekannt geworden sind und noch immer zur Anwendung kommen. Sie werden hier kurz vorgestellt; für eine ausführlichere Beschreibung der Gesetze und Wirbelmechanismen sei auf Fryette verwiesen [106]. Bitte beachten Sie, dass es sich um rein auf Palpationsbefunden beruhende Beobachtungen ohne objektive Messungen handelt [107], daher sind noch weitere Studien nötig. Viele Osteopathen nutzen die Prinzipien als Hilfestellung für die Diagnose einer somatischen Dysfunktion und die Wahl der Behandlungstechnik.

- *Erstes Prinzip:* In der funktionalen Neutralstellung der BWS oder LWS gehen Seitneigungs- und Rotationsbewegungen einer Gruppe von Wirbeln in die entgegengesetzte Richtung (Rotation zur konvexen Krümmung hin).

- *Zweites Prinzip:* Ist die BWS oder LWS ausreichend weit vornübergebeugt oder gestreckt (nicht funktional), gehen Seitneigungs- und Rotationsbewegungen einer einzelnen Wirbeleinheit in die gleiche Richtung (Rotation zur konkaven Krümmung hin).
- *Drittes Prinzip:* Durch die initiale Bewegung in einer Ebene verändert sich die Bewegung des jeweiligen Segments in allen anderen Ebenen.

Während das erste und dritte Fryette-Gesetz offenbar allgemein akzeptiert werden, ist das zweite Gesetz relativ umstritten. Um es mit Gibbons und Tehan auszudrücken [108]:

There is evidence to support the laws of Fryette in relation to the coupled movements of sidebending and rotation in the cervical spine, such as rotation and sidebending to the same side [109], but the evidence in relation to the lumbar spine is inconsistent [110–113]. As a result, these laws may be useful in predicting the biomechanical behavior of the cervical spine, but should be used with caution in regard to the movements of the thoracic and lumbar spine.[4]

In einer systematischen Übersicht kommt Harrison [114] zu dem Schluss: *„Untersuchungen der dreidimensionalen vertebralen Bewegungsmuster zeigen, dass sich der Wirbel um alle drei Bewegungsachsen dreht und bewegt; deshalb sind die früheren Theorien, die auf zweidimensionalen Bewegungsstudien basieren, unzutreffend und ungültig".* Obwohl Fryettes aus Beobachtungen abgeleiteten Gesetze von vielen Manualtherapeuten in Frage gestellt werden, bleibt es sicher sein Verdienst, ein sinnvolles Erklärungs- / Lernmodell für tastbare Merkmale von Wirbeldysfunktionen beigesteuert zu haben, das Studenten eine Vorstellung davon vermittelt, dass sie dreidimensionale (räumliche) Strukturen palpieren.

[4] Im Bereich der HWS stützen einige Belege Fryettes Gesetze der gekoppelten Seitneigungs- und Rotationsbewegungen, wie etwa die Rotation und Seitneigung zur gleichen Seite [109], doch in Bezug auf die LWS sind die Ergebnisse inkonsistent [110–113]. Daraus folgt, dass sich das biomechanische Verhalten der HWS mit diesen Gesetzen richtig vorhersagen lässt, während sie auf Bewegungen der BWS und LWS nur mit Vorsicht anwendbar sind.

2.8.1 Nomenklatur

Die Nomenklatur (Terminologie) somatischer Dysfunktionen beschreibt dysfunktionale Bewegungen mit Abkürzungen. Betroffen sind nach Fryettes Gesetzen die Lenden- und Brustwirbel(säule), deren Bewegung durch ein von Bandscheiben, Ligamenten und Muskeln erzeugtes Kräftemuster bestimmt wird. Aus den Gesetzen lassen sich verschiedenen Typen somatischer Dysfunktionen ableiten, die nach den entsprechenden Bewegungsprinzipien benannt werden. Das erste Prinzip beschreibt eine Typ-I-somatische Dysfunktion (Typ-I-SD) und das zweite Prinzip eine Typ-II-SD [107].

Typ-I-SD

Eine Typ-I-SD tritt tendenziell in Gruppen von Wirbeln (wie im Fall einer Skoliose) oder einem Einzelwirbel auf. An der Spitze (Apex) einer Typ-I-SD befindet sich gewöhnlich eine Typ-II-SD. Die Beurteilung einer somatischen Dysfunktion erfolgt in Funktionsstellung der Wirbelsäule; werden dann Seitneigung und Rotation induziert, gehen beide Bewegungen in die entgegengesetzte Richtung. In Neutralstellung der Wirbelsäule wird eine somatische Dysfunktion von T9 z. B. zu einer Rechtsrotation und Linksseitneigung dieses Wirbels in Relation zu T10 führen. Wir würden daher von T9 in NRrSl sprechen, oder wenn die Gruppe T2 – T5 betroffen ist, von T2 – T5 in NRrSl.

Typ-II-SD

Eine Typ-II-SD liegt eher in einem einzelnen Wirbelsegment vor, auch wenn manchmal in benachbarten Wirbeln zwei ähnliche somatische Dysfunktionen gleichzeitig auftreten. Es ist wichtig zu bedenken, dass die Merkmale weniger durch biomechanische Phänomene als durch tiefe Muskelreflexe und neuronale Anpassung an vorhandene viszerosomatische Reflexe bestimmt werden. Um eine Typ-II-SD deutlich zu erkennen, muss sich die BWS oder LWS ausreichend weit aus der Neutralposition in eine Flexion oder Extension bewegen; in dieser Stellung kommt es bei einer Dysfunktion zur

Tab. 2.2 Abkürzungen und Anmerkungen zur Definition vertebraler somatischer Dysfunktionen

Abkürzungen (Stellungen)	Anmerkungen
N = Neutral F = Flexion E = Extension l = links	Typ-I-SD (Beispiel): T9 in Neutralstellung, nach links rotiert und Seitneigung nach rechts Oder: T9 in NRlSr
r = rechts R = Rotation S = Seitneigung	Typ-II-SD (Beispiel): T9 in Flexion, nach links rotiert und Seitneigung nach links Oder: T9 in FRlSl

Modifiziert nach: Ehrenfeuchter WC. Segmental motion testing. In: Chila A, editor. Foundations of osteopathic medicine. 3rd ed. Philadelphia, PA: Lippincott Williams and Wilkins; 2010. ch. 35.

Seitneigung und Rotation in die gleiche Richtung. Wenn z. B. eine Typ-II-SD von T5 vorliegt, wäre eine dysfunktionale Bewegung in Flexionsstellung mit Rechtsrotation und Rechtsseitneigung gekoppelt, wir würden sagen: T5 ist FRrSr (➤ Tab. 2.2).

Halswirbelsäule

Die Beweglichkeit der Halswirbelsäule (HWS) wird hauptsächlich durch die Form der Gelenkfacetten bestimmt. Während die Bewegung des Okziputs auf C1 dem ersten Prinzip von Fryette folgt (Rotation und Seitneigung immer in entgegengesetzter Richtung), wird bei der Bewegung von C1 auf C2 nur die Rotation berücksichtigt; die Bewegungen von C2 bis C6 folgen immer dem zweiten Prinzip (Rotation und Seitneigung in gleicher Richtung). Für die Bewegung in Höhe von C7 (auf T1) gelten meist die klassischen Gesetze (BWS und LWS).

Komplexe Dysfunktionen

Manchmal kann es bei einer Bewegungsrestriktion in einer Ebene oder einer Kompression (z. B. von Okziput und C1) in Verbindung mit einem Bandscheibenschaden oder einer Bandinstabilität zu Bewegungen kommen, die über die von Fryette formulierten Prinzipien hinausgehen und zu komplexen Dysfunktionen führen [115], die je nach klinischem Bild und Palpationsbefund eine spezifische Behandlung benötigen (➤ Tab. 2.3).

Tab. 2.3 Vertebrale somatische Dysfunktionen (SD): verschiedene Typen mit Bewegungen und beteiligten Einheiten

	Typ-I-SD	Typ-II-SD	Komplexe SD
Wirbelsäulenposition	Neutralstellung	Flexion / Extension	Beliebig
Gekoppelte Bewegungen	Gegensinnige Rotation und Seitneigung	Gleichsinnige Rotation und Seitneigung	Variabel + Kompression
Wirbelsäulenregion	BWS, LWS, C0 / C1, C2 (meist Rotation)	BWS, LWS, C3 bis C7	Beliebig
Beteiligte (WS-) Einheiten	Meist Gruppen, evtl. auch Einzelwirbel	Meist Einzelwirbel, manchmal auch zwei übereinander	Besonders / einzeln

2.8.2 Hierarchie somatischer Dysfunktionen

Für die Beschreibung komplexer Dysfunktionen und Störungen eines Patienten ist es oft sinnvoll, eine Hierarchie aufzustellen, indem die auslösenden somatischen Dysfunktionen als „primäre SD“ und die Kompensationsbereiche, in denen oft zusätzliche Dysfunktionen vorliegen, als „sekundäre SD“ eingestuft werden. Tatsächlich ist eine sogenannte „Schlüssel-“ [116] oder primäre SD die Dysfunktion, die ein globales dysfunktionales Muster aufrechterhält und nach Mitchell [117] adaptive oder kompensatorische Veränderungen im Körper bewirkt bzw. direkt zu Dysfunktionen oder trophischen Störungen in anderen Körperbereichen führt. Im *Glossary of Osteopathic Terminology* [116] finden sich folgende Definitionen:

- Primäre SD: (1) somatische Dysfunktion, die ein globales dysfunktionales Muster aufrechterhält (vgl. „Key Injury“); (2) initiale oder zuerst erscheinende somatische Dysfunktion.

- Sekundäre SD: somatische Dysfunktion aufgrund oder infolge einer mechanischen oder neurophysiologischen Reaktion auf andere Ursachen.
- „Key Injury" (Schlüsselverletzung): somatische Dysfunktion, die ein globales dysfunktionales Muster einschließlich sekundärer Dysfunktionen aufrechterhält.

Das Konzept der primären Dysfunktion liegt der von Tom Dummer [118] beschriebenen Specific Adjustment Technique (SAT, „spezifische Adjustierungstechnik") zugrunde. Dieses Behandlungsmodell berücksichtigt drei Einheiten: (1) Becken und untere Gliedmaßen; (2) Kopf-Hals-Brustbereich bis in Höhe von T4 und obere Gliedmaßen; (3) Brust und Abdomen. Bei vorhandenen „Verletzungen" wird in allen drei Einheiten jeweils nach der schwersten (d. h. der primären SD) gesucht, um sie gezielt zu behandeln. Eine primäre SD geht meist mit einer Akkumulierung traumatischer Kräfte einher, durch die sich die Wirbelstellung bis jenseits der physiologischen Barriere verändert, was bei diesem Ansatz wichtiger als irgendeine Bewegungsrestriktion ist. Bei der Untersuchung somatischer Dysfunktionen wenden Osteopathen oft qualitativ und quantitativ unterschiedliche Methoden an; so liegt die Betonung manchmal stärker auf positionellen Parametern (wie bei der SAT) und manchmal eher auf Bewegungsrestriktionen (wie bei „funktionellen Techniken"). Man sollte sich dadurch nicht verunsichern lassen, sondern beide Ansätze als hilfreiche Konzepte für ein besseres Verständnis der lokalen Anpassung bei jedem einzelnen Patienten sehen.

Nach Parsons und Marcer [119] ergibt sich als logische Folge aus diesem Konzept die Prämisse, dass sich die vorhandenen Kompensationen nach Behandlung der primären SD bessern müssten. Wenn sich dysfunktionale Muster erst kürzlich entwickelt und noch keine chronischen Veränderungen im Gewebe hervorgerufen haben, könnte sich tatsächlich eine Besserung einstellen, ergänzen sie. Länger bestehende Veränderungen mit Fibrosierung dagegen würden selbst nach Beseitigung der ursächlichen somatischen Dysfunktion keine Spontanheilung zulassen. Deshalb sei die Beseitigung der primären Dysfunktion ein relativ schlüssiges Konzept, aber individuell entsprechend der Komplexität des dysfunktionalen Modells zu überprüfen. Bei chronischen Störungen oder längerfristiger Unterbrechung der Gewebekontinuität kann sogar eine sekundäre SD ein physiologisches Ungleichgewicht bewirken oder unterhalten und somit die typischen Eigenschaften einer primären SD annehmen. Aus diagnostischer Sicht ist eine primäre SD auch dann in Betracht zu ziehen, wenn sich in jeder Position des Patienten während der Untersuchung unverändert ihre dysfunktionalen Parameter zeigen.

2.9 Perzeptive Palpation somatischer Dysfunktionen

Um Weichteil- oder Gelenkstrukturen manipulieren zu können, sollte der Osteopath imstande sein, differenzialdiagnostische Unterschiede zwischen physiologischen und pathologischen Zuständen rasch und genau aufzuspüren, wahrzunehmen und zu beurteilen. Daher muss er nach Informationen suchen, die richtig interpretiert die Wahl einer geeigneten Behandlungstechnik ermöglichen. Greenman [120] zufolge bedarf es ernsthafter theoretischer und praktischer Bemühungen, um ein hohes diagnostisches Niveau mit der osteopathischen Palpation zu erreichen. Wer gut und gekonnt palpieren kann, wird

- Veränderungen der Gewebetextur wahrnehmen,
- visuell und taktil Asymmetrien entdecken,
- Unterschiede im Gesamtbewegungsumfang, in der Bewegungsqualität und beim Endgefühl erkennen,
- die räumliche Position von Patient und Untersucher spüren können und
- mit der Zeit Veränderungen (Verbesserung oder Verschlechterung) bemerken.

Um die Bedeutung lokaler somatischer Dysfunktionen für die Gesundheitsentwicklung von Patienten richtig deuten zu können, achtet der Therapeut auf entscheidende Hinweise (➤ Kap. 1). In den Kapiteln zu den „Fünf Modellen" im zweiten Teil sind spezifische Tests beschrieben, mit denen man das klinische Bild aus Sicht des jeweiligen Modells im Hinblick auf die „Struktur-Funktions-Beziehung" unter die Lupe nehmen kann. An den gleichen Kriterien orientiert sich auch der therapeutische Ansatz, der für jedes Modell mit Beispielen illustriert wird. Im Folgenden sind exemplarisch drei Palpationstests für Gelenke, Faszien und viszerale Strukturen dargestellt.

2.9.1 Palpation einer Gelenk-/artikulären somatischen Dysfunktion

Exemplarisch für die Palpation einer Gelenkdysfunktion bzw. artikulären SD stellen wir die von Degenhardt und Kollegen [121] in ihrer Reliabilitätsstudie verwendete Methode vor, die mit vier Tests das Vorhandensein von TART-Parametern im Lumbalbereich (L1 – L4) untersuchten.

Die Gewebetextur (T) lässt sich direkt mit dem Daumen an den unteren Gelenkfacetten von L1 – L4 palpieren. Wenn ein lokales Ödem oder eine Fibrosierung vorliegt, gilt das als positiver Befund / Zeichen einer veränderten Textur (➤ Abb. 2.6, a).

Zum Nachweis einer segmentalen statischen Positionsasymmetrie (A) der Querfortsätze von L1 – L4 in der Horizontalebene werden ihre hinteren Anteile in Neutralstellung der Wirbelsäule und in Bauchlage des Patienten beurteilt. Man achtet im Seitenvergleich darauf, ob der rechte oder linke Querfortsatz eines Lendenwirbels weiter hinten steht oder prominenter ist und kontrolliert mit dem dominanten Auge die Symmetrie der Processus transversi (➤ Abb. 2.6, b).

2

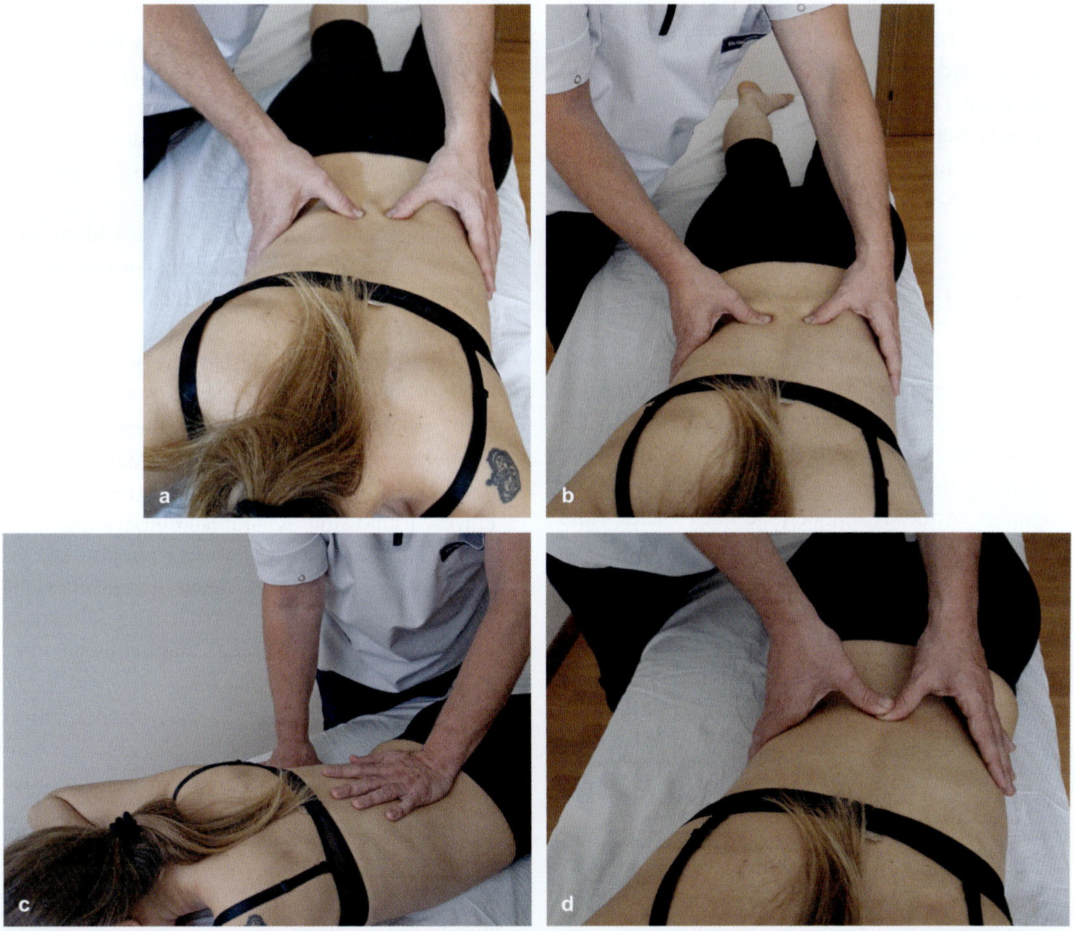

Abb. 2.6 Vierstufiges Vorgehen zur Diagnose einer artikulären (Gelenk-)SD. (a) Nachweis einer veränderten Gewebetextur (T); (b) Nachweis einer Positions- / Stellungsasymmetrie (A); (c) Test auf eine Gelenkbewegungsrestriktion (R); (d) Schmerzprovokation zum Testen der Gewebeempfindlichkeit (T).

Eine Bewegungsrestriktion (R) lässt sich anhand des Widerstands der Dornfortsätze beim Federungstest entdecken. Die Handfläche (Bereich zwischen Thenar und Hypothenar) wird in der Mittellinie auf die Dornfortsätze von L1 – L4 gelegt. Der Therapeut induziert nun eine federnde Bewegung nach vorn und prüft, ob die Bewegung der Dornfortsätze ungehindert (frei, ohne Restriktion) oder – als Zeichen einer Restriktion – nur eingeschränkt möglich ist (➤ Abb. 2.6, c).

Die Gewebeempfindlichkeit (T = Tenderness) wurde mit einem Schmerzprovokationstest ermittelt: Mit konstantem Druck des Daumens werden die Dornfortsätze von L1 – L4 nach vorn geschoben. Sobald die Untersuchungsteilnehmer dies als schmerzhaft empfanden, meldeten sie sich. Vorab war der für eine Knochen- / Gelenkpalpation erforderliche Druck mit 1,5 kg / cm² [122] bestimmt worden, und zum Nachweis einer Gewebeempfindlichkeit (Tenderness) musste er auf 4 kg / cm² gesteigert werden [123]. Diese Messungen dienten als Kalibrierungsskala für die Intrarater-Reliabilität (➤ Abb. 2.6, d).

2.9.2 Faszienpalpation

Mit der perzeptiven Palpation verfügt der Osteopath über ein Werkzeug, das ein aktives und passives „Hören“ oder „Lauschen“ (Listening) auf Gewebeschichten ermöglicht. Von fundamentaler Bedeutung sind dabei anatomische Kenntnisse der palpierten Struktur, um sich – je nach Druck – ihre tiefen bis oberflächlichen Schichten bei der aktiven und passiven Tastuntersuchung bildlich vorstellen zu können. Wie von Greenman [120] vorgeschlagen, kann ein Konsensustraining eine sinnvolle Aus- / Fortbildungsmaßnahme sein, um die palpierten anatomischen Strukturen richtig zu identifizieren und zu beurteilen. Chaitow [124] erinnert daran, was wir ertasten können sollten:

- Bewegungsumfang
- Art der restriktiven Barriere
- (relative) Muskelschwäche oder -verspannung
- Ausmaß der Hypertonie, Ödembildung oder Fibrosierung in Weichteilgeweben
- Dichte und Beweglichkeit von Faszienstrukturen
- Bereiche, in denen sich reflektorische neurologische Aktivitäten zeigen
- Qualitätsunterschiede in Bezug auf die Vitalität
- Veränderungen spezifischer Merkmale jeder einzelnen Körperregion

Bei der Faszienpalpation nimmt der Osteopath Sinneseindrücke wahr, die im Gehirn als Veränderung von Temperatur, Textur, Hautfeuchtigkeit, Elastizität, Turgor oder Tonus, Gewebespannung, Dicke, Form und Erregbarkeit interpretiert werden. Das geht nur, wenn die Hände fühlen, denken, sehen und „wissen“ können. Deshalb wiederholen wir, dass eine auf anatomischen Kenntnissen beruhende Visualisierung der Strukturen dazu nötig ist. Die auf dem betroffenen Bereich liegende Haut steht mit der oberflächlichen Faszienschicht in Verbindung, während wir durch allmähliche Verstärkung des Drucks mit den tieferen Faszienschichten in Kontakt kommen. Für jede Schicht des Fasziensystems können die TART-Kriterien entsprechend angepasst werden, um

- Dichte (T = Textur) und Vitalität des Gewebes zu beurteilen,
- auf vorhandene Asymmetrien (A) zu achten; in diesem Fall sind es funktionelle Asymmetrien, die eine bevorzugte Expansions- / Kontraktionsrichtung anzeigen,
- zu spüren (Listening), ob sich eine bevorzugte intrinsische Bewegung des Gewebes zeigt, die eine Anziehung ausübt oder auf einen spezifischen Bewegungsvektor hinweist, während alle anderen wahrnehmbaren Bewegungen generell eingeschränkt sind (R = Restriktion),
- darauf zu achten, ob der Patient eine spontan auftretende Tastempfindlichkeit des Gewebes (T = Tenderness) bzw. ein Irritationsgefühl im untersuchten Bereich oder an anderer Stelle angibt (➤ Abb. 2.7).

2.9.3 Viszerale Palpation

Eine viszerale Untersuchung umfasst vier verschiedene Elemente:

- Palpation, um die Wandspannung (Tonus) der Bauchhöhle zu beurteilen
- Perkussion, um Lage und Größe des betroffenen Organs zu beurteilen

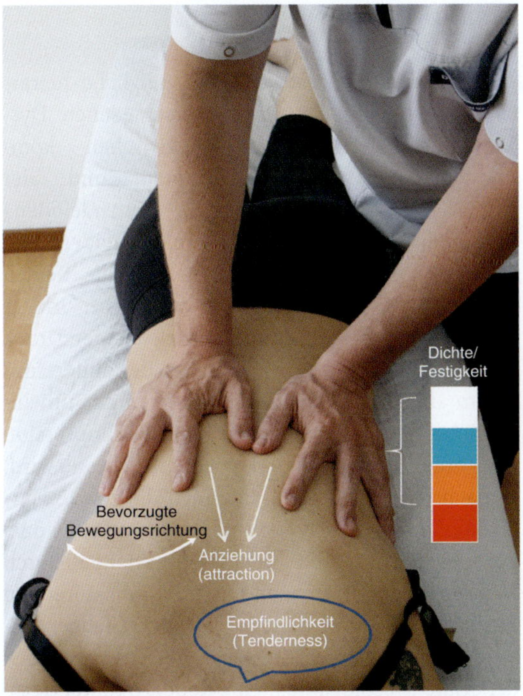

Abb. 2.7 Bei der Faszienpalpation wird auf die Dichte des Gewebes, die bevorzugte Bewegungsrichtung (Expansion, Kontraktion, Anziehung) und auf Schmerzempfindlichkeit geachtet.

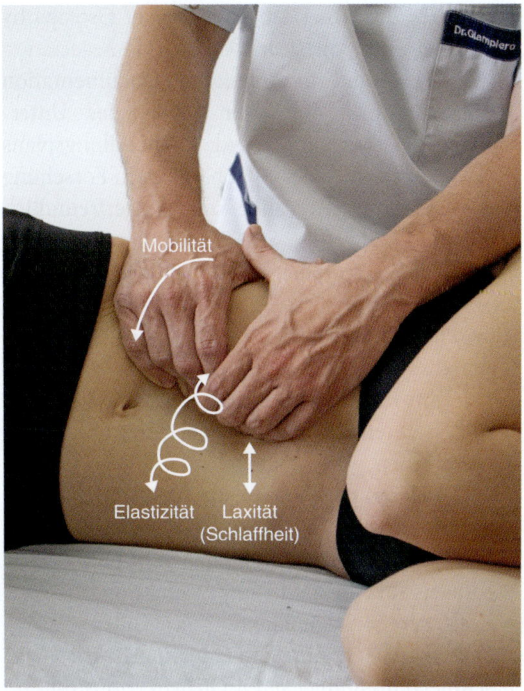

Abb. 2.8 Viszerale Palpation zur Untersuchung der Organbeweglichkeit (Mobilität)

- Auskultation, um den Atem- oder Blutfluss und andere Faktoren wie z. B. die Gallensekretion zu beurteilen [125]
- Druck / Kompression, um die Viskoelastizität zu testen, die auf eine venöse Stauung (Kongestion) in einem Organ hinweisen kann

Barral und Mercier [126] unterstreichen, wie wichtig die wechselseitige Beeinflussung von viszeralen und Muskelstrukturen ist. Daher sollten zwei typische Eigenschaften von Organen untersucht werden:

- *Mobilität,* d. h. die Beweglichkeit auf einer anderen Muskelschicht oder Organwand bzw. innerhalb des Organs selbst (z. B. zwischen den Lungenlappen). Sie wird durch Bewegungskräfte von außen (Muskelkontraktionen, Druckunterschiede) gesteuert. Aus der Lage und relativen Beweglichkeit eines Organs lassen sich Hinweise auf typische Merkmale wie Elastizität, Viskoelastizität, Schlaffheit, Senkung (Ptose), Spasmen oder ein Trauma der Stützstrukturen ableiten (➤ Abb. 2.8).
- *Motilität,* d. h. die inhärente Eigenbewegung eines spezifischen Gewebes. Um sie zu testen, ruht die Hand mit leichtem Druck (20–100 g, je nach Tiefe) auf dem Organ und passt sich manchmal auch der Form an. Während der Untersuchung bleibt die Hand völlig passiv, nur der Berührungs- oder Tastsinn „lauscht" ins Gewebe hinein (Listening), bis eine langsame, rhythmische Bewegung (physiologisch 7–8 pro Minute) mit kleiner Amplitude spürbar ist. Um die eigene Wahrnehmung zu schärfen, kann das Listening in Intervallen erfolgen (unterbrechen, sobald die Motilität spürbar ist, und wieder neu beginnen).

2.9.4 Untersuchung der dysfunktionalen Hierarchie

Der Schweregrad einer somatischen Dysfunktion wird manchmal aus dem Vorliegen von mindestens einem der vier TART-Kriterien im betroffenen Bereich abgeleitet. Das vom Louisa Burns Research

Committee der American Academy of Osteopathy mit Mitteln der American Osteopathic Association entwickelte Modul zur ambulanten Dokumentation „subjektiver und objektiver Daten, des Untersuchungs-(Assessment) und Behandlungsplans (SOAP)" hat sich in der osteopathischen Forschung und Ausbildung als valide und nutzerfreundlich erwiesen [127]. Das SOAP-Formular empfiehlt folgende Schweregradeinteilung für nachgewiesene regionalen Dysfunktionen:

- 0 / keine SD: kein TART-Parameter, somit keine somatische Dysfunktion vorhanden
- 1 / leichte SD: schwächere TART-Zeichen, die einer leichten, asymptomatischen Dysfunktion entsprechen
- 2 / mittelgradige SD: deutliche TART-Zeichen, insbesondere Bewegungsrestriktion (R) und / oder veränderte Gewebetextur (T), als Hinweis auf eine moderate Dysfunktion
- 3 / schwere SD: signifikante R- und / oder T-Zeichen bei minimalem Palpationsdruck sowie Schmerzempfindlichkeit im Provokationstest (= schwere Dysfunktion)

Der Osteopath versucht den Bereich einer somatischen Dysfunktion abzugrenzen, indem er gezielt eine Reaktion auslöst und berücksichtigt, dass Schwingungsfrequenz und -amplitude teilweise durch die Verformbarkeit des Gewebes bestimmt werden. Finden sich mehrere solcher Bereiche bei einem Patienten, werden Schweregrad, Zugänglichkeit und klinische Relevanz der verschiedenen somatischen Dysfunktionen beurteilt. Um die Aussagekraft zu optimieren, machen viele Osteopathen einen Inhibitionstest (➤ Kap. 1). Dabei werden im Bereich einer schweren Dysfunktion Kraftvektoren induziert, bis sich die Steifheit der Matrix (Verformungswiderstand eines Materials bei Kompression oder Dehnung) verbessert, damit sich der Faszien-Ruhetonus stabilisiert, sodass sich auch Struktur und Funktion (Mobilität, Plastizität, Viskosität, Thixotropie und Schwingungsresonanzfrequenz) der entfernteren dysfunktionalen Bereiche verbessern können. In dem Fall definiert der Therapeut den Bereich, dessen Stimulierung sowohl an Ort und Stelle als auch in den entfernteren dysfunktionalen Bereichen zu einer Verbesserung führt, als Primärbereich, auf den sich die Behandlung fokussiert.

Inhibitionstest

Mit diesem Test lässt sich eine mögliche hierarchische Beziehung zwischen verschiedenen Dysfunktionen feststellen, um zwischen kompensatorischen / adaptiven Formen und der primären / bevorzugt zu behandelnden / ursächlichen Dysfunktion unterscheiden zu können. Vereinfacht gesagt, werden die beiden relevantesten Dysfunktionen untersucht, indem man in einem Bereich kontinuierlich leichten Druck ausübt (d. h. ihn hemmt), während der andere mit einem „Listening" auf Veränderungen der unwillkürlichen Rhythmen oder mit Druck / Kompression auf Veränderungen der Gewebedichte getestet wird. Danach wird gewechselt, um auch die zweite Dysfunktion entsprechend zu untersuchen. Im Prinzip geht es darum, eine der Dysfunktionen durch Druckanwendung zu hemmen, um ihren störenden Einfluss auf die andere vorübergehend auszuschalten oder zu verringern (vielleicht spielt auch der „Gate-Mechanismus" eine Rolle). Über die Testdauer kann es zur Verbesserung, Verschlechterung oder unverändertem Fortbestehen der SD-Parameter kommen. Daraus lassen sich folgende Informationen ableiten:

- Keine Beziehung zwischen beiden Dysfunktionen: In diesem Fall zeigt sich bei Inhibition der einen keine Veränderung bei der anderen Dysfunktion. Das deutet darauf hin, dass keine hierarchische Beziehung zwischen beiden Bereichen besteht, sondern dass es sich um chronologisch, ätiologisch und in Bezug auf Schwere und Tiefe separate Dysfunktionen handelt.
- Dominantes Verhältnis: Führt die Inhibition einer Dysfunktion zu einer Verbesserung der anderen, die Inhibition der zweiten jedoch zu keiner Veränderung, ist die erste vermutlich die dominante Dysfunktion. Tatsächlich verbessern sich ohne ihren störenden Einfluss die SD-Parameter der anderen Dysfunktion. Umgekehrt kann jedoch auch die zweite die dominante Dysfunktion sein.
- Kodominantes Verhältnis: Dieser Typ liegt vor, wenn sich bei Inhibition einer Dysfunktion jeweils die Merkmale der anderen verbessern (➤ Abb. 2.9).

Im Rahmen der im zweiten Teil beschriebenen Modelle haben Osteopathen versucht, die mit

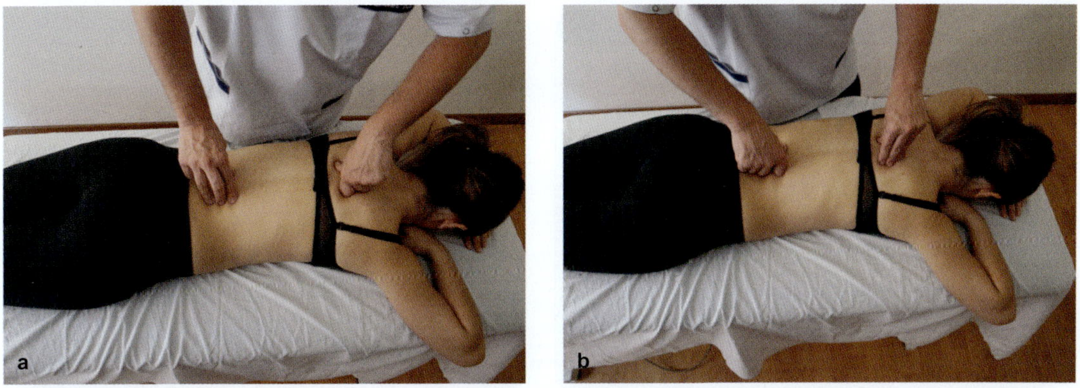

Abb. 2.9 Der Inhibitionstest hilft klinisch relevante Störungen miteinander zu vergleichen. a) Mit der linken Hand wird leichter Druck (Inhibition) auf T4 ausgeübt und mit der rechten gleichzeitig nach Veränderungen der Gewebetextur im Bereich von L1 gesucht. b) Gleiches Vorgehen, diesmal mit Druck auf L1 und Kontrolle im Bereich von T4.

viszeralen Störungen korrelierten somatischen Dysfunktionen im Zusammenspiel von Nerven, Faszien und Gefäßen zu identifizieren. In dem Kontext dient der Inhibitionstest zur Untersuchung somatoviszeraler und viszerosomatischer Zusammenhänge.

2.9.5 Schlussfolgerungen: Palpation als Instrument

Eine somatische Dysfunktion kann im Wesentlichen aus zwei Perspektiven betrachtet werden [128]. Zum einen unter dem Aspekt quantitativer Parameter bzw. einer objektiven Messung der effektiv vorhandenen Bewegungsasymmetrien mit einem Gerät wie z. B. einem Goniometer, wobei eine Asymmetrie oft schon rein visuell erkennbar ist. Zum anderen unter dem Aspekt qualitativer Parameter bzw. einer subjektiven Beurteilung der Bewegungsqualität, z. B. ob die Bewegung frei und fließend oder nur eingeschränkt möglich ist. Im Fall einer Störung ist unbedingt darauf zu achten, ob sie nur einem bestimmten Punkt auftritt oder den gesamten Bewegungsumfang beeinträchtigt. Eine Dysfunktion kann die Fein- oder Grobmotorik betreffen, sie kann mit härter oder weicher erscheinenden Barrieren und mit Gewebeveränderungen (schlaff, verspannt, geschwollen, warm, kühl usw.) einhergehen. In der Alltagssprache bezeichnet man einen weichen, feuchten Untergrund (Moor oder Morast) meist als „sumpfig" oder „matschig". In der Osteopathie steht der Begriff „sumpfig / matschig" für einen Bereich, der beim Palpieren „schwammig" imponiert, und vermittelt einen lebhaften Eindruck, wie sich eine Schwellung (Kongestion) durch vermehrte Flüssigkeitseinlagerung anfühlt [100]. Während einer einfühlsamen Palpation bilden Vorstellungs- (Visualisierung) und Tastvermögen eine untrennbare Einheit. Um die qualitativen Unterschiede zwischen einer akuten und chronischen somatischen Dysfunktion bildhaft zu beschreiben, hat die osteopathische Medizin eine eigene Sprache entwickelt. So wird die Gewebetextur bei einer chronischen somatischen Dysfunktion als kühl, trocken, straff beschrieben. Man kann auch an ein faserig-strangförmiges Gewebe denken. Diese Bildsprache macht es für Therapeuten und Patienten nachvollziehbar, wie sich mit der Zeit eine Distorsion entwickelt hat, die genau zur Schmerzhaftigkeit passt.

Durch die Beschreibung der Palpationsbefunde in Alltagsbegriffen wird die Diagnose leichter verständlich, was zudem auch eine gute Therapeut-Patienten-Beziehung fördert. Bei der osteopathischen Palpation werden daher unterschiedliche thermische und mechanische Merkmale eines breiten Störungsspektrums untersucht, um in Verbindung mit der erhobenen Anamnese zunächst eine Verdachtsdiagnose zu formulieren und sie später zu bestätigen. Exemplarisch sind hier die besonderen und differenzialdiagnostischen Gewebeeigenschaften beim Palpieren einer akuten und chronischen somatischen Dysfunktion dargestellt (➤ Abb. 2.10) [129].

Chronische SD

Medizinische Vorgeschichte mit seit 6 Monaten, manchmal jahrelang bestehenden Symptomen; dumpfe, starke Schmerzen mit Brennen und Jucken, die oft als akute, stechende Schmerzen begonnen haben (wie bei akuter SD). Trophische Veränderungen (Schuppung, Trockenheit, Pigmentstörungen) der Haut, die durch Gefäßveränderungen infolge einer regionalen Sympathikus-Hyperaktivität blass und kühl erscheint. Das teigige, fibrotische, verdickte Gewebe neigt zu chronischer Schwellung (Kongestion) und vermehrter Steifheit; bei schlechter oder normaler Bewegungsqualität ist der Bewegungsumfang quantitativ durch den verminderten Muskeltonus und/oder Kontrakturen eingeschränkt. Daneben sind somatoviszerale und viszerosomatische Effekte möglich.

Akute SD

Die Anamnese ergibt erst kurz bestehende, akute, meist traumatisch bedingte stechende Schmerzen. Die Haut zeigt keine trophischen Veränderungen, ist aber durch Gefäßveränderungen infolge der gesteigerten Sympathikusaktivität und die Freisetzung endogener Peptide mit lokaler Bradykininwirkung feucht, entzündlich gerötet und erwärmt. Das ödematös geschwollene Gewebe kann qualitativ schlechter, aber quantitativ normal beweglich sein: Der erhöhte Tonus bzw. Muskelkrämpfe/-spasmen könnten mit einer veränderten Spindelaktivität zusammenhängen. Wenn überhaupt somatoviszerale und viszerosomatische Effekte vorliegen, sind sie höchstens minimal ausgeprägt oder klinisch stumm.

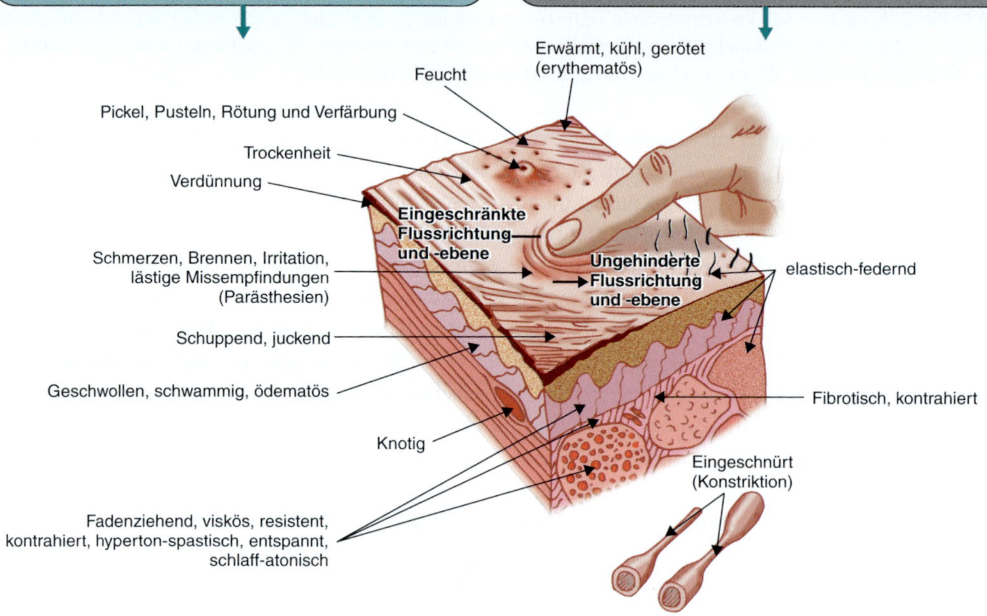

Abb. 2.10 Besondere Merkmale, die sich bei einer akuten und chronischen somatischen Dysfunktion (SD) palpieren lassen. Modifiziert nach: Kuchera ML, Kuchera WA. Osteopathic principles in practice. Columbus, OH: Greyden Press; 1994. pp. 20–25.

Übersetzt in moderne Begriffe könnte man die veränderten Gewebeeigenschaften auch als „Resilienz" beschreiben; es sind mechanische Kriterien wie die Steifheit eines Materials oder sein Widerstand gegen deformierende Druck- oder Dehnungskräfte, seine elastische oder plastische Verformbarkeit, Thixotropie und andere Merkmale, die mit dem inhärenten passiven Muskeltonus zusammenhängen, der nicht durch elektrische Potenziale erzeugt wird, sondern auf molekularen viskoelastischen Eigenschaften beruht. Tatsächlich konnte Masi [130] zeigen, dass intrinsische viskoelastische Eigenschaften in Muskelfasziengeweben unabhängig von jeder Nervenaktivität beim Menschen (*h*uman) einen *R*uhe*m*uskel*t*onus (HRMT) bewirken. Auf dieser Grundlage könnte eine Spannungsübertragung innerhalb des Halt gebenden Fasziensystems stattfinden; durch Tensegrity-Reaktionen auf Belastungen sorgt der HRMT für eine wirksame Aufrechterhaltung der posturalen Balance im Körper, die bei exzessiver Übertragung und lokaler Kraft- / Spannungskonzentration verloren geht.

Dies würde biomechanische Anpassungen, die uns in der klinischen Osteopathie begegnen, wie z. B.

Reaktionen auf Umweltreize erklären (➤ Kap. 4). Untersuchungen von Barnes und Kollegen [131] bestätigen, dass sich Texturveränderungen durch eine mechanische Deformierung mit einem Durometer messen lassen, sodass rein manipulationsbedingte Veränderungen zahlenmäßig objektiviert werden können. Ein Durometer könnte demnach ein nützliches Untersuchungsinstrument für die tastbare Hysterese (Kolloidverfestigung) im Rahmen einer somatischen Dysfunktion sein. Obwohl Osteopathen lange versuchten, die Intra- und Interrater-Reliabilität für die Diagnose einer somatischen Dysfunktion zu belegen, haben sie trotz jahrzehntelanger Forschung nicht das für wissenschaftliche Evidenz erforderliche Niveau der Reproduzierbarkeit erreicht – bis vor Kurzem [132].

Degenhardt und Kollegen [121] konnten nach einem Konsensustraining eine große Übereinstimmung der Untersucher beim palpatorischen Nachweis einer beobachten, während Tozzi und Kollegen [96] feststellten, dass eine reduzierte viszerale Beweglichkeit mit Muskelschmerzen einhergehen kann und dass sich die viszerale Mobilität wie auch die Schmerzen nach einer OMT-Behandlung besserten. Mit Bildgebungsverfahren konnten auch die Gewebeeigenschaften im Bereich der somatischen Dysfunktion untersucht werden. So folgerten Shaw und Kollegen [133] aus ihrer Studie, dass Ultraschall ein verlässliches Untersuchungsinstrument für somatische Dysfunktionen im LWS-Bereich ist. Die Daten bestätigen auch, dass die an der Studie beteiligten Osteopathen eine somatische Dysfunktion valide palpieren konnten. Darüber hinaus erbrachte die Studie erste objektive Wirksamkeitsnachweise für die OMT-Behandlung einer somatischen Dysfunktion im LWS-Bereich.

2.10 Somatische Dysfunktion als lokale Adaptation – eine Hypothese

Eine somatische Dysfunktion kann als lokales Adaptationssyndrom aufgefasst werden. Stellen wir uns als klinisches Fallbeispiel einen Sportler mit Überlastung des rechten Knies vor. Wir wissen, dass zunächst die Quadrizepsfunktion darunter leidet und dass sich mit der Zeit ein Ungleichgewicht in den kinetischen Ketten entwickeln wird, das schließlich die gesamte posturale Biomechanik des Patienten beeinträchtigen kann. Somit haben wir (➤ Abb. 2.11):

- Akut- oder Alarmphase: Die starke Belastung des Kniegelenks hat Auswirkungen auf das Knochen-Bänder-Profil und Muskelaktivitätsmuster, die tendenziell mit einem erhöhten Muskeltonus, verminderter Flüssigkeitsdrainage sowie möglicherweise mit Gewebeischämie und einer erschöpfungsbedingten Retention von Abbauprodukten auf den Stress reagieren. Dies führt zu einer Irritation oder Entzündung, durch die ein Schmerz-Spasmen-Schmerz-Zyklus mit nozizeptiver Überempfindlichkeit ausgelöst wird, der die Schmerzwahrnehmungsschwelle allmählich absenkt. Die Alarmphase kann auch „stumm“ verlaufen, in Form einer somatischen Dysfunktion mit Anpassung und Fixierung des Ungleichgewichts, um Alltagsaktivitäten weiterhin ausführen zu können. Anfangs wird der Körper den wahrgenommenen Stress lokal adaptieren, korrigieren, speichern und eingrenzen (LAS). So kann sich eine akute (0–72 Stunden) bis subakute (3–14 Tage) somatische Dysfunktion mit spontaner oder durch Betasten auslösbarer Schmerzempfindlichkeit (Tenderness) entwickeln.
- Bei Alltagsaktivitäten und im Training ist der traumatische Mikrostress ständig spürbar: Die mechanosensorische Aktivierung verstärkt die Kollagenbildung, um das Kniegelenk gegen die kontinuierliche funktionelle Beanspruchung und myofasziale Kompensationsmuster zu „polstern“. In dieser Widerstands- oder Resistenzphase wird sich ein anormaler Grundtonus der Faszien einstellen, der Trigger- und Tenderpoints in Sehnen, Sehnen-Periost-Übergängen und Muskeln fördern oder das Zusammenspiel synergistischer-antagonistischer Muskeln beeinträchtigen kann. Unter Gewebeaspekten zeigt sich in der Resistenzphase einer somatischen Dysfunktion zunächst eine Hypertrophie (2 Wochen bis 3 Monate), gefolgt von adaptiven Gewebeveränderungen (3–6 Monate).

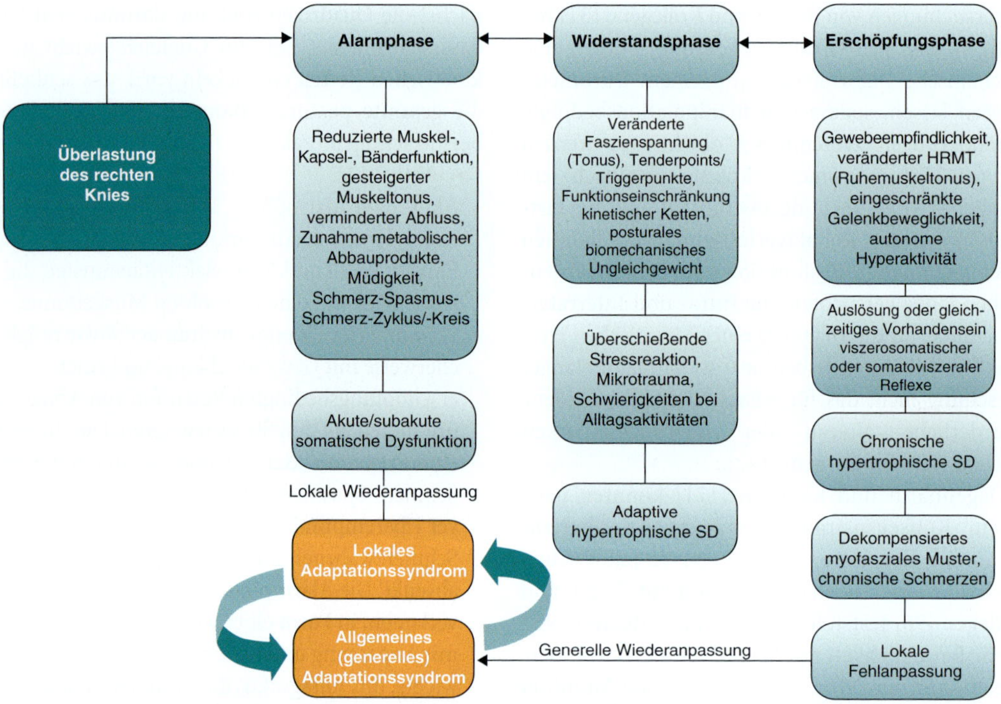

Abb. 2.11 Eine somatische Dysfunktion (SD) lässt sich als lokales Adaptationssyndrom (LAS) beschreiben. Es gibt verschiedene (Alarm-, Widerstands-)Phasen der Adaptation sowie spezifische neuroanatomische und physiologische Veränderungen, die zur Entwicklung einer akuten, adaptiven und chronischen somatischen Dysfunktion führen.

- Wenn keine Kompensation möglich ist, kommt es zum chronischen Schmerzsyndrom. Hier begünstigt die vorhergehende Absenkung der Schmerzschwelle die Entwicklung einer peripheren und zentralen Schmerzempfindlichkeit durch eine (zentrifugale und zentripetale) Hyperaktivität von PAN-Fasern in der extrazellulären Matrix, aufgrund der vermehrt gebildeten sensibilisierenden (= entzündlichen Substanzen). Damit gehen Veränderungen des Ruhemuskeltonus (HRMT), viskoelastischer Parameter, der plastischen und faszialen Thixotropie einher, sowie eine eingeschränkte Gelenkfunktion und -beweglichkeit (Erschöpfungsphase). Falls zusätzlich eine viszerale Störung vorliegt, kann die spinale Reizleitung über (somatoviszerale) Nervenbahnen betroffen sein, sodass sich die Anpassungsvorgänge unter dem Einfluss absteigender inhibitorischer Bahnen verlangsamen. Wann immer es zu einer Entgleisung autonomer Regelkreise (z. B. Herzaktivität, Blutdruckkontrolle) kommt, können aufsteigende nozizeptive Impulse aus dem SD-Bereich und / oder eine spinale Sensibilisierung deren Hyperaktivität (somatoviszeral) noch weiter steigern. In der Erschöpfungsphase beginnt die somatische Dysfunktion mit Anzeichen einer Fibrosierung chronisch zu werden (6 Monate bis 2 Jahre), ehe sich schließlich (nach 2 Jahren) eine deutlich pathologische Reaktion mit manifester Gewebeatrophie zeigt.
- Die Anpassung an chronische Schmerzen kann mit der Zeit zu Fehlhaltungen oder einer übermäßigen Beanspruchung der Gegenseite führen, durch die sich ein allumfassendes Ungleichgewicht entwickelt, das dem Körper eine weitere Anpassungsleistung in Form des generellen Adaptationssyndroms (GAS) abverlangt.

LITERATUR

1. Selye H. The stress of life. New York: McGraw-Hill; 1978.
2. Chaitow L. Local adaptation syndromes holistic solutions depend on contextual thinking. massage-today.com. 2006; 1(2).
3. Tasker D. Principles of osteopathy. 2nd ed. Los Angeles: Baumgardt Publishing; 1905. pp. 144–145.
4. Cole WV. A reflex basis for osteopathic medicine. In: American Academy of Osteopathy Yearbook 1984: The Cole Book. pp. 15–19.
5. Patterson MM, Wurster RD. Somatic dysfunction, spinal facilitation, and viscerosomatic integration. In: Chila A, editor. Foundations of osteopathic medicine. 3rd ed. Philadelphia: Lippincott Williams and Wilkins; 2011. pp. 120–122.
6. King HH, Jänig W, Patterson MM. The science and clinical application of manual therapy. Edinburgh: Churchill Livingstone, Elsevier; 2011. ch. 16.
7. Cole WV. Louisa Burns Memorial Lecture. In: Beal MC, editor. American Academy of Osteopathy Yearbook 1994. pp. 2–10.
8. Beal MC. Viscerosomatic reflexes: a review. J Am Osteopath Assoc. 1985; 85(12): 786–801.
9. Bandeen SG. Pancreatic stimulation and blood chemical changes. Indianapolis: American Academy Of Osteopathy Yearbook. 1948; 48: 78–99.
10. Licciardone JC. Rediscovering the classic osteopathic literature to advance contemporary patient-oriented research: a new look at diabetes mellitus. Osteopath Med Prim Care. 2008; 2: 9.
11. Bandeen SG. Diabetes:report covering twenty-five years research on stimulation of pancreas, blood chemical changes. Osteopath Prof. 1949; 17: 11–15, 38, 40, 42, 44, 46–47.
12. Burns L. Qualities distinguishing muscles affected by primary vertebral lesions from those affected by viscerosomatic nerve reflexes. J Am Osteopath Assoc. 1928; 27: 542–545.
13. Burns L. Osteopathic case reports of pulmonary disease: a review. J Am Osteopath Assoc. 1933; 33: 1–5.
14. Burns L. Principles governing the treatment of cardiac conditions. J Am Osteopath Assoc. 1944; 43: 231–234.
15. Beal MC. Palpatory testing for somatic dysfunction in patients with cardiovascular disease. J Am Osteopath Assoc. 1982; 82: 822–831.
16. Beal MC, Kleiber GE. Somatic dysfunction as a predictor of coronary artery disease. J Am Osteopath Assoc. 1945; 85: 302–307.
17. Beal MC, Morlock JW. Somatic dysfunction associated with pulmonary disease. J. Am Osteopath Assoc. 1984; 84: 179–183.
18. Hix EL. A visceral influence on the cutaneous-renal receptive field. J Am Osteopath. Assoc. 1972; 72: 72–158.
19. Hix EL. Reflex viscerosomatic reference phenomena. Osteopathic Annals. 1976; 4: 496–503.
20. Mannino JR. The application of neurologic reflexes to the treatment of hypertension. J Am Osteopath Assoc. 1979; 79: 225–231.
21. Johnston WL. Segmental definition: part III. Definitive basis for distinguishing somatic findings of visceral reflex origin. Am Osteopath Assoc. 1988; 88(3): 347–353.
22. Johnston WL. Osteopathic clinical aspects of somato-visceral interaction. In: Patterson MM, Howell JN, editors. The central connection: somato-visceral/viscerosomatic interaction. Indianapolis: American Academy of Osteopathy; 1992. pp. 30–46.
23. Johnston WL, Hill JL, Sealey JW et al. Palpatory finding in the cervicothoracic region: variations in normotensive and hypertensive subjects. A preliminary report. J Am Osteopath Assoc. 1980; 79(5): 55–63.
24. Johnston WL, Hill JL, Elkiss ML et al. Identification of stable somatic findings in hypertensive subjects by trained examiners using palpatory examination. J Am Osteopath Assoc. 1982; 81(2): 59–66.
25. Johnston WL, Kelso AF. Changes in presence of a segmental dysfunction pattern associated with hypertension, part A: long-term longitudinal study. J Am Osteopath Assoc. 1995; 95(5): 315–318.
26. Johnston WL, Kelso AF, Hollandsworth DL et al. Somatic manifestations in renal disease: a clinical research study. Am Osteopath Assoc. 1987; 87(1): 61–74.
27. Gwirtz PA, Dickely J, Vick D et al. Viscerosomatic interaction induced by myocardial ischemia in conscious dogs. App. Physiol. 2007; 103: 511–517.
28. Licciardone JC, Fulda KG, Stoll ST et al. A case-control study of osteopathic palpatory findings in type 2 diabetes mellitus. Osteopath Med Prim Care 2007; 1: 6.
29. Korr IM. The neural basis of the osteopathic lesion. In: American Academy of Osteopathy Yearbook 1953. pp. 76–85.
30. Sherrington CS. Correlation of reflexes and the principle of the common path. Brit Assoc Rep. 1904; 74: 728–741.
31. Denslow JS. An analysis of the variability of spinal reflex thresholds. J Neurophysiol. 1944; 7: 207–215.
32. Denslow JS, Korr IM, Krems AD. Quantitative studies of chronic facilitation in human motoneuron pools. Am Physiol. 1947; 105: 229–38.
33. Van Buskirk RL. Nociceptive reflexes and the somatic dysfunction: a model. J Am Osteopath Assoc. 1990; 90(9): 792–794, 797–809.
34. Howell JN, Willard F. Nociception: new understandings and their possible relation to somatic dysfunction and its treatment. Ohio Res Clin Rev. 2005; vol.15.
35. Sandkühler J. Models and mechanisms of hyperalgesia and allodynia. Physiol Rev. 2009; 89(2): 707–758.
36. Wolf CJ, Salter MW. Plasticity and pain. In: McMahon SB, Koltzenburg M, editors. Wall and Melzack's Textbook of Pain. 5th ed. Edinburgh: Churchill Livingstone, Elsevier; 2006. pp. 91–105.

37. King HH, Jänig W, Patterson MM. The science and clinical application of manual therapy. Edinburgh: Churchill Livingstone, Elsevier; 2011. ch.2.
38. Still AT. Philosophy of osteopathy. Kirksville, MO: A.T. Still; 1899. p. 86.
39. Still AT. Philosophy of osteopathy. Kirksville, MO: A.T. Still; 1899. p. 164.
40. Page LE. The role of the fasciae in the maintenance of structural integrity. Indianapolis: American Academy of Osteopathy Yearbook 1952; 70.
41. Snyder GE. Fasciae – applied anatomy and physiology. Indianapolis: American Academy of Osteopathy Yearbook 1956; 65.
42. Tozzi P. A unifying neuro-fasciagenic model of somatic dysfynction. Underlying mechanisms and treatment – Part I. J Bodyw Mov Ther. 2015; 19(2): 310–326.
43. Langevin HM, Storch KN, Cipolla MJ et al. Fibroblast spreading induced by connective tissue stretch involves intracellular redistribution of alpha- and beta-actin. Histochem Cell Biol. 2006; 125(5): 487–495.
44. Kreis TE, Birchmeier W. Stress fiber sarcomeres of fibroblasts are contractile. Cell. 1980; 22(2): 555–561.
45. Ingber DE. Mechanobiology and diseases of mechano-transduction. Ann Med. 2003; 35(8): 564–577.
46. McAnulty RJ. Fibroblasts and myofibroblasts: their source, function and role in disease. Int J Biochem Cell Biol. 2007; 39(4): 666–671.
47. Stecco A, Meneghini A, Stern R et al. Ultrasonography in myofascial neck pain: randomized clinical trial for diagnosis and follow-up. Surg Radiol Anat. 2014; 36(3): 243–253.
48. Tozzi P, Bongiorno D, Vitturini C. Fascial release effects on patients with non-specific cervical or lumbar pain. J Bodyw Mov Ther. 2011; 15(4): 405–416.
49. Schleip R, Klingler W, Lehmann-Horn F. Active fascial contractility: fascia may be able to contract in a smooth muscle-like manner and thereby influence musculoskeletal dynamics. Med Hypotheses. 2005; 65(2): 273–277.
50. Staubesand J, Baumbach KU, Li Y. La structure fine de l'aponèvrose jambière Phlébologie. 1997; 50(1): 105–113.
51. Porter KE, Turner NA. Cardiac fibroblasts: at the heart of myocardial remodelling. Pharmacol Ther. 2009; 123(2): 255–278.
52. Schleip R, Naylor IL, Ursu D et al. Passive muscle stiffness may be influenced by active contractility of intramuscular connective tissue. Med Hypotheses. 2006; 66(1): 66–71.
53. Yahia LH, Pigeon P, DesRosiers EA. Viscoelastic properties of the human lumbodorsal fascia. J Biomed Eng. 1993; 15(5): 425–429.
54. Kirilova M. Time-dependent properties of human umbilical fascia. Connect Tissue Res. 2012; 53(1): 21–28.
55. Woo S, Livesay GA, Runco TJ et al. Structure and function of tendons and ligaments. In: Mow VC, Hayes WC, editors. Basic orthopaedic biomechanics. Philadelphia: Lippincott-Raven; 1997. pp. 209–252.
56. Masi AT, Hannon JC. Human resting muscle tone (HRMT): narrative introduction and modern concepts. J Bodyw Mov Ther. 2008; 12(4): 320–332.
57. Sbriccoli P, Solomonow M, Zhou BH et al. Static load magnitude is a risk factor in the development of cumulative low back disorder. Muscle Nerve. 2004; 29(2): 300–308.
58. Mow VC, Ratcliffe A. Structure and function of articular and meniscus. In: Mow VC, Hayes WC, editors. Basic orthopaedic biomechanics. Philadelphia: Lippincott-Raven; 1997. pp. 113–177.
59. Langevin HM, Nedergaard M, Howe AK. Cellular control of connective tissue matrix tension. J Cell Biochem. 2013; 114(8): 1714–1719.
60. Schleip R, Duerselen L, Vleeming A et al. Strain hardening of fascia: static stretching of dense fibrous connective tissues can induce a temporary stiffness increase accompanied by enhanced matrix hydration. J Bodyw Mov Ther. 2012; 16(1): 94–100.
61. Stecco C, Stern R, Porzionato A et al. Hyaluronan within fascia in the etiology of myofascial pain. Surg Radiol Anat. 2011; 33(10): 891–896.
62. Craig AD. How do you feel? Interoception: the sense of the physiological condition of the body. Nat Rev Neurosci. 2002; 3(8): 655–666.
63. Thomas J, Klingler W. The influence of pH and other metabolic factors on fascial properties. In: Schleip R, Findley TW, Chaitow L, Huijing PA, editors. Fascia: the tensional network of the human body. Edinburgh: Churchill Livingstone, Elsevier; 2012. pp. 171–176.
64. Shen CL, Chyu MC, Yeh JK et al. Effect of green tea and tai chi on bone health in postmenopausal osteopenic women: a 6-month randomized placebo-controlled trial. Osteoporos Int. 2012; 23(5): 1541–1552.
65. Arent SM, Senso M, Golem DL et al. The effects of the aflavin-enriched black tea extract on muscle soreness, oxidative stress, inflammation, and endocrine responses to acute anaerobic interval training:a randomized, double-blind, crossover study. J Int Soc Sports Nutr. 2010; 7(1): 11.
66. Benjamin M. The fascia of the limbs and back: a review. Anat. 2009; 214(1): 1–18.
67. Sanchis-Alfonso V, Roselló-Sastre E. Immunohistochemical analysis for neural markers of the lateral retinaculum in patients with isolated symptomatic patellofemoral malalignment. A neuroanatomic basis for anterior knee pain in the active young patient. Am J Sports Med. 2000; 28(5): 725–731.
68. Herbert MK, Holzer P. Neurogenic inflammation II: pathophysiology and clinical implications. Anaesthesiol Intensivmed Notfallmed Schmerzther. 2002; 37(7): 386–394.

69. Mense S. Pathophysiology of low back pain and the transition to the chronic state – experimental data and new concepts. Schmerz. 2001; 15(6): 413–417.
70. Kjaer M, Langberg H, Heinemeier K et al. From mechanical loading to collagen synthesis, structural changes and function in human tendon. Scand J Med Sci Sports. 2009; 19(4): 500–510.
71. Olesen JL, Heinemeier KM, Haddad F et al. Expression of insulin-like growth factor I, insulin-like growth factor binding proteins, and collagen mRNA in mechanically loaded plantaris tendon. J Appl Physiol (1985). 2006; 101(1): 183–188.
72. Doessing S, Heinemeier KM, Holm L et al. Growth hormone stimulates the collagen synthesis in human tendon and skeletal muscle without affecting myofibrillar protein synthesis. Physiol. 2010; 588(2): 341–351.
73. Skutek M, Van Griensven M, Zeichen J et al. Cyclic mechanical stretching modulates secretion pattern of growth factors in human fibroblasts. Eur J Appl Physiol. 2001; 86(1): 48–52.
74. Robbins JR, Evanko SP, Vogel KG. Mechanical loading and TGF-b regulate proteoglycan synthesis in tendon. Arch Biochem Biophys. 1997; 342(2): 203–211.
75. Leask A, Holmes A, Abraham DJ. Connective tissue growth factor: a new and important player in the pathogenesis of fibrosis. Curr Rheumatol Rep. 2002; 4(2): 136–142.
76. Van Snick J. Interleukin-6: an overview. Ann Rev Immunol. 1990; 8: 253–278.
77. Duncan MR, Berman B. Stimulation of collagen and glycosaminoglycan production in cultured human adult dermal fibroblast by recombinant human interleukin 6. J Invest Dermatol. 1991; 97(4): 686–692.
78. Unemori E, Ehsani N, Wang M et al. Interleukin-1 and transforming growth factor beta: synergistic stimulation of metalloproteinases, PGE2 and proliferation in human fibroblasts. Exp Cell Res. 1994; 210(2): 166–171.
79. Yu WD, Panossian V, Hatch JD et al. Combined effects of estrogen and progesterone on the anterior cruciate ligament. Clin Orthop Relat Res. 2001; 383: 268–281.
80. Stroe MC, Crolet JM, Racila M. Mechanotransduction in cortical bone and the role of piezoelectricity: a numerical approach. Comput Methods Biomech Biomed Eng. 2013; 16(2): 119–129.
81. Denning D, Paukshto MV, Habelitz S et al. Piezo-electric properties of aligned collagen membranes. J Biomed Mater Res B Appl Biomater. 2014; 102(2): 284–292.
82. Farahani RM, Kloth LC. The hypothesis of biophysical matrix contraction: wound contraction revisited. Int Wound J. 2008; 5(3): 477–482.
83. Tollefsbol T, editor. Handbook of epigenetics: the new molecular and medical genetics. London: Academic Press; 2011. p. 1.
84. Arnsdorf EJ, Tummala P, Castillo AB et al. The epigenetic mechanism of mechanically induced osteogenic differentiation. J Biomech. 2010; 43(15): 2881–2886.
85. Ospelt C, Gay S. Epigenetics in inflammatory systemic diseases [Article in German] Internist (Berl). 2014; 55(2): 124–127.
86. Cho JS, Moon YM, Park IH et al. Epigenetic regulation of myofibroblast differentiation and extracellular matrix production in nasal polyp-derived fibroblasts. Clin Exp Allergy. 2010; 42(6): 872–882.
87. Hinz B, Phan SH, Thannickal VJ et al. Recent developments in myofibroblast biology: paradigms for connective tissue remodeling. Am J Pathol. 2012; 180(4): 1340–1355.
88. Pollack GH, Cameron IL, Wheatley DN. Water and the cell. Dordrecht: Springer; 2006.
89. Pang, XF. Properties of proton transfer in hydrogen-bonded systems and its experimental evidences and applications in biology. Prog Biophys Mol Biol. 2013; 112(1–2): 1–32.
90. Pienta KJ, Coffey DS. Cellular harmonic information transfer through a tissue tensegrity-matrix system. Med Hypotheses. 1991; 34(1): 88–95.
91. Pienta KJ, Hoover CN. Coupling of cell structure to cell metabolism and function. J Cell Biochem. 1994; 55(1): 16–21.
92. Fröhlich H. Biological effects of microwaves and the question of coherence. Prog Clin Biol Res. 1982; 107: 189–195.
93. Niggli HJ, Scaletta C, Yu Y et al. Ultraweak photon emission in assessing bone growth factor efficiency using fibroblastic differentiation. J Photochem Photobiol B. 2001; 64(1): 62–68.
94. Van Wijk R, Van Wijk EP, Wiegant FA et al. Free radicals and low-level photon emission in human pathogenesis: state of the art. Indian J Exp Biol. 2008; 46(5): 273–309.
95. Popp. FA. Cancer growth and its inhibition in terms of coherence. Electromagn Biol Med. 2009; 28(1): 53–60.
96. Tozzi P, Bongiorno D, Vitturini C. Low back pain and kidney mobility: local osteopathic fascial manipulation decreases pain perception and improves renal mobility. J Bodyw Mov Ther. 2012; 16(3): 381–391.
97. ICD-10 CM. International Classification of Disease, 10th revision. Geneva: World Health Organization; 2010.
98. Nelson KE, Glonek T. Somatic dysfunction in osteopathic family medicine. Baltimore: Lippincott Wiliams and Wilkins; 2007. ch. 5.
99. Nicholas AS, Nicholas EA. Atlas of osteopathic techniques. Baltimore: Lippincott Williams and Wilkins; 2008. ch 1.
100. DiGiovanna EL. Somatic dysfunction. In: DiGiovanna EL, Schiowitz S, Dowling DJ, editors. An osteopathic approach to diagnosis and treatment. 3rd ed. Philadelphia: Lippincott Williams and Wilkins; 2005. ch. 4.
101. Greenman P. Principles of manual medicine. Baltimore: Williams and Wilkins; 1989. ch. 3.

102. Beal MC. Incidence of spinal palpatory findings: a review. In: The principles of palpatory diagnosis and manipulative techniques. American Academy of Osteopathy Yearbook 1992. pp. 139–44.
103. Stone C. Visceral and obstetric osteopathy. Edinburgh: Elsevier Churchill Livinsgstone; 2007. p. 46.
104. Fryette HH. Physiological movements of the spine. In: American Academy of Osteopathy Yearbook 1950. pp. 91–92.
105. Lovett RA. Lateral curvatures of the spine and round shoulders. 4th ed. Philadelphia: P. Blakeston; 1907.
106. Fryette HH. Principles of osteopathic technique. Carmel, CA: American Academy of Osteopathy; 1954.
107. Ehrenfeuchter WC. Segmental motion testing. In: Chila A, editor. Foundations of osteopathic medicine. 3rd ed. Philadelphia: Lippincott Williams and Wilkins; 2010. ch. 35.
108. Gibbons P, Tehan P. Spinal manipulation: indications, risks and benefits. J Bodyw Mov Ther. 2001; 5(2): 110–119.
109. Mimura M, Moriya H, Watanabe T et al. Three-dimensional motion analysis of cervical spine with special reference to axial rotation. Spine. 1989; 14: 1135–1139.
110. Pearcy M, Tibrewal S. Axial rotation and lumbar side-bending in the normal lumbar spine measured by three-dimensional radiography. Spine. 1984; 9: 582–587.
111. Plamondon A, Gagnon M, Maurais G. Application of a stereoradiographic method for the study of intervertebral motion. Spine. 1988; 13: 1027–1032.
112. Panjabi M, Yamamoto I, Oxland T et al. How does posture affect coupling in the lumbar spine? Spine. 1989; 14: 1002–1011.
113. Vicenzino G, Twomey L. Sideflexion and induced lumbar spine conjunct rotation and its influencing factors. Australian Physiotherapy. 1993; 39: 299–306.
114. Harrison DE et al. Three-dimensional spinal coupling mechanics: Part I. A review of the literature. J Manipulative Physiol Ther. 1998; 21: 101–113.
115. Hoover HV. Complicated lesions. In: Barnes MW, editor. Michigan: Yearbook of the Academy of Applied Osteopathy 1950. pp. 67–69.
116. Educational Council on Osteopathic Principles (ECOP). Glossary of osteopathic terminology. American Association of Colleges of Osteopathic Medicine; 2009. http://www.aacomorg/re-sources/bookstore/Pages/glossaryaspx.
117. Mitchell FL. Towards a definition of somatic dysfunction. Osteopathic Annals. 1979; 7(1): 12–25.
118. Parsons J, Marcer N. Osteopathy: models for diagnosis, treatment and practice. Edinburgh: Elsevier, Churchill Livingstone; 2006. ch. 11.
119. Parsons J, Marcer N. Osteopathy: models for diagnosis, treatment and practice. Edinburgh: Elsevier, Churchill Livingstone; 2006. ch. 9.
120. Greenman P. Principles of manual medicine. 4th ed. Baltimore: Williams and Wilkins; 2011. pp. 14–16.
121. Degenhardt BF, Johnson JC, Snider KT et al. Maintenance and improvement of interobserver reliability of osteopathic palpatory tests over a 4-month period. J Am Osteopath Assoc. 2010; 110(10): 579–586.
122. Ehrenfeuchter WC, Kappler RE. Palpatory examination. In: Chila A, editor. Foundations of osteopathic medicine. 3rd ed. Philadelphia: Lippincott Williams and Wilkins; 2010. ch. 33.
123. Degenhardt BF, Snider KT, Snider EJ et al. Interobserver reliability of osteopathic palpatory diagnostic tests of the lumbar spine: improvements from consensus training. JAOA. 2005; 105: 465–473.
124. Chaitow L, Coughlin P, Findley TW et al. Fascial palpation. In: Schleip R, Findley T, Chaitow L, Huijing P, editors. Fascia: the tensional network of the human body. Edinburgh: Churchill Livingstone, Elsevier; 2012. p. 271.
125. Chaitow L. Palpation and assessment skills: assessment through touch. 3rd ed. Edinburgh: Churchill Livingstone; 2010. ch. 10.
126. Barral JP, Mercier P. Visceral manipulation. Seattle: Eastland Press; 1988.
127. Chamberlain NR, Yates HA. Use of a computer-assisted clinical case (CACC) SOAP note exercise to assess students' application of osteopathic principles and practice. J Am Osteopath Assoc. 2000; 100(7): 437–440.
128. Parsons J, Marcer N. Osteopathy: models for diagnosis, treatment and practice. Edinburgh: Elsevier, Churchill Livingstone; 2006. ch. 2.
129. Kuchera ML, Kuchera WA. Osteopathic principles in practice. Columbus, OH: Greyden Press; 1994. pp. 20–25.
130. Masi AT, Nair K, Evans T et al. Clinical, biomechanical, and physiological translational interpretations of human resting myofascial tone or tension. Inter J Ther Massage Bodyw. 2010; 16;3(4): 16–28.
131. Barnes L, Laboy F, Noto-Bell L et al. A comparative study of cervical hysteresis characteristics after various osteopathic manipulative treatment (OMT) modalities. J Bodyw Mov Ther. 2013; 17(1): 89–94.
132. Lucas N, Bogduk N. Diagnostic reliability in osteopathic medicine. Int J Osteopath Med. 2011; 14(2): 43–47.
133. Shaw KA, Dougherty JJ, Treffer KD et al. Establishing the content validity of palpatory examination for the assessment of the lumbar spine using ultrasonography: a pilot study. J Am Osteopath Assoc. 2012; 112(12): 775–782.

KAPITEL

Christian Lunghi

3 Generelles Adaptationssyndrom: Flüssigkeiten im Körper, unwillkürliche Rhythmen und Faszienkompensation

ÜBERSICHT

In ihrer traditionellen Form war die Osteopathie ursprünglich als Ansatz konzipiert, um unmittelbar Zugang zum Gesundheitszustand des Patienten zu haben, statt nach Krankheitszeichen zu suchen. In dieser Hinsicht haben Osteopathen die Möglichkeit beschrieben, anhand von strukturellen (Binde-)Gewebemustern in Verbindung mit der Dynamik von Flüssigkeit im Körper die allgemeine Anpassungsfähigkeit des Organismus zu untersuchen. Die Stress-/Belastungsstärke in Gewebemustern lässt sich als Umfang bzw. Freiheit der Makrobeweglichkeit und inhärenter Bewegungen, d. h. als intrinsischer unwillkürlicher Rhythmus des Gewebes palpieren. Auf diesen besonderen Bereich der osteopathischen Praxis wird hier als „Dynamik von Flüssigkeiten und unwillkürlichen Rhythmen (DyFIR)" Bezug genommen.

3.1 Einleitung

Auf die häufig gestellte Frage nach den Aufgaben des Osteopathen antwortete Andrew Taylor Still, der von seinen Schülern und Anhängern respektvoll „the Old Doctor" genannt wurde, schon vor mehr als einem Jahrhundert, während er sich auf seinen Stock stützte, mit voller Überzeugung: Gesundheit finden. Dieser Ansatz zielt darauf ab, die Adaptationssysteme stabil zu erhalten [1, 2]. Die homöostatischen-allostatischen Schwankungen bei Stressreaktionen dienen der Wiederherstellung des Gleichgewichts und der Minimierung einer Dysfunktion durch zwei Grundformen der Anpassung:

1. Lokale Adaptation oder Umstellung der Physiologie / Gewebemechanik in einem Bereich mit somatischer Dysfunktion (SD, ➤ Kap. 2)
2. Allgemeine Adaptation, wenn der Stress eine generalisierte Anpassungsreaktion der physiologischen Körpersysteme erforderlich macht. Osteopathen achten und palpieren bei einem generellen Adaptationssyndrom (GAS) auch auf Faszienkompensationsmuster / -schemata (FCS) [7] und die Dynamik von Flüssigkeiten und unwillkürlichen Rhythmen (DyFIR).

In beiden Fällen soll die Behandlung

- eine Neutralisierung der FCS fördern und
- eine weniger anstrengende, angenehmere und schmerzlose Anpassung durch Methoden bewirken, die die DyFIR ausgleichen und den Zustrom dysfunktionaler afferenter Reize verringern.

Die verfügbaren Studienergebnisse [8] liefern nützliche Hinweise für das Verständnis chronobiologischer Rhythmen im ganzen Körper. Dennoch beschränkt sich der auf Körperrhythmen bezogene osteopathische Ansatz fast ausschließlich auf das Modell des „primären respiratorischen Mechanismus" (PRM), das zyklische Schwankungen entlang der kraniosakralen Achse beschreibt. Auf die zyklische Flüssigkeitszufuhr und -drainage richten sich auch spezifische Faszien- und viszeral-lymphatische osteopathische Techniken [6]. Bei der Untersuchung des Patienten kann sich der Therapeut daher entscheiden, ob er Gesundheitskriterien wie das generelle (GAS) und lokale Adaptationssyndrom (LAS) verwenden will. Tatsächlich könnte sich schon vor den ersten Krankheitszeichen eine Veränderung der Struktur-Funktions-Beziehung zeigen, die sich auch im „Verhalten des Geweberhythmus" bemerkbar macht, der koordiniert oder fragmentiert sein kann. Nach diesem Prinzip wird das Individuum aus einer globalen Perspektive betrachtet. Einem Osteopathen fällt dies nicht schwer, da er auch in seiner täglichen Praxis, wenn er sich um die Gesunderhaltung kümmert, nach Bewegungen sucht und sie hauptsächlich manuell fördert. Mit geübten und erfahrenen Händen versucht er, die individuelle Gesundheit durch achtsame Palpation des normalen Gewebes zu beurteilen; dabei geht er im Unterschied zu anderen therapeutischen Techniken sehr langsam vor [9].

Der „Old Doktor" pflegte immer zu sagen, das Leben selbst komme in Bewegung zum Ausdruck. Wenn sich also in der Dynamik und Kinetik des lebendigen (spannungsgeladenen und anpassungsbereiten) Körpers das Leben selbst ausdrückt, ist es diese Bewegungsdynamik, die sich beim Palpieren wahrnehmen lässt. Dazu ist es erforderlich festzustellen, wie die verschiedenen Bereiche miteinander verflochten sind und in welchem Maße Kompensation vorliegt und sich auf die Gewebemechanik sowie die Bewegung biologischer Flüssigkeiten auswirkt [7]. Auf diese Weise kann der Osteopath mit den vitalen Kräften des Patienten in Kontakt treten, muss dabei allerdings auch beachten, dass sich diese vitale Bewegung sehr vielfältig ausdrücken kann. Aus ihrer Palpationserfahrung heraus haben Osteopathen Körperschemata oder Gewebeanpassungen beschrieben, die mit der Dynamik der Körperflüssigkeiten zusammenhängen und bei (stress-)belasteten, kranken oder gesunden Personen bzw. Patienten vorhanden sein können.

Das in Faszienkompensationsmustern erkennbare Ausmaß der Stressbelastung zeigt sich im Freiheitsgrad der Makrobewegung und im intrinsischen, unwillkürlichen Rhythmus eines Gewebes und lässt sich daher palpieren [10]. Philosophische Erklärungsansätze für diese vitale Motilität, die Osteopathen als „inhärente therapeutische Potenz" (Heilkraft) [11] bezeichnen, greifen auch auf die Embryologie zurück, z. B. der biodynamische osteopathische Ansatz [12], der den ganzen Körper in den Blick nimmt, oder das biomechanische Modell mit dem primär respiratorischen Mechanismus, der das kraniosakrale System einbezieht [13]. Auf diese besonderen Bereiche der Osteopathie bezieht sich der hier verwendete Begriff „DyFIR". Nach Still haben Sutherland [13] und Becker [11] ihre Aufmerksamkeit und ihre Erfahrungen bei der Palpation auf diese Aspekten fokussiert.

Für die Pioniere der Osteopathie stand allerdings neben der Bewegung vor allem das Konzept von Stille bzw. einem Ruhepunkt im Fokus: Laut Becker impliziert jede Bewegung einen Ruhemoment oder sogenannten Stillpoint (Stillpunkt), von dem aus die Bewegung neu starten kann [11]. Sich auf die intrinsischen „homöodynamischen" Prozesse und die Gesundheit der Patienten zu fokussieren, ist wesentliche Grundlage der osteopathischen Behandlung. Wird die Palpation aufmerksam und empathisch, in entspanntem und nichtinvasivem Zustand durchgeführt, während der Therapeut sich gleichzeitig auf die Kräfte und intrinsischen homöodynamischen Rhythmen einstimmt, besteht die große Chance, dass sich spontan eine Entspannung im Körper einstellt. Mit dem „Listening" bzw. der perzeptiven Palpation geben Osteopathen ihren Patienten einen Hinweis auf den lokalen oder systemischen Ruhemoment / Stillpoint [11–13]. Ursprünglich ging es in der Osteopathie auch nicht darum, sich auf die Krankheit zu konzentriere, sondern vielmehr darum, dem Patienten einen Zugang zur Gesundheit zu ermöglichen.

Es gibt viele Techniken, um diesen direkten Zugang zum individuellen Gesundheitspotenzial des Patienten zu ermöglichen. Werden sie richtig angewandt, kann man erleben, dass durch einen spontanen Heilungsprozess die Genesung erfolgt. Wie Osteopathen berichten, eröffnet der „Stillpunkt" zweifellos den wirksamsten Zugang dazu – ein Konzept, das allen Vertretern der traditionellen Schule wohlbekannt sein dürfte. Um diesen Punkt zu erreichen, muss man sehr diszipliniert und transparent vorgehen, um die Aufmerksamkeit nicht auf die „Läsionen", also auf Bereiche mit lokaler Anpassung an Stress, zu richten, die in der Osteopathie als somatische Dysfunktionen (SD) beschrieben werden. Der Therapeut lernt, auf die Vitalität des Menschen, mit dem er in Beziehung tritt, d. h. auf das Verhältnis seiner allostatischen Last und Homöostase – oder in anderen Worten: ihre Anpassungsfähigkeit – zu achten. Dazu muss er als Beobachter oder Augenzeuge des therapeutischen Prozesses in einem Zustand konzentrierter Aufmerksamkeit geduldig auf die Salutogenese warten. Durch erfahrene Palpation ist es möglich, die Bewegung und ihren Stillpunkt wahrzunehmen, wobei dieses Vorgehen immer wieder neu bedacht werden will. Wir müssen lernen, bewusst zu beobachten und es als wirklich schöpferischen Akt zu sehen, dass auf Grundlage des „Listenings" eine helfende Beziehung zu den vitalen Rhythmen des Körpers entsteht.

Durch Beobachten dieser Phänomene lässt sich die vitale Dynamik erkennen, die beim Patienten die Voraussetzungen zu seiner Gesundung schafft und ihn somit auf den Heilungsprozess vorbereitet. In Übungskursen für Osteopathen (nach Lehrplan oder als Zusatzangebot) gibt es zwei mögliche Definitionen für die wesentlichen Grundlagen einer osteopathischen manipulativen Therapie (OMT), unter besonderer Berücksichtigung der biomechanischen und biodynamischen Modelle, mit denen die OCMM (osteopathic cranial manipulative medicine) und die daraus resultierende Therapeut-Patienten-Beziehung beschrieben wird. Die erste Methode ist ein „wissenschaftlicher" Ansatz, weil er mit wissenschaftlichen Erkenntnissen „durch Stimulierung der linke Hirnhemisphäre" den Wissensstand und die ambulante klinische Praxis von Osteopathen voranbringen will. Die zweite Methode ist ein „historisch-philosophischer" Ansatz und verwendet in Anlehnung an die Prinzipien von Still, Sutherland und anderen eine metaphorische Sprache, um „durch Stimulierung der rechten Hirnhemisphäre" den Wissensstand und die ambulante klinische Praxis von Osteopathen weiterzuentwickeln. Doch beide Methoden können sich gegenseitig ergänzen, so wie auch die beiden Hirnhälften zusammenarbeiten. Die beiden spezialisierten Hirnhemisphären liefern gewöhnlich separate Informationen, die sie aber miteinander teilen und integrieren können, da sie durch ein großes Nervenfaserbündel (das Corpus callosum bzw. die Brücke) verbunden sind. Dieser Beitrag möchte das „Corpus callosum" der Osteopathen so stimulieren, dass Geschichte, Philosophie und Wissenschaft zusammengeführt werden, weil sich diese Systeme immer gemeinsam weiterentwickeln, selbst wenn das in der Praxis manchmal nicht akzeptiert und umgesetzt wird.

Die Wissenschafts- bzw. Wissensphilosophie [14, 15] versucht wissenschaftlichen Aussagen und Konzepten auf den Grund zu gehen, d. h. herausfinden, auf welche Weise sie produziert werden, wie die Wissenschaft Natur erklärt, Vorhersagen trifft und sich der Natur zu eigenen Zwecken bedient, mit welchen Mitteln sich die Validität von Informationen bestimmen lässt, die Formulierung und Anwendung wissenschaftlicher Methoden, welche Art von Überlegungen zu bestimmten Schlussfolgerungen geführt haben sowie die Verbindung wissenschaftlicher mit real existierenden Modellen in der menschlichen Gesellschaft [16]. Zu den besonderen Aspekten der osteopathischen Praxis zählen sicherlich ihre kranialen, faszialen, viszeralen und lymphatischen Anwendungsbereiche.

Da sich diese Ansätze erst im Laufe der Zeit entwickelten, verkörpern sie die Dichotomie von Wissenschaft und Philosophie. Im Bereich der OCMM wenden Osteopathen in der Praxis ein biomechanisches (efferentes) und traditionelles (afferentes) biodynamisches Modell an, die beide durch eine – als kranialer rhythmischer Impuls (CRI), PRM usw. definierte – inhärente aktivierende Kraft die Gesundheit fördern sollen. Während der biomechanische Ansatz eine Reihe weiterer Theorien hervorbrachte, die ihn mit wissenschaftlichen Beweisen zu stützen versuchten, wurde der traditionelle biodynamische Ansatz, der lehrt, wie sich durch vermehrte „afferente" und verminderte „efferente" Aktivität Polyrhythmen entdecken lassen (➤ Abb. 3.1), eher in Studiengruppen und Kursen außerhalb des Lehrplans weitergegeben. In diesen Bereichen werden Therapieansatz und Wirkmechanismen der vorgeschlagenen Behandlung in philosophischen Begriffen und metaphorischer Sprache erklärt. Im Vergleich zu den Grundlagen des biodynamischen Ansatzes empfiehlt McPartland [12], der Embryonalentwicklung Aufmerksamkeit zu schenken, da äußere Kräfte die räumliche Orientierung des Embryos bewirken und fluide Kräfte (elektromagnetische Wasserstoff-Wasser-Bindungen) die Matrix seiner Entwicklung liefern.

Der Embryo wird daher als biodynamischer Archetyp betrachtet, der als Schablone für die Selbstheilungsfähigkeit des Körpers dient, die im Sinne der formenden und regenerativen fluiden Kräfte der Embryonalentwicklung während des ganzen Lebens vorhanden ist [12]. Kranialosteopathische biomechanische Ansätze sehen die Beziehung zwischen Strukturen und Funktionen völlig anders; sie betonen besonders die Einflüsse der Kraniosakralregion, des venösen und Lymphabflusses, rhythmischer Glia-Pulsationen, von Funktionsstörungen der Schädelnähte sowie der Muskel-, Dura- und Faszienstrukturen, die die Beziehungen zwischen Schädel, Wirbelsäule und Sakrum aufrechterhalten [13]. In diesem Kapitel schlägt der Autor zudem eine

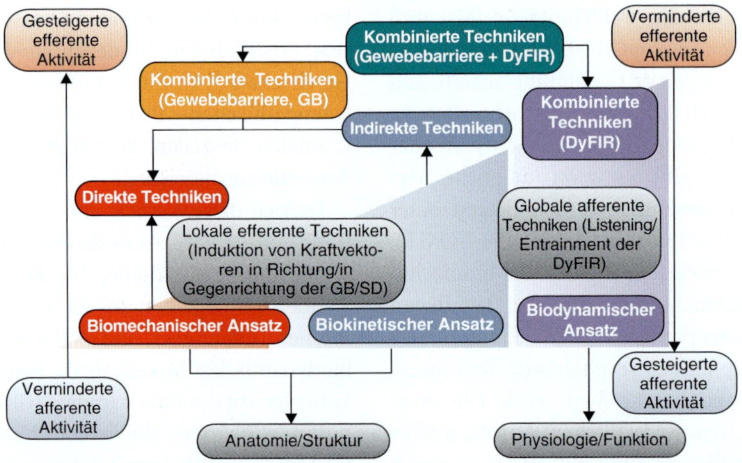

Abb. 3.1 Globale afferente und lokale efferente Ansätze und ihre Kombinationen. Beschreibung der Entwicklung von einem technischen Ansatz, der auf biomechanischen, biokinetischen und biodynamischen Überlegungen beruht, hin zu einem Ansatz mit afferentem / efferentem Fokus unter Anwendung von direkten, indirekten und kombinierten Techniken. GB: Gewebe-(tissue-) Barriere; DyFIR: Dynamik von Flüssigkeiten und unwillkürlichen Rhythmen; SD: somatische Dysfunktion. Modifiziert nach: Parsons J, Marcer N. Osteopathy: models for diagnosis, treatment and practice. Edinburgh: Elsevier, Churchill Livingstone; 2006. p. 178.

Neubewertung des PRM-Modells vor, um einen kritischen Dialog darüber zu eröffnen, inwiefern OCMM und OMT im Allgemeinen als historisch geprägte Vorstellungen bzw. Konzepte der menschlichen Anatomie und Physiologie – wie auch der übrigen Medizin – zu sehen sind.

Der Blick auf die Geschichte soll aus heutiger Sicht kritisches Denken befördern und nicht der eigenen Nabelschau dienen [17]. Dieses Kapitel soll unter anderem dazu beitragen zu vermitteln, dass die „Entstehung" der Osteopathie nicht nur den Ideen einiger großer Männer zu verdanken sei. Bei kritischer Sichtung historischer Dokumente zeigt sich, dass das Anfang des 20. Jahrhunderts erstmals von William Garner Sutherland beschriebene PRM-Modell der OCMM eine Reihe von Theorien aufgreift, die zuvor schon Emanuel Swedenborg formuliert hatte [18]. Daraus lässt sich ableiten, dass die Osteopathie zur historischen Entwicklung der Medizin dazugehört, deren Weg mit Hippokrates begann und sich über Still und Sutherland bis in die Gegenwart fortsetzte [19]. Heutzutage bereitet besonders das PRM-Konzept einige Schwierigkeiten.

Sowohl Studierenden (den zukünftigen Berufsvertretern) als auch Osteopathen und anderen Berufsgruppen im Gesundheitsbereich lässt sich das Konzept nur schwer vermitteln. Hinzu kommt, dass die wissenschaftlichen, historischen und philosophischen Erkenntnisse auf ein einheitliches Modell hinauslaufen. Wie wirksam eine Sitzung im Rahmen der DyFIR ist, hängt nicht nur vom spezifischen biomechanischen Wissen des Therapeuten ab, sondern insbesondere von seiner Fähigkeit, interpersonelle Prozesse zu begleiten und beispielsweise vegetative und vasomotorische Veränderungen beobachten und verstehen zu können [20]. Aber auch die mikrovaskuläre spontane, autonome (vegetative) und inhärente Schwankungsdynamik von Arteriolen, nutritiven Kapillargefäßen und Venulen der extrazellulären Matrix ist hierfür von Bedeutung.

3.2 Osteopathischer DyFIR-Ansatz – „Dynamik von Flüssigkeiten und unwillkürlichen Rhythmen"

3.2.1 Historischer Hintergrund

Anfang des 20. Jahrhunderts erlebte die manualtherapeutische Medizin in den USA ihren Höhepunkt, als zahlreiche Osteopathen und Chiropraktiker begannen, kraniale Strukturen mit Manipulationstechniken zu behandeln. Charlotte Weaver [21] und Nephi Cottam [22] entwickelten erste Diagnose- und Therapiemodelle für den Kranialbereich. Zur gleichen Zeit entstand William Garner Sutherlands Modell des „primär respiratorischen Mechanismus" (PRM). Dank den Bemühungen der um 1950 gegründeten Akademien [23] und Stiftungen [24] fand das klassische Modell der osteopathischen „cranial" manipulativen Medizin (OCMM) Eingang in die meisten Ausbildungsinstitute. Ein geschichtlicher Übersichtsartikel [18] kam 2009 zu dem Schluss, dass sich Sutherland offenbar durch physiologische Erklärungen in den anatomischen Studien von Emanuel Swedenborg hatte inspirieren lassen (➤ Abb. 3.2).

Obwohl Sutherland nie offen die Verwendung von Quellen eingestand, zeigen sich bei eingehender Untersuchung frappierende Ähnlichkeiten in seinen und Swedenborgs Schriften. Diese Verbindung kann einige besonders markante und vage Aspekte in den Ursprüngen des PRM-Modells erklären. Sie sollte ein Anreiz, eine Aufforderung zu kritischem Denken [25] sein mit der Intention, aus dem Verständnis der menschlichen Anatomie und Physiologie – besonders im Licht der Weiterentwicklung von Praxis und Theorie der osteopathischen „Community" – das PRM-Modell und die OCMM neu zu überdenken und zu aktualisieren [26]. Jordan [18] erwähnt in seinem historischen Rückblick wichtige Personen, die einen Bezug zwischen Swedenborg und Sutherland hergestellt haben:

- Rudolf Tafel hat 1882 *The Brain* (Das Gehirn) von Swedenborg übersetzt.
- Ida Rolf behauptet, Sutherland habe Tafels Übersetzung bei der Formulierung seines PRM-Modells verwendet.
- Reverend Alfred Acton, bekannt für seine guten Kenntnisse, Lehre und Übersetzung der Werke Swedenborgs, stand mit mehreren Osteopathen in Verbindung, auch mit Schülern von Sutherland wie Isabelle Bibble, Howard und Rebecca Lippincott.

Ähnlichkeiten und Unterschiede zwischen Swedenborgs Schriften und Sutherlands PRM-Modell [13] werden in Bezug auf folgende fünf Grundelemente angeführt:

1. Motilität (inhärente Bewegung) von Gehirn und Rückenmark
2. Fluktuationen des Liquor cerebrospinalis („Liquorschwankungen")
3. Mobilität der Hirn- und Rückenmarkshäute (intrakraniale und intraspinale Membranen)
4. Gelenkmobilität der Schädelknochen
5. Unwillkürliche Sakrumbewegung zwischen den Hüftbeinen

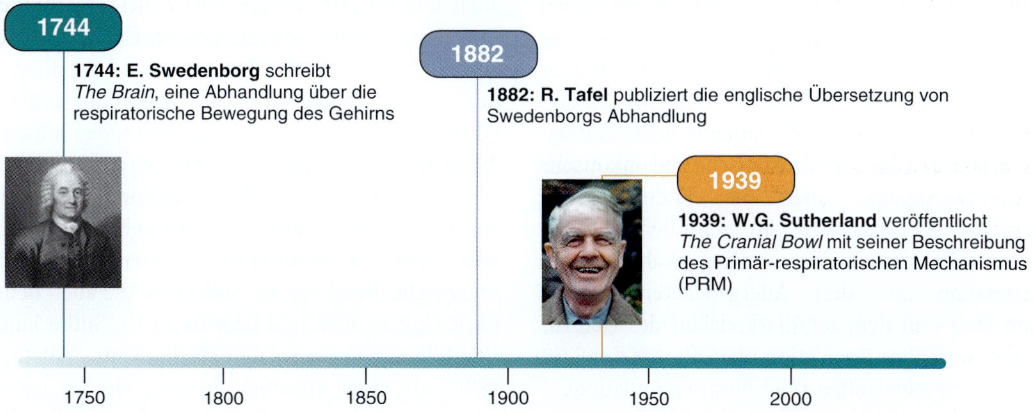

Abb. 3.2 Chronologische Verbindung der Schriften von Swedenborg und Sutherland. Dieser Zusammenhang hilft einige besondere und eher vage Aspekte in Sutherlands Modell des „primär respiratorischen Mechanismus" (PRM) besser zu verstehen. Modifiziert nach: Jordan T. Swedenborg's influence on Sutherland's "primary respiratory mechanism" model in cranial osteopathy. Int J Osteopath Med. 2009; 12 (3): 100–105.

Die ersten vier Elemente von Sutherlands kranialem Konzept stimmen mit Swedenborgs zwei Jahrhunderte älteren Beschreibungen überein. Swedenborg beschrieb die Bewegung von Gehirn und Rückenmark sowie Liquorschwankungen – genauso wie Sutherland, der über synchrone Liquorpulsationen berichtete, wobei ein „höheres Prinzip" dem Liquor größere Bedeutung und Fähigkeiten verleihe als einer einfachen Flüssigkeit. Auch für die reziproke Spannung der Durahäute gibt es im Wesentlichen gleiche Beschreibungen bei Swedenborg und Sutherland. Beide beschrieben die Bewegung der Schädelknochen als Reaktion auf die Bewegung des Gehirns, allerdings sind Sutherlands Angaben detaillierter und feiner ausgearbeitet als Swedenborgs. Swedenborg beschrieb den „circle of life" oder Lebenskreis(lauf) als Zirkulieren der Hirn-Rückenmarks-Flüssigkeit, die in der Hirnrinde produziert wird, sich ausbreitet und den Liquor vitalisiert, bevor sie schließlich in den Blutstrom einmündet. Nach seinen Beobachtungen endet der „circle of life" in der Hirnrinde, wo die Flüssigkeit extrahiert und erneut in den Kreislauf eingeleitet werden kann. Sutherland sah in der Fluktuation des Liquors zwischen Gehirn und peripherem Nervensystem bzw. Körperperipherie ein besonderes Prinzip oder eine Macht, und auch wenn er in keiner Weise von einer Rückführung in den Kreislauf spricht, unterstreicht er doch, dass die Fluktuation in einem halbgeschlossenen System stattfindet.

In der aktuellen Literatur zu dem Thema finden sich Belege, die ein hydrodynamisches Modell der Bildung, Zirkulation und Resorption von Liquor (cerebrospinal fluid, CSF) und interstitieller Flüssigkeit im Hirnparenchym [27] stützen: Beide Flüssigkeiten könnten durch hydrostatische und onkotische Austauschvorgänge über die Endothelwände arterieller Kapillargefäße im zentralen Nervensystem (ZNS) produziert werden. Während ihre Freisetzung aus den Adergeflechten (Plexus choroidei) und dem Kapillarkreislauf des Gehirns erfolgt, wäre ihre Resorption über die Arachnoidea bzw. Arachnoidalzotten (Pacchioni-Granulationen) sowie über das lymphatische und venöse Kapillarendothel möglich. Da diese Studienergebnisse die von Swedenborg und Sutherland gewonnenen Erkenntnisse aus wissenschaftlicher Sicht durch ein „neues" Modell der Liquorbildung und -resorption bestätigen [27], sind sie von praktischer Bedeutung für Osteopathen, deren Augenmerk sich auf Flüssigkeits- und unwillkürliche Bewegungen im Kranialbereich richtet. Die von Sutherland beschriebene unwillkürliche Bewegung des Sakrums, die der Bewegung der Articulatio sphenobasilaris im PRM-Modell entspricht, ist dagegen ein Konzept, das in Swedenborgs Schriften nicht auftaucht.

Letzterer bemühte sich in jahrelanger Arbeit unermüdlich und gewissenhaft um ein besseres Verständnis des menschlichen Körpers und der Wechselbeziehungen zwischen Struktur und Funktion, ohne jedoch spezifische Therapieansätze daraus abzuleiten. Auch Sutherland widmete sich einem besseren Verständnis von Struktur und Funktion, aus dem er in Einklang mit der osteopathischen Tradition und Philosophie von Andrew Taylor Still und auf der Basis unwillkürlicher Bewegungen des Schädels und des ganzen Körpers ein verfeinertes, effektives Diagnostik- und Behandlungssystem entwickelte. Swedenborgs Einfluss auf Sutherland war signifikant: So finden sich vier der fünf Grundannahmen in Sutherlands Schädelkonzept bereits in den fast 200 Jahre früher veröffentlichten Schriften von Swedenborg.

Swedenborg war einer der gründlichsten Erforscher von Struktur und Funktion. Er beschrieb die rhythmische Belebung des Gehirns als interaktiven Mechanismus, der Körper und Seele mit allen anderen „Bewegungen des Lebens" verbindet. Er untersuchte die Bewegungen des Gehirns, die reziproke Spannung der Durahäute und die Beweglichkeit der Schädelknochen sowie die Liquor-Qualitäten, die er als „pulsierende flüssige Animation" beschrieb, die ihrerseits den ganzen Körper belebt. Seine brillante anatomische Arbeit wurde für Swedenborg zum Sprungbrett, um jenseits der anatomischen Wissenschaft eine organische Theologie zu entdecken, die auch heute noch einflussreich und bedeutsam ist. Sutherlands Vorstellung vom kranialen Mechanismus entstand 1898 aus einer Intuition heraus, ehe er sie in weiteren Studien verdichtete und vertiefte. Die zitierten Quellen zeigen, dass er Swedenborgs anatomische Schriften kannte und wertschätzte. Er sah Swedenborgs Vorstellungen in einer Linie mit seiner eigenen Sichtweise und Auffassung der osteopathischen Struktur-Funktions-Beziehung. Man könnte sagen, dass sich in Sutherlands kranialem Konzept aus dem Hirnparadigma von Swedenborg in Verbindung mit einem osteopathischen Behandlungsansatz ein anspruchsvolles, verfeinertes Diagnostik- und Therapiesystem entwickelt hat, von dem viele Patienten bis heute profitieren können.

Dies zu wissen, kann aufschlussreich sein und gewisse vage Aspekte des PRM-Modells erklären, wie etwa die „Atmung" des Schädels, bei der Sutherland darauf bestand, diese „Atmung" des Gehirns gehe der Lungenatmung voraus und habe ihren Ursprung im „Atem des Lebens". Seitdem wir Swedenborgs Vorstellungen näher kennengelernt haben, können wir auch einige Aspekte der OCMM besser verstehen. Viele Kollegen halten Sutherlands PRM-Modell für einen der wichtigsten Beiträge zum osteopathischen Denkgebäude, weil es im Unterschied zu anderen kranialen Modellen über simple anatomische und mechanische Annahmen hinausging. Indem er die treibende Kraft für den kranialen Mechanismus der intrinsischen ZNS-Bewegung zuschrieb, brachte Sutherland einen machtvollen und schwer fassbaren Mechanismus ins Spiel, an dem sich eine philosophische Abhandlung und wissenschaftliche Diskussion entfachte. Ursprünglich ist das von Sutherland beschriebene PRM-Modell höchstwahrscheinlich die Konkretisierung einer physiologischen Hypothese aus der Mitte des 18. Jahrhunderts gewesen [18].

Dieser Dialog will die Osteopathie als Wissenschaft voranbringen und ihre philosophischen Aspekte neubewerten. Es ist eine Wissenschaft, die sich mit dem „Geist" und seinen physiologischen Erscheinungsformen befasst – d. h. mit dem Atem des Lebens, den moderne Osteopathen „präsente Bewegung" nennen. Dass mit geübten Händen ein Rhythmus palpierbar ist, in dem die Gesamtheit unwillkürlicher Bewegungen zum Ausdruck kommt, hat sich inzwischen in experimentellen Studien bestätigt [28]. Die Philosophie der Wissenschaft im 18. Jahrhundert hat in der Osteopathie die Entwicklung von Konzepten angeregt, die sich heute in der Forschung zu biologischen Rhythmen wiederfinden. Wer manualtherapeutisch tätig ist, weiß um die Bedeutung oszillatorischer Rhythmen für verschiedene theoretische und praktische Aspekte der Osteopathie. Das lässt uns natürlich an die niederfrequenten Oszillationen des CRI denken [29]. Aktuelle experimentelle Studien deuten darauf hin, dass Osteopathen sich ausreichend Zeit für die Untersuchung der Gewebe nehmen und evtl. vorhandene Verbindungen der Gewebe- zu zirkadianen Rhythmen in Erwägung ziehen sollten [8, 30].

Die heutige Medizin betrachtet die allostatische Last des Einzelnen und definiert Krankheit als den Energieverbrauch, der dadurch entsteht. Infolgedessen richtet sich die Behandlung meist auf eine Senkung oder Steigerung anormaler physiologischer Prozesse. Es sei daran erinnert, dass selbst John Martin Littlejohn unterstrich, wie optimal der Körper auf rhythmische Anwendungen geeigneter Frequenz reagiert. Um einen therapeutischen Effekt auf solche Oszillationen zu erzielen, empfahl er den Gebrauch physiologischer Frequenzen, sodass die osteopathische Behandlung mit höherer harmonischer Resonanz synchronisiert und eine Dissonanz vermieden werden kann [31, 32].

Dieser historische Rückblick soll eine Neubewertung des PRM-Modells anstoßen und eine kritische Diskussion darüber eröffnen, inwieweit sich das kranialosteopathische Modell und die manipulative osteopathische Praxis mit der Zeit aus anatomischen und physiologischen Konzepten entwickelt haben.

3.2.2 Biomechanische Entwicklung: vom Schädel zum ganzen Körper

Studien zur Gewebemechanik können eine interessante Quelle für das Verständnis der Funktionsweise osteopathischer Behandlungen sein (nicht nur im Kranialbereich). Die Komprimier- oder Dehnbarkeit eines Gegenstands wird z. B. prozentual zu seiner Ausgangsgröße – in hochempfindlichen „Dehnungsmesseinheiten" – angegeben. Um eine Vorstellung davon zu vermitteln: Das Elastizitätsmodul eines festen Gewebes wie der Knochenkortikalis im lebenden (menschlichen) Organismus liegt in der Größenordnung von etwa 15.000 Pascal [33, 34]. Dieses Prinzip ist weithin angewandt worden, um die Rolle und Entwicklung der Schädelnähte und die Verteilung von Stress- und Dehnungskräften besser zu verstehen. Für Anwendungen der Gewebemechanik im Kranialbereich gelten folgende wichtige Punkte [35]:

- Entsprechend ihrer viskoelastischen Eigenschaften sind Schädelknochen sowohl im normalen Funktionszustand als auch besonders offensichtlich bei einem Trauma [35] verformbar [36–38].
- Wie sich die Schädelform verändert, hängt von den Schädelnähten (Suturen) ab, doch selbst bei verknöcherten Suturen kann der Kopf noch deformiert werden [35]. Hypothetisch könnte die weiterbestehende Knochenbeweglichkeit, wie die OCMM annimmt, die Suturen zu einem gewissen Grad offen halten, was aber im Laufe des Lebens nicht immer stimmt. Während sich eine Schädelnaht in einem komplexen Vorgang allmählich verschließt, erscheinen vor ihrer vollständigen Fusion Knochenbälkchen (Trabeculae) in der Spongiosa [39–42].
- Die Hauptursache für Spannungskräfte [38, 43, 44] am Schädel, die zu einer Deformierung ohne vorhergehendes traumatisches Ereignis [45–49] führen können, sind kontraktile Muskelfasern, etwa der kranialen Muskeln.

Diese Überlegungen treffen allerdings auch auf andere Körperbereiche zu. So können sich Knochen (z. B. Schädelknochen), obwohl sie zu den härtesten Substanzen im Körper gehören, unter der Einwirkung von Druck- und Spannungskräften deformieren und strukturell verändern. Daraus lässt sich auch die Frage ableiten, ob ein spezifisches kraniales Diagnostik- und Behandlungsmodell heutzutage überhaupt noch nötig ist oder ob nicht ein auf den ganzen Körper anwendbares Modell sinnvoller wäre: *„Warum sollten wir den Kopf losgelöst vom restlichen Körper betrachten?“* [35].

Integratives Modell

Die OCMM ging in den 1930er Jahren aus Arbeiten von Sutherland hervor, der unter seinem Mentor Still menschliche Schädelmodelle untersuchte und 1939 in seinem ersten Werk *The Cranial Bowl* [50] ein biomechanisches Modell dieses besonderen osteopathischen Ansatzes beschrieb, der bis heute praktiziert wird. Selbst wenn eine von der Form der Nähte abhängige Beweglichkeit der Schädelknochen, die sich bei Tieren unter dem Einfluss der Kaumuskeln beobachten lässt [51–53], logisch erscheint, sind Annahmen zu einer durch intrinsische ZNS-Motilität bedingten Knochenverschiebung mit dem aktuellen Wissensstand über die Schädelknochen nicht vereinbar [54, 55]. Es stimmt zwar, dass einige Studien das PRM-Modell stützen [56], doch diese Beiträge zur OCMM stammen nicht von Untersuchern aus der Gruppe praktisch tätiger Osteopathen, sondern aus anderen wissenschaftlichen Forschungsfeldern, insbesondere:

- Entdeckungen in der Biochemie und zur Physiologie der extrazellulären Matrix (ECM) [57]. Mit zunehmenden wissenschaftlichen Fortschritten wächst das Verständnis des CRI, der vermutlich nicht nur kranial auftritt [35].
- Entdeckungen auf dem Gebiet der Biomechanik, die nicht nur Gesetze der Kinematik auf den menschlichen Körper anwendet, sondern die – als Reaktion auf äußere und innere Umgebungsbelastungen – kontinuierlich ablaufenden plastisch-elastischen Veränderungen in lebenden Geweben untersucht. Mit der Gewebemechanik können wir beschreiben, wie sich die Tibia beim Laufen oder Springen verformt [58] bzw. wodurch belastungsinduzierte (Stress-)Frakturen [59, 60], Bandscheibendegeneration [61, 62], Knochenschäden oder -neumodellierungen ausgelöst werden [63, 64]. Biomechanisch lässt sich auch beschreiben, wie sich Gewebe durch unterschiedliche Belastungsarten verändern [65, 66], und insbesondere begreifen, welche Rolle die Schädelnähte, ihre Entwicklung und die Verteilung von Druck- und Spannungskräften am Schädel von Primaten spielen [67, 68].
- In der Physiologie finden sich zunehmend Belege für Konzepte [27, 35, 57, 69] wie ein Fließgleichgewicht, Ausgewogenheit des Flüssigkeitsaustauschs und „Stillstand“ oder einen Ruhepunkt, den Osteopathen als „Stillpoint“ bezeichnen.

Angelehnt an Arbeiten von Lee [57], Gabutti [35], Hamm [69], Chikly Quaghebeur [27] und anderen Autoren wird in diesem Kapitel ein deduktiver Denkansatz verfolgt, um ausgehend von einer Analyse der gesammelten Beweise (Evidenz) für die physiologischen, chemischen und mechanischen Eigenschaften von Geweben das OCMM-Konzept zu aktualisieren. Wir möchten zu weiteren Studien anregen, um dadurch an Informationen zu gelangen, die breite Zustimmung in der wissenschaftlichen Gemeinschaft finden; dies ist verbunden mit der Hoffnung, dass zukünftig neue Modelle für die praktische Anwendung von Palpation, Beurteilungskriterien und Behandlungstechniken auf dem Gebiet der DyFIR entwickelt werden. Unter Verweis auf die begrenzten Forschungsmittel, die der Osteopathie zur Verfügung stehen, schlagen viele Autoren vor, klinischen Wirksamkeitsstudien Priorität vor der Abklärung möglicher Wirkmechanismen einzuräumen [70]. In diesem Beitrag diskutieren wir die vorliegenden biochemischen, mechanischen und physiologischen Ergebnisse jedoch im Hinblick darauf, ob sich tatsächlich Evidenz für die DyFIR-Methoden sowie für die „inneren" bzw. „inhärenten Kräfte", von denen Sutherland, Becker und andere Autoren sprechen [13, 71], finden lässt, auch um praktizierende Osteopathen zur Untersuchung damit zusammenhängender klinischer Aspekte zu ermutigen.

Extrazelluläre Matrix (ECM)

In extrazellulären Matrix-Strukturen finden wir Zellen, Fasern und Grundsubstanz. Als Grund- oder Urzellen der Matrix produzieren Fibroblasten alle wesentlichen Elemente: die Fasern (z. B. aus Kollagen) und die Grundsubstanz. Es gibt auch noch Zellen, die sich in die Matrix hinein- oder aus ihr hinausbewegen, wie etwa weiße Blutkörperchen aus dem Blut, Makrophagen und Mastzellen. Die ortsständigen (residenten) und herumwandernden Zellen (Lymphozyten und polymorphkernige Leukozyten) erfüllen gewöhnlich Entgiftungs- und Immunfunktionen in der Matrix [72, 73]. Am häufigsten bilden die Fibroblasten Fasern aus Kollagen, einem wenig dehnbaren Strukturprotein, dessen auffälligste Eigenschaft eine wasserabweisende feste Form ist.

So entsteht ein stabilisierendes Gerüst um den weicheren, verformbaren Anteil der ECM, das auch den Parenchymzellen Struktur gibt. Durch Kollagen erhält die Matrix zudem piezoelektrische Eigenschaften. Wie Elastin und andere Strukturproteine (z. B. Fibronektin) weist Kollagen eine polare Molekülstruktur auf, d. h. ein Teil des Moleküls hat eine positive Ladung im Vergleich zu einem negativ geladenen anderen Teil. Kollagenmoleküle sind so angeordnet, dass sich die positiven Ladungen in Richtung des Körperwachstums, der Entwicklung und der Heilkräfte befinden [74, 75]. Piezoelektrizität entsteht als eine Art Strom durch die Deformierung bestimmter Feststoffe: Eine geformte biomechanische Struktur besitzt eine bestimmte Ladung; wenn sich die Form verändert, verändert sich auch die Ladung – und umgekehrt. Auch durch Positionswechsel verändert sich die Form.

In Bezug auf die piezoelektrischen Eigenschaften zeigt sich, dass eine Verformung des Gewebes zur Trennung der elektrischen Ladungen in den Mukopolysaccharidketten führt [76]. Der durch die Verformung bedingte piezoelektrische Effekt erzeugt eine elektrische Ladung, die in einem geschlossenen System wie den Faszien zur Dispersion neigt – mit rascher Freisetzung von Energie. Bei gezielter Druckanwendung breitet sich jedoch eine galvanische (Volt-)Spannung über das Gewebe aus. Durch die Verformung kann ein kurzer und polarer Impuls entstehen: Das heißt, die konkave (eingedellte) Seite des Gewebes würde eine negative Ladung aufweisen, die konvexe (gedehnte) Seite wäre hingegen positiv geladen [77]. Dies erklärt, was sich klinisch und experimentell beobachten lässt, dass auf Knochen einwirkende Druck- und Spannungskräfte auf der konkaven Seite zu einem Aufbau durch neu gebildetes Gewebe und auf der konvexen Seite zu einem Knochenabbau durch Resorption führen können [77–79].

Als weiteres Produkt bilden Fibroblasten die „Grundsubstanz", die hauptsächlich aus Proteoglykanen besteht, die durch spezielle Bindungsproteine mit langkettigen Hyaluronsäuren verbunden sind. Proteoglykane können, indem sie beträchtliche Wassermengen binden, ein Gel bilden, das eine mechanische Stützfunktion hat, druckresistent ist und wie ein Filter die Diffusionsrate von Flüssigkeiten im Bindegewebe reguliert. In der ECM sind Proteoglykane nicht kovalent gebunden und in großer Zahl im einzelnen Hyaluronsäure-Molekül vorhanden. Zwischen diese Hyaluronsäure-Proteoglykan-Aggregate sind Faserproteine wie Kollagen, Fibronektin und Elastin eingelagert, deren komplexes Netzwerk mechanische Widerstandsfähigkeit verleiht.

Bei Säugetieren und Menschen ist die in der Grundsubstanz enthaltene Hyaluronsäure Hauptbestandteil der Bindegewebe, die sie widerstandsfähig und formstabil macht. Als einziges Glykosaminoglykan in der ECM ist Hyaluronsäure nicht mit einem Proteinkern verbunden, um zwangsläufig ein Proteoglykan zu bilden. In der amorphen Bindegewebe-Matrix sorgt sie für die Aufrechterhaltung einer gewissen Hydrierung, Festigkeit / Prallheit, Plastizität und Viskosität, denn als Aggregat-Gebilde im Raum kann Hyaluronsäure eine beträchtliche Zahl von Wassermolekülen anziehen [80]. Sie füllt nicht nur den Raum zwischen Zellen aus, sondern kann als zementartige Substanz, stoßfestes Molekül und effizientes Schmiermittel (z. B. in der Synovialflüssigkeit) dienen und so die Gewebezellen vor belastungsinduzierten physikalischen Schäden schützen [57]. Wegen der überlangen Moleküle und des hohen Hydrierungsgrads können sich viele Hyaluronsäure-Polymere zu einer netzartigen Struktur verbinden, die zwei wichtige Funktionen hat:

1. als molekulares Grundgerüst Form und Tonus des Gewebes zu bewahren und
2. gegen die freie Diffusion von Partikeln (wie Bakterien und infektiöse Erreger) ins Gewebe als Filter zu fungieren.

Zusammen mit Proteoglykanen bilden sie Aggregate, die annähernd so groß wie Bakterien sind und mit einer Länge von mehreren Mikrometern 10 Millionen Dalton wiegen können. Dank ihrer Struktur, Viskosität und Permeabilität sind diese Proteoglykan-Komplexe ausgezeichnete molekulare Filter, die für Stoffe mit niedrigem Molekulargewicht durchlässig sind, während sie andere (voluminösere) Substanzen einschließlich Viren und Bakterien zurückhalten. Dazu ist aber anzumerken, dass viele Bakterien trotzdem in die Zellen eindringen können, da sie das Enzym Hyaluronidase bilden, das Hyaluronsäure spalten kann. Hyaluronat ist ein Salz, das mit seiner hohen Polarität und Löslichkeit viele Wassermoleküle binden und dadurch einen hohen Wassergehalt (Hydrierung) erreichen kann. Hyaluronat besteht aus Makromolekülen mit einem Molekulargewicht über 1.000 Kilodalton (kDa), die hochvisköse, klare Lösungen ergeben. Die Hyaluronsäure-Polymere lagern sich in Proteoglykanen zusammen (aggregieren), indem sie „borstenartige“ Glykosaminoglykane (GAGs) wie Heparin, Keratin, Chondroitin und Dermatan in „Bürsten“-Form an die dorsale Proteinstruktur binden. Da GAGs sulfatiert sind, wird die Matrix negativ geladen und demzufolge wasseranziehend [80].

Wir können uns leicht vorstellen, dass die ECM auch in Knorpel eine Schlüsselrolle spielt. Als sehr weiches, gelatinöses Gewebe kann Knorpel wie ein Schwamm große Wassermengen aufnehmen. So gelangen Sauerstoff und Nährstoffe ins Gewebe, die seine Vitalität positiv beeinflussen. ECM und Bindegewebe überhaupt geben dem Körper Form [81] – durch strukturelle Interaktionen [82], die sich von der allgemeinen körperlichen Ebene bis zu subzellulären Mechanismen auswirken [83, 84].

Strukturen entstehen als „Architektur“ von Funktionen auf allen Organisationsebenen, angefangen von motorischen Funktionen der allgemeinen körperlichen Betätigung bis hin zu enzymatischen Zellfunktionen. Obwohl sie anfangs der Struktur vorausgeht, kann die Funktion manchmal der Kontrolle durch den Wachstums- und Entwicklungsprozess unterliegen und somit von der Struktur abhängig werden [81]. Die ECM bewirkt das Struktur-Form-Muster, indem sie Proteine wie Kollagen bildet. Sie ist auch eng mit Funktionen auf der Zell- und subzellulären Ebene verbunden. Sie kann morphogenetische und metabolische Aktivitäten (Stoffwechsel) beeinflussen [85]. Darüber hinaus besitzt die Matrix piezoelektrische Eigenschaften: Wird ein Stromreiz appliziert, löst er eine mechanische Bewegung (Vibration) aus, während durch die Anwendung physikalisch-mechanischer Kräfte (Dehnung, Kompression oder Torsion) Elektrizität bzw. Strom erzeugt wird [81]. Die Matrix ist ein Halbleiter, und die Elektronen sind gleichmäßig auf alle Strukturproteine und sonstigen geladenen Bestandteile dieses komplexen Netzwerks verteilt. Über Veränderungen im flüssig-kristallinen Wasser breiten sich dann Energieschwankungen (Fluktuationen) in der Matrix aus.

Von den Zellen wird die Energieübertragung als Information genutzt [80]. Da die ECM offen für Einflüsse und instabil ist, unterliegt sie auch Schwankungen. Dass die Makromoleküle oszillieren können, wird durch ihre Spiralstruktur begünstigt und durch zyklische Veränderungen des pH-Werts und der Ionenkonzentration sowie den

Polymerisationsgrad beeinflusst [86–88]. Die ECM ist auch viskoelastisch. Veränderungen der Viskosität zeigen sich als veränderte „Prallheit" (Turgor) der Hyaluronsäure und anderer Glykosaminoglykane [89]. Daraus können wir ableiten, dass Viskositätsänderungen im Sinne einer veränderten Polymerisation der Makromoleküle und von Redoxpotenzialschwankungen auftreten [90].

Da diese riesigen Polymere „anschwellen" oder depolymerisiert werden können, erlaubt die „Porengröße" der ECM, dass größere Moleküle durch die Extrazellularflüssigkeit passieren [91]. Das deutlichste Beispiel einer Verflüssigung bei maximaler Polymerisation lässt sich bei der Totenstarre (Rigor mortis) beobachten; sie setzt ein, wenn die Vitalfunktionen des Körpers erloschen sind. Im lebenden Organismus wird die Matrix durch Faktoren revitalisiert und verflüssigt, die den An- und Abtransport von Nährstoffen und Abbauprodukten zu und aus den Parenchymzellen ermöglichen. Die Polymere enthalten sulfatierte Bestandteile mit stark negativer Ladung in der Gelphase. Sie ziehen relativ große Wassermengen an, die an Makromoleküle in der Matrix binden und dadurch die Gelbildung unterstützen.

Die Kalziumionenkonzentration verhält sich umgekehrt proportional und hängt von der Größe der Hyaluronsäure-Polymere und dem erhöhten Wassergehalts der Polymere ab [92]. Sinkt die Kalziumionenkonzentration, bindet Wasser noch fester an Makromoleküle in der Matrix; umgekehrt wird, wenn die Kalziumionenkonzentration steigt, gebundenes Wasser frei. Nimmt die negative Ladungsstärke der ECM mit ihrer Depolymerisation ab, fließen Kalziumionen und Wasser in Richtung der negativ geladenen Bestandteile in der nächsten Zellmembran.

Das frei „fließende" Wasser versorgt die Parenchymzellen mit Nährstoffen [80]. Diese Art der Zufuhr ist wirksamer als eine einfache Diffusion. In frei „fließendem" Wasser verringert sich die Kalziumionenkonzentration durch Verdünnung, was bei der Polymerisierung eine Rolle spielt. Deshalb können sich Makromoleküle erneut polymerisieren und somit die Viskosität der Matrix steigern, indem sie relative große Wassermengen „anziehen". Wir können daher beim Übergang von der Gel- zur Solphase (Verflüssigung zu Verfestigung) einen tastbaren Bewegungszyklus in der ECM wahrnehmen [57] (➤ Abb. 3.3).

Der Einfluss der Matrix auf benachbarte Zellen zeigt sich zum Teil in der Wirkung von extrazellulärem zyklischem Adenosinmonophosphat (cAMP) und zum Teil an Kalziumionen, die über Zellmembranen in Verbindung mit Glykosaminoglykanen und über Rezeptorzellen an der Oberfläche intrazelluläre Funktionen stimulieren können. Integrine sind eine Gruppe von Oberflächenrezeptoren, die in der bilaminaren Zellmembran lokalisiert sind und Signale aus der ECM auf intrazelluläre Strukturen übertragen. Die extrazellulären Kalziumionen sollten mit Integrin-Molekülen interagieren, um eine Mechanotransduktion auszulösen.

In diesem Prozess vereinen sich Mechanik und Biochemie auf molekularer Ebene [83] und treten als Piezoelektrizität in Aktion. In Nähe der Integrine gibt es sogenannte „fokale Adhäsionskomplexe". Dabei handelt es sich um eine besondere Gruppe von Proteinen, die an strategisch wichtigen Punkten, etwa am äußeren Rand angrenzender Zellen und in der Zellmembran, eine „Schweißnahtstelle" (fokale Adhäsion) bewirken. Zusammen mit Mikrotubuli, Intermediärfilamenten und Mikrofilamenten gewährleisten sie die Form der Zellen. Mikrotubuli, Intermediär- und Mikrofilamente fungieren als Tensegrity-Elemente innerhalb der Zellen, indem sie durch Druck und Dehnung (Kompression und Spannung) die Form und Größe der Zellen bestimmen. Die kontraktilen Mikrofilamente bestehen aus Aktin. Bei einer Kompression verstärken Mikrotubuli die „Vorspannung" der Aktinfilamente. Aktinfilamente haften sowohl an „Schweißnahtstellen" als auch an Integrinen, die das Zellinnere funktionell mit der Außenseite verbinden.

Unter Vermittlung der fokalen Adhäsionskomplexe kontrahieren sich die Aktinfilamente und reagieren damit auf den Einfluss der Integrine, die die Zelle auf eine voreingestellte Vibration „tunen". Dieses „Setting" bestimmt die Zellreaktion auf mechanische und elektrische Reize. Durch extrazelluläre Schwankungen des pH, der Ionenkonzentration usw. wird ein Kalziumioneneinstrom induziert, der viele intrazelluläre Funktionen beeinflussen kann, selbst im Zellkern und seinem

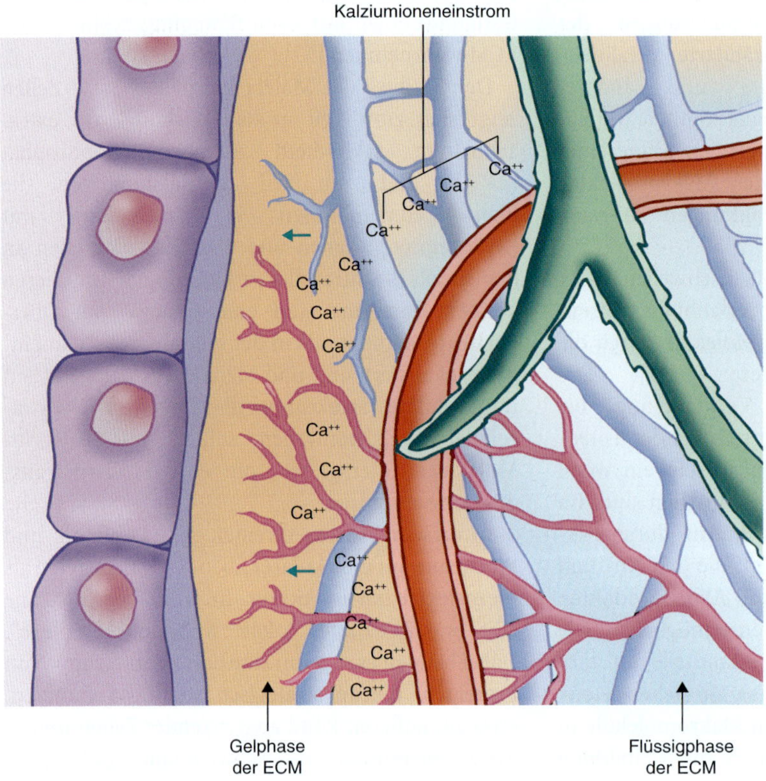

Abb. 3.3 Verflüssigung (Gelphase) und Verfestigung (Solphase) in der extrazellulären Matrix (ECM). Schema eines normalen Übergangsphasenmodells in der ECM. Parenchymzellen (links) benötigen eine Flüssigphase der Matrix, um aus dem Kapillargefäß (rot; rechts) Nährstoffe aufnehmen und über ein terminals Lymphgefäß (grün; rechts) Abbauprodukte entsorgen zu können. Eine Gelphase der Grundsubstanz in der ECM ist im Bereich der Parenchymzellen dargestellt, eine Flüssigphase in Nähe des Kapillargefäßes. In der Mitte ist gezeigt, wie Kalziumionen von rechts nach links fließen und dadurch einen Phasenwechsel in der Grundsubstanz einleiten.
Modifiziert nach: Lee PR. The living matrix: a model for the primary respiratory mechanism. Explore. 2008; 4(6): 374–378.

Genmaterial [57]. Darüber hinaus führt jede weitere Beeinflussung der Integrin-Moleküle durch Kontraktion der Aktinfilamente unter Vermittlung fokaler Adhäsionskomplexe zu einer Distorsion des Zytoskeletts. Wie Tautropfen in einem Spinnennetz sind die Enzyme, die Primärfunktionen erfüllen, im Zellinneren sorgfältig auf Aktinfilamenten und Mikrotubuli angeordnet.

Während der Bewegung des Zytoskeletts gestalten Aktinfilamente, Mikrotubuli und Intermediärfilamente eine Kette von Enzymen so um, dass wichtige chemische (Ketten-)Reaktionen von einem Filament zum nächsten ermöglicht werden. Sind die Kettenglieder voneinander getrennt, kann eine andere Enzymreihe aktiviert werden. Auf diese Weise erfolgt eine mechanische Stimulierung und Regulierung metabolischer Zellfunktionen. „Schwellung" und „Schrumpfung" (Retraktion) einer Zelle werden mit der intrazellulären Kalziumkonzentration in Verbindung gebracht [84]. Intrazelluläre Kalziumströme oder -wellen sind für viele metabolische Zellfunktionen verantwortlich. Eine Vielzahl anderer Second-Messenger kann Stoffwechselfunktionen induzieren, die – durch cAMP – auch über die Zellmembran stimuliert werden. So kommt es zu autostimulierten Kalziumwellen. Nach diesem Modell geht die kalziumaktivierte Kontraktion der Aktinfilamente im Zytoskelett mit Veränderungen des Zellvolumens einher [82].

Für die Kalziumwellen, die in der Zelle kreisen, wurden Frequenzen von 0,1–12 Zyklen pro Minute aufgezeichnet [88]. Bei anästhesierten Hunden ließen sich mit Mikroelektroden in verschiedenen Organen, insbesondere in den Schleimhäuten von Magen, Leber und Nieren, elektrische Potenziale von 4 Zyklen pro Minute messen [90]. Selbst das Wachstum (Lymphangiogenese) und die Funktion terminaler Lymphgefäße unterliegen der Kontrolle durch die Matrix [57]. Kalziumwellen führen zur Kontraktion von Aktinfilamenten, an denen die

Endothelzellen terminaler Lymphgefäße aufgehängt sind. Dadurch öffnen sich „Fenster" zwischen den Zellen; durch sie kann das aus benachbarten Parenchymzellen ausgeworfene Wasser in die Lymphgefäße abfließen. Sobald die Kalziumwelle abebbt, schließen sich die „Fenster" wieder, und das ein- und ausströmende Wasser bleibt in den Lymphgefäßen gefangen. Mit der nächsten Kalziumwelle fließt noch mehr Wasser in das Endstück des Lymphkanals, das die aufgestaute Lymphe durch den Kanal schiebt und presst. Dadurch entsteht eine pulsatile Bewegung in den Lymphgefäßen (siehe Anhang zu Teil I).

Hydrodynamik des Liquor cerebrospinalis und Beziehung zu anderen Körperflüssigkeiten

Nach dem traditionellen hydrodynamischen Modell wird der Liquor (CSF) hauptsächlich im Plexus choroideus gebildet. Von den Ventrikeln fließt er in den Subarachnoidalraum und wird dort vor allem über die Arachnoidalzotten resorbiert. Die transchoroidale Freisetzung von Hirnflüssigkeit, Ionen und Makromolekülen leitet den Liquor die „ventrikulozisternale" Achse entlang [93]. Neuere wissenschaftliche Studien stellen dieses Modell infrage, da es offensichtlich auf fehlerhaften Forschungsergebnissen und Fehlinterpretationen der Daten beruht [27]. In den 1980er Jahren durchgeführte Versuche ergaben, dass der Plexus choroideus für 60–85 % der gesamten CSF-Produktion verantwortlich ist [94], während rund 15–30 % aus anderen Quellen stammen [95]. Manche Forscher vermuten, der Liquor könne überall im Bereich des ZNS gebildet und resorbiert werden [96]. Verschiedene experimentelle Modelle legen den Schluss nahe, dass das Kapillarendothel im ZNS eine wichtige CSF-Produktionsstätte sein könnte [97]. Andere Studien konnten zeigen, dass sich die CSF-Produktion infolge eines hydrostatischen Hirndruckanstiegs erheblich verringern kann (und umgekehrt) [98]. Man stellte auch fest, dass bei höherer Osmolarität deutlich mehr Liquor gebildet wird [99]. Mit einer Punktionskanüle untersuchten Oreskovic und Kollegen den Liquorfluss bei Katzen, nachdem sie den Sylvius-Äquadukt (Aqueductus cerebri) verschlossen hatten [100]. Sie sahen zwar den Liquorfluss im Sylvius-Aquädukt, konnten aber keine Hirnflüssigkeit über die eingeführte Kanüle zurückgewinnen. Der Liquor floss offensichtlich nicht innerhalb der CSF-Räume, sondern wurde rasch in benachbarte Hirnkapillaren resorbiert. Neben ihrem Misstrauen gegenüber dem klassischen Modell machten diese Daten die Autoren erst recht skeptisch in Bezug auf die Liquorzirkulation [100]. Folgestudien zeigten, dass in den Subarachnoidalraum injiziertes Insulin wegen der langen Eliminationszeit nur sehr langsam ins Blut ausgeschieden wird und sich dann in verschiedene Richtungen verteilen kann [101].

Dagegen führt die Injektion von Wasser an beliebiger Stelle des Liquorsystems zu einer CSF-Umverteilung in verschiedene Richtungen, einschließlich eines (retrograden) Rückflusses in die Seitenventrikel [102]. Diese Ergebnisse wurden von Iliff und Kollegen [103] bestätigt, die ein Netzwerk spezialisierter Zellen fanden, die ähnlich wie Lymphzellen eine Pumpwirkung entfalten, um Flüssigkeit und Abbauprodukte aus dem Gehirn zu entfernen. Dieses sogenannte „glymphatische" System gleicht dem Lymphsystem, wird aber durch Gliazellen im Gehirn gesteuert.

Mit ihren Fortsätzen oder „Endfüßchen" aus Aquaporinen bilden Astrozyten ein Röhrennetz im Randbereich von Hirnarterien und -venen. Über dieses System wird der Liquor aus dem Gehirn in Kanäle rund um die Arterien gepumpt. So badet das Gehirn in der Flüssigkeit, die sich auch in Kanälen um die Venen sammelt und von dort dann aus dem Gehirn ausgeleitet wird. In der ersten Hälfte des 20. Jahrhunderts zeigte Weed, dass die Liquorresorption keineswegs hauptsächlich über Arachnoidalzotten (Villi) und Pacchioni-Granulationen erfolgt [104]. Obwohl sich die Hypothese etabliert hat, betrachten die meisten Untersucher die Liquorresorption noch immer als passiven Prozess, der sich überwiegend im Bereich der Arachnoidalzotten und Pacchioni-Granulationen abspielt [105]. Doch diese Vorstellung ist weiterhin umstritten, denn die Arachnoidalzotten und Pacchioni-Granulationen scheinen weder bei Schafen noch bei Menschen vor der Geburt vorhanden zu sein. Sie entwickeln sich tatsächlich erst ab der Geburt und vermehren sich mit zunehmendem Alter [106, 107].

Kürzlich sind in Dura und Pia mater, Hypophysenkapsel, Augenhöhle, Nasenschleimhaut und im Mittelohr Lymphgefäße entdeckt worden. Und inzwischen belegt eine Vielzahl von Studien, dass die Liquorresorption bei Menschen und Tieren auch über die Lymphgefäße stattfindet und dass dieser Weg unter Bedingungen eines erhöhten intraventrikulären (Hirn-)Drucks besonders wichtig sein könnte [106, 107]. In einer kürzlich veröffentlichten Literaturübersicht [27] wird mit deutlicher Evidenz eine neue Hypothese zur Physiologie dieser biologischen Flüssigkeit vorgestellt: Produziert und resorbiert wird sie von der gesamten Funktionseinheit, die aus CSF und zerebraler Interstitialflüssigkeit (CIF) besteht. Letztere wird zum Großteil durch hydrostatische und onkotische Austauschvorgänge über die Endothelwände von Blutgefäßen / Kapillaren im ZNS gebildet und resorbiert (➤ Abb. 3.4).

Für die Hydrodynamik der CSF werden Plexus choroideus, Arachnoidalzotten und Lymphgefäße somit kleinere (Neben-)Stellen. Wenn der CSF-CIF-Druck steigt, können Lymphgefäße eine größere Rolle für die Resorption spielen. Wir glauben, dass zukünftige Studien uns erlauben werden, folgende prozentuale Anteile genauer zu bestimmen:

- CSF-Sekretion durch den Plexus choroideus, aus arteriell-lymphatischen und venösen Hirnkapillaren
- CSF-Resorption über das Kapillarendothel

Doch die Ergebnisse dürften zugunsten des zerebralen Kapillarendothels ausfallen [27]. Die Flüssigkeit aus dem spinalen und kranialen Subarachnoidalraum wird über ein Metasystem abgeleitet, das sowohl das klassische als auch das glymphatische System umfasst [103]: Es ist ein System, über das die Flüssigkeiten aus dem Hirngewebe resorbiert und aktiv über spezielle Kanäle ins Blutsystem gepumpt werden, vermittelt durch fasziale Kollagentubuli. Erlingheuser konnte CSF in Bindegewebsfibrillen der Gliazellen nachweisen [108]. Umgeben von extrazellulärer Matrix ist Kollagen ein Medium, über das ein Austausch von Substanzen zwischen Blut und Zellen stattfinden kann [109, 110].

Autonome (vegetative) Rhythmen und Barorezeptorreflex

Einige Studien zeigen, dass autonome (vegetative) Rhythmen wie die Herzfrequenz auf mehreren Ebenen moduliert werden können [111, 112]: durch den zirkadianen Rhythmus [113], durch periphere Taktgeber (peripheral clocks) in Leber und Nieren [114], durch den Blutdruck und die Synthese von Stickoxid [115]. Manche Studien lassen Veränderungen durch eine kranialosteopathische Be-

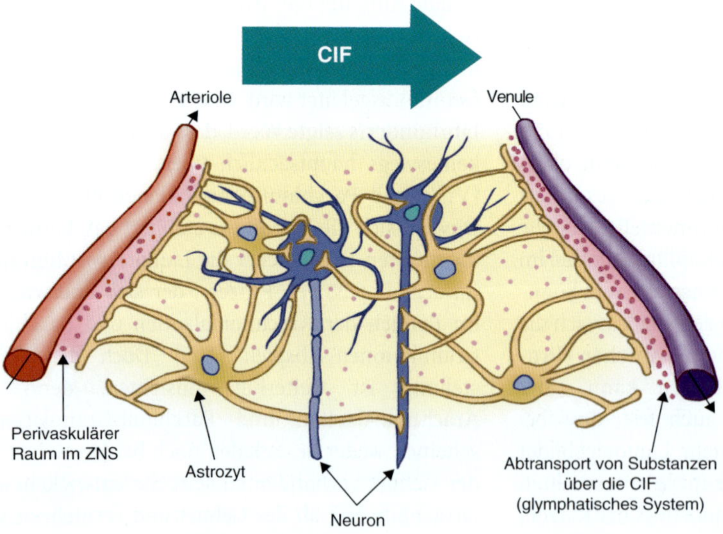

Abb. 3.4 Gliovaskuläres Kompensationssystem: Drainage der zerebralen Interstitialflüssigkeit (CIF) von Arteriolen zu Venulen. Modifiziert nach: Chikly B, Quaghe-Beurs J. Reassessing cerebrospinal fluid (CSF) hydrodynamics: a literature review presenting a novel hypothesis for CSF physiology. J Bodyw Mov Ther. 2013; 17(3): 344–354.

handlung vermuten [116]. Verschiedene Autoren schlussfolgerten, dass hämodynamische autonome Rhythmen mit Veränderungen über die Zeit korrelieren könnten [117–119]. Für die Osteopathie ist die Beständigkeit autonomer rhythmisch oszillierender Signale ein Kontrollmechanismus, der bei Störungen die Elemente des gesamten Netzwerks zu einer korrigierenden Anpassungsreaktion stimuliert [8]. Es spricht viel dafür, dass ein zentraler Taktgeber biologische Schwankungen synchronisiert und eine Oszillation von ca. 0,1 Hz erzeugt. Andere Studien stützen das Vorhandensein eines Resonanzphänomens [120, 121] im Barorezeptorreflex. Bei Betrachtung dieses Modells ist auch zu berücksichtigen, dass der bisher beschriebene Gesamtmechanismus durch das autonome (vegetative) Nervensystem kontrolliert wird, das über seine Nervenendigungen überall in der Matrix anzutreffen ist.

Die Mitte des 19. Jahrhunderts erstmals (von Siegmund Mayer, Ewald Hering und Ludwig Traube) beschriebenen Traube-Hering-Mayer-(THM-)Wellen sind Ausdruck autonomer (vegetativer) Oszillationen. Es handelt sich um zyklische Veränderungen oder arterielle Blutdruckwellen, die durch Schwankungen im Kontrollsystem der Barorezeptor / Chemorezeptor-Reflexe entstehen [122, 123]; man kann sie im EKG und bei Doppler-Untersuchungen als kontinuierliche Blutdruckwellen mit einer Frequenz von rund 0,1 Hz (10 Wellen / sec) erkennen. Sie können als arterielle Druckschwankungen bei langsamen Atemfrequenzen definiert werden und zeigen eine signifikante Übereinstimmung mit der Aktivität efferenter autonomer Nerven. Diese Eigenschaften treffen auf arterielle Druckschwankungen zu, die bei Menschen typischerweise eine Frequenz von ca. 0,1 Hz haben, im Vergleich zu 0,3–0,4 Hz bei Kaninchen und Ratten [123]. Blutdruckschwankungen in Form der THM-Wellen treten beim Atmen auf.

Es gibt zwei Spitzen, einen bei 15 / min und einen anderen bei 6 / min. Der erste entspricht der Traube-Hering-Welle, die mit der Atmung und dem Vagustonus einhergeht, während der zweite Gipfel durch eine niedrig-frequente Mayer-Welle unter Sympathikuseinfluss bedingt ist, die mit den Baro- / Chemorezeptoren im Karotissinus und der Kontrolle der Arteriolen zusammenhängt. Die hämodynamische Grundlage von Mayer-Wellen sind Oszillationen des autonom gesteuerten Gefäßtonus von Arterien: In einigen Studien war zu beobachten, dass sie durch eine pharmakologische Blockade von α-adrenergen (Alpha-)Rezeptoren deutlich abgeschwächt wurden [123]. Innerhalb einer Spezies ist die Frequenz der Wellen relativ stabil. Bei Menschen hat sich gezeigt, dass diese Frequenz nicht alters-, geschlechts- oder haltungsabhängig ist. Man vermutet, dass Mayer Wellen in dem Moment, wo sich zyklische (Druck-)Veränderungen am Gefäßendothel manifestieren, die Freisetzung von Stickoxid aus dem Endothel (engl. *endothelium-derived nitric oxide*) induzieren. Dies könnte ein nützlicher Effekt sein, um die Funktion der versorgten Organe zu gewährleisten. Mayer-Wellen korrelieren mit der Variabilität der Herzfrequenz [123].

Blutdruckschwankungen in den Arterien scheinen um einen Mittelwert zu oszillieren. Wie Guyton und Harris [120] berichten, werden langsame Fluktuationen der Arterienpulse offenbar durch autonome Tonusschwankungen kontrolliert. Es hat sich gezeigt, dass THM-Wellen mit den rhythmisch-oszillierenden Phänomenen übereinstimmen, die kranial-osteopathische Therapeuten im Gewebe spüren können [124]. Der PRM manifestiert sich als CRI, der bemerkenswerte Ähnlichkeit mit den THM-Wellen aufweist. Aus diesem Grund sind CRI und PRM nach dem aktuellen Kenntnisstand der Physiologie im gleichen Kontext wie THM-Wellen und andere mit biochemischen Phänomenen verbundene Oszillationen zu sehen. Heute neigen wir zu der Annahme, dass Sutherland [13] höchstwahrscheinlich Oszillationen der Barorezeptorreflexe als Welle wahrnahm und als „schnelle Tide" des CRI bezeichnete, während Mayer-Wellen und oszillierende thermische Reflexe der von Becker [11] beschriebenen „langsamen Tide" des CRI entsprechen könnten.

In den sympathischen und parasympathischen Anteilen des autonomen (vegetativen) Nervensystems und im Herz-Kreislauf-(kardiovaskulären) System kommt das ZNS zum Ausdruck. Aus der Beobachtung, dass sich das von Osteopathen als PRM definierte Phänomen im Kontext der THM-Wellen erklären lässt und dass die Vasomotion im Gewebe zu palpieren ist [8], geht ein Modell hervor, das die Osteopathie näher an ihr ganzheitlich-systemisches

Wesen heranführt, indem es die Grenzen der klassischen biomechanischen Aspekte überschreitet. Vasomotion ist als rhythmische Schwankung des Gefäßtonus definiert, die durch lokale Veränderungen mit Gefäßkonstriktion und -dilatation in der glatten Muskulatur bedingt ist und etwa 5- bis 10-mal pro Minute auftritt [125, 126]. Einige Untersucher stellten fest, dass sie durch Kalzium vermittelt wird und es zu Störungen kommen kann, wenn der Ca^{2+}-Fluss [127, 128], z. B. in der A. basilaris [112], unterbrochen ist. Wir wissen auch, dass sich bei schwacher autonomer (vegetativer) Nervenaktivität elektromagnetische Felder auf die Vasomotion auswirken können [129].

Oszillationen, die durch veränderte (neurale) Entladungen entstehen, sind in weiten Teilen des Körpers synchron, doch bei der Vasomotion kann es sich auch um ein lokales Phänomen handeln. Eine ihrer Voraussetzungen ist der Sympathikotonus, der die Grundspannung und den für die Oszillation erforderlichen direkten Impuls liefert [130, 131]. Seine Aktivität ist genau auf die verminderte glattmuskuläre Aktivität abgestimmt [132]; doch nicht alle Schwankungen des Gefäßtonus beruhen auf Nerven- und äußeren Einflüssen, sondern können auch lokale Ursachen haben [133]. Entsprechend schwierig wird es für den Therapeuten, bei der Palpation eine systemische von einer lokalen Oszillation zu unterscheiden [134]. Dies erklärt auch die geringe Inter- und Intrarater-Übereinstimmung in Korrelationsstudien zu Palpationstechniken, wenn zwei Therapeuten die Tastuntersuchung an zwei verschiedenen Körperstellen eines Probanden durchführen [135].

Dabei können einer oder beide Therapeuten vermutlich eher die Reaktion auf eine lokal induzierte Vasomotion palpieren als die wirklich autonome Oszillation der basalen THM-Welle, die sich synchron im ganzen Körper ausbreitet. Auch der Palpationsdruck, den ein OCMM-Therapeut automatisch ausübt, wenn er mit den Händen die intrinsische Bewegung der Gewebe aufspüren will, macht es schwierig, unmittelbare Gewebereaktionen darauf vom Herzrhythmus und der Vasomotion abzugrenzen [136, 137]. Um anhand der vasomotorischen Reaktionen den Gesundheitszustand eines Patienten einschätzen zu können, versucht der Therapeut zu begreifen, wie der autonome (vegetative) Grundstatus und die jeweiligen lokalen Reaktionen zusammenhängen. Experten raten, beim Gewebe-Listening in Metaphern wie „periphere Sicht" oder „geteilte Aufmerksamkeit" zu denken, um während einer einfühlsamen Palpation nicht nur auf eine Dysfunktion zu achten, sondern „auf die Gesundheit zu hören" (Listening), die sich in einer synchronen THM-Welle äußert. Wenn schließlich in einigen Bereichen Spasmen spürbar sind, in denen sich auch Kraftvektoren bemerkbar machen (➤ Kap. 1, Faszien-Anziehungs- / Listening-Test), sollte der Untersucher sie als Ausdruck einer lokal veränderten Vasomotion betrachten. Die Entstehung wellenförmiger Barorezeptorreflexe scheint somit von der synchronisierten Aktion einer Vielzahl einzelner Regler und Oszillatoren in den Zellen abhängig zu sein.

Zum besseren Verständnis dieses Phänomens könnte das Modell der Kalziumfreisetzung und Resorption glattmuskulärer Kalziumreserven beitragen; beides wird durch Ionenkanäle im Sarkolemm synchronisiert und manchmal durch Endothelfaktoren beeinflusst [138–140]. Es handelt sich um ein Phänomen, das innerhalb der Gefäßwand entsteht und nicht aus dem Herzschlag, der Atmung oder einem Nerveninput resultiert [141]. Es ist der basale, intermittierende Oszillator im sarkoplasmatischen Retikulum, der die Kalziumfreisetzung durch die Zellen stimuliert. Wenn cGMP (zyklisches Guanosinmonophosphat) vorhanden ist, kann Kalzium Chloridkanäle in der Plasmamembran öffnen. Wird der Kalziumeinstrom gleichzeitig in einer ausreichenden Zahl von Zellen aktiviert, kommt es zur Depolarisierung der Zellen. Auch Zellen, die in dem Moment nicht unter Spannung stehen, entladen sich (depolarisieren), da sie elektrisch mit den anderen Zellen gekoppelt sind. All dies erfordert eine koordinierte Aktivität glattmuskulärer Zellen in der Gefäßwand – über eine elektrische Verbindung [141].

Dieses Modell hilft vielleicht auch, das dominante Entrainment-Phänomen zu erklären, das durch zentrierende Methoden wie in der Osteopathie begünstigt wird [32]. Die koordinierte Aktivität elektrisch verbundener Zellen kann, wenn die Schwankungen nicht synchron sind, dazu führen, dass es durch die Verschaltungen zum „Schleppen / Nachziehen" (Entrainment) kommt. Chaytor und Kollegen stellten fest, dass die Querverbindungen unterbrochen werden, wenn man die *„gap-junctions"* (schmaler Spalt zwischen Zellen) blockiert [142]. Bei eingeschränkter Gewebeperfusion ist die Vasomotion gewöhnlich diffuser und im Ruhezustand fehlt sie ganz, während sie unter metabolischen Stressbedingungen beschleunigt ist [143–145]. Erfahrene Osteopathen sollten sie palpieren können [146].

3.2.3 Autonomes (vegetatives) Nervensystem, soziale Aspekte und generelles Adaptationssyndrom

In den vorhergehenden Abschnitten wurde ein Modell unwillkürlicher Rhythmen vorgestellt, das sich nicht ausschließlich auf die kraniosakrale Achse fokussiert. Dieses Modell berücksichtigt verschiedene Beobachtungen zur Physiologie der extrazellulären Matrix, zu Verbindungen zwischen (Körper-)Flüssigkeiten sowie zur Beziehung zwischen Geweben, Flüssen / Strömen und dem autonomen (vegetativen) Nervensystem (ANS), die in Barorezeptorreflexen bzw. THM-Wellen zum Ausdruck kommt. Porges [147] hat ein polyvagales Modell beschrieben, in dem er das ANS als phylogenetisches Substrat sozialer Beziehungen betrachtet. In diesem Abschnitt wird seine Hypothese als rationale Grundlage für die Beurteilung der Anpassungsfähigkeit des Einzelnen – unter Berücksichtigung des Verhaltens und der Physiologie des ANS betrachtet. Nach klassischer neurophysiologischer Auffassung ist das ANS in Sympathikus und Parasympathikus unterteilt, beide Systeme haben gegengesetzte Funktionen und halten sich wie Waagschalen im Gleichgewicht.

Das sympathische System) hat katabole (energieverbrauchende), aktivierende Funktionen, es steigert die körperliche Aktivierung (Arousal) und Reaktionsbereitschaft auf Gefahren (konzentrierte Wachheit und Aufmerksamkeit) und bereitet durch die Freisetzung von Adrenalin und Noradrenalin „Vermeidungsreaktionen" wie Kampf- oder Fluchtverhalten vor. Dazu gehören alle Begleitreaktionen einer adrenergen Erregtheit, angefangen mit einem Herzfrequenzanstieg. Auf emotionaler Ebene (im limbischen System) ist sie mit Angst und Schrecken (flüchten wollen) oder Wut (attackieren, angreifen) verbunden. Die als Hyperarousal bezeichnete Überaktivität des Sympathikus kann zu einer „hypertonen Starre" führen, wie bei einem Reh, das von Autoscheinwerfern geblendet unbeweglich und starr im Lichtkegel auf der Straße stehen bleibt.

Das parasympathische System)hat im Unterschied dazu anabole (energiesparende und regenerierende) Funktionen, es dämpft die Erregtheit, verlangsamt die Herzfrequenz, beruhigt und fördert die Verdauung. Es entfaltet seine Wirkung durch cholinerge Überträgerstoffe und über den Vagus (N. vagus). Indem es die sympathikusvermittelte Abwehrbereitschaft hemmt, fördert es Bindung, Anhänglichkeit, Sozialverhalten und Nachgiebigkeit bzw. Unterordnung. Die als Hypoarousal bezeichnete Überaktivität des Parasympathikus führt zu „passiven Vermeidungsreaktionen" wie einem Gefühl der Losgelöstheit mit abgesenkter Bewusstheitsschwelle sowie emotionaler und sensorischer Taubheit. Dies kann bis hin zu eindeutig dissoziativen Zuständen mit stark veränderten oder komplett fehlenden Körperempfindungen reichen, verbunden mit Depersonalisations-, Unwirklichkeits- und Ohnmachtsgefühlen (Bewusstseinsverlust). Ein anderes Zeichen eines intensiven Hypoarousals ist die sogenannte „tonische Starre" oder Reglosigkeit, die durch extreme, ausweglose Gefahrensituationen ausgelöst wird und dem Totstellreflex von Tieren gleicht. Diese Reaktion gibt es auch bei Menschen in Situationen völliger Vulnerabilität, wenn sie einen Angriff nicht abwehren können oder eine Bedrohung als absolut überwältigend und unüberwindlich erleben. Sie läuft automatisch ab, es ist keine bewusste Entscheidung und sie darf keinesfalls als Einwilligung oder Einverständnis mit dem Angriff missverstanden werden. Auf emotionaler Ebene geht eine Aktivierung des Parasympathikus mit Schuld- und Schamgefühlen einher.

Dem klassischen „binären" Muster des ANS stellt Stephen Porges, ein Neurowissenschaftler und Psychophysiologe aus Chicago, ein dreiteiliges Modell gegenüber. Sein sogenanntes polyvagales Modell stützt sich auf Labordaten sowie auf anatomische, phylogenetische und neurophysiologische Erkenntnisse. Nach der polyvagalen Theorie ist eine Zweiteilung des Vagussystems anzunehmen: Der phylogenetisch ältere Teil wird als dorsovagaler Trakt bezeichnet, der vom dorsalen motorischen Kern des N. vagus in der Medulla oblongata ausgeht.

In Bezug auf sein Verteilungsgebiet und seine Funktionen entspricht er dem in der „klassischen“ Neurophysiologie beschriebenen Vagussystem. Der andere Teil wird als ventrovagaler Trakt bezeichnet; er ist evolutionsgeschichtlich deutlich jünger und nur bei Säugetieren vorhanden.

Im Unterschied zum dorsovagalen Trakt besteht das ventrovagale System hauptsächlich aus myelinisierten Nervenfasern, die effektiver funktionieren. Sein Ursprung liegt im Nucleus ambiguous. Er innerviert Gesicht, Kehlkopf (Larynx) und Herz, ist am Nachahmungstrieb und an der Kontrolle der Stimme beteiligt und spielt eine Schlüsselrolle für die Modulierung von Affekten (Gemütszuständen) und Sozialverhalten, indem er sie mit neurovegetativen Faktoren wie insbesondere der Variabilität der Herzfrequenz und bestimmten Funktionen der Hypothalamus-Hypophysen-Achse verbindet. Das ventrovagale System dämpft die Reaktionsbereitschaft des Sympathikus und die damit verbundene Aktivierung zu Abwehr-, Angriffs- und Fluchtverhalten. Man könnte daher sagen, dass es durch den Kontakt mit anderen (Sehen / Sprechen / Hören) das sympathische System adjustiert bzw. beruhigt. Aus diesem Grund bezeichnet Porges die verschiedenen Teile des ANS als „phylogenetische Substrate“ eines sozialen Nervensystems, in dem insbesondere das ventrovagale System soziale Bindungen und Teilhabe stärkt.

Das schon bei der Geburt vorhandene System spielt offensichtlich eine wichtige Rolle für die Entwicklung der dyadischen Beziehung von Mutter und Kind, da es zum Teil die Art der Bindung / Zuwendung vermittelt. Um heranreifen (Myelinisierung) zu können, braucht das ventrovagale System günstige Umgebungsbedingungen. Daher ist es verständlich, dass sich eine gute frühkindliche Betreuung durch einen Elternteil später auch positiv auf die Qualität physiologischer Regelkreise, z. B. auf Ebene des autonomen (vegetativen) Nervensystems, auswirken kann. Tatsächlich können bei missbrauchten oder vernachlässigten Kindern – oft noch Jahre später – schwere Einschränkungen vom ältesten „Reptilhirn“ koordinierter viszeraler Funktionen beobachtet werden (fehlendes Arousal, Modulation der Puls- und Atemfrequenz, veränderte Wahrnehmung und Verarbeitung von Reizen / Empfindungen wie insbesondere Hunger, Schlafbedürfnis, Durst, Schmerz und Propriozeption). Aus Sicht der Verhaltensinterpretation lässt das polyvagale Modell drei Aktivierungsniveaus vermuten:

1. In einer sicheren Umgebung überwiegt das ventrovagale System gegenüber dem sympathischen und dorsovagalen System. Daher sind weder aktive noch passive Vermeidungsreaktionen nötig. Autonome (vegetative) Modulationen werden fundamental durch soziale Interaktionen vermittelt, die beim Kind Bindung und Sozialisation, Spiel- und Forschungstrieb fördern (und auch im Erwachsenenalter fortbestehen), sodass aufgrund der Plastizität des Gehirns das Nervensystem reifen und wachsen kann.
2. In einer unsicheren Umgebung führt die wahrgenommene Bedrohung zu einer Aktivierung des Sympathikus und damit zu aktiven Vermeidungsreaktionen. Sie können der Situation angemessen sein, da sich die Gelegenheit zum Angriff oder zur Flucht dann besser nutzen lässt. Das ventrovagale System würde Reaktionen vermitteln, die in dieser Situation unangemessen wären, und ist daher ausgeschaltet (inhibiert). Bei übermäßiger Aktivierung des sympathischen Systems kann es jedoch zur Fehlanpassung in Form eines Hyperarousals kommen (unkontrollierbare Angst, Panik, Blockierung bzw. hypertone Starre).
3. In lebensbedrohlichen Situationen sind Kampf- oder Fluchtverhalten angesichts einer überwältigenden, unüberwindbaren Bedrohung / Gefahr keine Option. In dem Fall werden auf dem uralten vagalen Weg, also über das dorsovagale System, passive Vermeidungsreaktionen ausgelöst (Sich fügen, emotionale und sensorische Taubheit, Dissoziation und tonische Starre / Gelähmtheit). Solche Muster sind manchmal angemessen, ähnlich wie der Totstellreflex bei Tieren, der Raubtiere dazu bringt, von ihrer Beute abzulassen oder sie nicht weiter zur Kenntnis zu nehmen.

Diese Beschreibung macht deutlich, dass das polyvagale Modell ein sehr interessantes Konzept auf der Grundlage neurophysiologischer und neuroanatomischer Aspekte darstellt, selbst wenn man es auf traumatische Entgleisungen des Arousals anwendet. Durch das dreiteilige Modell von Porges ist es möglich, die in vielen traumatischen Situationen auftretenden und nach jeder Reaktivierung (auch in Therapiesitzungen) traumatischer Erinnerungen wiederkehrenden Körperreaktionen zu beschreiben. Das polyvagale Modell eröffnet auch einen Zugang zum besseren Verständnis und zur Weiterentwicklung des therapeutischen Potenzials, das mit dem „Halten“ bzw. Stabilisieren des Patienten in solchen Situationen zusammenhängt, in denen er die Erscheinungsformen und Dynamik seines Arousal-Zustands erlebt und sie zumindest teilweise nachvollziehen kann. Für diese Patienten sind daher körperzentrierte Behandlungsmethoden auf neurophysiologischer Basis zu empfehlen. Hierzu eignet sich besonders eine auf das DyFIR-Modell gerichtete osteopathische Behandlung.

3.2.4 Hypothesen zur Behandlung

Es soll hier nicht die in klassischen Lehrbüchern ausführlich beschriebene Durchführung osteopathischer Techniken abgehandelt werden [11, 13, 50]. Im Rahmen der fünf Modelle und ihrer klinischen Anwendungsgebiete werden sie jedoch im zweiten Teil dieses Buches angeführt und bewertet. An dieser Stelle geht es zunächst um eine kritische, deduktive Betrachtung der Behandlungstradition im Bereich der DyFIR, die wir im Lichte neuer wissenschaftlicher Erkenntnisse näher betrachten.

Was Osteopathen beim „Listening“ im Gewebe wahrnehmen können und als „Tide“ bezeichnen, ist für Lee mit Wellen von Kalziumionen in Lösungen sowie mit Ladungs- und Viskositätsänderungen der Matrix verbunden [146]. Andere Autoren vermuten, dass der subtile Druck der Hände, wenn Therapeuten spezifische OCMM-Techniken zur Kompression oder Lockerung von Geweben anwenden, eine Ionenbewegung in Flüssigkeiten und Fasern der extrazellulären Matrix induziert [69]. Eine negative (Netto-)Ladung in der kollagenen Matrix kann einen Umschlag vom Gel- zum Solzustand verursachen. Dies lässt sich auf die thixotropen Eigenschaften von Kollagen zurückführen sowie auf die veränderte Polarität, die durch eine Umorganisation der Kollagenmoleküle unter der manuellen Druckausübung entsteht.

Dass „die Struktur die Funktion bestimmt“ [13], ist ein Grundprinzip der Osteopathie. Wenn ein Gewebe ein direktes oder indirektes Trauma erleidet, kommt es zu physiologischen Veränderungen, die seine normale (mechanische) Funktion und Struktur beeinträchtigen [148]. Die Hautberührung bei der Palpation kann eine mechanochemische Umwandlung (Transduktion) mit einer veränderten Kationenverteilung bewirken, die ihrerseits über Veränderungen der Ionenverteilung und der (Plasma-)Membranpermeabilität zu einem Potenzialanstieg mit veränderter Vasomotion führen kann. Als geladene Membran kann die Haut ein Fluktuations- / Schwankungspotenzial erzeugen, sobald sie verformt wird [149].

Schon leichter Berührungsdruck, viel schwächer als zur Kompression von Kollagen nötig wäre, reicht aus, um eine elektrische Ladung und Ionenbewegung auszulösen, die eine Veränderung der (Zell-)Plasmamembran und eine vasomotorische Reaktion hervorrufen kann [150]; die Reaktion kann auch verzögert einsetzen (Entrainment) [69]. Auch innere und äußere Spannungen in der Haut (Epidermis und Dermis) können aktive mechanische Interaktionen zwischen Zellen und extrazellulärer Matrix bzw. der Zellen untereinander sowie eine mechanochemische Transduktion herbeiführen, die ein wichtiger Faktor für die Homöostase von Bindegeweben sein könnte [149]. Mit dem Berührungsdruck induziert der OCMM-Therapeut eine Vorspannung der Haut, um die feste Ladungsdichte (Leitfähigkeit), den Druck und das Strompotenzial des Gewebes zu steigern [150–152]. Dies könnte auch eine erste Erklärung für das Gefühl von Expansion (Ausdehnung) bieten, das sich durch den erhöhten Flüssigkeitsdruck schon bei leichtem Druck einstellt [69].

Die Harmonisierung der lokalen Vasomotion mit dem dynamischen Fluss ist eine Reaktion, die sowohl auf dem erhöhten Flüssigkeitsdruck in der ECM als auch auf der höheren festen Ladungsdichte beruht und die Osteopathen als Aufweitung (Expansion) des Gewebes und Einstimmung (Tuning) auf den CRI empfinden würden. So haben wir durch die THM-Wellen eine basale Oszillation (Grundschwingung), die manche Therapeuten vielleicht als Flexions-Außenrotations- und Extensions-Innenrotations-Bewegung palpieren, aber es gilt dabei zu bedenken, dass durch die Gewebekompression – sobald man leichten Druck ausübt – auch eine vasomotorische Reaktion induziert wird [69].

Darüber hinaus führen Veränderungen an der Zellmembran und im Plasma zu einer kontinuierlichen Oszillation zwischen angrenzenden Zellen, durch die sich der pH-Wert, das Volumen oder die Temperatur so verändern kann, dass über lineare thermodynamische Effekte ebenfalls die Vasomotion beeinflusst wird [125]. Hypothetisch könnte dies als veränderte DyFIR- oder PRM- / CRI-Qualität wahrnehmbar sein, vielleicht auch als „Phasen-Tuning" bei einer OCMM-Behandlung, wenn Flexion und Extension plötzlich besser tastbar werden [69]. Als Nettoeffekt von Ionen, die sich gegen ihr (Konzentrations-)Gefälle bewegen, könnte sich ein Konzentrationsgradient ergeben. Nähert sich der Ionenstrom einem Gleichgewicht, nimmt die als Flexion / Extension spürbare Bewegungsamplitude des Gewebes allmählich ab, und es kommt dann zu einem Moment des Spannungsausgleichs, den Osteopathen als Stillpoint oder Ruhepunkt definieren. Durch Halten dieses Punkts bzw. Spannungsgleichgewichts wird eine freie Bewegung aller Ionen durch die Zellmembranen und entgegen ihrer üblichen Gradienten ermöglicht und schließlich ein Punkt erreicht, den OCMM-Therapeuten als „balancierten Flüssigkeitsaustausch" bezeichnen.

Wenn dies erreicht ist, entladen sich überall und gleichzeitig die Redox- und elektrischen Potenziale, sodass sich die Flüssigkeiten neu mit frei gewordenen Elektronen beladen, wodurch der pH-Wert steigt und sie wieder Mineralstoffe aufnehmen können. Hypothetisch ließen sich über „Kalziumionenpumpen" aktiv optimale Sättigungsspiegel erreichen, wenn der Therapeut die Kompression mit den Händen so lange beibehielte. Mit der aktiven, freien Ionenbewegung durch alle Plasmazellmembranen hindurch, bis zum Flüssigkeitsbalancepunkt, können auch alle anderen Ionenkonzentrationen auf optimale Werte zurückkehren. In diesem Fall normalisieren sich die basalen THM-Wellen wieder, was Osteopathen an einer Veränderung der DyFIR bemerken. Sind die Ionenkonzentrationen im intra- und extrazellulären Milieu und in der Lymphflüssigkeit auf optimale Werte gestiegen, könnten sich auch ihre Spiegel im Liquor (CSF) und in der zerebralen Interstitialflüssigkeit (CIF) [108] sowie die Aktionspotenziale der Kollagenfasern verbessern [57]. Bei optimaler Ionenzusammensetzung der ECM und optimaler Gewebeperfusion würde das Phänomen der Vasomotion höchstwahrscheinlich verschwinden. Denn wie schon erwähnt, lässt sich unter normalen physiologischen Bedingungen kaum eine Vasomotion und lediglich eine Grundschwingung bei den THM-Wellen beobachten. Osteopathen müssten dies an einer besseren Qualität des PRM / CRI bemerken, den sie höchstwahrscheinlich als langsame Welle palpieren können.

Charman vermutet, dass bei höheren Temperaturen oder durch piezoelektrische Einflüsse nicht nur Flüssigkeitskristalle wieder in homogene Flüssigkeit überführt, sondern auch die in ihnen gespeicherten dysfunktionalen Informationen gelöscht werden [153]. Dieser Prozess sollte idealerweise zur Depolarisierung des interstitiellen Gewebes mit Neustart (Reset) des Kontrollsystems führen, um die Informationsübertragung zu verbessern und falsche Signale aus der dehydrierten kristallinen Matrix auszuschalten. Ionenflüsse und die Schwankungen von Flüssigkeiten scheinen eng mit elektromagnetischen Feldern gekoppelt zu sein, die ihrerseits auf mechanisch-elastische, durch Kalziumkanäle aktivierte Spannungen ansprechen. Die flüssig-kristalline Kontinuität der ECM kann Vibrationen und Ströme erzeugen, aber wie ein Quanten-Hologramm auch lokale Aktivitäten aufzeichnen, die mit einem globalen kohärenten Feld interagieren. Während einer osteopathischen Behandlung kommt es zu einer vibrierenden Interaktion der bioelektrischen und biomagnetischen Felder von Therapeut und Patient. Dies würde einen Informationsaustausch über den aktuellen Zustand der Matrix ermöglichen, der in der Zell- und Gewebestruktur kodifiziert und holografisch zugänglich ist, wenn man die richtigen Frequenzen kennt (➤ Kap. 7). Es ist anzunehmen, dass dieses Privileg am ehesten OCMM-Therapeuten zufällt, die sich mit physiologischen Veränderungen im Körper bestens auskennen – und inzwischen wohl als „Osteopaths in the DyFIR field" anzusehen sind.

Alle Verletzungen, Fehlfunktionen, Stöße und Belastungen, die direkt oder indirekt auf Knochen, Faszien, Gelenke oder Gefäßstrukturen einwirken, können die Beweglichkeit, die Durchblutung, die Blutzufuhr, den Venen- und Lymphabfluss sowie die (trophische) Ernährung motorischer und sensorischer Nerven im zentralen und autonomen (vegetativen) Nervensystem beeinträchtigen [148]. Eine Überlastung von ZNS und ANS führt zu muskuloskelettalen Bewegungsstörungen mit Tonus- oder vasomotorischen Störungen in Gefäßen und der extrazellulären Matrix, die ihrerseits die Immunabwehr schwächen und die Zellphysiologie der Plasmamembranen einschränken [154, 155].

3.2.5 Untersuchung und Auswahl der Technik (Beispiel)

Eine OMT-Behandlung zielt auf eine Normalisierung der Struktur, um die Funktion zu verbessern, bzw. auf eine Verbesserung der Funktion, um die Struktur zu normalisieren. Von den physiologischen Phänomenen, der DyFIR und der Gewebemechanik, die spürbar sind, lässt sich der Therapeut dann bei seiner Entscheidungsfindung leiten (> Abb. 3.5). Während der Diagnostik kann der Osteopath verschiedene dysfunktionale Strukturen mit integrierter Funktion untersuchen und die mit einer trägeren DyFIR für die „key lesion" halten; d. h. wenn sie behandelt wird, müssten sich die lokalen Selbstregulierungssysteme regenerieren (Struktur dominiert Funktion). Manchmal profitieren solche dysfunktionalen Bereiche auch von einer Stimulierung der gesamten Vasomotion mit adaptogenen Techniken, die nicht auf eine somatische Dysfunktion gerichtet sind, sondern deren Fokus eher global auf einem besseren DyFIR-Gleichgewicht liegt (Funktion dominiert Struktur).

Während der Palpation nimmt der Osteopath eine globale Untersuchung / Einschätzung der DyFIR vor. Er kann den Test entweder mit beidhändigem Kontakt an den Polen in der Mittellinie durchführen

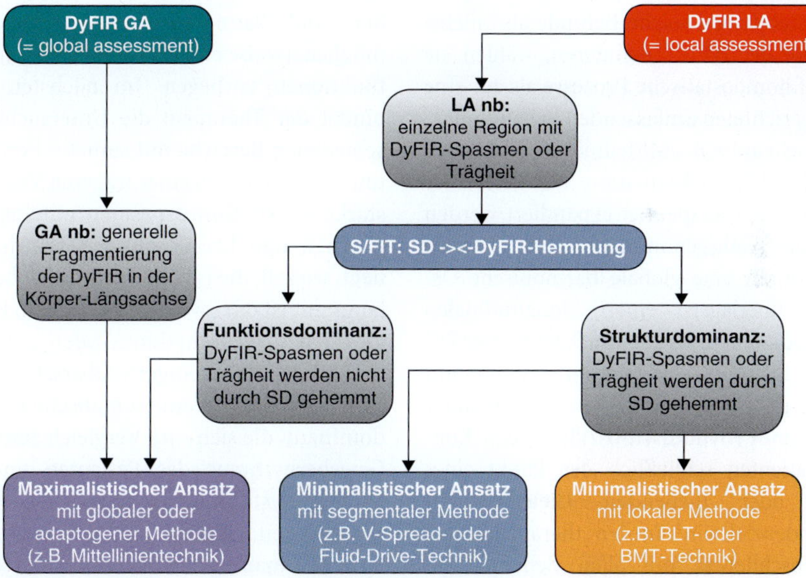

Abb. 3.5 Auf die Dynamik von Flüssigkeiten und unwillkürlichen Rhythmen (DyFIR) gerichtete Untersuchung und Wahl der Behandlungstechniken. Die Entscheidungsfindung des Therapeuten wird von den wahrnehmbaren physiologischen Phänomenen, DyFIR und Gewebemechanik bestimmt. Der Osteopath untersucht die Einheit von Struktur und Funktion. Mit globalen (GA) und lokalen Ansätzen (LA) entdeckt er dabei Folgendes: (1) In einem Bereich mit dysfunktionaler Flüssigkeitsdynamik finden sich trägere unwillkürliche Rhythmen als in anderen; dies veranlasst ihn zu einer gezielten Behandlung zur Revitalisierung der lokalen oder Selbstregulierungssysteme (Struktur dominiert Funktion). (2) Bei einer Rhythmusunterbrechung / -fragmentierung in der Körperlängsachse des Patienten entscheidet sich der Osteopath für homöostatische (adaptogene) Techniken, bei denen der Fokus global auf dem DyFIR-Gleichgewicht liegt (Funktion dominiert Struktur). S / FIT: Struktur / Funktions-Inhibitionstest (Hemmung der Vektorparameter einer SD / DyFIR).

oder in den Höhlen zwischen den (kraniozervikalen, thorakalen, abdominalen und pelvinen) Übergangsbereichen auf den harmonisch bzw. unterbrochen (fragmentiert) fließenden Rhythmus achten. Der Therapeut könnte in der Körperlängsachse des Patienten eine Fragmentierung des Rhythmus durch seitliche (laterolaterale) Fluktuationen spüren, z.B. in den Höhlen zwischen den Übergangsbereichen, die sich in manchen Bereichen wie Spasmen und in anderen wie eine Trägheit der DyFIR anfühlen. Liegt eine Überlastung mit Faszienkompensationsmuster (*fascial compensation scheme,* FCS) vor, ist in vielen Regionen ein Resilienzverlust spürbar, der sich durch das Fehlen einer „primären Respiration" in Geweben und Körperflüssigkeiten ausdrückt. Trägheit oder Spasmen des Rhythmus sind an Distorsionen erkennbar, die sich in einem einheitlichen Bewegungsfeld um Angelpunkte (Fulcrum) herum ausgebildet haben. Diese Bereiche sind als „Disharmonie" autonomer Rhythmen / der Vasomotion im Rahmen einer allostatischen Überlastung zu deuten. Da Osteopathen solche Befunde als „nichtbalancierte globale DyFIR" definieren, wählen sie einen eher auf homöostatische Prozesse als auf eine Dysfunktion gerichteten umfassenden Behandlungsansatz. Geeignet sind z.B. „Mittellinien-Techniken", mit denen die Längs-Fluktuation mit afferenter Unterstützung des Therapeuten expandiert werden kann, um die wahrgenommene „laterolaterale Fluktuation" durch eine globale harmonische Oszillation zu überlagern – einer „longitudinalen Fluktuation", aus der ein als „neutral" definierter Zustand hervorgeht. In diesem Zustand lässt sich mit einer meditativen, ruhigen, präsenten Haltung unter Beibehaltung eines rhythmisch-oszillierenden Kontakts zum Patienten schließlich der Punkt eines Flüssigkeits- oder fließenden Gleichgewichts erreichen. Tendenziell wird, um den „therapeutischen Prozess" abzuschließen, mit allen Behandlungsansätzen im Bereich der DyFIR ein autonom ausgeglichener Zustand mit normaler Vasomotion und Gewebemechanik angestrebt, der sich vielleicht durch das Entrainment-Phänomen einstellt [32]. Während der Untersuchung kann ein „Faszien-Anziehungs- / Listening-Test" (➤ Kap. 1) durchgeführt werden, um auf eine einzelne Region (z.B. eine Höhle zwischen zwei Übergangsbereichen) begrenzte Verspannungen im Bindegewebe zu erkennen. Daran schließt sich eine lokale Untersuchung der DyFIR an, um einschätzen zu können, wie stark regionale Spasmen oder Trägheit (in der traditionellen Osteopathie als „laterolaterale Fluktuation" bezeichnet) den Rhythmus fragmentieren.

Wenn eine längs gerichtete Flüssigkeitswelle auf ein Hindernis in Form eines Trägheits- oder eines Spasmus-„Angelpunkts" trifft, entstehen verschiedene Bewegungsmuster in Bezug auf die umgebenden Gewebe. Die Vektoren dieser Anziehungsprozesse kann der Therapeut mit den Händen spüren. Um die Richtung herauszufinden, legt er beide Hände auf die Pole der jeweiligen (kraniozervikalen, thorakalen, abdominalen und pelvinen) Region und induziert einen leicht oszillierenden Impuls. Aus der Art, wie die Flüssigkeit auf diesen Stimulus reagiert, kann der Therapeut ableiten, wo sich ein „Angelpunkt" befinden könnte, der beim Palpieren eine gewisse Anziehung ausgeübt hat. Dieser „Angelpunkt" wird aus einer lokalen nicht-balancierten DyFIR ersichtlich und kann anzeigen, in welcher Region möglicherweise eine oder mehrere somatische Dysfunktionen vorliegen. Im nächsten Schritt verbindet der Therapeut die Untersuchung der verschiedenen Bereiche mit somatischer Dysfunktion, um sie hinsichtlich einer trägeren Vasomotion oder stärkeren Rhythmusspasmen miteinander zu vergleichen und herauszufinden, wo die dominante liegt, wo z.B. die inhärente Motilität besonders verlangsamt ist oder welcher Bereich (in Bezug auf den globalen Geweberhythmus oder andere Dysfunktionen) deutlich weniger vital erscheint. In anderen Fällen erweist sich eine somatische Dysfunktion als dominant, die sich – im Vergleich zum allgemeinen Geweberhythmus des Patienten und gegenüber anderen dysfunktionalen Bereichen – mit stärkerer Erregbarkeit, Überwärmung und (Rhythmus-) Spasmen manifestiert. Dominant ist also nicht die somatische Dysfunktion, bei deren Untersuchung sich die größte Trägheit oder Erregtheit zeigt, sondern diejenige, deren verlorengegangene Anpassungsfähigkeit (mit entsprechender Veränderung der Vasomotion und der Strömungs- / elektrischen Vitalität) sich auf die lokalen Gewebe und Funktionen auswirkt – unabhängig davon, ob sie durch Erschöpfung oder Übererregtheit bedingt ist.

Um die Einheit von Struktur und Funktion zu untersuchen, führt der Therapeut dann einen Inhibitionstest durch. Das heißt, er testet, ob die Anwendung direkter, indirekter oder kombinierter Kraftvektoren dazu führt, dass sich in dem als dominant identifizierten dysfunktionalen Bereich die Trägheit verbessert oder ob vorhandene Spasmen durch eine Harmonisierung des lokalen und globalen Rhythmus ausgeglichen werden. Aufgrund des Testergebnisses wird dann der Behandlungsansatz gewählt, der den besten Zugang zum therapeutischen Prozess ermöglicht.

- Haben die Kraftvektoren tatsächlich eine Verbesserung der Trägheit oder einen harmonischen Ausgleich zwischen der lokalen DyFIR- und der globalen Rhythmus-Qualität bewirkt, wird sich der Therapeut für eine lokale Behandlung (z. B. eine Balanced-Membranous- / Balanced-Ligamentous-Tension-Technik) mit Kompression und / oder Lockerung (efferenter Ansatz) entscheiden und zulassen, dass die DyFIR innerhalb der Barrieren bleibt, bis sie sich von selbst so umorganisiert, dass eine homogene Bewegung zwischen und in den Geweben auftritt (afferenter Ansatz).
- Haben die Kraftvektoren zu keiner Harmonisierung des lokalen und allgemeinen Rhythmus geführt, wird ein homöostatischer globaler Behandlungsansatz gewählt.
- Manchmal liefert der Inhibitionstest keine eindeutigen Ergebnisse. In dem Fall sollten segmentale Techniken angewandt werden: mit einer Hand eine Kompression oder Lockerung im SD-Bereich durchführen (efferenter Ansatz), während die andere Hand das Gewebe im symptomatischen Bereich oder die zugehörigen regionalen Gewebe frei expandieren lässt (afferenter Ansatz, z. B. mit Fluid-Drive- oder V-Spread-Technik), bis zwischen beiden Händen ein DyFIR-Fluss spürbar ist.

3.2.6 Lokale DyFRI-Techniken (Beispiel): allgemeine Durchführung und mögliche Wirkmechanismen

Wenn es sich um dysfunktionales Fasziengewebe handelt [69], zeigt sich die Wirkung auf verschiedenen Ebenen, unter anderem in einer piezoelektrischen Veränderung innerhalb der Kollagenmatrix. Die Kompression oder Lockerung von Faszien kann mechanochemische Wirkungen haben, die durch die ECM in das Gesamtsystem integriert werden. Infolge der veränderten Kationen-Anordnung wird die Permeabilität der Zellmembran modifiziert und angrenzende Zellen können eine vasomotorische Reaktion auslösen. Um diese Reaktion zu verstärken, kann sich der Osteopath die thixotropen Eigenschaften von Kollagen zunutze machen. Der Gewebekontakt besteht in sanften Bewegungen mit Druck, Torsion, Seitneigung und Abheben, um die Kollagenfasern behutsam an ihr „maximales Scroll-Potenzial" – oder ihren „Ease-Punkt" in der Sprache der OCMM – heranzuführen: den Punkt mit ausgeglichener Membranspannung, an dem sich die Bewegungsamplitude abflacht, bis die Flexion / Extension und die autonome Hyperaktivität des Gewebes, die der Osteopath spüren konnte, ganz verschwunden sind.

Wenn die Ionen zum Balancepunkt ihres Konzentrationsgradienten zurückgekehrt sind, lässt sich das wahrscheinlich als „Stillpoint" wahrnehmen. Von thermodynamischen Veränderungen in der ECM sind pH-Wert, Volumen, Wärme und der Ionenaustausch über die (Zell-)Plasmamembranen betroffen. Um maximale Entspannung am Balancepunkt zu erreichen, wird die fluide Viskosität der Kollagenmatrix optimiert. Diese Fluidität ist für wenige Sekunden bis mehrere Minuten lang spürbar und soll sich wie ein Freiwerden innerhalb des Gewebes anfühlen. Nun ist der Stillpoint erreicht und an einem ausgeglichenen Flüssigkeitsaustausch erkennbar; damit verbunden ist die Bewegung frei löslicher Ionen über die Plasmamembranen.

Einige Osteopathen vermuten, dass mit Erreichen eines Stillpoints die Redoxpotenziale überall auf Null gestellt werden. Gleichzeitig würden sich die elektrischen Potenziale normalisieren, der pH-Wert steigen, weil Flüssigkeiten sich wieder mit freien Elektronen aufladen, und durch die Kalziumpumpen eine maximale Sättigungskonzentration in der ECM gefördert [146]. Infolge der regulären Gewebeperfusion würde sich die Vasomotion verlangsamen, während die normalen Kalziumoszillationen als rückkehrende THM-Wellen wahrnehmbar seien. An den Plasmamembranen und im Liquor (CSF) herrsche ein optimales Ionengleichgewicht. Mit thermodynamischen Veränderungen und einem homogeneren fluiden Zustand der ECM sind piezoelektrische und Temperaturveränderungen verbunden, die auch dazu führen, dass in der flüssigkristallinen Matrix gespeicherte dysfunktionale Informationen gelöscht werden. In diesem balancierten Flüssigkeitsaustauschprozess kommt es zur Depolarisation des interstitiellen Gewebes und einem Neustart des Kontrollsystems, damit jegliche störende Signale aus der kristallinen Matrix ausgeschaltet werden, um die Informationsübertragung deutlich zu verbessern.

3.2.7 Segmentale und globale DyFIR-Techniken (Beispiel): Durchführung und mögliche Wirkmechanismen

Im Kontext der DyFIR sind OCMM-Techniken beschrieben, die mit einer Kompression des Gewebes – um einen Rhythmus zu unterdrücken oder zu verringern (z. B. Kompression des vierten Ventrikels, CV4-Technik) – oder mit Aufweitung / Expansion, Lösung bzw. Antrieb oder Beschleunigung arbeiten (z. B. Expansion des vierten Ventrikels, EV4-Technik). Kliniker wissen jedoch sehr wohl, dass die Ausführung beider Techniken häufig geübt werden muss. Eine Hand des Therapeuten liegt als „Widerlager" (Fulcrum) auf einem spezifischen Bereich, damit er in Übereinstimmung mit der Gewebedynamik eine Kompression oder Dehnung gegen sie durchführen kann – dann wartet er auf Anzeichen der intrinsischen Bewegung. Wie bereits erwähnt, handelt es sich um Techniken mit phasenweisem Wechsel oder sogar um segmentale Techniken, bei denen mit einer Hand Druck ausgeübt und mit der anderen Hand gleichzeitig ein Release induziert wird (Fluid-Drive-, V-Spread-Technik).

Einige Autoren berichten, dass sich in komprimiertem oder gedehntem Kollagengewebe negative und positive Ionen ansammeln [69]. Diese piezoelektrischen Einflüsse wirken sich auf das gesamte Fasernetz aus und optimieren die Viskosität innerhalb der Kollagenmatrix. So kann der Therapeut eine „longitudinale Fluktuation", einen homogenen, harmonischen Rhythmus im jeweiligen anatomischen Segment wahrnehmen. Manchmal lässt sich der Therapeut auch vom fragmentierten Rhythmus der Vasomotion leiten, ohne sich gezielt auf den Bereich einer somatischen Dysfunktion zu konzentrieren. Dazu nimmt er beide Hände vom dysfunktionalen Bereich und legt sie in der Mittellinie des Patienten auf, um einfach nur der intrinsischen Bewegung zu lauschen (Listening), wenn sie erscheint, und Raum für eine Aufweitung (Expansion) zu lassen, während er darauf wartet, dass ein einheitlicher, homogener Flexions-Extensions-Rhythmus spürbar wird, d. h. der Balancepunkt des Flüssigkeitsgleichgewichts bzw. der Stillpoint erreicht ist.

Damit ist eigentlich keine Technik im engeren Sinne beschrieben, sondern eine Methode, wie sich die efferente Aktivität dämpfen und der afferente Listening-Modus steigern lässt: nämlich durch den Kontakt mit längs orientierten anatomischen Strukturen, wie den Faszienkompartimenten. Hier gibt es verschiedene Ausgangspositionen:

- Posterior in der Mittellinie die meningeale Faszie mit Berührungspunkten am Scheitel und Steißbein kontaktieren (➤ Abb. 1.7)
- Anterior in der Mittellinie die viszerale Faszie: Für einen bimanuellen Kontakt legt der Osteopath eine Hand (genauer: die Falte zwischen Daumen und Zeigefinger) C-förmig vorn auf den Hals und die andere Hand vorn auf den Präsakralbereich (➤ Abb. 1.8).

In beiden Kompartimenten achtet er auf Phänomene, die in verschiedenen Stadien auftreten können:

1. Spannungs- und trägheitsbedingte „Angelpunkte" in der intrinsischen Bewegung. Sie lassen sich auch entdecken, wenn man mit kleinen Impulsen an beiden Polen die Harmonie der Fluktuation testet und dadurch seitliche (laterolaterale) Fluktuationen oder Scherkräfte auslöst.
2. Sogenannte „geteilte Aufmerksamkeit": Wird die Aufmerksamkeit von den dysfunktionalen Angelpunkten abgezogen, gerät der zwischen beiden Händen spürbare Rhythmus stärker in den Blickpunkt (➤ Abb. 3.1). Im Kontext der DyFIR muss der Therapeut ein leichtes und weites Tastvermögen haben, um etwas mit neutraler Intention und weitsichtig wahrnehmen zu können. Mit wacher Aufmerksamkeit versucht er, den rhythmischen Ausdruck der Gewebevita-

lität im Blick zu behalten und darauf zu achten, ob der Rhythmus im ganzen Körper harmonisch ist oder in bestimmten Bereichen disharmonisch wird, als Zeichen einer Gewebespannung, die sich in Spasmen oder Trägheit des Rhythmus äußert. Dann wird sich der Therapeut darauf fokussieren, ob es sich um eine globale oder lokale Erscheinung handelt. In diesem Prozess bewegt sich sein Aufmerksamkeitsfokus ständig vom Besonderen zum Allgemeinen: Mit selektiver Aufmerksamkeit wird er einen umschriebenen Bereich betrachten und den Fokus dann vergrößern, um den Patienten wie in einem Panoramablick als ganze Person und in der individuellen Beziehung zum Therapeuten zu sehen (➤ Abb. 3.6). Für die Palpation ist daher eine Aufmerksamkeit nötig, die frei zwischen lokalen und globalen Aspekten flottieren und ihren Fokus unterschiedlich einstellen kann. Diese Aufweitung der Aufmerksamkeit fördert einen Zustand, in dem sich der Patient entspannen und tief atmen kann, während der Therapeut mit seinen Händen ein kraftvolles Einströmen im Raum zwischen den beiden Polen wahrnehmen kann (sog. „verlängerte Inhalation").

3. „Homogene Gewebedichte", d. h. ob sich im Raum um die meningeale / viszerale Faszie in der vorderen / hinteren Mittellinie ein „Neutralzustand" ohne irgendeine Gewebeverspannung einstellt.
4. Adjustierungsphase mit einem dynamischen Gleichgewicht von DyFIR und Gewebespannungen (Stillpoint), in der sich die zuvor wahrnehmbaren lateralen Fluktuationen und Spannungsvektoren um einen (Trägheits-)„Angelpunkt" abgeschwächt haben.
5. Neustart der intrinsischen Gewebebewegung aus dem Ruhezustand heraus. Nun ist eine freie Längswelle („longitudinale Fluktuation") des vasomotorischen Rhythmus entlang der Mittellinie wahrzunehmen, die als zyklische Expansions-Kontraktions-, Flexions-Extensions-Bewegung des Gewebes zwischen den Händen des Therapeuten spürbar wird. Wir wissen heute, dass homöostatische Techniken, die nicht vorrangig zur Behandlung einer somatischen Dysfunktion, sondern zum Ausgleichen von Flüssigkeiten und unwillkürlichen Rhythmen dienen, sehr wirksam zur Entlastung eines erhöhten Hirndrucks oder auch bei vermehrtem Liquor- oder zerebralem Blutvolumen eingesetzt werden können [156].

Tatsächlich scheinen Therapeut und Patient bei afferenten globalen Behandlungsansätzen für die DyFIR durch die meditativen Bewegungsmethoden einen Zustand der Entspannung zu erreichen, in dem sich ihre interozeptiven / propriozeptiven Empfindungen zunehmend intensivieren [157, 158]. In dieser Hinsicht werden in der osteopathischen Praxis auch Fascial-Unwinding-Techniken ver-

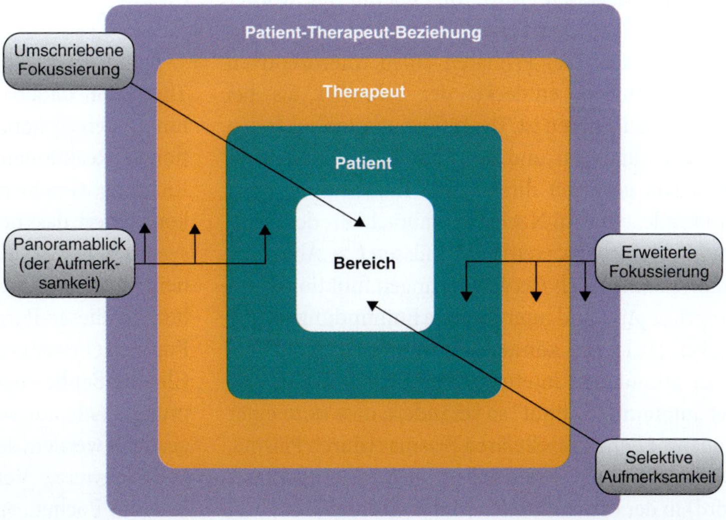

Abb. 3.6 Lokale und globale Aufmerksamkeit bei der Palpation. Die nötige Aufmerksamkeit beim Palpieren sollte zwischen lokalen und globalen Aspekten flottieren: So können verschiedene Stufen selektiver Aufmerksamkeit eingestellt werden. Bei umschriebenem Fokus bleibt die Aufmerksamkeit auf einen dysfunktionalen Bereich beschränkt, während ein zum Panoramablick erweiterter Aufmerksamkeitsfokus den Patienten als ganze Person erfasst und in der individuellen Beziehung zum Therapeuten betrachtet.

wendet [159], bei denen die Berührung des Therapeuten spontane Bewegungsreaktionen beim Patienten auslöst. Solche autonom vermittelten ideomotorischen Reflexe, die den myofaszialen Ruhetonus beeinflussen, können eine insgesamt bequemere Körperhaltung induzieren.

Ein Fascial-Unwinding (Entwinden / -wringen) wird folgendermaßen durchgeführt:

- Untersuchung von Gewebespannungs- und Kraftvektoren aus dysfunktionalen Bereichen, die sich strukturell im gesamten Bindegewebe widerspiegeln
- Mit langsamen Bewegungen im Wechsel zwischen Druck und Dehnung den reaktiven posturalen Tonus überwinden, um eine Entspannung des Gewebes zu provozieren, die dann durch „spannungsentwindende" Bewegungen weiter verstärkt wird, bis sich die Kinetik harmonisiert und ein allgemeiner Entspannungszustand beim Patienten einstellt.

Während der Palpation muss sich die Aufmerksamkeit des Therapeuten fließend zwischen lokalen und globalen Aspekten bewegen. Bei dieser „Selektiven Aufmerksamkeit" gibt es verschiedene Stufen: Sie kann sowohl auf einen umschriebenen / begrenzten Bereich als auch – wie ein Panoramabild – auf die ganze Person oder deren individuelle Beziehung zum Therapeuten gerichtet sein.

Es sei daran erinnert, dass eine interozeptive Stimulation von freien Nervenendigungen (demyelinisierte C-Fasern mit niedriger mechanischer Reizschwelle) registriert wird, die überall im Körper mehrheitlich in den Faszien lokalisiert sind [160]. Forscher haben bei Primaten einen interozeptiven Informationsweg entdeckt, der schneller als bei anderen Säugetieren ist: Die Informationen aus freien Nervenendigungen und der Lamina 1 der Medulla oblongata gelangen direkt zum Thalamus und zur Inselrinde, ohne im Nucleus parabrachialis des Hirnstamms verarbeitet werden zu müssen (➤ Abb. 3.7). Somit könnten sich Faszienstörungen funktionell auf propriozeptive und interozeptive Empfindungen auswirken [161]. Das könnte dazu führen, dass sich bei einer Stimulation interozeptiver Nervenendigungen der autonome „Output" so verändert, dass es zu einer Zunahme des extrazellulären Plasmas (durch Plasma, das aus kleinen Blutgefäßen austritt / ausgepresst wird) in der extrazellulären Matrix kommt [161].

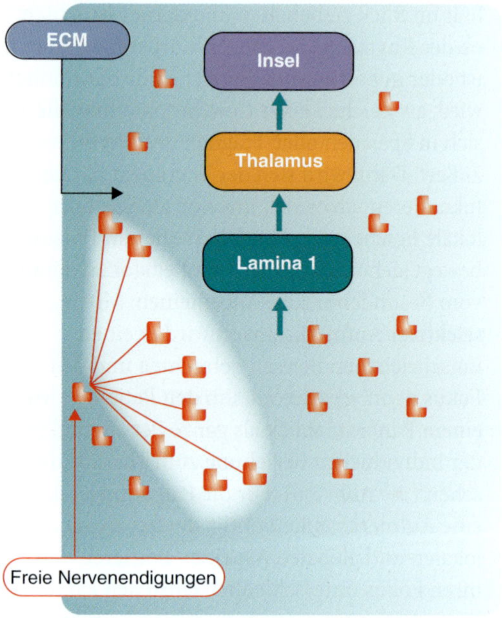

Abb. 3.7 Körperempfindungen aus der Faszie. Bei Primaten wurde kürzlich ein interozeptiver Informationsweg entdeckt, der schneller als bei anderen Säugetieren ist: Aus freien Nervenendigungen im Fasziengewebe und der Lamina 1 der Medulla oblongata gelangen die Informationen zum Thalamus und schließlich zur Inselrinde, ohne erst im Nucleus parabrachialis des Hirnstamms verarbeitet zu werden. ECM: extrazelluläre Matrix. Modifiziert nach: Schleip R, Jager H. Interception. A new correlate for intricate connections between fascial receptors, emotion, and self-recognition. In: Schleip R, Findley W, Chaitow L et al., (Hrsg.). Lehrbuch Faszien. Grundlagen – Forschung – Behandlung. München: Elsevier; 2014, Abb. 2.3.2.

Bei der Anwendung dieser Technik muss der Therapeut daher auch auf autonome und (vom limbischen System oder der Insel ausgelöste) emotionale Reaktionen des Patienten achten, indem er Richtung, Geschwindigkeit und Berührungsdruck so kontrolliert, dass neben anderen autonom-vegetativen systemischen Wirkungen das Fasziengewebe einheitlich hydriert wird [161]. Während einer Behandlung in dieser Form sollte auch auf die Mimik, die Pupillen (Erweiterung / Verengung), kleine spontane Gliedmaßenbewegungen, eine Veränderung der Atmung sowie auf verbale Äußerungen des Patienten geachtet werden, der z. B. ein Wärmegefühl, Leichtigkeit / Schwere, Verfestigung / Verflüssigung, Übelkeit, ein Pochen, spontane Gefühlsäußerungen oder ein allgemeines Wohlbefinden angeben kann. Denn solche interozeptiven Wahrnehmungen, die durch die meditativen Bewegungen bei flüssigkeitsausgleichenden, viszeralen oder sanft manipulierenden myofaszialen Techniken aktiviert werden, könnten mit physiologischen und psychoemotionalen Wirkungen zusammenhängen [161].

Darüber hinaus wird vermutet, dass kranialosteopathische Behandlungen wichtiger für die Reduzierung der Häufigkeit episodischer Spannungskopfschmerzen sein könnten als spezifische Entspannungsübungen [162]. Denn als Reaktion auf eine osteopathische Behandlung war in EEG-Aufzeichnungen eine Muskelrelaxation zu beobachten; zudem kam es zu Veränderungen der Schlaflatenz und der autonomen Nervenaktivität [163]. Hier zeigen sich also ähnliche Behandlungseffekte wie bei Meditationsübungen. Solche Übungen induzieren einen geistigen Zustand, der sich sowohl vom Wach- als auch vom Schlafzustand unterscheidet, und zwar nicht nur in Bezug auf das spezifische EEG-Muster, sondern auch in Bezug auf die vorherrschende Aktivität beider Hirnhälften. Sie „wandert" von links nach rechts, sodass somatoviszerale, psychische und kognitive Funktionen in den Einflussbereich der rechten Hirnhälfte fallen und verstärkt werden [164]. Diese Verschiebung (hemispheric shift) geht mit wichtigen Veränderungen in der Reaktionsbereitschaft des autonomen Nervensystems und der Hypothalamus-Hypophysen-Nebennieren-(HHN-)Achse einher, die ihrerseits zu qualitativen oder quantitativen Veränderungen zahlreicher physiologischer Prozesse (einschließlich Immunfunktionen, Atmung, Herz-Kreislauf) führen können [165].

Die Ansprechbarkeit des sympathischen Nervensystems und der an Stressreaktionen beteiligten endokrinen Strukturen – anfangs Hypophyse und Nebennieren – unterliegen einer komplexen Steuerung durch dienzephale (Hypothalamus, limbisches System, Amygdala) und neokortikale Areale (Stirnlappen und Assoziationskortex), die innerhalb sehr weit gesteckter Grenzen die Körperreaktionen auf Reize verarbeiten und modulieren, sodass die gleiche Reaktion entweder verstärkt oder unterdrückt werden kann. In welcher Weise auf Stress reagiert wird, hängt von der Wahrnehmung des jeweiligen Stressors ab. Bekanntlich kann ein und derselbe Stimulus ganz unterschiedliche Reaktionen hervorrufen, die sich im Sinne von (positivem) Eustress oder (negativem) Distress potenziell schützend oder schädlich auf die Homöostase und die Integrität des gesamten Organismus auswirken. Chronischer Stress trägt mit der parallel ablaufenden Hyperaktivität der HHN-Achse wesentlich zur Ätiopathogenese der „großen" degenerativen Erkrankungen bei, den „Plagen" des modernen Menschen in Form von geistig-psychischen Störungen, Herz-Kreislauf- und Krebserkrankungen [166].

Zahlreiche Studien belegen, dass die Aktivität der HHN-Achse durch Meditationsübungen signifikant gedämpft werden kann, selbst wenn ein potenzieller Belastungsfaktor vorliegt [167]. In allen Studien verringerte sich durch die Übungen die Ausschüttung von Kortisol, das als Hauptstresshormon gilt, jeweils deutlich und signifikant im Vergleich zu den Kontrollgruppen [168]. Mit der reduzierten Kortisolfreisetzung gingen weitere Veränderungen wichtiger Neurotransmitter einher, die nicht nur an der Steuerung von Stressreaktionen, sondern auch an der Stabilisierung der Gemütslage beteiligt sind und kardiovaskuläre sowie Immunfaktoren [165] wie z. B. ACTH, Serotonin, Prolaktin, Aldosteron und β-Endorphin [169, 170] beeinflussen können. Die meisten Studien zu Meditationsübungen zeigen auch, dass es neben der verringerten Aktivität der HHN-Achse zu einer signifikanten Abschwächung des Sympathikotonus kommt, wodurch sich die autonome Aktivität eher in Richtung des Parasympathikus verschiebt [171]. In einigen Studien war nach einer osteopathischen Behandlung eine geringere Stressbelastung zu beobachten, was z. B. die fünf Tage danach gemessenen Werte von Schmerz-Biomarkern wie β-Endorphin [172] und ein besseres autonomes Gleichgewicht dokumentieren [173].

Trotz der unmittelbaren Wirkung von Meditationsübungen auf physiologische Funktionen [174] dauert es allerdings einige Jahre ständiger Praxis, bis sich die Aktivität der HHN-Achse wieder normalisiert bzw. auf ein signifikant niedrigeres Niveau herunter reguliert [175]. Wenn wir diese Überlegungen weiterführen, könnten auch Laien oder Menschen, die nicht ständig Meditationsübungen machen, vermutlich die gleichen Ergebnisse erzielen, wenn sie ihre allostatische Last mit osteopathischen DyFIR-Techniken reduzieren würden [176]. Wie die oben beschriebenen Beispiele (➤ Kap. 3.2.6 und ➤ Kap. 3.2.7) zeigen, bezieht sich die Einteilung in lokale oder globale DyFIR-Techniken eher auf den Schwerpunkt, den der Therapeut in der Behandlung setzen will, als auf rationale Erwägungen. Denn auf diesem Gebiet geht es im therapeutischen Prozess immer darum, die Anpassungsfähigkeit des Patienten zu verbessern – durch Harmonisierung der Dynamik biologischer Flüssigkeiten und der individuellen chronobiologischen unwillkürlichen Rhythmen.

3.3 Osteopathische Ansätze bei Faszienkompensationsmustern (FCS)

Von Still soll die Aussage stammen [177], der menschliche Körper funktioniere nicht als separate Einzelteile, sondern als harmonisches Ganzes, und Osteopathen müssten ihn in seiner Ganzheit betrachten. In den vorhergehenden Abschnitten haben wir gesehen, wie sich innerhalb der osteopathischen Medizin seit den Pionieren [19] im Laufe der Zeit ein Bereich entwickelt hat, der beim Untersuchen der Gesundheit und der Behandlung imstande ist, vom Besonderen (oder Lokalen) auf das Allgemeine (Globale) zu schließen und umgekehrt. In diesem Kapitel geht es nun weiter mit der Beschreibung eines anderen Ansatzes, mit dem sich Fragen zur Anwendung osteopathischer Prinzipien beantworten lassen:

- Wie kann man den Körper als einheitliches Ganzes betrachten?
- Wie kann er als Ganzes behandelt werden?
- Welche globalen Tests gibt es (mit denen die Einheit von Struktur und Funktion der Teile als Ganzes beurteilt werden kann)?
- Wie kann man wissen, ob und wann ein Patient oder ein Gelenk seine Grenzen erreicht hat?

Wir wissen, dass alle Anpassungskapazitäten des Körpers ein Erschöpfungsstadium erreichen, wenn sie ständigem oder wachsendem Stress ausgesetzt sind, ähnlich wie ein Gummiband reißt, das zu viel gedehnt wurde. Die von Gordon Zink [178–180] vorgeschlagenen Faszienkompensationsmuster (engl. *fascial compensation schemes*, FCS) sind ein Mittel, das Hinweise auf den Grad der Dekompensation geben kann. Zink, der am Department of Osteopathic Manipulative Medicine an der Des Moines University in Iowa lehrt, hat als Erster eine verständliche und klinisch nützliche Erklärung für die Drehtendenz von Faszien vorgelegt, aus der sich dann eine Untersuchungs- und Behandlungsmethode für Faszienmuster in Verbindung mit Stress entwickelt hat [181]. Jede Faszienverspannung kann – unabhängig von der Ursache – zu einer lokalen Veränderung im Gewebe und im Gewebegedächtnis führen [153, 182], die sich palpieren lässt [146, 183] und sich letztlich unausweichlich auch auf Gewebe in einiger Entfernung auswirken wird. Zink wies darauf hin, dass man die Faszienrestriktion in vier Übergangsbereichen feststellen kann. Es sind Regionen, in denen anatomische oder funktionelle Diaphragmen in der Transversalebene eine wichtige Rolle als aktive Pumpen im Kreislauf der Flüssigkeiten spielen (➤ Kap. 6). Zu den Übergangsbereichen gehören auch Gelenkverbindungen in Bereichen, in denen sich eine Lordose in eine Kyphose (oder umgekehrt) umwandeln kann. Auch die Krümmung von Skoliosen kann sich dort in die Gegenrichtung drehen.

Darüber hinaus wissen wir, dass die Diaphragmen auch mit der röhrenförmigen Anordnung der viszeralen und meningealen Faszien entlang der Körperlängsachse zusammenhängen. In den Übergangsbereichen der Faszien können sich fibrotische Adhäsionen bilden [184]. Zinks Forschungsschwerpunkt lag auf der Haltung, auf Faszienspannungen und insbesondere deren Einfluss auf die (biologischen) Flüssigkeitsbewegungen. So kann sich eine somatische Dysfunktion oder Gewebesteifheit in Übergangsbereichen z. B. auf die Vasomotion auswirken [150–153]. Wenn Venen-, Arterien- oder Lymphwege durch eine Restriktion anormal verdreht sind, behindert das ihren normalen Durchfluss. Wenn ein Trauma, eine chemisch veränderte Zusammensetzung von Flüssigkeiten, immunologische oder sonstige Stressfaktoren und Pathogene zur Veränderung der Faszienstruktur oder modifizierten Schnittstellen von Faszienstreifen geführt haben, wird dadurch die Faszienverspannung aufrechterhalten, die ihrerseits wiederum die Zirkulation von Blut und Interstitialflüssigkeit sowie die Organfunktionen beeinträchtigt.

Unter diesen Voraussetzungen konnte Zink, der mit seinem „respiratorisch-zirkulatorischen Modell" [180] definitiv Pionierarbeit leistete, ein besonderes Prinzip des osteopathischen Ansatzes erkennen, nämlich das „Gesetz des Vorrangs (supremacy) der Arterie". Aus diesem Grund werden die hier beschriebenen Grundkonzepte und die praktische Bedeutung des FCS-Tests noch ausführlicher im Rahmen des respiratorisch-zirkulatorischen Modells (➤ Kap. 6) dargestellt. Die folgenden Absätze skizzieren einige osteopathische Überlegungen zu FCS und deren Grundlagen, die für eine fach- und sachkundige klinische Praxis in das Wissen um Kreislauf-Atem-Muster eingebracht werden sollten.

3.3.1 Aufbau eines FCS aus osteopathischer Sicht

Wie bereits erwähnt, kann sich die Belastung eines Gewebes negativ auf seine Gesundheit und auf jegliche Flüssigkeitszirkulation auswirken. Man kann eine Faszienkompensation als sinnvolle, wohltuende und funktionelle Reaktion (wenn manifeste Symptome fehlen) des Bewegungssystems ansehen, z. B. auf ein anatomisch kürzeres Bein oder bei übermäßiger Beanspruchung einer Struktur. Dasselbe Phänomen lässt sich beschreiben, wenn diese Prozesse fehlschlagen, nur mit dem Unterschied, dass es sich dann um dysfunktionale, symptomatische Anpassungsreaktionen handelt, die ein Scheitern der Homöostase-Mechanismen (Adaptation und Selbstreparatur) anzeigen. Zink wurde auch konkret zu den physiologischen Veränderungen nach Behandlung eines FCS befragt, die z. B. in der 1980 von Ortley durchgeführten Studie, an der Zink selbst teilnahm, aufgetreten waren. Diese Studie ergab bei „gesunden" Probanden positive physiologische Veränderungen wie eine Senkung der Atem- und Herzfrequenz, eine Zunahme des Tidenvolumens und einen verringerten Hautwiderstand [185]. Der Ansatz könnte auch für die Planung von Präventionsmaßnahmen sinnvoll sein, z. B. für Bevölkerungsgruppen, die an keiner manifesten Erkrankung oder Störung des Bewegungsapparats leiden. In einer Studie von McPartland zeigten sich bei Anwendung dieser Methode cannabimimetische, anxiolytische, sedierende und analgetische Effekte. Diese Studie lässt vermuten, dass eine OMT-Behandlung zu Veränderungen im Endorphin-System führen könnte, die wahrscheinlich durch das Endocannabinoid-System vermittelt werden [186].

Mit einem Gewebepräferenz-Test kann der Spannungs- / Laxheits-Quotient in Übergangsbereichen ermittelt werden, der einen klinisch sinnvollen Zugang zur „Gesundheitsneigung" durch Betrachten des FCS ermöglicht (➤ Abb. 3.8). Mit dem Test lassen sich auch die zyklischen Wechsel in der Flussdynamik in den Übergangsbereichen untersuchen und die Harmonie bzw. Disharmonie des Fließrhythmus in der Längsachse beurteilen, d. h. in den Höhlen zwischen den Übergangsbereichen (kraniozervikal, thorakal, abdominal. und pelvin).

Der Osteopath kann folgende Muster entdecken:

- Neutrales Faszienkompensationsschema (➤ Abb. 3.9)
- Kompensiertes Faszienkompensationsschema (➤ Abb. 3.10)
- Un- oder dekompensiertes Faszienkompensationsschema (➤ Abb. 3.11)

Um die individuelle Adaptationsfähigkeit eines Patienten anhand der posturalen Gewebereaktionen (➤ Kap. 1) einzuschätzen, achtet der Osteopath auf folgende Korrelationen:

- Neutrales FCS und Wechsel homöostatischer / allostatischer Prozesse. Die allostatisch vermittelte Reaktion auf Umgebungsbelastungen tritt als veränderte homöostatische Aktivität auf, die Physiologie und zugehöriges Verhalten integriert. Als Reaktion auf Veränderungen der Umgebung sorgt diese Aktivität dafür, dass die physiologischen Systeme „fit" bleiben. Sobald die Anpassung eine neue Ebene erreicht hat, kann der Körper vom allostatischen Zustand zur Homöostase zurückkehren.
- FCS und allostatische Last (Load) als kumulatives Ergebnis eines allostatischen Zustands. Funktionell ist das für die Reaktion auf Umgebungsveränderungen von Bedeutung, damit unvorhergesehene Ereignisse in den normalen Lebensablauf integriert werden. In Selyes Theorie des generellen Adaptationssyndroms entspricht dies dem Alarmstadium: Der Körper muss alle

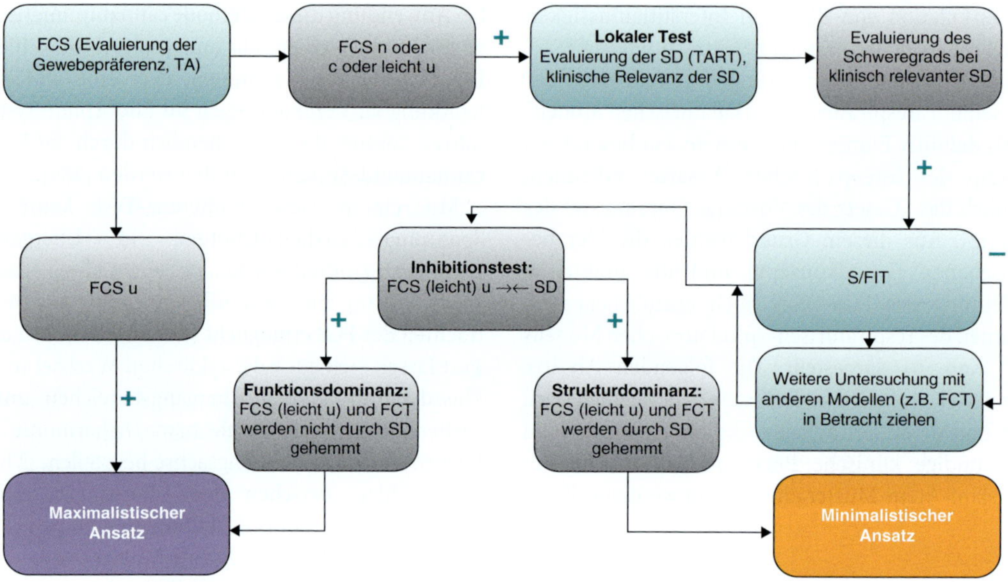

Abb. 3.8 Untersuchungsablauf bei einem integrierten Faszienkompensationsmuster/-schema (FCS). Um sich ein klares Bild vom Zustand des Patienten zu verschaffen, beurteilt der Therapeut das FCS und führt weitere osteopathische Tests durch. Von seiner abschließenden Befundauswertung lässt er sich dann bei der Auswahl der Methode (Behandlungsansatz und Techniken) leiten. FCS: Faszienkompensationsschema (n: neutral; c: kompensiert; u: dekompensiert); S/FIT: Struktur-/Funktions-Inhibitionstest; FCT: Faszienkompartiment-Test; SD: somatische Dysfunktion; +: positiver Test; −: negativer Test

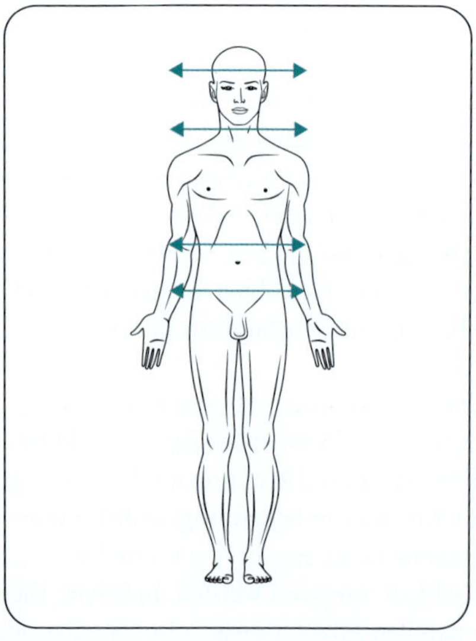

Abb. 3.9 Neutrales Faszienkompensationsschema

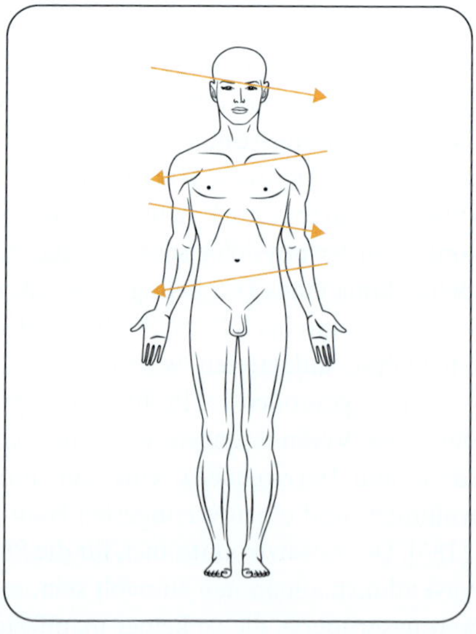

Abb. 3.10 Kompensiertes Faszienkompensationsschema

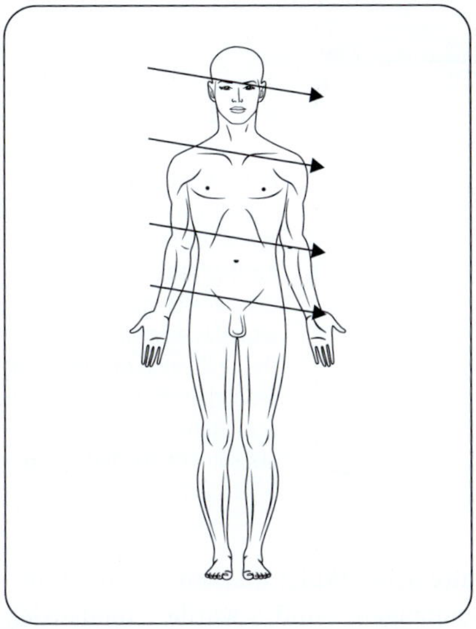

Abb. 3.11 Dekompensiertes Faszienkompensationsschema

Parameter seines inneren Milieus variieren und genau auf die Umgebungsanforderungen abstimmen können.

- Dekompensiertes FCS und allostatische Überlastung. Unter dieser Bedingung ist die Coping-Fähigkeit des Patienten so überfordert, dass er mit widrigen Umständen nicht mehr fertig wird. Das entspricht der Widerstands- oder Erschöpfungsphase in Selyes Theorie des generellen Adaptationssyndroms. Dazu kann es kommen, wenn sich außergewöhnliche oder unerwartete „Nebengeräusche" mit der allostatischen Last überlappen und zu einer schädlichen Überlastung führen.

Im Fall eines neutralen FCS fehlt eine Gewebepräferenz in den Übergangsbereichen, was als Zeichen einer Verschiebung minimaler adaptiver Belastungen in andere Regionen gedeutet wird. Vielleicht hängt der Grund für die Konsultation mit einem lokalen Adaptationsbereich zusammen, in dem eine klinisch signifikante somatische Dysfunktion vorliegen kann, selbst wenn sie noch nicht zu einer globalen Destabilisierung der Funktion geführt hat. Für sie wird daher ein minimalistischer Behandlungsansatz gewählt.

Bei einem kompensierten FCS zeigt sich eine Präferenz zu wechselnder Drehung / Rotation-Seitneigung in den Übergangsbereichen. Dieses Ergebnis wird als Gewebeindikator für eine allostatische Last gesehen, an die sich der Patient noch anpassen kann. Hier wird der Therapeut in einem lokalen Adaptationsbereich nach einer klinisch signifikanten somatischen Dysfunktion suchen und sie gegebenenfalls mit einem minimalistischen Ansatz behandeln.

Ein dekompensiertes FCS manifestiert sich mit fehlenden Richtungswechseln, sodass in den Übergangsbereichen eine nicht-alternierende Rotations-Seitneigungs-Präferenz besteht. In solchen Fällen nimmt der Therapeut eine Verbindung zum Rhythmus der Flüssigkeiten auf und entdeckt dabei häufig eine Fragmentierung der Fluktuation entlang der Mittellinie, mit lokalen Spasmen und / oder Trägheit in den Höhlen zwischen den Übergangsbereichen. Dies könnte durch einen Reiz / ein akutes Trauma oder auch durch Mikrostimuli bzw. wiederholte Mikrotraumatisierungen bedingt sein. Der bloße Nachweis eines dekompensierten FCS kann aber für sich genommen noch nicht erklären, wie es zu der hochgradigen (Stress-)Belastung kam: Für eine gezielte osteopathische Behandlung müssen daher zunächst die kognitiven und emotionalen Aspekte bei dem jeweiligen Patienten untersucht werden. Der große interindividuelle Unterschied bei subjektiven Stressoren zwingt uns, nach anderen Einflussfaktoren (wie Persönlichkeitsmerkmale, kognitiver Verarbeitungsstil und Ängste) Ausschau zu halten. Diese extreme Schwankungsbreite macht sich auch in der Art der Stressreaktionen bemerkbar, die nicht nur, aber auch psychische Auslöser haben können. Umgekehrt spiegelt sich in der Form, wie Stress heute gemessen wird, einerseits der theoretische Hintergrund der Stressdefinition (Skalen und Fragebögen zum empfundenen Stress, Interviews zu belastenden Lebensereignissen, autonome physiologische Parameter, endokrine und immunologische Faktoren) und andererseits die spezifische Wirkung auf die Komplexität jedes Einzelnen (➤ Kap. 8).

In einem interdisziplinären Ansatz können wir zudem bestimmte physiologische Parameter bei der Beurteilung der individuellen Adaptationsfähigkeit berücksichtigen, die heute als Biomarker einer allostatischen Last gelten, wie Blutdruck, Stoffwechselprofil (Glukose, Insulin, Lipide, Taillen- / Hüftumfang) und Entzündungsmediatoren (Interleukin-6, C-reaktives Protein, Fibrinogen), die Variabilität des Herzrhythmus sowie die Aktivität des autonomen

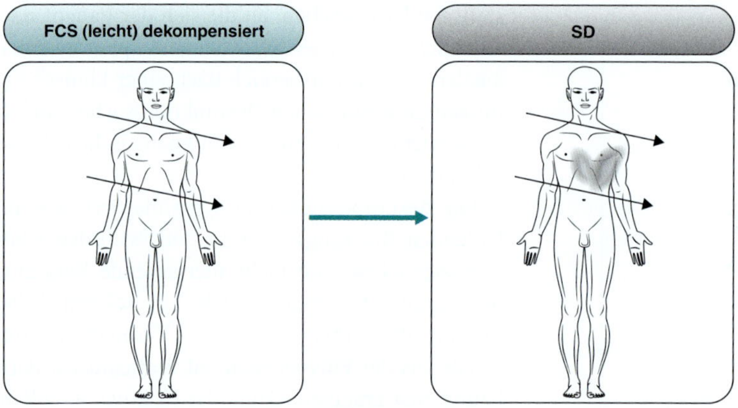

Abb. 3.12 Testen des Faszienkompensationsmusters (FCS) und Annäherung an den Bereich einer somatischen Dysfunktion (SD). Wenn der FCS-Test einen nicht-alternierenden Modus in zwei der vier Übergangsbereiche ergibt, lässt das eine somatische Dysfunktion in der von beiden Diaphragmen begrenzten Höhle vermuten.
SD: somatische Dysfunktion

(vegetativen) Nervensystems (Urinkonzentration von Adrenalin und Noradrenalin) und der Hypothalamus-Hypophysen-Nebennieren-Achse (freies Kortisol im Speichel, Adrenalin usw.) [187].

Wenn der Osteopath alle Informationen (medizinische Vorgeschichte / Anamnese, Befunde wie ein dekompensiertes FCS und eine unbalancierte DyFIR) zusammen betrachtet und dazu noch eine allostatische Überlastung feststellt, wird er sich für einen maximalistischen Behandlungsansatz entscheiden. Das dekompensierte FCS könnte z. B. in nur zwei der vier Übergangsbereiche entstanden sein (leichte Insuffizienz / Dekompensation), was darauf schließen lässt, dass wahrscheinlich eine somatische Dysfunktion in der Höhle zwischen beiden Diaphragmen vorliegt (➤ Abb. 3.12). Dieser Hinweis kann die medizinischen und Palpationsbefunde ergänzen und für die Auswahl des konzeptionellen Rahmenmodells nützlich sein. Wenn die Anwendung direkter / indirekter Kraftvektoren im dysfunktionalen Bereich zu einer Hemmung des dekompensierten FCS führt und sich unmittelbar danach die Reaktion im Gewebepräferenz-Test bei erneuter Durchführung normalisiert, spricht das für eine Dominanz der Struktur über die Funktion. Steht dieses Ergebnis in Einklang mit den übrigen Befunden (➤ Kap. 9), kann sich der Osteopath für einen minimalistischen, auf die somatische Dysfunktion fokussierten Ansatz entscheiden. Nehmen wir an, der Osteopath hätte ein dekompensiertes FCS mit nicht-alternierenden Richtungen im zervikothorakalen und thorakoabdominalen Übergangsbereich festgestellt; dies könnte mit der respiratorisch-zirkulatorischen Funktion zusammenhängen und würde tendenziell die medizinisch-anamnestischen Angaben bestätigen. Durch einen Struktur- / Funktions-Inhibitionstest (➤ Abb. 3.13), der manchmal sogar spezifisch auf das jeweilige Modell abgestimmt ist (➤ Abb. 3.14), kann der Therapeut nun sowohl das dekompensierte FCS als auch den hohen Stressbelastungsindex (in diesem Beispiel der respiratorisch-zirkulatorischen Funktion) mit jeder identifizierten somatischen Dysfunktion in Beziehung setzen.

Die Einbeziehung von direkten bzw. indirekten Kraftvektoren kann auch dazu führen, dass ein dekompensiertes FCS nicht gehemmt wird, sodass die Reaktion im unmittelbar danach durchgeführten Gewebepräferenz-Test unverändert bleibt, was für eine Dominanz der Funktion über die Struktur spricht. Der Osteopath entscheidet sich dann für einen maximalistischen Ansatz mit adaptogenen Techniken, der im Rahmen der Darstellung der einzelnen Modelle im zweiten Teil beschrieben wird.

Nehmen wir an, ein nicht-alternierendes Muster zwischen den thorakoabdominalen und abdominopelvinen Übergangsbereichen hätte eine metabolische Überlastung bestätigt. Während der klinischen Untersuchung kann ein FCS-Test weitere Hinweise geben, wenn man bedenkt, dass die beiden Diaphragmen mit den im ganzen Körper axial angeordneten Faszien, also auch mit der viszeralen und meningealen Faszie verbunden sind. In den röhrenförmigen Faszienkompartimenten können sich fibrotische Adhäsionen gebildet haben [184], die

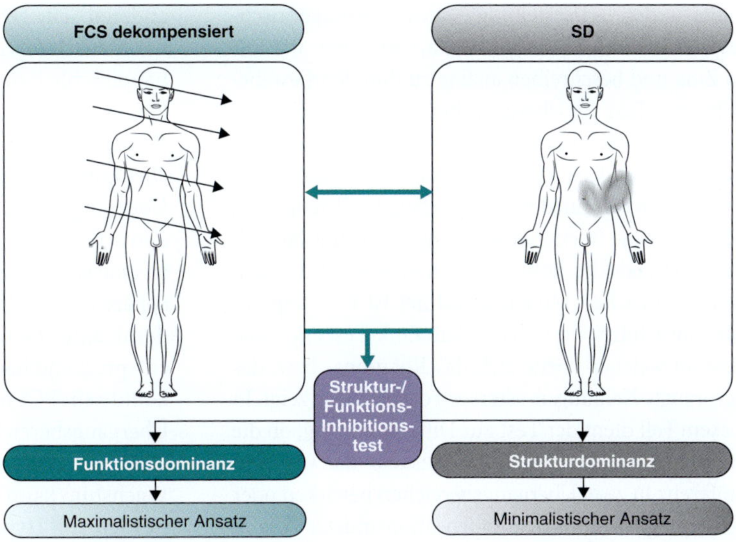

Abb. 3.13 Struktur-/Funktions-Inhibitionstest (SD/FCS). Um die wechselseitige Abhängigkeit bzw. Dominanz von Struktur und Funktion zu testen, werden die bei den FCS-Tests zu beobachtende Insuffizienz/Dekompensation sowie die klinisch relevante somatische Dysfunktion (SD) untersucht. Der Test hilft zu klären, ob ein minimalistischer oder maximalistischer Behandlungsansatz gewählt werden sollte.
SD: somatische Dysfunktion

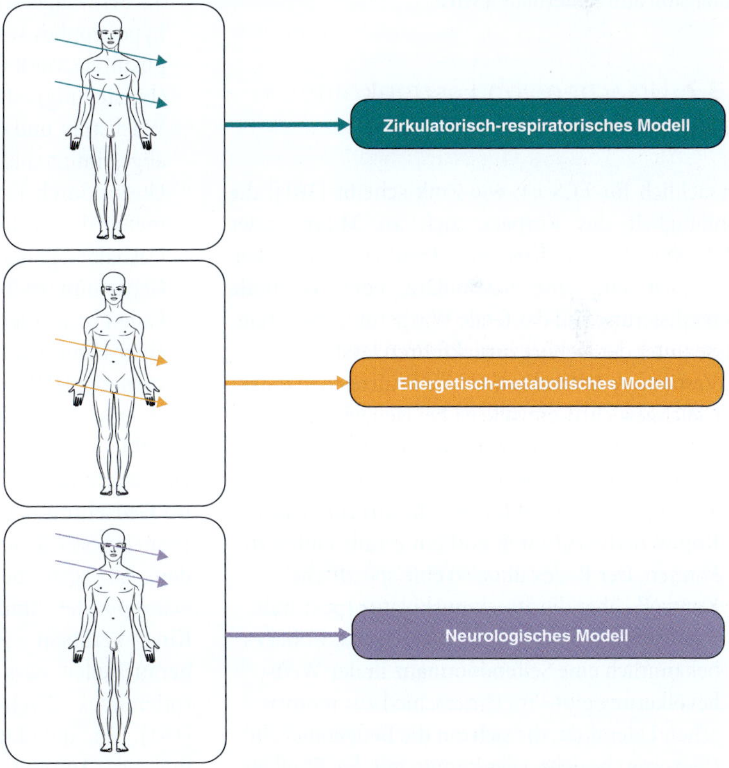

Abb. 3.14 Dekompensiertes Faszienkompensationsmuster (FCS) und daraus abgeleitete Entscheidung für ein bestimmtes konzeptionelles Modell. Getestet wird, ob ein mild ausgeprägtes dekompensiertes bzw. unkompensiertes FCS vorliegt, z. B. mit nicht-alternierendem Modus in zwei Übergangsbereichen und Bestätigung einer bereits aus der Anamnese zu vermutenden funktionellen Überlastung in der von beiden Diaphragmen begrenzten Höhle.

sich entdecken lassen, wenn der Osteopath zusätzlich zu diesem Komplex auch die Faszienübergangsbereiche testet (➤ Kap. 1), d. h. die mit der viszeralen Faszie und deren Umschlagsfalten vom Kopf bis zum Sakrum (➤ Abb. 1.5) und die mit der meningealen Faszie zusammenhängenden Komponenten (➤ Abb. 1.6).

Bei der Darstellung des zirkulatorisch-respiratorischen Modells (➤ Kap. 6) halten wir uns an Zink und beschreiben analog zu ihm den Gewebepräferenz-Test in Übergangsbereichen (als globaler Test oder für einzelne Komponenten wie das Zwerchfell und Faszienübergänge) sowie seine Verwendung in verschiedenen Bereichen der Osteopathie, außerdem die Weiterentwicklung im Laufe der klinischen Praxis der Autoren. Auch im Kapitel, das dem biomechanischen Modell gewidmet ist (➤ Kap. 4), wird ausgeführt, wie sich mit dem Zink-Test erkennen lässt, in welcher Ebene sich das Rotations- bzw. das bevorzugte Neigungsmusters am deutlichsten zeigt. In diesem Fall dient der Test zur Differenzierung, ob die dorsalen oder die ventralen Muskeln die Gewebepräferenz in zwei Übergangsbereichen bewirken oder ob ein gesamtes Dekompensationsmuster durch myofasziale Ketten mit kranialer Flexion oder Extension aufrechterhalten wird.

3.3.2 Ursachen von Faszienkompensationsmustern

Ursächlich für FCS ist, wie Zink scheibt [181], die Unfähigkeit des Körpers, sich an Mikro- oder Makrobelastungen bzw. ein Trauma anzupassen, was sich auf eine vestibuläre oder zerebrale Lateralisierung, auf das fetale Wachstum bzw. Ereignisse unter der Geburt zurückführen lässt:

- *Vestibuläre Lateralisation:* Als Frühzeichen einer Gleichgewichtskontrolle ist bei Neugeborenen der Labyrinthreflex zu beobachten. Dieser Reflex ist von Reizen aus beiden Gleichgewichtsorganen abhängig, um eine automatische Streckung des Kopfes herbeizuführen und ihn gerade halten zu können. Der Reflex übt also eine spezifische Kontrolle über die Streckmuskulatur (posturale Extensoren gegen die Schwerkraft) aus, wobei es bekanntlich eine Seitendominanz in der Weltbevölkerung gibt – im Unterschied zur motorischen Lateralität, die sich auf die Beugemuskeln (Flexoren) bezieht. Dies könnte mit der Kopflage während der Schwangerschaft zusammenhängen, sodass der Fetus auf einer Seite (also mit einem Ohr, einem Labyrinth, einem Gleichgewichtsorgan) die Wehentätigkeit bei der Geburt rascher spürt und dort stärker stimuliert wird als auf der anderen Seite [188]. Deshalb wird ein erwachsener Mensch im normalen Alltagsleben ein Bein hauptsächlich für die Haltungskontrolle (vestibuläre Dominanz) und das andere für gezielte Bewegungen (motorische Dominanz) benutzen. Dies könnte ein FCS mit Richtungswechsel in den Übergangsbereichen begünstigen.
- *Zerebrale Lateralisation:* Im menschlichen Gehirn ist eine stärkere Seitenbetonung einer Hemisphäre vorherrschend. Das entspricht einer dominanten Seite bei Händen und Füßen, die entsprechend häufiger benutzt wird [189]. Dies könnte ein FCS mit Richtungswechsel in den Übergangsbereichen aufrechterhalten.
- *Fetales Wachstum und Geburt:* Das fetale Wachstum kann in drei Phasen unterteilt werden: mit Hypertrophie, Hyperplasie und deren Kombination in der dritten Phase. Ab der 32. Schwangerschaftswoche dominiert ein hypertrophes Wachstum, durch das der Fetus posturale Merkmale annimmt, die als Haltung (Einstellung) oder Habitus definiert und auf sein Wachstum und die Lage in der Gebärmutterhöhle abgestimmt sind. Mit jedem Tag passt sich der Uterus durch Verringerung der Fruchtwassermenge der wachsenden Größe des Fetus an. Deshalb liegt der Fetus oft kaudal dicht der Gebärmutterhöhle an [181]. In den meisten Fällen präsentiert sich das Kind bei der Geburt in einer Hinterhauptslage (HHL), entweder einer vorderen HHL (links-dorsoanterior, 60 %) oder einer hinteren HHL (rechts-dorsoposterior, 30 %) [190].

Die „gewundene" (helikale) Kindslage könnte sich ins Gedächtnis des Gewebes einprägen, und zwar in Form eines FCS mit alternierendem Modus zwischen den Übergangsbereichen. Offenbar kann sich während der kindlichen Entwicklung – wenn das Kind krabbeln, stehen und laufen lernt – auch herausstellen, dass statt des alternierenden FCS ein rotierendes (Dreh-)Muster besser geeignet wäre [181]. In der Literatur [191] haben jedenfalls mehrere Autoren mechanische Anpassungen beschrieben, die auf Rotationsmodelle verweisen. So wird z. B. der Druck des Körpergewichts aufgrund der Schwerkraft nicht senkrecht (Lotlinie) durch den Oberschenkelknochen (Femur) übertragen, sondern auf einer Bogenlinie von der Hüfte zum Knie. Als

Tensegrity-Struktur ist die Innenseite des Femurs druckresistent, während die Außenseite unter Spannung steht. Hinzu kommt, dass das proximale und distale Ende des Femurs (wie bei allen langen Röhrenknochen) verdickt sind und die Kompakta innen durch Spongiosa ersetzt ist. Es ist wichtig, daran zu denken, dass sich die Knochenbälkchen der Spongiosa nicht zufällig dort befinden, sondern um ein geometrisches Dreieck (Triangulation) aus druckresistenten und unter Spannung stehenden Strukturen angeordnet sind.

Diese Triangulation sorgt für maximale Knochenstabilität und verbessert Kraftverteilung in Gelenken. Beim Femur handelt es sich daher um eine Tensegrity-Struktur mit einer Kombination aus vorgespannten (durch Kompression) und triangulären Komponenten, die spiralförmig angeordnet sind und sich perfekt anpassen können [191]. Dieses Tensegrity-System hält sich von der makroskopischen bis zur mikroskopischen Ebene: Da die Spannung bzw. Dehnungskräfte im Zellgerüst entgegengesetzt zu Widerstandspunkten in der ECM wirken, erzeugen sie wechselseitig eine mechanische isometrische Spannung [192]. Durch dieses dynamische System – mit Phasen einer Mechanotransduktion – verändert sich das zelluläre Mikromilieu, sodass es sowohl unter Homöostasebedingungen des Gewebes als auch bei Störungen zu einer Umformung der ECM kommen kann [192]. Dank der kompressionsbedingten Vorspannung zwischen Zellen und ECM entsteht eine geodätische Tensegrity-Struktur aus Dreiecken und Kugeln, die sich selbst stabilisiert.

Diese Selbststabilisierung führt dazu, dass Tensegrity-Systeme mit ihren spiralig verdrehten Strukturen so flexibel auf Kräfte (Spannungen) reagieren und sie übertragen können, dass die Gefahr struktureller Schäden minimiert wird. Darüber hinaus bewirkt die Vorspannung, dass eine Tensegrity-Struktur unverzüglich wieder in die ursprüngliche Form zurückfedert, sobald die Krafteinwirkung aufhört. Schließlich sorgt die kontinuierliche Grundspannung mit intermittierender Kompression auch dafür, dass Tensegrity-Strukturen sehr effizient, „normal" und schwer bzw. stark sind [191]. Biotensegrity kann als natürliche Erweiterung von Selyes Vorstellungen aufgefasst werden [193]; es ist ein Modell, das uns die hierarchische Organisation des menschlichen Körpers begreifen lässt, um beurteilen zu können, wie gut seine Anpassungsfähigkeit an Veränderungen erhalten ist oder wie viel er schon verloren hat.

3.3.3 Gedächtnis der Faszien

Annahmen zur Entstehung und Unterhaltung von FCS helfen auch weiter bezüglich der von verschiedenen Autoren beschriebenen Vorstellung, Gewebe könnten eine Art Gedächtnis besitzen [182]. Durch ihre Kontraktilität in Verbindung mit spinaler Reflexaktivität und zentraler Kontrolle können Faszien Gedächtnisspuren speichern. Nach der Entdeckung von Myofibroblasten in Bindegewebe [194] konnte in ihrem Zytoskelett α-Aktin nachgewiesen werden [195], ebenso wie ihr Ansprechen auf mechanische Belastung. Dies stützt die Vermutung, dass Faszien ähnlich kontraktil wie glatte (Eingeweide-)Muskelzellen sind und möglicherweise auch Einfluss auf die Bewegungsdynamik der Skelettmuskulatur haben, d.h. auf den Ruhetonus [197]. Der Nachweis glatter Muskelzellen und Nerven in Faszien stützt zudem die Hypothese, dass sich durch autonome Nervenaktivität, unabhängig vom Muskeltonus, eine fasziale Vorspannung einstellen (adjustieren) könnte [198].

So scheinen Faszien aus myofaszialen Spannungsbändern aufgebaut zu sein, die zusammen eine einzige Struktur bilden [199]. Demnach könnte eine intrafasziale Restriktion globale Auswirkungen im Körper haben und zu einer potenziellen Belastung für jede Struktur werden, die von der Faszie umhüllt ist oder an ihr ansetzt. Wenn sich dann eine fibröse Infiltration entwickelt und es an den Knotenpunkten von Faszienbändern / -streifen zu Querverbindungen zwischen den Kollagenfasern mit fortschreitendem Elastizitätsverlust kommt, könnte sich ein dysfunktionales Gedächtnis einprägen. Deshalb können sich solche Veränderungen in Weichgeweben auf die Aktivität höherer Zentren mit sensorischer Integrations- [200] und motorischer Kontrollfunktion auswirken [201]. So hat ein FCS seinen Ursprung vermutlich in Gewebespannungen, die durch das fetale Wachstum, den Geburtsprozess sowie eine vestibuläre und zerebrale Lateralisierung bedingt sein können und sich ins Fasziengedächtnis einschrieben haben.

Dieser letzte Gedankensprung in unserer deduktiven Beschreibung führt uns zu einer Hypothese, die klinisch tätige Osteopathen gut kennen: Dass durch die therapeutische Berührung druckempfindliche Mechanorezeptoren im Fasziengewebe stimuliert und darüber eine parasympathische Reaktion ausgelöst werden könnte [202]. So kommt es möglicherweise zu einer autonomen (vegetativ bedingten) Veränderung der lokalen Vasodilatation und Gewebeviskosität, verbunden mit einem verminderten Tonus glattmuskulärer Zellen in den Faszien. Schließlich kann sich als Reaktion auf den propriozeptiven Input zum ZNS der Muskeltonus so verändern, dass der Therapeut nur dem Weg des geringsten Widerstands folgen muss, um bis zu dem Punkt zu gelangen, an dem eine Korrektur der dysfunktionalen Quervernetzung der Matrix möglich wird [182, 203].

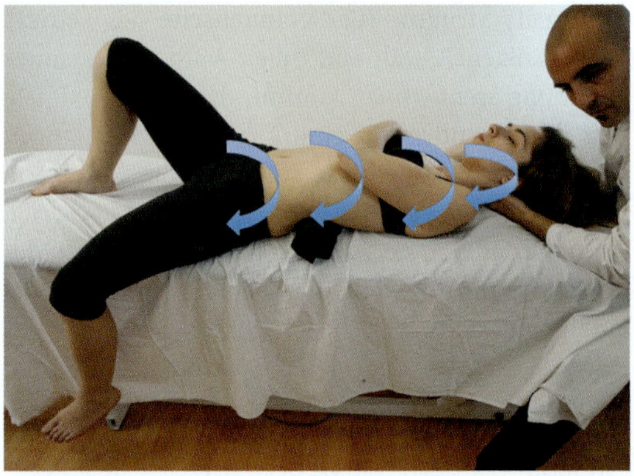

Abb. 3.15 Behandlung eines dekompensierten Faszienschemas (FCS) mit Fazilitierter-Positional-Release-Technik. Der Patient wird so gelagert und mit Kissen unterstützt, dass der Osteopath mit langen Hebeln arbeiten kann, um jeden der vier Übergangsbereiche in Richtung der Gewebepräferenz zu führen, einschließlich der Diaphragmen / transversalen Faszienstrukturen und der zugehörigen Spinalsegmente. Dann geht es mit einer indirekten Induktionsbehandlung der einzelnen Stationen weiter, um ein globales Spannungsgleichgewicht zu erreichen.

3.3.4 Behandlungsbeispiel für ein FCS

Wenn sich die Verdachtsdiagnose einer hohen allostatischen Überlastung aufgrund der medizinischen Vorgeschichte des Patienten bei der osteopathischen Untersuchung durch den Nachweis eines dekompensierten Musters bestätigt hat, kann sich der Therapeut für einen maximalistischen Ansatz entscheiden. Ein dekompensiertes FCS kann z. B. mit einer Fazilitierten-Positional-Release-Technik normalisiert werden [204], indem der Therapeut jeden der vier Übergangsbereiche in Richtung der Gewebepräferenz aktiviert und dabei die transversalen Faszienstrukturen der Diaphragmen und die zugehörigen Spinalsegmente mit einbezieht (➤ Abb. 3.15).

Der Therapeut geht folgendermaßen vor:

- Bequeme Lagerung des Patienten, um für jeden Übergangsbereich den Neutralpunkt mit einem Gleichgewicht aller Spannungen zu finden; manchmal hilft ein stützendes Kissen oder ein Keil, eine Seite für die bevorzugte Drehrichtung anzuheben.
- Behandlung, Suche nach dem Balancepunkt der Spannungen. Sobald ein Release erreicht ist, macht der Therapeut im nächsten Übergangsbereich weiter, bis sich in allen Bereichen wieder eine normale Gewebepräferenz eingestellt hat. Für einen kompletten Release in allen vier Übergangsbereichen fordert der Therapeut den Patienten auf, tief zu atmen und die Luft beim Ein- oder Ausatmen anzuhalten, um zu prüfen, ob sich durch eines der Atemmanöver der Release verstärkt.

3.4 Schlussfolgerungen

In diesem Kapitel haben wir den osteopathischen Ansatz in Richtung einer „Globalisierung" diskutiert. Wir haben versucht, im fruchtbaren Boden der Tradition mit dem „Spaten" wissenschaftlicher Evidenz zu „graben", um den Zugang zu FCS zu finden und sie zu verstehen. Dieser Ansatz erlaubt einen ganzheitlichen Zugang zum Patienten, bevor man sich in die Suche nach peripheren Störungen vertieft, die bei vielen Gelegenheiten das Normalisierungspotenzial geschwächter selbstregulierender Systeme bestimmen (z. B. wenn eine somatische Dysfunktion vorliegt). Dieser Ansatz zielt darauf, den Grad der Anpassung, der Stresslast, der autonomen Balance des Patienten und seine Reaktion auf ein Mikro- oder Makrotrauma zu untersuchen, die sich alle in der Faszienstruktur, in den

Geweben und deren physiologischen Rhythmen niederschlagen – und daher auch erkenn- und behandelbar sind.

Im Bereich physiologischer Rhythmen hat sich ein besonderes Konzept der Osteopathie entwickelt – der PRM, den Osteopathen üblicherweise als durch Druckveränderungen im Liquorsystem gesteuerte Bewegung sehen, die sich im ganzen Körper als synchroner Rhythmus manifestiert [205]. Neuere Studien zeigen nun eine starke Korrelation zwischen dem im Schädel (und übrigen Körper) tastbaren „respiratorischen Puls“ und rhythmischen Schwankungen im Kreislauf- / zirkulatorischen System. Aufgrund von THM-Wellen kann die Vasomotion im ganzen Körper gemessen werden, die offenbar der Kontrollmechanismus für das ist, was man als „Pulsation“ im Gewebe und Schädel wahrnehmen kann. Mit anderen Worten, der biologische Rhythmus, den das PRM-Modell der OCMM beschreibt, wird nun eher als Nebenwirkung von rhythmischen Veränderungen in den Blutgefäßen betrachtet, sowohl im Gehirn als auch im restlichen Körper [8, 27–29].

Dasselbe Phänomen kann sich als Variabilität der Herzfrequenz manifestieren, die sich als valider Indikator guter Gesundheit erwiesen hat (tatsächlich haben Patienten mit geringer oder fehlender Variabilität ein 18-fach höheres Risiko, innerhalb eines Jahres zu sterben). Im kardiovaskulären System scheinen zwei separate Oszillationen nebeneinander zu existieren [8]: Während die eine gewöhnlich langsamer als die Atemfrequenz ist und mit Blutdruckschwankungen zusammenzuhängen scheint, steht die andere, eine vaskulär bedingte, offenbar eng mit einer respiratorischen Sinusarrhythmie in Verbindung, d. h. mit einer Variabilität der Herzfrequenz als Reaktion auf die Atmungszyklen. Die Vasomotion hat einen langsameren Rhythmus und wird vom autonomen (vegetativen) Nervensystem gesteuert. Stephen Porges, der seit Jahrzehnten respiratorische Sinusarrhythmien untersucht, konnte nachweisen, dass die rhythmischen Veränderungen eine Regulierung durch das autonome (vegetative) Nervensystem anzeigen. In seiner „polyvagalen“ Theorie postuliert er, in solchen Blutfluss-Fluktuationen käme der „ventrale Vaguskomplex“ zum Ausdruck [147].

Im Gegensatz zum dorsovagalen Trakt (der unmyelinisiert und phylogenetisch älter ist), handelt es sich beim ventrovagalen Komplex um eine evolutionsgeschichtlich neuere Entwicklung bei Säugetieren, die durch die Myelinisierung der (Vagus-)Nervenfasern die Auswurfleistung des Herzens (Cardiac Output) rasch anpassen kann – sowohl isoliert als auch abgestimmt auf die Umgebung [147]. Der ventrale Vaguskomplex ist neuroanatomisch mit dem Nucleus ambiguus und den kranialen Nerven verbunden, die über Mimik, Kopfwenden und Stimme soziale Beziehungen ermöglichen und über die Freisetzung von Neuropeptiden wie Oxytocin und Vasopressin die Bindungsfähigkeit beeinflussen. Posttraumatische Belastungsstörungen sind meist durch signifikante autonome (vegetative) Veränderungen charakterisiert, die am Übergang vom ventrovagalen zum älteren dorsovagalen System (für Bewegungslosigkeit zuständig) auftreten und zu messbaren Zeichen wie einem reduzierten Vagotonus (respiratorische Sinusarrhythmie) und langsameren THM-Wellen führen [206].

Durch die Korrelation von Gewebepulsationen mit dem autonomen Nervensystem, der extrazellulären Matrix, der Gewebemechanik sowie Untersuchungen zu viskoelastischen und thixotropen Stressreaktionen im Gewebe und zur allostatischen „Last“, die im Gedächtnis individueller Faszienstrukturen gespeichert bleibt, eröffnen sich einige interessante Aussichten auf klinischem Gebiet:

- Statt sich nur auf lokale Veränderungen, die manchmal gar nicht zugänglich sind, zu fokussieren, sollte sich der Therapeut von den Ergebnissen einer allgemeinen (globalen) Untersuchung leiten lassen und bei Bedarf Behandlungsansätze wählen, die eine Vitalisierung oder Stabilisierung des Patienten mit adaptogenen Techniken anstreben.
- Statt sich bloß auf das biomechanische Modell zu fokussieren, also den tastbaren kranialen Bewegungsrhythmus zu untersuchen, und die Physiologie des Menschen ausschließlich mit metaphysischen und „vitalistischen“ Konzepten (wie Lebenskraft, Energiefluss, Potenz) [207] erklären zu wollen, sollte man vielleicht neuere Entdeckungen berücksichtigen, die eine verständlichere und organische Basis für die weitere

klinische Forschung nach neuen Anwendungen bereitstellen können, um Neurophysiologie und Philosophie in einem einheitlichen, integrativen DyFIR-Modell zusammenzuführen. Dieses neue Modell umfasst sowohl die kraftvollen manualtherapeutischen Wirkungen auf der Ebene des Faszien- und des autonomen Nervensystems (und weiterer, damit verbundener Systeme) als auch Emotionen.

Dieses integrative „Einheits-Modell" kennt klinische Anwendungen, deren Nutzen bei Störungen mit hoher allostatischer Last, posttraumatischen Belastungsstörungen (PTBS) und ähnlichen Erkrankungen untersucht werden sollte [208]. Über die Variabilität der Herzfrequenz z. B. lässt sich die autonome (vegetative) Balance nichtinvasiv messen, und dies ist eine leicht durchführbare, kostengünstige Methode [209–211]. Ein anderer interessanter Aspekt ist, dass die Wirksamkeit einer osteopathischen Behandlung nicht nur vom spezifischen biomechanischen Wissen des Therapeuten abhängt, sondern auch von seiner zwischenmenschlichen Kompetenz und von seiner Fähigkeit, Gewebeveränderungen zu palpieren und die Lebendigkeit des Gewebes beobachten zu können [186], sowie seiner Kenntnis der oszillierenden Expansion und Retraktion des Gewebes unter dem Einfluss des autonomen Nervensystems und der physiologischen Mechanismen der Vasomotion [27–29].

In der Hinsicht sollten zukünftig auch größere Veränderungen in den Lehrplänen für die osteopathische Ausbildung zu erwarten sein [211–213]. Obwohl bisher nur wenige der Studien, die den Zusammenhang zwischen viszeraler Motilität und Vasomotion untersuchen wollten, abgeschlossen wurden, scheint sich deutlich abzuzeichnen, dass auch die rhythmische Bewegung der Viszeralorgane (von der man annimmt, dass sie unabhängig von Atmung, Herzschlägen oder Peristaltik ist) durch biologische Kräfte gesteuert wird [203]. Da die viszeralen Funktionen vielleicht sogar noch mehr als die kranialen an das autonome (vegetative) Nervensystem gekoppelt sind, ist es sehr wahrscheinlich, dass zwischen der viszeralen Motilität und vasomotorischen Oszillationen unter autonomer Kontrolle eine starke wechselseitige Abhängigkeit besteht [155, 214]. Das integrative „Einheits-Modell" der „DyFIR-Osteopathie", das in diesem Kapitel erklärt wurde, ist ein Mittel, um die Entwicklung der therapeutischen Möglichkeiten zu verstehen, die dem Therapeuten erlauben, sich „mit dem Patienten und seinen Rhythmen zu verbinden".

Der Osteopath kann die Einheit von Körper, Seele und Geist des Patienten untersuchen und ihm dann eine personenzentrierte und neurophysiologisch fundierte Behandlung anbieten. Dazu muss er

- den Arousal-Zustand des Patienten wahrnehmen,
- dessen allgemeine Adaptation an Belastungen / Stress beurteilen,
- auf den Grad der Anpassung des Patienten an die Umgebung achten (Listening) und
- zumindest in Teilen die manifesten Symptome und die dahintersteckende physiologische Dynamik verstehen.

Das ist der Fall bei einer Osteopathie, die sich besonders auf kraniale, fasziale, viszerale und lymphatische Aspekte bezieht, aus denen sich ein Behandlungsmodell herausschält, das die Dynamik von Flüssigkeiten und unwillkürlichen Rhythmen ebenso berücksichtigt wie die Faszienkompensationsmuster.

LITERATUR

1. Selye H. The stress of life. New York: McGraw-Hill; 1956.
2. Schulkin J. Rethinking homeostasis: allostatic regulation in physiology and pathophysiology. Cambridge, MA: MIT Press; 2003.
3. World Health Organization. International statistical classification of diseases and related health problems. 10th revision. Geneva: WHO; 2011.
4. Educational Council on Osteopathic Principles (ECOP). Glossary of osteopathic terminology usage guide. Chevy Chase, MD: American Association of Colleges of Osteopathic Medicine (AACOM); 2011.
5. European Federation of Osteopaths (EFO). Scope of osteopathic practice in Europe. Brussels: EFO; 2010.
6. World Health Organization. Benchmarks for training in osteopathy. Geneva: WHO; 2010.
7. Zink JG, Lawson WB. An osteopathic structural examination and functional interpretation of the soma. Osteopath Ann. 1979; 7: 12–19.
8. Glonek T, Sergueff N, Nelson KE. Physiological rhythms/oscillations complementary, alternative, and integrative considerations of biorhythms. In: Chila A, editor. Foundations of osteopathic medicine. 3rd ed. Philadelphia: Wolters Kluwer/Lippincott Williams and Wilkins; 2011. pp. 162–190.
9. Gadamer HG. Dove si nasconde la salute. Milan: Cortina Editore; 1994.

10. Cozzolino V. Hands on health. Precongress courses. Oral presentation at the First International Congress on Biological Mechanisms of Osteopathy–BIOMECH'O 2014.
11. Brooks RE. Life in motion. The osteopathic vision of Rollin E. Becker DO. Portland, OR: Rudra Press; 2010. pp. 181–182.
12. McPartland JM, Skinner E. The biodynamic model of osteopathy in the cranial field. Explore. 2005; 1(1): 21–32.
13. Wales A, editor. Teaching in the science of osteopathy. 1st ed. Fort Worth, TX: Sutherland Cranial Teaching Foundation; 1990. pp. 166–189.
14. Geymonat L. Lineamenti di filosofia della scienza. Milan: Mondadori; 1985.
15. Lentini L. Il paradigma del sapere. Conoscenza e teoria della conoscenza nell'epistemologia contemporanea. Milan: Franco Angeli; 1990.
16. Ludovico A. Dalla fisica alla filosofia. Rome: Editore Nuova Cultura; 2011.
17. Kang S. Tao of medicine? Cultural assumptions in medical theory and practice. In: Evans M, Louhiala P, Puustinen R, editors. Philosophy of medicine: applications in a clinical context. Oxford: Radcliffe Medical Press; 2004. p. 67.
18. Jordan T. Swedenborg's influence on Sutherland's "primary respiratory mechanism" model in cranial osteopathy. Int J Osteopath Med. 2009; 12(3): 100–105.
19. Gevitz N. The DOs: osteopathic medicine in America. Baltimore, MD: Johns Hopkins University Press; 2004.
20. Nilsson H, Aalkjaer C. Vasomotion: mechanisms and physiological importance. Mol Interv. 2003; 3(2): 79–89.
21. Weaver C. Cranial vertebrae. J Am Osteopath Assoc. 1936; 35: 328–336.
22. Cottam C, Smith EM. The roots of cranial manipulation: Nephi Cottam and "craniopathy". Chiropr Hist. 1981: 31–35.
23. http://wwwcranialacademyorg.
24. http://wwwsctfcom.
25. Fryer G. Teaching critical thinking in osteopathy–integrating craft knowledge and evidence-informed approaches. Int J Osteopath Med. 2008; 11: 56–61.
26. Gevitz N. The DOs: osteopathic medicine in America. Baltimore, MD: Johns Hopkins University Press; 2004.
27. Chikly B, Quaghebeur J. Reassessing cerebrospinal fluid (CSF) hydrodynamics: a literature review presenting a novel hypothesis for CSF physiology. J Bodyw Mov Ther. 2013; 17(3): 344–354.
28. Nelson KE, Sergueff N, Glonek T. Recording the rate of the cranial rhythmic impulse. J Am Osteopath Assoc. 2006; 106(6): 337–341.
29. Nelson KE. The primary respiratory mechanism. Am Acad Osteopath J. 2002; 12(4): 25–34.
30. Nelson KE, Sergueef N, Glonek T. The effect of an alternative medical procedure upon low-frequency oscillation in cutaneous blood flow velocity. J Manipulative Physiol Ther. 2006; 29: 626–636.
31. Littlejohn JM. The physiological basis of the therapeutic law. J Am Osteopath Assoc. 1902; 2: 42–60.
32. McPartland JM, Mein EA. Entrainment and the cranial rhythmic impulse. Altern Ther Health Med. 1997; 3(1): 40–45.
33. Wirtz DC, Schiffers N, Pandorf T et al. Critical evaluation of known bone material properties to realize anisotropic FE-simulation of the proximal femur. J Biomech. 2000; 33: 1325–1330.
34. Belingardi G, Chiandussi G, Gaviglio I. Development and validation of a new finite element model of human head. In: Proceedings of the 19th ESV (Enhanced Safety on Vehicles) 2005.
35. Gabutti M, Draper-Rodi J. Osteopathic decapitation: why do we consider the head differently from the rest of the body? New perspectives for an evidence-informed osteopathic approach to the head. Int J Osteopath Med. 2014; 17(4): 256–262.
36. Iyo T, Maki Y, Sasaki N et al. Anisotropic viscoelastic properties of cortical bone. J Biomech. 2004; 37: 1433–1437.
37. Sasaki N. Viscoelastic properties of biological materials. In: De Vicente J, editor. Viscoelasticity–from theory to biological applications. InTech; 2012. pp. 99–122.
38. Currey JD. Bones: structure and mechanics. Princeton, NJ: Princeton University Press; 2002.
39. Herring SW, Teng S. Strain in the braincase and its sutures during function. Am J Phys Anthropol. 2000; 112: 575–593.
40. Strait DS, Wang Q, Dechow PC et al. Modeling elastic properties in finite element analysis: how much precision is needed to produce an accurate model? Anat Rec A Discov Mol Cell Evol Biol. 2005; 283: 275–287.
41. Motherway JA, Verschueren P, Van der Perre G et al. The mechanical properties of cranial bone: the effect of loading rate and cranial sampling position. J Biomech. 2009; 42: 2129–2135.
42. Madeline LA, Elster AD. Suture closure in the human chondrocranium: CT assessment. Radiology. 1995; 196: 747–756.
43. Burr DB. Muscle strength, bone mass, and age-related bone loss. J Bone Miner Res. 1997; 12: 1547–1551.
44. Schönau E, Werhahn E, Schiedermaier U et al. Influence of muscle strength on bone strength during childhood and adolescence. Horm Res. 1996; 45: 63–66.
45. de Jong WC, Korfage JAM, Langenbach GEJ. The role of masticatory muscles in the continuous loading of the mandible. J Anat. 2011; 218: 625–636.
46. Ross CF. Does the primate face torque? Primate Cranio-fac Funct Biol. 2008: 63–81.
47. Chalk J, Richmond BG, Ross CF et al. A finite element analysis of masticatory stress hypotheses. Am J Phys Anthropol. 2011: 145: 1–10.

48. Herring SW, Rafferty KL, Liu ZJ et al. Jaw muscles and the skull in mammals: the biomechanics of mastication. Comp Biochem Physiol Part A Mol Integr Physiol. 2001; 131: 207–219.
49. Rice D. Craniofacial sutures – development, disease and treatment. Basel: Karger; 2008.
50. Sutherland WG. The cranial bowl. Mankato, MN: Cranial Academy, 1939 (reprinted 1947 and 1986 by Free Press Co.).
51. Herring SW, Teng S. Strain in the braincase and its sutures during function. Am J Phys Anthropol. 2000; 112(4): 575–593.
52. Markey MJ, Marshall CR. Linking form and function of the fibrous joints in the skull: a new quantification scheme for cranial sutures using the extant fish *Polypterus end- licherii.* J Morphol. 2006; 268 (1): 89–102.
53. Ross CF. Does the primate face torque? Primate Cranio-fac Funct Biol. 2008: 63–81.
54. Hartman SE. Cranial osteopathy: its fate seems clear. Chiropr Osteopat. 2006; 14: 10.
55. Downey PA, Barbano T, Kapur-Wadhwa R et al. Craniosacral therapy: the effects of cranial manipulation on intracranial pressure and cranial bone movement. J Orthop Sports Phys Ther. 2006; 36(11): 845–853.
56. King H. Research in support of the cranial concept. 2005. wwwcranialacademyorg/pdf/PRMresearchpdf.
57. Lee RP. The living matrix: a model for the primary respiratory mechanism. Explore. 2008; 4(6): 374–378.
58. Yang PF, Brüggemann GP, Rittweger J. What do we currently know from in vivo bone strain measurements in humans? J Musculoskelet Neuronal Interact. 2011; 11(1): 8–20.
59. Devulder A, Aubry D, Puel G. Two-time scale fatigue modelling: application to damage. Comput Mech. 2010; 45(6): 637–646.
60. Frost HM. New targets for fascial, ligament and tendon research: a perspective from the Utah paradigm of skeletal physiology. J Musculoskel Neuron Interact. 2003; 3: 201–209.
61. Turner CH. Bone strength: current concepts. Ann N Y Acad Sci. 2006; 1068: 429–446.
62. Adams MA, Stefanakis M, Dolan P. Healing of a painful intervertebral disc should not be confused with reversing disc degeneration: implications for physical therapies for discogenic back pain. Clin Biomech. 2010; 25(10): 961–971.
63. Doblare M, Garcia J, Gomez M. Modeling bone tissue fracture and healing: a review. Eng Fract Mech. 2004; 71(13–14): 1809–1840.
64. Mulvihill BM, Prendergast PJ. Mechanobiological regulation of the remodeling cycle in trabecular bone and possible biomechanical pathways for osteoporosis. Clin Biomech. (Bristol, Avon) 2010; 25(5): 491–498.
65. Cowin SC, Doty SB. Tissue mechanics. New York: Springer; 2007.
66. Mikos AG, Herring SW, Ochareon P et al. Engineering complex tissues. Tissue Eng. 2006; 12(12): 3307–3339.
67. Wang Q, Wood SA, Grosse IR et al. The role of the sutures in biomechanical dynamic simulation of a macaque cranial finite element model: implications for the evolution of craniofacial form. Anat Rec Hob. 2010; 295(2): 278–288.
68. Strait DS, Wang Q, Dechow PC et al. Modeling elastic properties in finite-element analysis: how much precision is needed to produce an accurate model? Anat Rec A Discov Mol Cell Evol Biol. 2005; 283(2): 275–287.
69. Hamm D. A hypothesis to explain the palpatory experience and therapeutic claims in the practice of osteopathy in the cranial field. Int J Osteopathic Med. 2011; 14(4): 149–165.
70. Lucas N. Clinical guidelines, adverse events and SQUID. Int J Osteopathic Med. 2009; 12(2): 47–48.
71. Becker RE. The stillness of life. Portland, OR: Stillness Press; 2000.
72. Sorokin L. The impact of the extracellular matrix on inflammation. Nat Rev Immunol. 2010; 10(10): 712–723.
73. Morwood SR, Nicholson LB. Modulation of the immune response by extracellular matrix proteins. Arch Immunol Ther Exp. 2006; 54(6): 367–374.
74. Pienta KJ, Coffey DS. Cellular harmonic information transfer through a tissue tensegrity-matrix system. Med Hypotheses. 1991; 34(1): 88–95.
75. Pienta KJ, Hoover CN. Coupling of cell structure to cell metabolism and function. J Cell Biochem. 1994; 55(1): 16–21.
76. Bassett A. Electrical effects in bone. Scientific Am. 1965; 213(4): 18–25.
77. Ferreira AM, Noris-Suárez K, Lira-Olivares J et al. Collagen piezoelectric effect induce bone healing. Acta Microscopia. 2007; 16(1–2): 122–123.
78. Marino A, Becker R, Soderholm S. Origin of the piezoelectric effect in bone. Calcified Tissue Int. 1971; 8(1): 177–180.
79. Fukada E, Yasuda I. The piezoelectric effect of bone. J Phys Soc Jpn. 1957; 12(10): 1158.
80. Pischinger AA, edited by H. Heiner. Matrix and matrix regulation: basis for a holistic theory of medicine. Brussels: Haug International; 1991.
81. Ettlinger L, Doljanski F. On the generation of form by the continuous interactions between cells and their extracellular matrix. Biol Rev Camb Philos Soc. 1992; 67(4): 459–489.
82. Ingber DE. Tensegrity: the architectural basis of cellular mechanotransduction. Annu Rev Physiol. 1997; 59: 575–599.
83. Wang N, Butler J, Ingber D. Mechanotransduction across the cell surface and through the cytoskeleton. Science. 1993; 260(5111): 1124–1127.
84. Charles AC, Merrill JE, Dirksen ER et al. Intercellular signaling in glial cells: calcium waves and oscillations

in response to mechanical stimulation and glutamate. Neuron. 1991; 6(6): 983–992.
85. Rubin K, Gullberg D, Tomasini-Johansson B et al. Molecular recognition of the extracellular matrix by cell surface receptors. In: Comper W, editor. Extracellular matrix. Vol. 2: Molecular components and interactions. Amsterdam: Harwood Academic Publishers; 1996. p. 295.
86. Berridge MJ, Rapp PE. A comparative survey of the function, mechanism, and control of cellular oscillators. J Exp Biol. 1979; 81: 217–279.
87. Hess B. Periodic patterns in biology. Naturwissenschaften. 2000; 87(5): 199–211.
88. Strumwasser F, Vogel JM. Cellular oscillators and biological timing: the role of proteins and Ca^2. In: Jaasse J, Dulis R, Tilders F, editors. Progress in brain research. Amsterdam: Elsevier Science Publishers; 1992.
89. Marlowe RL, Hoppe A, Rupprecht A et al. Mediation of a phase transition in hyaluronate films by the counter-ions Li, Cs, Mg, and Ca as observed by infrared spectroscopy, optical microscopy, and optical birefringence. J Biomol Struct Dyn. 1999; 17(3): 607–616.
90. Nordenstrom BE. Biologically closed electric circuits. Nordic Medical Publications; 1983.
91. Fraser JR, Laurent TC. Hyaluronan. In: Comper W, editor. Extracellular matrix. Vol. 2: Molecular components and interactions. Amsterdam: Harwood Academic Publishers; 1996.
92. Vercruysse K, Ziebell M, Prestwich G. Control of enzymatic degradation of hyaluronan by divalent cations. Carbohydr Res. 1999; 318(1–4): 26–37.
93. Johanson C. The choroid plexus. In: Adelman G, editor. Encyclopedia for neuroscience. Boston: Birkhauser; 1999. vol. 1, pp. 384–387.
94. Davson H. Formation and drainage of the cerebrospinal fluid. In: Shapiro K, editor. Hydrocephalus. New York: Raven Press; 1984. pp. 3–40.
95. Davson H, Welch K, Segal MB. Physiology and pathophysiology of the cerebrospinal fluid. Edinburgh: Churchill Livingstone; 1987.
96. Pollay M, Curl F. Secretion of cerebrospinal fluid by the ventricular ependyma of the rabbit. Am J Physiol. 1967; 213(4): 1031–1038.
97. Weller RO, Kida S, Zhang ET. Pathways of fluid drainage from the brain: morphological aspects and immunological significance in rat and man. Brain Pathol. 1992; 2(4): 277–284.
98. Weiss MH, Wertman N. Modulation of cerebrospinal fluid production by alterations in cerebral perfusion pressure. Arch Neurol. 1978; 35(8): 527–529.
99. Marakovic J, Oreskovic D, Rados M et al. Effect of osmolarity on cerebrospinal fluid volume during ventriculo-aqueductal and ventriculocisternal perfusions in cats. Neurosci Lett. 2010; 484(2): 93–97.
100. Orešković D, Klarica M. A new look at cerebrospinal fluid movement. Fluids Barriers CNS. 2014; 11: 16.
101. Vladic A, Klarica M, Bulat M. Dynamics of distribution of 3H-inulin between the cerebrospinal fluid compartments. Brain Res. 2009; 1248: 127–135.
102. Bulat M, Klarica M. Recent insights into a new hydrodynamics of the cerebrospinal fluid. Brain Res Rev. 2011; 65(2): 99–112.
103. Iliff JJ. A paravascular pathway facilitates cerebrospinal fluid flow through the brain parenchyma and the clearance of interstitial solutes, including amyloid A. Sci Transl Med. 2012; 4(147): 111.
104. Weed LH. The dual source of CSF. J Med Res. 1914; 26: 91–113.
105. Weed LH. Forces concerned in the absorption of the cerebrospinal fluid. Am J Physiol. 1935; 114(1): 40–45.
106. Johnston M. The importance of lymphatics in cerebrospinal fluid transport. Lymph Res Biol. 2003; 1(1): 41–44.
107. Johnston M, Zakharov A, Papaiconomou C et al. Evidence of connections between cerebrospinal fluid and nasal lymphatic vessels in humans, nonhuman primates and other mammalian species. Cerebrospinal Fluid Res. 2004; 1(1): 2.
108. Erlingheuser RF. The circulation of cerebrospinal fluid through the connective tissues system. Academy of Applied Osteopathy Yearbook 1959.
109. Bradbury M, Cole D. The role of the lymphatic system in drainage of cerebrospinal fluid and aqueous humour. J Physiol. 1980; 299: 353–365.
110. Wiig H, Keskin D, Kalluri R. Interaction between the extracellular matrix and lymphatics: consequences for lymphangiogenesis and lymphatic function. Matrix Biol. 2010; 29(8): 645–656.
111. Glonek T. Applications of 31P NMR to biological systems with emphasis on intact tissue determinations. In: Stec WJ, editor. Phosphorus chemistry directed towards biology. New York: Pergamon Press; 1980. pp. 157–174.
112. Hara K, Nakatani S, Ozaki K et al. Detection of B waves in the oscillation of intracranial pressure by fast Fourier transform. Med Inform. 1990; 15(2): 125–131.
113. Pittman-Polletta BR, Scheer FA, Butler MP et al. The role of the circadian system in fractal neurophysiological control. Biol Rev Camb Philos Soc. 2013; 88(4): 873–894.
114. Huisman SA, Oklejewicz M, Ahmadi AR. Colorectal liver metastases with a disrupted circadian rhythm phase shift the peripheral clock in liver and kidney. Int J Cancer. 2015; 136(5): 1024–1032.
115. Bode-Boger SM, Boger RH, Kielstein JT et al. Role of endogenous nitric oxide in circadian blood pressure regulation in healthy humans and in patients with hypertension or atherosclerosis. J Investig. 2000; 48(2): 125–132.
116. Henley CE, Ivins D, Mills M et al. Osteopathic manipulative treatment and its relationship to

autonomic nervous system activity as demonstrated by heart rate variability: a repeated measures study. Osteopath Med Prim Care. 2008; 2: 7.
117. Cevese A, Gulli G, Polati E et al. Baroflex and oscillation of heart period at 01 Hz studied by alpha-blockade and cross-spectral analysis in healthy humans. J Physiol. 2001; 531(1): 235–244.
118. Crandall CG, Engelke KA, Pawelczyk JA et al. Power spectral and time based analysis of heart rate variability following 15 days head down bed rest. Aviat Space Environ Med. 1994; 65(12): 1105–1109.
119. Moskalenko YE. Regional cerebral blood flow and its rest and during increased functional activity. In: Ingvar DH, Larsen NA, editors. Brain Work, Alfred Benzon Symposium VIII, Munksgaard, Copenhagen; 1975. pp. 343–352.
120. Guyton AC, Harris JW. Pressure-receptor autonomic oscillation: a probable cause of vasomotor waves. Am J Physiol. 1951; 165: 158–166.
121. Bertram D, Barres C, Cuisinaud G et al. The arterial baroreceptor reflex of the rat exhibits positive feedback properties at frequency of Mayer waves. J Physiol. 1998; 513 (1): 251–261.
122. Elghozi JL, Laude D, Girard A. Effects of respiration on blood pressure and heart rate variability in humans. Clin Exp Pharmacol Physiol. 1991; 18(11): 735–742.
123. Julien C. The enigma of Mayer waves: facts and models. Cardiovasc Res. 2006; 70(1): 12–21.
124. Nelson KE, Sergueef N, Lipinski CM et al. Cranial rhythmic impulse related to the Traube-Hering-Mayer oscillation: comparing laser-Doppler flowmetry and palpation. J Am Osteopath Assoc. 2001; 101(3): 163–173.
125. Nilsson H, Aalkjaer C. Vasomotion: mechanisms and physiological importance. Am Soc Pharmacol Exp Ther. 2003; 3(2): 79–89.
126. Semien CP, Goudeau CA, Dongaonkar R et al. Venomotion: do venules pump blood? Prairie View A&M University Biology Symposium Proceedings, 1996. p. 16.
127. Cavallini L, Coassin M, Borean A et al. Prostacyclin and sodium nitroprusside inhibit the activity of the platelet inositol 145-triphosphate receptor and promote its phosphorylation. J Biol Chem. 1996; 271(10): 5545–5551.
128. Zacharia J, Zhang J, Gil Wier W. Ca^{2+} signaling in mouse mesenteric small arteries: myogenic tone and adrenergic vasoconstriction. Am J Physiol Heart Circ Physiol. 2006; 292(3): H1523–1532.
129. Fujii K, Heistad DD, Faraci FM. Ionic mechanisms in spontaneous vasomotion of the rat basilar artery in vivo. J Physiol. 1990; 430: 389–398.
130. Kim Y, Conover D, Lotz W et al. Electric field-induced changes in agonist-stimulated calcium fluxes of human HL-60 leukemia cells. Bioelectromagnetics. 1997; 19(6): 366–376.
131. Colantuoni A, Bertuglia S, Intaglietta M. The effects of alpha- or beta-adrenergic receptor agonists and antagonists and calcium entry blockers on the spontaneous vasomotion. Microvasc Res. 1984; 28(2): 143–158.
132. Colantuoni A, Bertuglia S, Marchiafava PL. Phentolamine suppresses the increase in arteriolar vasomotion frequency due to systemic hypoxia in hamster skeletal muscle microcirculation. Auton Neurosci. 2001; 90(1–2): 148–151.
133. Schmidt-Lucke C, Borgstrom P, Schmidt-Lucke JA. Low frequency flowmotion / (vasomotion) during pathophysiological conditions. Life Sci. 2002; 71(23): 2713–2728.
134. Wilkin JK. Periodic cutaneous blood flow during post-occlusive reactive hyperemia. Am J Physiol. 1986; 250(5): 765–768.
135. Schechner JS, Braverman IM. Synchronous vasomotion in the human cutaneous microvasculature provides evidence for central modulation. Microvasc Res. 1992; 44(1): 27–32.
136. Rogers JS, Witt PL, Gross MT et al. Simultaneous palpation of the craniosacral rate at the head and feet: intra-rater and interrater reliability and rate comparisons. Phys Ther. 1998; 78(11): 1175–1185.
137. Bollinger A, Hoffmann U, Franzeck UK. Evaluation of flux motion in man by the laser Doppler technique. Blood Vessels. 1991; 28(1): 21–26.
138. Bollinger A, Yanar U, Hoffmann U et al. Is high frequency flux motion due to respiration or to vasomotion activity? Progr Appl Microcirc. 1993; 20: 52–58.
139. Hill CE, Eade J, Sandow SL. Mechanisms underlying spontaneous rhythmical contractions in irideal arterioles of the rat. J Physiol. 1999; 521(Pt 2): 507–516.
140. Griffith TM, Edwards DH. Ca^{2+} sequestration as a determinant of chaos and mixed-mode dynamics in agonist-induced vasomotion. Am J Physiol. 1997; 272(4): 1696–1709.
141. Griffith TM, Edwards DH. Fractal analysis of role of smooth muscle $Ca2^{+}$ fluxes in genesis of chaotic arterial pressure oscillations. Am J Physiol. 1994; 266(5): 1801–1811.
142. Chaytor AT, Evans WH, Griffith TM. Peptides homologous to extracellular loop motifs of connexin 43 reversibly abolish rhythmic contractile activity in rabbit arteries. J Physiol. 1997; 503(1): 99–110.
143. Schmidt-Lucke C, Borgstrom P, Schmidt-Lucke JA. Low frequency flowmotion / (vasomotion) during pathophysiological conditions. Life Sci. 2002; 71(23): 2713–2728.
144. Borgstrom P, Schmidt JA, Bruttig SP et al. Slow wave flow motion in rabbit skeletal muscle after acute fixed-volume hemorrhage. Circ Shock. 1992; 36(1): 57–61.
145. Schmidt JA, Breit GA, Borgstrom P et al. Induced periodic hemodynamics in skeletal muscle of anesthetized rabbits studied with multiple laser Doppler flow probes. Int J Microcirc Clin Exp. 1995; 15(1): 28–36.
146. Lee PR. Interface mechanisms of spirit in osteopathy. Portland, OR: Stillness Press; 2005.

147. Porges SW. The polyvagal theory: phylogenetic substrates of a social nervous system. Int J Psychophysiol. 2001; 42(2): 123–146.
148. Stoddard A. Manual of osteopathic practice. 2nd ed. London: Hutchinson Medical Publications Ltd.; 1993.
149. Vos WK, Bergveld P, Marani E. Low frequency changes in skin surface potentials by skin compression: experimental results and theories. Arch Physiol Biochem. 2003; 111(4): 369–376.
150. McDonald F. Electrical effects at the bone surface. Eur Orthod. 1993; 15(3): 175–183.
151. Silver FH, Siperko LM, Seehra GP. Mechanobiology of force transduction in dermal tissue. Skin Res Technol. 2003; 9(1): 3–23.
152. Yao H, Gu WY. Physical signals and solute transport in cartilage under dynamic unconfined compression: finite element analysis. Ann Biomed Eng. 2004; 32(3): 380–390.
153. Charman R. Complementary therapies for physical therapists. Oxford: Butterworth-Heineman; 2000.
154. Korr IM. The emerging concept of the osteopathic lesion. J Am Osteopath Assoc. 1963; 100(7): 449–460.
155. Korr IM. The neural basis for the osteopathic lesion. Am Osteopath Assoc. 1947; 47(4): 191–198.
156. Shi X, Rehrer S, Prajapati P et al. Effect of cranial osteopathic manipulative medicine on cerebral tissue oxygenation. Am Osteopath Assoc. 2011; 111(12): 660–666.
157. Payne P, Crane-Godreau MA. Meditative movement for depression and anxiety. Front Psychiatry. 2013; 4: 71.
158. Dugailly PM, Fassin S, Maroye L et al. Effect of a general osteopathic treatment on body satisfaction global self perception and anxiety: a randomized trial in asymptomatic female students. Int J Osteopath Med. 2014; 17(2): 94–101.
159. Tozzi P. Fascial unwinding. In: Chaitow L, editor. Fascial dysfunction: manual therapy approaches. Edinburgh: Handspring Publishing; 2014. ch. 10.
160. Berlucchi G, Aglioti SM. The body in the brain revisited. Exp Brain Res. 2010; 200(1): 25–35.
161. Schleip R, Jager H. Interoception: a new correlate for intricate connections between fascial receptors emotion and self recognition. In: Schleip R, Findley W, Chaitow L et al., editors. Fascia: the tensional network of the human body. Edinburgh: Elsevier; 2012. pp. 89–94; deutsche Ausgabe: Schleip R, Findley W, Chaitow L et al., (Hrsg.). Lehrbuch Faszien. Grundlagen – Forschung – Behandlung. München: Elsevier; 2014. S. 64–68.
162. Anderson RE, Seniscal C. A comparison of selected osteopathic treatment and relaxation for tension-type headaches. Headache. 2006; 46(8): 1273–1280.
163. Cutler MJ, Holland BS, Stupski BA et al. Cranial manipulation can alter sleep latency and sympathetic nerve activity in humans: a pilot study. J Altern Complement Med. 2005; 11(1): 103–108.
164. Delmonte MM. Electrocortical activity and related phenomena associated with meditation practice: a literature review. Int J Neurosci. 1984; 24(3–4): 217–231.
165. Solberg EE, Halvorsen R, Sundgot-Borgen J et al. Meditation: a modulator of the immune response to physical stress? A brief report. Br J Sports Med. 1995; 29(4): 255–257.
166. Bizzarri M. La mente e il cancro. L'Aquila: Frontiera Ed; 1984. p. 45.
167. Kanas N, Horowitz MJ. Reactions of transcendental meditators and non-meditators to stress films. A cognitive study. Arch Gen Psychiatry. 1997; 34(12): 1431–1436.
168. Michaels RR, Parra J, McCann DS et al. Renin, cortisol and aldosterone during transcendental meditation. Psychosom Med. 1979; 41(1): 50–54.
169. Walton KG, Pugh ND, Gelderloos P et al. Stress reduction and preventing hypertension: preliminary support for psychoneuroendocrine mechanism. J Altern Complement Med. 1995; 1(3): 263–283.
170. Infante JR, Peran F, Martinez M et al. ACTH and beta-endorphin in transcendental meditation. Physiol Behav. 1998; 64(3): 311–315.
171. Mills PJ, Schneider RH, Hill D. Beta-adrenergic receptor sensitivity in subjects practicing transcendental meditation. J Psychosom Res. 1990; 34(1): 29–33.
172. Degenhardt BF, Darmani NA, Johnson JC et al. Role of osteopathic manipulative treatment in altering pain bio-markers: a pilot study. J Am Osteopath Assoc. 2007; 107(9): 387–400.
173. Henley CE, Ivins D, Mills M et al. Osteopathic manipulative treatment and its relationship to autonomic nervous system activity as demonstrated by heart rate variability: a re-peated measures study. Osteopath Med Prim Care. 2008; 2: 7.
174. Gallois P, Forzy G, Dhont GL. Hormonal changes during relaxation. Encephale. 1984; 10(2): 79.
175. Jevning R, Wilson AF, Smith WR. The transcendental meditation technique, adrenocortical activity and implications for stress. Experientia. 1978; 34(5): 618–619.
176. Korotkov K, Shelkov O, Shevtsov A et al. Stress reduction with osteopathy assessed with GDV electro-photonic imaging: effects of osteopathy treatment. J Altern Complement Med. 2012; 18(3): 251–257.
177. Still AT. Philosophy of osteopathy. Kirksville MO: Author 1899, reprinted by the American Academy of Osteopathy, Indianapolis; 1971. pp. 234–249.
178. Zink JG. Applications of the osteopathic holistic approach to homeostasis. Am Acad Appl Osteopath Yearbook. 1973; pp. 37–47.
179. Zink JG, Lawson WB. An osteopathic structural examination and functional interpretation of the soma. Osteopath Ann. 1979; 7: 12–19.
180. Zink JG. Respiratory and circulatory care: the conceptual model. Osteopath Ann. 1977; 5(3): 108–112.
181. Pope RE. The common compensatory pattern: its origin and relationship to the postural model. Amer Acad Osteopath J. 2005; 14: 19–40.

182. Tozzi P. Does fascia hold memories? J Bodyw Mov Ther. 2014; 18(2): 259–265.
183. Tozzi P. Selected fascial aspects of osteopathic practice. J Bodyw Mov Ther. 2012; 16: 503–519.
184. Willard FH, Fossum C, Standley PR. The fascial system of the body. In: Chila A, editor. Foundations of osteopathic medicine. 3rd ed. Philadelphia: Lippincott Williams and Wilkins; 2010. ch. 7.
185. Ortley GR, Sarnwick RD, Dahle BS et al. Recording of physiologic changes associated with manipulation in healthy subjects. J Am Osteopath Assoc. 1980; 80: 228–229.
186. McPartland JM, Giuffrida A, King J et al. Cannabimimetic effects of osteopathic manipulative treatment. J Am Osteopath Assoc. 2005; 105(6): 283–291.
187. McEwen BS. Biomarkers for assessing population and individual health and disease related to stress and adaptation. Metabolism. 2015; 64(3 Suppl 1): S2–10.
188. Previc F. A general theory concerning the prenatal origins of cerebral lateralization in humans. Psychological Review. 1991; 98(3): 299–334.
189. McManus I, Bryden M. Geschwind's theory of cerebral lateralization: developing a formal causal model. Psychological Bulletin. 1991; 110(2): 237–253.
190. Carreiro J. Pediatric manual medicine: an osteopathic approach. Edinburgh: Churchill Livingstone Elsevier; 2009.
191. Swanson RL 2nd. Biotensegrity: a unifying theory of biological architecture with applications to osteopathic practice education and research – a review and analysis. J Am Osteopath Assoc. 2013; 113(1): 34–52.
192. Tadeo I, Berbegall AP, Escudero LM et al. Biotensegrity of the extracellular matrix: physiology, dynamic mechanical balance and implications in oncology and mechanotherapy. Front Oncol. 2014; 4: 39.
193. Chaitow L. Understanding mechanotransduction and biotensegrity from an adaptation perspective. J Bodyw Mov Ther. 3013; 17(2): 141–142.
194. Gabbiani G. Evolution and clinical implications of the myofibroblast concept. Cardiovasc Res. 1998; 38(3): 545–548.
195. Hinz B, Pitter P, Smith-Clerc J et al. Myofibroblast development is characterized by specific cell-cell adherence junctions. Mol Biol Cell. 2004; 15(9): 4310–4320.
196. Schleip R, Klingler W, Lehmann-Horn F. Active fascial contractility: fascia may be able to contract in a smooth muscle-like manner and thereby influence musculoskeletal dynamics. Med Hypotheses. 2005; 65(2): 273–277.
197. Klingler W, Schlegel C, Schleip R. The role of fascia in resting muscle tone and heat induced relaxation. J Bodyw Mov Ther. 2008; 12(4): 389.
198. Staubesand J, Li Y. Zum Feinbau der Fascia cruris mit besonderer Berücksichtigung epi- und intrafaszialer Nerven. Man Med. 1996; 34: 196–200.
199. Myers T. Anatomy trains. Edinburgh: Churchill Livingstone; 2000.
200. Schabrun SM, Jones E, Kloster J et al. Temporal association between changes in primary sensory cortex and corticomotor output during muscle pain. Neuroscience. 2013; 3(235): 159–164.
201. Tsao H, Galea MP, Hodges PW. Reorganization of the motor cortex is associated with postural control deficits in recurrent low back pain. Brain. 2008; 131(8): 2161–2171.
202. Schleip R. Fascial plasticity: a new neurobiological explanation. Part 2. J Bodyw Mov Ther. 2003; 7(2): 104–116.
203. Cantu R, Grodin A. Myofascial manipulation. Gaithersburg: Aspen Publications; 1992.
204. Chaitow L. Terapia manuale dei tessuti molli. Principi e tecniche del positional release. Milan: Elsevier; 2009. p.171.
205. Upledger J, Vreedevoogt J. Craniosacral therapy. Seattle: Eastland Press; 1983.
206. Sahar T, Shalev AY, Porges SW. Vagal modulation of responses to mental challenge in posttraumatic stress disorder. Biol Psychiatry. 2001; 49(7): 637–643.
207. Gevitz N. Center or periphery? The future of osteopathic principles and practices. J Am Osteopath Assoc. 2006; 106(3): 121–129.
208. Schwerla F, Kaiser AK, Gietz R et al. Osteopathic treatment of patients with long-term sequelae of whiplash injury: effect on neck pain disability and quality of life. J Altern Complement Med. 2013; 19(6): 543–549.
209. Henley CE, Ivins D, Mills M et al. Osteopathic manipulative treatment and its relationship to autonomic nervous system activity as demonstrated by heart rate variability: a repeated measures study. Osteopath Med Prim Care. 2008; 2: 7.
210. Hensel KL, Pacchia CF, Smith ML. Acute improvement in hemodynamic control after osteopathic manipulative treatment in the third trimester of pregnancy. J Altern Complement Ther Med. 2013; 21(6): 618–626.
211. Giles PD, Hensel KL, Pacchia CF. Sub-occipital decompression enhances heart rate variability indices of cardiac control in healthy subjects. J Altern Complement Med. 2013; 19(2): 92–96.
212. Patterson MM. Touch: vital to patient-physician relationships. J Am Osteopath Assoc. 2012; 112(8): 485.
213. Esteves JE, Spence C. Developing competence in diagnostic palpation: perspectives from neuroscience and education. Int J Osteopath Med. 2013; 17(1): 52–60.
214. McMakin CR, Oschman JL. Visceral and somatic disorders: tissue softening with frequency-specific microcurrent. J Altern Complement Med. 2013; 19(2): 170–177.

Anhang zu Teil I

Lymphpalpation: Hypothese oder Neuland?

Die OCMM beschreibt den primär respiratorischen Mechanismus (PRM) als einen durch verschiedene Faktoren generierten (Poly-)Rhythmus, zu dessen intrakranialen Elementen der Liquor cerebrospinalis (CSF) gehört. Wie wir wissen, hängt der Liquor (CSF) extrakranial mit einer anderen biologischen Flüssigkeit, der Lymphe, zusammen, die 50 % des intrakranialen Ausflusses ausmacht [1]. Die enorme Bedeutung des Lymphsystems erkannten sowohl Still, der den Ursprung von Leben und Tod darin sah [2], als auch Sutherland, der die (Lymph-)Drainage als wichtig für die Entgiftung bzw. den Abtransport von Toxinen aus dem Hirngewebe beschrieb [3].

In Bezug auf das Lymphsystem im Körper pflegte der „Old Doctor" zu sagen [2]: Wo ist denn der Körper? … Wo nicht? Kein Raum ist so klein, dass er keinerlei Verbindung zum Lymphsystem hätte, mit seinen Nerven, sekretorischen und exkretorischen Gängen. So durchzieht das Lymphsystem den Körper komplett und überall … entlang sämtlicher Nerven und Blutgefäße, Muskeln, Drüsen und sonstiger Organe, vom Kopf (Gehirn) bis zu den Füßen … um alle Giftstoffe des Körpers zu sammeln und endgültig auszustoßen … [1]

Das in allen Körperregionen vorhandene Lymphsystem bot sich daher nach Auffassung der Pioniere der Osteopathie als mögliches Hilfssystem bei osteopathischen Behandlungen des ganzen Körpers an.

Ist der Lymphfluss palpierbar?

Zum Lymphsystem gehören als initiale Lymphgefäße die Lymphkapillaren, die ohne echte Klappen oder Muskeleinheiten die Interstitialflüssigkeit zu den Präkollektoren leiten. Im Einstrombereich überlappen sich die Endothelzellen blattförmig wie zwei „Klappen", sodass ca. 2 µm große Öffnungen bleiben [4]. Die Präkollektoren transportieren die Flüssigkeit zu Lymphkollektoren mit einem Durchmesser von 100–600 µm, die hauptsächlich aus aneinandergereihten Muskeleinheiten bestehen, die durch „bikuspide" (Semilunar-)Klappen getrennt sind und als „Lymphangione" bezeichnet werden [5, 6]. Bei Menschen wurde ihre Kontraktilität erstmals 1979 und 1980 nachgewiesen [7, 8]. Diese kleinen „Lymphherzen" arbeiten genauso wie Schrittmacherzellen im Körper, indem sie sich regelmäßig kontrahieren (Lymphgefäßmotilität) und die Lymphe in peristaltischen Wellen durch das Lymphsystem bewegen [9, 10].

Die reichliche Innervation der *Tunica media* und *Tunica externa* dieser Muskeleinheiten durch das autonome Nervensystem [11] bewirkt die intrinsische Kontraktilität menschlicher Lymphgefäße [12]. Es ist ein synchronisierter Rhythmus mit Phasen, Peristaltik und einer atmungsunabhängigen Frequenz von ca. 4–5 Zyklen / min [13].

Die rhythmische Kontraktion der Lymphgefäße (Lymphangiomotilität)

- scheint ideal für die Ausbreitung eines Aktionspotenzials in großer Entfernung zu sein [14],
- wird durch glattmuskuläre Einheiten koordiniert [11] und
- vom autonomen Nervensystem gesteuert, das die Koordination und motorische Synchronisation bestimmt [15]. Eine Vagotomie kann z. B. „unregelmäßige und inkohärente" Lymphgefäßkontraktionen und Klappenbewegungen auslösen [16].

Es zeigte sich auch, dass Lymphgefäße spezifische Ankerfilamente (sog. Leak-Fasern) haben, die sich auf dem äußeren Blatt des Lymphendothels befinden und weit ins angrenzende Bindegewebe hineinreichen [17]. Dieser Faserkomplex verbindet die Lymphgefäße mit elastischen Fasern im umgebenden Gewebe und setzt sich in der Haut (Dermis) fort [18]. Die Kontinuität der elastischen Fasern erklärt, weshalb sich die rhythmischen Wellen der

[1] Der engl. Originaltext lautet: „*Where is the body? … Where is it not? No space is so small as to lack connection with the lymphatic system; with their nerves, and their secretory and excretory ducts. So the lymphatic system is complete and universal throughout the body … along the course of all the nerves and blood vessels, muscles, glands and in all other organs, from the brain to the foot … and its function is to combine all the impurities of the body and definitely eject them …*"

Lymphgefäße in die Haut übertragen und mit Mechanorezeptoren zu tasten sein können. Da Lymphgefäße direkt unter dem dermo-epidermalen Übergangsbereich liegen, ist der Lymphfluss potenziell palpierbar [18].

Manuelle Druckanwendung kann die (externen) Dehnungsrezeptoren der Lymphgefäße stimulieren und dadurch die Kontraktilität steigern [19]. Menschliche Mechanorezeptoren sind hochempfindlich. Als ein Kriterium dieses hypothetischen Modells sollte der Therapeut palpieren können, wie sich der Durchmesser infolge der Lymphgefäßkontraktion verändert und wie sich der Effekt über die Ankerfilamente auf die Haut überträgt [20]. Bei einem 100 µm breiten Lymphgefäß kann der Durchmesser während eines Diastole-Systole-Zyklus um 40–80 µm schwanken [9, 10]. Eine Studie hat kürzlich bestätigt, dass sich die taktile Diskriminationsfähigkeit der menschlichen Hand bis in den Nanometer-Bereich erstreckt [21]. Die rhythmischen, koordinierten Lymphgefäßkontraktionen werden durch elastische Strukturen in die umgebende Dermisschicht übertragen und lösen ein Signal aus, für das Mechanorezeptoren potenziell empfänglich sind.

Das macht den Lymphstrom selbst nicht unmittelbar tastbar. Wie bei anderen manuellen Ansätzen ist in der Osteopathie spezifische Übung nötig, ohne die sich keine präzisen Lymphflussvektoren zwischen den diversen Hautsignalen identifizieren ließen. Die physiologischen Merkmale der Lymphgefäßmotilität bestärken die Annahme, dass eine Differenzierung zwischen verschiedenen (Blut- / Lymph-)Gefäß- oder sonstigen Strukturen möglich ist. Zugleich lässt sich durch eine geübte perzeptive Palpation (Listening) der Lymphfluss von anderen Strömen unterscheiden. Man kann sich auch gezielt darin üben, bei einem Konzert vor der „Kulisse" aller anderen Instrumente nur ein einzelnes Instrument aus dem Orchester herauszuhören, besonders wenn es einen typischen Klang oder Rhythmus hat. Daher ist anzunehmen, dass ein Training der selektiven Aufmerksamkeit beim Palpieren hilft, den Lymphfluss von anderen biologischen Flüssigkeitsströmen abzugrenzen.

Chickly und Kollegen [22] haben kürzlich eine prospektive Studie veröffentlicht, in der sie die Palpationsfähigkeit von Osteopathen im Hinblick auf den oberflächlichen Lymphstrom bestätigt sahen. Für den Nachweis wählten sie die Fußsohle und damit einen Bereich, in dem sich der Lymphfluss wegen der dicken Epidermisschicht schwer palpieren lässt. Die Testpersonen konnten auf spezifische Lymph-Endstationen (z. B. in der Achselhöhle oder der Leistengegend) zulaufende „Lymphsignale" wahrnehmen, die sich langsam (3 Sekunden vor und zurück, ca. 0,1 Hz) und mit leichtem Druck von ca. 15 bis 30 g / cm^2 (Messskala) bewegten. Diese Daten lassen vermuten, dass es sich dabei um den interstitiellen Lymphstrom handelte. Die Interstitialflüssigkeit aus der Umgebung wird von Lymphgefäßen in einem physiologischen Rhythmus resorbiert, der dem von Chickly und Kollegen palpierten Rhythmus gleicht.

Die von den Untersuchern angegebenen Lymphflussrichtungen stimmen mit den anhand traditioneller anatomischer Karten erwartbaren überein (➤ Abb. 3.16). Das bestätigt die Vermutung, dass geübte Therapeuten durch perzeptive Palpation der Lymphströme zu ähnlichen Ergebnissen wie in der Literatur beschrieben kommen. Wenn Therapeuten ihre Mechanorezeptoren darauf „trainieren", auf spezifische Signale zu „hören" und (glattmuskuläre) Kontraktionen der Lymphgefäße von solchen der Blutgefäße oder Faszienstrukturen zu unterscheiden, können sie auch den Lymphfluss palpieren. Chickly hat festgestellt, dass der Lymphstrom im Fußbereich tastbar ist [22]; wieso sollte dies nicht auch auf kranialer Ebene möglich sein? Manche Osteopathen fragten sich schon immer, warum Kollegen den Kranialbereich anders als den restlichen Körper behandelten [23].

Gabutti und Draper-Rhodes beobachteten, dass sich palpatorisch und kranialtherapeutisch physiologische Parameter der Gewebemechanik untersuchen lassen. In der Biomechanik zeigten sich evolutionsbedingt keine unterschiedlichen Muster zwischen dem Kopf und dem übrigen Körper [23]. In Bezug auf die Lymphe im Kranialbereich ist jedoch zu berücksichtigen, dass es nach allgemeiner Auffassung im ZNS kein klassisches (Lymph-) Drainagesystem gibt [24]. Inzwischen ist zwar bekannt, dass das ZNS unter ständiger Immunsurveillance / -kontrolle steht, die sich in den meningealen Kompartimenten abspielt, doch welche Mechanismen den Zugang von Immunzellen bzw. ihren Austritt aus dem ZNS steuern, wird bisher kaum

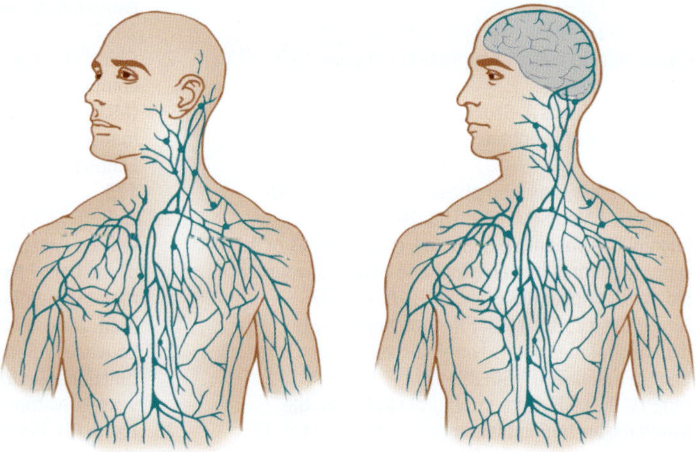

Abb. 3.16 Neukartierung des Lymphsystems. (A) Bisher übliche Darstellung in Lehrbüchern. (B) Neuzeichnung gemäß Befunden des Department of Neurosciences of the University of Virginia Health System. (Modifiziert nach: Louveau A, Smirnov I, Keyes TJ et al. Structural and functional features of central nervous system lymphatic vessels. Nature. 2015; 14432. [Epub ahead of print])

verstanden. Auf der Suche nach „Türen", durch die T-Zellen zu und aus den Meningen herausgelangen, entdeckte man funktionelle Lymphgefäßen in der Auskleidung der Sinus durae matris, der Hirnblutleiter [24] (➤ Abb. 3.4).

Diese Strukturen, die alle molekularen Eigenschaften von Lymphendothelzellen aufweisen, können Flüssigkeiten und Immunzellen aus dem Liquor cerebrospinalis abtransportieren und sind mit tiefen Halslymphknoten verbunden. Vermutlich ist die besondere Lage dieser Gefäße der Grund dafür, dass sie lange unentdeckt blieben und lange die Überzeugung geteilt wurde, es gäbe keine Lymphgefäße im ZNS. Der Nachweis eines Lymphsystems im ZNS könnte eine Überprüfung von Grundannahmen der Neuroimmunologie erfordern und ein neues Schlaglicht auf die Ätiologie neurodegenerativer und -entzündlicher Erkrankungen in Verbindung mit Immunfunktionsstörungen werfen [24].

Um diese wissenschaftlichen Entdeckungen in der Osteopathie anzuwenden [25], haben Kollegen Stills Lehren neu interpretiert und auf Grundlage des PRM ein lymphatisches Modell als Ausgangsbasis für strukturierte osteopathische Behandlungen entwickelt, deren kraniosakrale (Neuraxis-)Drainagen sich z. B. für Zustände wie ein Chronic-Fatigue-Syndrom eignen. Das Modell lässt verschiedene therapeutische Anwendungen denkbar erscheinen; so könnte sich die „flüssigkeitsbasierte" Osteopathie mit Beeinflussung des endokrinen, metabolischen Nerven- und Immunsystems [25–28] bei einer Vielzahl medizinischer Krankheitsbilder als sinnvolle Ergänzung (adjunktive Methode) zu elektiven Therapien anbieten.

LITERATUR

1. Chen L, Elias G, Yostos MP et al. Pathways of cerebrospinal fluid outflow: a deeper understanding of resorption. Neuroradiology. 2015; 57(2): 139–147.
2. Still AT. Philosophy of osteopathy. Indianapolis: American Academy of Osteopathy; 1971. ch. 6.
3. Sutherland WG. Teachings in the science of osteopathy. In: Wales AL, editor. Teachings in the science of osteopathy. Fort Worth, TX: Sutherland Cranial Teaching Foundation; 1900.
4. Baluk P, Fuxe J, Hashizume H et al. Functionally specialized junctions between endothelial cells of lymphatic vessels. J Exp Med. 2007; 204: 2349–2362.
5. Mislin H. Zur Funktionsanalyse der Lymphgefäßmotorik. Rev Suisse Zool. 1961; 68: 228–238.
6. Mislin H, Rathenow D. Influencing the spontaneous rhythm of the mesenteric lymph isolated (lymphangion) through various pharmaceuticals. Helv Physiol Pharmac Acta. 1961; 19: 87.
7. Olszewski WL, Engeset A. Intrinsic contractility of leg lymphatics in man. Preliminary communication. Lymphology. 1979; 12: 81–84.
8. Olszewski WL, Engeset A. Intrinsic contractility of prenodal lymph vessels and lymph flow in human leg. Am J Physiol. 1980; 239: H775–783.
9. Zawieja DC, Davis KL, Schuster R et al. Distribution, propagation, and coordination of contractile activity in lymphatics. Am J Physiol. 1993; 264: H1283–1291.
10. Zawieja DC. Contractile physiology of lymphatics. Lymphat Res Biol. 2009; 7: 87–96.

11. McHale NG. Lymphatic innervation. Blood Vessels. 1990; 27: 127–136.
12. Kinmonth JB, Taylor GW. Spontaneous rhythmic contractility in human lymphatics. J Physiol. 1956; 133: 30.
13. Szegvári M, Lakos A, Szontágh F et al. Spontaneous contractions of lymphatic vessels in man. Lancet. 1963; 281: 1329.
14. Thornbury KD. Tonic and phasic activity in smooth muscle. Ir J Med Sci. 1999; 168: 201–207.
15. Mignini F, Sabbatini M, Coppola L et al. Analysis of nerve supply pattern in human lymphatic vessels of young and old men. Lymphat Res Biol. 2012; 10: 189–97.
16. Fang Y, Ding Z, Bi Y et al. Effect of vagotomy on dynamics of mesenteric lymphatic vessels in the rat. Chin J Physiol. 2007; 50: 89–92.
17. Leak LV, Burke JF. Ultra-structural studies on the lymphatic anchoring filaments. J Cell Biol. 1968; 36: 129–149.
18. Solito R, Alessandrini C, Fruschelli M et al. An immunological correlation between the anchoring filaments of initial lymph vessels and the neighboring elastic fibers: a unified morphofunctional concept. Lymphology. 1997; 30: 194–202.
19. Gashev AA, Zawieja DC. Hydrodynamic regulation of lymphatic transport and the impact of aging. Pathophysiology. 2010; 17: 277–287.
20. Akl TJ, Nepiyushchikh ZV, Gashev AA et al. Measuring contraction propagation and localizing pacemaker cells using high speed video microscopy. J Biomed Opt. 2011; 16: 026016.
21. Skedung L, Arvidsson M, Chung JY et al. Feeling small: exploring the tactile perception limits. Sci Rep. 2013; 3: 2617.
22. Chickly B, Quaghebeur J, Witryol W. A controlled comparison between manual lymphatic mapping (MLM) of plantar lymph flow and standard physiologic maps using lymph drainage therapy (LDT) / osteopathic lymphatic technique (OLT). J Yoga Phys Ther. 2014; 4: 173.
23. Gabutti M, Draper-Rodi J. Osteopathic decapitation: why do we consider the head differently from the rest of the body? New perspectives for an evidence-informed osteopathic approach to the head. Int J Osteopath Med. 2014; 174: 256–262.
24. Louveau A, Smirnov I, Keyes TJ et al. Structural and functional features of central nervous system lymphatic vessels. Nature. 2015; 14432. [Epub ahead of print]
25. Perrin RN. Lymphatic drainage of the neuraxis in chronic fatigue syndrome: a hypothetical model for the cranial rhythmic impulse. J Am Osteopath Assoc. 2007; 107(6): 218–224.
26. Walkowski S, Singh M, Puertas J et al. Osteopathic manipulative therapy induces early plasma cytokine release and mobilization of a population of blood dendritic cells. PLoS One. 2014; 9(3): e90132.
27. Mueller DM. The 2012–2013 epidemic influenza and the role of osteopathic manipulative medicine. J Am Osteopath Assoc. 2013; 113(9): 703–707.
28. Anglund DC, Channell MK. Contribution of osteopathic medicine to care of patients with chronic wounds. J Am Osteopath Assoc. 2011; 111(9): 538–542.

3

II

Die osteopathischen Modelle

Paolo Tozzi

Einleitung

In den frühen 1980er Jahren hat das Educational Council on Osteopathic Principles (ECOP), das mit anderen die American Association of Colleges of Osteopathic Medicine (AACOM) unterstützt, fünf konzeptionelle Modelle für die Praxis der osteopathischen Medizin in Diagnostik und Therapie entwickelt: das strukturelle, das neurologische, das respiratorisch-zirkulatorische, das metabolische und das behaviorale Modell [1]. Jedes der Modelle beruht auf anatomischen, physiologischen, biochemischen und psychologischen Grundlagen und richtet einen spezifischen Blick („Lupe") auf den Patienten, samt Befundinterpretation und Behandlungsoptionen. Für alle Modelle bleibt das Muskel-Skelett- bzw. Bewegungssystem jedoch die Hauptbezugsebene, da es sowohl die Integration körperlicher Grundfunktionen gewährleistet als auch deren Kommunikation und die Anpassungsfähigkeit an vielfältige allostatische Belastungen ermöglicht und somit die Gesundheit des Patienten fördert [2].

Die osteopathische Behandlung richtet sich einerseits auf Bereiche mit somatischer Dysfunktion, d. h. möglicher Beeinträchtigung der normalen Nerven- und Gefäßfunktionen sowie Biomechanik eines Gewebes, um die natürlichen Selbstheilungskräfte zu aktivieren [3]. Andererseits ist es aus einer allgemein auf Gesundheit gerichteten osteopathischen Perspektive wichtig, dass der Fokus nicht ausschließlich auf lokalen Dysfunktionen liegt. Vor diesem Hintergrund haben wir die praktische Anwendung von Salutogenese-Konzepten [4] und ganzheitlichen osteopathischen Grundsätzen anhand von fünf Modellen der Struktur-Funktions-Beziehung beschrieben, nämlich fünf physiologische Modalitäten, wie ein Patient auf innere oder äußere Störungseinflüsse im Sinne einer Anpassung reagieren kann, um seine Gesundheit wiederherzustellen oder zu erhalten (➤ Abb. 1a).

Diese fünf physiologischen Aktivierungskräfte können gefördert und unterstützt werden, um die individuellen körperlichen, seelischen und geistigen Fähigkeiten exponentiell zu steigern. Auch wenn jeder Mensch mit den gleichen Körperbestandteilen und -funktionen ausgestattet ist, muss jeder seine eigene Anpassungsfähigkeit auf verschiedenen Ebenen (Biomechanik, Nervensystem, Flüssigkeiten, Stoffwechsel und Verhalten) entwickeln, um angemessen auf körperlich-physikalische, chemische, psychisch-emotionale Belastungen reagieren zu können, ohne aus dem Gleichgewicht zu geraten / destabilisiert zu werden. So wandelt der Therapeut die Prinzipien der

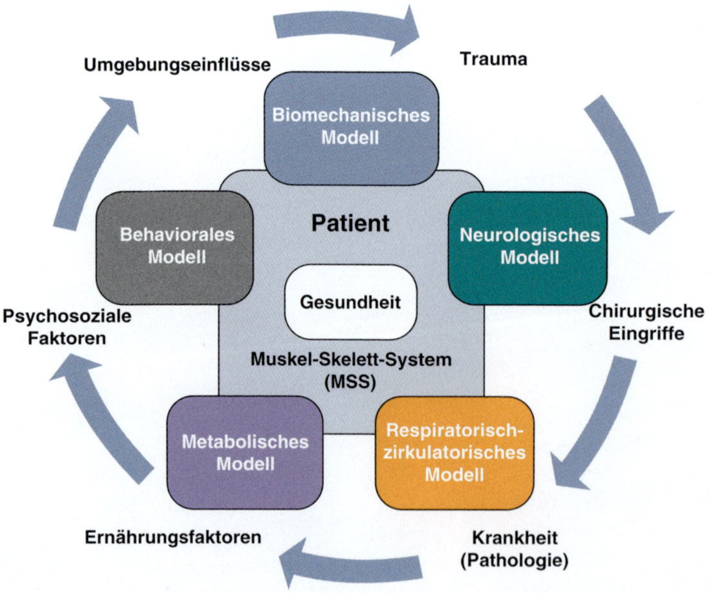

Abb. 1a Interaktion und Integration der fünf auf Patienten und Gesundheit zentrierten osteopathischen Modelle, deren gemeinsame Bezugsebene das Muskel-Skelett-System (MSS) ist. Die Modelle stehen für die Anpassung verschiedener physiologischer Kräfte und Funktionen in Körper, Seele und Geist an Stressoren: körperlich-physikalische (Trauma, Eingriffe etc.), chemische (Ernährung, Medikation etc.), psychosoziale (Familie, Beruf etc.) und Umgebungsbelastungen (Luftverschmutzung, Strahlung etc.).

Osteopathie mit den fünf Modellen in einem multidimensionalen Ansatz um, in dem der individuelle Patient und seine Einzigartigkeit im Mittelpunkt stehen, was in einigen Fällen allein schon den Heilungsprozess anstößt [5]. Um ein Substrat für die Interpretation subjektiver und objektiver klinischer Daten zu haben, werden die fünf Modelle gewöhnlich kombiniert. Die Auswahl ihrer Kombination richtet sich nach differenzialdiagnostischen Überlegungen, einer möglichen Komorbidität und sonstigen bereits laufenden Behandlungen des Patienten [5].

Das biomechanische Modell (> Kap. 4)

Nach diesem Modell bildet der Körper eine Einheit aus somatischen Teilen, hauptsächlich Muskel-Skelett-Strukturen. Die Betonung liegt auf Knochen, Gelenkkapseln, Bändern, Sehnen, Aponeurosen, Muskeln und Faszien, die in jeder beliebigen Körperstellung für ein statisches und dynamisches Gleichgewicht sorgen. Propriozeption spielt eine Schlüsselrolle für diese posturale (Haltungs-)Anpassung, die eine starke physiologische und anatomische Zusammenarbeit von mechanischen und neurologischen Systemen belegt. Belastungen oder Störungen des biomechanischen Gleichgewichts wirken sich strukturell-dynamisch-funktionell aus und führen zu einem größeren Energieverbrauch, veränderter Propriozeption, Fehlhaltungen, Bewegungsschmerzen, Gelenkveränderungen, neurovaskulären Funktionseinschränkungen und Stoffwechselstörungen [6].

Wenn Osteopathen dieses Modell zu diagnostischen oder therapeutischen Zwecken heranziehen, sind sie an dynamischen Untersuchungen interessieren. Sie werden daher aktive oder passive Beweglichkeitstests durchführen, auf Restriktionen und / oder Stellungs- oder funktionelle Asymmetrien, auf Instabilität oder Hypermobilität achten, die Ausdruck einer muskuloskelettalen Belastung sind [7]. Die Behandlung wird ähnlich aussehen: mit Thrust- oder Gelenktechniken, Muskelenergietechniken, sonstigen Weichteiltechniken (Balanced-Ligamentous-Tension- und / oder Myofascial-Release-Techniken). Bei allen Techniken werden spezifische mechanische und posturale Impulse gesetzt, um letztendlich die Funktion der muskuloskelettalen Komponenten [8], die strukturelle Einheit, Haltung, Gleichgewicht und Symmetrie wieder zu normalisieren.

Das neurologische Modell (> Kap. 5)

Nach dem neurologischen Modell besteht der Körper aus einem komplexen Netzwerk neuronaler Verbindungen, über das multimodale Sinnesempfindungen empfangen und verarbeitet werden. Diese Informationen werden dann in efferente, neuromuskuläre, neuroendokrine und neurozirkulatorische Kontrollsysteme integriert [9].

Für diesen Mechanismus gibt es laut Greenman [7] drei koexistierende Subsysteme: ein autonomes, ein schmerzlinderndes und ein dynamisch stabilisierendes. Das erste beruht auf der Aktivität von Sympathikus und Parasympathikus und deren Gleichgewicht. Das zweite Subsystem ist zwischen zentralem und peripherem Nervensystem angesiedelt und zuständig für die Verarbeitung von akuten und chronischen Schmerzen. Das dritte Subsystem sorgt durch wechselseitige Beeinflussung aktiver (Muskeln), passiver (Gelenke, Bänder) und neuromuskulärer Funktionen für die Haltungskontrolle und dynamische Gelenkstabilisierung. In diesem integrierten System gibt es komplexe Reflexaktivitäten, die das empfindliche physiologische Gleichgewicht des Körpers regulieren, aber auch die Grundlage osteopathischer Untersuchungs- und Behandlungsansätze sind. Tatsächlich wird bei der körperlichen Untersuchung darauf geachtet, ob in einem bestimmten Bereich eine veränderte oder abweichende (somatoviszerale, viszerosomatische o. Ä.) Reflexaktivität vorliegt, die als eindeutiges Kennzeichen einer spinalen Fazilitation für eine somatische Dysfunktion spricht [10].

In diesem Modell sind primär alle Zeichen einer zentralen oder peripheren Sensibilisierung bzw. einer direkten / indirekten nozizeptiven Beeinflussung von Körperfunktionen (Ödem, thermische und Muskeltonusveränderungen) von Interesse. Anwendungsbeispiele für dieses Modell bei osteopathischen Untersuchungen sind die dermatoviszeralen Jarrocot-Reflexe, die neuroviszeral-lymphatischen Chapman-Reflexe oder andere Tests auf Basis des spinalen Reflexbogens und seiner

Gewebeeffekte. Therapeutisch zielt das Modell auf eine Normalisierung dysfunktionaler Reflexe, Wiederherstellung des autonomen Gleichgewichts, die Ausschaltung nozizeptiver Afferenzen und Schmerzlinderung. Typische Mittel, um auf höhere Zentren oder Kontrollkomplexe, Ganglien, Nervenkerne, periphere und kraniale Nerven einzuwirken, sind Counterstrain-, Chapman-Reflex-, kraniale oder neurale Inhibitionstechniken [11]; oder man macht sich bei der Behandlung muskuloskelettaler Strukturen den Reflexbogen als Wirkmechanismus zunutze (z.B. subokzipitale Inhibitions-, Muskelenergietechniken).

Das respiratorisch-zirkulatorische Modell (➤ Kap. 6)

In Kapitel 6 liegt die Hauptbetonung auf den Körperflüssigkeiten und ihrer ungehinderten Bewegung sowie auf der Gewebeoxygenierung und der Atemmechanik. Jeder störende Einfluss auf den zellulären Gasaustausch oder die arterielle Blutzufuhr und den venös-lymphatischen Abfluss sowie die Drainage der Interstitialflüssigkeit kann die Homöostase(-Kapazität) des Organismus bedrohen [12]. Der Druckausgleich zwischen den verschiedenen Körperhöhlen, der durch die rhythmische Zwerchfellbewegung kontrolliert und moduliert wird, hat oberste Priorität. Für dieses Modell sind Ödeme, Schwellungen (Kongestion) und Einschränkungen des Gasaustauschs besonders von Interesse. Bei der osteopathischen Untersuchung geht es um den Nachweis respiratorischer (Funktions-)Störungen, deshalb wird Brustwirbelsäule, Brustkorb, Mediastinum und Herz-Kreislauf-Atmung, einschließlich Bewegungen der vier Diaphragmen (Tentorium, zervikothorakal, thorakoabdominal, Beckenboden) und den unteren Gliedmaßen als Antrieb der Flüssigkeitspumpe, besondere Aufmerksamkeit gewidmet.

Die Behandlung strebt einen Druckausgleich an, falls das Gleichgewicht beeinträchtigt ist, mit Techniken, die auf die Diaphragmen und auf zentrale myofasziale Muster einwirken, um die Durchzugswege durch Muskel-/Bindegewebe für die Passage der Flüssigkeiten zu öffnen/frei zu machen. Die Behandlung kann mit Lymph- und kranialosteopathischen Techniken, Massage-(Effleurage, Petrissage), Pump- und viszeralen Techniken (für Herz, Lunge, Darm) durchgeführt werden, die alle eine spezifische Wirkung auf Atmung und Flüssigkeiten haben [13].

Das metabolisch-energetisches Modell (➤ Kap. 7)

In diesem Modell liegt der Schwerpunkt auf der ökonomischen Nutzung von Energie oder eher einem dynamischen Gleichgewicht von Energieproduktion, -verteilung und -verbrauch, das angefangen von der Zellebene bis zum Gesamtkörper Auswirkungen auf das Immun- und Fortpflanzungssystem haben kann – ein Gleichgewicht, das darüber hinaus einer ständigen Neuanpassung durch die neuroendokrine Achse und deren Botenstoffe mit Hormon-, immun- und neuromodulierender Wirkung unterliegt [14, 15]. Sowohl bei der Untersuchung als auch Behandlung mit diesem Modell stehen Organe wie Hypothalamus, Hypophyse, Zirbeldrüse, Schilddrüse, Pankreas, Nebennieren, Ovarien und Hoden im Mittelpunkt des Interesses. Doch das Modell bezieht auch die autonomen Kontrollzentren mit ein – von den Vaguskernen bis zu den Eingeweidenerven (Nn. splanchnici), vom Locus coeruleus bis zu autonomen Ganglien und abdominalen Plexus. Bei der osteopathischen Untersuchung liegt der Fokus auf Bereichen mit exzessivem Energieverbrauch oder -mangel, die durch dysfunktionale neurohumorale Interaktionen verursacht und unterhalten werden; genau genommen kann der Energieverbrauch des Körpers sogar durch jeden Prozess, der die lokale oder globale Homöostase beeinträchtigt, gesteigert werden [16].

Erschöpfung, Infektionen, Toxizität und schlechte Heilung/Regeneration des Gewebes sind wegweisend für die Anwendung dieses Modells. Dementsprechend ist die Behandlung auf eine Wiederherstellung der Homöostase gerichtet, um durch optimale Nutzung aller Ressourcen den Energiebedarf decken zu können. Das bedeutet auch eine ausgeglichene neuroendokrine Aktivität zur Regulierung von Verdauung, Nährstoffresorption und Ausscheidung. Am häufigsten kommen Lymph- und viszerale Techniken zum Einsatz, die das Immunsystem nachhaltig beeinflussen können, ergänzt durch Ernährungsberatung und individualisierte Empfehlungen für mehr Bewegung / körperliche Aktivität [17].

Das behaviorale / biopsychosoziale Modell (➤ Kap. 8)

Hier wird der Patient in seinem psychosozialen Kontext gesehen, was alle möglichen Interaktionen in der Familie, im beruflichen und gesellschaftlichen Umfeld beinhalten kann, einschließlich Vererbungs-, Geschlechtsrollen-, Ernährungs-, kulturellen, ökonomischen, religiösen und geografischen Einflüssen. Doch vor allem untersucht dieses Modell, in welcher Weise diese breitgefächerten Beziehungen die Gesundheit, das Schmerzempfinden und die Einstellung zu Krankheit und Behinderung beeinflussen [18, 19]. Mit anderen Worten, die Betonung liegt besonders auf der Beziehung zwischen inneren und äußeren Umgebungseinflüssen, was auch den Heilungsprozess sowie die psychische Verfassung und die soziale Umgebung des Patienten mit einschließt. Umweltverschmutzung und chemische Belastungen, körperliche Inaktivität, emotionale oder seelische Traumata, Drogen- und Alkoholmissbrauch stehen bei diesem Modell im Mittelpunkt des Interesses.

Die Diagnostik erfolgt mit strategischen Annäherungen an den Patienten, um verschiedene Aspekte zu untersuchen: z. B. wie sich körperliche, intellektuelle, geistige und soziale Bedingungen auf seine Konstitution auswirken und wie umgekehrt seine Verhaltensweisen und psychosozialen Beziehungen durch die individuelle Konstitution beeinflusst werden. Deshalb eignen sich Konstitutions- und biotypologische Schablonen, die passgenau auf die Situation und Pathologie des Patienten zugeschnitten sind, auch für die Auswahl der besten Therapieoption mit gewebespezifischer Wirkung [20]. Bei diesem Modell wird auch die Therapeut-Patienten-Beziehung bewusst und in (verbal und nonverbal) angemessener Weise zur Psychoedukation eingesetzt, um an die Eigenverantwortung des Patienten für den Heilungsprozess [21] zu appellieren und nicht nur ihm, sondern der ganzen Familie einen gesünderen Lebensstil nahezubringen.

Schlussfolgerungen

Hier muss noch einmal darauf hingewiesen werden, dass die fünf osteopathischen Modelle rein konzeptionell zu verstehen sind. Es handelt sich um archetypische Strategien für die Untersuchung und Behandlung eines Patienten, der individuellen Homöostase und Anpassungsfähigkeit. Doch bei jedem Archetyp, mag er konzeptionell noch so stark sein, liegt die Betonung besonders auf einer spezifischen Körperstruktur oder -funktion oder einigen ihrer Beziehungen. Somit ist es nicht nur ein konzeptioneller Ansatz, sondern auch ein Überblick über seine Anwendbarkeit.

Für das neurologische Modell stehen z. B. Kopf und Wirbelsäule im Mittelpunkt des Interesses, für das respiratorisch-zirkulatorische Modell sind es Brustkorb und Zwerchfell, für das metabolische Modell die Bauch- und Beckenregion, für das biomechanische Modell die Muskelketten an Rumpf und Extremitäten, für das behaviorale Modell Lebensstil, soziale und Umweltfaktoren [22]. Die Vorstellung, man könne ausschließlich spezifische Strukturen / Funktionen behandeln, ohne damit andere Strukturen / Funktionen und den ganzen Organismus zu beeinflussen, erweist sich in der Praxis jedoch als unmöglich.

Wie soll das gehen: Das Nervensystem zu erreichen, gleichzeitig aber Bindegewebe und Flüssigkeiten in der unmittelbaren Umgebung auszusparen, oder Drüsen und angrenzende Zielorgane bzw. funktionell dazugehörige Organe zu beeinflussen, ohne gleichzeitig eine psychische / mentale Wirkung auszulösen? Diese Frage gilt auf allen Ebenen der Behandlung. Unser Körper ist in der Tat ein komplexes System integrierter Funktionen, die multimodal und multisystemisch mit einem Netzwerk reziproker Spannungen verbunden sind, das wie eine Tensegrity-Struktur aufgebaut und in ein facettenreiches Informationsfeld von Flüssigkeiten und bioelektrischen Ladungen eingetaucht ist – und das Ganze in einem einmaligen, nicht wiederholbaren, einzigartigen sozialen Kontext.

Es wäre grob vereinfacht und eine völlig unrealistische Vorstellung, dass man bei der osteopathischen Behandlung bloß einen (biomechanischen, metabolischen …) „Knopf" drücken müsste, um eine entsprechende Reaktion des

Patienten auszulösen. Stattdessen dienen die osteopathischen Modelle als Strategien zur Aktivierung spezifischer Kräfte im Körper, adaptiver physiologischer Kräfte, und der Therapeut wählt sie unter besonderer Berücksichtigung ihrer Wirkung auf das muskuloskelettale (Bewegungs-)System aus [21], um mit minimalem Nebenwirkungsrisiko und niedrigem Energieverbrauch ein maximales Ansprechen der Selbstheilungskräfte zu erreichen. So gesehen sind sie die Schlüssel, die verschiedene Zugangswege zu einem System eröffnen und zu spezifischen Therapiezielen hinführen, um bestimmte physiologische Reaktionen zu stimulieren und die Wirksamkeit der Manipulationen / Behandlung maximal zu steigern [23]. Interaktion, Integration und Kombination mehrerer Modelle sind dazu allerdings fast unvermeidlich, selbst in ein und derselben Sitzung. Das große Ziel bleibt am Ende die Wiederherstellung, Erhaltung oder Stärkung der Gesundheit und somit die Prävention von Krankheit. Auch Schmerzlinderung ist ein Ziel osteopathischer Interventionen, im Vergleich zur funktionellen Verbesserung und Unterstützung von Homöostase-Mechanismen steht sie aber erst an zweiter Stelle. Es stimmt aber, dass Schmerzen zunehmend als komplexes Phänomen erkannt werden, das eng mit dem individuellen Gesamtbild des Krankheits- / Gesundheitszustands verbunden ist [24]. Das trifft besonders bei Patienten mit chronischen Erkrankungen zu, bei denen das Schmerzempfinden zu den vielschichtigen (genetischen, chemischen, biomechanischen, neurophysiologischen, psychologischen, sozialen etc.) Umgebungsfaktoren gehört, die alle eine wichtige Rolle im Rahmen des pathologischen Geschehens spielen [25]. Deshalb erfolgt ihre Behandlung in Teamarbeit – von Ernährungswissenschaftlern über Psychologen, Zahnärzte, Orthopäden bis zu Neurologen und Podologen. Vor allem aber bedarf es der aktiven Einbeziehung und Beteiligung des Patienten am eigenen Heilungsprozess [26], was eine Aufklärung oder Beratung in Bezug auf posturale, ergonomische, unterstützende, berufliche, Ernährungs- und sonstige Faktoren voraussetzt. Mit anderen Worten, die individuelle Gesundheit erfordert einen multidimensionalen, in den meisten Fällen interdisziplinären Ansatz [27], der sich nicht auf die Beseitigung von Stressfaktoren beschränken darf, sondern ein weiter gestecktes Ziel verfolgen muss.

In den ersten fünf Kapiteln dieses zweiten Teils werden jeweils alle Ausdrucksformen und Anwendungsgebiete der einzelnen osteopathischen Modelle untersucht. Für jedes Modell ist auch ein Test zur Präzisierung der Struktur- / Funktionsdominanz beschrieben, um unterscheiden zu können, ob (1) ein generelles Adaptationssyndrom (GAS) vorliegt, bei dem die Veränderung der allgemeinen Funktion gegenüber einer dysfunktionalen Einzelstruktur dominiert, oder (2) ein lokales Adaptationssyndrom (LAS), bei dem die dysfunktionale Einzelstruktur gegenüber der allgemeinen Funktion dominiert. Von dieser Unterscheidung hängt es ab, ob das gewählte Modell im Sinne eines globalen (maximalistischen) oder lokalen (minimalistischen) Behandlungsansatzes angewandt wird. Das letzte Kapitel dieses Buches befasst sich mit begründeten Überlegungen und Kriterien für die Auswahl eines Modells, um eine gezielte, auf die Bedürfnisse und Potenziale des Patienten abgestimmte Behandlung durchzuführen, die der Einzigartigkeit und Vielschichtigkeit seiner Person gerecht wird.

LITERATUR

1. Educational Council on Osteopathic Principles (ECOP). Glossary of osteopathic terminology usage guide. Chevy Chase, MD: American Association of Colleges of Osteopathic Medicine (AACOM); 2011. pp. 25–26.
2. Hruby RJ. Pathophysiology models and the selection of osteopathic manipulative techniques. J Osteopath Med. 1992; 6(4): 25–30.
3. Educational Council on Osteopathic Principles (ECOP). Glossary of osteopathic terminology usage guide. Chevy Chase, MD: American Association of Colleges of Osteopathic Medicine (AACOM); 2011. p. 53.
4. Antonovsky A. Health, stress and coping. San Francisco: Jossey-Bass; 1979.
5. Mead N, Bower P. Patient-centeredness: a conceptual framework and review of the empirical literature. Soc Sci Med. 2000:51(7):1087–110.
6. World Health Organization (WHO). Benchmarks for training in traditional / complementary and alternative medicine: benchmarks for training in osteopathy. Geneva: WHO; 2010. pp. 4–5.
7. DeStefano LA. Greenman's principles of manual medicine. 4th ed. Baltimore, MD: Williams and Wilkins; 2011. pp. 48–49.
8. Gibbons P, Tehan P. Manipulation of the spine, thorax and pelvis: an osteopathic perspective. 3rd ed. Edinburgh: Elsevier Churchill Livingstone; 2009. ch. 2.

9. Willard FH, Mokler DJ, Morgane PJ. Neuroendocrine-immune system and homeostasis. In , Ward, R.C., editor. Foundations for osteopathic medicine. Baltimore, MD: Williams and Wilkins; 1997. pp. 107–135.
10. Van Buskirk RL. Nociceptive reflexes and the somatic dysfunction: a model. J Am Osteopath Assoc. 1990; 90(9): 792-794, 797–809.
11. DiGiovanna EL. Goals, classifications, and models of osteopathic manipulation. In , DiGiovanna, E.L., Schiowitz, S., Dowling, D.J., editors. An osteopathic approach to diagnosis and treatment. 3rd ed. Philadelphia, PA: Lippincott Williams and Wilkins; 2005. p. 670.
12. Degenhardt BF, Kuchera ML. Update on osteopathic medical concepts and the lymphatic system. J Am Osteopath Assoc. 1996; 96(2): 97–100.
13. Kuchera ML. Lymphatics approach. In , Chila, A., editor. Foundations of osteopathic medicine. 3rd ed. Philadelphia, PA: Lippincott Williams and Wilkins; 2011. ch. 51.
14. Pert CB. Molecules of emotion: the science behind mind-body medicine. New York, NY: Touchstone, Simon and Schuster; 1997.
15. Felten DL. Neural influence on immune responses: underlying suppositions and basic principles of neural-immune signaling. Prog Brain Res. 2000; 122: 381–389.
16. Loo M. Integrative medicine for children. St. Louis, MO: Saunders Elsevier; 2009. p. 26.
17. Hendryx JT. The bioenergetic model in osteopathic diagnosis and treatment: an FAAO thesis, Part 1. Am Acad Osteop J. 2014; 24(1): 12–20.
18. Quintner JL, Cohen ML, Buchanan D, et al. Pain medicine and its models: helping or hindering? Pain Medicine 2008; 9(7): 824–834.
19. Flor H, Hermann C. Biopsychosocial models of pain. In , Dworkin, R.H., Breitbart, W.S., editors. Psychosocial aspects of pain: a handbook for health care providers, progress in pain research and management. Seattle: IASP Press; 2004. pp. 47–76.
20. Parsons J, Marcer N. Osteopathy: models for diagnosis, treatment and practice. Edinburgh: Elsevier Churchill Livingstone; 2006. ch. 5.
21. Rogers FJ, D'Alonzo GE, Glover J, et al. Proposed tenets of osteopathic medicine and principles for patient care. J Am Osteopath Assoc. 2002; 102(2): 63–65.
22. Seffinger MA, King HH, Ward RC, et al. Osteopathic philosophy. In , Chila, A.G., editor. Foundations of osteopathic medicine. 3rd ed. Philadelphia, PA: Lippincott, Williams and Wilkins; 2011. p. 4.
23. Greenman PE. Models and mechanisms of osteopathic manipulative medicine. Osteopath Med News 1987; 4(5): 1–20.
24. Gatchel RJ, Peng YB, Peters ML, et al. The bio-psychosocial approach to chronic pain: scientific advances and future directions. Psychol Bull. 2007; 133: 581–624.
25. Kuchera ML. Osteopathic manipulative medicine considerations in patients with chronic pain. J Am Osteo Assoc. 2005; 105: 29–32.
26. Ballard-Reisch DS. A model of participative decision making for physician-patient interaction. Health Communication 1990; 2: 91–104.
27. Golden, BA. A multidisciplinary approach to non-pharmacologic pain management. J Am Osteopath Assoc. 2002; 102(suppl 3): S1 – S5.

KAPITEL

4

Christian Lunghi

Biomechanisches Modell

ÜBERSICHT

Mit dem biomechanischen Modell wird traditionell die Beziehung von Körperhaltung und Schwerkraft sowie der Aufbau statischer und dynamischer Ketten untersucht, die von Antigravitationskräften, spinalen und vestibulären Reflexen abhängig sind. Daher kommt es bei posturalen Abweichungen (Fehlhaltungen) zu einer beträchtlichen Asymmetrie von Körpervolumen und Bewegungsfunktionen, die durch die sensorisch vermittelte Rehabilitation spezifischer neurophysiologischer Mechanismen in einer Umgestaltung des Körperschemas resultiert. Dies zeigt sich an einer unharmonischen Beziehung von Knochensegmenten in allen drei Körperebenen sowie in der Gelenkmechanik und in veränderten Muskelsynergien, die sich auf die Muskelkraft auswirken und die Verteilung von Belastungen auf die Segmente modifizieren [1].

In den Behandlungsprozess sind beim biomechanischen Modell verschiedene Ansätze und Wege zur Verbesserung bei Abweichungen von der idealen Haltung einbezogen, darunter Disziplinen, die eine Normalisierung von biomechanischen, druckausübenden und strukturellen Aspekten anstreben. Um ein Gleichgewicht der Kräfte zu erzielen, muss richtig mit Druck / Kompression, Gegengewichten und belastungsinduzierten Spannungen umgegangen werden. Eine perfekte Haltung lässt sich als Zustand beschreiben, in dem die Körpermasse / das Körpergewicht so verteilt ist, dass der Muskeltonus normal bleiben und der Einfluss der Schwerkraft durch die Bänderspannung neutralisiert werden kann [2]. Im Bemühen zu erklären, weshalb Still und andere großen Wert auf Manipulationstechniken für die Wirbelsäule und das Bewegungssystem legten, hat Irvin Korr wiederholt darauf verwiesen, dass im Muskel-Skelett-System als „primärer Lebensmaschine" manchmal ursächliche und unterhaltende Faktoren für verschiedene pathologische Zustände zu finden seien [3].

Im biomechanischen Modell lag der Schwerpunkt immer auf einer guten Haltung und Mobilität des gesamten Bewegungsapparats. Da sich Osteopathen, Chiropraktiker und Haltungstrainer Fehlstellungen von Körperstrukturen unterschiedlich erklären, wurden unterschiedliche Behandlungsansätze entwickelt. In der Osteopathie kommt einer Wiederherstellung der normalen Beweglichkeit und Funktion des gesamten Muskel-Skelett-Systems zentrale Bedeutung für die Normalisierung somatischer Dysfunktionen zu [4]. Deshalb haben sich Autoren bei der Beschreibung des biomechanischen Modells aus medizinischer und osteopathischer Sicht zur „optimalen" Haltung geäußert [5, 6]. Osteopathen, die bis vor wenigen Jahren am Konzept der idealen Haltung festhielten, beschreiben nun, wie schwierig sich dies in der klinischen Realität ausmachen lässt [7], und gestehen ein, dass der Körper bei guter Kompensation – unabhängig von einer Asymmetrie und Haltungsanpassung – objektiv richtig funktionieren kann [8].

Dieses Kapitel beginnt mit einer Diskussion der Entwicklung des Haltungskonzepts und untersucht, ob, wie und wie sehr wir vom Konzept der idealen Haltung abrücken müssen [9]. In den letzten Jahren gab es Diskussionen über die Bedeutung der Prinzipien, die sich als Besonderheit bzw. Alleinstellungsmerkmal der Osteopathie definieren lassen. In diesen Diskussionen ging es auch darum, ob Ansätze wie das biomechanisch-posturale-Strukturmodell in der Vergangenheit nicht viel zu sehr überschätzt wurden [10] und inwieweit sie einer Revision bedürften [11]. Um sich kritisch mit den Argumenten auseinanderzusetzen, hat das *Journal of Bodywork and Movement Therapy* fünf führende Experten der Manualmedizin, Osteopathie, Chiropraktik und Physiotherapie um eine Stellungnahme gebeten [12], insbesondere zu Ledermans Argument, bei einer Fehlausrichtung (Misalignment) von Strukturen sei die Anwendung von Manualtechniken zur Korrektur, Adjustierung und Wiederfindung des Gleichgewichts nicht zu rechtfertigen [10]. Nach Ansicht der Autoren lässt sich mit Rehabilitationsmaßnahmen viel schwieriger eine schmerzfreie Normalfunktion erreichen, solange Haltungsbalance, Beweglichkeit, Kraft und Ausdauer sich nicht wieder „erholt" haben. Daher muss eine OMT-Behandlung im Sinne eines ganzheitlichen Ansatzes auf die Einheit von Körperstrukturen und Haltungsfunktionen gerichtet sein [12, 13].

Bei der Diskussion über das Haltungskonzept in der Osteopathie haben wir beschlossen, neben dem Konzept auch die Kritik verschiedener Autoren am biomechanisch-posturalen Modell zur Sprache zu bringen. Damit ist auch Folgendes intendiert: Biomechanische Adaptationen sind im Kern so vielfältig (multifaktoriell), dass der Osteopath gar nicht anders kann, als einen globalen Ansatz zu wählen, um bei der Untersuchung die Einheit von Struktur und Funktion auf einem verwandten Gebiet zu berücksichtigen und zu beobachten, wie sich diese Beziehung auf die allostatische „Last" und die Haltung eines Patienten auswirken kann, einschließlich der fortlaufenden posturalen Reaktion von Bindegewebe/Faszien auf die individuelle Belastung durch innere und äußere Reize.

4.1 Einleitung

Wenn Osteopathen das biomechanische Modell anwenden, sehen sie den Körper als Einheit aus somatischen Teilen in Verbindung mit Haltungs- und Gleichgewichtsfaktoren. In diesem Rahmen wird sich jede Art von Belastung oder Ungleichgewicht auf die dynamische Funktion auswirken und zu einem erhöhten Energieverbrauch, zu Veränderungen der Propriozeption, von Gelenkstrukturen und im Stoffwechsel sowie zu neurovaskulären Funktionseinschränkungen führen [14]. Die bisherigen Untersuchungen zum mechanischen Aufbau des menschlichen Körpers zeigen auf allen Ebenen, dass er eine Tensegrity-Struktur ist und dass an der Bewegung selbst eines einzelnen Teils immer der ganze Organismus beteiligt ist. Darüber hinaus schließt diese Bewegung den Input vieler Informationen über den Austausch zwischen Zellen und Molekülen mit ein, der zu ständigen Veränderungen von Biochemie, Verteilung und mechanischer Regulierung der Energie führt. Tensegrity-Strukturen sollte man als hochkomplexe mechanische Systeme betrachten.

Die wissenschaftliche Erforschung komplexer Systeme hat große Fortschritte gemacht und in Modellen zum Verständnis natürlicher Phänomene inzwischen einige gemeinsame Eigenschaften aufzeigen können, die sich auch in mechanischen Tensegrity-Systemen wiederfinden. Ein Hauptmerkmal – oder vielleicht sogar die wichtigste Ausdrucksform – komplexer Systeme ist ihre Netzwerktopografie. Sie bilden Netzwerke (in unserem Beispiel ein biomechanisches), die innere Kräfte übertragen und einer nichtlinearen Logik folgen, in Abhängigkeit von der Ausgangsbedingung und der differenzierten Empfindlichkeit der konstituierenden Elemente. „Differenzierte Empfindlichkeit" heißt, dass aus der äußeren und inneren Umgebung empfangene Reize durch die verschiedenen Netzbestandteile nicht in derselben Weise verarbeitet werden. Letztere sind sehr variabel in ihren Reaktionen, die teils vorhersehbar und teils unvorhersehbar in Bezug auf die Modalität sind, nicht aber in Bezug auf ihre Topografie.

In der Osteopathie gibt es verschiedene Ansätze hinsichtlich Haltung, Muskelketten usw. In diesem Kapitel wollen wir verschiedene Modelle und die aktuelle Evidenzlage betrachten und Methoden vorschlagen, mit denen man die allgemeine und lokale biomechanische Organisation im Hinblick auf die individuellen adaptiven Kapazitäten untersuchen kann. Bei der osteopathischen Behandlung mit diesem Modell geht es um die bestmögliche Haltung, die der Patient in seiner augenblicklichen Verfassung durch effizienten und balancierten Gebrauch seiner neuromuskulär-faszialen Körperelemente erreichen kann.

Osteopathen untersuchen die multifaktoriellen Einflüsse auf die Körperhaltung in einem diagnostischen Prozess, der Struktur und Funktion integriert. Dazu ist anzumerken, dass diese Beziehung auch Auswirkungen auf die individuelle Anpassungsfähigkeit haben kann. Bei den Behandlungsempfehlungen in diesem Kapitel liegt der Fokus auf neurogenen osteo-myofaszialen Aspekten abweichender Stellungen, mit denen der Körper auf Reize reagiert. Das Ziel ist, die Integration von interozeptiven und propriozeptiven Signalen zu verbessern.

4.2 Geschichtlicher Hintergrund

Wirbelsäulenmanipulationen zur Beseitigung von Dysfunktionen haben schon viele indigene Völker praktiziert [15], angefangen von balinesischen [16], hawaiianischen [17, 18], japanischen, chinesischen, indischen Heilkundigen [19] bis zu Schamanen in Zentralasien [20], mexikanischen Sabidores [21], nepalesischen „Knochenrichtern" (Bonesetter) [22, 23] und Weisen der Urbevölkerung in Russland und Norwegen [24]. Was die antike westliche

Zivilisation betrifft, lassen sich die ersten Anwendungen von Manipulationstechniken sicher im Mittelmeerraum verorten [25], wo Hippokrates sie praktizierte und Galen sie in Verbindung mit Traktionsbehandlungen beschrieb [27].

In den letzten Jahrhunderten wurden Manipulationstechniken vor allem von den beiden führenden komplementär medizinischen Richtungen – Osteopathie und Chiropraktik – vertreten, die in der zweiten Hälfte des 19. Jahrhunderts als Reaktion auf die damals entdeckten Unzulänglichkeiten der allopathischen Medizin gegründet wurden. In der Osteopathie und der Chiropraktik haben sich zwei Therapieansätze etabliert, die auf den biomechanischen Konzepten von Still, dem „erleuchteten Bonesetter", und von Palmer, „dem Naturheiler", beruhen [25]. In der Osteopathie haben viele Autoren versucht, die biomechanische Funktionsweise des Körpers beobachtend-empirisch zu begreifen und entsprechende „Theorien" entwickelt, die bis heute noch gelehrt werden, obwohl ihnen jede wissenschaftliche Begründung fehlt. Das hängt vermutlich damit zusammen, dass man den Schülern aus didaktischen Gründen wenigstens eine vereinfachte dreidimensionale biomechanische Vorstellung beispielsweise von der Wirbelsäulenfunktion vermitteln wollte [28].

Littlejohn betrieb die Analyse der Wirbelsäulenmechanik mit einem umfassenderen Blick und achtete besonders auf muskuläre und Gelenkfaktoren, die bei adaptiven Prozessen wie einer Skoliose mitwirken können [29]. Obwohl er sich eher als „Osteopathie-Mechaniker" sah, richtete John Martin seine Aufmerksamkeit auf die Gesamtfunktion des Körpers und führte ein interessantes Denkmodell mit Kraftlinien, Krümmungen und funktionellen Wirbelsäulenbögen ein, um den Zusammenhang zwischen Haltungsmustern und somatischen Dysfunktionen zu erklären, [30]. Neben einer gründlichen Untersuchung von Struktur und Funktion der Wirbelsäulen-„Scharniergelenke", unter Berücksichtigung der biomechanischen Kraftverteilungslinien (anterior-posterior, posterior-anterior, vordere und hintere Mittellinie), postulierte er eine Dreiteilung des Körpers in Funktionseinheiten (kraniozervikothorakal, thorakoabdominal, abdominopelvin). Auf seine Lehren gehen globale Ansätze zurück, die durch Stimulierung der physiologischen Kraftlinien mit artikulatorischen, rhythmischen und Oszillationstechniken eine Integration dysfunktionaler Bereiche anstreben: Diese „allgemein-osteopathische Behandlung" und „Gesamtkörper-Anpassung" (Total Body Adjustment) wurde in Europa durch J. Wernham entwickelt [31].

In England entstand auf der Grundlage der von Littlejohn formulierten Prinzipien ein minimalistischer Ansatz zur Behandlung von haltungs- / positionsbedingten Anteilen einer somatischen Dysfunktion, deren Ursache T. Dummer in einer übermäßigen lokalen Akkumulation traumatischer Kräfte sah [32].

Fryette beschrieb stattdessen das Verhalten einzelner Wirbel unter physiologischen und dysfunktionalen Aspekten [33]. Viele Osteopathen ziehen diese Konzepte heute heran, um die Diagnose einer somatischen Dysfunktion (SD) zu stützen, obwohl die Beweislage widersprüchlich ist. Während das erste und dritte Gesetz von Fryette offenbar allgemein akzeptiert sind, gibt es um das zweite Gesetz eine heftige Debatte. Tatsächlich spricht einiges dafür, dass Seitneigung und Rotation der Halswirbelsäule gekoppelt sind, während diese Bewegungskopplung (d. h. jeweils in dieselbe Richtung) bei der Lendenwirbelsäule nicht so eindeutig erkennbar ist. Fryettes Gesetze erlauben demnach eine Vorhersage zum (gekoppelten Bewegungs-) Verhalten der Halswirbelsäule, sind aber nur mit großer Vorsicht auf Brust- und Lendenwirbelsäule anwendbar [34].

Sutherland versuchte zu verstehen, wie sich der Kraniosakralmechanismus auf den ganzen Körper auswirkt, und stellte fest, dass kraniale Flexion, Einatmung und Außenrotation des Körpers synchron ablaufen – ebenso wie Kopfstreckung, Ausatmung und Innenrotation des Körpers [35]. Magoun beschrieb zwei Bewegungsmuster, eine mit Außenrotation und Abduktion verbundene Flexion und eine mit Innenrotation und Adduktion verbundene Extension [36]. Unter Verweis auf dieses Modell berichten Richter und Hegben, dass es, wenn bilateral die Extensorenketten dominieren, zu einer Wirbelsäulenstreckung kommt, zusammen mit Flexion und Außenrotation von Kopf und Gliedmaßen sowie zusätzlicher Abduktion der Gliedmaßen. Bei Dominanz einer Flexorkette verstärkt sich die Krümmung der Wirbelsäule; der Kopf ist gestreckt und innenrotiert, die Arme sind abduziert. Eine asymmetrische Dominanz könnte dazu führen, dass sich in einer Körperhälfte ein Flexions- und in der anderen Hälfte ein Extensionsmuster zeigt [37]. Andere Autoren haben sich schwerpunktmäßig mit der Behandlung myofaszial bedingter somatischer Dysfunktionen befasst und betonen, dass vorrangig die Muskelhypertonie im dysfunktionalen Bereich reduziert werden müsse; das ist der Fall bei den von Ruddy beschriebenen rhythmischen Induktionstechniken und den von Fred Mitchell entwickelten Muskelenergietechniken [38].

Verschiedene Osteopathen und Manualtherapeuten haben daher versucht, Dysfunktionen von Gelenk- und periartikulären Strukturen durch ein myofasziales Ungleichgewicht zu erklären [39]. Für Struyff-Deniss sind die Form der Gelenkflächen und die Verteilung mehrgelenkiger Muskeln die Grundlage spiralförmiger Bewegungen, die das allgemeine Körperschema und die entsprechenden myofaszialen Ketten bestimmen. In diesem Modell werden Form und Bewegung der Ketten mit dem emotionalen Zustand in Verbindung gebracht (➤ Kap. 8). Myers [39] verwendete eine „Schienentransport"-Metapher, um die Gewebekontinuität der myofaszialen Linien zu beschreiben: An den knöchernen Muskelinsertionsstellen, die als zentrale „Bahnhöfe" große Bedeutung für Bewegungen haben, kreuzen / überqueren sie die „Schienen". Busquet [39] beschrieb fünf Muskelketten als hauptverantwortlich für die Körperbewegungen; sie verbinden die kranialen und extrakranialen Häute / Membranen und haben über das Aufhängungssystem der Mesenterien, Netze (Omenta) und Ligamente auch eine Verbindung zu den Bauchorganen und zum Rumpf. Chaffour [39] beschrieb Ketten und dazugehörige Punkte, an denen die Faszien in Skelettknochen einstrahlen; diese Verankerungen betrachtet er als Drehpunkte mechanischer Linien, durch die physiologische Bewegungen gefördert werden. Nach seinem Modell sind dysfunktionale Bereiche als anormale Ankerpunkte innerhalb der Ketten zu sehen, was sie einer Untersuchung und Behandlung zugänglich macht.

In der Osteopathie hat sich das Konzept der „perfekten Haltung" im Laufe der Zeit weiterentwickelt – weg von der Vorstellung, sie hänge von einer ständigen Kompression biomechanischer Strukturen ab [7], hin zu Konzepten, dass die intrinsische Viskoelastizität von Muskelfaszien, ihre passive Grundspannung und ihre Resilienz bei Längsdehnung die Hauptfaktoren für die Aufrechterhaltung der Haltungsstabilität sind [40].

4.3 Zielsetzung

In Bezug auf die Anwendbarkeit des biomechanischen Modells in der Osteopathie möchte der Autor einen Vorschlag in die Diskussion einbringen, der sich auf die multifaktorielle Art biomechanischer und allostatischer Anpassungen fokussiert. Der Begriff „Haltung" impliziert unvermeidlich auch die Vorstellung von Bewegung, fließenden Übergängen, Handeln und Reagieren, Integration, Wechselseitigkeit, „Tensegrity", Ökonomie, Selbstorganisation, Adaptation, Komplexität und multisensorischen Eindrücken. Dies verkompliziert das Konzept und zwingt uns, „Haltung" aus einer systemischen Perspektive zu betrachten. Bei der Haltung lassen sich dieselben Merkmale wie bei allen komplexen Systemen beobachten, die in jedem Wissenschaftsbereich Gegenstand von Studien sind, angefangen von der nichtlinearen Thermodynamik bis zur Ökologie sich selbsterhaltender (Autopoiese-)Systeme [41].

Wegen dieser multifaktoriellen Art kann der Osteopath gar nicht anders, als einen globalen Ansatz zu wählen, um Folgendes zu beurteilen:

- Einheit von Struktur und Funktion eines Bereichs
- Wie sehr diese Beziehung die allostatische Last des Patienten beeinflusst und sich in der Haltung widerspiegelt
- Neuromyofasziale Aspekte der kontinuierlichen Haltungsanpassung als Reaktion auf innere und äußere Reize, die der Körper empfängt und als intero- und propriozeptive Empfindungen integriert
- Biopsychosoziale Aspekte, die durch Erinnerungen und psychoemotionale Belastung gefärbt sind und jede individuelle Anpassungsreaktion so besonders machen.

Das biomechanische Modell „rahmt" den Patienten aus struktureller oder mechanischer Sicht. Dabei bedingen sich strukturelle Einheit und Funktion des Bewegungssystems gegenseitig und sind zudem auch von neurologischen Funktionen, Atmung-Kreislauf, vom Metabolismus und Verhalten des Patienten abhängig. Deshalb haben Stellungsänderungen bei Bewegungen und Veränderungen der Gewebequalität, unabhängig von der Ätiologie, häufig Auswirkungen auf vaskuläre, lymphatische und neurologische Funktionen. Nach diesem Modell kann eine Struktur-/Funktionseinschränkung, die Ursache oder Folge einer Muskel-, Gelenk- oder Gewebedysfunktion ist, tatsächlich Gefäß- oder Nervenstrukturen beeinträchtigen und daher metabolische Prozesse beeinflussen und/oder sich im Verhalten manifestieren.

Dadurch verschlechtert sich die individuelle Anpassungs- und Erholungsfähigkeit nach Belastungen – die wichtig zur Verhütung von Schäden ist – noch weiter. Aus biomechanischer Sicht wird der Therapeut die Auswirkungen einer somatischen Dysfunktion auf Muskel-Skelett-Strukturen und die Haltung untersuchen. Bei einer somatischen Dysfunktion setzt eine osteopathische Manipulationstherapie (OMT) positive Reize, um die myofaszialen Strukturen sowie vaskuläre, neurologische, metabolische und Verhaltensfunktionen zu stärken. Die Behandlung zielt auf eine Verbesserung von Struktur und Funktion, um das adaptive Potenzial des Patienten zu optimieren.

4.4 Indikationen, Kontraindikationen und Nebenwirkungen

Eine osteopathische Manipulationstherapie (OMT) mit Fokus auf dem biomechanischen Modell eignet sich zur Schmerzlinderung und Funktionsverbesserung bei Patienten mit Fehlhaltungen, z. B. bei unspezifischen Kreuzschmerzen [42], schmerzhafter Schulter [43] oder Karpaltunnelsyndrom [44]. Von einer OMT profitieren sowohl ältere Patienten, bei denen sich dysfunktionale Schmerzsyndrome besserten [45], selbst wenn sie Osteoporose hatten [46], als auch jüngere Patienten und Sportler, bei denen sie zur Leistungsförderung [47] und Verletzungsprävention indiziert sein kann [48].

Es gibt einige Belege, dass sich dysfunktionale Haltungsmuster durch eine OMT bessern könnten [49, 50]. Alle Autoren konstatieren allerdings, dass erst noch weitere Studien nötig sind, um bestimmte Hypothesen zu erhärten [51]. Die in diesem Kapitel vorgestellten Verfahren dürfen aber keinesfalls angewandt werden, wenn Patienten nicht berührt werden wollen, eine manualtherapeutische Behandlung ablehnen oder z. B. psychiatrische Störungen haben [52]. Kontraindiziert ist die OMT einer somatischen Dysfunktion in akuten Notfällen oder bei lebensgefährlichen Zuständen, wenn z. B. eine Blutung oder Thrombose zuerst versorgt werden muss [53].

Es ist dringend zu empfehlen bzw. in einigen Ländern sogar Vorschrift, die schriftliche Einwilligung des Patienten einzuholen, bevor die Behandlung mit der Anamneseerhebung und Diagnosestellung beginnt. Beim Besprechen des Therapieplans muss der Osteopath erklären, welche Nebenwirkungen auftreten können, insbesondere wenn High-Velocity-Low-Amplitude-(HVLA-)Techniken an der oberen Halswirbelsäule und im Lumbalbereich zum Einsatz kommen sollen [54]. Zu Komplikationen bei der klinischen Anwendung dieses Modells mit anderen Techniken finden sich keine Angaben in der Literatur. Manche Experten raten zu einer Abklärung durch einen Spezialisten, bevor symptomatische Patienten mit invasiven (z. B. HVLA-)Techniken im Halsbereich behandelt werden [54].

Auch wenn die Häufigkeit von Komplikationen möglicherweise unterschätzt wird, sind OMT-Verfahren seit Jahren ohne schwere Nebenwirkungen angewandt und gelehrt worden. Allerdings könnte es auch sein, dass Berichte über OMT-Komplikationen in der osteopathischen wissenschaftlichen Literatur eher selten veröffentlicht werden oder „in der Schublade" bleiben [55]. Werden die Techniken richtig angewandt, kommt es höchstens zu minimalen, selbstlimitierenden Nebenwirkungen, die innerhalb von 24–48 Stunden spontan abklingen (➤ Kap. 9, ➤ Kasten 9.1). Möglich sind folgende Nebenwirkungen:

- Muskel- und Gelenkschmerzen (Myalgie und Arthralgie), Schmerzen und Ermüdung
- Weichteilerythem durch die stärkere Durchblutung
- (gelegentlich) Kopfschmerzen und Benommenheit nach der Anwendung von HVLA-Techniken im oberen Halsbereich

- Einblutungen (Ekchymosen) und blaue Flecken nach direkten Weichteiltechniken (bei Patienten, die Antikoagulanzien einnehmen oder Gerinnungsstörungen haben). Wenn man den betroffenen Bereich nach der Behandlung 20 Minuten lang kühlt oder erwärmt, lassen sich die Nebenwirkungen weitgehend verringern [56].

4.5 Untersuchungsprinzipien und -methoden

In der klassischen Beschreibung des biomechanischen Ansatzes in der Osteopathie beginnt die Untersuchung mit einer allgemeinen Inaugenscheinnahme des Patienten im Stand, in Rücken- und in Bauchlage [57]. Dabei wird auf Asymmetrien, Muskelspannung und Gewebeveränderungen geachtet. Zunächst betrachten wir die natürliche Haltung des Patienten im Stand und prüfen dann mit einem allgemeinen Bewegungstest die Beweglichkeit der einzelnen Körperregionen: Wenn der Patient sein Gleichgewicht verlagern muss, zeigt sich die Reaktion am Haltungsmuster.

In Rückenlage des Patienten z. B. ist der Schwerkrafteinfluss so gering, dass man eine Dysfunktion durch ein Muskelungleichgewicht vermutlich bereits am motorischen Schema erkennt. Wenn der Platz im Untersuchungszimmer nicht für eine Ganganalyse ausreicht, muss der Patient manchmal auf der Stelle laufen und die koordinierten Hüft- und Schulterbewegungen beim Gehen simulieren. Mit dem Zink-Test wird im biomechanischen Modell eigentlich die Anpassungsfähigkeit an die Schwerkraft untersucht; doch in der Praxis dient er oft als regionaler Test zum Nachweis eines fehlenden Richtungswechsels in zwei Übergangsbereichen (z. B. thorakoabdominal und abdominopelvin). Der betreffende Bereich wird dann mit spezifischen Tests genauer auf eine somatische Dysfunktion untersucht.

Im von Richter und Hegben beschriebenen Modell der Muskelketten haben die Flexions- und Extensionsketten „generierenden“ Muskeln, auf deren Grundlage kraniale Muster beruhen (eine kraniale Flexion entspricht dabei einer Extension des Schädels), besondere Bedeutung. Jenseits der von Zink beschriebenen Kompensationsmuster führen manche Autoren [57] eine Inspektion sowie eine anterior-posteriore und laterolaterale Palpation der verschiedenen (durch passive Mobilitätstests bestätigten) Ketten durch, um zu erkennen, in welchem Übergangsbereich auf welcher Höhe sich das Rotations- / bevorzugte Neigungsmuster am deutlichsten zeigt und ob eher die ventralen oder dorsalen Muskeln es aufrechterhalten. Wenn ein Muster im zervikothorakalen Übergangsbereich z. B. mit den Halssegmenten C1 – C3 korreliert, müsste geklärt werden, ob die Gewebespannung durch die subokzipitalen oder die supra- / infrahyoidalen Muskeln aufrechterhalten wird [57]. Oder welche myofasziale Kette – die Flexions- oder Extensionskette – beim positiven Nachweis einer hohen allostatischen Last (d. h. mehr als ein nicht-alternierender Übergangsbereich) die Insuffizienz oder Dekompensation aufrechterhält [57].

Durch regionale Tests mit aktiver Mobilisierung lässt sich feststellen, in welchen Bereichen sich deutlichere Bewegungseinschränkungen zeigen. Beim Flexionstest mit Seitneigung des gestreckten Rumpfs im Stehen (orthostatische Position) achten wir darauf, ob es ein harmonischer, fließender Bewegungsablauf ohne Unterbrechung oder Unsicherheit ist. Der Flexionstests kann auf eine dominante Kette im Bein- oder Wirbelsäulenbereich hinweisen. Bei Tests mit seitlicher Verlagerung des Schwerpunkts (Hip-Drop-, Pelvic-Shift-Tests) lassen sich Stellung und Beweglichkeit des Beckens, des Sakrums und der unteren LWS beurteilen.

Fällt eine Veränderung der aktiven Beweglichkeit auf, werden die fraglichen Bereiche anschließend mit passiven lokalen Tests genauer untersucht. In Rückenlage kann die Rotation von Hüften, Beinen und Becken beurteilt werden. Mit Traktionstests an Kopf und Beinen lässt sich prüfen, ob eine Seitendominanz vorliegt, d. h., wenn die Traktion / Rotation auf einer Seite „weniger leicht geht“ [57], spricht das für eine somatische Dysfunktion auf der Seite. Bei der Suche nach einer dominanten Dysfunktion mit lokalen Tests wird gleichzeitig darauf geachtet, wie sich die vermutete „Läsion“ auf die Haltung auswirkt, d. h. ob sie in allen Positionen (im Stehen, in Rückenlage, im Sitzen) unverändert fortbesteht.

Das hier vorgestellte biomechanische Modell sieht den Körper als Einheit und beschreibt ihn als Tensegrity-System mit ständiger Anpassung, sodass schon die kleinste Veränderung in einem Körperbereich sich überall in biomechanischen, Spannungs- und ergonomischen Veränderungen bemerkbar machen kann [58]. Mit „Tensegrity" ist die Fähigkeit des Muskel-Skelett-Systems gemeint, zur größtmöglichen Wirksamkeit und Bequemlichkeit Elemente zu integrieren, die ständig unter Spannung und zeitweilig unter Druck stehen. Wenn dieses Zusammenspiel nicht richtig klappt (Insuffizienz oder Dekompensation), kann das auf Dauer Folgen für die Funktion aller anderen physiologischen Systeme haben. Dabei können Faszien und Bindegewebe als Verbindungselement *(trait d'union)* dienen, in dem sich alle mechanischen Kräfte im Körper vereinen [59]. Der Nachweis eines solchen Metasystems würde unser physiologisches Grundverständnis völlig verändern [60]. Unter der Voraussetzung, dass sich bei der Palpation eine Gewebepräferenz zeigt, die einen raschen Blick auf die Wechselbeziehungen zwischen Körper-Seele-Geist und allostatischer Last des Patienten erlaubt, ist das Haltungsmuster-Konzept in der Osteopathie akzeptiert [61].

Eine Faszienkompensation ohne offensichtliche Symptome gilt als sinnvolle, gute und funktionelle Reaktion des Muskel-Skelett-Systems. Wenn sich infolge einer allostatischen Überlastung, einer strukturellen Asymmetrie (kürzeres Bein) oder Überbeanspruchung jedoch eine „posturale Dekompensation" entwickelt, handelt es sich zwar um das gleiche Phänomen, nur mit dem Unterschied, dass diese Anpassung als dysfunktional und symptomatisch beschrieben wird und auf ein Versagen der Homöostase-Mechanismen hindeutet [62]. Laut Zink bekommt der Therapeut beim Untersuchen eines Faszienkompensationsmusters einen flüchtigen Eindruck von anatomischen, physiologischen und psychosozialen Funktionen bzw. Störungen.

Durch Anwenden dieses Modells bereitet der Osteopath das neuro-myofasziale System so vor, dass es auf eine (posturale) Neuausrichtung ansprechen kann [63]. Die Haltung wird somit als Ergebnis einer konstanten und dynamischen Interaktion zweier Kräftegruppen interpretiert: zum einen Einwirkungen der Schwerkraft und zum anderen Körperreaktionen auf Umgebungseinflüsse. Verschlechtert sich die Haltung, zeigt das, dass die körpereigenen Kräfte gegenüber der Schwerkraft „an Boden verlieren". Sowohl im Laufe der Entwicklung als auch im Erwachsenenalter spielen die anatomischen Übergangsbereiche (lumbopelvin, thorakolumbal, zervikothorakal und kraniozervikal) eine Schlüsselrolle – nicht nur für die Definition der Wirbelsäulenkrümmungen, sondern auch im Rahmen regionaler Kompensationsmuster (➤ Kap. 6).

Unter Beachtung der Grundregeln, dass die perfekte Haltung ökonomisch, bequem und ohne Schmerzen erreichbar sein muss, kann es zu einem gegebenen (chronobiologischen) Zeitpunkt für bestimmte Patienten nur bedeuten, dass ihr Körper bestmöglich versucht, Sinneseindrücke zu integrieren und das Gewicht optimal zu verteilen. Das reduziert den Energieverbrauch der Muskeln, verbessert die Haltung und sorgt für einen Ausgleich des auf den Bandscheiben lastenden Drucks durch die Bänderspannung.

Wenn sich strukturelle Veränderungen zeigen, untersucht der Osteopath, ob ein erhöhter Energiebedarf damit einhergeht oder ob sie schmerzhaft sind. In dem Fall ließe sich ein „posturales Ungleichgewicht" als schmerzhafte Empfindlichkeit der Weichgewebe aufgrund von strukturellen Veränderungen (z. B. einer SD) und / oder Anomalien definieren. Dadurch werden Störungen begünstigt, bei denen der Schwerkrafteinfluss überwiegt und unterschiedliche Symptome wie z. B. Ermüdung, Rücken- und Kopfschmerzen auftreten [64]. Mit dem biomechanischen Modell [64] ist auch ohne Weiteres das Argument vereinbar, dass die eigene Körperwahrnehmung, Umgebung, Psyche und Emotionen die Haltung beeinflussen [65].

Während Patienten mit psychischen Störungen wie einer Depression oder manifester Aggressivität oft rigide und dekompensierte Haltungsmuster zeigen, wirkt die Körperhaltung bei Gesunden eher weicher und geschmeidig (flexibel), was eine gute Anpassungsfähigkeit und Homöostase impliziert. Bei der osteopathischen Untersuchung geht es in erster Linie darum, ob der Patient unter Abwägung von Zeitaufwand, Kosten und Nutzen positiv auf eine Behandlung / Haltungskorrektur ansprechen wird. Denn die Haltung des Patienten

- spielt im jeweiligen klinischen Rahmen eine Rolle,
- ist ein signifikanter Risikofaktor für Schmerzen, Dysfunktionen oder spätere Erkrankungen,
- ist die bestmögliche Form der Anpassung an dysfunktionale pathogene Ursachen und nozizeptive Reize auf neuro-myofaszialer Ebene und
- Ausdruck einer lokalen, segmentalen bzw. globalen Disharmonie der wechselseitigen Beziehung von Struktur und Funktion.

Wenn sich der Osteopath für das biomechanische Modell entscheidet (➤ Kap. 9), wird er letztlich eine Überlastung der posturalen Anpassungsfähigkeit nachweisen können. In diesem Entscheidungsprozess finden sich zudem auch biomechanische Aktivierungskräfte, die sich zur Haltungskorrektur nutzen lassen (Kasten 4.1).

Voraussetzungen für die Anwendung des biomechanischen Modells bei der Untersuchung adap-

Kasten 4.1 Entscheidungsprozess für das biomechanische Modell

Durch gute Kommunikation ergibt sich eine vertrauensvolle Beziehung, die dem Therapeuten im weiteren diagnostischen Prozess Beobachtungen zur Biotypologie bzw. Konstitution des Patienten (➤ Kap. 8) und die Auswahl des geeigneten Modells erleichtert. Die klinische und osteopathische Untersuchung lässt erkennen, dass in der aktuellen Situation eine Überlastung dominiert, aber auch, wie man die Anpassungsfähigkeit als aktivierende Kraft zur Behandlung akquirieren könnte. Medizinisch-anamnestische Angaben können in Verbindung mit klinischen und osteopathischen Befunden die Entscheidung für das biomechanische Modell begründen, wenn folgende Elemente vorliegen: Myalgien, Sehnen- und Kapselentzündungen, Arthralgien, Chondropathien usw.; eine Überlastung von Strukturen wie der Bewegungsapparat im Allgemeinen bzw. axiale und appendikuläre Faszien im Besonderen [1], ektoskelettale Komponenten [2], tonische (Antischwerkraft-)Muskulatur sowie von Irvin beschriebene „posturale Grenzen" (wie Füße und Sakrum) [3]; oder eine Überlastung von Funktionen, z. B. der inhärenten motorischen Haltungskontrolle, d. h. das Zusammenwirken von Muskelkoordination, motorischer Kontrolle [4] und Ruhemuskeltonus (HRMT) [5].

Die Untersuchung des Faszienkompartiments ist eine Besonderheit des biomechanischen Modells und wird als Test der axialen, appendikulären und ektoskelettalen Faszien durchgeführt (➤ Kap. 1); ergänzend kommen osteopathische Tests auf eine somatische Dysfunktion zur Abklärung eines dysfunktionalen Bereichs hinzu (➤ Kap. 2). Um die adaptive Kapazität (kompensiert / dekompensiert) zu beurteilen, erfolgt noch ein FCS-Test (➤ Kap. 3). So stecken die durch Beobachtung gewonnenen konstitutionellen Daten, anamnestischen und klinischen Befunde, die FCS- und Mobilitätstest-Ergebnisse und die Gewebesteifheit im dysfunktionalen Bereich (als Merkmal der biomechanischen Haltungsfunktion) den Rahmen ab, in dem die Störung aufrechterhalten wird. Daraus kann abgeleitet werden, wie der Behandlungsansatz sein sollte:

- minimalistisch über einen Zugang zum zuvor entdeckten Bereich einer Dysfunktion, die dominant und klinisch relevant zu sein scheint, oder
- maximalistisch, wofür die (biomechanische) Kraft spricht, die in diesem Modell typischerweise verantwortlich für die Aktivierung ist.

QUELLEN

1. Willard FH, Fossum C, Standley PR. The fascial system of the body. In: Chila A, editor. Foundations of osteopathic medicine. 3rd ed. Philadelphia: Lippincott Williams and Wilkins; 2010. ch. 7.
2. Benjamin M. The end of the limbs and back – a review. J Anat. 2009; 214(1): 1–18.
3. Irvin RE. The origin and relief of common pain. J Back Musculoskelet Rehabil. 1998; 11(2): 89–130.
4. Winters J, Crago P, editors. Biomechanics and neural-control of posture and movement. New York: Springer; 2000.
5. Masi HV, Nair K, Evans T et al. Clinical, biomechanical, physiological and translational interpretations of human resting myofascial tone or tension. Inter J Ther Massage Bodyw. 2010; 3(4): 16–28.

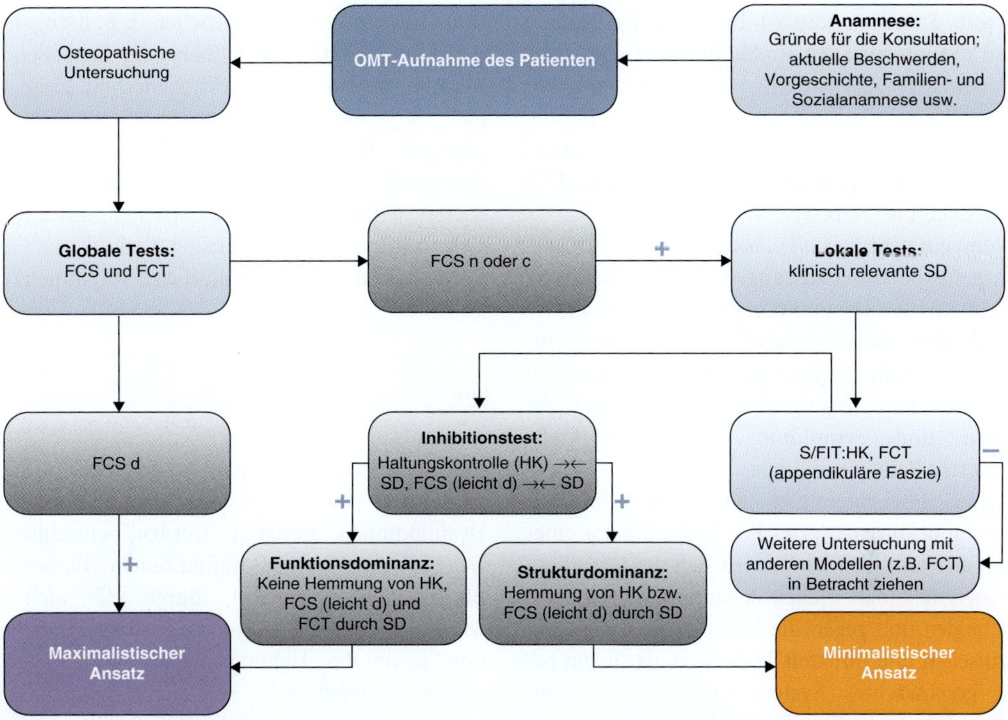

Abb. 4.1 Untersuchungsablauf beim biomechanischen Modell. Der Osteopath verschafft sich ein klares Bild vom Gesamtzustand des Patienten und beurteilt dessen Haltung aus biomechanischer Sicht. Dieses Vorgehen ermöglicht dann die Auswahl eines geeigneten Behandlungsansatzes und der jeweiligen Behandlungstechniken.
FCS: Faszienkompensationsschema (c: kompensiert, d: dekompensiert, n: neutral); SD: somatische Dysfunktion; S/FIT: Strukur-/ Funktions-Inhibitionstest; HK: Haltungskontrolle; + positiver Test, – negativer Test

tiver Haltungsveränderungen (➤ Abb. 4.1) sind: Beteiligung des Patienten an der OMT; globale (allgemeine), regionale und lokale Tests und ein spezifischer Struktur- / Funktions-Inhibitionstest.

4.5.1 Vorbereitungsphase

In dieser Phase werden differenzialdiagnostische Untersuchungen und objektive Messungen durchgeführt. Bei orthopädischen Patienten z. B. müsste der Osteopath die Ursachen der Erkrankung abklären, um besser verstehen zu können, wie sie sich energetisch und auf die Wirbelsäulenmechanik auswirkt. Manche Erkrankungen haben großen Einfluss auf die Haltung, und zwar auf bestimmte Ebenen und mit spezifischen Folgen. Ein Beispiel wäre eine Spondylolisthesis in Höhe von L5 – S1, die hauptsächlich die sagittale Ebene betrifft, sodass sich der Druck nach vorn bzw. anterior verlagert. Dies kann durch (Über-)Dehnung der iliolumbalen Bänder zu einer Verstärkung von Kreuzschmerzen und zur Nervenwurzelkompression führen. In solchen Fällen ist es ratsam, den Patienten zum Arzt zu überweisen (➤ Kap. 9).

4.5.2 Globale Tests

Um die Ergebnisse der Anamnese und körperlichen Untersuchung zu bestätigen, kann ein axial-appendikulär-ektoskelettaler Faszientest durchgeführt werden, besonders im Hinblick auf die Faszienkomponente des biomechanischen Modells (➤ Kap. 1). Mit FCS-Tests überprüft der Osteopath dann, ob Haltungsanpassungen (Faszienkompensationsmuster) vorliegen [61] (➤ Kap. 3 und ➤ Kap. 6). In der Beobachtungsphase können wir auch ein Skoliometer und / oder ein Senklot verwenden [66]. Mit Gewebepräferenztests (Anspannung / Schlaffheit) in den Übergangsbereichen lässt sich ein kompensiertes, un- bzw. dekompensiertes oder neutrales FCS nachweisen (➤ Kap. 3).

Wenn ein neutrales oder kompensiertes FCS vorliegt, geht die Untersuchung mit einer Abklärung der somatischen Dysfunktionen weiter, d. h. wie sie klinisch dem Beschwerdebild des Patienten entsprechen. Sobald die Kompensationsmechanismen überfordert sind, manifestieren sich deutlich die Zeichen und Symptome einer schwerkraftinduzierten Pathophysiologie.

Zeigt sich bei einem globalen Test in der zweiten Phase ein dekompensiertes FCS (als Indikator einer hohen allostatischen Last), wird sich der Osteopath für einen maximalistischen Behandlungsansatz [67] entscheiden und gegen die Behandlungsoption mit spezifischen und direkten Techniken, da sie ein bereits geschwächtes System möglicherweise zusätzlich belasten würden [68]. Wir würden stattdessen z. B. mit Standardtechniken für die Übergangsbereiche weitermachen und insbesondere indirekte Ansätze wie Positional-Release- [69] oder DyFIR-Techniken in Erwägung ziehen (➤ Kap. 3).

Wenn der Osteopath diese Informationen mit umfassenden medizinisch-anamnestischen Angaben abgleicht und die Dynamik von Flüssigkeiten und unwillkürlichen Rhythmen (DyFIR) berücksichtigt, entdeckt er möglicherweise eine allostatische Last, die wegweisend für einen maximalistischen Therapieansatz ist. Manchmal tritt ein dekompensiertes FCS jedoch auch nur in zwei der vier Übergangsbereiche auf.

Dies deutet darauf hin, dass sich wahrscheinlich zwischen beiden Diaphragmen eine dysfunktionale Struktur oder eine eingeschränkte posturale Funktionskomponente befindet. Um zu klären, ob sich die allostatische Last besser mit einem minimalistischen oder maximalistischen Ansatz reduzieren lässt, sollten wir fragen, ob und – wenn ja – um welche Art dysfunktionaler Haltung es sich handelt.

Ist ein dekompensiertes FCS zwischen dem kraniozervikalen und oberen thorakalen Übergangsbereich nachgewiesen, könnte ein Struktur- / Funktions-Inhibitionstest weiterhelfen, z. B. bezogen auf den Kauapparat. Beim Öffnen oder Schließen des Mundes wird der Zink-Test wiederholt. Zeigt sich eine Besserung (nicht-alternierend, weniger ausgeprägte Gewebepräferenz), könnte sich der Osteopath zu einer integrierten Behandlung des Kiefergelenkbereichs veranlasst sehen, um z. B. mit Balanced-Ligamentous-Tension-Techniken auf Flüssigkeiten und unwillkürliche Rhythmen einzuwirken (➤ Kap. 3).

4.5.3 Regionale und lokale Tests

Mit spezifischen regionalen und lokalen osteopathischen Tests (➤ Kap. 1) können somatische Dysfunktionen bestätigt werden, einschließlich Gelenk- und Weichteildysfunktionen (Eingeweide, Bindegewebe, Muskeln), durch die sich die wechselseitige Abhängigkeit von Struktur und Funktion sowie das Haltungsmuster verändert. Eine somatische Dysfunktion lässt sich als lokales Adaptationssyndrom des Gewebes beschreiben, das sich in Form der veränderten Stellung eines Körperteils (Asymmetrie), begrenzter Bewegungsfreiheit (Bewegungsrestriktion), Tastempfindlichkeit (Tenderness) bei der Palpation und durch eine veränderte Gewebestruktur äußert.

Osteopathen verwenden die Abkürzung TART (veränderte **T**extur, **A**symmetrie / Anomalie, **R**estriktion, **T**enderness) für die veränderte Resilienz des Gewebes, die bei der Palpation spürbar ist. Heute lässt sich das gut mit gewebemechanischen Parametern beschreiben, wie Viskoelastizität, Thixotropie und Steifheit (im Sinne von resistent gegen eine dehnungs- oder kompressionsbedingte Deformierung) [40]. Die osteopathische Untersuchung besteht aus einem Körper-Screening, um Regionen mit somatischer Dysfunktion zu identifizieren, einer sorgfältigen Inspektion (mit den Augen scannen), um die genaue Lokalisation zu finden, und einer (perzeptiven) lokalen Palpation, um die spezifische Art / den Typ einer Dysfunktion zu bestimmen.

Wie bei anderen Untersuchungen müssen die klassischen Palpationsmethoden manchmal verglichen und mit der verfügbaren Evidenz in Einklang gebracht werden, ohne sie zu verzerren. Für die Palpationsuntersuchung, wie sie Osteopathen durchführen, sind einige Tests vorgesehen, die meist in der ambulanten Betreuung zur Anwendung kommen. Hier hat sich in Studien eine gute Interrater-Reliabilität beim palpatorischen Nachweis somatischer Dysfunktionen gezeigt, wenn die Untersucher speziell ausgebildet waren [70]. Mit diesen Tests werden die aktive, passive, segmentale, respiratorische und oszillatorische Mobilität, die Beweglichkeit bei Druck, Spannung und im lokalen Listening-Test sowie der Reflextyp untersucht, damit der Osteopath anhand der Befunde z. B. einen dysfunktionalen Gelenk-, Faszien- oder viszeralen Bereich entdecken kann (➤ Kap. 2).

4.5.4 Struktur-/Funktions-Inhibitionstest des biomechanischen Modells

Basaler (Grund-)Test

Dieser Test ist ein weiteres umfassendes Screening-Instrument, um das Funktionsniveau jeweils aktuell zu ermitteln, und kann zur Beurteilung des Behandlungsfortschritts wiederholt werden. Es handelt sich um einen Test der Haltungskontrolle (➤ Abb. 4.2), d. h. die Untersuchung, wie gut im Einbeinstand mit offenen und geschlossenen Augen das Gleichgewicht gehalten werden kann. Dies gibt Hinweise auf die neurologische Integration intero- und propriozeptiver Afferenzen sowie auf die zentrale Verarbeitung und Effizienz der motorischen Kontrolle [71]; mit anderen Worten: auf den Muskeltonus und die Reflexe. Beim Gleichgewichtstest im Einbeinstand werden Informationen zur Haltungskontrolle in Verbindung mit Muskelkoordination, motorischer Kontrolle [72] und dem myofaszialen Grundtonus [40] gesammelt, die in einer komplexen Beziehung von Gleichgewicht und sensorischen (intero-, proprio- und exterozeptiven) Mechanismen zum Ausdruck kommen, an denen auch somato- und viszeromotorische Efferenzen beteiligt sind [73].

Bei diesem basalen bzw. Grundtest gibt es folgende Phasen:

1. Der Patient steht barfuß in der normalen Ausgangsstellung und soll nun einen Fuß anheben (ohne ihn zur Stabilisierung abzustützen). Das Knie wird so weit hochgezogen, wie es gerade noch angenehm ist.
2. Der Patient soll 30 Sekunden lang mit offenen Augen auf einem Bein balancieren.
3. Danach wird der Test mit dem anderen Bein wiederholt.
4. Zum Schluss soll der Patient einen Punkt vor sich fixieren und dann versuchen, mit geschlossenen Augen 30 Sekunden lang die Balance zu halten.

Der Therapeut misst, wie lange der Patient sein Gleichgewicht halten kann, bevor sich eines oder mehrere der folgenden Zeichen beobachten lassen:

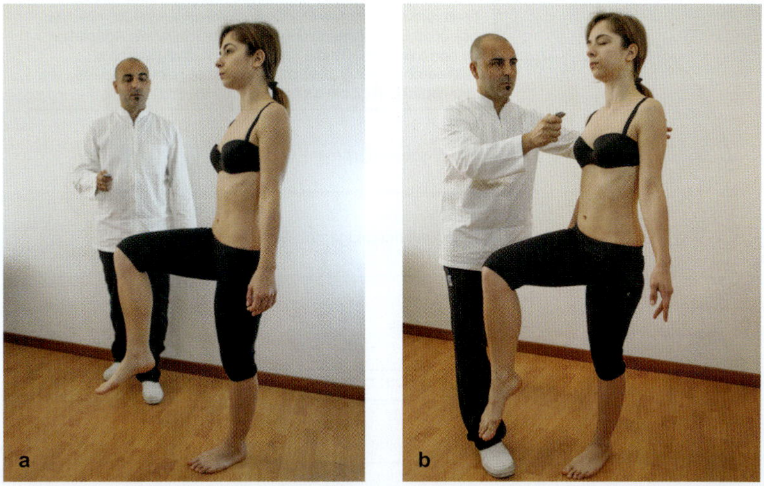

Abb. 4.2 Test der Haltungskontrolle. Die Patientin steht aufrecht auf einem Bein. Der Therapeut bleibt in ihrer Nähe, um sie bei Bedarf stützen zu können, und misst mit einer Stoppuhr, wie lange sie das Gleichgewicht mit offenen (a) und geschlossenen Augen (b) halten kann (ca. 30 Sekunden).

- Der angehobene Fuß berührt den Boden oder wird gegen das andere Bein gelehnt.
- Der Patient hüpft / wackelt auf dem Standbein oder streckt die Finger hoch.
- Die Hände berühren nicht den Körper, sondern andere Dinge.

Anmerkung: Der Test ist auch als tägliche Übung zu empfehlen, um das Gleichgewicht mit geschlossenen Augen länger halten zu können. Dabei können propriozeptive Unterlagen, physiologische Fußbekleidung oder Barfußschuhe hilfreich sein.

Inhibitionsphase

Die Inhibitionsphase ist an die Prinzipien der inhibitorischen Drucktechnik angelehnt [74, 75]. In dieser Phase werden die verschiedenen Bereiche mit somatischer Dysfunktion (SD) untersucht, nachdem zuvor bei der Haltungskontrolle die posturale Anpassungsfähigkeit an Belastungen getestet wurde. So wird der Therapeut die Gewebe- / Gelenkbarriere im SD-Bereich zunächst mit direkten und anschließend mit indirekten Kraftvektoren stimulieren, bevor er dasselbe beim basalen Test wiederholt. Aus den Reaktionen kann er folgende Schlüsse ableiten:

1. Dominanz der Struktur (bei SD) über die Funktion (wie Gleichgewicht / Haltungskontrolle, Reflexe): Verbessert sich nach Stimulierung der SD bei der Wiederholung des Haltungstests das Ergebnis, hat die Struktur (SD) mehr Einfluss auf die Gesundheit. Das heißt, der Patient kann länger sein Gleichgewicht halten (und erzielt bei der Zeitdauer entsprechend bessere Werte) als im ersten Test. In diesem Fall dominiert der Einfluss der Struktur – bzw. die gerade untersuchte Funktion (Haltungskontrolle) wird durch vorhandene somatische Dysfunktionen beeinflusst. Denn wenn deren störender Einfluss temporär gehemmt wird, kommt es zu einer temporären Verbesserung der zugehörigen Funktion (Gleichgewicht). In dieser Situation kann sich als therapeutische Strategie zur Behandlung einer belasteten spezifischen Struktur ein minimalistischer Ansatz anbieten [67] (➤ Abb. 4.3), um das beste Resultat in Bezug auf die Funktion insgesamt zu erzielen. Eine weitere Indikation ergibt sich aus der Art der Stimulation (direkt oder indirekt), die im Test angewandt wurde. Hat sich die Verbesserung nach direkter Stimulation der SD eingestellt, dürfte eine direkte Technik zur Normalisierung der Dysfunktion selbst geeignet sein (z. B. eine spezifische Anpassungs- / Adjustment-Technik; ➤ Abb. 4.4).

Beispiel: Im lokalen Test zeigt sich in Höhe des Wirbelsegments T7 eine SD mit einseitiger Flexion (rechts) als dysfunktionalem Parameter. Die Untersuchung des Patienten erfolgt zunächst mit Haltungstests. Dann induziert der Osteopath eine direkte Stimulation, indem er das Gewebe durch zeitweilige Kompression des linken Querfortsatzes an die restriktive Barriere heranführt. Unmittelbar

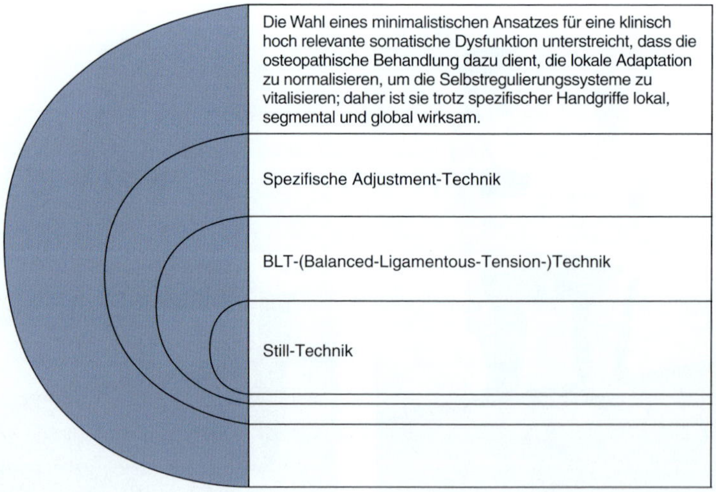

Abb. 4.3 Beispiele für osteopathische Techniken im biomechanischen Modell: minimalistischer Ansatz

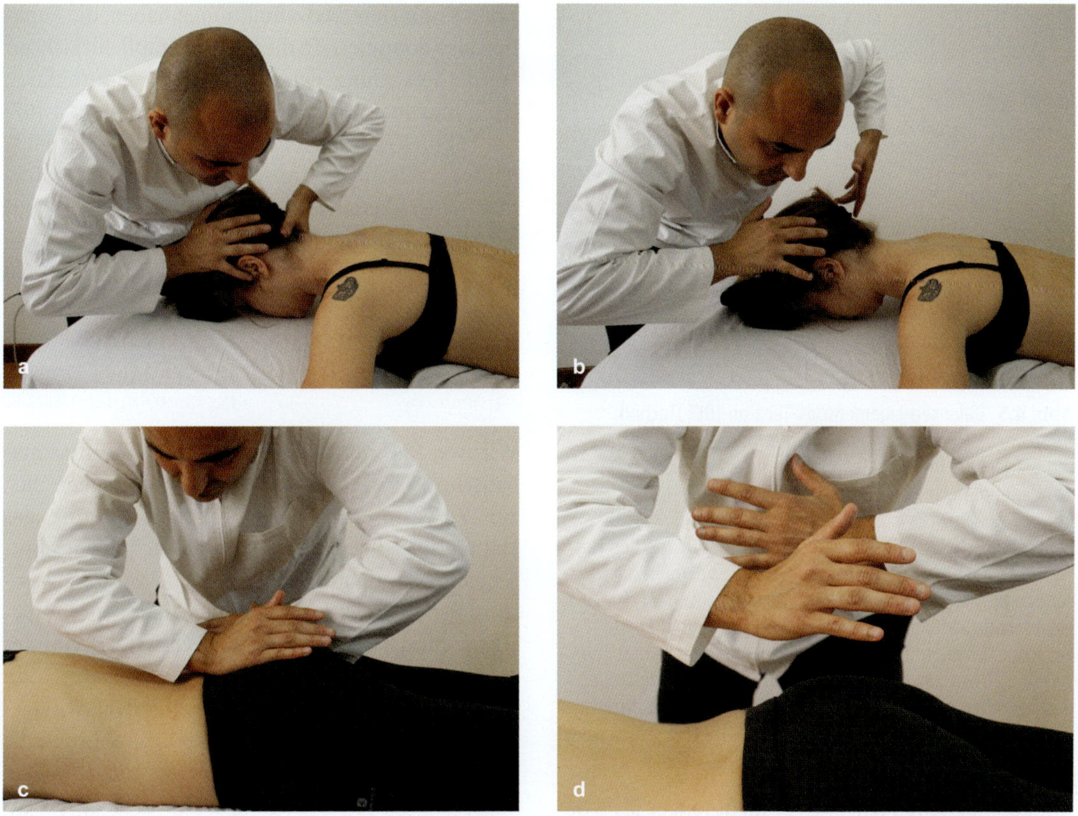

Abb. 4.4 Spezifische Adjustment-/Anpassungstechnik (SAT). Behandelt wird hier die dominante somatische Dysfunktion, als deren einziger Parameter bei der Palpation eine Stellungsasymmetrie gefunden wurde. Der Osteopath wendet die SAT-Methode im dysfunktionalen Bereich an, um mit harmonischen Oszillationen oder rhythmischer Druckausübung (a–c), also dynamischen Modalitäten, den Vektor zu finden, der die Belastungen/Spannungen neutralisiert. Damit sich die im Gewebe gespeicherten Spannungen lösen, übt der Therapeut mit hoher Geschwindigkeit und minimaler Kraft einen Thrust- oder Kipp-Impuls (b–d) in Richtung dieses neutralen Vektors aus.
a–b) Beispiel für ein spezifisches Adjustment im oberen Halsbereich Die Patientin liegt auf dem Bauch. Der Therapeut sitzt am Kopfende der Liege und beginnt in der ersten Phase mit Oszillationen (a). In derselben Ausgangsstellung geht er dann zur Adjustment-Phase über (b).
c–d) Beispiel für ein spezifisches Adjustment im Sakrumbereich
Die Patientin liegt auf dem Bauch. Der Therapeut sitzt seitlich an der Liege und beginnt mit rhythmischer Dehnung der Weichgewebe (c), gefolgt von der Adjustment-Phase (d)

danach wird die Haltungskontrolle erneut getestet, um zu sehen, ob das Gleichgewicht jetzt länger gehalten werden kann als beim ersten Mal. Wenn ja, sind direkte Techniken für die Behandlung indiziert. Bleibt das (basale) Testergebnis nach direkter Stimulation der SD unverändert, geht es mit einer indirekten Stimulation weiter. Kann der Patient daraufhin das Gleichgewicht über längere Zeit halten, sollte sich der Therapeut für eine Behandlung mit indirekten (z.B. Balanced-Ligamentous-Tension-)Techniken entscheiden (➤ Abb. 4.5). Manchmal zeigt sich anhand der viskoelastischen Gewebereaktion auch, dass eine indirekte Technik durch eine artikulatorische Phase ergänzt werden könnte, also eine kombinierte Technik sinnvoll wäre (z.B. eine Still-Technik, ➤ Abb. 4.6).

2. Dominanz der Funktion (Gleichgewicht / Haltungskontrolle, Reflexe) über die Struktur (SD): Wenn sich der Befund im Haltungskontrolltest nach einer inhibitorischen Stimulation der SD nicht verändert oder sogar verschlechtert (der Patient also vor und nach Inhibition der SD sein Gleichgewicht

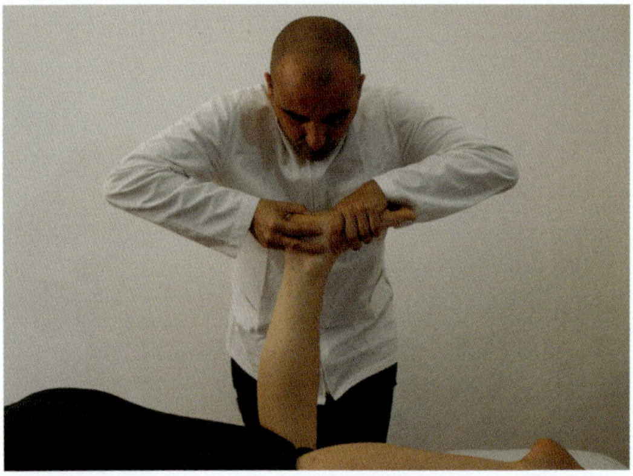

Abb. 4.5 Balanced-Ligamentous-Tension-(BLT-)Technik. *Beispiel einer Behandlung der Plantarfaszie*
Die BLT ist eine indirekte Technik, die vorab eine Lockerung des gedehnten Gewebes erfordert. Dies geschieht in unserem Beispiel durch Druck auf die Plantarfaszie – Zentimeter für Zentimeter. In dieser Phase werden durch die Distraktion des Gewebes mit den Daumen häufig noch die Vektoren der somatischen Dysfunktion verstärkt, bis schließlich an der elastischen Gewebespannungsbarriere ein Neutralpunkt erreicht ist. Während Stress und neurologische Informationen verarbeitet werden, treten als Zeichen der „Ummodellierung" des Gewebes Bewegungen (Vasomotion) auf, bis es zum Release der Kapsel-Bänder-Spannung und zur Normalisierung der somatischen Dysfunktion (SD) kommt.

mit geschlossenen Augen z. B. nicht länger als 6 Sekunden lang halten kann), können wir daraus folgern, dass Übungen zur Haltungskontrolle großen Einfluss auf Gewebedysfunktionen haben, die Funktion also dominiert. In diesem Fall empfiehlt sich zur Wiederherstellung der (globalen) Gesamtfunktion ein maximalistischer Behandlungsansatz [67] (➤ Abb. 4.7) mit biomechanischen Aktivierungskräften, z. B. in Form einer „Generellen osteopathischen Therapie" (GOT) [31].

4.6 Behandlungsprinzipien und -methoden

Wir werden nun minimalistische und maximalistische Ansätze beschreiben. Erstere eignen sich zur Verbesserung lokaler Adaptationen, die das Haltungsgleichgewicht stören. Hat sich bei der Entscheidungsfindung gezeigt, dass behutsamere Ansätze benötigt werden, wählt der Therapeut fallspezifisch eine passende indirekte Technik, z. B. eine der osteopathischen Faszientechniken [59]. Laut Irvin gibt es „posturale Grenzbereiche" („Kraftmanagement-Stationen") wie die Füße und das Sakrum, die gegenüber alltäglichen Krafteinwirkungen (z. B. Beschleunigung) nicht nachgeben; bei deren Beweglichkeitsuntersuchung zeigt sich, innerhalb welcher Grenzen die Haltungsfunktion stabil bleibt [13].

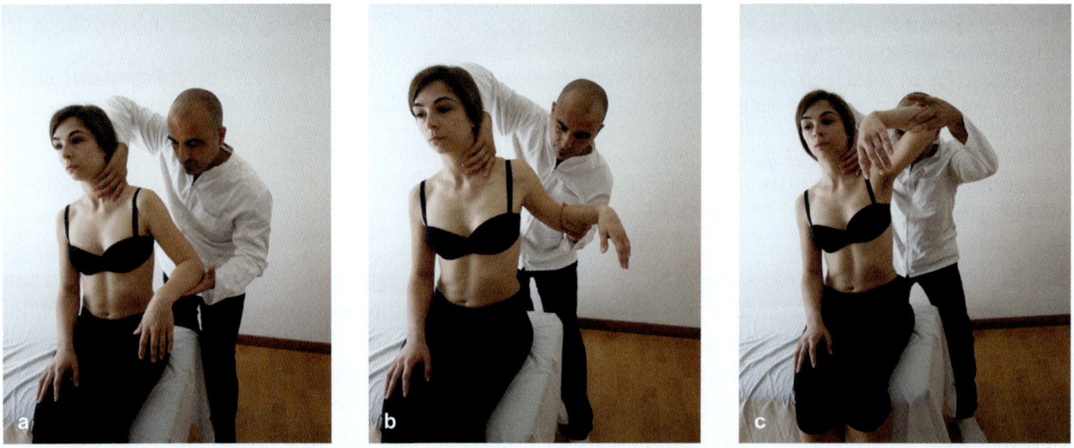

Abb. 4.6 Still-Technik. *Beispiel:* Inhalationsdysfunktion der ersten Rippe; sitzende Patientin
(a) In der Positionierungsphase werden die anatomischen Bezugspunkte aufgesucht.
(b) Kompressions- (wie in diesem Fall) oder Traktionsphase mit Verstärkung der dysfunktionalen Vektoren im Zusammenspiel beider Hände des Therapeuten.
(c) Release-Phase: Sobald die Faszien in der von Gelenkrestriktionen betroffenen Ebene optimal gleiten können, bessern sich dysfunktionalen Parameter.

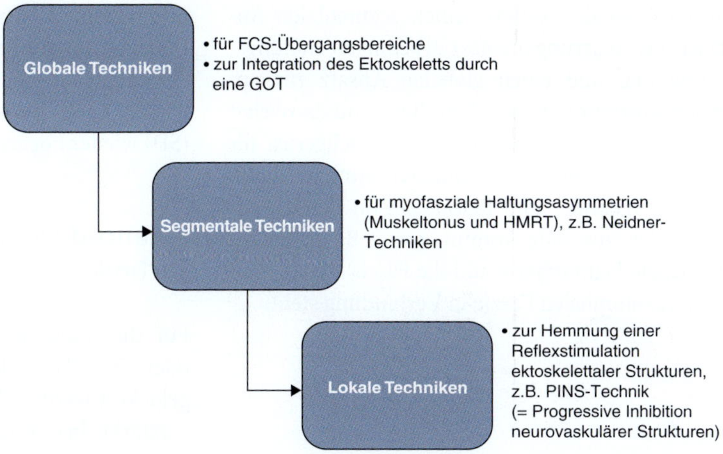

Abb. 4.7 Beispiele für osteopathische Techniken im biomechanischen Modell: maximalistischer Ansatz

Als minimalistischer Behandlungsansatz ist die Spezifische Adjustment-Technik (SAT) zu empfehlen [76], die auf einer sorgfältigen strukturellen und funktionellen Untersuchung der Wirbelsäulen-„Scharniere“ *(pivot)* beruht, entsprechend den von Littlejohn beschriebenen biomechanischen Kraftlinien und der Gliederung des Körpers in die drei lumbofemoralen, kraniozervikalen und thorakoabdominalen Funktionseinheiten. Diese Funktionseinheiten ergeben sich aus der Interaktion von „Ausfall-Linien“ (von anterior nach posterior bzw. von vorn ins Zentrum, von posterior nach anterior bzw. von hinten ins Zentrum) der Haupt-Schwerkraftlinie zwischen Kopf und Füßen durch die „Radnabe“ *(hub)* des Sakrums [77].

Wenn wir uns die typischen Merkmale dieser Methode genauer ansehen, fällt auf, dass die Sakrumbehandlung besonders betont wird, wenn es um eine optimale biomechanische Haltungskorrektur geht, was an Irvins Konzept der „Grenzbereiche“ erinnert, die bei Haltungsanpassungen als Folge oder Ursache einer somatischen Dysfunktion (SD) von Bedeutung sind [13]. Wir wissen auch, dass die wässrige Komponente der Matrix durch Fehlbelastung und mechanische Einflüsse verändert, was sich im Gelenkknorpel bzw. in den Rezeptoren dort widerspiegelt [78–80]. Und wir wissen zudem, dass sich der Wassergehalt des Körpers (normale Hydratation, Hypohydratation) auf die Physiologie auswirken kann [81, 82] (➤ Kap. 6).

Parker und Kollegen stellten 2012 in einer Studie fest, dass osteopathische HVLA-Techniken unter normalen Hydrierungsbedingungen wirksamer sind [83]. Deshalb ist es einleuchtend, dass sich traumatische Läsionsparameter durch Impuls- oder Thrust-Techniken nur bessern können, wenn ein harmonisch oszillierender Einklang mit Geweben und insbesondere eine vibrierende Kohärenz mit Flüssigkeiten gefunden wurde [59].

In einer 2010 durchgeführten Studie von Bialosky und Kollegen ergaben sich neue Annahmen zu den neurophysiologischen Wirkmechanismen von HVLA-Techniken bei muskuloskelettalen Störungen mit zentraler Sensibilisierung. Die Autoren der Studie vermuten, dass es – unabhängig vom Auftreten des typischen Thrust-Geräuschs – nach der Behandlung zu einer durch Aδ-schmerzlindernde Fasern vermittelten Hypoalgesie kommen könnte. Wenn bei Anwendung der SAT allerdings das typische Geräusch zu hören ist, verbessern sich die Ergebnisse in Bezug auf die temporalen postsynaptischen Summationspotenziale [84].

Mit der SAT-Anwendung versuchen Osteopathen, die Viskoelastizität des Gewebes zu verbessern, damit sich anschließend die interozeptiven Aspekte normalisieren: Dies markiert einen Übergang von klassischen biomechanischen zu gewebemechanischen Konzepten. Bei maximalistischen Behandlungsansätzen kommen gewöhnlich globale adaptogene Techniken zum Einsatz; doch manchmal kann es sinnvoll sein, aus einem global-segmentalen Blickwinkel verschiedene Ansätze zu verbinden, um die allostatische Überlastung (hier bezogen auf die Haltung) zu verringern.

Der Autor schlägt daher eine Mischung von Ansätzen vor: einen lokalen Ansatz zur Normalisierung neuromyofaszialer Reflexe, einen segmentalen Ansatz zur Verbesserung myofaszial bedingter Haltungsasymmetrien und einen globalen Ansatz zur optimalen Abstimmung zwischen Ekto- und Exoskelett [85]. Das Ektoskelett bildet ein Weichteilgerüst für Muskelansätze, dessen besonderer Aufbau durch Sehnen, Zugbänder und Retinacula im Bereich der Gliedmaßen zustande kommt, wie z. B. die Palmarfaszie, die Plantarfaszie und die Fascia lata, die mit der thorakolumbalen Faszie in Verbindung steht.

4.6.1 Beispiele für minimalistische Ansätze

Spezifische Adjustment-Technik (SAT)

Eine interessante Methode des von Littlejohn entwickelten biomechanischen Modells ist die Spezifische Anpassungs- / Adjustment-Technik (SAT). Nach einer Grippe-Epidemie in den 1950er Jahren hatte der Chiropraktiker und Osteopath Parnall Bradbury so viele Patienten in seiner Klinik zu versorgen, dass er jedem einzelnen nur wenig Zeit widmen konnte. Er beschloss daher gemäß Stills Motto *„Find it, fix it and leave it alone“*[1] nur das dominante dysfunktionale Segment zu behandeln. Mit einer direkten Technik identifizierte Bradbury – wie später auch Tom Dummer – das Segment „in Positionsläsion“, d. h. die dominante somatische Dysfunktion (besonders im Hals- und Sakrumbereich), die bei der Palpation mit dem typischen Parameter einer Haltungsasymmetrie in Erscheinung tritt, oft nach einem traumatischen Ereignis [77]. Bei einer direkten Manipulationsbehandlung mit SAT geht es nicht um einen „Wirbelschluss“, sondern es wird innerhalb der Bewegungsamplitude, die das Gewebe zulässt, ein Punkt gesucht, an dem die dysfunktionale Spannung verschwindet.

Aus eigener klinischer Erfahrung weiß der Autor, dass in dieser Phase eine harmonischere Flüssigkeitsdynamik spürbar ist. Bei einer Anpassungsmethode wie der SAT wird der im „freien Fluss“ gefundene Neutralpunkt zum Ausgangspunkt, um die im Gewebe gespeicherten traumatischen Kräfte durch einen Impuls mit hoher Geschwindigkeit und minimalem Kraftaufwand (Thrust) umzudrehen. Danach ruht der Patient 10–15 Minuten lang, damit der therapeutische Impuls verarbeitet werden und wirken kann, bis sich die somatische Dysfunktion (SD) wieder normalisiert hat [78].

[1] Wörtlich: „Finde es, behandle es und lass es dann in Ruhe“

Balanced-Ligamentous-Tension-(BLT-) Technik

Für die indirekte Balanced-Ligamentous-Tension- oder BLT-Technik muss das Gewebe zunächst gelockert werden. Danach werden die SD-Vektoren verstärkt, bis an der Barriere der Bänderspannung ein Neutralpunkt erreicht ist. Dieser Punkt wird so lange gehalten, bis die Spannungs- und neurologischen Informationen verarbeitet sind und sich schließlich der (Flüssigkeiten-)Balancepunkt einstellt, verbunden mit einem Release der Kapsel-Bänder-Spannung und einer Besserung der somatischen Dysfunktion [59, 86] (➤ Kap. 3).

Still-Technik

Vor Anwendung dieser Kombinationstechnik muss zunächst die Restriktionsbarriere des jeweiligen dysfunktionalen Bereichs bestimmt werden. Um die Parameter zu verstärken, wird das Gewebe danach in Richtung der physiologischen Barriere bewegt, sodass seine Spannung deutlich zunimmt. Schließlich wird eine Kompression oder Traktion induziert und so lange aufrechterhalten, bis sich das Gewebe auf dem Weg zur Restriktionsbarriere und darüber hinaus spürbar „entwirrt“ [59].

4.6.2 Beispiele für maximalistische Ansätze

Der Osteopath kombiniert routinemäßig verschiedene Ansätze, um die Behandlung auf segmentaler Ebene (mit Wirkung auf neuromyofasziale Reflexe und myofasziale Haltungsasymmetrien) abzuschließen und dann umfassende (globale) Wirkungen im Sinne einer besseren Übereinstimmung von Ekto- und Exoskelett anzustoßen. Falls sich hyperaktive Reflexe bzw. Reize finden, können sie z. B.

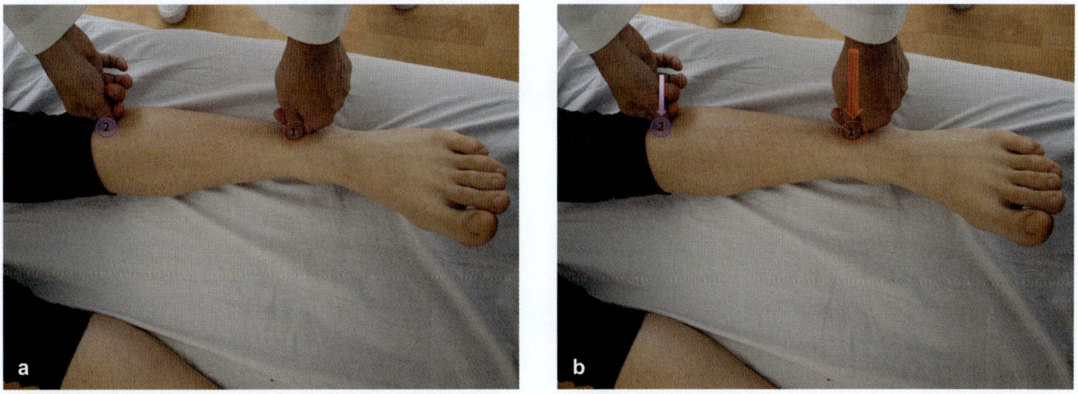

Abb. 4.8 Progressive Inhibition neuromuskulärer Strukturen (PINS-Technik).
Beispiel: Behandlung der Membrana interossea cruris
Durch einen Schmerz-Provokationstest hat der Therapeut zwei druckempfindliche Punkte entdeckt, in diesem Fall in einem Ektoskelettsegment am Unterschenkel, (a) in der Membrana interossea cruris. Welcher Punkt als primär (1) oder sekundär (2) eingestuft wird, richtet sich nach dem Grad der Druckempfindlichkeit. Nun werden beide Punkte gleichzeitig stimuliert (komprimiert) und der Druck auf den empfindlicheren Punkt so lange verstärkt (b), bis die Druckempfindlichkeit oder der Schmerz nachlässt (innerhalb weniger Sekunden bis Minuten).

durch eine „progressive Stimulation neuromuskulärer Strukturen" (PINS-Technik) behandelt werden [87] (➤ Abb. 4.8).

Progressive Inhibition neuromuskulärer Strukturen (PINS-Technik)

Dowling definiert die PINS-Technik als sehr vielseitige Methode, besonders für Kliniker mit einem guten Gespür für Anatomie. Man kann die PINS-Technik allein oder kombiniert mit anderen Methoden anwenden. Indiziert ist sie zur Behandlung von Weichgeweben oder Muskeln, die eine Reflexhyperaktivität in Verbindung mit einer somatischen Dysfunktion zeigen. Mit dieser Technik lassen sich Veränderungen im Grundtonus neuromyofaszialer Strukturen behandeln, die mit der Haltungsbalance zusammenhängen.

In dieser Phase einer maximalistischen Behandlung geht es darum, die Überlastung durch gesteigerte Reflexaktivität in Ektoskelettsegmenten (wie Plantarfaszie, Achillessehne, Iliotibaltrakt, thorakolumbale Faszie oder Palmarfaszie) zu verringern [85]. Die PINS-Technik gilt als sehr sichere Methode, die selten Nebenwirkungen verursacht und abseits von dysfunktionalen Bereichen mit hohem Energieverbrauch angewandt werden kann. Trotzdem sollte der Therapeut, wenn er sich für eine maximalistische Behandlung mit der PINS-Technik entschieden hat, auch bedenken, dass jede weitere Belastung des Patienten unklug wäre. Daher muss er den Druck behutsam richtig dosieren, um die erwünschte Hemmwirkung auf die im Weichteilgerüst entstandene Reflexhyperaktivität zu erzielen.

So wird vorgegangen:

- Empfindlichkeits- / Schmerz-Provokationstest, um nach einem druckempfindlichen Punkt in Ektoskelettsegmenten wie Plantarfaszie, Achillessehne, Iliotibaltrakt, thorakolumbale Faszie oder Palmarfaszie suchen
- Im selben Segment distal oder proximal nach einem weiteren Punkt suchen
- Abhängig vom Grad der Empfindlichkeit einen primären und sekundären Bereich bestimmen

In möglichst bequemer Lage des Patienten übt der Therapeut auf beide Punkte gleich starken Druck aus, gerade so viel, dass es unangenehm wird. Während der Druck auf den weniger empfindlichen Punkt konstant bleibt, wird der Druck auf den empfindlicheren Punkt allmählich gesteigert, darf aber keineswegs schmerzhaft werden. Nach anfänglicher Zunahme der Intensität sollte die (Schmerz-)Empfindlichkeit nachlassen und schließlich (innerhalb weniger Sekunden bis Minuten) ganz verschwunden sein.

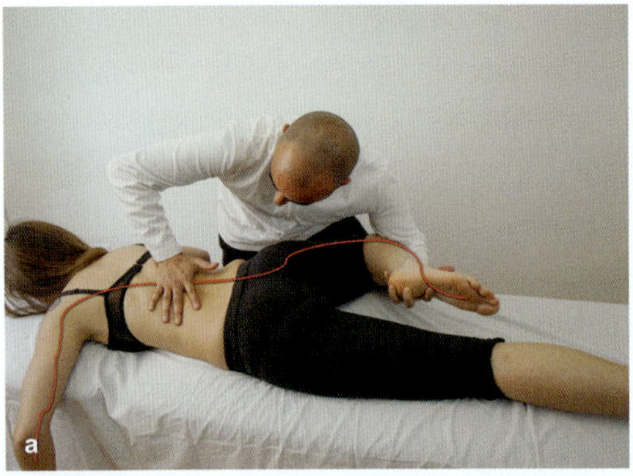

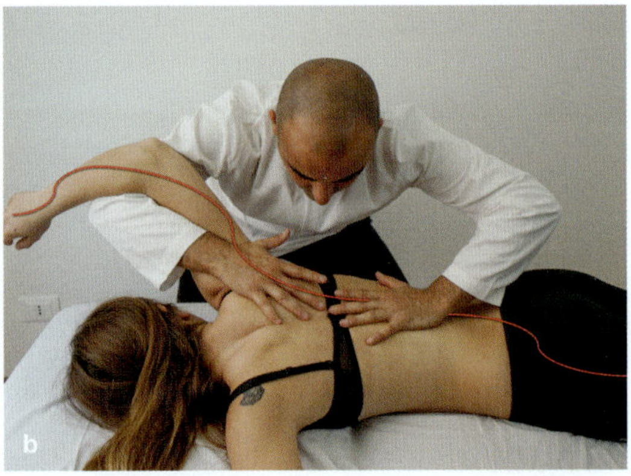

Abb. 4.9 Neidner-Techniken.
Beispiel einer segmentalen Behandlung im Bereich der axialen-appendikalen Faszien
Beine (a) und Arme (b) der Patientin dienen als Langhebel bei einer direkten Technik, um den Drehpunkt (Fulcrum), den die thorakolumbale Faszie darstellt, zu überwinden und die ektoskelettale Bewegungskinetik spüren zu können. Die Dehnung wird beibehalten, bis sich die Geweberestriktionen gelöst haben.

Danach sucht der Therapeut nach weiteren empfindlichen Stellen. Wenn der Patient angibt, dass der als sekundär eingestufte Punkt während der Behandlung empfindlicher geworden ist, muss dort der Hauptdruck ausgeübt werden.

Neidner-Techniken

Regionen mit posturalen Asymmetrien durch einen veränderten Faszien- und Muskeltonus kann man auch mit Neidner-Techniken behandeln (➤ Abb. 4.9). William Neidner, ein Schüler von Sutherland, suchte nach geeigneten Behandlungsformen für Muskeldystrophien. Bei seinen Untersuchungen des Fasziensystems stellte er fest, dass es bei Gesunden ständig korkenzieherartigen Faszien-Verdrehungen (Fascial Twists) kommt und dass sich, wenn man Arme und Beine als Langhebel für einen Release dieser Faszien-Twists nutzt, eine globale Wirkung auf Gewebeveränderungen erzielen lässt [88]. Klassische Anwendungsgebiete für diesen Ansatz sind:

- Kraniozervikal- und oberer Thorakalbereich (Arme als Langhebel)
- Thorax, Abdomen und Becken (Beine als Langhebel)

Bei anatomischen Präparationen weisen die Faszienstrukturen im Rumpf-, Lumbal- und Beckenbereich beträchtliche Schnittstellen mit Kollagenfasern auf, besonders deutlich z. B. lateral der 9. und 10. Brustwirbelapophysen oder dort, wo die lateralen Traktionslinien des proximalen Anteils der großen Rückenmuskeln, die senkrechte Traktionslinie des M. longus cervicis und die schrägen Traktionslinien der unteren Trapeziusfasern konvergieren und sich mit der thorakolumbalen Faszie der Gegenseite verbinden [89].

An diesen Schnittstellen werden anormale Spannungen so umverteilt, dass es zu Asymmetrien der betroffenen Strukturen kommt. Aufgrund dieser Beobachtungen empfiehlt der Autor, bei einer Bewegungsrestriktion die Kraftvektoren zwischen Armen, thorakolumbaler Faszie und Beinen mit kinetischen Tests zu untersuchen (s. ➤ Abb. 1.6). Sollte die gesamte axial-appendikale Faszie an einer Asymmetrie beteiligt sein, können Arme und Beine des Patienten als Langhebel eingesetzt werden, um direkte Techniken anzuwenden, bei denen die thorakolumbale Faszie als Drehpunkt / Widerlager dient; an dieser Stelle lässt sich auch die Kinetik der ektoskelettalen (Weichteil-)Bewegung nachverfolgen. Die Dehnung wird aufrechterhalten, bis sich die Geweberestriktionen lösen (Release).

Generelle osteopathische Therapie (GOT)

Ein maximalistischer Ansatz könnte auch eine allgemeine osteopathische Behandlung umfassen, die unter der neuen Bezeichnung General Osteopathic

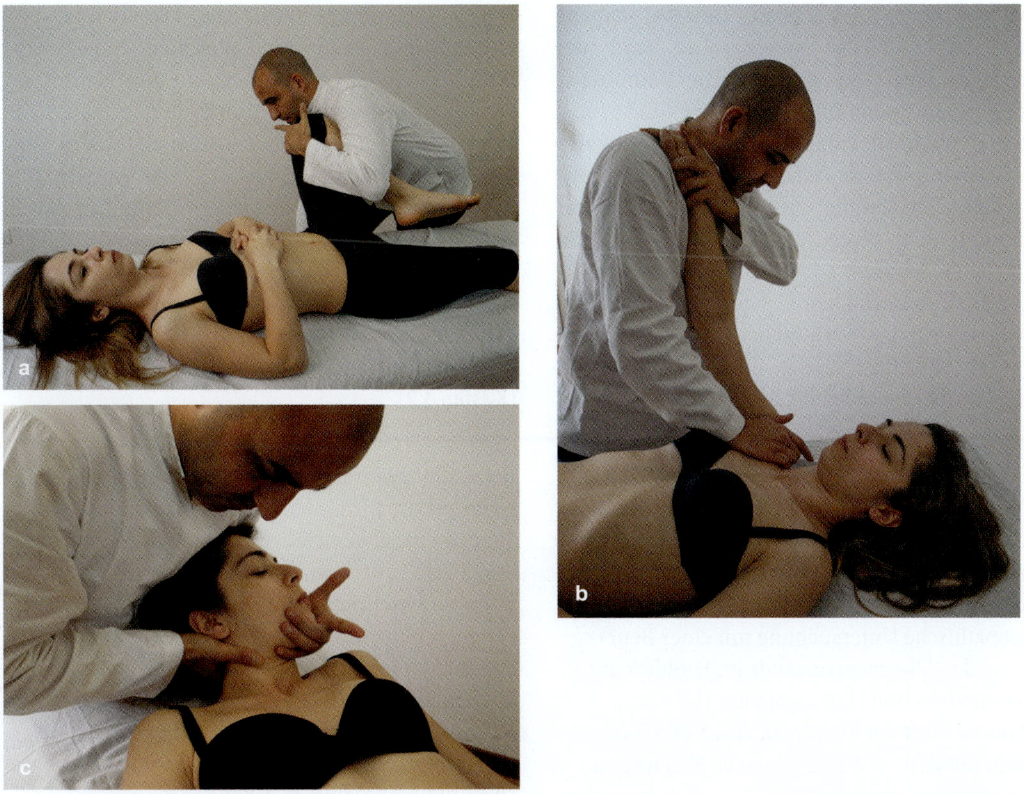

Abb. 4.10 Allgemeine osteopathische Behandlung (General Osteopathic Treatment, GOT): Beispiel für das routinemäßige Vorgehen in Rückenlage der Patientin. Die GOT wird in diesem Beitrag als artikulatorisch-rhythmisch-oszillierende Methode aufgefasst, die mit Langhebeln arbeitet und als Widerlager / Drehpunkt knöcherne (Exoskelett-)Strukturen wie Sakroiliakalgelenke (a), Schultern / Schlüsselbeine (b) und Halswirbel (c) verwendet, um über die Weichteil-(Ektoskelett-)Spannung eine Koordination und Korrelation der somatischen Dysfunktion mit dem umgebenden Gewebe und dem restlichen Körper zu fördern.

Treatment (GOT) an das frühere Total Body Adjustment angelehnt ist [90] und eine Integration des Exo- und Ektoskeletts anstrebt (➤ Abb. 4.10). John Martin Littlejohn war felsenfest überzeugt, dass jede osteopathische Behandlung ein physiologisches Ziel hat, da der Körper lebendig und nicht bloß eine biomechanische Maschine sei. Nach seiner Theorie liegt einer Funktions- oder pathophysiologischen Störung eine Veränderung der Atomstruktur auf Ebene der Zellen und Gewebe zugrunde. Für die Korrektur einer somatischen Dysfunktion empfahl er die systematische Verwendung von Langhebeln und eine routinemäßige Koordination und Korrelation der Dysfunktion mit dem umgebenden Gewebe und dem restlichen Körper. Dies ist das Prinzip des Total Body Adjustment. Als sein Erbe und Nachfolger trat John Wernham [149] in seine Fußstapfen und praktizierte die Methode mit erstaunlichen Ergebnissen bis ins Alter von 99 Jahren – nach dem Motto: Manchmal ist es zur Behandlung eines einzelnen Teils nötig, das Ganze zu behandeln, indem man lokal, segmental und global darauf einwirkt und bei diesem Vorgehen 10 Gesetzmäßigkeiten befolgt: Routine, Rhythmus, Rotation, Mobilität, Motilität, Gelenkintaktheit, Stabilität, Koordination, Korrelation und die Gesetze der Mechanik. Sein Ziel war es, für die Schlacht zwischen Vitalität einer somatischen Dysfunktion und Gleichgewicht eine große Widerstandslinie aufzubauen und zu verstärken [90].

Swanson vermutet, dass sich Beispiele für Biotensegrity-Elemente (Dehnung / Spannung und Druck / Kompression) auf allen Ebenen finden lassen – auf Ebene der Zellen, Gewebe, Organe genauso wie auf der systemischen und der molekularen Ebene des Körpers. Die Verbindung zwischen einem Spannungs-(Zugstange) und druckresistenten Element kann als Modell der fokalen Adhäsionskomplexe in Zellen gesehen werden, die eine vitale Verbindung zwischen extrazellulärer Matrix und dem Biotensegrity-System des Zytoskeletts herstellen [58].

Der GOT-Ansatz kann heutzutage als artikulatorisch-rhythmisch-oszillierende Methode mit Langhebeln aufgefasst werden, die knöcherne Strukturen (Wirbel, Sakroiliakalgelenke, Schultern / Schlüsselbeine) als Widerlager / Drehpunkt verwendet, um über die Weichteil-(Ektoskelett-) Dehnung eine Koordination und Korrelation der somatischen Dysfunktion mit dem umgebenden Gewebe und dem restlichen Körper zu fördern.

Bei der Behandlungsplanung, der Auswahl der Techniken und der richtigen Dosierung muss der Osteopath klinische und konstitutionelle Faktoren sowie das Alter (von Therapeut und Patient) berücksichtigen (➤ Kap. 9). So würde die Manualtherapie von Haltungsasymmetrien bei Säuglingen und Kindern sicher anders aussehen als oben beschrieben (Kasten 4.2).

4

Kasten 4.2 Biomechanisches Modell in der Pädiatrie

Wenn Kinder wegen besonderer Störungen wie einer nichtverknöcherten Plagiozephalie (Kopfabflachung) vorgestellt werden, beginnt die osteopathische Untersuchung mit einer Beurteilung des Allgemeinzustands im Hinblick auf Asymmetrien und Haltungsfehler [1].

Hierzu führt der Therapeut einen FCS-Test durch, mit dem sich eine generelle Neigung zu Asymmetrien erkennen lässt, die möglicherweise durch den Geburtsstress bedingt und nicht auf den Schädel begrenzt sind, sondern sich auch in anderen Körperbereichen zeigen. In dem Fall ist es natürlich nicht möglich, die Haltungskontrolle wie oben beschrieben zu testen. In Bezug auf regionale Tests könnte der Therapeut mit einem Faszien-Anziehungs- / Listening-Test weitermachen, während ein Stufentest kaum geeignet erscheint. Um die lokalen Adaptationen einschätzen zu können, werden – ähnlich wie bei der SD-Diagnostik – die TART-Parameter untersucht, ausschließlich mit passiven Tests (➤ Kap. 2).

Der Therapeut steht üblicherweise seitlich am Bett des Neugeborenen. Die Untersuchung beginnt am Kopf, geht mit Wirbelsäule, Becken, oberen und unteren Gliedmaßen weiter und endet am Brustkorb und den Viszeralorganen [1]. Danach prüft der Therapeut, welche somatische Dysfunktion die dominante ist, und entscheidet sich je nach dem Ergebnis des Struktur- / Funktions-Inhibitionstests für einen maximalistischen oder direkten / indirekten minimalistischen Behandlungsansatz. Spricht das Testergebnis für einen maximalistischen Ansatz, wird in der ersten Sitzung eine allgemeine osteopathische Behandlung (GOT) durchgeführt [2], um wie in der Literatur beschrieben die allostatische Last zu verringern und die Behandlung in der zweiten Sitzung mit lokalen Techniken fortsetzen zu können, ohne eine zusätzliche Belastung des Neugeborenen zu riskieren. Mit einem minimalistischen Ansatz lässt sich eine somatische Dysfunktion beseitigen, die aus entfernteren Bereichen zur Aufrechterhaltung der Schädeldeformität beigetragen haben könnte; auch die dysfunktionalen kranialen Strukturen werden behandelt.

Die gebräuchlichsten direkten Techniken sind: intraossäre Druckentlastung, Release der Schädelnähte, intraossäres Modellieren, Korrektur der sphenobasilären Synchondrose und Normalisierung der okzipitalen Kondylen [3]. Als indirekte Techniken sind in der Literatur Balanced-Membranous- / Balanced-Ligamentous-Tension-Techniken angegeben [1]. Bei der weiteren Behandlungsplanung müssen natürlich die Eltern des Kindes einbezogen werden; zu Hause sollten sie das Kind zu einem symmetrischen Training der Halsmuskeln anregen und es nicht immer flach auf den Hinterkopf legen usw. [4].

QUELLEN

1. Cerritelli F, Martelli M, Renzetti C et al. Introducing an osteopathic approach into

neonatology ward: the NE-O model. Chiropr Man Therap. 2014; 22: 18.
2. Waldman M, Batten C. The classical osteopathic treatment of the infant and child [3 DVDs]. Horsham, UK: Institute of Classical Osteopathy; 2010.
3. Lessard S, Gagnon I, Trottier N. Exploring the impact of osteopathic treatment on cranial asymmetries associated with nonsynostotic plagiocephaly in infants. Complement Ther Clin Pract. 2011; 17: 193–198.
4. Carreiro J. Pediatrics: an osteopathic manual medicine approach. The perfect companion to an osteopathic approach to children by Carreiro. Edinburgh: Churchill Livingstone, Elsevier; 2009.

4.7 Rationale Begründung, Wirkmechanismen und Evidenzlage

Aus osteopathischer Sicht ist die „perfekte Haltung" als optimal um den Körperschwerpunkt verteilte Körpermasse (Körpergewicht) definiert, was in einer wohlproportionierten Figur oder Gestalt zum Ausdruck kommt und davon abhängt, dass die Fußgewölbe, die vertikale Ausrichtung der Knöchel und die horizontale Stellung der Sakrumbasis normal sind [7]. Im Folgenden wird beschrieben, wie die Bänderspannung den auf den Bandscheiben lastenden Druck ausgleichen und für einen relativ geringen Energiebedarf der posturalen (Haltungs- bzw. Stell-)Muskeln sorgen könnte.

Strukturelle und funktionelle Belastungen können jedoch eine optimale Körperhaltung verhindern, sodass es zu einer homöostatischen Kompensation kommt, um die bestmögliche Funktionsstellung einzelner Strukturen zu gewährleisten [7]. Obwohl Kuchera bei seiner Beschreibung dieser Haltungsanpassung *(postural alignment)* dem Konzept der perfekten Haltung treu bleibt, berichtet er doch, wie schwer sie in der klinischen Realität zu finden ist. Hinter dieser Haltungsdefinition steckt offensichtlich die Vorstellung, dass der Körper unter biomechanisch-strukturellen Aspekten ständigem Druck (Kompression) unterliegt. Heute können wir sagen, dass ein Organismus mit gut kompensierter Haltung normal funktionieren kann – unabhängig von vorhandenen Asymmetrien und Anpassungen. Dass sich der Mensch im Laufe der Evolution an die Schwerkraft anpassen und aufrichten (Haltungskontrolle) konnte, scheint durch eine Verbesserung der Stabilität möglich geworden zu sein, an der die neurologische Entwicklung und Adaptation des Muskel-Skelett-Systems mitgewirkt haben [9].

Der normale Muskeltonus sorgt dafür, dass der aufrechte Stand mit geringfügig höherem Energieaufwand als in Rückenlage – oft über längere Zeit und ohne zu ermüden – beibehalten werden kann. Es muss demnach zu polymorphen Veränderungen im normalen myofaszialen Tonus kommen. Neuere Studien lassen vermuten, dass der Ruhemuskeltonus und der passive Tonus der Faszien zusammenhängen. Somit kann aus den intrinsischen viskoelastischen Eigenschaften von Muskeln auf einen myofaszialen Grundtonus geschlossen werden, den Masi und Kollegen als „Human Resting Myofascial Tone / Tension" (HRMT) definiert haben [40]. Der HRMT entspricht dem basalen Wert der passiven Spannung und Resilienz, die zur Haltungsstabilität beitragen. Im Gegensatz dazu steigert eine Muskelkontraktion als aktiver neuromotorischer Kontrollmechanismus den Tonus, was mit einem höheren Energieverbrauch einhergeht und eine größere Stabilisierung bewirkt.

Funktionell ist der HRMT in andere passive „Spannungsnetze" von Faszien und Bändern eingebunden, die zusammen ein Biotensegrity-System bilden. Durch das Biotensegrity-Prinzip ist der Körper imstande, verschiedene mechanische Reize zu integrieren, die sich nicht-linear über die Tensegrity-Struktur verteilen und dann in biochemische Signale umgewandelt werden, damit das ganze System funktionell und strukturell intakt bleibt [58].

Jede Körperebene – von den Molekülen über die Zellen bis zu Geweben und Organen – kann als Biotensegrity-Struktur aufgefasst werden, die hierarchisch aufgebaut und eng miteinander verbunden sind. Dies hilft uns zu verstehen, wie osteopathische

Techniken sowohl auf zellulärer Ebene (im Sinne einer veränderten Genexpression) [91] als auch insgesamt (im Sinne adaptiver Haltungskorrekturen) [92, 93] ihre Wirkung entfalten können. Das Biotensegrity-Prinzip könnte als Bindeglied fungieren, um die Kluft zwischen Grundlagenforschern und klinisch tätigen Osteopathen zu überbrücken und die Suche nach Wirkmechanismen der osteopathischen manipulativen Medizin weiter voranzutreiben.

Mechanotransduktion (d.h. die Umwandlung von mechanischer in chemische Energie durch spezifische zelluläre und molekulare Transduktoren) könnte tatsächlich eine Erklärung für die Interaktion von manuellen Behandlungstechniken und Gewebe-/Zellreaktionen sein. Dass kontraktile Muskelproteine ihre Funktion bei der Bewegungsbeschleunigung oder Verlangsamung (Akzeleration bzw. Dezeleration) und der Aufrechterhaltung verschiedener Gelenkstellungen erfüllen können, setzt eine wirksame Kraftübertragung durch die oberflächliche Faserumhüllung voraus. Am besten untersucht ist die Übertragung von Spannungskräften an den Enden der Muskelfasern, wo sie Kontakt zum Bindegewebe und zum Epithel haben. Bei den meisten Tieren weisen die Enden der Muskelfasern – unabhängig vom (zoologischen) Stamm – eine typische Faltung auf, durch die eine verbindende Zwischenschicht entsteht, die vor allem bei abrupten Stopp-Bewegungen die Belastung durch starke Spannung an der Zellmembran signifikant verringert [94]. Dadurch ist sichergestellt, dass die Übertragung der Belastung auf die Zellmembran in Bezug auf die entstehende Spannung so stattfindet, dass die Stärke der Belastungen minimiert wird.

Die morphologische und molekulare Ähnlichkeit der Muskel-Sehnen-Übergänge bei Tieren lässt vermuten, dass die Schwierigkeit, starke junktionale Haft-/Adhärenzzonen zwischen Muskelfasern und Geweben mit völlig anderen physikalischen Eigenschaften zu bilden, im Wesentlichen bei allen Muskeln gleich war und daher entwicklungsgeschichtlich schon früh eine Lösung gefunden wurde. Es spricht einiges dafür, dass die Spannungsübertragung an der Zelloberfläche eine allgemeine Eigenschaft von Muskelzellen ist und dass sich die spezifische Morphologie der Junktionszonen durch dynamische Interaktionen zwischen Muskelzellen und den Geweben, an denen sie haften, entwickelt hat [94].

Der Ruhetonus scheint somit eine intrinsische Spannungs-Viskoelastizitäts-Eigenschaft zu sein, die in den tensegrity-artig strukturierten kinetischen Ketten zum Ausdruck kommt. Tonus, Faszien- und zugehörige Bänder-Sehnen-Strukturen wirken untrennbar zusammen. Der HRMT erfüllt somit eine passive myofasziale Funktion in den Spannungsnetzen der Gewebe. Als passives Element ist diese Spannung unabhängig vom ZNS und entsteht auf molekularer Ebene im Zusammenspiel der Aktin-Myosin-Filamente mit Sarkomeren und Myofibroblasten.

Muskelkontraktionen hingegen werden vom ZNS aktiviert und erzeugen sehr viel stärkere Spannungen mit Unterstützung der Faszien [95]. Deshalb aktivieren myofasziale Gewebe die integrierten passiven und aktiven (Spannungs-)Kräfte in Schichten, die dem Körper stabilen Halt geben und Bewegungen kontrollieren. Die passive myofasziale Spannung im Körper sorgt unabhängig vom ZNS für eine Grundstabilisierung, die das posturale Gleichgewicht zu bewahren hilft.

In der Anfangsphase wurde der HRMT-Komplex mit elektromyografischen Messungen untersucht, die im entspannten aufrechten Stand stumme Signale der Lumbalmuskeln registrierten. Seitdem viele Therapeuten die klinische Relevanz des HRMT-Modells bestätigt haben, befindet es sich nun in einer neuen Evaluierungsphase. Dass der HRMT eine passive Rolle beim Balance-Halten spielt, lässt sich auf biomechanische Prinzipien wie Elastizität, Spannung, Belastung, Steifheit und Tensegrity zurückführen. Um jedoch die molekulare Grundlage des HRMT in Sarkomeren zu klären, oder wie die Spannungsübertragung zwischen anatomischen Mikro- und Makrostrukturen über die Faszienhüllen erfolgt, oder in welcher Weise die „Muskelfaszie" genau zum passiven Haltungsgleichgewicht beiträgt – dazu bedarf es erst noch weiterer Forschung/Studien.

Signifikant nach oben oder unten abweichende Werte des posturalen HRMT können zu symptomatischen Störungen oder Erkrankungen des Bewegungsapparats prädisponieren. Man nimmt z.B. an, dass eine Hypertonie der axialen Weichgewebe zu einer Spondylitis ankylosans prädisponiert [40]. Diese häufig progrediente, deformierende

Erkrankung von Wirbeln und Sakroiliakalgelenken ist durch Versteifung und knöcherne Läsionen im Bereich sehniger Gelenke gekennzeichnet. Zu den besonderen Merkmalen gehören auch extrem stark konzentrierte und weitergeleitete Kräfte, die Mikroläsionen und eine maladaptive Gewebereparatur verursachen. Wenn wir die oben beschriebene historische Entwicklung des Haltungskonzepts und – damit vereinbar – die Rolle des HRMT für das posturale Gleichgewicht betrachten, werden verschiedene, vermutlich miteinander verwobene Aspekte der Haltungskontrolle erkennbar.

Der Begriff „Haltungskontrolle" bezieht sich in der klassischen Bedeutung auf die Kontrolle der Stellung oder räumlichen Orientierung des Körpers bzw. seiner Teile unter statischen und dynamischen Bedingungen. Dies beinhaltet sowohl

- posturale (Haltungs- oder Stell-)Reflexe als auch den
- posturalen Tonus, der sich als Quotient des Muskeltonus zum HRMT definieren ließe.

Es ist wichtig, dass für die individuelle Haltungskontrolle offenbar Gewebereaktionen gespeichert werden [96]. Wenn sich als an Knotenpunkten der Faszien / Bänder fibröse Infiltrate und Querverbindungen der Kollagenfasern entwickeln, sodass es zu einem fortschreitenden Elastizitätsverlust kommt, könnte sich dies als dysfunktionale Erinnerung einprägen.

Demnach können Weichteilveränderungen auch die Aktivität höherer Zentren beeinflussen, die für die Integration propriozeptiver und interozeptiver sensorischer Reize sowie für die motorische Kontrolle und Haltung zuständig sind [97, 98]. Daraus ergibt sich ein neues Modell der Körperhaltung, das nach dem heutigen theoretischen und wissenschaftlichen Verständnis nicht mehr ausschließlich als „druckstatisch und linear" zu beschreiben ist. Doch es lässt sich beobachten, dass viele Osteopathen weiterhin eng dem klassischen biomechanischen Modell anzuhängen scheinen, obwohl sich in vielen wissenschaftlichen Beiträgen zu diesem Thema keine guten, belastbaren Gründe für diesen Ansatz fanden, der wohl kaum auf ganzheitlichem Denken beruht.

In dieser Hinsicht hat der Osteopath und Mediziner Professor Eyal Lederman das von ihm als „postural-strukturell-biomechanisch" definierte Modell kritisiert. Am Beispiel von Rückenschmerzen erklärt er, dass das Modell nicht funktioniert, weil es keine belegbare Beziehung zwischen Rückenschmerzen und glaubwürdigen strukturellen, posturalen und biomechanischen Konstellationen gibt. Daher sei jeder Versuch, diese Konstellationen zu behandeln und zu normalisieren, unsinnig und reine Zeit- und Geldverschwendung. Wir wollen hier zunächst Ledermans Überlegungen analysieren und dann die Diskussion wiedergeben, die er entfacht hat, um auf dieser Grundlage ein neues biomechanisches Modell vorzustellen, das neuromyofasziale und posturale Biotensegrity-Konzepte aufgreift.

Die Anwendung von Manualtechniken zur Anpassung, Korrektur und Stabilisierung einer Struktur in Fehlstellung *(misalignment)* sei durch nichts zu rechtfertigen, meint Lederman. Er schlägt stattdessen ein multidisziplinäres Rehabilitationsprogramm vor, das neben physiotherapeutischen Reha-Maßnahmen auch verhaltenspsychologische, kognitive und Übungsbehandlungsansätze umfasst; dies sei das beste Mittel zur Lösung und Prävention dysfunktionaler Zustände wie Rückenschmerzen. Manualtechniken seien bestenfalls kurz wirksam und in hohem Maße redundant [10]. Man könnte darauf entgegnen, dass sich Stärke und Resistenz, Beweglichkeit und Balance durch Manualtechniken verbessern. Das würde es erleichtern, dann anschließend bei der multidisziplinären rehabilitativen Korrektur wieder eine schmerzfreie Funktion erreichen [12].

Lederman stellt mit seinen Behauptungen viele manualtherapeutische Methoden in Frage, auch die von Osteopathen. Tatsächlich hinterfragt er damit wesentliche Grundlagen, auf deren Basis die meisten Therapeuten, die aktuell Manipulationstechniken zur Behandlung und Prävention anwenden, praktizieren. Lederman schlägt eigentlich eine Erweiterung des postural-strukturell-biomechanischen Modells durch eine individualisierte, fallbezogene Behandlung vor, bei der zunächst die Auslöser(prozesse) für den aktuellen Zustand des Patienten ermittelt und dann Anreize gegeben werden, die eine Zustandsbesserung einleiten, fördern und unterstützen. Das ist das, was Lederman als „Annäherung an den Prozess" definiert.

Dies ist an sich kein strittiges Argument, da es besagt, dass eine passive Manualtherapie ohne kognitive, intero- und propriozeptive Beteiligung des Patienten wenig Wert für den Heilungs- und Erholungsprozess hat. Auf dem *7. Interdisziplinären Weltkongress zu Rücken- und Beckengürtelschmerzen 2010* zeigte sich in vielfältiger Weise Zustimmung und Unterstützung für Ledermans Position. Berichtet wurde auch über alternative Verfahren, z.B. von O'Sullivan, der bei Rückenschmerzen einen biopsychosozialen Behandlungsansatz mit kognitiven und edukativen Methoden befürwortet, wobei sich die Aufmerksamkeit besonders auf die ursächlichen Mechanismen schmerzhafter Veränderungen richtet [99] (➤ Kap. 8).

Um sich kritisch mit diesen Argumenten auseinanderzusetzen, lud das *Journal of Bodywork and Movement Therapy* fünf führende Experten aus den Bereichen Manualmedizin, Osteopathie, Chiropraktik und Physiotherapie zur Diskussion von Ledermans Thesen ein [12]: Gary Fryer vertrat die Ansicht, es gäbe zwar keinen direkten Beweis für einen Zusammenhang zwischen Haltung und Kreuzschmerzen, aber theoretisch sprächen starke Gründe für haltungsbedingte Schmerzen. Eine asymmetrische Haltung könne durch Überlastung der Bänder und anderer Strukturen dazu beitragen, dass sich die individuellen Kompensationsreserven erschöpfen und es zu Verspannungen und Schmerzen kommt. Fryer zufolge ist das biomechanische Modell in der Vergangenheit überschätzt worden, aber für einen ganzheitlichen, patientenzentrierten Ansatz sei es gut und wichtig, den multidimensionalen Charakter von Schmerzen zu berücksichtigen.

Für Hannon sind psychologische Aspekte in der Versorgung des Patienten entscheidend. Dies zeige die Wirksamkeit traditioneller Massagebehandlungen: Dank gepolsterter Liegen und Wärmebetten dauert die Behandlung länger, was zu größerer Entspannung beim Patienten und als unmittelbarer Effekt zur Schmerzlinderung führen könnte. Hannon meint, bei der Manualtherapie dürfe man sich nicht nur auf die Suche nach der richtigen Diagnose beschränken, sondern müsse psychologische Aspekte in die Behandlung mit einbeziehen, d.h. Heilkunst und Handwerkstechnik verbinden, um jeden Einzelnen aktiv statt nur passiv an der Behandlung zu beteiligen. Indem Massagetherapeuten das diagnostische Konzept einer Störungsursache im Gewebe beachten und diese behandeln, zielt ihre Arbeit direkt auf das Wohlbefinden – und damit entschieden auf eine Annäherung an die Psyche des Patienten.

Dr. Irvin vertritt ein komplexeres Haltungsmuster, das mit Füßen, Sakrum und ZNS auf drei grundlegenden Systemen beruht. Ein Ungleichgewicht in einem der drei Systeme sei als Veränderung der Gesamthaltung und am Auftreten von Schmerzen erkennbar. Auch wenn sich die Schmerzen nicht immer direkt mit dem biomechanischen Modell in Verbindung bringen ließen, könne ein vorhandenes Ungleichgewicht durch (fehl)haltungsbedingte Gewebeveränderungen aufrechterhalten oder verschlimmert werden. Das biomechanische Modell sei daher keineswegs im Niedergang begriffen, sondern dank der Forschung ständig weiterentwickelt, revidiert und integriert.

Dr. Lee meint, Kreuzschmerzen seien nicht auf einen einzigen ätiologischen Faktor zurückzuführen. Die Ursachensuche bei Rückenschmerzen erfordere vielmehr einen allumfassenden Ansatz, der die individuelle Erfahrung und Vorgeschichte des Patienten berücksichtigen müsse. In dieses Schema würde ein auf alle Patienten mit Kreuzschmerzen gleichermaßen anwendbares biomechanisches Modell einfach nicht hineinpassen.

Scharfe Kritik an Ledermans Herangehensweise an das biomechanische Modell übte schließlich Dr. McGill. Ein umfangreiches Thema wie Rückenschmerzen könne nicht in einem Bericht zusammengefasst werden. Jeder Patient benötige eine therapeutisch dosierte, auf ihn zugeschnittene Behandlung. Die von Lederman zitierten Studien seien nicht voll übertragbar, da sie das Problem eindimensional angingen. Zudem hätten die Studien nicht berücksichtigt, wie sich Rückenschmerzen entwickelten, nämlich über eine Dehydrierung der Bandscheiben und funktionelle Veränderungen der Facettengelenke hin zu einer Schmerzverlagerung aus den Bandscheiben in die Facettengelenke. Dies führe zu einer zentralen Sensibilisierung mit Auswirkungen auf die Verbindung zwischen Schmerzen, mechanisch-funktionellen Faktoren und Korrekturbemühungen des Patienten zur Abschwächung der Schmerzreize. In der Naturgeschichte (Genese) von Kreuzschmerzen bestünden somit variable Beziehungen zwischen Schmerzen und biomechanischen Faktoren. McGill vermutet, dass Lederman in seinem Artikel wichtige Details der zitierten Studien ausgelassen hat, die eher für das biomechanische Modell in Zusammenhang mit der Entwicklung von Rückenschmerzen sprechen würden, wie z. B. eine antizipierende neuromuskuläre Asymmetrie (Schiefhaltung) in Erwartung einer Kreuzschmerzattacke. Lederman scheint sich mit dem Problem befasst zu haben, ohne die vielfältigen Aspekte von Rückenschmerzen zu berücksichtigen, wie etwa schlechte Haltung, Wirkung und Wirksamkeit therapeutischer Übungen, Bewegungskinetik, anatomische (statische) Struktur und (dynamische) Funktion von Gelenken, neurologische Funktion, Schmerzmechanismen, Wirbelsäulenschäden unterschiedlicher Art, subjektive Einschätzung des Patienten, Gewebebelastung usw. Für ihn ist die Sache damit noch nicht erledigt, sondern er glaubt, durch die Debatte könnten gründlichere und genauere wissenschaftliche Studien initiiert werden. Allerdings scheinen die Studienergebnisse bisher keinen Eingang in die klinische Praxis von Manualtherapeuten und Osteopathen gefunden zu haben, die sich um eine Korrektur fehlgestellter oder asymmetrischer Strukturen bemühen. Nach einer neueren Vorstellung von Haltung ist darin eine Strategie zu sehen, mit der das neuromyofasziale System auf Einflüsse der Schwerkraft und afferente proprio- und interozeptive (Stress-)Reize reagiert.

Was also tun? Müssen wir uns vom Konzept der „perfekten Haltung" verabschieden?

Vom „Ideal"- zum „Individual"-Konzept war es ein langer Erkenntnis- und Entwicklungsweg der von Still formulierten Prinzipien [100]. Denken wir an die Unteilbarkeit des Körpers, die zur Betrachtung von Struktur und Funktion als Einheit geführt hat, um zu begreifen, an welcher Kreuzung Menschen mit derselben Dysfunktion verschiedene Wege einschlagen können: den der Kompensation und / oder Adaptation oder den des Scheiterns und / oder der Anpassungsschwierigkeit.

Der menschliche Körper kann sich an ein breites Spektrum von Umgebungs- und inneren Stressoren anpassen, um physiologische Systeme und die schwankende Wechselbeziehung zwischen Struktur und Funktion stabil zu halten, das Gleichgewicht wiederherzustellen und die Binneneffekte zu minimieren [101, 102]. Demzufolge kommt es zu einer nichtlinearen, unvorhersehbaren, aber sichtlich komplexen Anpassung. Nach Meinung des Autors wird das biomechanische Modell nur in dieser Weiterentwicklung heute noch Bestand haben. Inputs (Rezeptorafferenzen) und Outputs (Haltungsanpassungen / -kompensationen) stehen in einer komplexen Beziehung zueinander, die sich im myofaszialen Tonus auf der ständigen Suche nach einem neuen dynamischen Gleichgewicht konkretisiert [40, 95].

Nach dem neuen biomechanischen Modell ist Haltung als efferentes (muskuloskelettales) Epiphänomen zu sehen, dem eine afferente (neuromyofasziale) Komplexität zugrunde liegt. Das kann sich z. B. an einer Bewegungseinschränkung nach einer Sprunggelenkoperation zeigen, wenn sich unabhängig von der Operationsmethode Adhäsionen bilden, die sich in tiefere Schichten (von der Haut bis zum Knochen, vom Faszien- bis ins Nervengewebe) zurückverfolgen lassen. So stammt die Information im Narbenbereich nicht nur aus der Haut, sondern aus allen Geweben, die bei diesem Eingriff traumatisiert wurden.

Dieselbe Veränderung lässt sich im efferenten System beobachten, wenn sich durch die zum Sprunggelenk zurückgeleitete Information die ganze Mechanik und somit auch die Haltungsreaktionen insgesamt verändern. Während die verschiedenartigen Informationen zusammenlaufen, kann es passieren, dass ein Bereich symptomatisch wird, vielleicht weil seine „Compliance" nicht sehr groß ist [103], wie etwa im spinalen Kontrollbereich des Sprunggelenks. Die Symptomatik geht mit Hypertonie der paraspinalen Muskeln und Schmerzen bei der Palpation einher. Wenn das sympathische Nervensystem auf diese Weise stimuliert wird, kann es eine lokale Vasokonstriktion und erneute Störung des Haltungsgleichgewichts induzieren [104, 105].

So kann der Patient selbst bei einer ästhetisch unauffälligen kleinen Narbe Schmerzen haben, weil es möglicherweise zu einer Nerveneinklemmung durch die Adhäsionen kommt, am Sprunggelenk z. B. betrifft es meist den N. peroneus (fibularis). Die Einklemmung muss nicht immer mechanisch bedingt sein, sondern kann auch eine Reaktion auf afferente Stressreize darstellen, die im feinmotorischen System der Haltungskontrolle lokale und segmentale unwillkürliche Kontraktionen auslösen [106, 107].

Wenn ZNS und periphere Nerven sich an die konstante Schmerzstimulation anpassen und infolgedessen strukturell verändern, wird ein Teufelskreis in Gang gesetzt [108, 109].

Selbst viszerale, durch C-Fasern vermittelte nozizeptive und interozeptive Reize können die gleiche Wirkung haben, da eine zentrale Sensibilisierung auf subkortikaler Ebene bestehen kann, ohne dass sie unbedingt bewusst werden muss [110]. Dasselbe kann sich z. B. bei Läsionen von Bandhaften (Syndesmosen) wie der Membrana interossea cruris oder einer kleinen dentalen Einstauchung (Gomphosis) abspielen. Deshalb kann sich durch eine Verletzung, Narben- oder Adhäsionsbildung auf dieser Ebene sowohl das Gangbild als auch das Kauen und die richtige Druckverteilung verändern [111, 112]. Eine Narbe am Ellbogen z. B. kann schmerzhafte Haltungsprobleme im HWS- und LWS-Bereich verursachen [113–115].

Das neue biomechanische Modell der Osteopathie ermöglicht somit nicht nur eine Behandlung des efferenten (motorischen), sondern auch des afferenten (sensorischen) Reflexbogens – um eine somatische Dysfunktion, die zu einer posturalen Veränderung (Störung) geführt hat, zu identifizieren und zu normalisieren [9]. Mit Proliferations- *(prolotherapy)* und Neuraltherapie arbeitende Neurologen kennen ebenfalls die Wirkung afferenter Impulse, die ausgehend von einer Narbe zu schweren organischen oder posturalen Störungen beitragen können [116]. Darüber hinaus vermuten einige Autoren, dass eine Schmerzsymptomatik auch auf einer vertebralen Dysfunktion beruhen könnte, bei der es durch einen extrem erhöhten Muskeltonus und eine falsche Druckverteilung zu einer Fehlstellung kommt [117, 118].

Diese Dysfunktion ist einer autonomen efferenten Bahn zuzuordnen und wird durch elektrische und biochemische Afferenzen beeinflusst. Man vermutet, dass die Afferenzen pathophysiologische Reflexe auslösen, die auf efferentem Weg die von Faszien [119] und Weichgeweben abhängige Haltung verändern können. Das myofasziale Gewebe ist als (Gewebe-)Kontinuum anzusehen, das sich von den Gliedmaßen bis in den übrigen Körper fortsetzt und besonders mit der thorakolumbalen Faszie kommuniziert [85], die zu den bekanntermaßen an Rückenschmerzen und Bewegungsrestriktionen im Schultergelenk beteiligten Strukturen gehört [120]. Wenn der physiologische Normalzustand der Faszie beeinträchtigt ist, können ihre Rezeptoren als freie Nervenendigungen [119] tatsächlich zu Nozizeptoren werden, die das Auftreten einer komplexen Schmerzsymptomatik fördern [85, 119].

In dieser Hinsicht konnte Wood Jones [121, 122] zeigen, dass die großflächigen (Insertions-)Platten von Muskeln und Sehnen, die breit gefächert in Faszien einstrahlen, funktionell als Gegenstück zum Exoskelett wirbelloser Tiere dienen: als Ektoskelett bzw. Weichteilgerüst für Muskelansätze. Sehnengeflechte sind ein besonderes Merkmal an Händen und Füßen. Auf dem Handrücken z. B. erstreckt sich eine ganze Reihe abgeflachter Streckersehnen vom Retinaculum musculorum extensorum bis zu den Fingerspitzen. Die Sehnen sind variabel durch Querbrücken aus Faszienfasern (Juncturae tendinum) miteinander verbunden [123]. Mit Sehnen und Faszien zusammen bilden diese Faserstreifen ein komplexes Sehnennetz oder -geflecht auf dem Handrücken, das sich höchstwahrscheinlich aus einem einzigen embryonalen Blastem entwickelt hat.

Die Streifen scheinen wichtig für die Abstände zwischen den Streckersehnen zu sein und koordinieren die Fingerstreckung, indem sie die Spannungen zwischen den Sehnen kanalisieren [124]. Für die Streckseite der Hand bilden die Juncturae tendinum (auch: Connexus intertendineus) eine Schlüsselstruktur, die dank des Zusammenwirkens des gesamten Sehnengeflechts / -netzes auch eine Hauptrolle spielt, die jede Funktion der Einzelelemente nachrangig macht. Zeitgenössische Anatomen sprechen auch von „Supersehnen", wenn sie einen Sehnenkomplex mit den dazugehörigen Strukturen (Gelenkkapseln, Sehnenscheiden, Zugbänder, Haltebänder / Retinacula, Fettpolster und Hüllen) beschreiben, dessen Gesamtfunktion wichtiger als jede Einzelfunktion ist [125]. Kürzlich wurde die komplexe Interaktion verschiedener Fingersehnen im Rahmen der (Ko-)Entwicklung von Gehirn und Körper untersucht, unter Weglassen des „nicht-neuralen-somatischen Logik"-Prinzips, nach dem Netzwerke auf der Zellebene funktionieren [126].

In der Osteopathie kommen seit den 1920er Jahren die als Neidner- oder Fascial-Twist-Techniken bekannten direkten Techniken zum Einsatz [88], mit dem Ziel, durch Hin-und-Her-Drehen *(twisting)* der „Supersehnen" an den Extremitäten (Palmarfaszie, Plantarfaszie, Fascia lata) das Gleichgewicht der Faszien und die Symmetrie in Übergangsbereichen der Wirbelsäule und in posturalen Kompensationsmustern wiederherzustellen. Im Wissen, dass biomechanische Anpassungen komplex und nichtlinear verlaufen, achten moderne Osteopathen auf die Einheit von Struktur und Funktion eines lokalen Bereichs und wählen dann den Untersuchungs- und Behandlungsansatz, der am besten für die allostatische Last des Patienten geeignet ist, die sich in der kontinuierlichen adaptiven Reaktion von Bindegewebe und Faszien auf Umgebungsreize und in der Haltung widerspiegelt.

Aber sind denn die klassischen biomechanischen Ansätze der Osteopathie einer sorgfältigen Prüfung unterzogen worden? Gibt es aktuell wissenschaftliche Evidenz für diese Ansätze?

In der heutigen Zeit, wo sich der Fokus in der Gesundheitsversorgung besonders stark auf eine evidenzbasierte Medizin richtet, ist es interessant zu beobachten, dass es in Bezug auf Störungen des Bewegungsapparats immer noch keine evidenzbasierten Studienergebnisse gibt, die z. B. den Nutzen eines chirurgischen Eingriffs bei Lumbalschmerzen belegen [127], während nur 13 % der medizinischen Behandlungen als sinnvoll und weitere 23 % als vermutlich hilfreich eingestuft werden [128]. Bei in der medizinischen (Postgraduierten-)Weiterbildung gelehrten traditionellen Methoden vertraut man immer noch in erster Linie Expertenmeinungen. Ähnlich ist es bei Osteopathen und Chiropraktikern, die seit über 100 Jahren manualtherapeutische Techniken anwenden, die sie in Übungsprogrammen gelernt haben und in der klinischen Praxis nützlich finden. Trotz begrenzter Mittel können wir nun jedoch sagen, dass manualtherapeutisch arbeitende Berufsgruppen einen grundlegenden Test für die Behandlung muskuloskelettaler Störungen entwickelt haben.

Osteopathie bzw. allgemeiner Manualtherapie haben inzwischen von wissenschaftlicher und gesetzgeberischer Seite die Zulassung zur klinischen Anwendung bei Patienten mit schmerzhaften Bewegungsstörungen bekommen, die in den USA zu den häufigsten Gründen für die Inanspruchnahme einer medizinische Behandlung zählen [129]. Nach Meinung des Autors könnte es vor der Beschreibung eines idealen Forschungs- und Evaluierungsprojekts zum biomechanischen Modell interessant sein, sich den aktuellen Forschungsstand zur Manualtherapie von muskuloskelettalen Störungen anzuschauen.

Licciardone und Kollegen [130] haben eine systematische Übersicht und Metaanalyse zu randomisierten kontrollierten OMT-Versuchen bei Kreuzschmerzpatienten vorgelegt. Ihre Analyse spricht für einen Vorteil der OMT bei diesen Patienten. Die 1994 veröffentlichten Richtlinien [131] stützen sich hauptsächlich auf chiropraktische Studien und befürworten den klinischen Gebrauch von Wirbelsäulenmanipulationen bei Rückenschmerzen, sofern keine Kontraindikation besteht. Zu den Kontraindikationen zählen Tumoren, Infektionen oder spinale Veränderungen wie ein Cauda-equina-Syndrom, das in Höhe von L3 – S2 zu einer Nervenwurzelkompression führen kann, sodass eine Wirbelsäulenmanipulation zu riskant wäre. Eine Cochrane-Review-Gruppe [132] berichtete, dass sich bei manchen Patienten durch eine Manipulationsbehandlung eine stärkere Schmerzlinderung und Verbesserung bei Alltagsaktivitäten erzielen ließ als durch eine Plazebobehandlung. Allerdings war sie auch nicht besser oder schlechter wirksam als Schmerzmittel, physikalische Therapie, Übungsbehandlung, Rückenschule oder allgemeinärztliche Verordnungen.

Andere systematische Übersichtsartikel berichten über vergleichbare Aspekte zu diesem Thema. So kam Cherkin [133] z. B. zu dem Schluss, Wirbelsäulenmanipulationen hätten einen ähnlich geringen klinischen Nutzen wie alle gängigen Therapien. Nach diesen Reviews folgten Artikel über weitere klinische Studien zur manualtherapeutischen Behandlung von Rückenschmerzpatienten. Geisser und Kollegen [134] berichteten über eine einfach-blinde, kontrollierte und randomisierte klinische Studie mit Manualtherapie und ergänzenden Übungen bei Kreuzschmerzen. In dieser Studie wussten die Patienten nicht, ob sie eine echte oder Scheinbehandlung erhielten; selbst die Beobachter waren nicht informiert und erhoben „blind" die Patientendaten. Bei den manualtherapeutisch und mit spezifischen Übungen behandelten Patienten zeigte sich eine signifikante Schmerzlinderung.

Keine signifikante Verbesserung ließ sich in Bezug auf behindernde Einschränkungen beobachten, die in der Plazebogruppe (d.h. Patienten mit Scheinbehandlung) nach sechs Wochen tatsächlich stärker waren. Aufgrund dieser Ergebnisse hat die medizinische Literatur zur Primärversorgung inzwischen auch Manualtherapien in den Behandlungs-Kanon für Rückenschmerzen aufgenommen [135]. Angesichts der Beziehung zwischen Wirbelsäulen- und neurovaskulären Strukturen könnte das osteopathische Struktur-Funktions-Konzept für den gesundheitlichen Nutzen (Benefit) von größter Bedeutung sein. Untersuchungen mit guten Studiendesigns belegen außerdem, dass eine Manualtherapie nicht nur bei Wirbelsäulendysfunktionen von Vorteil ist.

Eine von Knebl und Kollegen [45] durchgeführte randomisierte kontrollierte Studie ergab bei älteren Patienten mit Schulterproblemen eine signifikante Verbesserung der Funktion durch spezifische OMT-Anwendungen im Schulterbereich. Auch diese Studie bestätigte somit einen ähnlichen Nutzen der Behandlung wie in vielen anderen klinischen Fällen. In einer Reihe von Studien konnten Sucher und Kollegen zeigen [136–138], dass sich bei Patienten mit einem Karpaltunnelsyndrom die Schmerzen und der Bewegungsumfang des Handgelenks nach OMT-Anwendungen besserten. Gamber und Kollegen [139] stellten in einer klinischen Studie fest, dass sich im Unterschied zur üblichen Behandlung bei Fibromyalgie-Patienten mit den meisten traditionellen OMT-Methoden eine signifikante Schmerzlinderung erreichen ließ. Mit ihren Studien haben Knebl bzw. Sucher und Kollegen [45, 136–138] auch das osteopathische Struktur-Funktions-Konzept verdeutlicht, da sie mit Muskel-/Faszienrestriktionen bei eingeschränkter Schulter- und Handgelenkbeweglichkeit eine spezielle Behandlungsindikation der OMT beschrieben haben.

Dieser kurze Überblick über evidenzbasierte Studien stützt die Annahme, dass eine Manualtherapie bei Störungen des Bewegungsapparats und insbesondere bei lumbalen Schmerzen sinnvoll und nützlich sein kann. Die jüngst veröffentlichten Abhandlungen zu diesem Thema [140] zeigen, dass weitere Studien nötig sind, um nachzuweisen, dass der Erfolg einer Manualtherapie bei Störungen des Bewegungsapparats vor allem auf der Struktur-Funktions-Beziehung beruht, d.h. dass dysfunktionale Strukturen die Beziehung zwischen anatomischen Strukturen, Nerven- und Gefäßfunktionen beeinflussen könnten. Einige Autoren haben die biologischen Grundlagen der in den oben beschriebenen Studien verwendeten direkten und indirekten Techniken untersucht [141] und hervorgehoben, dass ihre Wirkung möglicherweise auf der Interaktion mit Schmerz-Spasmus-Schmerz-Kreisen beruht.

Wenn Muskeln, Sehnen oder Knochen geschädigt oder funktionell eingeschränkt sind, erhöht sich durch die muskuloskelettalen Schmerzen der nozizeptive Input. Durch den vermehrten nozizeptiven Input werden die γ-Motoneurone stimuliert mit dem Ergebnis, dass die Erregbarkeit der Muskelspindeln (z.B. bei Dehnung) zunimmt. Die gesteigerten nozizeptiven und afferenten Reize gelangen als exzitatorischer Input zu α-Motoneuronen und lösen eine unwillkürliche Hyperaktivität (d.h. Spasmen) oder plötzliche Entladung von α Motoneuronen aus, wenn der exzitatorische Input aus anderen Quellen (z.B. efferenten bzw. absteigenden Bahnen) zu schwach ist. Da Manualtherapien anscheinend eine Abschwächung des nozizeptiven Inputs bzw. Reduzierung des exzitatorischen Inputs zu γ-Motoneuronen bewirken, könnte sich dadurch die Erregbarkeit des Dehnungsreflexes normalisieren.

Durch indirekte myofasziale Release-Techniken verringert sich die Diskrepanz zwischen der Aktivität intra- und extrafusaler Muskelfasern: So werden weniger proinflammatorische Zytokine freigesetzt, und während Kapillarblutfluss und Interstitialflüssigkeitsdruck wieder ausgeglichen sind, bessern sich Schmerzen, Muskelanspannung und Mobilität [142].

FALLBEISPIEL

Der 63-jährige Patient im Ruhestand war Pilot, ist normalgewichtig und Exraucher.

Anamnese

Hauptbeschwerde: seit 2 Monaten Rückenschmerzen rechts unten, die ins Gesäß ziehen, meist nachmittags auftreten, sich bei Bewegung verstärken und in Ruhe bessern. Der Patient gibt auch Atemschwierigkeiten an.
Eigentlich guter Gesundheitszustand. Ausnahmen: wiederkehrende Zerrungen im rechten Fuß in den letzten

10 Jahren; Kahnbeinbruch (rechte Hand) vor ca. 5 Jahren; früher Heuschnupfen durch Gräserpollen (vor ca. 35–40 Jahren), seit homöopathischer Behandlung aber kuriert; Pneumonie vor ca. 7 Jahren.
Sozialanamnese: gute Lebensverhältnisse, keine ökonomischen Probleme; seitdem er Pensionär ist, spielt er Golf (2-mal pro Woche) und macht Nordic Walking (3-mal pro Woche). Mit seinem Segelboot nimmt er gelegentlich an Winterrennen teil und verbringt auch im Sommer viel Zeit auf dem Boot.

Diagnostik

Allgemein

Differenzialdiagnosen:
- Weichteil- / myofasziales Syndrom
- Belastungsinduzierte Rippen-Mikrofraktur [143]

Tests:
- Kompressions- und Perkussionstest der Rippen: negativ
- Schepelmann-Test: positiv
- Palpation / Empfindlichkeitstest: kein Anzeichen für oberflächliche Allodynie, wohl aber für tiefe Allodynie im rechten M. subscapularis
- Haltungstest [144]: Durch eine Kyphose der oberen Wirbelsäule und Hyperlordose der LWS bewegt sich die Körperachse nach vorn, sodass sich der Schwerpunkt vom medialen Teil des Fußgewölbes zu den Zehen hin verschiebt; dies führt zu einer paraspinalen Muskelhypertonie, um die Vorverlagerung der Gravitationslinie / des Körperschwerpunkts zu bremsen.
- Atemmuster [144]: Der Patient zeigt ein ähnliches Atemmuster wie bei einem Hemithorax, was eine Narbenbildung vermuten lässt, durch die sich das normale Brustkorbgewebe verzogen hat. Dies kann eine normale inspiratorische Exkursion verhindern, würde aber mit bewegungsabhängigen oder neurogenen Schmerzen durch Reizung (Neuralgie) der Interkostalnerven einhergehen.
- Visuell-analoge Schmerzskala: Der Patient stuft die Schmerzintensität weit oben auf der VAS-Skala ein (8 von 10).

Nach Ausschluss einer Rippen-Mikrofraktur lautet die Verdachtsdiagnose: Weichteil- bzw. myofasziales Syndrom.

Osteopathische Untersuchung

Im Zink-Test zeigt sich ein Faszienkompensationsmuster mit alternierender Drehung und Neigung. Es finden sich folgende somatische Dysfunktionen (SD):
- lumbale SD, Kodierung M99.03 (linksseitig L1 FRS)
- thorakale SD, Kodierung M99.02 (beidseitige Extension von T4)
- thorakale Weichteil-SD (Kodierung M99.08) oder iliokostaler Triggerpunkt im Brustbereich, knapp medial des Schulterblattwinkels [145]

Haltungskontrolle (Balancetest auf einem Bein): Mit offenen Augen gerät der Patient jeweils nach 10 Sekunden aus dem Gleichgewicht, mit geschlossenen Augen jeweils nach 4,07 Sekunden.
Inhibitionstest: Bei direkter Dehnung der thorakolumbalen Faszie verbessern sich folgende Parameter:
- Bewegungsrestriktion von T4 und Palpationsschmerzen
- Bewegungsrestriktion von L1 und Schmerzausstrahlung ins rechte Gesäß
- Rippen- / Brustkorb-Exkursion bei der Atmung
- Haltungskontrolle im Balancetest, sodass der Patient sein Gleichgewicht im Einbeinstand nun jeweils 14 Sekunden mit offenen Augen und jeweils 6 Sekunden mit geschlossenen Augen halten kann.

Behandlung

Erste Sitzung

Wir wählen einen maximalistischen Ansatz mit PINS-, Neidner- und GOT-Techniken.
Dies führt zu einer besseren Beweglichkeit bei aktiven Tests mit Flexion, Seitneigung und Streckung im Stehen, auch die Haltungskontrolle hat sich verbessert: Der Patient kann jeweils 20 Sekunden lang die Balance im Einbeinstand halten. Beim Palpieren spürt er keinen Schmerz mehr und die Schmerzintensität im Bereich des rechten Subscapularis stuft er direkt nach der Behandlung mit 4 von 10 ein. Er soll mindestens einmal täglich Gleichgewichtsübungen (Einbeinstand) machen, bis er die Balance mindestens 30 Sekunden lang halten kann.

Zweite Sitzung (2 Wochen später)

Haltung und Atmung des Patienten haben sich verbessert. Er berichtet auch, dass er nun bei den Gleichgewichtsübungen selbst mit geschlossenen Augen den Zielwert von 30 Sekunden erreiche. Beim Nordic Walking sei ihm eine Störung im rechten Unterschenkel aufgefallen. Der iliokostale Triggerpunkt ist weiterhin tastempfindlich. Während der osteopathischen Palpation wird eine SD am vorderen rechten Sprunggelenk (M99.06) entdeckt und wie folgt behandelt: lokaler Release des Weichgewebes um den iliokostalen Triggerpunkt im Brustbereich; segmental ein Fascial Unwindung mit doppeltem Drehpunkt (Fulcrum) im Wechsel zwischen rechter Schulter und Rückseite des rechten Fußes; als globale Technik schließlich harmonische Oszillationen, zunächst mit der rechten Skapula als Drehpunkt (Fulcrum), dann als allgemeine Schwingungskohärenz. Daraufhin lässt die Tastempfindlichkeit der Tenderpoints nach. Eine Woche später teilt der Patient telefonisch mit, dass er wieder Golf spielen könne.

Patientenberatung

Der Patient wurde über Veröffentlichungen zu stressbedingten / belastungsinduzierten Rippenfrakturen bei

Golfspielern, auch bei Amateuren, informiert [143] und darauf hingewiesen, dass er bei sportlichen Aktivitäten unbedingt auf richtige Bewegungsabläufe achten müsse, sowohl im Training als auch bei Wettbewerben. In einem Telefongespräch berichtete sein Trainer, er habe ebenfalls eine Fehlhaltung des Patienten beim Golfspielen bemerkt. Der Coach riet dem Patienten zu einer Aurikulartherapie, die er als sinnvolle Unterstützung der „Haltungsschulung" ansah [146].

4.8 Schlussfolgerungen

Die Diskussion über das biomechanische Modell lässt sich so zusammenfassen, dass der historische Anspruch darin bestand, durch Beeinflussung posturaler und biomechanischer Faktoren die Kompensations- bzw. Anpassungsfähigkeit des Patienten an Stressbelastungen und Krankheit zu verbessern.

Zur Behandlung wurden verschiedene Techniken vorgeschlagen, die in unterschiedlichen Schichten des Bindegewebe-, Muskel-Skelett- und Nervensystems jeweils die Beweglichkeit und im Fall von Funktionsstörungen den afferenten Input verbessern sollen. Doch selbst bei diesem Modell ist es wichtig, die Einheit von Struktur und Funktion zu verstehen und in die Behandlung einzubeziehen, um sich bewusst für eine manualtherapeutische Methode entscheiden und sie den spezifischen Anforderungen bzw. Bedürfnissen des Patienten anpassen zu können. Das Kontinuum der Faszien kann als biomechanisches Sinnesorgan des Menschen angesehen werden, das sich bei jeder Veränderung auf die Haltungsmuster in Alltagssituationen auswirkt [147].

Ein Grundelement des Fasziensystems sind Fibroblasten. Diese kontraktilen Zellen können rasch miteinander kommunizieren und spielen eine Schlüsselrolle bei der Übertragung der von Muskeln produzierten Spannungen und in Bezug auf Flüssigkeiten im Interstitialraum. Aus dem Bindegewebe stammen auch nozizeptive und propriozeptive Informationen, die wichtig für ein normales Funktionieren der Körpersysteme sind [93]. Wie einige neuronale Modelle zeigen, wird das Fasziensystem durch Fibroblasten unterschiedlichen embryonalen Ursprungs im Bindegewebe elektrisch aktiviert [93, 148]. Über elektrische Ströme geleitete Informationen beeinflussen sowohl das Verhalten der Strukturen im Fasziensystem als auch die wechselseitige Abhängigkeit von Funktionen wie der Haltung; dies können Osteopathen palpieren [93, 149].

Bei der Anwendung historisch überlieferter osteopathischer Postulate vertraut der Autor ganz auf das gute Gespür des Therapeuten. Denn nur durch kritische Sichtung dieser Postulate im Lichte der heute verfügbaren Evidenz unter Einbindung von Kunst und Können der Osteopathie ist es möglich, unsere Theorie und Praxis vom 19. Jahrhundert in die Jetztzeit weiterzuentwickeln, in einer Linie mit den vom „alten Doktor" beschriebenen Verfahren, die uns häufig daran erinnern, sie unverfälscht und rein zu bewahren.

LITERATUR

1. Herman R, Mixon J, Fisher A et al. Idiopathic scoliosis and the central nervous system: a motor control problem. The Harrington lecture 1983. Scoliosis Research Society Spine. 1985; 10(1): 1–14.
2. Kappler RE. Postural balance and motion patterns. J Am Osteopath Assoc. 1982; 81(9): 598–606.
3. Korr IM. The collected papers of Irvin M. Korr. Vol 2. Indianapolis, IN: American Academy of Osteopathy; 1997.
4. Seffinger MA, King HH, Ward RC et al. Osteopathic philosophy. In: Chila AG, editor. Foundations of osteopathic medicine. 3rd ed. Philadelphia PA: Lippincott Williams and Wilkins; 2011. p.14.
5. Charpentier A. Postural tonic activity. Discussion by doctors Baron Nasse and Gagey (Paris). J Belge Med Phys Rehabil. 1979; 2(1): 13–29.
6. Gagey PM, Weber B. 2010 Study of intra-subject random variations of stabilometric parameters. Med Biol Eng Comput. 2010; 48(8): 833–835.
7. Kuchera ML. Postural considerations in coronal horizontal and sagittal planes. In: Ward RC, editor. Foundations of osteopathic medicine. 2nd ed. Philadelphia: Lippincott Williams and Wilkins; 2002. pp. 603–632.
8. Kuchera ML. Postural consideration in osteopathic diagnosis and treatment. In: Chila A, editor. Foundations of osteopathic medicine. Philadephia, PA: Lippincott Williams and Wilkins; 2010. ch. 36, p. 437.
9. Zavarella P, Asmone C, Zanardi M. Le asimmetrie occluso-posturali. Rome: GLM editore; 2002. vol. 2.
10. Lederman E. The fall of the postural-structural-biomechanical model in manual and physical therapies: exemplified by lower back pain. J Bodyw Mov Ther. 2011; 15(2): 131–138.
11. O'Sullivan P. Diagnosis and classification of chronic low back pain disorders: maladaptive movement and

motor control impairments as underlying mechanism. Man Ther. 2005; 10(4): 242–255.
12. Chaitow L. Is postural-structural-biomechanical model within manual therapies viable? A JBMT debate. J Bodyw Mov Ther. 2011; 15(2): 130–152.
13. Irvin RE. The origin and relief of common pain. J Back Musculoskelet Rehabil. 1998; 11(2): 89–130.
14. Hruby RJ. Pathophysiologic models and the selection of osteopathic manipulative techniques. J Osteopath Med. 1992; 6(4): 25–30.
15. Schiotz EH, Cyriax J. Manipulation: past and present. London: William Heinemann Medical Books; 1974.
16. Connor L, Asch P, Asch T. Jero Tapakan: Balinese healer. Cambridge, UK: Cambridge University Press; 1986.
17. Handy ESC, Pukai MK, Livermore K. Outline of Hawaiian physical therapeutics. Bernice P Bishop Mus Bull. 1934.
18. Anderson R. Traditional Europe: a study in anthropology and history. Belmont CA: Wadsworth; 1971.
19. Anderson R. Hawaiian therapeutic massage. World Wide Rep. 1982; 24(5): 4A.
20. Anderson R. The shaman as a healer: what happened? Amer Back Soc Newsletter. 1989; 6(2): 9.
21. Anderson R. The treatment of musculoskeletal disorders by a Mexican bonesetter. Soc Ser Med. 1987; 24(1): 43–46.
22. Anderson R. An orthopedic ethnography in rural Nepal. Medical Anthrography. 1984; 1: 45–59.
23. Darkin-Langley S. Ayurveda in Nepal: a medical belief system in action. Unpublished PhD thesis, University of Wisconsin, Madison, WI, 1982.
24. Anderson R. Spinal manipulation before chiropractic. In: Haldemann S, editor. The principles and practice of chiropractic. 2nd ed. Norwalk CT: Appleton and Lange; 1992. pp. 3–14.
25. Pettman E. A history of manipulative therapy. J Man Manip Ther. 2007; 15(3): 165–174.
26. Withington ET. Hippocrates, with an English translation. Cambridge, MA: Harvard University Press; 1928.
27. Renander A. Om sjukdomarnas. Swedish translation of Galenus C. Vol. IV. Venice, Italy: Delocis affectis Libre 1–6; 1960.
28. Parsons J, Marcer N. Osteopathy: models for diagnosis, treatment and practice. Edinburgh: Elsevier Churchill Livingstone; 2006. ch. 3 pp. 43.
29. Littlejohn JM. The pathology of the osteopathic lesion. Maidstone College of Osteopathy. Indianapolis, IN: American Academy of Osteopathy Yearbook 1977.
30. Littlejohn JM. The physiological basis of the therapeutic law. J Am Osteopath Ass. 1902.
31. Parsons J, Marcer N. Osteopathy: models for diagnosis, treatment and practice. Edinburgh: Elsevier Churchill Livingstone; 2006. p.243.
32. Parsons J, Marcer N. Osteopathy: models for diagnosis, treatment and practice. Edinburgh: Elsevier Churchill Livingstone; 2006. pp. 225–226.
33. Fryette HH. Principles of osteopathic technique. Carmel, CA: Academy of Applied Osteopathy; 1954.
34. Gibbons P, Tehan P. Spinal manipulation: indications risks and benefits. J Bodyw Mov Ther. 2001; 5(2): 110–119.
35. Sutherland WG. Teaching in the science of osteopathy. Fort Worth, TX: Sutherland Cranial Teaching Foundation; 1990.
36. Magoun H. Osteopathy in the cranial field. Fort Worth, TX: Sutherland Cranial Teaching Foundation; 1997.
37. Richter P, Hebgen E. Trigger points and muscle chains in osteopathy. New York: Thieme; 2009. ch. 4.
38. Nicholas AS, Nicholas EA. Atlas of osteopathic techniques. Philadelphia, PA: Lippincott Williams and Wilkins; 2008. ch. 10.
39. Richter P, Hebgen E. Trigger points and muscle chains in osteopathy. New York: Thieme; 2009. ch. 2.
40. Masi AT, Nair K, Evans T et al. Clinical biomechanical and physiological translational interpretations of human resting myofascial tone or tension. Inter J Ther Massage Bodyw. 2010; 16,3(4): 16–28.
41. Zhang X, Zhang Z, Zhao H et al. Extracting the globally and locally adaptive backbone of complex networks. PLoS One. 2014; 17,9(6): e100428.
42. Franke H, Franke JD, Fryer G. Osteopathic manipulative treatment for nonspecific low back pain: a systematic review and meta-analysis. BMC Musculoskelet Disord. 2014; 15: 286.
43. Tsertsvadze A, Clar C, Court R et al. Cost-effectiveness of manual therapy for the management of musculoskeletal conditions: a systematic review and narrative synthesis of evidence from randomized controlled trials. J Manipulative Physiol Ther. 2014; 37(6): 343–362.
44. Schreiber AL, Sucher BM, Nazarian LN. Two novel nonsurgical treatments of carpal tunnel syndrome. Phys Med Rehabil Clin N Am. 2014; 25(2): 249–264.
45. Knebl JA, Shores JH, Gamber RG et al. Improving functional ability in the elderly via the Spencer technique, an osteopathic manipulative treatment: a randomized controlled trial. J Am Osteopath Assoc. 2002; 102(7): 387–396.
46. Papa L, Mandara A, Bottali M et al. A randomized control trial on the effectiveness of osteopathic manipulative treatment in reducing pain and improving the quality of life in elderly patients affected by osteoporosis. Clin Cases Miner Bone Metab. 2012; 9(3): 179–183.
47. Brolinson PG, Smolka M, Rogers M et al. Pre-competition manipulative treatment and performance among Virginia Tech athletes during 2 consecutive football seasons: a preliminary retrospective report. J Am Osteopath Assoc. 2012; 112(9): 607–615.
48. Brumm LF, Janiski C, Balawender JL et al. Preventive osteopathic manipulative treatment and stress fracture incidence among collegiate cross-country athletes. J Am Osteopath Assoc. 2013; 113(12): 882–890.

49. LeBauer A, Brtalik R, Stowe K. The effect of myofascial release (MFR) on an adult with idiopathic scoliosis. J Bodyw Mov Ther. 2008; 12(4): 356–363.
50. Brooks WJ, Krupinski EA, Hawes MC. Reversal of childhood idiopathic scoliosis in an adult without surgery: a case report and literature review. Scoliosis. 2009; 15(4): 27.
51. Posadzki P, Lee MS, Ernst E. Osteopathic manipulative treatment for pediatric conditions: a systematic review. Pediatrics. 2013; 132(1): 140–152.
52. Osborn GG. Manual medicine and its role in psychiatry. Am Acad Osteopath J. 1994; 4(1): 16–21.
53. Stephenson C. The complementary therapist's guide to red flags and referrals. Edinburgh: Elsevier Churchill Livingstone; 2011.
54. Cicconi M, Mangiulli T, Bolino G. Onset of complications following cervical manipulation due to malpractice in osteopathic treatment: a case report. Med Sci Law. 2014; 54(4): 230–233.
55. Vick DA, McKay C, Zengerle CR. The safety of manipulative treatment: review of the literature from 1925 to 1993. J Am Osteopath Assoc. 1996; 96(2): 113–115.
56. Seffinger MA, Hruby RJ. Evidence-based manual medicine. Philadelphia, PA: Saunders Elsevier; 2007. pp. 217.
57. Richter P, Hebgen E. Trigger points and muscle chains in osteopathy. New York: Thieme; 2009. pp. 101–105.
58. Swanson RL. Biotensegrity: a unifying theory of biological architecture with applications to osteopathic practice education and research – a review and analysis. J Am Osteopath Ass. 2013; 113(1): 34–52.
59. Tozzi P. Selected fascial aspects of osteopathic practice. J Bodyw Mov Ther. 2012; 16(4): 503–519.
60. Langevin HM. Connective tissue: a bodywide signaling network? Med Hypotheses. 2006; 66(6): 1074–1077.
61. Zink JG, Lawson WB. An osteopathic structural examination and functional interpretation of the soma. Osteopath Ann. 1979; 7: 12–19.
62. Chaitow L. Terapia manuale dei tessuti molli. Principi e tecniche di positional release. 3rd ed. Elsevier Masson; 2009. pp. 16.
63. Dunnington WP. A musculoskeletal stress pattern: observations from over 50 years' clinical experience. J Am Osteopath Assoc. 1964; 64: 366–371.
64. Irvine WG. New concepts in the body expression of stress. Can Fam Physician. 1973; 19(7): 38–42.
65. Sypher FF. Pain in the back: a general theory. J Int Coll Surg. 1960; 33: 718–728.
66. Parker N, Greenhalgh A, Chockalingam N et al. Positional relationship between leg rotation and lumbar spine during quiet standing. Stud Health Technol Inform. 2008; 140: 231–239.
67. Parsons J, Marcer N. Osteopathy: models for diagnosis, treatment and practice. Edinburgh: Elsevier Churchill Livingstone; 2006. p.179.
68. Chaitow L. Terapia manuale dei tessuti molli. Principi e tecniche di positional release. 3rd ed. Elsevier Masson; 2009. box 21, p.18.
69. Chaitow L. Terapia manuale dei tessuti molli. Principi e tecniche di positional release. 3rd ed. Elsevier Masson; 2009. ch. 7.
70. Degenhardt BF, Johnson JC, Snider KT et al. Maintenance and improvement of interobserver reliability of osteopathic palpatory tests over a 4-month period. J Am Osteopath Assoc. 2010; 110(10): 579–586.
71. Bohannon RW, Larkin PA, Cook AC et al. Decrease in time balance test scores with aging. Phys Ther. 1984; 64(7): 1067–1070.
72. Winters J, Crago P, editors. Biomechanics and neural control of posture and movement. New York: Springer; 2000.
73. Charney DS, Deutch A. A functional neuroanatomy of anxiety and fear: implication for the pathophisiology and treatment of anxiety disorders. Crit Rev Neurobiol. 1996; 10(3–4): 419–446.
74. Chauffour P, Prat E. Mechanical link: fundamental principles, theory and practice following an osteopathic approach. Berkeley, CA: North Atlantic Books; 2002. pp. 38–40.
75. Barral JP, Croibier A. Manual therapy for the peripheral nerves. Edinburgh: Elsevier Health Sciences; 2007. pp. 119–120.
76. Parsons J, Marcer N. Osteopathy: models for diagnosis, treatment and practice. Edinburgh: Elsevier Churchill Livingstone; 2006. ch. 11.
77. Richter P, Hebgen E. Trigger points and muscle chains in osteopathy. New York: Thieme; 2009. ch. 55.
78. Aoki T, Watanabe A, Nitta N et al. Correlation between apparent diffusion coefficient and viscoelasticity of articular cartilage in a porcine model. Skeletal Radiol. 2012; 41(9): 1087–1092.
79. Milentijevic D, Torzilli PA. Influence of stress rate on water loss matrix deformation and chondrocyte viability in impacted articular cartilage. J Biomech. 2005; 38(3): 493–502.
80. Torzilli PA, Grigiene R, Borrelli J et al. Effect of impact load on articular cartilage: cell metabolism and viability and matrix water content. J Biomech Eng. 1999; 121(5): 433–441.
81. Montain SJ, Smith AS, Mattot RP et al. Hypo-hydration effects on skeletal muscle performance and metabolism: a 31P-MRS study. J Appl Physiol. 1998; 84(6): 1889–1894.
82. Judelson DA, Maresh CM, Farrell MJ et al. Effect of hydration state on strength power and resistance exercise performance. Med Sci Sports Exerc. 2007; 39(10): 1817–1824.
83. Parker J, Heinking KP, Kappler RE. Efficacy of osteopathic manipulative treatment for low back pain in euhydrated and hypohydrated conditions: a randomized crossover trial. J Am Osteopath Assoc. 2012; 112(5): 276–284.
84. Bialosky JE, Bishop MB, Robinson ME et al. The relationship of the audible pop to hypoalgesia associated with high velocity low amplitude thrust manipulation: a secondary analysis of an experimental

4

study in pain free participants. J Manipulative Physiol Ther. 2010; 33(2): 117–24.
85. Benjamin M. The fascia of the limbs and back – a review. J Anat. 2009; 214(1): 1–18.
86. Tozzi P. Balanced ligamentous tension technique. In: Chaitow L, editor. Fascial dysfunction: manual therapy approaches. East Lothian, UK: Handspring Publishing; 2014. ch. 11.
87. Dowling DJ. Progressive inhibition of neuromuscular structures (PINS) technique. J Am Osteopath Assoc. 2000: 100(5): 285–286, 289–298.
88. Chila A, editor. Foundations of osteopathic medicine. Philadephia, PA: Lippincott Williams and Wilkins; 2010. p. 683.
89. Stecco L. Manipolazione fasciale per le disfunzioni interne. Padova: Piccin Nuova Libreria; 2012. p. 83.
90. Parsons J, Marcer N. Osteopathy: models for diagnosis, treatment and practice. Edinburgh: Elsevier Churchill Livingstone; 2006. ch. 10.
91. Maas H, Sandercock TG. Force transmission between synergistic skeletal muscles through connective tissue linkages. J Biomed Biotech. 2010: 575–672.
92. Cao TV, Hicks MR, Campbell D et al. Dosed myofascial release in three-dimensional bioengineered tendons: effects on human fibroblast hyperplasia, hypertrophy and cytokine secretion. J Manipulative Physiol Ther. 2013; 36(8): 513–521.
93. Bordoni B, Zanier E. Understanding fibroblasts in order to comprehend the osteopathic treatment of the fascia, evidence-based complementary and alternative medicine. Hindawi Publishing Corporation; 2014. Article ID 860934.
94. Trotter JA. Functional morphology of force transmission in skeletal muscle: a brief review. Acta Anat (Basel). 1993; 146(4): 205–222.
95. Masi AT, Hannon JC. Human resting muscle tone (HRMT): narrative introduction and modern concepts. J Bodyw Mov Ther. 2008; 12(4): 320–332.
96. Tozzi P. Does fascia hold memories? J Bodyw Mov Ther. 2014; 18(2): 259–265.
97. Schabrun SM, Jones E, Kloster J et al. Temporal association between changes in primary sensory cortex and corticomotor output during muscle pain. Neuroscience. 2013; 3(235): 159–164.
98. Tsao H, Galea MP, Hodges PW. Reorganization of the motor cortex is associated with postural control deficits in recurrent lowback pain. Brain. 2008; 131(8): 2161–2171.
99. O'Sullivan P. Diagnosis and classification of chronic low back disorders. Proceedings of the 7th Interdisciplinary World Congress on Low Back and Pelvic Pain; 2010. pp. 160–177.
100. Rogers FJ, D'Alonzo GE, Glover JC et al. Proposed tenets of osteopathic medicine and principles for patient care. J Am Osteopath Assoc. 2002; 102(2): 63–65.
101. Selye H. The stress of life. New York: McGraw-Hill; 1956.
102. Schulkin J. Rethinking homeostasis: allostatic regulation in physiology and pathophysiology. Cambridge, MA: MIT Press; 2003.
103. Bordoni B, Zanier E. Anatomic connections of the diaphragm: influence of respiration on the body system. J Multidiscip Healthcare. 2013; 6: 281–291.
104. Macefield VG. Physiological characteristics of low-threshold mechanoreceptors in joints, muscle and skin in human subjects. Clin Exp Pharmacol Physiol. 2005; 32(1–2): 135–144.
105. Mouchnino L, Blouin J. When standing on a moving support cutaneous inputs provide sufficient information to plan the anticipatory postural adjustments for gait initiation. PLoS One. 2013; 8(2): e55081.
106. Gilbey MP. Sympathetic rhythms and nervous integration. Clin Exp Pharmacol Physiol. 2007; 34(4): 356–361.
107. Raju S, Sanford P, Herman S et al. Postural and ambulatory changes in regional flow and skin perfusion. Eur J Vasc Endovasc Surg. 2012; 43(5): 567–572.
108. Zwerver J, Konopka KH, Keizer D et al. Does sensitisation play a role in the pain of patients with chronic patellar tendinopathy? Br J Sports Med. 2013; 47(9): e2.
109. Day JA, Copetti L, Rucli G. From clinical experience to a model for the human fascial system. J Bodyw Mov Ther. 2012; 16(3): 372–380.
110. Jänig W. Functional plasticity of dorsal horn neurons. Pain. 2013; 154(10): 1902–1903.
111. Skraba JS, Greenwald AS. The role of the interosseous membrane on tibiofibular weight-bearing. Foot Ankle. 1984; 4(6): 301–304.
112. Harrison JW, Siddique I, Powell ES et al. Does the orientation of the distal radioulnar joint influence the force in the joint and the tension in the interosseous membrane? Clin Biomech (Bristol Avon), 2005; 20(1): 57–62.
113. Leijnse JN, Rietveld AB. Left shoulder pain in a violinist related to extensor tendon adhesions in a small scar on the back of the wrist. Clin Rheumatol. 2013; 32(4): 501–506.
114. Stecco A, Masiero F, Macchi V et al. The pectoral fascia: anatomical and histological study. J Bodyw Mov Ther. 2009; 13(3): 255–261.
115. Stecco A, Macchi V, Masiero F et al. Pectoral and femoral fasciae: common aspects and regional specializations. Surg Radiol Anat. B. 2009; 31(1): 35–42.
116. Clark GB. Building a rationale for evidence-based prolotherapy in an orthopedic medicine practice. J Proloth. 2011; 3(2): 664–671.
117. Brumagne S, Janssens L, Knapen S et al. Persons with recurrent low back pain exhibit a rigid postural control strategy. Eur Spine J. 2008; 17(9): 1177–1184.
118. Shirzadi A, Drazin D, Jeswani S et al. Atypical presentation of thoracic disc herniation: case series and review of the literature. Case Rep Orthop. 2013; 62:14–76.

119. Kumka M, Bonar J. Fascia: a morphological description and classification system based on a literature review. J Can Chiropr Assoc. 2012; 56(3): 179–191.
120. Willard FH, Vleeming A, Schuenke MD et al. The thoracolumbar fascia: anatomy, function and clinical considerations. J Anat. 2012; 221(6): 507–536.
121. Wood Jones F. The principles of anatomy as seen in the hand. London: Ballière Tindall and Cox; 1944.
122. Wood Jones F. Structure and function as seen in the foot. London: Ballière Tindall and Cox; 1944.
123. von Schroeder HP, Botte MJ. Functional anatomy of the extensor tendons of the digits. Hand Clin. 1997; 13(1): 51–62.
124. von Schroeder HP, Botte MJ. Anatomy and functional significance of the long extensors to the fingers and thumb. Clin Orthop Relat Res. 2001; 383: 74–83.
125. Benjamin M, Kaiser E, Milz S. Structure-function relationships in tendons: a review. J Anat. 2008; 212(3): 211–228.
126. Valero-Cuevas FJ, Yi JW, Brown D et al. The tendon network of the fingers performs anatomical computation at a macroscopic scale. IEEE Trans Biomed Eng. 2007; 54(6/2): 1161–1166.
127. Palmer R, Patjin J. Thoughts regarding evidence based medicine. Federation Internationale de Medicine Manuelle; 2009. http//fimm-onlinecom.
128. BMJ. How much do we know? BMJ Clinical Evidence Centre; 2009. http:// clinicalevidencebmjcom/x/ indexhtml.
129. United States Bone and Joint Decade. Burden of musculoskeletal disease in United States. United States Bone and Joint Decade; 2009. http://www boneand-jointburdenorg/pdfs/BMUS_IntroPrefaceForewordpdf.
130. Licciardone JC, Brimhall A, King IN. Osteopathic manipulative treatment for low back pain: a systematic review and meta-analysis of randomized controlled trial. BMC Musculoskelet Disord. 2005; 6: 43–54.
131. Bigos SJ, Bowyeret OR, Braen GR et al. Acute low back problems in adults: assessment and treatment. Agency for Health Care Policy and Research. Clin Pract Guidel Quick Ref Guide Clin. 1994; 14: iii–iv, 1–25.
132. Assendelft WJ, Morton SC, Yu EI et al. WITHDRAWN: Spinal manipulative therapy for low-back pain. Cochrane Database Syst Rev. 2013; 31,1: CD000447.
133. Cherkin DC, Sherman KJ, Deyo RA et al. A review of the evidence for the effectiveness, safety and the cost of acupuncture, massage therapy, and spinal manipulation for low back pain. Ann Intern Med. 2003; 138(11): 898–906.
134. Geisser ME, Wiggert EA, Haig AJ et al. A randomized controlled trial of manual therapy and specific adjuvant exercise for chronic low back pain. Clin J Pain. 2005; 21(6) 463–470.
135. Patel AT, Ogle AA. Diagnosis and management of acute low back pain. Am Fam Physician. 2000; 61(6): 1779–1786, 1789–1790.
136. Sucher BM. Myofascial manipulative release of carpal tunnel syndrome: documentation with magnetic resonance imaging. J Am Osteopath Assoc. 1993; 93(12): 1273–1278.
137. Sucher BM, Hinrichs RN. Manipulative treatment of carpal tunnel syndrome: biomedical and osteopathic intervention to increase the length of the transverse carpal ligament. J Am Osteopath Assoc. 1998; 98(12): 679–686.
138. Sucher BM, Hinrichs RN, Welcher RL et al. Manipulative treatment of carpal tunnel syndrome: biomechanical and osteopathic intervention to increase the length of the transverse carpal ligament: part 2. Effect of sex differences and manipulative priming. J Am Osteopath Assoc. 2005; 105(3): 135–143.
139. Gamber RG, Shores JH, Russo DP et al. Osteopathic manipulative treatment in conjunction with medication relieves pain associated with fibromyalgia syndrome: results of a randomized clinical pilot project J Am Osteopath Assoc. 2002; 102(6): 321–325.
140. King H, Janig W, Patterson M. The science and clinical application of manual therapy. Edinburgh: Churchill Livingstone, Elsevier; 2010.
141. Clark BC, Thomas JS, Walkowski SA et al. The biology of manual therapies. J Am Osteopath Assoc. 2012; 112(9): 617–629.
142. Cao TV, Hicks MR, Standley PR. In vitro biomechanical strain regulation of fibroblast wound healing. J Am Osteopath Assoc. 2013; 113(11): 806–818.
143. Bugbee S. Rib stress fracture in a golfer. Curr Sports Med Rep. 2010; 9(1): 40–42.
144. Orlandini G. La semeiotica del dolore: I presupposti teorici e la pratica clinica. 2nd ed. Rome: Antonio Delfino editore; 2005.
145. Simons DG, Travell GJ, Simons LS. Travell & Simons' Myofascial pain and dysfunction: the trigger point manual. Vol. 1: Upper half of body. 2nd ed. Baltimore: Lippincott Williams and Wilkins; 1999.
146. Bergamaschi M, Ferrari G, Gallamini M et al. Laser acupuncture and auriculotherapy in postural instability a preliminary report. J Acupunct Meridian Stud. 2011; 4(1): 69–74.
147. Stecco C, Gagey O, Belloni A et al. Anatomy of the deep fascia of the upper limb. Second part: study of innervation. Morphologie. 2007; 9(292): 28–43.
148. Langevin HM. Connective tissue: a bodywide signaling network? Med Hypotheses. 2006; 66(6): 1074–1077.
149. Findley TW, Shalwala M. Fascia research congress evidence from the 100 year perspective of Andrew Taylor Still. J Bodyw Mov Ther. 2013; 17(3): 356–364.

KAPITEL

5

Giampiero Fusco

Neurologisches Modell

ÜBERSICHT

Im letzten Jahrhundert wurden verschiedene neurale Verbreitungswege in Verbindung mit einer somatischen Dysfunktion (SD) untersucht, angefangen mit den ersten Studien zu somatoviszeralen Effekten [1, 2] bis zur Untersuchung peripherer und zentraler Effekte einer spinalen Fazilitation [3] sowie somatischer und neuroendokrin-immunologischer Anpassungen aufgrund einer zentrifugalen und zentripetalen nozizeptiven Aktivität [4, 5]. Diese Studien bahnten den Weg für die jüngsten Erkenntnisse zu neurogen unterhaltenen Gewebeentzündungen und / oder zur Wahrnehmung somatischer Schmerzen, die eine zentrale Sensibilisierung und langfristige Potenzierungsmechanismen auslösen können [6–8]. Zudem gibt es innerhalb des neuroendokrin-immunologischen Systems komplexe Interaktionen wie die im ersten Teil beschriebenen lokalen Anpassungsreaktionen, durch die auch erklärbar wird, wie sich ein nozizeptiver Input über metabolische Reaktionen auf den gesamten Körper auswirken kann [9].

Bei traumatischen Zuständen lassen sich zwischen sympathischem Nervensystem und afferenten Neuronen „Nebenbahnen" erkennen, die von α-adrenergen Rezeptoren ausgehen [10] und zeigen, dass der Sympathikus offenbar eine wichtige Rolle bei der Aufrechterhaltung einer somatischen Dysfunktion (SD) spielt. Afferenzen aus mehreren Körperbereichen können sich anhäufen und dadurch eine autonome Reaktion noch stärker stimulieren [11], sodass schon ein unterschwelliger Reiz ausreicht, um zusammen mit Reizen aus anderen Bereichen verschiedene Wirkungen auszulösen.

Im Rahmen des neurologischen Modells beschreiben wir neben neurophysiologischen Grundlagen und palpierbaren Eigenschaften einer somatischen Dysfunktion (SD) auch Prinzipien und Regeln für die Anwendung dieses Modells in der osteopathischen Praxis. Dabei richtet sich die Aufmerksamkeit besonders auf mögliche Querverbindungen des neuralen Netzwerks zu allen anderen Körpersystemen. Die „Linse" des neurologischen Modells ist ein wichtiges Instrument für Osteopathen, wenn sie eine somatische Dysfunktion (SD) finden und normalisieren wollen. Indem die intrinsische Stärke des neuralen Netzwerks in die Behandlung einbezogen wird, lässt sich eine globale Wirkung erzielen und die Gesundheit stabil und dauerhaft wiederherstellen.

5.1 Einleitung

Im neurologischen Modell werden die klinischen Zeichen und Symptome eines Patienten als Abweichung oder Schwäche neuraler Funktionen gedeutet, die Ursache oder Folge einer pathophysiologischen Reaktion einzelner Strukturen bzw. Funktionen (Atmung-Kreislauf, Stoffwechsel und Verhalten) sein kann. Genauer gesagt, untersucht das neurologische Modell den Einfluss, den eine spinale Fazilitation, propriozeptive, motorische, autonome und nozizeptive Funktionen auf die Gesundheit haben können. Das Modell befasst sich mit der Kontrolle, Koordination und Integration von Körperfunktionen sowie mit Abwehr- und Wahrnehmungsmechanismen [12]. In dem Zusammenhang ist besonders die Beziehung zwischen somatischem, autonomem und viszeralem System von Bedeutung.

Chronischen und / oder akuten Schmerzzuständen, deren Ursache auf muskuloskelettaler, viszeraler, autonomer Reflex-, emotionaler und neurobiopsychologischer Ebene zu suchen sein könnte, widmet das neurologische Modell besondere Aufmerksamkeit. In unserer klinischen Praxis klagen Patienten häufig, eine manualtherapeutische Behandlung habe bei ihnen keine Besserung oder gelegentlich sogar eine Verschlechterung bewirkt, was oft in keinem Verhältnis zum therapeutischen Einsatz steht. Zu dieser Kategorie gehören Patienten, die (über)empfindlich sind oder deren neurales Netzwerk überschießend auf physikalische, chemische oder psychoemotionale Reize reagiert. In der Literatur sind zwei Schmerzarten definiert: akute und chronische Schmerzen.

Akute Schmerzen (sog. physiologische Schmerzen) werden durch schädliche Stimuli (Noxen) hervorgerufen, z. B. durch chemische, mechanische oder thermische Reize. Im unmittelbar von der Noxe betroffenen Bereich können akute Schmerzen zu einer primären Hyperalgesie (erhöhte Schmerzempfindlichkeit) führen. Obwohl periphere Nerven, Regelkreise im Rückenmark, Hirnstamm und Vorderhirn die Schmerzaktivität steigern und intensivieren können, sollte nach Abschluss der Gewebereparatur kein Schmerz mehr vorhanden sein. Liegen aber gleichzeitig noch andere Stressoren vor, kann es in einigen Fällen zu einer sekundären Hyperalgesie kommen (erhöhte Schmerzempfindlichkeit in angrenzenden Bereichen ohne ursächliche Noxe). Die sekundäre Hyperalgesie kann eine geschlossene Schleife (Loop) mit Schmerzverstärkung über neurobiochemische Reflexmechanismen wie den Hinterwurzelreflex *(dorsal root reflex, DRR)* [13] triggern – ein Phänomen, das zu einer peripheren Sensibilisierung (PS) führen kann.

Chronische Schmerzen (sog. chirurgische Schmerzen) sind auch 3–6 Monate nach der Spontanheilung eines geschädigten Gewebes weiterhin vorhanden. Bei chronischen Schmerzen liegt eine Fehlsteuerung der normalen Empfindlichkeit im peripheren Nervensystem, Rückenmark, Hirnstamm und Vorderhirn vor, die oft mit einer zentralen Sensibilisierung (CS) einhergeht und als „gesteigerte Reagibilität zentraler Neurone auf uni- und polymodale Rezeptorsignale" definiert ist [14]. Zentrale Sensibilisierung bedeutet:

- Veränderung der zentralen (Schmerz-)Empfindungsleitung [15]
- Dysfunktion absteigender schmerzhemmender Mechanismen [16]
- Überaktivität absteigender Schmerzleitungsbahnen
- Zeitliche Summierung sekundärer Schmerzen oder Wind-up (wörtlich: „aufziehen", d. h. wie beim Aufziehen eines Uhrwerks wird das System durch immer mehr Reize „gespannt" oder „aufgeladen", was zu einer Überempfindlichkeit prädisponiert) [17]
- LTP-Phänomene (long-term potentiation = Langzeitpotenzierung) im vorderen Gyrus cinguli [18]

LTP-Phänomene beruhen auf der Plastizität von Synapsen, deren Wirksamkeit durch eine bestimmte Art von Stimulation oder endogener Aktivität gesteigert („potenziert") wird. Darüber hinaus sind LTP-Phänomene im ZNS das synaptische Substrat für Gedächtnis und Lernprozesse [19].

Im Fall einer zentralen Sensibilisierung durch Schmerzen „lernt" der Patient erst Schmerzen zu empfinden und kann danach auch ohne periphere Schmerzreize darunter leiden. Eine zentrale Sensibilisierung entsteht über aufsteigende, Lern- und absteigende Mechanismen, die eine gesteigerte Ansprechbarkeit auf unterschiedliche Reize (mechanisch, chemisch, physikalisch, thermisch etc.) verursachen, sodass die Belastbarkeit des Körpers bzw. seine (Stress-)Toleranzschwelle sinkt. Mit anderen Worten: Eine länger bestehende periphere Gewebeschädigung kann sekundär eine Schmerzverstärkung bewirken – und zwar durch eine zentrale Übererregbarkeit. Somit ist eine zentrale Sensibilisierung ganz klar ein anderes Phänomen als zentrale (neuropathische) Schmerzen, die durch eine anormale neuronale Aktivität infolge einer anatomischen Schädigung oder primären Dysfunktion zentraler Neurone ausgelöst werden [20].

5.1.1 Nozizeptives System

Die Aδ- und C-Fasern spielen als „primär-afferente nozizeptive" Fasern (PAN-Fasern) eine wichtige Rolle für das Verständnis von Anpassungen und Fehlanpassungen im neuralen Netzwerk, das beim neurologischen Modell im Mittelpunkt des Interesses steht. Die PAN-Fasern enden peripher in der extrazellulären Matrix, die unter anderem eine Schlüsselrolle im Rahmen der Nozizeption hat [21], und zentral im ipsilateralen Hinterhorn oder in den Trigeminuskernen des Hirnstamms.

Im Rückenmark ziehen die PAN-Fasern bis zu den Neuronen in den Laminae I, II, V und in die graue Substanz der Medulla um Lamina X. Ein Teil der Fasern wird variabel von Berührungsreizen oder bei stärkerer Stimulation von Schmerzempfindungen überlagert. Anders als in Lamina I integrieren die Neurone in Lamina V niedrigschwellige mechanische Haut-, nozizeptive und propriozeptive Reize. Die meisten Neurone in dieser Lamina sind sogenannte WDR-Neurone *(wide dynamic range,* „mit weitem dynamischem Bereich"), da sie schrittweise auf exterozeptive / propriozeptive und auf somatische / viszerale nozizeptive Reize ansprechen und dadurch auch auf eine zunehmende nozizeptive Stimulation wie im

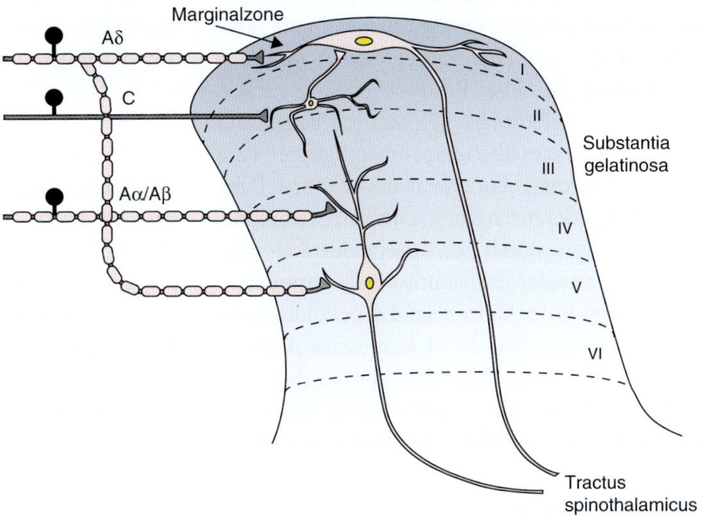

Abb. 5.1 Verbindungen im Rückenmark (einschließlich Lamina V), die ein integratives System für nozizeptive, muskuläre und viszerale Reize bilden. (Modifiziert nach: Benarroch EE. Basic neurosciences with clinical applications. Philadelphia, PA: Butterworth-Heinemann, Elsevier; 2005; fig. 14-4)

Fall eines Wind-up reagieren können [22]. Das macht Lamina V zu einem wichtigen „Breitspektrum-Integrationsbereich" (➤ Abb. 5.1).

Die PAN-Fasern können daher sowohl viszerale als auch somatische Reize leiten [23, 24]. Über ihre Verbindung zu verschiedenen Rückenmarksebenen im Lissauer-Trakt [25] und zum viszeralen Nervensystem durch die intermediären Seitenstränge / -säulen kann ein „Schädigungsreiz" (Noxe) über mehrere Segmente und Kommunikationswege in Gewebe und Eingeweide gelangen [26]. Im Fall einer spinalen Fazilitation können durch viszerale Reize neurale Kreise aktiviert werden, die zuvor eine niedrige Erregungsschwelle hatten. Schmerzen viszeralen Ursprungs, die sich in einem somatischen Bereich manifestieren und aus lokalen oder benachbarten Spinalsegmenten unterhalten werden, waren Gegenstand zahlreicher osteopathischer Studien, ebenso wie das Aufspüren viszerosomatischer Reflexe bei der Palpation.

Von besonderem Interesse für Osteopathen sind Heads Studien zum „Referred Pain" („fortgeleiteter Schmerz"), einem viszeralen Schmerz, der nicht im erkrankten Organ, sondern in bestimmten Hautarealen (Head-Zonen) auftritt [27]. Zur Interpretation der Ergebnisse wurde ein ebenfalls nach Head benanntes Gesetz herangezogen. Das Head-Gesetz besagt: Wenn an einer relativ unempfindlichen Stelle in unmittelbarer Nähe zu einer empfindlichen Stelle ein Schmerzreiz gesetzt wird, ist der Schmerz im empfindlichen Bereich stärker spürbar als im unempfindlichen, auf den sich der Schmerzreiz eigentlich richtete [28].

Das bedeutet, dass sympathische Nerven, die innere Organe versorgen, über ihre zentralen Leitungsbahnen (Reflexbogen) mit Spinalnerven in Verbindung stehen, die Muskeln und Hautareale innervieren. So kann ein Patient mit Lebererkrankung neben Schmerzen oder einer Dysästhesie (schmerzhafte Missempfindung) auf der rechten Seite des Brustkorbs auch Schmerzen in der rechten Schulter haben, da nozizeptive Afferenzen über einen Reflexbogen mit dem N. phrenicus bis in Höhe von C3 – C5 gelangen können. Sobald sich die Empfindungen ändern, kommt es auch zu trophischen Störungen im somatischen Bezugs- / Referenzbereich. Was „innen" im Körper stört, zeigt sich also „außen" – und umgekehrt. Dies ist eines der grundlegenden osteopathischen Konzepte, die Irvin Korr in den 1950er Jahren strukturiert und theoretisch begründet hat (➤ Kap. 2 und ➤ Kap. 5.2). Beal [29] weist in seiner Beschreibung der viszerosomatischen Reflexe darauf hin, dass die somatische Manifestation viszeraler Störungen integraler Bestandteil pathologischer Prozesse und nicht einfach nur ein Symptom oder klinisches Zeichen ist.

Die Begriffe „Referred Pain" und „viszerosomatischer Reflex" werden oft synonym für ein

Phänomen verwendet, das durch Hyperalgesie der Haut, vasomotorische Veränderungen und eine Hyperkontraktilität quergestreifter (Skelett-)Muskeln gekennzeichnet ist. Das Konzept eines zentralen spinalen Erregungszustands (Exzitation) beruht auf der Annahme, dass es überhaupt einen Referred Pain viszeralen Ursprungs gibt. Nach dieser Vorstellung lösen viszerale Afferenzen einen zentralen Exzitationszustand aus, was durch somatische Muskel- und Haut-Afferenzen oder eine supraspinale Stimulation noch gefördert werden kann. Sobald der exzitatorische Zustand erst einmal erreicht ist, kann seine Aktivität bei jeder Stimulation viszeraler, somatischer und höherer Zentren weiter gesteigert werden.

So entsteht über medulläre Verbindungen ein zyklisches neuronales Muster, das lange fortbestehen kann, selbst wenn die anfängliche Stimulation aufgehört hat. Was bleibt, ist eine ständige Hyperalgesie der Haut und Hyperkontraktilität der Muskeln. Viszeraler Referred Pain tritt bei akuten kardiovaskulären und gastrointestinalen Störungen häufig zusammen mit anderen Symptomen auf, doch man sollte die variabel ausgeprägten somatischen Dysfunktionen, die dazugehören, im Hinblick auf individuellen Unterschiede der Anpassungsfähigkeit und autonomen (vegetativen) Innervation gründlich untersuchen.

5.1.2 Neurogene Entzündung

Schädigungsreize aus verschiedenen Geweben laufen im nozizeptiven Netzwerk zusammen (insofern stellt es ein „Konvergenz"-System dar), können sich von dort aus aber auch überall hin ausbreiten („Divergenz"). Wird ein nozizeptiver Nervenast stimuliert, wirkt sich die Erregung nicht nur zentral, sondern auch auf andere Endäste desselben Neurons aus. An allen zentralen und peripheren Nervenendigungen kann es bei entsprechender Erregung (Aktionspotenzial) zur Freisetzung von Neurotransmitterpeptiden wie Substanz P und vermutlich auch Somatostatin kommen. In der Peripherie bewirken diese Neurotransmitter eine Weitstellung der Gefäße (Vasodilatation) und locken Makrophagen und Lymphozyten ins Gewebe.

Nozizeptoren / nozizeptive Fasern stimulieren auch die Ausschüttung proinflammatorischer Substanzen (wie Histamin, Serotonin, Kininogene, Komplement-aktivierende Faktoren), die ihrerseits zur Vasodilatation führen, die Phagozytose und eine entzündliche Chemotaxis fördern [4]. Aus ganzheitlicher Sicht lässt sich das nozizeptive System zur „Vorhersage" nutzen, unter welchen Umständen sich der Zustand des Patienten weiter verschlechtern könnte. Dieses „prädiktive" oder „Feedforward"-System unterscheidet sich von Feedback-Systemen durch ein besonderes Merkmal: Es kann nicht auf einen festgelegten Ausgangs- oder Kontrollpunkt zurückgestellt werden. Daher können die PAN-Fasern bei exzessiver Stimulation „Feedforward"-Reaktionen auslösen, die dann Prozesse in Gang setzen, in deren Verlauf sich der Körper an neue Belastungen „anpassen" muss und sich die biochemische Zusammensetzung von Geweben verändert, um das Überleben sicherzustellen.

Dieser als „Allostase" bezeichnete Prozess im Sinne von „Stabilität durch Wandel" kann die Erkennung von Schädigungsreizen (Noxen) und die Schmerzwahrnehmung beeinflussen [30]. All dies hat seinen Preis, wie wir osteopathisch feststellen können, und geht zu Lasten von Regulations- und homöostatischen Kontrollmechanismen. In diesem Rahmen könnte eine neurogene Entzündung die pathophysiologische Grundlage für das Ungleichgewicht im neuralen Netzwerk sein, das wir durch die „Linse" des neurologischen Modells beobachten können. Nach dieser Hypothese bilden die Schmerzen, die infolge gestörter Abläufe im zentralen, peripheren und autonomen Nervensystem durch eine persistierende nozizeptive Übererregbarkeit entstehen, eine pathogene Kategorie zwischen somatischen (Gewebe-) und neuropathischen Schmerzen. Dafür spricht auch die antidrome Schmerzleitung über C-Fasern. Dies kann zur Neurosekretion von Substanzen führen, die vasodilatierend wirken und die Empfindlichkeit der C-Fasern aufrechterhalten. Anfangs kommt es nur zu einer lokalen (Gewebe-)Dysfunktion, die dann auf angrenzende Bereiche übergreift und sich schließlich über spinale Leitungsbahnen bis in zuvor sensibilisierte, weit entfernte Bereiche ausbreitet. Daraus kann sich am Ende ein Circulus vitiosus von Schmerzen entwickeln, die durch axonale Reflexe ständig weiter unterhalten werden [13].

5.1.3 Interaktion mit dem autonomen Nervensystem

Hinsichtlich der Beteiligung des autonomen Nervensystems ist noch unklar, wie eine gesteigerte Sympathikusaktivität zu Überempfindlichkeit und Schmerzen führt, was allein durch eine Vasokonstriktion mit anschließender Gewebeischämie nicht zufriedenstellend erklärt werden kann. Allerdings lassen die Annahmen zur Pathogenese des früher als Reflex-sympathische Dystrophie bezeichneten „komplexen regionalen Schmerzsyndroms Typ I" (CRPS-I) vermuten, dass ein Sympathikus-Hypertonus die Schmerzen fördern und infolgedessen frei zirkulierendes Noradrenalin die Nozizeptoren direkt stimulieren könnte, vorausgesetzt, sie besitzen α1-Rezeptoren und reagieren nach vorheriger Sensibilisierung entsprechend empfindlich auf Noradrenalin [31].

Unter diesen Bedingungen könnte die Sympathikusaktivität eine ständige Erregung der Nozizeptoren bewirken, die wiederum die WDR-Neurone ausreichend für den Input niedrigschwelliger Mechanorezeptoren sensibilisieren würde, um Schmerzen auszulösen. Demnach könnte eine Allodynie sowohl durch Nozizeptoren bedingt sein, deren extreme Empfindlichkeit sie für normalerweise wirkungslose taktile Reize erregbar macht (also über C-Fasern vermittelt), als auch durch eine zentrale Übererregbarkeit (also über Aβ-Fasern vermittelt). Diese Reflex-Sympathikus-Aktivität könnte zudem lokale und Fernwirkungen entfalten, z.B. eine Vasokonstriktion in Haut und Eingeweiden sowie Vasodilatation in quergestreiften Muskeln, einen Anstieg von Herzfrequenz und Blutdruck sowie eine Abnahme der Magenmotilität.

Dass Nozizeptoren indirekt auch das Immunsystem beeinflussen können, liegt an der sympathischen Innervation von Thymus, Milz, Lymphknoten und verschiedener lymphoider Gewebe über postganglionäre autonome Neurone. Ihre Aktivität scheint T-Zell-unabhängige Immunreaktionen und von B-Lymphozyten vermittelte Antikörperreaktionen modulieren zu können. Immunzellen besitzen zudem β2-Rezeptoren, an die Serum-Katecholamine andocken. Die β2-Rezeptoraktivität induziert eine Abnahme der Phagozytose durch Makrophagen, die Freisetzung lysosomaler und hydrolytischer Enzyme aus polymorphkernigen Granulozyten, die Bildung von T-Zell-Antikörpern und eine antikörpervermittelte zelluläre Zytotoxizität. So könnte eine durch Nozizeption gesteigerte Sympathikusaktivität das Immunsystem schwächen (immunsuppressive Stressreaktion) [4].

5.1.4 Generalisierte Auswirkungen von Schmerzen

Im ZNS werden nozizeptive Inputs kontinuierlich durch absteigende schmerzhemmende Bahnen in Verbindung mit kognitiven und emotionalen Faktoren überarbeitet. In den letzten Jahren untersuchten zahlreiche Studien die Beziehung zwischen aufsteigenden nozizeptiven und absteigenden schmerzhemmenden Bahnen, um zu verstehen, wodurch die körpereigenen analgetischen Mechanismen vermindert oder gehemmt werden könnten [32]. Denn die Intaktheit dieser Mechanismen sorgt dafür, dass die dynamische Stabilität des Muskel-Skelett-Systems nicht beeinträchtigt wird. Für sein biomechanisches Gleichgewicht benötigt der Körper ein kraftvolles neuromuskuläres System, in dem es zur „Vorbereitung" auf unerwartete Störungen wie im Fall einer Verletzung oder falschen Gelenkbewegung sogar prädiktive (Feedforward-)Mechanismen gibt.

Panjabi [33] vermutet, dass die dynamische Stabilität des Muskel-Skelett-Systems von der wechselseitigen Beziehung dreier Subsysteme abhängig ist – dem aktiven der Muskeln, dem passiven der Gelenke bzw. Bänder und dem neuromuskulären. Auf diese System-Trias richtet sich schon seit Jahren das besondere Interesse der Osteopathie und der Forschung zur Entwicklung neuer Techniken. Das Schmerzempfinden wird heute nicht länger als individuelle Art einer subjektiven Wahrnehmung unter Beteiligung eines bestimmten Hirnrindenareals gesehen, sondern als ein auf zahllosen Querverbindungen zwischen unterschiedlichen Hirnbereichen beruhendes „Matrixsystem", das auf Schädigungsreize (Noxen) reagiert und dabei Empfindungen und Gefühle mit einschließt [34].

Neuere Studien zeigen, dass im ZNS ein „Mapping" (Kartierung) verschiedener Sinnes- und interozeptiver Reize erfolgt, die zur Anpassung des Körpers an seine

Umgebung gespeichert werden. Es gibt auch zunehmend Hinweise darauf, dass Primaten ein präzises kortikales Abbild homöostatischer Afferenzen haben könnten, in dem sich alle physiologischen Aspekte der Körpergewebe widerspiegeln [35, 36]. Das mit autonomer motorischer Kontrolle verbundene interozeptive System besteht aus integrierten anatomischen Leitungsbahnen, durch die es sich vom exterozeptiven System (Mechano- und Propriozeptoren der Haut) unterscheidet, und wird somatisch-motorisch gesteuert. Beim Menschen bildet sich im vorderen rechten Teil der Insula eine Meta-Repräsenz der primären interozeptiven Aktivität ab, die als Grundlage für das eigene Selbstbild, d. h. emotionale Bewusstheit, zu dienen scheint [37].

Zur Vorstellung eines integrierten Schmerzmatrix-Systems gehört neben Aspekten wie dem Schmerzcharakter mit entsprechenden Empfindungen und Gefühlen zusätzlich zu den oben genannten Bereichen auch die gleichzeitige Einbeziehung verschiedener Hirnrindenareale. Deshalb sollten wir immer im Kopf behalten, dass die integrierten Funktionen keine klar umrissenen, sondern sehr variable Grenzlinien haben. Wie Selye hervorhebt, können diese Mechanismen zentral eine allgemein adaptive, komplexe systemische Reaktion auslösen, die über das neuroendokrin-immunologische System auch metabolisch geprägt sein kann [9] (➤ Abb. 5.2).

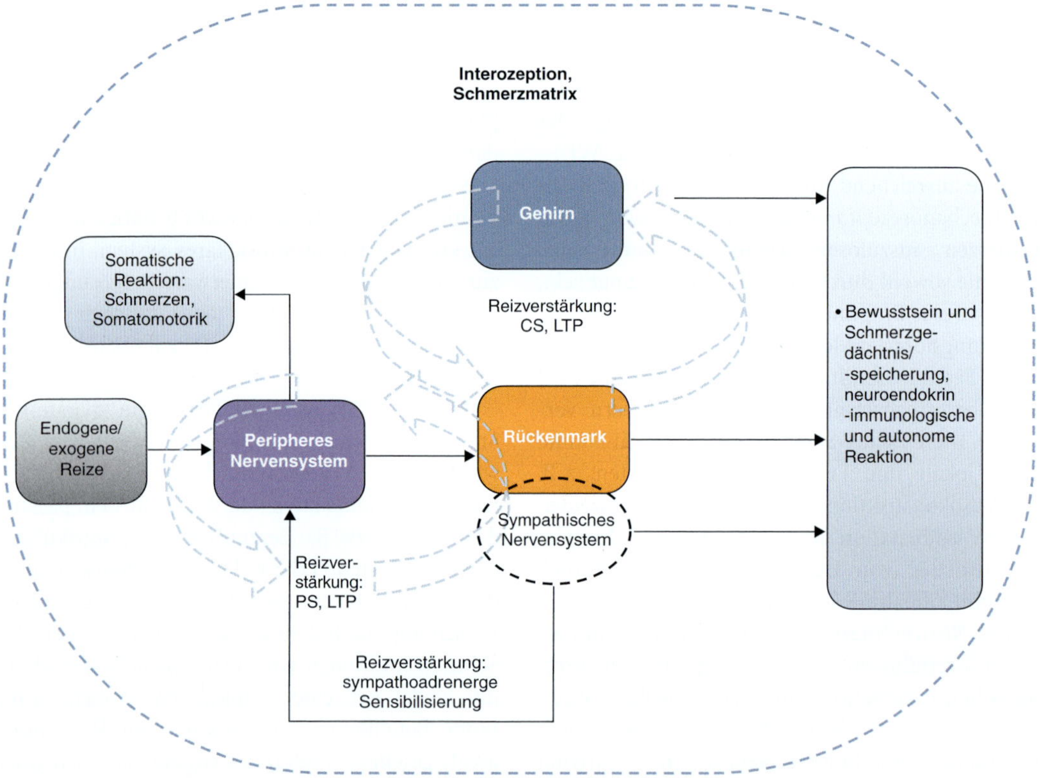

Abb. 5.2 Anpassung des neuralen Netzwerks an exogene und endogene Reize.
Besonders zu beachten sind zwei Verstärkerbereiche für abweichende Impulse (gestrichelte Kreise): Der erste zwischen peripherem Nervensystem (PNS) und Rückenmark kann Ausgangspunkt einer peripheren Sensibilisierung (PS) sein, der zweite zwischen Gehirn und Rückenmark Ausgangspunkt einer zentralen Sensibilisierung (CS).
Zu beachten ist auch, dass das sympathische Feedback zum PNS bei sympathoadrenerger Empfindlichkeit ein sensibilisierender nozizeptiver Faktor sein kann. Die Abbildung zeigt zudem, wie somatische und neuroendokrin-immunologische Reaktionen, Langzeit-Potenzierung (LTP) und interozeptive Gesamtkapazität des Systems in der Genese der „Schmerzmatrix" zusammenhängen.

5.1.5 Das MINE-System

Zusammenfassend sind die oben beschriebenen Konzepte wichtig, um das hinter der Entstehung und Unterhaltung abweichender Reflexe bei akuten und chronischen Schmerzzuständen stehende neurale Netzwerk besser zu verstehen. Der Therapeut muss diese Verbindungen kennen, um sie quasi vom Kopf „in die Hand" zu übertragen und sie durch die gegenseitige Beeinflussung von Struktur und Funktion wahrnehmen zu können. Elkiss und Jerome [38] erinnern daran, dass sich diese wechselseitige Abhängigkeit in Interaktionen des muskuloskelettalen (M), immunologischen (I), neurologischen (N) und endokrinen (E) Systems manifestiert. Auf Nozizeption reagieren sie gemeinsam wie ein „Supersystem" und werden daher als MINE-System bezeichnet.

Elkiss und Jerome haben in erster Linie das psychophysiologische Modell von Chapman und Kollegen [39] beschrieben, das systemische Schmerzreaktionen auf immunologische (I), neurologische (N) und endokrine (E) Wechselwirkungen zurückführt. Indem sie die biologischen Mechanismen aufzeigen, die anatomischen und physiologischen Funktionen zugrunde liegen, definieren sie die Konzepte in Chapmans INE-Modell als vereinbar mit osteopathischen Grundprinzipien und dem Werk von Denslow und Korr. Chapmans INE-System ist wie ein „Nest" in ein größeres und komplexeres System eingebettet und beide können sich mit Informationen „füttern": Gemeint ist das neuromuskuloskelettale System, über das wir uns mit der Außenwelt austauschen und unsere Bedürfnisse ausdrücken können. So kommt es, dass sich alle vier (muskuloskelettales, Immun-, neurologisches und endokrines System) wechselseitig beeinflussen und bei Schmerzreaktionen als MINE-Supersystem interagieren, das sich fortlaufend an den Input aus innerer und äußerer Umgebung anpasst (➤ Abb. 5.3).

Als Reaktion auf nozizeptive Reize wird sich das INE-System an der Schmerzmodulation beteiligen, und zwar durch:

- Freisetzung und Migration von Zytokinen, die das Immunsystem „triggern"
- Beeinflussung des endokrinen und Immunsystem durch zirkulierende Hormone
- Modulation des Nervensystems durch Neurotransmitter
- neuroendokrin-immunologische Aktivierung auf neurozirkulatorischem Weg über das autonome Nervensystem

Das muskuloskelettale System antwortet auf eine nozizeptive Stimulation mit:

- Kommunikation über das Flüssigkeits-Faszien-System (zytokinvermittelt)
- Gewebeveränderungen unter Einfluss des endokrinen Systems durch zirkulierende Hormone
- Neuromodulation des prädiktiven bzw. Feedforward-Systems über den motorischen Output und propriozeptive Afferenzen

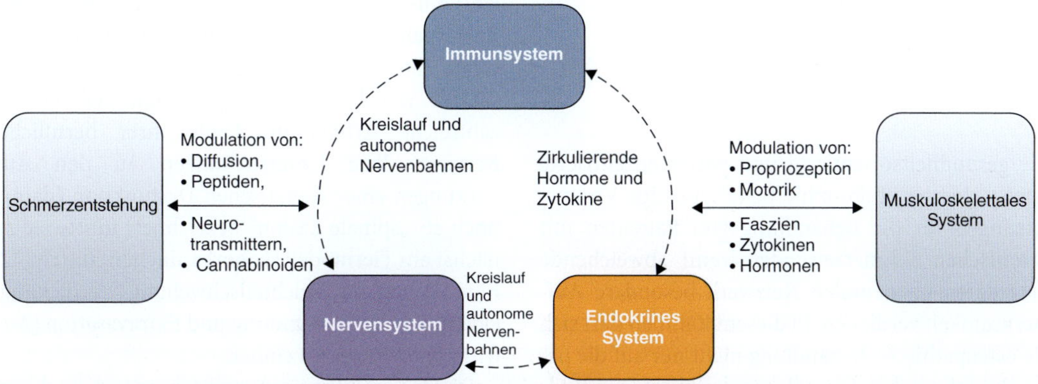

Abb. 5.3 Das MINE-Supersystem. Gezeigt ist, über welche Kommunikationswege sich das muskuloskelettale mit dem Immun-, Nerven- und endokrinen System bei der Reaktion auf einen nozizeptiven Input austauschen kann.
Modifiziert nach: Elkiss ML, Jerome JA. Chronic pain management. In: Chila A., editor. Foundations of osteopathic medicine. 3rd ed. Philadelphia, PA: Lippincott Williams and Wilkins; 2011 (ch. 16)

5

Wie sich Schmerzen äußern, hängt daher eng mit dem Zustand des Muskel-Skelett-Systems zusammen, das als „zweispurige Brücke“ zwischen Körper und Geist fungiert, sodass physisch-neuromuskuloskelettale Zustände durch mentale Aktivitäten beeinflusst werden können und umgekehrt. Deshalb ist die richtige Integration von Reizen durch eine Feinabstimmung zwischen Feedforward- und Feedback-Mechanismen wichtig für das „Gleichgewicht“ im neuralen Netzwerk. Die meisten Inputs, nach denen wir bei einer osteopathischen Behandlung suchen, sind daher neural vermittelt. Denn erst durch die Integration innerhalb des vom zentralen, peripheren und autonomen Nervensystem gespeisten neuralen Netzwerks wird es möglich, verschiedene Körperfunktionen anzupassen und die Gesundheit des somatischen und viszeralen Systems zu „koordinieren“. Aus diesen Beobachtungen können wir wichtige Schlussfolgerungen für die Osteopathie ableiten:

- Die Schmerzen, die chronische Schmerzpatienten, aber auch Patienten mit akuten Schmerzen bei hoher allostatischer Belastung haben bzw. empfinden, sind im Allgemeinen Ausdruck einer veränderten neuronalen Aktivität und nicht einfach nur eine peripher ausgelöste nozizeptive Aktivität.
- Da die meisten Patienten schon längere Zeit unter Schmerzen leiden, was sie auf Dauer immer stärker ins Bewusstsein dringen lässt, wird es zunehmend schwieriger, sie zu behandeln und eine klinische Besserung zu erreichen.

5.1.6 Auswirkungen osteopathischer Interventionen

Die gesundheitsorientierte und patientenzentrierte osteopathische Philosophie bietet günstige Voraussetzungen für die Behandlung von Patienten mit chronischen Schmerzen oder wenn abweichende Aktivitäten im neuralen Netzwerk besondere Aufmerksamkeit verdienen. In diesem Rahmen darf sich die osteopathische Behandlung nicht nur auf die pathophysiologischen Grundlagen des klinischen Bilds konzentrieren, sondern muss im Einzelfall auch biomechanische, genetische, neurophysiologische und psychologische Einflüsse berücksichtigen, die alle zu Symptomatik und zum klinischen Bild beitragen können. In die rationale OMT-Planung müssen Prinzipien wie die Einheit des Körpers, integrierte Palpation und Überlegungen zu Techniken einfließen, die sich am besten zur „Desensibilisierung“ eines Systems unter exzessiver allostatischer Belastung eignen, um die Gefahr einer Gewebeschädigung zu verringern.

Abhängig von der Situation und den jeweiligen pathophysiologischen Faktoren untersuchen wir auch, ob möglicherweise eine somatische Dysfunktion eine Rolle als Schmerzauslöser spielt [40]. In einer umfassenden (Gesamt-)Untersuchung, mit segmentalen und lokalen Ansätzen versuchen wir herauszufinden, was die Salutogenese unterminiert, wodurch die allostatische Last entsteht, die sich direkt oder indirekt durch eine Störung des autonomen Nervensystems auf neuromuskuloskelettale, Gefäß- und Lymphstrukturen auswirkt.

5.2 Geschichtlicher Hintergrund

Dain Tasker berichtete 1901 in *The Osteopath,* dem Magazin des Pacific College of Osteopathy in Los Angeles, über die Wirkung einer Vagus-Nervenstimulation auf das Herz. Die ersten neurophysiologischen Studien begannen in den frühen 1900er Jahren am A.T. Still Research Institute in Chicago unter der Leitung von Wilborn J. Deason [41], erlebten aber einen Aufschwung, als Dr. Louisa Burns die Direktorin des Instituts wurde. Burns gehört zu den großen Persönlichkeiten in der Geschichte der osteopathischen Forschung. Sie schrieb vier Lehrbücher, einen Sammelband und zahlreiche Artikel im Laufe ihrer beruflichen Karriere. Ihre Untersuchungen zu den Auswirkungen einer somatischen Dysfunktion (damals noch als „spinale Läsion“ bezeichnet) führte sie zunächst am Tiermodell (Laborkaninchen) durch [42]. Eine SD ging mit Weichteilschwellung (Verdickung), Ödembildung, Entzündung und Extravasation (Austritt von Flüssigkeit) einher.

Diese Veränderungen wurden später auch von Wilbur Cole nachgewiesen, der zusammen mit Burns Verletzungen in verschiedenen Wirbelsäulenbereichen untersuchte und bei viszeralen

Veränderungen histologische Befunde erhob. Seine Untersuchungsergebnisse bestätigten die Hypothese, dass osteopathische Läsionen durch vegetative Reflexe vermittelt sind [43]. In den ersten 50 Jahren osteopathischer Forschung waren Autopsien die bevorzugte Methode, um vasomotorische Störungen in Verbindung mit fazilitierten Segmenten zu kontrollieren. Von 1939 bis 1969 leitete John Stedman Denslow das Forschungsprogramm in Kirksville. Er forderte, dass die osteopathische Forschung von Wissenschaftlern mit entsprechender Qualifizierung in Forschungs- und osteopathischen Methoden betrieben werden müsse. Denslow führte zahlreiche Korrelationsstudien mit Palpations- und elektromyografischen (EMG-) Untersuchungen durch, um Veränderungen der Muskel- und autonomen Reflexe in SD-Bereichen quantifizieren und dokumentieren zu können.

Denslow entwickelte das Konzept der spinalen Fazilitation und eine standardisierte Terminologie [44–46]. Um 1947 begann seine Zusammenarbeit mit dem „zweitgrößten Philosophen" der osteopathischen Medizin zu einer koordinierten Forschungstätigkeit: mit Irvin Korr, der die von Still formulierten anatomischen Grundlagen wissenschaftlich ausarbeitete, indem er sie zu physiologischen Funktionen in Beziehung setzte. Als Forschungsparadigma befürwortete er darüber hinaus eine umfassende Patienten-Osteopathen-Interaktion. Die von Korr [47, 48] in Zusammenarbeit mit Denslow durchgeführten Studien konnten Folgendes nachweisen:

- Veränderungen der Hautleitfähigkeit / des galvanischen Widerstands in SD-Bereichen, die durch Störungen der autonomen Hautinnervation bedingt und bei der Palpation spürbar sind
- Proteinströme im Axoplasma und trophische Funktionen von Nerven
- Fazilitation spinaler Segmente
- Sympathikotonus

Im Laufe der Jahre haben mehrere klinische Forschungsstudien die somatischen Anteile viszeraler Erkrankungen und die OMT-Wirksamkeit bei somatischen Störungen mit dysfunktionalen Prozessen untersucht. Obwohl einige Studien die Tests zur Identifizierung somatischer Anteile nur unzureichend beschrieben, markieren sie doch einen Meilenstein in der osteopathischen Forschung. In einer fünfjährigen Doppelblindstudie von Kelso [49] wurden 5.000 hospitalisierte Patienten untersucht und über somatische Dysfunktionen in Verbindung mit deren medizinischen Diagnosen berichtet.

Kelso folgerte daraus, dass es bei den meisten viszeralen Erkrankungen mehr als eine Region mit einer erhöhten Frequenz segmentaler Reaktionen zu geben scheint, während sich bei einem einzelnen Organ offenbar nur einseitig eine gesteigerte Gewebereaktion zeigt, wobei die Zahl der involvierten Wirbelsäulensegmente von der Krankheitsdauer abhängt. Laut einem zweiten Bericht von Kelso [50] war die Inzidenz palpatorischer HWS-Befunde bei Patienten mit Sinusitis, Tonsillitis, Ösophagus- und Leberfunktionsstörungen erhöht. Dagegen schien bei Patienten mit Bronchitis, koronarer Herzkrankheit (KHK) oder anderen Herzerkrankungen häufiger die obere BWS betroffen zu sein. Signifikante somatische Dysfunktionen in Höhe von T5 – T12 fanden sich bei Patienten mit Gastritis, Duodenalulkus, Pyelonephritis, chronischer Appendizitis und Cholezystitis.

Mit einem Kompressionstest untersuchte Beal Veränderungen der Gewebetextur und den segmentalen (Wirbel-)Gelenkbewegungswiderstand. Dabei zeigte sich, dass somatische Dysfunktionen in Höhe von T1 – T5 mit Herzproblemen und somatische Dysfunktionen in Höhe von T5 – T12 mit gastrointestinalen Störungen verbunden waren. In einer Blindstudie mit 25 Patienten konnte Beal mit einer Genauigkeit von 76 % unterscheiden, ob es sich um Patienten mit kardialen oder gastrointestinalen Funktionsstörungen handelte [51].

William Johnston entwickelte den osteopathischen Ansatz mit Funktions- / funktionalen Techniken [52]. Seit Stills Zeiten waren viele Osteopathen von direkten zu anderen Techniken übergegangen, als sie in der Praxis bemerkten, dass sich die Bewegungsfreiheit schon verbessert, wenn die motorische „Funktion" behandelt wird, ohne Gewebe bis an ihre Restriktionsbarriere heranführen zu müssen. Dieser funktionale Ansatz liegt mit dem neurologischen Modell konzeptionell auf einer Linie, da durch die Behandlung somatischer Dysfunktionen mit indirekten Techniken erreicht werden soll, dass ein afferenter Input zum ZNS gelangt und nach seiner Verarbeitung als korrigierender Output zur auslösenden neuralen Veränderung zurückgesandt wird.

Johnston versuchte seine funktionalen Techniken wissenschaftlich zu begründen, indem er die Reliabilität untersuchte und anhand der Besserung viszerosomatischer Reflexe die korrigierende Wirkung überprüfte. In einer Blindstudie mit Schwerpunkt auf palpierbaren motorischen Anzeichen einer Rippen-, Wirbel- und Gewebedysfunktion zeigte sich bei Patienten mit renaler Dysfunktion eine signifikant höhere Inzidenz von Palpationsbefunden im Bereich von T7 – T12 als bei Patienten mit Hypertonie oder normalem Blutdruck.

Palpatorische Reaktionen sind mit einem Anstieg der Hauttemperatur verbunden [29]. Generell kann man sagen, dass die Palpation entscheidend zur Weiterentwicklung osteopathischer Techniken beigetragen hat, weil sie eine ständige Überwachung und korrigierende Reaktion auf Informationen aus den Geweben ermöglicht, wie etwa im Fall der BLT- (balanced ligamentous tension), FPR- (facilitated positional release) oder PINS-Techniken (progressive inhibition of neuromuscular structures). Manche Techniken haben das System, mit dem sich die erzielten Ergebnisse beschreiben lassen, erst regelrecht „modelliert", so wie z. B. das nozizeptive Modell von Van Buskirk [4] Stills Denken und Stills Techniken in Einklang gebracht hat.

Da eine somatische Dysfunktion auf einem komplexen Zusammenspiel von neuralen Elementen (besonders Nozizeptoren und ZNS), umprogrammierten Innervationsmustern, myofaszialen Reparaturmechanismen, elastischem Gedächtnis sowie immunologischen, entzündlichen und vaskulären Veränderungen beruht, sind Still-Techniken theoretisch auf alle Körpergewebe anwendbar [4]. Die OCMM (osteopathic cranial manipulative medicine) zählt zu den gebräuchlichsten und in gewisser Hinsicht umstrittensten systemischen Ansätzen der Osteopathie, doch wenn dabei, wie in diesem Buch beschrieben, die Therapeut-Patienten-Beziehung in Verbindung mit der Dynamik von Flüssigkeiten und unwillkürlichen Rhythmen (DyFIR) gesehen wird, ist es als homöostatischer Ansatz gut zur Behandlung eines generellen Adaptationssyndroms geeignet, das nach dem neurologischen Modell mit einer systemischen Störung neuraler Netzwerke zusammenhängt.

Die OCMM hat William Sutherland, ein Schüler von Still, entwickelt, um Nervenfunktionen zu normalisieren und Stressfaktoren zu reduzieren, die über Flüssigkeiten, Faszien und das autonome Nervensystem neurale Netzwerke beeinflussen können [53]. Obwohl die therapeutischen Wirkmechanismen noch nicht ganz geklärt sind, haben einige klinische Anwendungsstudien, z. B. von Cutler gezeigt, dass sich die CV4-Technik mit Kompression des vierten Ventrikels auf die Schlaflatenz auswirken und die Sympathikusaktivität dämpfen kann [54].

5.3 Zielsetzung

Das neurologische Modell befasst sich mit der Matrix des Nervensystems, deshalb liegt der Fokus bei der Untersuchung besonders auf den autonomen und sensomotorischen neuralen Netzwerken. Dazu erfolgt (1) eine umfassende (globale) DyFIR-Untersuchung, (2) eine segmentale Untersuchung auf abweichende Reflexaktivitäten und (3) eine lokale Untersuchung auf Vorliegen einer somatischen Dysfunktion (SD); überprüft wird auch, ob die SD mit der Überlastung eines neuralen Netzwerks und einer zentralen oder peripheren Sensibilisierung bei akuten / chronischen Schmerzen korreliert sein könnte.

Bei der therapeutischen Anwendung des neurologischen Modells liegt der Schwerpunkt auf der Beseitigung nozizeptiver Reize, um die neuralen Inputs wieder ins Gleichgewicht zu bringen, und der Verringerung einer überschießenden mechanischen Hyperaktivität. Ziel der Behandlung ist eine Normalisierung oder Optimierung neuraler Funktionen. Gelingt es, die neuralen Integrations- und Steuerungsfunktionen wieder zu normalisieren, werden sich die damit zusammenhängenden strukturellen, vaskulären, metabolischen und behavioralen Funktionen ebenfalls verbessern. Das trägt zu einer bestmöglichen Anpassungsfähigkeit und optimalen Gesundheit des Patienten bei [4].

Aus diesen Überlegungen wird ersichtlich, wie sich nozizeptive Reize über die neuralen Netzwerke ausbreiten und im neuromuskuloskelettalen System widerspiegeln können. Hier muss es das Ziel sein, auf die Verbindung zwischen peripherem nozizeptivem Input und einer zentralen (kortikalen)

Umformung einzuwirken, um den normalen Funktionszustand des Gewebes wiederherzustellen und die erhöhte Sensibilisierung durch Nozizeptoren und / oder die Freisetzung schmerzstimulierender Substanzen zu verringern. Dies führt dann über autonome Reflexreaktionen zu lokalen und Fernwirkungen im Sinne einer stärkeren Ausgeglichenheit des prädiktiven motorischen Systems und Umformung der „nozifensiven" Reflexe.

5.4 Indikationen und Kontraindikationen

Eine osteopathische Manipulationsbehandlung (OMT) nach dem neurologischen Modell dient im Allgemeinen zur Schmerzlinderung und ist bei Patienten indiziert, deren akute oder chronische Schmerzen auf eine Überlastung des neuralen Netzwerks und / oder eine zentrale bzw. periphere Überempfindlichkeit hindeuten. Einige Beispiele sind:

- unspezifische chronische Lumbalschmerzen
- chronische Störungen nach einem Schleudertrauma (Whiplash-Verletzung)
- myofasziale Syndrome
- chronische (muskuläre) Spannungskopfschmerzen

Eine OMT kann aber auch ergänzend zur medizinischen Behandlung muskuloskelettaler Dysfunktionen durchgeführt werden, die bei Patienten mit rheumatischen, orthopädischen und neurologischen Erkrankungen auftreten können, wie etwa:

- Fibromyalgie
- Osteoarthritis
- rheumatoide Arthritis
- Chronic-Fatigue-Syndrom (chronischer Erschöpfungszustand)
- Reizdarmsyndrom

Kontraindikationen: Zusätzlich zu den bereits erwähnten allgemeinen Kontraindikationen (➤ Kap. 1) sind hier mit Myelitis oder Spinaltumoren assoziierte Knochenmarksyndrome zu nennen, außerdem Frakturen und Verletzungen (äußerliches Trauma) und aktive infektiöse Prozesse wie ein Herpes zoster.

5.5 Untersuchungsprinzipien und -methoden

5.5.1 Vorbemerkungen

Manchmal kann es vor einer osteopathischen Untersuchung nach dem neurologischen Modell nötig sein, eine allgemeine klinische Untersuchung auf mögliche neurologische Defizite durchzuführen, z. B. mit Empfindlichkeits-, Motilitäts- und Reflexprüfungen.

Es gibt auch spezifische Tests, um eine Beteiligung der Meningen oder Nervenwurzeln abzuklären, z. B. die Valsalva-, Lasègue- oder Wasserman-Manöver sowie neuro-biomechanische Tests [55]. Qualitative, quantitative und affektive Untersuchungen können dazu beitragen, die organischen Anteile von Schmerzen besser zu verstehen.

Während der osteopathischen Untersuchung müssen wir folgende drei Hauptaspekte neuronaler Netzwerke aus Sicht des neurologischen Modells im Kopf haben:

1. Nozizeptive Reize sind eine Quelle allostatischer Belastung.
2. Eine spinale Fazilitation kann sich über viszerosomatische und somatoviszerale Reflexe weiter ausbreiten.
3. Diese können die Stabilität des bewegungsdynamischen prädiktiven Systems beeinflussen und umgekehrt.

Die Haltung lässt oft schon erkennen, ob es muskuloskelettale Bereiche gibt, die zu neuralen Störungen durch übermäßige nozizeptive und / oder propriozeptive Belastung führen könnten. Auf diese Kennzeichen wird der Osteopath dann bei der Haltungs- und Gelenkuntersuchung achten und nach strukturellen Faktoren suchen, die mit einer peripheren oder zentralen Sensibilisierung einhergehen oder solche neurologischen Prozesse nähren können.

Als Nächstes wird jede artikuläre, myofasziale und skelettale somatische Dysfunktion abgeklärt, die über Lymph-, Gefäß- und Nervenbahnen eine allostatische Belastung darstellen könnte. Wenn sich zeigt, dass die primäre spezifische Korrelation (z. B. Auslöser von Schmerzen) im Gewebe zu suchen ist, kann schließlich eine Beziehung zwischen Schmerzpräsentation und neurologischen, Myotom- oder Sklerotom-Mustern hergestellt werden. Kuchera [40] hat die osteopathische Behandlung chronischer Schmerzpatienten beschrieben und darauf hingewiesen, dass es wichtig ist, durch Sklerotom- und Myotom-Muster verursachte Dysfunktionen zu erkennen, wie sie unter anderem das *Glossary of Osteopathic Terminology* definiert [56]. Wie Kuchera berichtet, wird durch die somatischen Reaktionen bei einigen persistierenden Schmerzsyndromen gut dokumentiert, dass eine somatische Dysfunktion in solchen Fällen ursächlich, reaktiv oder perpetuierend wirken oder eine Kombination aus mehreren pathophysiologischen Mechanismen sein kann.

Daher könnten anhaltende muskuloskelettale somatische Dysfunktionen mit der Zeit zu einer peripheren (PS) und dann auch zentralen Sensibilisierung (CS) führen. In stark angespannten „Anti-Schwerkraft-Muskeln" vorhandene Triggerpunkte könnten bei Überlastung häufiger ein Referred-Pain-Muster auslösen, das bei der Palpation auffällt [57, 58]. Als Reaktion darauf erscheinen antagonistische Muskeln in Krafttests möglicherweise schwach. Diese Phänomene wurden auf eine segmentale spinale Fazilitation bezogen. Es könnte also sein, dass mehrere veränderte periphere Inputs eine adaptive Reaktion induzieren, die abwärts läuft und das Schmerzmuster in der Peripherie beeinflusst (wie ein somatosomatischer Reflex) [40]. Zeigt sich während der Untersuchung, dass die nozizeptive Belastung primär biomechanisch-postural bedingt ist, sind Haltungstests (➤ Kap. 4) und ein integriertes biomechanisch-neurologisches Modell die erste Wahl.

Aufschlussreiche anamnestische Hinweise

Anamnese- und körperliche Untersuchungsbefunde können auf einen Zusammenhang zwischen muskuloskelettalen Störungen und gesteigerter Schmerzempfindlichkeit hindeuten. Nijs und Kollegen [59] haben eindeutige Parameter dafür definiert. Ihre Annahme, dass einige klinische Störungen mit einem erhöhten Risiko für eine zentrale Sensibilisierung einhergehen, kann bei der osteopathischen Untersuchung tatsächlich hilfreich sein. Für die Studie hat Nijs Leitlinien festgelegt, wie sich die vom Patienten beschriebenen Symptome erkennen lassen und mit einer zentralen Sensibilisierung korrelieren. Solche Patienten reagieren z. B. ausgesprochen empfindlich auf Reize wie mechanischer Druck, Temperatur, Stress, Emotionen und haben eine niedrige (körperliche) Toleranzschwelle gegenüber physikalischen, chemischen und emotionalen Stressoren.

Diese Leitlinien können äußerst nützlich sein, wenn Osteopathen einem klinischen Bild begegnen, das eine neurale Sensibilisierung nahelegt. Ein weiterer wichtiger Hinweis ist eine Absenkung der Schmerzschwelle bei körperlicher Betätigung. Unter physiologischen Bedingungen wird die nozizeptive Schwelle beim Laufen und ca. 30 Minuten später durch die Freisetzung endogener Opioide angehoben [60]. Hat der Patient während der Übung konstant Schmerzen, könnte das auf eine Abnahme der „nicht-nozizeptiven" Modulation durch absteigende schmerzhemmende Bahnen hindeuten [61]. Auch Butler [62] berichtet über häufige Symptome bei klinischen Störungen mit zentraler Sensibilisierung:

- Hyperalgesie
- Allodynie
- Schmerzauslösung durch Gefühle
- Plötzlicher Rückfall nach Ruhephasen oder bereits abgeschlossener Behandlung

Selbst wenn eine medizinische Diagnose vorliegt oder die Symptombeschreibung für eine zentrale Sensibilisierung spricht, bleibt es natürlich Aufgabe des Osteopathen, den bestgeeigneten Untersuchungs- und Behandlungsplan festzulegen.

Auswahlkriterien

Wenn sich der Osteopath bei der Methodenwahl für das neurologische Modell entscheidet (➤ Kap. 9), wird er sowohl nach neuralen Abweichungen suchen, die die Adaptationsfähigkeit unterminieren, als auch nach neurologischen Aktivierungskräften, die zur Behandlung genutzt werden können (Kasten 5.1).

Bei der Untersuchung sollte der Osteopath darüber hinaus auf die Hautgefäße, das Hautkolorit und andere typische Zeichen für eine Überempfindlichkeit der C-Fasern oder eine Sympathikus-

Kasten 5.1: Auswahlkriterien für das neurologische Modell

Die Entscheidung für das neurologische Modell trifft der Osteopath aus der Gesamtsicht der anamnestischen, klinischen und osteopathischen Untersuchungsergebnisse. Zusätzlich zu berücksichtigen sind konstitutionelle Patientenmerkmale (z. B. ektomorpher Somatotyp), chronobiologische Verlaufsphase und Erscheinungsform der klinischen Zeichen und Symptome (➤ Kap. 8).
Der Osteopath achtet besonders auf folgende Aspekte:

- Empfindungsstörungen (z. B. Parästhesie, Dysästhesie, Allodynie)
- Neuralgien
- Radikulopathien
- Vegetative Störungen (z. B. Hyperthermie, Schwitzen)
- Störungen von Sinnesorganen
- Flüssigkeitsüberladung bestimmter Strukturen (z. B. meningeale Faszie) [1]
- Gehirn, Rückenmark, periphere Nerven, Ganglien und Nervenplexus
- Haut und Hautanhangsgebilde
- Überlastung neuraler Funktionen, vor allem der exterozeptiven, propriozeptiven und interozeptiven Reizleitung und der für Koordination, Nozizeption und Sensibilisierung zuständigen Ebenen

Um das Faszienkompartiment zu untersuchen, wird beim neurologischen Modell ein meningealer Faszientest durchgeführt (➤ Kap. 3 und ➤ Abb. 1.7). Die Beurteilung der Adaptationsfähigkeit (kompensiertes / dekompensiertes Muster) erfolgt mittels FCS-Testung und einer umfassenden Untersuchung der DyFIR (➤ Kap. 3) und die Ergebnisse werden in die Untersuchung von Dysfunktionen integriert (➤ Kap. 2). Solche Dysfunktionen entwickeln sich auf Kosten repräsentativer neuraler Funktionsbereiche (Hirnnervenkerne, autonome Ganglien und Plexus, periphere Nerven etc.). Aus der Gesamtheit der gewonnenen Informationen lässt sich dann ableiten, ob der Patient mit einem maximalistischen oder minimalistischen Ansatz behandelt werden sollte.

QUELLE

1. Willard FH, Fossum C, Standley PR. The fascial system of the body. In: Chila A, editor. Foundations of osteopathic medicine. 3rd ed. Philadelphia: Lippincott Williams and Wilkins; 2010 (ch. 7)

Hyperreagibilität achten. Wenn die Haut über einem schmerzhaften Bereich auffällig heiß und wärmeempfindlich ist, spricht das z. B. für eine durch C-Fasern vermittelte Überempfindlichkeit, während sich eine Hyperaktivität des Sympathikus mit klinischen Zeichen wie einer lokalen Hypothermie mit Vasokonstriktion und verringerter Hautdurchblutung, Schwitzen, Ödembildung, Gewebesteifheit sowie trophischen Störungen von Haut, Anhangsgebilden und Muskeln manifestieren kann.

In beiden Fällen kommt es oft zu einer Hyperalgesie, allerdings ohne sensorische Defizite wie bei eindeutig neuropathischen Schmerzen. Bei spontan auftretenden Schmerzen kann es sich um die typischen Beschwerden einer postherpetischen Neuralgie oder manchmal auch um zentral ausgelöste Schmerzen handeln [63], deren Behandlung osteopathische Fähigkeiten überschreitet, die wir aber in Betracht ziehen sollten, wenn sich die Haut kühl anfühlt. Bei der Palpation kontrolliert der Osteopath den Tonus und die Gewebetextur und achtet darauf, ob sie sich im Stand und / oder in Rückenlage möglicherweise verändern. Zum Palpieren tiefer Gewebe ist die Rückenlage im Allgemeinen günstiger [29]. Während der Untersuchung lässt sich gut nachvollziehen, wie sich somatische Dysfunktionen auf das neurale Netzwerk auswirken können. Wenn z. B. schon geringer Druck (unter 4 kg / cm^2) auf paravertebrale Gewebe in den symptomatischen und weiter entfernten Bereichen Schmerzen auslöst, könnte eine zentrale Sensibilisierung oder sonstige Überlastung des neuralen Netzwerks vorliegen [59, 64, 65]. Schmerzen in Verbindung mit propriozeptiven und muskulären Veränderungen ohne vorhergehendes Trauma lassen sich als „Vorzeichen" einer Dysfunktion deuten, d. h. die eingeschränkte Anpassungsfähigkeit des neuralen Netzwerks könnte eine

Tab. 5.1 Medizinische Diagnosen mit erhöhtem Risiko einer zentralen Sensibilisierung (CS)

Diagnosen mit evtl. vorhandener CS	Typische / Verdachtszeichen einer CS
Subakute und chronische Störungen nach Schleudertrauma	Hyperalgesie
Kiefergelenkstörungen	Allodynie
Unspezifische chronische Kreuzschmerzen	Emotional induzierte Schmerzen
Chronische Spannungskopfschmerzen	Plötzlicher Rückfall nach Ruhephasen oder nach Behandlung
Rheumatoide Arthritis	Überempfindlichkeit gegenüber: Geräuschen, Gerüchen, Licht, Berührung, Temperaturwechsel, Allergenen, (mechanischem) Druck
Fibromyalgie	Müdigkeit beim Aufwachen, Schlafstörungen und / oder wenig erholsamer Schlaf, Erschöpfung
Osteoarthritis	Konzentrationsschwierigkeiten
Chronic-Fatigue-Syndrom	Schwellungsgefühl (z. B. im Bein)
Reizdarmsyndrom	Taubheitsgefühl, Parästhesie
Myofasziales Schmerzsyndrom	Dauerschmerzen bei Bewegung / Übungen

Modifiziert nach: Nijs J, Van Houdenhove B, Oostendorp RA. Recognition of central sensitization in patients with musculoskeletal pain: application of pain neurophysiology in manual therapy practice. Man Ther. 2010; 15(2): 135–141.

zukünftige Sensibilisierung vorbereiten oder bahnen. Die folgende Übersicht fasst das Beschriebene zusammen (➤ Tab. 5.1).

5.5.2 Allgemeine (globale) Tests

Test der meningealen Faszie

Mit diesem Test lassen sich die harmonischen Wellen (Fluktuationen) oder mögliche Veränderungen in der meningealen Faszie aufspüren (➤ Kap. 1). Im Test können sich Restriktionen oder Abweichungen der Faszienbeweglichkeit zeigen, die sich direkt oder indirekt auf die biomechanische Stabilität oder auf den Liquorfluss und den Druck im neuralen Netzwerk auswirken können.

Test der Faszienkompensationsmuster (FCS-Test)

Der Gesundheits- / Normalzustand der Gewebe (Spannung / Laxität) lässt sich vor allem in den Übergangsbereichen (➤ Kap. 3 und ➤ Kap. 6) untersuchen, die auf neutrale, kompensierte oder dekompensierte Faszienmuster getestet werden. Ein dekompensiertes FCS deutet auf eine hohe allostatische Belastung hin, die bei entsprechenden anamnestischen Hinweisen und / oder Symptomen des Patienten (➤ Tab. 5.1) für eine zentrale Sensibilisierung spricht. Manchmal kann ein dekompensiertes FCS, bei dem keine Veränderung im Bereich des Atlantookzipitalgelenks / kranialen Diaphragmas und im Bereich des zervikothorakalen Übergangs / oberen thorakalen Diaphragmas vorliegt, auch auf eine neurale Überlastung mit veränderten interozeptiven Abläufen hinweisen, die den Therapeuten zu einer weiteren Abklärung mit lokalen Tests und einem Struktur- / Funktions-Inhibitionstest veranlassen sollte (➤ Kap. 5.5.5).

DyFIR-Untersuchung als globaler und lokaler Test

Für jede therapeutische Intervention ist es von grundlegender Bedeutung, dass man den Normalzustand, d. h. normale (physiologische) Funktionen, normale Spannungsmuster, normale Elastizität oder den normalen Bewegungsumfang erkennen kann. Dies impliziert auch die Fähigkeit, typische Merkmale der intrinsischen und extrinsischen Beweglichkeit verschiedener Gewebe bei der Palpation wahrzunehmen, um zwischen „gesunden" und dysfunktionalen Geweben sowie normalen und abweichenden Spannungsmustern unterscheiden zu können. Die eingehende, perzeptive Palpationsphase wird traditionell als „General Listening" definiert, bei dem der Osteopath auf eine

5

Fragmentierung des längs gerichteten Rhythmus achtet – in einigen Bereichen durch laterolaterale Fluktuationen, in anderen durch Trägheit und in wieder anderen Bereichen durch DyFIR-„Spasmen“ (➤ Kap. 3).

Der lokale DyFIR-Test ist ein passives Listening, das sich auf die Vitalität und Gleitfähigkeit (Verschieblichkeit) der verschiedenen Bindegewebe- / Faszienebenen fokussiert. Dieser Test wird wie eine Straßenkarte zur Untersuchung auf Dysfunktionen verwendet. Der Therapeut legt seine Hand auf Körperbereiche des Patienten, die (direkt oder indirekt) mit den Schmerzen zusammenhängen könnten, oder auf stark allostatisch belastete Gewebe (wie eine Körperhöhle zwischen zwei Übergangsbereichen, die ein dekompensiertes Muster im FCS-Test zeigte). Durch das Handauflegen auf schmerzauslösende Bereiche versetzt sich der Osteopath selbst in einen afferenten Zustand, um den aktuellen „Gesundheitszustand“ zu erfassen, indem er auf die Qualität der unwillkürlichen Rhythmen achtet.

In den stärker reduzierten Gewebebereichen zeigt sich eine Rhythmusfragmentierung und Trägheit, die auch als „laterolaterale Fluktuation“ spürbar ist. Beim Nachweis einer somatischen Dysfunktion haben diese Bereiche obere Priorität. Sie werden einzeln untersucht, um zu erkennen, ob eine schleppende oder träge Bewegung spürbar ist. In einigen Fällen laufen Spannungsmuster aus unterschiedlichen Entfernungen alle auf einen Punkt oder auf zwei bis drei größere Konvergenzbereiche zu, die man als Indikatoren für Bindegewebe- bzw. Faszienspannungen sehen kann. Osteopathen neigen dazu, vorrangig die Bereiche zu behandeln, in denen sich eine Gewebereaktion mit vermehrter Trägheit manifestiert [66].

5.5.3 Segmentale Tests der viszerosomatischen und somatoviszeralen Reflexaktivität

Bei der Untersuchung viszerosomatischer Reflexe werden anamnestische Angaben des Patienten zu früheren oder aktuellen viszeralen Dysfunktionen und Palpationsbefunde wie eine somatische Dysfunktion, die vermutlich damit zusammenhängt, berücksichtigt. Der Patient sollte bei der Untersuchung vorzugsweise sitzen oder bequem liegen. Folgende Tests können durchgeführt werden:

- **Red-Reflex-Test** [29, 67]: Mit diesem (Dermographie-)Test lassen sich mutmaßlich mit viszerosomatischen Reflexen verbundene Veränderungen der Gewebetextur erkennen. Im Wesentlichen geht es um eine Untersuchung der vasomotorischen Reaktion als Indikator für eine spinale Fazilitation, die üblicherweise mit einer akuten SD einhergeht und meist zu abweichenden viszerosomatischen Reflexen führt. Der Osteopath achtet darauf, wie lange es dauert, bis sich die Rötung abschwächt oder abblasst bzw. ob sie sogar zunimmt und länger anhält. Notiert wird die Zeit, bis sich die Haut wieder normalisiert hat, und wie homogen dies geschieht. Bei einer akuten SD persistiert die Rötung typischerweise an einer Stelle, während die Haut bei einer chronischen SD tendenziell eher abblasst (➤ Abb. 5.4).
- **Skin-Drag-Test** [29, 67]: Mit diesem Test (wörtlich: Hautziehen / -zerren) wird die „sudomotorische Hyperreagibilität“ untersucht, d. h. ob die Haut zu vermehrtem Schwitzen neigt, was ebenfalls auf eine spinale Fazilitation und viszerosomatische Reflexe in Verbindung mit einer somatischen Dysfunktion hindeutet. Der Osteopath lässt seine Fingerspitzen leicht über das paravertebrale Gewebe gleiten. Das führt bei einer akuten SD dazu, dass sudomotorisch hyperreagible Bereiche feuchter werden und eine größere Reibung (Gleitwiderstand) erzeugen als angrenzende Gewebe. Bei einer chronischen SD werden sich die entsprechenden Bereiche weniger feucht oder sogar trocken anfühlen und eine geringere Reibung aufweisen (➤ Abb. 5.5).
- **Beal-Kompressionstest** [29, 67]: Beal hat mit diesem Test Gewebe auf eine autonome Reflex-Hyperreagibilität untersucht. Der Test korreliert mit einer überschießenden Reaktionsbereitschaft des Sympathikus. In klinischen Versuchen testete Beal das paravertebrale Gewebe der gesamten Wirbelsäule, konzentrierte sich aber besonders auf die Kostotransversalgelenke der BWS. Auch wenn das folgende Beispiel die Anwendung im Thorakalbereich illustriert, kann der Test natürlich in jedem beliebigen Bereich durchgeführt werden, da sich eine autonome Aktivität

5

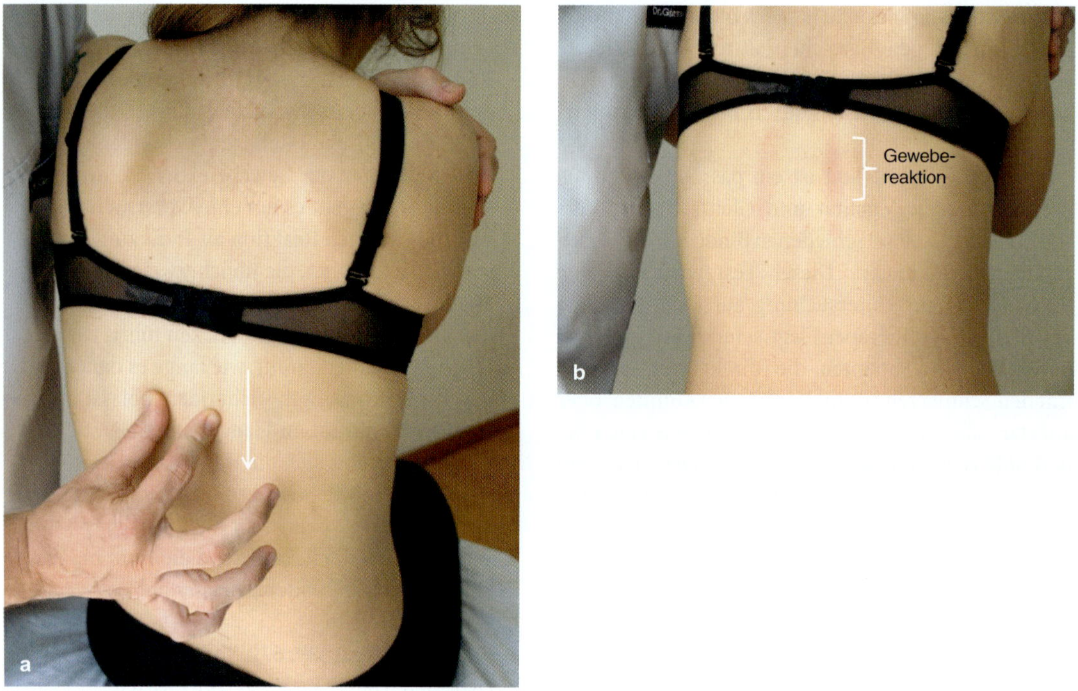

Abb. 5.4 Red-Reflex-Test. (a) Nach dreimaligem Rubbeln des paravertebralen Gewebes achtet der Therapeut auf die Gewebereaktion (b).

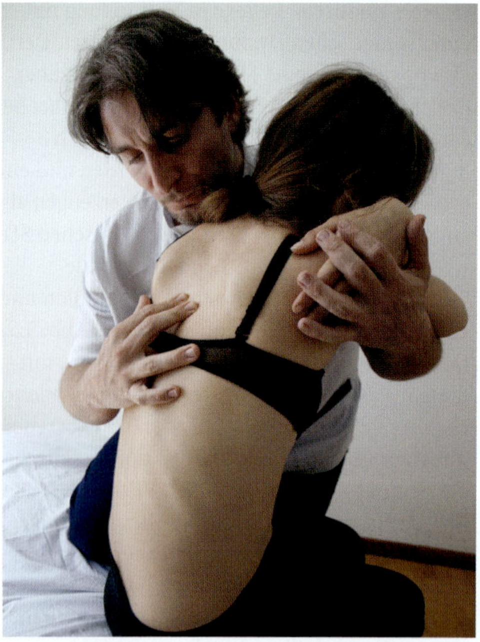

Abb. 5.5 Skin-Drag-Test. Der Therapeut lässt seine Fingerspitzen leicht über das paravertebrale Gewebe gleiten, um die Stärke der Reibung (Gleitwiderstand) zu testen.

als integrierter Prozess im ganzen Körper bemerkbar macht.

Der Patient sollte möglichst auf dem Rücken liegen, um die oberflächlichen Muskelschichten ruhig zu halten, doch bei akuten Beschwerden darf er die bequemste Lage einnehmen. Bei Patienten in Rückenlage steht der Therapeut auf der Untersuchungsseite. Er berührt das paravertebrale Gewebe mit den Fingerspitzen und drückt sie von unten leicht hinein (nach oben). Nach dem Prinzip der Schicht-für-Schicht-Palpation wird das Gewebe stufenweise untersucht und jeweils das obere mit dem unteren Segment verglichen. Auf jeder Ebene kann simultan ein Federungs-(Spring-)Test durchgeführt werden, um das betreffende Segment auf eine Bewegungsrestriktion zu untersuchen.

Um das Gewebe auf der anderen Seite der Wirbelsäule zu untersuchen, wechselt der Therapeut zur Gegenseite hinüber. Wenn eine somatische Dysfunktion stark durch aktive viszerosomatische Reflexe beeinflusst wird, lässt sich das an einer anormalen Restriktionsbarriere

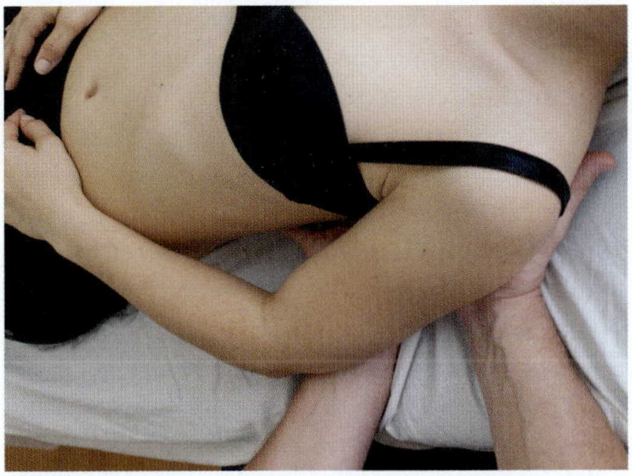

Abb. 5.6 Beal-Kompressionstest. Der Therapeut steht ipsilateral auf der Seite, wo das paravertebrale Gewebe untersucht werden soll. Seine Handflächen zeigen nach oben, sodass die Fingerspitzen von unten das Gewebe berühren und mit leichtem (Aufwärts-)Druck hineingedrückt werden können, um die Gewebedichte, Textur und Spannung Schicht für Schicht zu untersuchen; dabei werden jeweils das untere und obere Segment miteinander verglichen.

erkennen, die auch ohne Stellungsasymmetrie mehr als zwei benachbarte Wirbelsegmente einbezieht. In den betroffenen Segmenten zeigt sich eine veränderte Gewebetextur und Hyperreagibilität der tiefen Muskelschichten (➤ Abb. 5.6).

- *Reflexpunkte:* Alle Bereiche, die bei der Palpation schmerzempfindlich reagieren oder mehr oder weniger ausgeprägt mit einem Ungleichgewicht, einer Dysfunktion oder Reflexaktivität verbunden sind und zu akuter Dehnung oder chronischer Anpassung in Weichgeweben führen.
  Mehrere Autoren haben solche Punkte beschrieben, die reproduzierbar sind, aber nicht immer mit der segmentalen Innervation übereinstimmen, z. B. Chapman-Punkte [68], Jones-Tenderpoints [69], myofasziale Triggerpunkte [70], Jarricot-Dermalgie-Reflexpunkte [71] und Head-Zonen [72]. Der Nachweis von Reflexpunkten ist eine weitere Bestätigung der zugrundeliegenden viszeralen Dysfunktion (bzw. im Fall von myofaszialen Triggerpunkten: einer somatischen Störung, die sich viszeral auswirken kann). Dieser Test kann nach der Behandlung auch zur Erfolgskontrolle durchgeführt werden. Sollten die Reflexpunkte persistieren, heißt das, dass vorrangig die viszerale Dysfunktion (oder ihre Auslöser) zu behandeln ist.

5.5.4 Lokale Tests

Nachweis einer somatischen Dysfunktion

Die Untersuchung geht dann mit der somatischen Dysfunktion weiter, die nach den globalen Testbefunden oberste Priorität zu haben scheint. Da die Gewebe in den dysfunktionalen Bereichen im neuralen Netzwerk verankert sind, kann sich ein Ungleichgewicht zusätzlich zu den TART-Parametern (➤ Kap. 2) noch in folgender Weise manifestieren:

- Schmerzausstrahlung ohne Bezug zur somatischen Verbreitung / Innervation
- Primäre Hyperalgesie oder generalisierte Symptome
- Ungleichgewicht der lokalen DyFIR oder Trägheit der vorhandenen Bewegung

Aufgrund seiner anatomischen und klinischen Kenntnisse wird der Osteopath die einzelnen Dysfunktionen zueinander in Beziehung setzen und ihre Bedeutung für das Störungsbild des Patienten „gewichten“ können. Wichtig für die klinische Entscheidungsfindung und die Wahl geeigneter Mobilitätstests ist auch, die Nervenverläufe, Faszienmuster, Muskeln und sämtliche Funktionen zu kennen.

Hierarchisierung somatischer Dysfunktionen und Kodominanz

Mit diesem Test wird die Hierarchie der gefundenen somatischen Dysfunktionen ermittelt (➤ Kap. 2). Im neurologischen Modell lässt sich nachweisen, dass mehrere primäre dysfunktionale Bereiche vorliegen, wenn mit dieser Methode viszerosomatische, somatoviszerale und somatosomatische Dysfunktionen zueinander in Beziehung gesetzt werden. Wir wissen, dass somatoviszerale und viszerosomatische Reflexe maßgeblich zur Integration von Körperfunktionen beitragen, die jeweils in Gruppen eng miteinander verbunden sind. So entstehen komplexe Verbindungen, die durch zahlreiche Faktoren – wie aufsteigende Afferenzen und nach Verarbeitung im ZNS aus höheren Zentren absteigende Efferenzen – beeinflusst werden [73–75]. Osteopathen haben ein besonderes klinisches Interesse an der Identifizierung somatischer Dysfunktionen, die mit Organpathologien einhergehen [76]. Die Befunde sind mehrheitlich mit autonomen Innervationsmustern assoziiert [77].

Da innerhalb des Nervensystems vielfältige integrierte und dynamische Prozesse ablaufen, ist es allerdings nicht immer möglich, einen genau eingrenzbaren Vertebralbereich linear und eindeutig auf einen genau eingrenzbaren Viszeralbereich zu beziehen [78]. Nelson und Glonek erinnern daran, dass es bei einer manifesten Viszeralstörung und begleitender mechanischer Dysfunktion manchmal nicht möglich (oder auch unnötig) ist zu klären, ob es sich primär um eine viszerosomatische oder eine somatoviszerale Dysfunktion handelt [67]. Deshalb empfehlen wir, diese Hinweise und jede Karte aus einem der vielen Osteopathie-Bücher zwar als Anhaltspunkte zu nehmen, sich aber immer selbst ein Bild zu machen und alle Untersuchungsbefunde im Gesamtkontext zu sehen.

Bei Patienten mit Anzeichen für generalisierte Abweichungen des neuralen Inputs zeigt sich darüber hinaus eine Tendenz, dass der Körper primäre und adaptive Dysfunktionen auf unterschiedliche Weise selbst produziert. Wird z. B. neben einer Dysfunktion in Höhe von T1 – T2 bei der viszeralen Palpation eine Dysfunktion in der rechten Fossa iliaca festgestellt, sollte man beide Befunde im Zusammenhang sehen, selbst wenn sie neurosegmental nicht direkt korreliert sind. Deshalb richtet sich das Interesse eher darauf, ob der Einfluss eines nozizeptiven Inputs auf das Viszeralsystem zu einer organischen Störung geführt hat – oder umgekehrt. In diesem Fall setzt der Osteopath klinisch relevante dysfunktionale Bereiche bei der Palpation in Beziehung zueinander. Nach den oben beschriebenen Grundprinzipien des neurologischen Modells kann es durchaus sein, dass es somatische und viszerale Primärbereiche gibt und eine somatosomatische Kodominanz nicht auszuschließen ist.

Der nächste Schritt der Entscheidungsfindung ist die Suche nach Auswahlkriterien für einen maxi- oder minimalistischen Behandlungsansatz. Dieser Test wird durchgeführt, wenn zwei Dysfunktionen als (somatische oder viszerale) primäre Störung in Betracht kommen. Dabei wird der untersuchte SD-Bereich jeweils mit leichtem Druck gehemmt [79]:

- Zunächst übt der Therapeut inhibitorischen Druck auf den ersten SD-Bereich aus und achtet auf mögliche Veränderungen im zweiten (Zunahme / Abnahme von Tonus und Schmerzen, sudomotorische Aktivität / Schwitzen und Gewebetexturveränderungen); bei der Wiederholung wird der zweite Bereich gehemmt und der erste kontrolliert.
- Wenn sich bei Hemmung eines SD-Bereichs jeweils die Parameter des anderen verbessern, fällt der Test auf Kodominanz positiv aus. Das heißt konkret, dass der Körper im Fall einer zentralen Sensibilisierung eine hohe allostatische Belastung aufweist, die sich auf mehr lokale Adaptationen verteilt und ausbreitet (➤ Abb. 5.7). Die Adaptationen zeigen ihre vielfache „Primärfunktion“. Der Test eignet sich daher als Algorithmus zur Klärung der wechselseitigen Struktur-Funktions-Abhängigkeit.

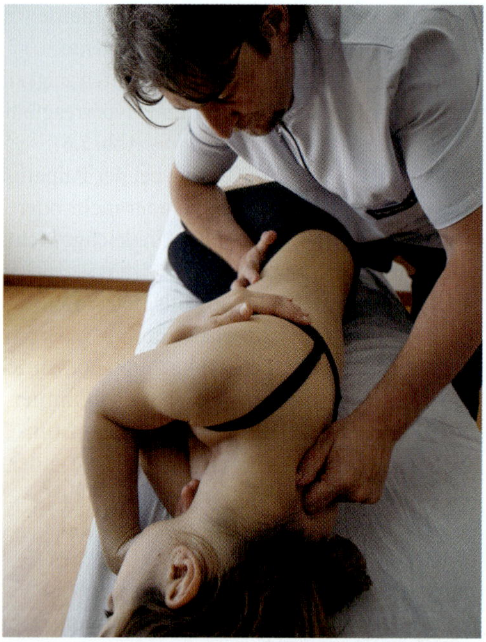

Abb. 5.7 Test zur Hierarchisierung somatischer Dysfunktionen (SD). In der ersten Phase übt der Therapeut behutsam inhibitorischen Druck auf den ersten klinisch relevanten SD-Bereich (hier T1 – T2) aus und achtet auf mögliche Veränderungen im zweiten (hier in der rechten Fossa iliaca). Bei der Wiederholung wird inhibitorischer Druck auf den zweiten SD-Bereich (rechte Fossa iliaca) ausgeübt und der erste (T1 – T2) kontrolliert.

5.5.5 Struktur-/Funktions-Inhibitionstest – spezifisch für das neurologische Modell (S/FIsNM-Test)

Wegen der Sensibilisierung darf segmental jeweils nur ein einzelner Gewebebereich bearbeitet werden. Obwohl aus osteopathischer Sicht klar ist, dass jede periphere Störung weiterhin zur Anpassung (Readjustment) der Gesamtkörpereinheit führt, bemüht sich der Therapeut, durch lokale und globale Ansätze mit dem Patienten und dessen Beschwerden in Kontakt zu treten, wohl wissend, dass beide homöostatischen Methoden bei einer zentralen Sensibilisierung ähnlich wohltuend wirken können wie Meditationsübungen [80] und spezifische osteopathische Techniken [81].

Der Therapeut vergleicht Angaben aus der medizinischen Vorgeschichte, die für eine zentrale und/oder periphere Sensibilisierung sprechen, mit klinischen Untersuchungs- sowie globalen, segmentalen und lokalen Testergebnissen. Wenn einer oder mehrere der folgenden Befunde vorliegen, bilden sie ein dysfunktionales Rahmengerüst für Störungen bzw. Insuffizienzen des autonomen, nozizeptiven und prädiktiven motorischen Systems:

- dekompensiertes FCS
- gestörtes DyFIR-Gleichgewicht mit Hyperalgesie in vielen als primär eingestuften dysfunktionalen Bereichen, die nah oder fern vom Primärbereich liegen können
- SD-Bereich mit palpatorisch auslösbaren generalisierten Symptomen
- Gewebeveränderungen mit persistierenden (abweichenden) viszerosomatischen oder somatoviszeralen Reflexen in Verbindung mit akuten und/oder chronischen Krankheitsbildern

Als Entscheidungshilfe für einen spezifischen minimalistischen oder maximalistischen Behandlungsansatz wählen führt der Therapeut den S/FIsNM-Test durch, der in zwei Phasen unterteilt ist (➤ Abb. 5.8):

1. Um die nozizeptive Funktion zu beurteilen, achtet der Therapeut auf klinische Zeichen einer zentralen Sensibilisierung (➤ Abb. 5.8a). In einiger Entfernung zum dysfunktionalen

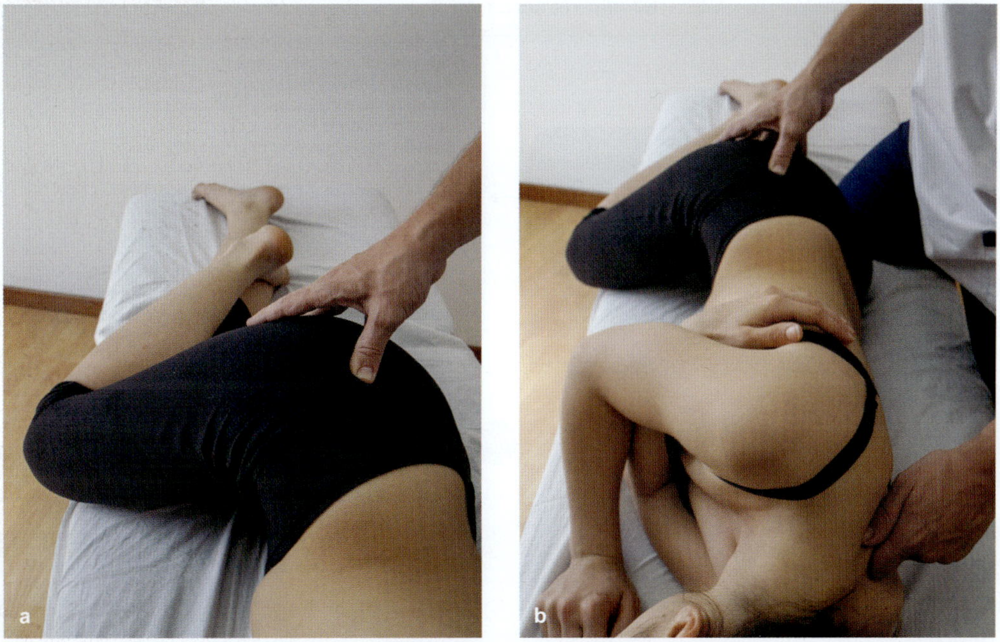

Abb. 5.8 S/FIsNM-Test. (a) Getrennt vom symptomatischen Bereich wird an einer Stelle leichter Druck von weniger als 4 kg/cm² ausgeübt (hier im rechten Glutealbereich). Der Patient stuft die Schmerzstärke, die er dabei spürt, auf einer numerischen Skala von 0 bis 10 ein. (b) Während einer Inhibition der ausgewählten somatischen Dysfunktion (hier im Bereich von T1) wird gleichzeitig derselbe Druck an der anderen Stelle (hier im rechten Glutealbereich) ausgeübt. Der Patient soll dabei erneut die Schmerzstärke einstufen.

(symptomatischen) Bereich wird mit leichtem Druck (unter 4 kg / cm²) die Schmerzschwelle getestet. Wenn sich der dysfunktionale Bereich z. B. in der Zervikalregion befindet, können Stellen im Lumbal-, Gluteal- oder Beinbereich getestet werden. Auf einer numerischen Skala von 0 bis 10 soll der Patient die Stärke seiner Schmerzen einstufen.

2. Der Schweregrad der zentralen Sensibilisierung (➤ Abb. 5.8b) und der Stressindex (neurale Überlastung durch nozizeptive Reize) bei nachgewiesener somatischer Dysfunktion (SD) lassen sich folgendermaßen aufeinander beziehen: Mit einer Hand direkte / indirekte Kraftvektoren in den dysfunktionalen Bereich richten und mit der anderen Hand auf dieselben Fernbereiche wie in Phase 1 Druck (4 kg / cm²) ausüben.
Wenn der Patient jetzt eine geringere Schmerzstärke angibt, kann dies als Abnahme der zentralen Sensibilisierung (CS) gedeutet werden, was für eine Struktur-Dominanz über die Funktion spricht und somit den Ausschlag für einen auf die klinisch relevante SD fokussierten minimalistischen Behandlungsansatz geben kann. Wenn sich der Schweregrad der CS durch direkte / indirekte Kraftvektoren im dysfunktionalen Bereich nicht verringert und die Schmerzstärke unverändert bleibt, spricht das für eine Dominanz der Funktion über die Struktur, sodass ein maximalistischer Ansatz mit homöostatischen Techniken indiziert ist. Wenn der lokale Test auf eine Kodominanz positiv ausfällt, kann der einzeln auf jede SD angewandte S / FIsNM-Test die Bestätigung liefern.

Das Flussdiagramm in ➤ Abb. 5.9 fasst den Entscheidungsprozess bei der Wahl des geeigneten Therapieansatzes noch einmal zusammen.

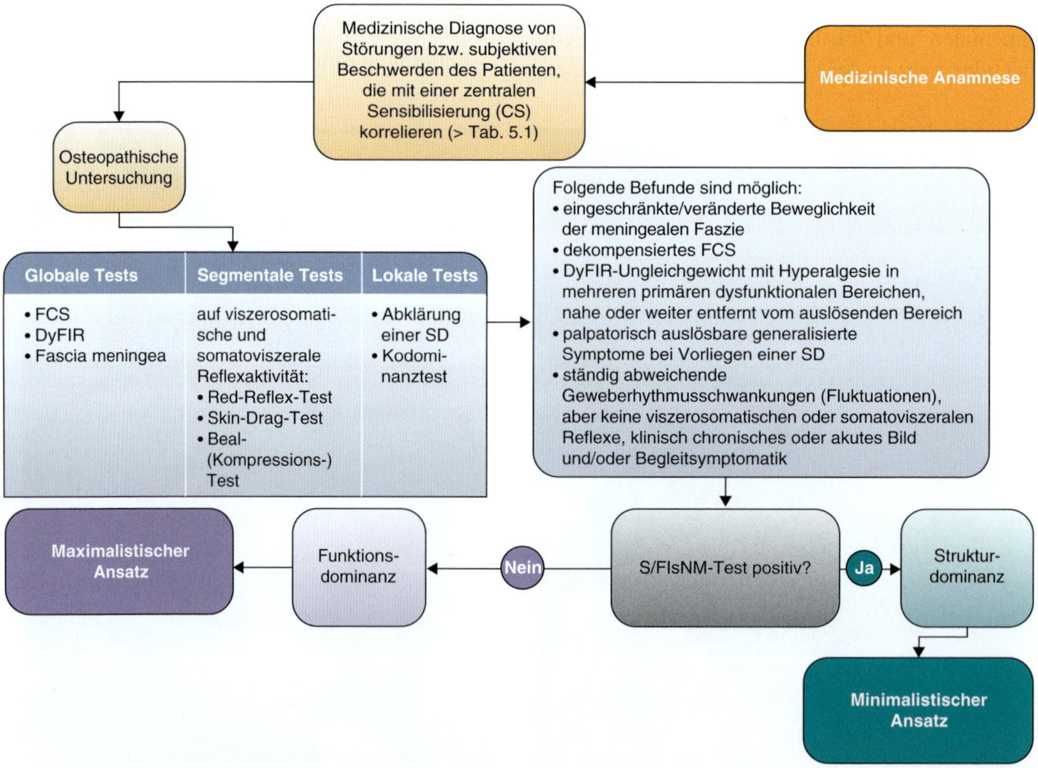

Abb. 5.9 Algorithmus für die Entscheidung zwischen einem minimalistischen und maximalistischen Ansatz als bestgeeignete Behandlungsoption. Das Diagramm beginnt mit der Anamnese, die erste Hinweise auf Dysfunktionen im neuralen Netzwerk geben kann. Die Untersuchung geht dann mit globalen, segmentalen und lokalen Tests sowie Befunden weiter, die auf eine Sensibilisierung hindeuten können. Wird die Diagnose durch S / FIsNM-Tests bestätigt, gibt das eine Hilfestellung für die Wahl zwischen einem minimalistischen und maximalistischen Ansatz.

5.6 Behandlungsprinzipien und -methoden

Am Ende des Entscheidungsfindungsprozesses kann der Therapeut aufgrund der S / FIsNM-Testergebnisse einen spezifischen Behandlungsansatz wählen.

Mit einem maximalistischen Ansatz wird das Ziel verfolgt, „die Teile durch das Ganze zu behandeln". Dies geschieht vorzugsweise durch adaptogene Techniken, deren Fokus global, segmental und lokal auf einer Wiederherstellung des Gleichgewichts im nozizeptiven, autonomen und prädiktiv-motorischen System liegt:

- Bei globalen / lokalen Techniken stehen neurale, Flüssigkeits- und Immunmechanismen im Fokus und
- bei segmentalen Techniken abweichende neurale Kreisläufe.

Minimalistische Ansätze wollen „das Ganze durch die Teile behandeln"; ihr Fokus liegt auf dem Primat der Struktur, wobei sich vorrangig in der allgemeinen Adaptation des neuralen Netzwerks lokale Anpassungen widerspiegeln.

5.6.1 Maximalistischer Ansatz

Eine bequeme Lagerung des Patienten verhindert

- übermäßige Belastungen des neuralen Netzwerks,
- weitere Schmerzen und
- zusätzliche autonome / metabolische Anforderungen.

So werden Prozesse mit ausgleichender Wirkung im afferenten Rezeptorsystem (z. B. Muskelspindeln, Nozizeptoren) gefördert und die damit zusammenhängenden Funktionen verbessert. Bei extrem schmerzempfindlichen Patienten ist es häufig nicht möglich, die DyFIR zu untersuchen, weil der schmerzhafte Bereich für den Test als Drehpunkt (Fulcrum) verwendet werden müsste. In dem Fall wählt der Therapeut globale DyFIR-Techniken wie z. B. die Mittellinientechnik (➤ Kap. 3 und ➤ Kap. 6), um eine allgemeine autonome Reflexantwort auszulösen, oder homöostatische Techniken wie die CV4-, EV4- oder Temporal-Rolling-Technik (➤ Kap. 3 und ➤ Kap. 6), um eine umfassende autonom-neurale, vaskuläre und Immunwirkung zu erzielen. Ausgleichende DyFIR-Techniken sind eine sinnvolle Methode zur Schmerzkontrolle, und der Patient darf bei Bedarf in eine Lage wechseln, in der Schmerzen und nozizeptive (afferente) Aktivität nachlassen.

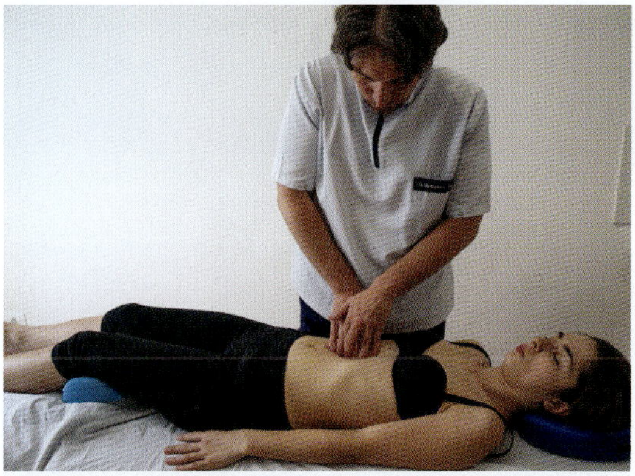

Abb. 5.10 Vibratorische Release-Technik im epigastrischen Bereich

Manchmal kann eine Vibrationsbehandlung der autonomen abdominalen Plexus das neurale Netzwerk wieder ins Gleichgewicht bringen. Mit beiden Händen oder übereinander gelegten Handflächen übt der Therapeut sanften Druck auf einen Plexus aus und wartet, bis ein Release der Gewebespannung und die Rückkehr der inhärenten Motilität spürbar wird [82] (➤ Abb. 5.10). Alternativ können zuvor im Beal-Test positive paravertebrale Bereiche auch mit langsam gesteigertem inhibitorischem Druck behandelt werden (➤ Abb. 5.11).

Falls ein dekompensiertes FCS vorliegt, wird es normalisiert (➤ Kap. 6), um die allostatische Last des Faszien-, autonomen und nozizeptiven Systems im Vorfeld zu verringern (➤ Kap. 5.7).

5.6.2 Minimalistischer Ansatz

Wenn die Schmerzen des Patienten eine balancierende DyFIR-Behandlung zulassen, kann der dysfunktionale Bereich bei der Palpation als Drehpunkt verwendet werden. So lassen sich Tastempfindlichkeit und Geweberhythmus kontinuierlich überwachen, während mit direkten oder indirekten Kraftvektoren eine Besserung von Trägheit oder Spasmen bzw. eine Harmonisierung des Rhythmus verifiziert werden kann. Durch spürbares

5

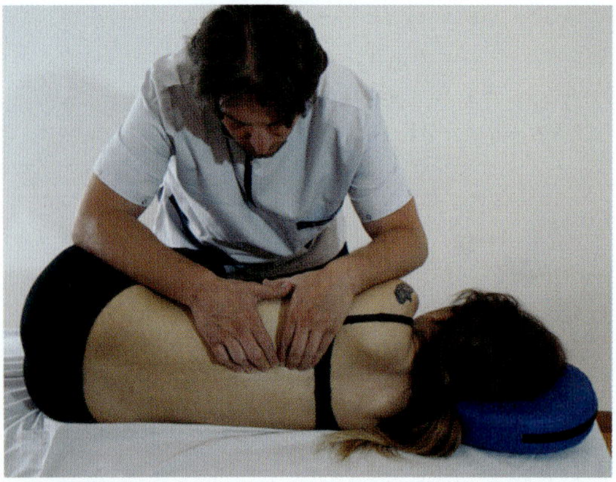

Abb. 5.11 Inhibitorische Druckanwendung auf zuvor im Beal-Test positive paravertebrale Gewebe. Die Patientin liegt auf der Seite, die nicht behandelt wird, und lehnt ihre Beine an den Bauch des Therapeuten. Dieser berührt das Gewebe mit beiden Händen und kann, indem er seinen (Körper-) Schwerpunkt nach hinten verlagert, inhibitorischen Druck ausüben.

5

Überwinden laterolateraler Fluktuationen und insgesamt harmonisch flutende Oszillationen in Längsrichtung kündigt sich der Übergang zum neutralen Zustand an. Unter Beibehaltung des rhythmisch-oszillierenden Kontakts wird darauf gewartet, dass der therapeutische Prozess mit einer Gewebeexpansion und Erreichen des Flüssigkeits-Balancepunkt, d. h. durch ein neues vasomotorisches, autonomes und mechanisches Gleichgewicht, zum Abschluss kommt (➤ Kap. 3).

Druckstärke, Geschwindigkeit und Frequenz sind Variablen, auf deren Grundlage man neurale Reflexaktivitäten stimulieren oder hemmen kann. Welche Technik zur Behandlung der primären oder klinisch relevanten somatischen Dysfunktion gewählt wird, hängt vom Gewebe ab, doch das Ziel ist immer, autonome Reaktionen so zu modulieren, dass afferente Belastung und entsprechende (Reflex-)Reaktionen des Gewebes abnehmen. Ohne es zur absoluten Regel zu erheben, sind Thrust-Techniken im Allgemeinen nicht zu empfehlen, weil sie die Symptome verschlimmern könnten [84]. Durch die osteopathische Behandlung viszerosomatischer und somatoviszeraler Reflexe sollen (neural-)afferente Reaktionen auf eine somatische Dysfunktion reduziert werden, um Reflexkreise auszuschalten bzw. um viszerale Strukturen durch somatoviszerale Effekte (und umgekehrt) zu beeinflussen sowie s prädisponierende Stressorwirkungen zu minimieren. Deshalb können wir über eine Behandlung (viszeraler) somatischer Dysfunktionen mit viszeralen Techniken auf multisegmentale autonome Reflexe einwirken [85].

Driver-sensorische Technik

Manchmal sind muskuloskelettale und viszerale Dysfunktionen (oder eine reflexbedingte SD in anderen Weichteilen) kodominant. Dann muss die Behandlung über eine Reduzierung der Empfindlichkeit paravertebraler Gewebe hinausgehen und zusätzlich eine Modulierung spinaler Feedback-Mechanismen und Verbindungen auf Rückenmarksebene anstreben (wie oben beschrieben). Geht die Kodominanz mit Veränderungen der paravertebralen und kostotransversalen Gewebetextur einher, kann eine „sensorisch gelenkte" Behandlung mit einer kombinierten Technik in anterior-posteriorer Richtung erfolgen (➤ Abb. 5.12): Bei der „Driver-sensorischen Technik" fungiert eine Hand als „Motor", indem sie inhibitorischen, langsam gesteigerten Kompressionsdruck ausübt, während die andere Hand fühlt, wie sich in beiden kodominanten SD-Bereichen das behandelte Gewebe verändert, also die „sensorische" Hand ist.

Je nach Gewebezustand und (Druck-)Belastbarkeit des Patienten variiert die Zeitdauer bei dieser Methode. In manchen Situationen kann die Behandlung von Reflexbereichen sinnvoll sein, wenn akute oder chronische Schmerzen oder ein schlechter Gesundheitszustand des Patienten die Anwendung von artikulatorischen Techniken verbieten. Dies kann z. B. bei bettlägerigen Patienten mit organischen Leiden der Fall sein [29]. Gelegentlich findet sich ein primärer dysfunktionaler Bereich in der Nähe von neurolymphatischen Reflex- bzw. Chapman-Punkten. Unter den Bedingungen ist eine Behandlung mit direkten Techniken möglich [68].

Funktionale Techniken

Für eine minimalistische Behandlung mit neurologischem Schwerpunkt eignen sich oft besonders gut funktionale Techniken [86]. Die 1969

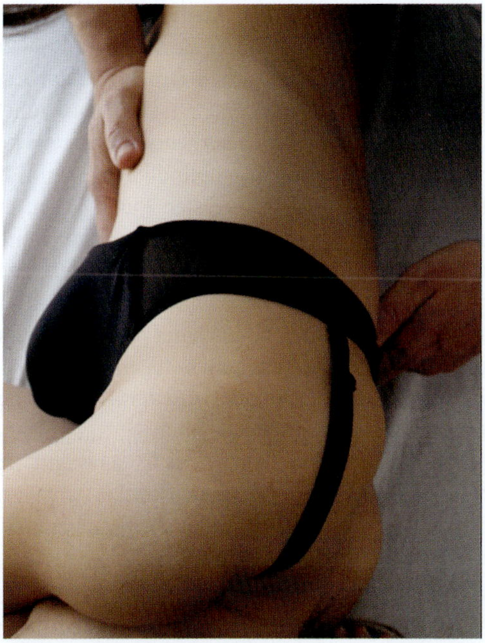

Abb. 5.12 Driver-sensorische Technik.
Paravertebral liegt in Höhe von T4–T5 eine muskuloskelettale somatische Dysfunktion (SD) vor und im Weichgewebe der epigastrischen Region eine viszerale SD. Die rechte Hand auf dem Epigastrium ist die „Motor"- bzw. Driver-Hand, die einen inhibitorischen, langsam gesteigerten Kompressionsdruck ausübt, während die linke als „sensorische" Hand Veränderungen im paravertebralen Gewebe wahrnimmt bzw. spürt.

von Harold V. Hoover propagierte und 1981 von Charles Bowles wiederentdeckte Methode besteht darin, bei Dysfunktion eines Gelenks das umgebende Gewebe in einer als „dynamisch neutral" definierten Ruhestellung zu platzieren. Bei dieser Technik sind nicht die Schmerzen ausschlaggebend (Überwachen der Gewebequalität durch Palpieren eines Tenderpoints), sondern zum Auffinden der angenehmsten Position verlässt sich der Therapeut allein auf den palpierbaren Tonus gestresster Gewebe (Hypertonie, Spasmen), während er den Körper / Körperteil in Bezug auf alle Bewegungsrichtungen in eine balancierte oder harmonische Stellung führt.

Beim Anwenden dieser Technik dient eine Hand als „Listening-Hand", während mit der anderen Hand eine Bewegung induziert wird, die das Gewebe durch „Aufsummieren" der verschiedenen Richtungskomponenten in die bestmögliche bzw. angenehmste Stellung bringt (d.h. den dynamisch neutralen Punkt aller Bewegungsrichtungen). Das kann als „Stapelungsprozess" erfolgen, indem aufbauend auf einer gefundenen „Komfortposition" nacheinander jeweils die nächste für die verschiedenen Bewegungsrichtungen gesucht wird. Die dynamisch neutrale Position wird dann beibehalten, bis sich ein Gefühl von Wärme, ein Pulsieren oder größeres Wohlbefinden einstellt. Die ganze Sequenz sollte mindestens einmal mit abgewandelten „Komfortpositionen" wiederholt werden, um zu prüfen, ob sich nach der ersten Sequenz Veränderungen ergeben haben.

Im Unterschied zu einer strukturellen hat eine funktionale Technik in akuten Fällen oder bei älteren, bettlägerigen, postoperativen Patienten einige Vorteile zu bieten, da sie in jeder Lage – mit minimalem traumatischem Input – anwendbar und beliebig oft wiederholbar ist, ohne eine Abwehrreaktion auszulösen. Zudem ist es eine einfühlsame Technik, die mit wenig Bewegung auskommt und sich dementsprechend in jedem Körperbereich anwenden lässt, nicht nur direkt auf den Bewegungsumfang von Gelenken, sondern auch auf Gewebe und neuromotorische Mechanismen. Auch chronische Dysfunktionen lassen sich mit ihr häufig erfolgreich behandeln.

PINS

Eine lokale Behandlung kann auch durch „progressive Inhibition neuromuskuloskelettaler Strukturen" (PINS) erfolgen [87]. Mit der PINS-Technik, einer Variante traditioneller Inhibitionstechniken, lässt sich bei kodominanten somatischen Dysfunktionen im gleichen Körperbereich (z.B. Hautareale im Nervenverlauf) die Tastempfindlichkeit (Tenderness) normalisieren.

Der Therapeut bestimmt zunächst, wie die zwei kodominanten somatischen Dysfunktionen anatomisch verbunden sind, z.B. durch:

- direkte Nervenverbindungen, Innervationsgebiete oder Überschneidungen
- Muskelursprünge und -ansätze, Überschneidungen und Nachbarschaft
- spezifische Faszien (z.B. Dura mater, Fascia lata), Septen, Überschneidungen
- Bänder / Ligamente: Insertionen und Beziehung zu Muskeln und Nerven
- Gelenkform und -mechanik

Bei dieser Technik liegt die Betonung auf der Kontrolle der SD-bedingten Veränderungen, auf die sich die Palpation und das Feedback des Patienten beziehen. Indem der Patient beschreibt, wie die Behandlung wirkt, d.h. welche Veränderungen (der Tastempfindlichkeit bzw. Schmerzstärke) sich allmählich einstellen, beteiligt er sich aktiv an der Behandlung. In bequemer Lage des Patienten beginnt die Behandlung mit einer Palpation der beiden SD-Bereiche, um die empfindlichere / schmerzhaftere Stelle als primären bzw. Ausgangspunkt und die weniger empfindliche / schmerzhafte Stelle als Endpunkt zu bestimmen. Befinden sich die beiden Stellen z.B. im Hautinnervationsgebiet peripherer Nerven, könnte der Ausgangspunkt proximal (näher zum Nervenstamm) liegen und der Endpunkt distal im Nervenverlauf bzw. auf einem Endast.

Wir führen daher, mit ähnlicher Zielsetzung wie von anderen Autoren etwa für eine Manipulation peripherer und kranialer Nerven beschrieben, eine Inhibition durch: um die Bewegungsfreiheit der Nervenstruktur, die elektrische Leitfähigkeit, den Kreislauf der intraneuralen (arteriovenösen) Versorgungsgefäße und die intraneurale Innervation zu verbessern sowie die segmentalen und Gesamtreaktionen des Patienten zu normalisieren [88, 89].

Bei zwei kodominanten SD-Bereichen in einem Muskel könnte sich der Ausgangspunkt in Höhe des Muskelbauchs befinden und der Endpunkt an einer Insertion. Ein typischer Ausgangspunkt für Stirnkopfschmerzen ist z.B. das Foramen supraorbitale, während der Endpunkt meist subokzipital liegt. Hier übt der Therapeut an beiden Stellen mit den Fingerspitzen gleich starken Druck aus, bis die Druckempfindlichkeit nach Angaben des Patienten zunimmt.

Dabei achtet der Therapeut auf die subjektiven Empfindungen des Patienten und beruhigt ihn. Ist der primäre Ausgangspunkt druckempfindlicher, wird der Therapeut den Druck auf den Endpunkt konstant halten und den Druck auf den Ausgangspunkt verstärken, sich aber ständig vom Patienten rückmelden lassen, ob die Empfindlichkeit zu- oder abnimmt. Wenn die Inhibition richtig durchgeführt wird, kommt es nach einem vorübergehenden Anstieg der Empfindlichkeit zu einer Abnahme, bis sie schließlich ganz verschwindet. Der Druck kann sekunden- bis minutenlang anhalten. Nach dieser Phase sucht der Therapeut – ca. 3 cm vom primären Punkt entfernt – eine neue Stelle im anatomischen Verlauf Richtung Endpunkt auf, um mit einem anderen Finger gleich starken Druck wie am Ausgangspunkt auf diesen sekundären Punkt auszuüben.

Spürt der Patient ihn ebenso empfindlich wie den ersten Punkt (oder noch empfindlicher), kann der Therapeut den Druck vom ersten Punkt lösen, um ca. 30 Sekunden lang konstant Druck auf den zweiten Punkt auszuüben. Dieser wird nun der neue (primäre) Ausgangspunkt, und der Therapeut macht schrittweise so weiter, bis auch der letzte sekundäre Punkt hin zum Endpunkt komplett gehemmt wurde. Während des ganzen Ablaufs wird der Druck auf den Endpunkt unverändert beibehalten.

Die PINS-Technik eignet sich sehr gut für Störungen, bei denen die Beschwerden trotz verschiedener Korrekturversuche fortbestehen. Mit ihrer lokalen (als Technik) und globalen Anwendbarkeit (als Feedback) erfüllt die PINS-Technik alle therapeutischen Anforderungen an minimalistische Behandlungsmethoden. Das liegt zum einen an Merkmalen wie dem perzeptiv, selektiv und progredient ausgeübten inhibitorischen Druck, der permanenten Kontrolle der (Gewebe-)Überempfindlichkeit durch das neurale Netzwerk und dem Feedback des Patienten zu seinen subjektiven Empfindungen, und zum anderen am besonderen Nutzen der PINS-Technik bei akuten und chronisch-rezidivierenden Störungen. Zudem kann sie zur Lokalbehandlung allein oder dank ihrer Vielseitigkeit mit anderen Techniken kombiniert eingesetzt werden. Die PINS-Technik lässt sich z.B. gut mit Strain-Counterstrain- [90], Facilitated-Positional-Release- [91], Balanced-Ligamentous-Tension- [92] und Still-Techniken [93] kombinieren, um die Belastung durch nozizeptive Afferenzen aus neuromuskulären, Faszien- und Bänderstrukturen zu verringern.

Artikulatorische LVHA- und HVLA-Techniken

Je nach Zugänglichkeit somatischer Dysfunktionen können auch artikulatorische Techniken mit langsamer Geschwindigkeit und hoher Amplitude (LVHA) oder hoher Geschwindigkeit und niedriger Amplitude (HVLA) zur Anwendung kommen. Sind Druck(stärke), Rhythmus, Frequenz und Rotation der

LVHA-Technik optimal aufeinander abgestimmt, kann sie bei myofaszialen Restriktionen und venös-lymphatischen Schwellungen eine Besserung bewirken [94], indem weniger nozizeptive/sensibilisierende Substanzen freigesetzt werden. Durch gekonnten Einsatz von HVLA-Techniken als minimalistische Therapie [95] lassen sich Gelenkflächen- und Kapselbewegungsrestriktionen beseitigen und Muskelanspannungen verringern, die oft zu schmerzhaften Veränderungen führen. Experimentell gibt es Hinweise [96], dass Manipulationsbehandlungen in erster Linie paravertebrale Afferenzen, motorische Kontrolle und Schmerzempfinden/-wahrnehmung beeinflussen könnten.

5.6.3 Überlegungen zum klinischen Verlauf

Wenn Patienten in der zweiten Sitzung generalisierte Symptome angeben, muss die Schmerzempfindlichkeit erneut überprüft werden. Die osteopathische Behandlung setzt systemische Veränderungen in Gang, in deren Fluss oder Strom in jedem Moment eine kontinuierliche und zunehmend bessere Korrelation zwischen Veränderungen, die der Therapeut beobachtet, und den subjektiven Empfindungen des Patienten stattfindet. Deshalb tauchen im weiteren Verlauf möglicherweise bisher latente Fehlfunktionen oder neue Beschwerden auf, oder das klinische Bild verschlechtert sich mit generalisierten Symptomen. Bei Patienten mit komplexer Anamnese bzw. diversen Traumata, Operationen oder chronischen Erkrankungen in der Vorgeschichte kann es sein, dass sich Hinweise auf eine zentrale Sensibilisierung erst zu einem späteren Zeitpunkt im Laufe der Behandlung zeigen.

5.7 Rationale Begründung, Wirkmechanismen und Evidenzlage

Lange Zeit wurde eine biologische Wirkung der Manualtherapie auf das Nervensystem vermutet [97]. Am wichtigsten ist es, zunächst den Schmerz-Spasmus-Schmerz-Kreis zu durchbrechen, in dem Schmerzen eine muskuläre Überreaktion (Spasmus) auslösen, die wiederum die Schmerzen verstärkt. In den letzten Jahrzehnten sind dank nichtinvasiver In-vivo-Untersuchungsmethoden der wissenschaftliche Kenntnisstand und das Verständnis der Muskel- und Neurophysiologie exponentiell gewachsen. Der heute gebräuchliche Begriff „sensorisch- bzw. sensomotorische Kontrolle" unterstreicht die Verbindung von propriozeptivem sensorischem Feedback und motorischer Kontrolle. Während sensorische Reize aus vielfältigen Quellen stammen können, kommt aus Muskelspindeln ein entscheidender Impuls für die Entwicklung spinaler und kortikaler sensorischer Informationen.

Es gibt zwei Hypothesen, die sich beide auf dieselbe Vorstellung stützen, nämlich dass vor allem die Erregung von α-Motoneuronen zu einer intensiven, anhaltenden Muskelaktivität führt. Korr sieht eine rationale Begründung für die OMT darin, dass die Behandlung den Schmerz-Spasmus-Schmerz-Kreis durchbrechen und den monosynaptischen Dehnreflex verringern könnte. Bislang haben allerdings nur wenige Studien diese Hypothese bestätigt. Clark [97] vermutet, dass in dysfunktionalen Bereichen nozizeptive Afferenzen direkt über exzitatorische Interneurone auf α-Motoneurone übertragen werden, sodass eine stärkere Muskelaktivierung (Spasmus) resultieren könnte. Nach dieser Hypothese, die allerdings einer kritischen Überprüfung bedarf, wirken Muskelspindeln als wichtige anatomische Strukturen in einem Feedforward-Kreis mit, der damit beginnt, dass nozizeptive Fasern exzitatorische Impulse an γ-Motoneurone senden, wodurch die Empfindlichkeit der Muskelspindeln weiter zunimmt.

Durch die gesteigerte Empfindlichkeit der Muskelspindeln verstärkt sich ihre afferente Aktivität und infolgedessen der erregende Input zu α-Motoneuronen, was die Muskel- und Schmerzaktivität weiter steigert. Nach Auswertung verschiedener Studien führt Clark die Wirkung manueller Behandlungen in erster Linie auf eine Verringerung der Schmerzreize mit entsprechender Reflexmodulation zurück. Die Behandlung könnte somit die aufsteigenden Schmerzbahnen (➤ Abb. 5.13) und – nach kortikaler Umformung – auch die damit verbundenen absteigenden inhibitorischen und motorischen Bahnen beeinflussen. Wie

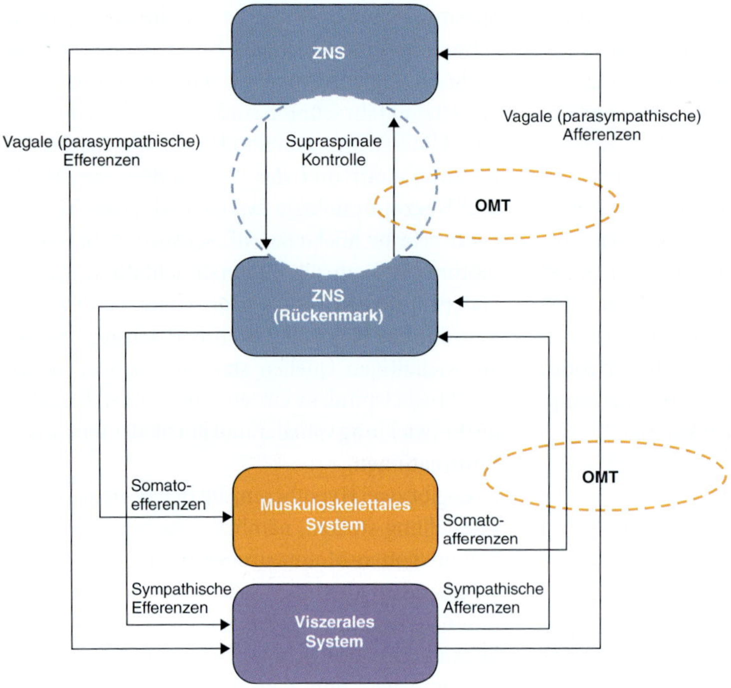

Abb. 5.13 Vermutete manualtherapeutische Wirkungen bei der Schmerzabschwächung. Durch die Modulation spinaler und supraspinaler Afferenzen nimmt die Übererregbarkeit des Gewebes ab, sodass sich die supraspinalen Reflexkreise wieder normalisieren können. Modifiziert nach: King HH, Jänig W, Patterson MM. The science and clinical application of manual therapy. Edinburgh: Churchill Livingstone, Elsevier; 2011 (fig. 16.4, p. 291)

experimentelle Studien zeigen, entfaltet eine periphere Mobilisierung ihre Wirkung eher über absteigende schmerzhemmende Bahnen als über lokale hemmende Reflexe [98]. Selbst manualtherapeutische Wirkungen auf das autonome Nervensystem sind durch die Integration auf- und absteigender Bahnen des Sympathikus vermittelt [99].

Die OMT kann bei hypersympathikotonen Störungen zur Behandlung der Dysfunktionen eingesetzt werden. Van Buskirk [4] weist darauf hin, dass bei der Anwendung indirekter Techniken die nozizeptive Aktivität abnimmt und weniger Substanz P freigesetzt wird. Da sich die dysfunktionale spinale Reflexaktivität und die Sympathikus-Aktivierung *(arousal)* verringern, wird auch die schädliche Vasokonstriktion von Blut- und Lymphgefäßen minimiert, wodurch sich die Nährstoffversorgung der Gewebe und der Abtransport entzündlicher Metaboliten verbessern. Die Dämpfung der Hypersympathikotonie ging mit Schmerzlinderung [100], viszeralen und somatischen Funktionsverbesserungen [101] und einem größeren Heilungspotenzial einher [102]. Kuchera [40] zufolge sollten diese OMT-Aspekte unbedingt berücksichtigt werden, besonders bei chronischen Schmerzpatienten.

Wie die OMT scheinen auch die Flüssigkeitsbewegungen im Gefäß- und Nervensystem [103] zu einem signifikanten Anstieg der Stickoxid-(NO-)Konzentration im Blut zu führen. Diese Ergebnisse könnten in Verbindung mit dem in Studien nachgewiesenen günstigen Einfluss von NO [104] ein dynamisches Theoriegerüst zur Erklärung der OMT-Wirkungen liefern. Ein anderer wichtiger Aspekt liegt darin, dass Faszien- und autonomes Nervensystem teilweise korrelieren [105]: Faszien sind dicht mit Mechanorezeptoren besetzt, die empfindlich auf manuellen Druck reagieren; eine Stimulierung dieser sensorischen Rezeptoren induziert eine Senkung des Sympathikotonus und Abnahme der lokalen Gewebeviskosität.

Man vermutet, dass auch eine Faszienentzündung periphere Schmerzreize auslösen und bei Fibromyalgie zu einer zentralen Sensibilisierung führen könnte [106], was möglicherweise auf einem Wachstumshormonmangel und einer Störung der Hypothalamus-Hypophysen-Nebennieren-Achse beruht. Es hat sich gezeigt, dass Fibroblasten im Fasziengewebe als Reaktion auf eine Dehnung / Zerrung proinflammatorische Zytokine (besonders Interleukine wie IL-6) freisetzen, die aufgrund der reichlichen Faszieninnervation eine Sensibilisierung bewirken. Dieses Konzept würde eine plausible Erklärung für die Verbindung zwischen einem dekompensierten FCS und einer zentralen oder peripheren Sensibilisierung bieten – die „nichtzusammenpassenden" Faszienebenen. Ihr „Mismatch" verursacht (Bindegewebe-)Restriktionen, die metabolische Austauschprozesse einschränken und so die allostatische Last vergrößern, ganz so, wie es der Pathogenese des generellen Adaptationssyndroms und dem anschließenden Ungleichgewicht der neuralen Netzwerke entspricht.

Kürzlich durchgeführte Biopsiestudien mit immunhistochemischen Färbemethoden zeigten bei Fibromyalgie-Patienten in der Umgebung von Muskelzellen erhöhte Konzentrationen von Kollagen und Entzündungsmediatoren im Bindegewebe. Eine Faszienentzündung ist vergleichbar mit einer Fasciitis plantaris oder Epicondylitis lateralis, also Störungen, die sich am besten als dysfunktionale Heilreaktion beschreiben lassen. Deshalb erweisen sich NSAIDs und orale Steroide bei Fibromyalgie als unwirksam. Somit dürfte eine fasziale Entzündung und / oder Dysfunktion bei Fibromyalgie zu einer zentralen Sensibilisierung führen. Sollte sich diese Hypothese bestätigen, würden sich unsere Behandlungsoptionen erheblich erweitern und direkte Faszientechniken mit einschließen. Die peripheren pathologischen Aspekte von Fibromyalgie bedürfen einer weiteren Erforschung.

Degenhardt und Kollegen [107] haben in einer Pilotstudie die OMT-Wirkungen auf frei zirkulierende Schmerz-Biomarker bei Patienten mit chronischen Kreuzschmerzen untersucht. In der Behandlungsgruppe war die Biomarker-Konzentration nach der OMT stärker und anhaltender verringert als in der Kontrollgruppe. Doch die Evidenzlage ist nicht für alle Störungen, die möglicherweise nozizeptive Prozesse verändern, gleich gut, und nicht bei allen muss sich zwangsläufig eine zentrale Sensibilisierung entwickeln [108]. Deshalb dürfen wir chronische Schmerzen nicht einzig und allein auf zentrale Vorgänge zurückführen, sondern sollten Patienten immer ganzheitlich betrachten. In chronisch schmerzhaften Bereichen gibt es allerdings einige Indikatoren wie Triggerpunkte oder Tenderpoints, ohne dass eindeutige strukturelle pathologische Veränderungen vorliegen.

Ein ähnliches Bild, das oft als „myofasziales Syndrom" bezeichnet wird, sollte zur Suche nach systemischen Störungen neuraler Netzwerke veranlassen, z. B. wenn chronische Spannungskopfschmerzen mit einer zentralen Sensibilisierung zusammenhängen könnten [109] oder Verbindungen zu manifesten pathologischen Zuständen wie rheumatoider Arthritis und / oder Osteoarthritis bestehen. Alle Phänomene einer lokalen Dysfunktion können mit der Zeit fortlaufend polymodale Schmerzrezeptoren stimulieren und schließlich zu einer zentralen Überaktivierung führen [64, 110]. Die Patienten kommen häufig wegen orthopädischer, rheumatischer oder neuromuskuloskelettaler chronischer Erkrankungen in die Sprechstunde und haben unter Umständen bereits erfolglose Behandlungsversuche hinter sich. Um das neurologische Modell richtig anzuwenden, ist es deshalb wichtig, das klinische Bild und eventuell vorhandene Komorbiditäten zu kennen.

FALLBEISPIEL

38-jährige Angestellte, Nichtraucherin

Klinisches Bild

Seit einer Kollision mit versuchtem Autodiebstahl vor ca. 5 Monaten leidet sie an HWS-Schmerzen, die bis in die untere linke Augenhöhle und die mittlere BWS ausstrahlen, gelegentlich auch in die linke Schulter und den Oberarm, wenn sie den Arm abduziert oder den Ellbogen aufstützt, aber nicht bis in die Hand. Die Schmerzen treten tagsüber auf und verschlimmern sich bei Bewegung. Manchmal (wie am Tag des Arztbesuchs) kommen Schmerzen im unteren Rücken, in der linken Gesäßhälfte und auf der Rückseite des linken Oberschenkels hinzu, die aber nicht bis in den Unterschenkel ziehen. Im Bett führt jede Bewegung zu Schmerzen, die den Schlaf stören und sich beim Aufwachen verstärken. Schmerzlindernd wirken eine Halskrause und die Einnahme von Ibuprofen. Gelegentlich leidet sie an Übelkeit, verschwommenem Sehen, Benommenheit, Verdauungsträgheit und postprandialer Müdigkeit / Erschöpfung.

Voruntersuchungen

Laut Krankenhausbericht: Distorsion der HWS

Bildgebung

CT: negativ. Röntgen: Abflachung der HWS. Echo-Doppler: Größe und Verlauf der Arterien beidseits normal; reguläre Weite der A. carotis communis, Intima- / Media-Dicke im Normbereich. Links: Bulbus und Bifurcatio aortae ohne signifikante Läsion. Rechts: ähnlich wie links. Vertebralarterie durchgängig, orthodromer Fluss in V0–V1 und V2 (links-dominant).

Medizinische, Arbeits- und Sozialanamnese
Vor dem Trauma keine Muskelprobleme. Früher Magenschmerzen (intermittierend, ohne Reflux) und Zyklusunregelmäßigkeiten (vor ca. 5 Jahren). Gelegentlich prämenstruelle Beschwerden.
Beruflich sehr aktiv, seit dem Trauma wegen des versuchten Autodiebstahls Angst vorm Fahren. Die Patientin spielt Volleyball, hat einen gesunden Lebensstil und ökonomisch keine Probleme.

Differenzialdiagnose
Durch Schleudertrauma oder Rückenmarkkompression bedingte Störungen

Allgemeine Untersuchungen

Objektive Mess-/Testergebnisse
- Sharp-Purser-Test: negativ
- WS-Kompressionstest in Flexion, Extension, Rotation, Seitneigung: negativ
- WS-Distraktionstest: positiv mit Schmerzen in HWS und linker Schulter
- Brudzinski-, Kernig- und Romberg-Zeichen: negativ
- ROM: normal
- Kein Anzeichen für motorische Defizite
- Adson-Test: links positiv bei Linksrotation des Kopfes
- De-Klein-Test, bilateraler SLR-Test, Nachlas-, Manson- und Slump-Test: negativ
- Peripherer Puls: regelmäßig, 70/min

Sensorische Untersuchung (Schmerzempfindlichkeit)
- Oberflächliche Allodynie im HWS-Bereich, links-paravertebraler Trakt
- Primäre Hyperalgesie der mittleren BWS, sekundäre Hyperalgesie (links) im Gesäß und Oberschenkel
- VAS-Skala: Patientin stuft die Schmerzintensität bei 9 von 10 ein.
- Keine Veränderung der Schmerzen beim Wechsel vom Sitzen zum Stand
- Neurologische Tests: Neurologische Syndrome sind auszuschließen.

Haltungsbeurteilung im Stand
- Abgeschwächte physiologische WS-Krümmungen bei vorgeschobenen Schultern
- Tiefstand von rechter Crista iliaca (Beckenkamm) und Spina iliaca posterior superior
- LWS-Krümmung rechts-konvex, BWS-Krümmung links-konvex
- Tiefstand der rechten Schulter
- Kopf: Links-Seitneigung und Rechts-Rotation

Atmung: regelmäßig (14/min), primär obere Brustatmung

Osteopathische Untersuchung

Globale Tests
- Meningeale Faszie: positiv
- FCS: leicht dekompensiertes Muster, ohne Veränderung im zervikothorakalen und thorakoabdominalen Übergangsbereich
- DyFIR: Ungleichgewicht

Segmentale Tests
- Red-Reflex: beidseits positiv im Bereich von C5–T1
- Skin-Drag: positiv im Bereich von T8–T12
- Beal-Kompression: positiv in Höhe von T8–T12, links-paravertebraler Trakt

Lokale Tests
Die Palpation ergibt eine Weichteildysfunktion im Muskelgewebe unterhalb des Nackens mit Schmerzen, die linksseitig vom Insertionsbereich der Schulterheber zur Augenhöhle hochziehen, sowie Schmerzen, die linksseitig in den unteren Rücken und über die lumbosakrale Faszie bis in den Glutealbereich ausstrahlen. Die Patientin berichtet auch von Angstgefühlen und einer vorübergehenden Depression. Im Sakralbereich stagnieren venöser und Lymphfluss im Subkutangewebe.
- Somatische Dysfunktion des Atlantookzipitalgelenks (A-O) Flexion-Rotation (FR links) Seitneigung (SN rechts)
- Gelenktest linke Schulter: negativ
- Fasziale Dysfunktion im Epigastrium
- Kodominanz-Test: positiv im Epigastrium und Weichgewebe in Höhe von C0–C2

S/FlsNM-Test
Phase 1: Der symptomatische linke Glutealbereich wird auf Tenderness getestet; die Patientin stuft die Druck-/Schmerzempfindlichkeit dabei auf 9 von 10 ein.
Phase 2: Es zeigt sich, dass die somatischen Weichteildysfunktionen in Höhe von C0–C2 und im Epigastrium zueinander und beide mit der linken Gesäßhälfte in Verbindung stehen. Da die Patientin unverändert die gleiche Druck-/Schmerzempfindlichkeit im Glutealbereich spürt, dominiert in ihrem Fall die Funktion über die Struktur. Deshalb fällt die Entscheidung für einen maximalistischen Behandlungsansatz.

Behandlung

Die Behandlung soll in vier Sitzungen erfolgen.
1. Sitzung: Behandlung der gestörten Faszienmuster (➤ Kap. 3) mit Mittellinientechnik (➤ Kap. 6).
2. Sitzung: Obere BWS als symptomatischer Bereich, der generalisierte Symptome (zentrale Sensibilisierung, CS) auslöst
- Kodominanz: SD A-O (FR li. SN re.) und Epigastrium (links)

- S / FlsNM-Test zeigt Dominanz von Struktur (A-O) über Funktion (CS des symptomatischen Bereichs); daher Option für minimalistischen Ansatz.
- OMT: sensomotorische Driver-sensorische Technik im A-O-Bereich vs. Epigastrium; artikulatorische Technik für SD A-O (FR li. SN re.)

3. Sitzung: Untere BWS als symptomatischer Bereich, der generalisierte Symptome (zentrale Sensibilisierung, CS) auslöst

- SD-Nachweis: paravertebrales Weichgewebe in Höhe von T8 – T12, SD im linken Glutealbereich mit anormaler Textur und Tastempfindlichkeit (Tenderness)
- Hierarchisierung: dominante SD im linken Glutealbereich
- S / FlsNM-Test zeigt Dominanz von Struktur (linker Glutealbereich) über Funktion (CS des symptomatischen Bereichs); daher Option für minimalistischen Ansatz.
- OMT: inhibitorische Technik für die Gewebe; PINS-Technik mit Ausgangspunkt rechts-parasakral und Endpunkt am Trochanter major; anatomische Verbindung: M. piriformis

4. Sitzung: Mittlere BWS als symptomatischer Bereich, der generalisierte Symptome (zentrale Sensibilisierung, CS) auslöst

- SD-Nachweis: subokzipital-links
- S / FlsNM-Test zeigt Dominanz von Struktur (fronto-okzipitale SD, links) über Funktion (CS des symptomatischen Bereichs); daher Option für minimalistischen Ansatz.
- OMT: PINS-Technik mit Ausgangspunkt links-subokzipital und Endpunkt am Foramen supraorbitale; anatomische Verbindungen: N. occipitalis major, Augenast (N. ophthalmicus) des N. trigeminus, M. occipitofrontalis

Nach vier Behandlungssitzungen sind Augenhöhlenschmerzen und Schulterbeschwerden bei der Armabduktion verschwunden. Die Patientin kann wieder durchschlafen. Nach drei Monaten fühlt sie sich völlig symptomfrei. Nur bei starker emotionaler Belastung traten noch zweimal Schmerzen auf, die aber innerhalb von 24 Stunden spontan abklangen.

Patientenaufklärung

Die Patientin wurde über die Auswirkungen ihres Schleudertraumas und über den Zusammenhang zwischen psychischen oder emotionalen Belastungen und ihrer wahrgenommenen Schmerzintensität aufgeklärt. Sie hat gelernt, wie sie ihr Zwerchfell und durch Dehnung des Armplexus die Skalenusmuskeln bzw. das Gewebe um die Skalenuslücke (Thoracic Outlet) passiv entspannen oder auch aktive Dehnübungen für die Skalenusmuskeln machen kann.

5.8 Schlussfolgerungen

Ob und wie wirksam osteopathische Modelle sein können, hängt vor allem davon ab, dass der Therapeut versteht, worauf ihr Fokus liegt und wie sie sich am besten in die spezifische Behandlung jedes einzelnen Patienten integrieren lassen. Auch wenn muskuloskelettale Schmerzen nicht immer mit sensibilisierenden Prozessen zusammenhängen müssen, kann sich genau das im Laufe der Behandlung herausstellen, wie häufig bei Patienten mit psychoemotionaler Stressbelastung [59]. In solchen Fällen sollten Osteopathen die für das biopsychosoziale Modell beschriebenen Kriterien anwenden (➤ Kap. 8), um zu sehen, wie sie Patienten bei der Stressbewältigung unterstützen können.

In diesem Kapitel haben wir das neurologische Modell skizziert, dessen „diagnostische und therapeutische Linse“ auf Ausdrucksformen des Nervensystems in den Körpergeweben fokussiert werden kann. Mit der OMT lässt sich die inhärente Gesundheit ganzheitlich fördern; jeder Patient ist einzigartig und besteht aus Körper, Seele und Geist. Es ist wichtig, dass Osteopathen die Behandlung richtig zu „dosieren“ lernen und dass sie aufmerksam zuhören und spüren, wie viel Druck / Kraft der Patient verträgt. Denn gerade für chronische Schmerzpatienten kann eine zu hoch dosierte Behandlung zusätzlichen Stress bedeuten (➤ Kap. 9). Das Nervensystem ist die anatomische Basis für Empfindungen – und über diese Wahrnehmungen und Empfindungen kommunizieren Therapeuten und Patienten miteinander.

LITERATUR

1. Burns L. Studies in the osteopathic sciences. Los Angeles, CA: Occident; 1907. Vol. 1.
2. Burns L. Studies in the osteopathic sciences. Cincinnati, OH: Monfort; 1911. Vols 2–4.
3. Peterson B, editor. The collected papers of Irvin M. Korr. Colorado: American Academy of Osteopathy; 1979.
4. Van Buskirk RL. Nociceptive reflexes and the somatic dysfunction: a model. J Am Osteopath Ass. 1990; 90(9): 792–805.
5. Willard FH. Neuro-endocrine-immune network, nociceptive stress and the general adaptive response. In: Everett T, Dennis M, Ricketts E, editors. Physiotherapy in mental health. A practical approach. Oxford: Butterworth-Heinemann; 1995. pp. 102–126.

5

6. Woolf CJ. Central sensitization: implication for the diagnosis and treatment of pain. Pain. 2011; 152 (Suppl 3): S2–15.
7. Sandkühler J. Understanding LTP in pain pathways. Mol Pain. 2007; 3: 9.
8. Baron R, Hans G, Dickenson AH. Peripheral input and its importance for central sensitization. Ann Neurol. 2013; 74(5): 630–636.
9. Selye H. The stress of life. New York: McGraw-Hill; 1976.
10. King HH, Jänig W, Patterson MM. The science and clinical application of manual therapy. Edinburgh: Churchill Livingstone Elsevier; 2011. p.44.
11. Chung J, Wurster R. Neurophysiological evidence for spatial summation in the CNS from unmyelinated afferent fibers. Brain Res. 1978; 153(3): 596–601.
12. Seffinger MA, King HH, Ward RC et al. Osteopathic philosophy. In: Chila A, editor. Foundations of osteopathic medicine. 3rd ed. Philadelphia, PA: Lippincott Williams and Wilkins; 2011. p. 6.
13. Howell JN, Willard F. Nociception: new understandings and their possible relation to somatic dysfunction and its treatment. Ohio Res Clin Rev. 2005; 15.
14. Meyer RA, Campbell JN, Raja SN. Peripheral neural mechanisms of nociception. In: Wall PD, Melzack R, editors. Textbook of pain. 3rd ed. Edinburgh: Churchill Livingstone; 1994. pp. 13–44.
15. Staud R, Craggs JG, Robinson ME et al. Brain activity related to temporal summation of C-fiber evoked pain. Pain. 2007; 129(1–2): 130–142.
16. Meeus M, Nijs J, Van de Wauwer N et al. Diffuse noxious inhibitory control is delayed in chronic fatigue syndrome: an experimental study. Pain. 2008; 139(2): 439–448.
17. Meeus M, Nijs J. Central sensitization: a biopsychosocial explanation for chronic widespread pain in patients with fibromyalgia and chronic fatigue syndrome. Clin Rheumat. 2007; 26: 465–473.
18. Zhuo M. A synaptic model for pain: long-term potentiation in the anterior cingulated cortex. Mol Cells. 2007; 23(3): 259–271.
19. Kandel E, Schwartz JH, Jessell TM, editors. Principi di neuroscienze. 3rd ed. Milan: Casa Editrice Ambrosiana; 2003. ch. 63.
20. IASP (Subcommittee on Taxonomy). Classification of chronic pain: description of chronic pain syndromes and definitions of pain terms. Seattle: ASP Press; 1994.
21. Reichling DB, Green PG, Levine JD. The fundamental unit of pain is the cell. Pain. 2013; 154 (Suppl 1): 10.
22. Benarroch EE. Basic neurosciences with clinical applications. Philadelphia, PA: Butterworth-Heinemann Elsevier; 2005. p. 400.
23. Sato A. Somatovisceral reflexes. J Manipulative Physiol Ther. 1995; 18(9): 597–602.
24. Sato A, Sato Y, Schmidt RF et al. Somato-vesical reflexes in chronic spinal cats. J Auton Nerv Syst. 1983; 7(3–4): 351–362.
25. Purves D, Augustine GJ, Fitzpatrick D et al., editors. Neuroscience. 2nd ed. Sunderland, MA: Sinauer Associates; 2001. ch. 10.
26. DeGroat WC. Spinal cord processing of visceral and somatic nociceptive input. In: Patterson MM, Howell JN, editors. The central connection: somatovisceral/viscerosomatic interaction. Indianapolis, IN: American Academy of Osteopathic Medicine; 1992. pp. 47–71.
27. Head H. [1893] On disturbances of sensation with especial reference to the pain of visceral disease. Brain. 16:1–13. In: Parsons J, Marcer N. Osteopathy: models for diagnosis, treatment and practice. Edinburgh: Elsevier Churchill Livingstone; 2006. ch. 6.
28. Downing CH. [1981] Principles and practice of osteopathy. London: Tamor Pierston. In: Parsons J, Marcer N. Osteopathy: models for diagnosis treatment and practice. Edinburgh: Elsevier Churchill Livingstone; 2006. ch. 6.
29. Beal MC. Viscerosomatic reflexes: a review. J Am Osteopath Assoc. 1985; 85(12): 786–801.
30. Schulkin J. Rethinking homeostasis. Allostatic regulation in physiology and pathophysiology. Cambridge, MA: MIT Press; 2003.
31. Orlandini G. La semeiotica del dolore. I presupposti teorici e la pratica clinica. 2nd ed. Rome: Antonio Delfino editore; 2014. p. 128.
32. Kwon M, Altin M, Duenas H et al. The role of descending inhibitory pathways on chronic pain modulation and clinical implications. Pain Pract. 2013. doi:101111/papr12145 [Epub ahead of print].
33. Panjabi MM. The stabilizing system of the spine. Part I. Function, dysfunction, adaptation and enhancement. J Spinal Disord. 1992; 5(4): 383–389.
34. Legrain V, Iannetti GD, Plaghki L et al. The pain matrix reloaded: a salience detection system for the body. Prog Neurobiol. 2011; 93(1): 111–124.
35. Cauda F, Torta DM, Sacco K et al. Shared "core" areas between the pain and other task-related networks. PLoS One. 2012; 7(8): e41929.
36. Jänig W. Neurobiology of visceral pain. Schmerz. 2014; 8(3): 233–251.
37. Craig AD. Interoception: the sense of the physiological condition of the body. Curr Opin Neurobiol. 2003; 13(4): 500–505.
38. Elkiss ML, Jerome JA. Chronic pain management. In: Chila A, editor. Foundations of osteopathic medicine. 3rd ed. Philadelphia, PA: Lippincott Williams and Wilkins; 2011. ch. 16.
39. Chapman CR, Tuckett RP, Song CW. Pain and stress in a systems perspective: reciprocal neural endocrine and immune interactions. J Pain. 2008; 9(2): 122–145.
40. Kuchera ML. Applying osteopathic principles to formulate treatment for patients with chronic pain. J Am Osteopath Assoc. 2007; 107 (Suppl 6):ES28–38.
41. Patterson MM. Foundations of osteopathic medical research. In: Chila A,editor. Foundations of osteopathic medicine. 3rd ed. Philadelphia, PA: Lippincott Williams and Wilkins; 2011. ch. 70.

5

42. Beal MC. Louisa Burns DO, memorial. American Academy of Osteopathy Yearbook. Indianapolis, IN: American Academy of Osteopathic Medicine; 1994.
43. Cole W. The osteopathic lesion syndrome. American Academy of Osteopathy Yearbook. Indianapolis, IN: American Academy of Osteopathic Medicine; 1951. pp. 149–178.
44. Denslow JS. The central excitatory state associated with postural abnormalities. J Neurophysiol. 1942; 5: 393–402.
45. Denslow JS. An analysis of the variability of spinal reflex thresholds. J Neurophysiol. 1947; 7: 207–216.
46. Denslow JS, Korr IM, Krems AD. Quantitative studies of chronic facilitation in human motoneuron pools. Am J Physiol. 1947; 105(2): 229–238.
47. Korr IM. The neural basis of the osteopathic lesion. J Am Osteopath Ass. 1947; 4784: 191–198.
48. Korr IM. Cutaneous patterns of sympathetic activity in clinical abnormalities of the musculoskeletal system. Acta Neuroveg (Wien). 1964; 25: 589–606.
49. Kelso AF. A double-blind clinical study of osteopathic findings in hospital patients: progress report. J Am Osteopath Assoc. 1971; 70(6): 570–592.
50. Kelso AF, Larson NJ, Kapler RE. A clinical investigation of the osteopathic examination. J Am Osteopath Assoc. 1980; 79(7): 460–467.
51. Beal MC. Palpatory testing for somatic dysfunction in patients with cardiovascular disease. JAOA. 1983; 82: 822–831.
52. Johnston WL. Functional technique. In: Chila A, editor. Foundations of osteopathic medicine. 3rd ed. Philadelphia, PA: Lippincott Williams and Wilkins; 2011. ch. 52d.
53. Magoun HI. Osteopathy in the cranial field. 3rd ed. Boise, ID: Northwest Printing; 1976.
54. Cutler MJ, Holland BS, Stupinski BA et al. Cranial manipulation can alter sleep latency and sympathetic nerve activity in humans: a pilot study. J Altern Complement Med. 2005; 11(1): 103–108.
55. Butler DS, Jones MA. Mobilisation of the nervous system. Edinburgh: Elsevier Churchill Livingstone; 1991.
56. Educational Council on Osteopathic Principles (ECOP). Glossary of osteopathic terminology. Chevy Chase, MD: American Association of Colleges of Osteopathic Medicine (AACOM); 2009.
57. Travell JG, Simons DG. Myofascial pain and dysfunction. The trigger point manual. Vol. 2. Baltimore, MA: Lippincott Williams and Wilkins; 1992. pp. 168–185.
58. Simons DG, Travell JG, Simons LS. Travell and Simons Myofascial pain and dysfunction: the trigger point manual. Vol. 1: Upper half of the body. 2nd ed. Baltimore, MD: Lippincott Williams and Wilkins; 1999.
59. Nijs J, Van Houdenhove B, Oostendorp RA. Recognition of central sensitization in patients with musculoskeletal pain: application of pain neurophysiology in manual therapy practice. Man Ther. 2010; 15(2): 135–141.
60. Koltyn KF, Arbogast RW. Perception of pain after resistance exercise. Br J Sports Med. 1998; 32: 20–24.
61. Whiteside A, Hansen S, Chaudhuri A. Exercise lowers pain threshold in chronic fatigue syndrome. Pain. 2004; 109(3): 497–499.
62. Butler D. Sensitive nervous system. Adelaide,Australia: Noigroup Publications; 2000.
63. Orlandini G. La semeiotica del dolore. 2nd ed. Rome: Antonio Delfino editore; 2014.
64. Yunus MB. Fibromyalgia and overlapping disorders: the unifying concept of central sensitivity syndromes. Semin Arthritis Rheum. 2007; 36(6): 330–356.
65. Wolfe F, Smythe HA, Yunus MB et al. The American College of Rheumatology 1990 criteria for the classification of fibromyalgia report of the multicenter criteria committee. Arthritis Rheum. 1990; 33(2): 160–172.
66. Stone CA. Visceral and obstetric osteopathy. Edinburgh: Elsevier Churchill Livingstone; 2007. p. 71.
67. Nelson KE, Glonek T. Somatic dysfunction in osteopathic family medicine. Philadelphia, PA: Lippincott Williams and Wilkins; 2007. ch. 5.
68. Owens C. An endocrine interpretation of Chapman's reflexes. Carmel, CA: Academy of Applied Osteopathy; 1937, reprinted 1963.
69. Jones LH. Strain and counterstrain. Newark, OH: American Academy of Osteopathy; 1981.
70. Travell JG, Simons DG. Myofascial pain and dysfunction: the trigger point manual. Vol. 2. Baltimore: Williams and Wilkins; 1992.
71. Jarricot H. Projections viscero-cutanees. Metameres thoraco-abdominales. Turin: Minerva Medica; 1975.
72. Head H. On disturbances of sensation with especial reference to the pain of visceral disease. Brain. 1893; 16: 1–132.
73. Eble JN. Patterns of response of the paravertebral musculature to visceral stimuli. Am J Physiol. 1960; 198(2): 429–433.
74. Schoen RE, Finn WE. A model for studying a viscerosomatic reflex induced by myocardial infarction in the cat. J Am Osteopath Assoc. 1978; 78(1): 122–123.
75. Cervero F. Visceral and spinal components of viscerosomatic interactions. In: Patterson MM, Howell JN, editors. The central connection: somatovisceral/viscerosomatic interaction. Indianapolis, IN: American Academy of Osteopathic Medicine; 1992. pp. 77–85.
76. Beal MC. Somatic dysfunction associated with pulmonary disease. J Am Osteopath Ass. 1984; 84: 179–183.
77. Pottenger FM. Symptoms of visceral disease. 5th ed. St Louis, MO: Mosby; 1938.
78. Stone CA. Visceral and obstetric osteopathy. Edinburgh: Elsevier Churchill Livingstone; 2007. p. 43.
79. Chauffour P, Prat E. Mechanical link: fundamental principles, theory, and practice following an osteopathic approach. Berkeley, CA: North Atlantic Books; 2002. p. 38.

80. Payne P, Crane-Godreau MA. Meditative movement for depression and anxiety. Front Psychiatry. 2013; 4: 71.
81. Bialosky JE, Bishop MB, Robinson ME et al. The relationship of the audible pop to hypoalgesia associated with high velocity, low amplitude thrust manipulation: a secondary analysis of an experimental study in pain free participants. J Manipulative Physiol Ther. 2010; 33(2): 117–124.
82. Comeaux Z. Harmonic healing: a guide to facilitated oscillatory release and other rhythmic myofascial techniques. Berkeley, CA: North Atlantic Books; 2008.
83. Lederman E. Harmonic technique. Edinburgh: Elsevier Churchill Livingstone; 1990.
84. DiGiovanna E, Kuchera LM, Greenman PE. Efficacia e complicanze. In: Ward RC, editor. Fondamenti di medicina osteopatica. Milan: Casa Editrice Ambrosiana; 1997. ch. 73.
85. Barral JP. Visceral manipulation. Seattle, WA: Eastland Press; 1998.
86. Schiowitz S. Functional techniques. In: DiGiovanna EL, Schiowitz S, Dowling DJ, editors. An osteopathic approach to diagnosis and treatment. 3rd ed. Philadelphia: Lippincott Williams and Wilkins; 2005. ch. 20.
87. Dowling DJ. Progressive inhibition of neuromuscular structures (PINS) technique. J Am Osteopath Assoc. 2000; 100(5): 285–286, 289–298.
88. Barral JP, Croibier A. Manual therapy for the peripheral nerves. Edinburgh: Elsevier Churchill Livingstone; 2007.
89. Barral JP, Croibier A. Manual therapy for the cranial nerves. Edinburgh: Elsevier Churchill Livingstone; 2008.
90. Glover JC, Rennie PR. Strain and counterstrain approach. In: Chila A, editor. Foundations of osteopathic medicine. 3rd ed. Philadelphia, PA: Lippincott Williams and Wilkins; 2011. ch. 49.
91. Schiowitz S. Facilitated positional release. In: DiGiovanna EL, Schiowitz S, Dowling DJ, editors. An osteopathic approach to diagnosis and treatment. 3rd ed. Philadelphia, PA: Lippincott Williams and Wilkins; 2005. ch. 15.
92. Crow WT. Ligamentous articular strain technique and balanced ligamentous technique. In: DiGiovanna EL, Schiowitz S, Dowling DJ, editors. An osteopathic approach to diagnosis and treatment. 3rd ed. Philadelphia, PA: Lippincott Williams and Wilkins; 2005. ch. 19.
93. Van Buskirk RL. The still technique manual: applications of a rediscovered technique of Andrew Taylor Still, MD. 2nd ed. Indianapolis, IN: American Academy of Osteopathy; 2006.
94. Nicholas AS, Nicholas EA. Atlas of osteopathic techniques. Philadelphia, PA: Lippincott Williams and Wilkins; 2008. ch. 17.
95. Nicholas AS, Nicholas EA. Atlas of osteopathic techniques. Philadelphia, PA: Lippincott Williams and Wilkins; 2008. ch. 11.
96. Pickar JG. Neurophysiological effects of spinal manipulation. Spine J. 2002; 2(5): 357–371.
97. Clark BC, Thomas JS, Walkowski SA et al. The biology of manual therapies. J Am Osteopath Assoc. 2012; 112(9): 617–629.
98. Skyba DA, Radhakrishnan R, Rohlwing JJ et al. Joint manipulation reduces hyperalgesia by activation of monoamine receptors but not opioid or GABA receptors in the spinal cord. Pain. 2003; 106(1–2): 159–168.
99. Sato A. The somatosympathetic reflexes: their physiological and clinical significance. In: Goldstein M, editor. The research status of manipulative therapy. Bethesda, MD: National Institutes of Health; 1975. pp. 163–172.
100. Schwartzman RJ, Maleki J. Postinjury neuropathic pain. Med Clin North Am. 1999; 83(3): 597–626.
101. Kuchera ML, Kuchera WA. Osteopathic considerations in systemic dysfunction. 2nd ed. Columbus, Ohio: Greyden Press; 1994. pp. 189–203.
102. Kiecolt-Glaser JK, McGuire L, Robles TF et al. Psychoneuroimmunology and psychosomatic medicine: back to the future. Psychosom Med. 2002; 64(1): 15–28.
103. Salamon E, Zhu W, Stefano GB. Nitric oxide as a possible mechanism for understanding the therapeutic effects of osteopathic manipulative medicine (Review). Int J Mol Med. 2004; 14(3): 443–449.
104. Garthwaite J. Concepts of neural nitric oxide-mediated transmission. Eur J Neurosci. 2008; 27(11): 2783–2802.
105. Schleip R. Fascial plasticity – a new neurobiological explanation. Part 1. J Bodyw Mov Ther. 2003; 7(1): 11–19.
106. Liptan GL. Fascia: a missing link in our understanding of the pathology of fibromyalgia. J Bodyw Mov Ther. 2010; 14(1): 3–12.
107. Degenhardt BF, Darmani NA, Johnson JC et al. Role of osteopathic manipulative treatment in altering pain bio-markers: a pilot study. J Am Osteopath Assoc. 2007; 107(9): 387–400.
108. Morris VH, Cruwys SC, Kidd BL. Characterization of capsaicin-induced mechanical hyperalgesia as a marker for altered nociceptive processing in patients with rheumatoid arthritis. Pain. 1997; 71(2): 179–186.
109. Langemark M, Bach FW, Jensen TS et al. Decreased nociceptive flexion reflex threshold in chronic tension-type headache. Arch Neurol. 1993; 50(10): 1061–1064.
110. Yunus MB. Role of central sensitization in symptoms beyond muscle pain, and the evaluation of a patient with widespread pain. Best Pract Res Clin Rheumatol. 2007; 21(3): 48–97.

KAPITEL

6

Paolo Tozzi

Respiratorisch-zirkulatorisches Modell

ÜBERSICHT

In diesem Kapitel stellen wir das respiratorisch-zirkulatorische Modell vor, angefangen von den Grundprinzipien bis zur praktischen Anwendung des Modells in der Diagnostik und Therapie. Wir befassen uns mit der Zielsetzung und klinischen Entscheidungsfindung, wobei wir traditionelle und neuere Aspekte einer kritischen Sichtung im Lichte der aktuellen Evidenzlage unterziehen und persönliche Überlegungen und praktische Erfahrungen des Autors mit einfließen lassen. Das respiratorisch-zirkulatorische Modell ist in der osteopathischen Praxis das Modell par excellence, wenn es um die aktivierende Kraft, die sämtlichen Körperflüssigkeiten innewohnt, vor allem aber um ihre freie, ungehinderte Zirkulation und Oxygenierung geht. Bei diesem Modell liegt der Fokus auf dem Gas- und Nährstoffaustausch, der Ausscheidung von Metaboliten sowie chemisch-physikalischen Verbindungen auf verschiedenen Ebenen und einer wirksamen Immunabwehr.

Das dynamische Gleichgewicht zwischen Druckgradienten ist der Hauptantrieb für die gasförmigen und fließenden Kräfte. Diaphragmen üben „Wächter"- und modulierende Funktionen aus, Atmung und Atemtrakt dienen der Gasverteilung, Herz-Kreislauf- und Muskel-Skelett-System sind aktive Pumpen, Venen- und Lymphsystem für Abwehr und Entsorgung zuständig. Doch es handelt sich nicht um isolierte Einzelteile, vielmehr arbeiten alle als komplexe Struktur-Funktions-Einheit synergistisch zusammen und sind in ständiger Bewegung, um die adaptiven und homöostatischen Kapazitäten des Körpers exponentiell zu steigern. Ähnlich angelegt sind osteopathische Untersuchung und Behandlung, die systematisch mit spezifischen Tests und Techniken an globale, regionale und lokale Veränderungen beim Patienten herangehen, aber aus einer umfassenden, ganzheitlich-systemischen Perspektive.

Genau aus dem Grund gilt für das respiratorisch-zirkulatorische Modell wie für alle anderen der fünf Modelle, dass eine Behandlung, die sich nur auf eine Komponente konzentriert, nicht erfolgreich sein kann. Wenn wir also – wie in diesem Kapitel beschrieben – die Körperflüssigkeiten behandeln, werden dabei unausweichlich auch die biomechanischen, neurologischen, metabolischen und psychosozialen Komponenten beeinflusst. Erst die Kombination dieser Faktoren liefert den Schlüssel zum besseren Verständnis und zur besten Behandlungsoption für jedes klinische Bild, dem wir begegnen. Wenn die Körperflüssigkeiten allerdings wirklich eine herausragende Rolle für Gesundheit und Krankheit spielen, wie von der osteopathischen Philosophie vertreten, ist dieses Modell definitiv die Verkörperung ihres innersten Wesens.

6.1 Einleitung

Das respiratorisch-zirkulatorische Modell befasst sich mit der Aufrechterhaltung des extra- und intrazellulären Milieus durch den freien (ungehinderten) Austausch von Sauerstoff und Nährstoffen und der Beseitigung zellulärer Abbauprodukte [1]. Um ein solches dynamisches Gleichgewicht zu gewährleisten, müssen sämtliche Kreisläufe (arterielles und venöses Blut, Lymph- und Interstitialflüssigkeit, Liquor cerebrospinalis) gut funktionieren, einschließlich der zuständigen Strukturen und Schlüsselorgane. Obwohl man meinen könnte, Blut sei die Hauptkomponente, setzt sich das Gesamtvolumen der Körperflüssigkeiten (im Mittel 42 l) aus 28 l Intra- und 14 l Extrazellularflüssigkeit (davon 11 l Interstitialflüssigkeit) und nur 3 l Blutplasma zusammen [2].

Die Körperflüssigkeiten versorgen alle Gewebe mit Nährstoffen wie Sauerstoff und Glukose und entsorgen Abbauprodukte wie Milchsäure und Kohlendioxid. Als Medium in humoralen Kommunikationssystemen sind sie von entscheidender Bedeutung für Abwehr- und Homöostase-Mechanismen. So gelangen im Bedarfsfall z. B. Immunzellen über das Gefäßsystem zur extrazellulären Matrix. In ähnlicher Weise diffundieren Hormone, Neuromodulatoren und Zytokine über Körperflüssigkeiten. Wegen dieser Funktion könnte man in Körperflüssigkeiten auch das Überträger-Medium der Lebenskraft sehen [3].

Die Stütz- und Schutzfunktion der Flüssigkeiten dürfen wir keineswegs geringschätzen. Tatsächlich füllen sie Faszienhöhlen auf und stabilisieren sie somit strukturell wie ein hydraulisches Stütz- / Puffersystem, das eine gleichmäßige Kräfteverteilung sicherstellt und die Auswirkung auf den Körper sowohl lokal als auch global abfedert [4]. Gleichzeitig sind myofasziale Spannungen intra- und interkavitär an der physiologischen Veränderung von Druckgradienten beteiligt, einer Grundfunktion der Fließdynamik. Kein Wunder also, dass das respiratorisch-zirkulatorische Modell auch die Rolle des muskuloskelettalen Systems berücksichtigt – insbesondere die Pumpwirkung des Diaphragmas für Niederdrucksysteme.

Es reicht schon, die Exkursionsbewegung des Zwerchfells zu erwähnen, die zwischen einem Minimum von 0,9 cm bei normaler Atmung und einem Maximum von 4,7 cm bei forcierter Atmung schwankt [5], wobei sich der negative intrathorakale Druck erhöht und die Abdominalorgane zusammengedrückt werden. Damit ist gleichzeitig eine Zunahme des Lymph- [6] und des Blutflusses in der V. cava superior verbunden sowie eine Abnahme des Blutflusses in der Pfortader [7]. Man kann sich leicht vorstellen, wie sich Blut- und Lymphfluss infolge einer eingeschränkten Muskel- und Zwerchfell-Pumpwirkung verlangsamen und es zur Flüssigkeitsansammlung in den Extremitäten kommt – was alle kritischen Aspekte der muskuloskelettalen Bewegungsfunktion verdeutlicht [8].

Interessant ist unter anderem die Beobachtung, dass die Atemfrequenz offenbar mit anderen rhythmischen Schwankungen wie Blutdruck [9], Herzfrequenz [10], Lymphfluss [11] und Hirnaktivität [12] synchronisiert ist und ihrerseits durch Resonanz mit diesen Rhythmen verstärkt wird [13]. Dies zeigt, wie die Atmung mit anderen Körperfunktionen zusammenhängt und interagiert. Doch die Flüssigkeitsdynamik wird sicher nicht nur vom Zwerchfell bewirkt. Neuere Studien lassen vermuten, dass Faszien ähnlich kontraktile Eigenschaften haben wie glatte Muskulatur [14] und dass ihre Kontraktilität wahrscheinlich durch das autonome Nervensystem beeinflusst wird [15]. Das würde dafür sprechen, dass die perivaskulären Schichten zur Fließdynamik beitragen und die bekannte Pumpwirkung glatter und quergestreifter Muskeln unterstützen könnten.

Doch sogar hydrostatische, osmotische, onkotische Druckgradienten, Osmolarität und elektrische Ströme bzw. Ladungen sind von fundamentaler Bedeutung für die Bewegung von Flüssigkeiten [2] und ergänzen die natürliche (Eigen-)Beweglichkeit der Zellen, Gewebe und Organe. Man kann sich gut vorstellen, dass es bei einer somatischen Dysfunktion, die ja selbst durch Bewegungsrestriktion und eine veränderte Gewebetextur [16] gekennzeichnet ist, zur lokalen Minderperfusion [17] mit Hypoxie und Schwellung (Kongestion) kommt. Da lokal veränderte Druckgradienten die Perfusion von Hochdruckbereichen verringern und die Stagnation in Niederdruckbereichen verstärken können, beeinflussen sie auch die physiologischen Wirkungen – Nährstoffversorgung, Kommunikation, Abtransport von Stoffwechselprodukten usw. – der Flüssigkeiten. Daher stellt jede schädliche Einwirkung (Noxe) auf den Gasaustausch und die normale Zirkulation eine Gefahr für die Homöostase dar. Das schließt nicht aus, dass auch eine schlechte Körperhaltung, die das Gleichgewicht zwischen den verschiedenen Körperhöhlen beeinträchtigt, die Flüssigkeitszirkulation stören kann [18].

Aus diesem Grund werden beim respiratorisch-zirkulatorischen Modell die Brustkorb- und Atemmechanik ebenso berücksichtigt wie Fluss und Kreisläufe der Körperflüssigkeiten sowie Homöostase-Reaktionen auf pathophysiologische Prozesse [19]. An der Dynamik von Atmung und Kreislauf – zwei wichtigen, vitalen Funktionen – sind zentrale und periphere Prozesse beteiligt, z. B. Kontrolle durch das ZNS, Liquorfluss, arterielle Blutversorgung, venöser und Lymphabfluss (Drainage), aber auch Lungen-, Herz-Kreislauf-, Nieren- und Darmfunktion. Wie bei jeder somatischen Dysfunktion werden Behandlungsmethoden gewählt, mit denen sich die Flüssigkeitsdynamik wiederherstellen und insbesondere die respiratorisch-zirkulatorische Leistung verbessern lässt, um die richtigen physikalisch-chemischen Voraussetzungen für die Selbstregulierungskräfte des Körpers zu schaffen. Letztlich wird dadurch – wie bei jedem anderen Modell – eine Interaktion von Atmung und Kreislauf mit den muskuloskelettalen, neurologischen, metabolischen und behavioralen Funktionen als konstituierenden Elementen der Anpassungsreaktion an allostatische und homöostatische Belastungen ermöglicht, d. h. das Gesundheitspotenzial des Patienten voll aktiviert.

6.2 Historischer Hintergrund

Andrew Taylor Still, der Begründer der Osteopathie, wies bei mehreren Gelegenheiten darauf hin, dass eine ungehinderte arterielle [20], venös-lymphatische [21] und Liquorzirkulation [22] oberste Priorität haben muss, um für Heilung und gesundheitliche Prozesse optimale Bedingungen zu schaffen. Spezifische osteopathische Lymphdrainage-Techniken zur Stärkung der Immunantwort auf verschiedene pathologische Zustände sind seit 1898 beschrieben [23]. Nachdem Burns 1907 eine Studie zu dysfunktionalen viszerosomatischen und somatoviszeralen Reflexen durchgeführt hatte [24], untersuchte sie die spezifische Behandlung von Lungen- [25] und Herzerkrankungen [26].

Die Wirksamkeit der Behandlungsprinzipien und Manipulationstechniken kam schon bald auf den Prüfstand, als zwischen 1917 und 1919 fast eine halbe Million Menschen in den USA an der Spanischen Grippe oder Komplikationen wie einer Pneumonie starben [27]; im Rest der Welt forderte die Grippe etwa 100 Millionen Tote. Aus den damals gesammelten Daten zu rund 100.000 Grippekranken geht hervor, dass die allgemeine Mortalitätsrate bei den osteopathisch behandelten Patienten jedoch nur 0,25 % betrug, im Vergleich zu 5 % bei den medizinisch behandelten [28]. Darüber hinaus starben im gleichen Zeitraum nur 10 % der osteopathisch behandelten Patienten an einer Pneumonie gegenüber 30–60 % der Patienten, die eine medizinische Standardtherapie erhielten.

Damals wurden artikulatorische Wirbelsäulen- und Rib-Raising- / Thoracic-Lift-Techniken entwickelt und optimale Ergebnisse in Bezug auf die Atemkapazität bzw. Lungenfunktion erzielt. Stills Schüler Frederick Millard beschrieb als Erster eine körperliche Untersuchung des Lymphsystems [29] und eine Reihe spezifischer Drainagetechniken, für die er eine Behandlungsdauer von 5–10 Minuten empfahl [30]. Earl Miller führte dann die Lymph- und auch die Thoracic-Lymph-Pumptechnik ein [31]. Sie wurden als wirksame Methoden für akute Infektionen mit Ödembildung und Kongestion vorgestellt [32], die innerhalb von 30 Minuten nach der Behandlung den Blutglukosespiegel sowie die Harnsäure- und Harnstoffkonzentration im Blut senken könnten [33]. Auch Galbreath war Osteopath und hat eine Lymphdrainagemethode für Unterkiefer und Mittelohr beschrieben [34]. So erweiterten sich die Behandlungsoptionen für Lungenerkrankungen nach den Erfahrungen mit der Grippe-Pandemie um ein breites Spektrum an Lymph-Pumptechniken [35], die sich auch positiv auf Immunfunktionen und spezifische Antikörperreaktionen auswirken sollten [36–38], obwohl praktisch nur die Milz-Pumptechnik angewandt wurde (1–5 Minuten, mit einer Frequenz von 21 Kompressionen pro Minute).

Auch Sutherland war ein Schüler von Still und Zeitgenosse von Millard. Er bezeichnete Osteopathen als „Mechaniker der Flüssigkeiten" [39] und unterstrich bei mehreren Gelegenheiten, wie wichtig Untersuchung und Behandlung der Flüssigkeiten, vor allem von Fluktuationen der Lymphflüssigkeit, für die Gesundheit und Gesunderhaltung seien. Zur selben Zeit postulierte Frank Chapman, ein anderer Schüler von Still, die Lymphe spiele diagnostisch und therapeutisch für Viszeralfunktionen eine Rolle, wobei insbesondere neurolymphatische Reflexe spezifischen Viszeralstrukturen entsprächen [40]. Ruddy empfahl zur gezielten Behandlung von Flüssigkeitsstaus im Kopf- und Halsbereich eine Muskel-Pumptechnik, die er „Rapid Rhythmic Resistive Duction" („rasche rhythmisch-resistive Führung") nannte [41].

Zink ließ sich von Millard inspirieren und erweiterte den Ansatz an die integrierte Atem-Kreislauf-Funktion [42] zu einem neuen Modell. Zink betonte die wichtige Rolle der thorakoabdominalen und pelvinen „Pumpe" für die Flüssigkeitsdynamik und beschrieb Faszienrestriktionen als Haupthindernis des venösen und Lymphabflusses. Dies gab der osteopathischen Gemeinschaft mächtig Auftrieb für die Formulierung von Best-Practice-Richtlinien zur Behandlung kardialer und respiratorischer Störungen [43, 44], die sich auf neue Belege für fazilitierte Reflexe bei somatischen Dysfunktionen stützen konnten. Hix [45] zeigte, dass sich bei Ratten durch Stimulierung der Nieren und Harnorgane spezifische muskuloskelettale Reaktionen auslösen ließen; darin stimmte er mit Denslow und Korr überein.

Mannino [46] hingegen wollte bei Hypertonie-Patienten durch OMT-Stimulierung der BWS in Höhe von T11 die Nebennierenfunktion beeinflussen; es kam zwar zu einer signifikanten

Senkung des Aldosteronspiegels, nicht aber des Blutdrucks. Bei Patienten mit manifesten Herz- und Lungenkrankheiten katalogisierte Beal später über 100 mögliche Beziehungen zu spezifischen somatischen Dysfunktionen, die er durch eine strukturelle BWS-Untersuchung ermittelt hatte. So fand sich z. B. eine Korrelation zwischen Herzerkrankung und SD in Höhe von T1 – T4 [47] sowie zwischen Lungenerkrankung und SD in Höhe von T2 – T7 [48].

Diese Ergebnisse stützen die Vermutung, dass viszerosomatische Interaktionen die wissenschaftliche Grundlage für fazilitierte Reflexe bei somatischen Dysfunktionen bilden könnten, d. h. für Wirkmechanismen der OMT und sonstiger Manualtherapien. Zur selben Zeit begann man auch bei Patienten mit chronischen respiratorischen Störungen zu untersuchen, wie sich die Behandlung thorakaler Dysfunktionen auf Residualvolumen und Totalkapazität der Lunge auswirkt [49]. Doch nicht in allen Studien zeigte sich die erwartete Verbesserung der Lungenfunktionsparameter [50].

6.3 Zielsetzung und Auswahlkriterien

Angesichts der Bedeutung der Arterie in Stills Medizinverständnis verkörpert dieses Modell genau die Prinzipien und Methoden, die für die osteopathische Praxis oberste Priorität haben. Bei der Untersuchung und Behandlung liegt der Fokus besonders auf den Körperflüssigkeiten, um Kapazität und Wirksamkeit der Lungen- und Herz-Kreislauf-Funktion ebenso zu verbessern wie die Flüssigkeitsdynamik, d. h., um die bestmögliche Homöostase und Gesundheit des Patienten anzustreben [51]. Kuchera [52] beschrieb die Zielsetzung des respiratorisch-zirkulatorischen Modells wie folgt:

- Freimachen der myofaszialen Passagen in Übergangsbereichen (atlantookzipital, zervikothorakal, thorakolumbal, lumbosakral)
- Optimierung der Bewegung von Diaphragmen
- Verbesserung der arteriellen, venösen und lymphatischen Fließdynamik durch Behandlung der Zielorgane
- Wirkungssteigerung von Druckgradienten und hydrodynamischen Pumpen

Indikationen und Kontraindikationen

Bei der körperlichen Untersuchung prüft der Therapeut, ob Störungen mit signifikanter Flüssigkeitskomponente vorliegen, die einen respiratorisch-zirkulatorischen Ansatz benötigen (Kasten 6.1).

Das respiratorisch-zirkulatorische Modell ist neben sympathischen und parasymapthischen Interventionsstrategien eines von drei Instrumenten, die der osteopathischen Medizin für die Behandlung systemischer Erkrankungen zur Verfügung

Kasten 6.1: Indikationen für das respiratorisch-zirkulatorische Modell

- Atemwegserkrankungen: z. B. Infektionen der oberen Atemwege, Sinusitis, Bronchitis, Pneumonie, Asthma, Schlafapnoe, COPD (chronic obstructive pulmonary disease), Emphyseme
- Herz- und arterielle Gefäßerkrankungen: z. B. leichtere Herzinsuffizienz, Bluthochdruck, Zustand nach Herzinfarkt oder Ischämie, Atherosklerose, Perikarditis, Endokarditis und Arteriitis
- Venen- und lymphatische Erkrankungen: z. B. Hämorrhoiden, Varizen, Phlebitis, Veneninsuffizienz, Hypertonie, Varikozele, Hydrozele, Lymphödem, Lymphangitis und Lymphadenopathie
- Organstörungen: insbesondere Funktionsstörungen von Leber, Nieren und Milz
- Sonstige: z. B. Skoliose, Kyphose, Spondylitis ankylosans, Schwangerschaft, Adipositas, Zustand nach Abdominal- oder Thorakaloperation [53] und generell jede Haltungs- oder metabolische Veränderung, die direkt oder indirekt die Atemmechanik und die Herz-Kreislauf-Funktion beeinträchtigen kann

stehen [52]. Zunächst gilt es vor jeder osteopathischen Behandlung das Nutzen-Risiko-Verhältnis für die jeweilige Störung abzuwägen. Ob sich das respiratorisch-zirkulatorische Modell für Kompensationsmuster eignet und ob koordinierte oder systematische Lymphtechniken zur Anwendung kommen, hängt davon ab, ob ihr Nutzen für den Patienten größer ist als das Risiko ihres Einsatzes.

Allgemeine Indikationen für Flüssigkeitstechniken [1]:

- Schwellung (Kongestion) von Schleimhäuten, Lymphgefäßen und Venen
- Entzündung oder Infektion, vor allem der Atemwege (z. B. Pharyngitis, Bronchitis, Pneumonie, Mittelohrentzündung)
- Flüssigkeits- / Wasserretention bei Schwangerschaft oder Schilddrüsenstörungen
- Ödeme (postoperative oder posttraumatische)
- Akute somatische Dysfunktion

Allgemeine Kontraindikationen für Flüssigkeitstechniken [55]:

- Frakturen, Luxation, hochgradige Gelenkinstabilität
- Osteoporose (hochgradige)
- Organfragilität (z. B. der Milz bei Mononukleose)
- Hepatitis und Splenomegalie
- Pneumothorax
- Herzversagen / -insuffizienz
- Aneurysmen
- Blutungen
- Thrombose
- Offene Wunden
- Maligne Erkrankungen (z. B. Lymphome)

Vorsicht ist geboten bei Anämie, Schwangeren, milderen Formen von Osteoporose, Gerinnungsstörungen und Herzklappenerkrankungen; auch bei Implantaten, Platten, Nägeln und sonstigen Orthesen (sofern vorhanden); bei angeborenen venösen oder arteriellen Fehlbildungen und bei einer Antithrombotika- oder Antikoagulanzientherapie nach einer Operation oder ischämischen Attacke. Umstritten ist die Anwendung des respiratorisch-zirkulatorischen Modells bei Krebspatienten. Der Befürchtung, die Verbesserung der Flüssigkeitsdynamik durch die Behandlung könne eine Metastasierung des Primärtumors begünstigen, stehen die Ergebnisse neuerer Tierstudien gegenüber, die vermuten lassen, dass eher eine Antikörperreaktion mit spezifischer Wirksamkeit gegen Krebs durch die OMT stimuliert wird, ausgehend vom gastrointestinalen lymphoiden Gewebe [56]. Insofern müssen potenzielle Wirkungen und Wirksamkeit des respiratorisch-zirkulatorischen Modells bei Krebspatienten erst noch weiter erforscht werden [57].

Aus dem bisher Gesagten ist klar ersichtlich, dass sich mehrere klinische Bilder als gutes, repräsentatives Beispiel für die Wahl des respiratorisch-zirkulatorischen Modells anbieten. Doch selbst konstitutionelle (z. B. mesomorpher Biotyp) und Haltungsfaktoren (➤ Kap. 8) können die Entscheidung für dieses Modells begründen, genauso wie erkennbar primäre dysfunktionale Muster bei der osteopathischen Gewebeuntersuchung, die sich auf Diaphragmen, Lymphstationen, Herz-Kreislauf, Atmung und das Urogenitalsystem auswirken können. Außerdem kann ein Test des zervikothorakalen Abschnitts der viszeralen Faszie, der als *das* Faszienkompartiment des respiratorisch-zirkulatorischen Modells gilt (➤ Kap. 1), die Eignung des Modells im Einzelfall zusätzlich bestätigen.

6.4 Untersuchungsprinzipien und -methoden

Entsprechend den Prinzipien und Zielen des respiratorisch-zirkulatorischen Modells ist folgendes dreistufiges Vorgehen bei der osteopathischen Untersuchung zu empfehlen (➤ Abb. 6.1):

- *Globale Untersuchung* auf myofasziale / zentrale Muster mit Beurteilung der unwillkürlichen Rhythmen, der Zentralsehne und der Median- / Mittellinie
- *Regionale Untersuchung* der „Flüssigkeitspumpen“ sowie im Hinblick auf regionale und periphere Muster
- *Lokale Untersuchung* auf somatische Dysfunktionen

Die ersten beiden Ebenen lassen sich am besten mit homöostatischen Techniken normalisieren, die dritte mit spezifischen Techniken.

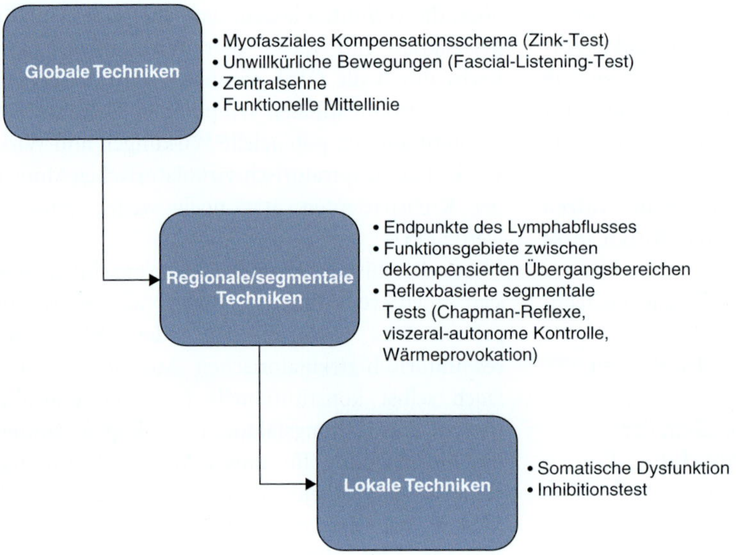

Abb. 6.1 Anwendungsmöglichkeit des respiratorisch-zirkulatorischen Modells bei der osteopathischen Untersuchung – ausgehend von einer globalen Übersichtsuntersuchung richtet sich der Fokus auf regionale Aspekte und geht lokal in die Tiefe. Es sei daran erinnert, dass diese drei Ebenen auch unabhängig (oder nacheinander) begutachtet werden können, je nach diagnostischem Bedarf des Therapeuten, klinischem Bild des Patienten und therapeutischer Zielsetzung.

6.4.1 Übersichtsuntersuchung

Faszienkompensationsmuster und unwillkürliche Rhythmen

Mögliche Ursachen für eingeschränkte Flüssigkeitsströme lassen sich durch Palpation des Faszienkompensationsmusters (FCS) und der unwillkürlichen (faszialen) Rhythmen finden. Dazu wird mit dem Zink-Test die Gewebepräferenz untersucht. Zink [51] zufolge hängt der Gesundheitszustand mit der individuellen Anpassungsfähigkeit an Stressoren oder jede Art von Kompensationen zusammen, die sich auf die Atem- und Kreislauffunktion auswirken können. Je größer die Adaptationsfähigkeit, desto besser ist demnach der allgemeine Gesundheitszustand.

Heute würde man adaptive Fähigkeiten anhand der myofaszialen Muster mit wechselnder Rotations-Neigungs-Richtung [58] in spezifischen Übergangsbereichen, d. h. Vektorflächen, die mit Körperöffnungen / -ebenen (Tentorium, obere Thoraxapertur, thorakoabdominaler Übergang, Becken) übereinstimmen und spezifische myofasziale oder biomechanische Drehpunkte haben, erklären (➤ Abb. 6.2). Strukturell entsprechen sie den (okzipito-atlanto-axialen, zervikothorakalen, thorakolumbalen, lumbosakralen) Übergangsbereichen der Wirbelsäule. Theoretisch sollten die Diaphragmen gerade ausgerichtet sein und sich beim Atmen rhythmisch und koordiniert bewegen. Tatsächlich rotieren und kippen sie jedoch meistens um ihren vertebralen Drehpunkt, um verschiedene Stressoren zu kompensieren [59].

Somit wären myofasziale Muster mit wechselnder Rotation eigentlich eine sinnvolle und funktionale Reaktion auf Normabweichungen wie eine Beinlängendifferenz oder bei Überbeanspruchung einer Gliedmaße, wenn manifeste Symptome fehlen. Kommt es durch die Adaptation jedoch zu dysfunktionalen und symptomatischen Veränderungen, muss dasselbe Phänomen mit anderem Vorzeichen beschrieben werden: als Insuffizienz oder Versagen der Anpassungs- und Homöostase-Mechanismen [60]. Zink und Lawson [58] argumentieren, mit dem Gewebepräferenz-Test ließen sich drei verschiedene Muster unterscheiden (Kasten 6.2).

Die Richtungspräferenz in den vier Übergangsbereichen wird üblicherweise in Rückenlage des Patienten untersucht. Während der Therapeut abwechselnd eine Drehbewegung nach links und rechts induziert, achtet er in jeder Region auf die qualitativ (nicht quantitativ) bevorzugte Richtung. Getestet werden folgende Membranen:

- das Tentorium rund um den okzipito-atlanto-axialen Komplex [60] (➤ Abb. 6.3)

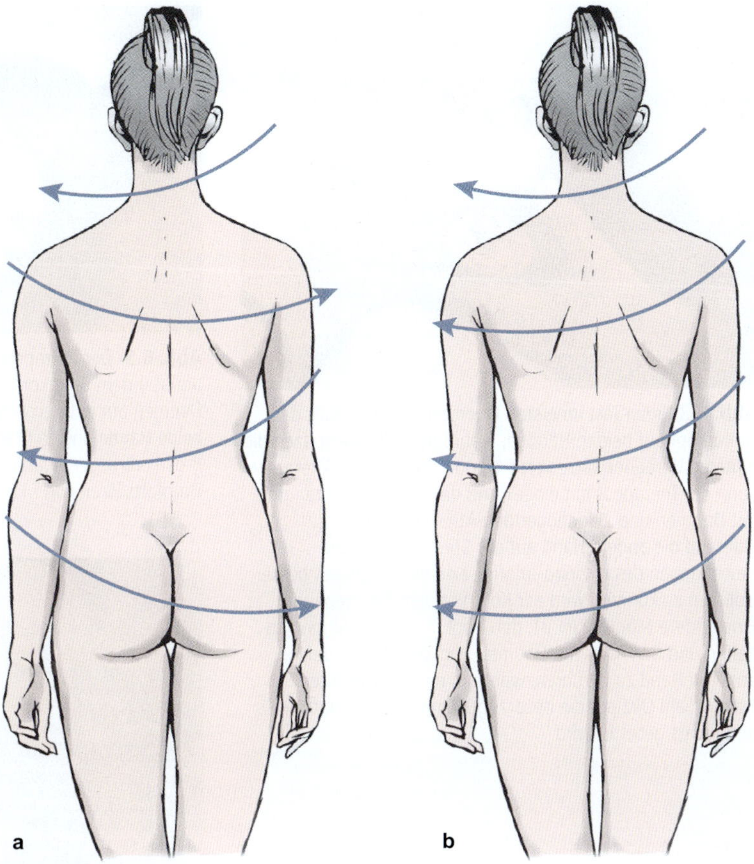

Abb. 6.2 Physiologisch alternierende Rotationsneigung in den vier Übergangsbereichen (a). In diesem Fall ist (von oben nach unten) ein häufiges Rotationsmuster nach L / R / L / R gezeigt. Seltener findet man eine Rotation nach R / L / R / L. (b) Hier ein Beispiel für ein stark dekompensiertes Muster, wenn sich alle vier Übergangsbereiche in dieselbe Richtung drehen. Es gibt allerdings auch weniger schwere Formen, z. B. wenn nur zwei Bereiche nacheinander in dieselbe Richtung rotieren. (Mit freundlicher Genehmigung von Elsevier Health Sciences [60])

Kasten 6.2: Zentrale myofasziale Muster

- *Idealmuster:* Hier ist die alternierende Rotation der Übergangsbereiche nur minimal verändert und die adaptive Belastung entsprechend gering. Wie selten solche Muster aber in der klinischen Praxis sind, fiel Zink selbst schon auf [61].
- *Kompensierte Muster:* von einem Bereich zum anderen wechselnde Rotation, verbunden mit einer gewissen Form der Anpassung. Es gibt ein relativ häufiges Muster (in 80 % bei Gesunden) mit Rotation nach L / R / L / R und ein selteneres mit Rotation nach R / L / R / L (in 20 %).
- *Unkompensierte Muster:* Die nicht-alternierenden Rotationen sind normalerweise reiz- oder durch ein akutes Trauma bedingt bzw. durch Mikrostimuli / wiederholte Mikrotraumata, wie sich kürzlich unter anderem bei Kindern mit Zerebralparese und wiederkehrenden Ohrenentzündungen zeigte [62].

- oberes thorakales Diaphragma im zervikothorakalen Übergangsbereich (➤ Abb. 6.4)
- thorakoabdominales Diaphragma im thorakolumbalen Übergangsbereich (➤ Abb. 6.5)
- Diaphragma pelvis im lumbosakralen Übergangsbereich (➤ Abb. 6.6).

An allen vier Stellen induziert der Therapeut jeweils wie bei einem Zylinder abwechselnd eine leichte Drehung und / oder Kippung nach links und rechts, um zu testen, welche der beiden Richtungen die qualitativ bevorzugte ist. Stattdessen kann auch mit einem Listening-Test der Weichgewebe eine

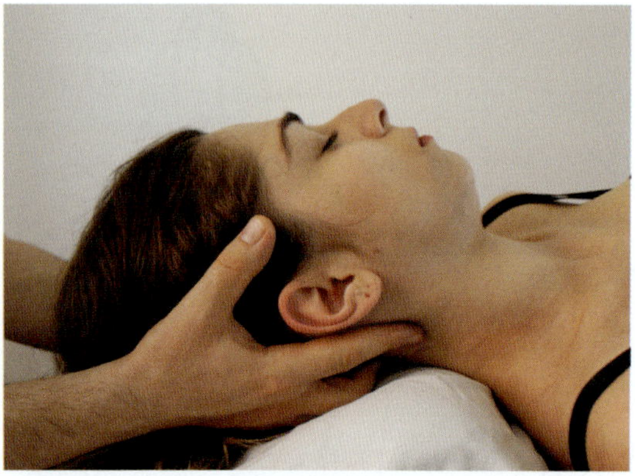

Abb. 6.3 Beim Test im ersten Übergangsbereich ruht der Hinterkopf auf beiden Händen, während die Fingerspitzen die hinteren Wirbelfortsätze von C1 und C2 berühren. Alternativ kann der Therapeut mit einer Hand das Okziput stützen und mit Daumen und Zeigefinger den Atlas kontrollieren, während die andere Hand auf der Stirn liegt (um die Bewegungen des okzipito-atlanto-axialen Komplexes besser isolieren zu können, wird der Kopf vor dem Test gebeugt). Eine andere Möglichkeit ist, den Kopf in einer Hohlhand zu halten und den Atlas mit Daumen und Zeigefinger der anderen Hand zu berühren, während mit einer leichten Traktion am Okziput die bevorzugte Drehrichtung nach links und rechts getestet wird.

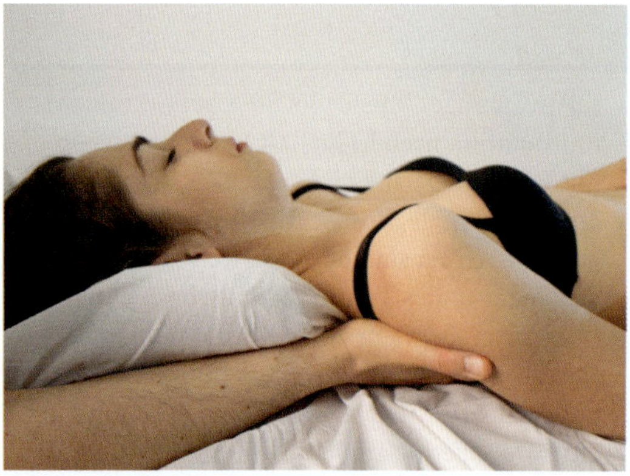

Abb. 6.4 Der Therapeut sitzt am Kopfende und berührt die Schultern der Patientin von unten mit beiden Händen. Die Ellbogen auf der Behandlungsliege dienen als Angelpunkte für den alternierenden Druck, mit dem die Schultern nach oben (Richtung Decke) bewegt werden, um die bevorzugte Drehrichtung in dieser Region festzustellen. Alternativ kann der Test im Stehen durchgeführt werden: Der Therapeut steht dem Patienten gegenüber und hat jeweils beidseits mit dem Daumen Kontakt zur Klavikula und mit dem Ringfinger zur Schulterblattgräte (Spina scapulae).

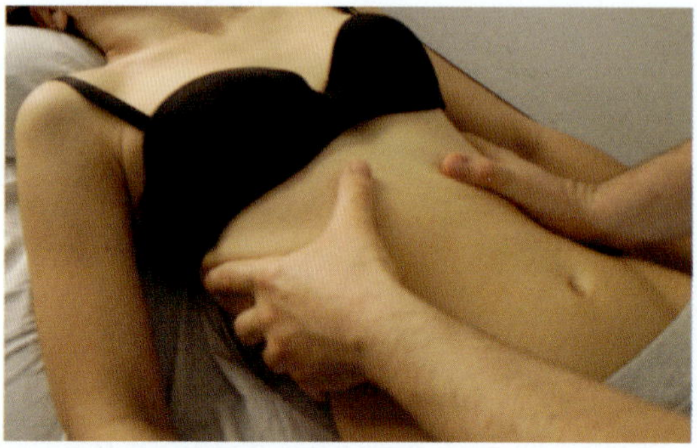

Abb. 6.5 Der Therapeut steht mit Blick zur Patientin und umfasst dem Brustkorb seitlich mit beiden Händen, sodass die Daumen am unteren Rippenrand liegen. Alternativ können beide Hände auch hinten im unteren Abschnitt auf dem Brustkorb liegen, während die Fingerspitzen zu den Dornfortsätzen von T12–L1 zeigen.

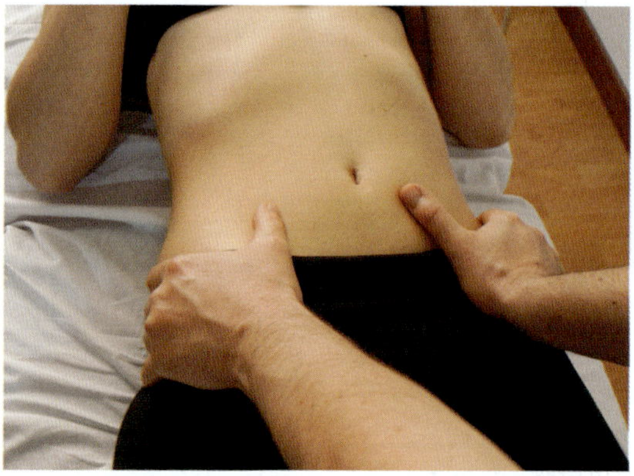

Abb. 6.6 Der Therapeut steht mit Blick zur Patientin und umgreift ihre Hüften seitlich mit den Fingern, während die Daumenballen auf der Spina iliaca anterior superior (SIAS) liegen. Alternativ kann er das Becken auf beiden Seiten mit den Handflächen stützen, sodass die Finger zur Spina iliaca posterior superior (SIPS) zeigen.

alternierende Rotation der Faszienebenen „intendiert“ werden. Diese Methode eignet sich auch zur Bestätigung der zuvor auf klassische Weise (wie oben beschrieben) gewonnenen Befunde.

Diese Diaphragmen haben eine wichtige Funktion für Atmungs- und Kreislaufmechanismen im Körper. Indem sie Druckgradienten der Flüssigkeiten und die Oxygenierung anpassen, spielen sie bei der Modulierung der intra- und interkavitären Drücke eine Rolle. Jedes Diaphragma wirkt wie eine hydraulische Pumpe für zirkulierende Flüssigkeiten, wie den arteriellen Blutfluss und den venös-lymphatischen bzw. interstitiellen Abfluss; dadurch wird der Gasaustausch gefördert und ein chemisch-physikalisches Gleichgewicht der Gewebe sichergestellt.

Bei der Untersuchung richtet sich die Aufmerksamkeit besonders auf die Lagebeziehungen zwischen Tentorium und venösen Hirnblutleitern (Sinus), oberem thorakalem Diaphragma und Ductus thoracicus sowie Zwerchfell, Aorta (Brust- und Bauchteil) und Vena cava inferior, einschließlich Diaphragma pelvis und arteriovenösen Plexus der dazugehörigen Organe. Die Membranen bzw. ihre Öffnungen dienen als Stütz- und Aufhängungsstrukturen von (Viszeral-)Organen, die für Atmung und Kreislauf eine wichtige Rolle spielen, da sie bei jedem Atemzug das Pumpen der Flüssigkeiten und die Sauerstoffzufuhr fördern. Man kann sich daher leicht vorstellen, wie abträglich sich unkompensierte Muster in diesen Bereichen auf das respiratorisch-zirkulatorische Gleichgewicht auswirken: Durch Veränderung der Druckgradienten und Fließdynamik werden Gewebeoxygenation und der Abtransport von Abbauprodukten beeinträchtigt, was entzündliche Schwellungen (Kongestion) begünstigt, ganz zu schweigen vom negativen Einfluss auf Propriozeption, Haltung und Gelenk- bzw. mechanischer Stabilität des betroffenen Bereichs [63].

Angesichts der starken Einschränkungen von Gesamtfunktion und Anpassungsfähigkeit des Körpers ist bei höhergradig unkompensierten Mustern meist eher ein maximalistischer Behandlungsansatz (z. B. mit GOT) als eine spezifische lokale Technik [64] (z. B. SAT [65]) zu empfehlen. In diesem Konzept kommt erneut ein Grundprinzip zum Vorschein, das der Autor dieses Kapitels schon mehrfach formuliert hat: Wenn eine generelle (globale) Funktionsänderung dominanter ist als eine Einzelstruktur- bzw. lokale Dysfunktion (GAS), spricht das für einen maximalistischen Ansatz, während bei dominanter Veränderung einer lokalen Struktur gegenüber der generellen Funktion (LAS) ein lokaler, minimalistischer Ansatz vorzuziehen ist. Mit anderen Worten: Wir versuchen die generellen (Homöostase-)Kapazitäten in geeigneter Form zu behandeln, auch wenn es natürlich nicht nur einen einzigen Ansatz geben kann. Es geht vielmehr darum, in jedem Einzelfall auf Hinweise zu achten und entsprechende Korrekturen vorzunehmen.

Obwohl Osteopathen oft stolz verkünden, sie würden sich an ganzheitliche, auf Gesundheit fokussierte Konzepte halten, benutzen sie paradoxerweise manuelle Tests meist nur zur Suche nach Dysfunktionen. Doch der Zink-Test gehört zu den wenigen osteopathischen Instrumenten, mit denen die homöostatischen Kapazitäten der Patienten untersucht werden können, und zwar anhand von myofaszialen Mustern und an den Diaphragmen orientiert, die großen Einfluss auf Atem- und Kreislauffunktionen haben. Daher wird in diesem Buch vor allem der Zink-Test für eine differenzierte Untersuchung adaptiver Reaktionen des Patienten auf allostatische Belastungen empfohlen. So lässt sich in jedem Einzelfall entscheiden, welcher osteopathische Behandlungsansatz (maximalistisch oder minimalistisch) am besten geeignet ist.

In der osteopathischen Praxis wird der Test allerdings häufig zur Lokalisierung einer Dysfunktion verwendet, besonders wenn sie schwach ausgeprägt ist (z. B. nur zwei nicht alternierende Übergangsbereiche) und sonstige anamnestische Hinweise oder klinische Zeichen fehlen, sodass eine allostatische Überlastung zu vermuten ist. Manche Autoren führen den Zink-Test z. B. zuerst in Rückenlage durch und wiederholen ihn im Stehen, um die Befunde anschließend zu vergleichen [66]. So lässt sich feststellen, ob die Beine möglicherweise das Testergebnis beeinflusst haben und aus dem Hüft-, Knie- und Knöchelbereich aufsteigende dysfunktionale Muster vorliegen. In dem Fall sollten sich die im Stand gefundenen unkompensierten Muster in Rückenlage deutlich bessern, während sich bei absteigenden primären Dysfunktionen sowohl beim Test im Stehen als auch in Rückenlage unkompensierte Muster zeigen. Nach demselben Prinzip können bei Störungen auf Ebene der Diaphragmen auch die Funktionen spezifischer Subsysteme in den Test einbezogen werden, z. B. Mandibula (Patient soll Kiefer zusammenpressen), Zahnschluss bzw. Okklusion (Patient soll Mund öffnen), Zunge (Patient soll Zunge vorn zwischen die Zähne schieben) oder Augenmuskeln (spezifische Augenbewegungen).

Dass der Zink-Test zur Bestimmung einer primären Dysfunktion unter Ein- oder Ausschluss eines spezifischen Systems im Hinblick auf eine mögliche Störung der Diaphragmen angewandt wird, sprengt natürlich den Rahmen, für den er ursprünglich gedacht war bzw. traditionell durchgeführt wurde. Allerdings kann es in einigen Fällen durchaus sinnvoll sein, z. B. wenn störende Einflüsse durch subtile Haltungselemente (Gleichgewichtssinn, Sehen, Zunge, Okklusion oder Zähne) vermutet werden [67].

Noch spezifischer ist eine Lokalisierung primärer Dysfunktionen mit dem Zink-Test. Wenn sich z. B. zeigt, dass der thorakoabdominale und pelvine Übergangsbereich zur selben Seite, der kraniale und obere thorakale Bereich hingegen alternierend in die Gegenrichtung rotieren, lässt das eine primäre Dysfunktion mit Schwerpunkt im abdominopelvinen Bereich vermuten, die sich auf den „Container" (unterer Brustkorb, BWS und LWS) und / oder seinen „Inhalt" (Eingeweide, Nerven, Gefäße) und / oder die per se beteiligten Diaphragmen selbst auswirken kann. In letzterem Fall können drei verschiedene Typen unterschieden werden (Kasten 6.3).

Häufige Ursachen von Dysfunktionen in den Übergangsbereichen sind:

- Dysfunktionen von Viszeral- oder Gelenk- / Wirbelsäulenstrukturen, die räumlich oder funktionell mit dem betroffenen Diaphragma verbunden sind
- Traumata, durch isoliertes Ereignis (Ausrutschen, Sturz) oder wiederkehrend, meist durch berufliche oder sportliche Aktivitäten bedingt
- Operationen, z. B. im Becken-(Episiotomie) oder im Thorakoabdominalbereich (Cholezystektomie)
- Schiefhaltung, besonders arbeitsergonomisch, durch Sport- oder Freizeitaktivitäten bedingt
- Belastungen (psychoemotionaler Schock oder starker, langanhaltender Stress); das liegt daran, dass die moisten Diaphragmen anatomisch und physiologisch mit neurovegetativen Plexus oder neuroendokrinen Organen verbunden sind.
- Kollagenosen wie z. B. Lupus erythematodes, rheumatoide Arthritis, Polymyositis, die als systemische Erkrankungen generalisiert Körperstrukturen wie die Diaphragmen und Weichteile (Bindegewebe) mit einbeziehen.

Häufige Symptome / klinische Zeichen bei Dysfunktionen in den Übergangsbereichen sind [68]:

- Kranial: Kopfschmerzen, subokzipitale oder Nackenschmerzen, Nausea, Tinnitus, Desorientiertheit, Reizbarkeit usw.
- Oberer Thorax: Zervikobrachialgie, venöse und Lymphabfluss-Störungen im Armbereich, Atemprobleme, Herzrhythmusstörungen usw.
- Thorakoabdominal: respiratorische und kardiale Störungen, gastroösophageale Refluxkrankheit, Kolitis, Rippen- und Rücken-(thorakolumbale) Schmerzen usw.
- Becken: Hämorrhoiden, Proktalgie, Zystitis, Kokzygodynie, Inkontinenz, sexuelle Funktionsstörungen, venöse und Lymphabfluss-Störungen im Beinbereich usw.

Zurück zur klassischen Untersuchung von Faszienkompensationsmustern (FCS): Hierbei dürfen wir nicht vergessen, dass die Übergangsbereiche – wegen der Diaphragmen – auch ein physiologisches System

Kasten 6.3: Typisierung diaphragmaler Dysfunktionen

- Lokal: typisch für (Hemi-)Diaphragma-Muskulatur oder Kostovertebralgelenke anatomisch verwandter Strukturen („Container") oder angrenzende Organe (z. B. Eingeweide, Gefäße, Faszien, Bänder als „Inhalt")
- Segmental: typisch für die physiologisch vorherrschende metamere Einheit (= Segment) im dysfunktionalen Übergangsbereich. Infolge einer spinalen Fazilitation kann es zu einer metabolischen und neurologischen Beteiligung kommen, sodass sich Hautzonen / somatoviszerale Dysfunktionen mit entsprechenden dysfunktionalen Reflexen finden (z. B. Chapman- oder Jarricot-Reflexe mit neurovegetativer Aktivität und vasomotorischen Reaktionen).
- Global: typisch für ein Gesamt-Faszienkompensationsmuster (FCS) oder einen dekompensierten, unharmonischen, destabilisierten Abschnitt zwischen zwei oder mehr Übergangsbereichen. In dysfunktionalen Bereichen ist die physiologische Reserve signifikant verringert (biomechanische Entgleisung, Ungleichgewicht von Drücken, Hormon- und Immunfunktionen).

sind, das die Ausrichtung des Körpers entlang der zentralen Schwerkraftlinie unterstützt und dadurch den Energieverbrauch für seine Stabilisierung drastisch reduzieren hilft. Zusätzlich zu ihrer Verbindung mit den Wirbelsäulengelenken sind die Diaphragmen mit dem Bindegewebesystem des Körpers verbunden, das in langen röhrenförmigen Kompartimenten wie der pannikulären, axialappendikulären, viszeralen und meningealen Faszie angeordnet ist [69].

Daher ist es plausibel, dass jede Distorsion dieser Faszien zu einer Verdrehung entlang der gesamten Längsachse führt. Das zieht dann Veränderungen der Funktionen (Gefäßpumpe, Atemeffizienz und Füssigkeitsdynamik) und eine Zunahme der mechanischen Belastung in der Längsachse nach sich. Aus diesem Grund plädiert der Autor für eine Kombination des klassischen Zink-Tests mit einem Test der Zentralsehne, wenn die Drehrichtungspräferenz zeigt, dass alle vier Übergangsbereiche unkompensiert sind (d.h. alle zusammen in die gleiche Richtung rotieren).

Test der Zentralsehne

Bei der Zentralsehne handelt es sich nicht um eine anatomische Struktur, sondern um eine zentrale Verbindungs- oder Referenzlinie des Körpers. Man könnte sie als zerviko-thorako-abdomino-pelvine Kette myofaszialer Strukturen beschreiben, die alle Diaphragmen verbindet und sich vom Kopf (Okziput) zu den Füßen und von der Rück- zur Vorderseite (Wirbel-Sternum) erstreckt. Sie sorgt für eine gute Körperhaltung, aber vor allem bildet sie eine zentrale Referenzlinie und vereint die Diaphragmen [70].

In der Zentralsehne sehen manche Anatomen eine Entsprechung zur axialen Faszie [69], die nach osteopathischer Auffassung auch Verbindungen zu Viszeralstrukturen (z.B. Perikard, Nieren) hat und somit ein Bindeglied zwischen Körperstrukturen und tiefen viszeralen Komponenten darstellen könnte [71, 72]. Sie besteht aus folgenden Anteilen (➢ Abb. 6.7):

- Der obere hintere Anteil besteht aus der prävertebralen Faszie als Verbindung der hinteren Schädelbasis mit Perikard (über das vertebroperikardiale Ligament) und Zwerchfell (über das phrenikoperikardiale Ligament).
- Der obere vordere Anteil besteht aus der bukkopharyngealen und der prätrachealen Faszie als Verbindung der vorderen Schädelbasis mit Os hyoideum, Sternum und Perikard (über sternoperikardiale Ligamente) sowie mit dem Zwerchfell (wieder über das phrenikoperikardiale Ligament).

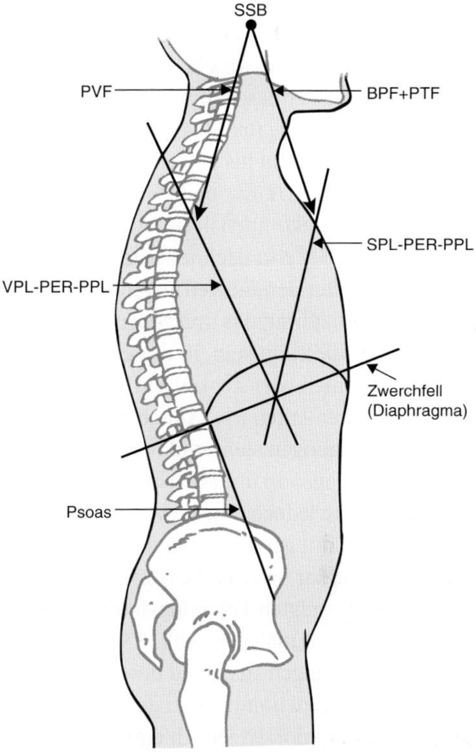

Abb. 6.7 Komponenten der Zentralsehne und ihre Spannungskräfte: oberer hinterer Anteil, oberer vorderer Anteil sowie (Gelenk-)Verbindungen unterhalb von Zwerchfell und M. psoas. Die prävertebrale Faszie (PVF) reicht vom okzipitalen Teil der Synchondrosis sphenobasilaris (SSB) bis T4, setzt sich dann über das vertebroperikardiale Ligament (VPL) zum Perikard (PER) und mit dem phrenikoperikardialen Ligament (PPL) bis zum Zwerchfell (Diaphragma) fort. Die bukkopharyngeale Faszie (BPF) zieht vom vorderen Teil der SSB zum Zungenbein (Os hyoideum) und geht dann in die prätracheale Faszie (PTF) über, die sich mit dem sternoperikardialen Ligament (SPL) und anschließend mit Perikard und PPL verbindet. Zusätzlich zur Schnittstelle an der Schädelbasis treffen sich die beiden oberen Anteile der Zentralsehne am Zwerchfell und setzen sich mit der Kraftlinie des M. psoas bis in die Beine fort.

- Der untere Anteil besteht aus dem Zwerchfell, dessen hintere Pfeiler sich funktionell im M. psoas, der Aponeurose des M. transversus abdominis und der Fascia iliaca fortsetzen, und reicht somit über die myofaszialen Ketten der Beine von den Hüften bis zu den Füßen hinunter.

Zeigen sich im Zink-Test in drei oder vier Übergangsbereichen unkompensierte Muster, können ein bis mehrere Zentralsehnenanteile ursächlich bzw. als unterhaltende Faktoren an einer Insuffizienz des jeweiligen Diaphragmas und / oder des gesamten Faszienmusters beteiligt sein. In diesem Fall werden die einzelnen Anteile der Zentralsehne untersucht:

- Oberer hinterer Anteil (➤ Abb. 6.8): Unter Normalbedingungen steht und bewegt sich das Sternum homogen in der Mittelinie. Bei leichter Dysfunktion ist jedoch eine Faszienverdrehung (fascial twist) mit geringer Seitenabweichung des Sternums spürbar, während es in schweren Fällen zu einer ausgeprägten Lateraldeviation kommt.
- Oberer hinterer Anteil (➤ Abb. 6.9): Unter Normalbedingungen steht und bewegt sich das Manubrium sterni homogen in der Mittelinie. Bei leichter Dysfunktion ist jedoch eine Faszienverdrehung (fascial twist) des Manubriums spürbar, die bei etwas stärkerer Dysfunktion mit einer geringen Seitenabweichung einhergeht, während diese Lateraldeviation in schweren Fällen vorherrschend ist.
- Unterer Anteil (➤ Abb. 6.10): Bei leichter Dysfunktion ist eine Faszienverdrehung (fascial twist) des Sakrums spürbar, die bei etwas stärkerer Dysfunktion mit einer geringen Seitenabweichung einhergeht. Bei schweren Dysfunktionen wird diese Lateraldeviation zur stärksten Komponente.

Meist ist nur ein Anteil der Zentralsehne betroffen. Bei chronischen Störungen findet sich jedoch häufig sogar in allen drei Anteilen der Zentralsehne eine Dysfunktion. Ist das der Fall, sollte sich eine weitere Untersuchung nach demselben Prinzip wie beim FCS- / Zink-Test und Test der Zentralsehne anschließen, um Dysfunktionen in der Mittellinie zu beurteilen, die eine noch aussagekräftigere Referenzlinie im Körper darstellt.

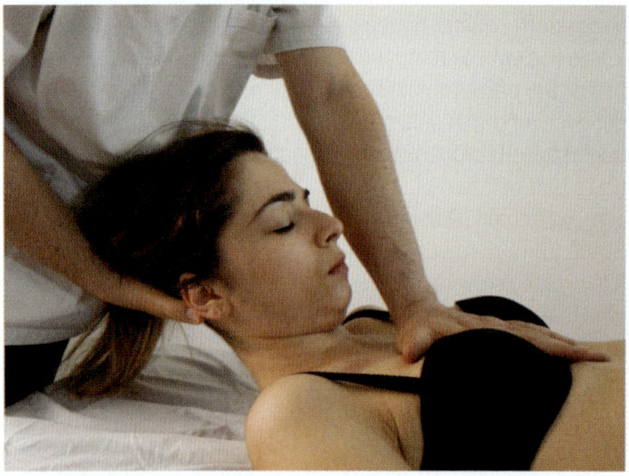

Abb. 6.8 In Rückenlage der Patientin steht der Therapeut am Kopfende der Liege. Während er mit einer Hand ihren Hinterkopf stützt, liegt die andere Hand auf dem mittleren Sternumdrittel (in Höhe von T3–T4). An dieser Kontaktstelle befinden sich Ursprung und Ansatz des hinteren oberen Anteils der Zentralsehne. Unter Beibehalten des Drucks auf das Sternum induziert der Therapeut durch Vorbeugen des Kopfes eine leichte Vorspannung des Gewebes. Unter Aufrechterhaltung der Spannung lässt er die Patientin tief einatmen, um danach beim tiefen Ausatmen den Druck auf das Sternum (nach unten zur Auflage) zu erhöhen, wobei der Kopf gebeugt bleibt.

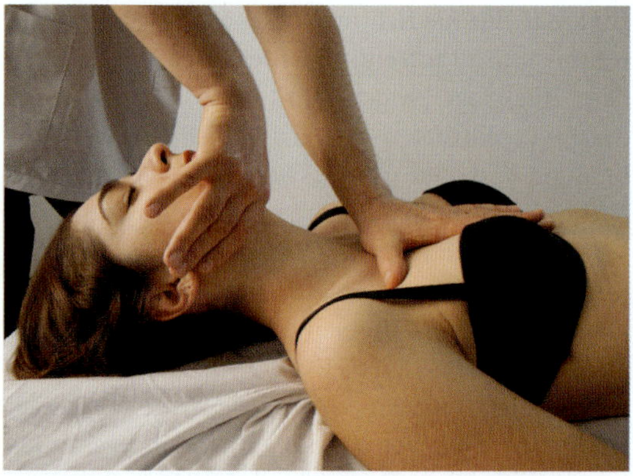

Abb. 6.9 Die Patientin liegt mit gestreckter HWS auf dem Rücken, der Therapeut steht am Kopfende. Mit einer Hand umfasst er den Unterkiefer der Patientin im halbrunden Daumen-Zeigefinger-Griff (bei Erwachsenen) bzw. im V-förmig spitzen Zeigefinger-Mittelfinger-Griff (bei Kindern). In beiden Fällen besteht der Hauptkontakt zum Kiefer, nicht zum Zungenbein. Die andere Hand liegt auf dem Manubrium sterni („Schwertgriff" des Brustbeins = Insertionsstelle des oberen sternoperikardialen Ligaments). Indem er die HWS weiter streckt und gleichzeitig das Manubrium stabilisiert, was Ursprung bzw. Ansatz des oberen vorderen Anteils der Zentralsehne entspricht, erzeugt der Therapeut zunächst eine leichte Vorspannung des Gewebes. Als Nächstes lässt er die Patientin unter Halten der Spannung tief einatmen, um danach beim tiefen Ausatmen den Druck auf das Manubrium (nach unten zur Auflage) zu erhöhen, wobei der Kontakt zur Mandibula stabil bleibt.

6

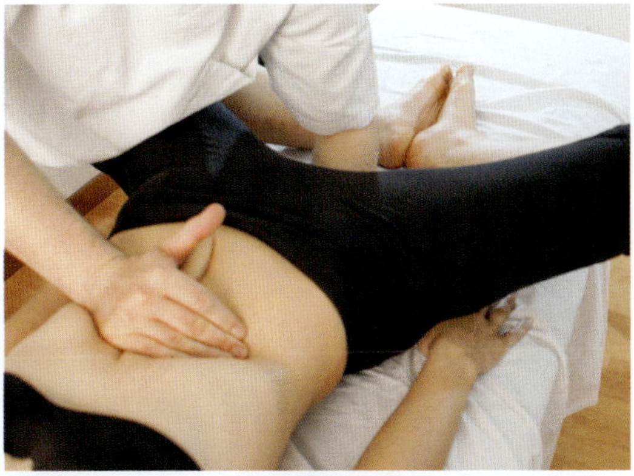

Abb. 6.10 Die Patientin hat ihre Beine in Rückenlage so angewinkelt, dass sie möglichst weit außenrotiert sind und sich die Fußsohlen berühren. Der Therapeut steht seitlich, zur Patientin gewandt, und legt unterhalb des Proc. xiphoideus eine Hand auf das Zwerchfell. Thenar und Hypothenar befinden sich am Außenrand des nahen M. rectus abdominis, während die Fingerspitzen den Außenrand des M. rectus auf der anderen Seite berühren. Um Druck auf die Zwerchfellkuppel auszuüben, die bei diesem Test als Fixpunkt dient, schließt der Therapeut seine Hand mit einer leichten Krümmung. Die andere Hand liegt locker gewölbt unter dem Sakrum und der Arm zwischen den Beinen der Patientin. Sie soll nun tief einatmen und beim Ausatmen ihre Füße langsam zum Fußende rutschen lassen, wobei sich die Fußsohlen so lange wie möglich weiter berühren, bis die Beine am Ende komplett gestreckt sind. Während der Handkontakt auf dem Zwerchfell in dieser Phase konstant bleibt, drückt der Therapeut mit der anderen Hand auf das Sakrum, um bei zunehmender Hüftstreckung die homogene Abwärtsbewegung der Beine entlang der Mittellinie zu beurteilen. Aufgrund der myofaszialen Verbindung zwischen Beinen, Becken, M. psoas und Zwerchfell lässt sich mit dieser Methode die „Compliance" im unteren Anteil der Zentralsehne testen.

Tests im Bereich der Mittellinie

Einige Autoren [73–75] führen die funktionelle Mittellinie des Körpers auf die Anlage einer zentralen Achse während der Embryonalentwicklung zurück, in der sich die räumliche Struktur des ganzen Körpers bereits andeutet.

Die funktionelle Mittellinie bezieht sich auf eine Reihe von Strukturen wie Primitivstreifen, Neuralleiste, Chorda dorsalis, meningeale Faszie und Lamina terminalis sowie auf Phasen mit unwillkürlicher Gewebeexpansion und -retraktion wie z. B. beim kranialen Rhythmus [76]. Mit embryologischen und anatomischen Kenntnissen lassen sich Veränderungen in der Mittellinie gezielt untersuchen. In Rückenlage des Patienten kann der seitlich an der Liege sitzende Therapeut die gesamte Mittellinie beurteilen: zuerst mit Einfingerkontakt zu Scheitel und Steißbeim als äußersten Bezugs- bzw. Endpunkten. Sobald der Therapeut die Mittellinie bildlich vor sich sieht und sich gedanklich (intentional) auf sie einstellt, kann er seine Aufmerksamkeit auf die mit ihr verbundenen anatomischen Strukturen richten (wie Bandscheibenkerne, zervikale Ligg. alaria, Schädelbasisanteil von Okziput und Sphenoid).

Ist in einem bestimmten Bereich der Mittellinie eine Veränderung erkennbar, wählt der Therapeut neue Kontaktstellen oder Berührungspunkte, die sich proximal und distal möglichst nah an diesem spürbar dysfunktionalen Bereich befinden. Am häufigsten sind es [73]:

- Scheitel (Vertex) und Sternum
- Scheitel und Nabel (Umbilikus)
- Sternum und Steißbein (Kokzyx)
- Nabel und Steißbein

Alternativ kann die Mittellinie in Seitenlage des Patienten untersucht werden, wenn der Kopf nicht abgeknickt ist, sondern auf einer Linie mit der HWS. Mögliche Kontaktstellen befinden sich in diesem Fall:

- am Scheitel und Nacken
- zervikothorakal und thorakolumbal
- sakrokokzygeal und thorakolumbal
- sakrokokzygeal und lumbosakral

Bei der Untersuchung wird darauf geachtet, ob eine Verdrehung, Abweichung (Deviation) oder sogar Unterbrechung der Mittellinie zwischen beiden Kontaktstellen wahrzunehmen ist.

Deshalb wird nach dem respiratorisch-zirkulatorischen Modell wie folgt vorgegangen: Die erste (globale) Untersuchungsphase könnte sich auf die vier Übergangsbereiche richten. Zeigen sich in drei oder vier Bereichen dekompensierte Muster, werden danach die drei Anteile der Zentralsehne überprüft. Finden sich auch hier wieder zwei oder drei Abschnitte mit Dysfunktion, kann sich eine Untersuchung der Mittellinie anschließen. Das hat den Grund, dass sich ein global dysfunktionales Muster am besten erfassen lässt, wenn man die möglichen Auslöser in umgekehrter Reihenfolge betrachtet: von einfachen Störungen der Dia-

6

phragmen-Myofaszien-Artikulation auf transversaler Ebene über Distorsionen der zentralen Verbindungsachse in Längsrichtung bis zur Suche nach Auffälligkeiten in der funktionellen Mittellinie, deren zentrale Position als Bezugsgröße für den embryonalen Ursprung und die Funktion von Organen und Geweben dient.

6.4.2 Regionale Untersuchung

Flüssigkeitspumpen, periphere und regionale Muster

In der zweiten Untersuchungsphase werden spezifische regionale Bereiche näher betrachtet, in denen sich zuvor bei einem globalen Test eine Dysfunktion gezeigt hat. Vorgegangen wird nach folgendem Schema:

Untersuchung der terminalen Lymphstationen

Die Endstationen des Lymphabflusses [77] werden auf Schwellungen untersucht (➤ Abb. 6.11). Der Therapeut inspiziert und palpiert dazu die folgenden Bereiche:

- Submandibularregion (Lymphabfluss aus Gesichtsschädel und Mundbereich)
- Retroaurikular- und Subokzipitalregion (Lymphabfluss aus Hirnschädel)
- Supraklavikularraum (Lymphabfluss aus Kopf- und Halsbereich)
- Axillarregion (Lymphabfluss der oberen Gliedmaßen)
- Kubitalregion / Ellenbeuge (Lymphabfluss aus Hand- und Unterarmbereich)
- Epigastrium (Lymphabfluss aus Brust- und Abdominalbereich)
- Inguinalregion (Lymphabfluss der unteren Gliedmaßen)
- Poplitealregion / Kniekehle (Lymphabfluss aus Unterschenkelbereich)
- Achillessehne / Fersenbereich (Lymphabfluss aus Fuß- und Knöchelbereich)

Darüber hinaus kann der Therapeut anhand der regionalen Lymphmotilität, die sich als zweiphasiger Fluss palpieren lässt, Bereiche mit veränderter Fließdynamik oder Stauung (Kongestion) erkennen [78].

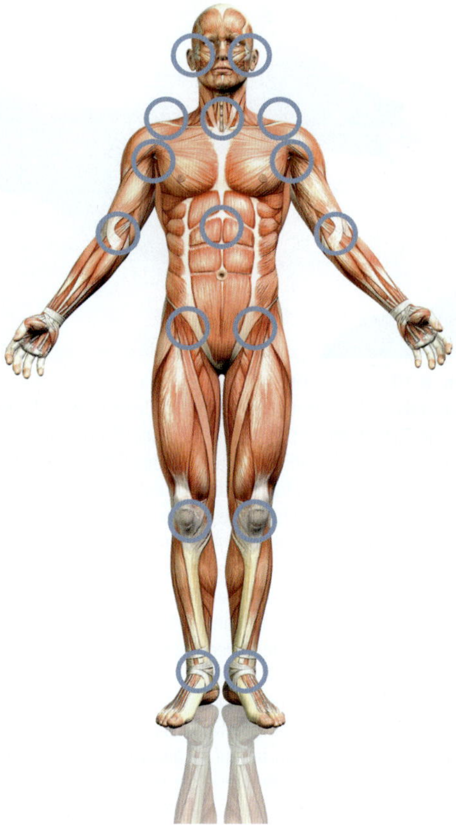

Abb. 6.11 Terminale Lymphknoten / -stationen, durch deren Untersuchung sich Bereiche mit Kongestion (Schwellung, Stauung) erkennen lassen.

Inspektion und Palpation dekompensierter Diaphragmen

Durch Beobachten und Palpieren des Funktionsbereichs zwischen zwei dekompensierten Diaphragmen samt Gelenkstrukturen und angrenzender Organe lassen sich Restriktionen und mögliche Flusshindernisse finden. In Rückenlage des Patienten sollte in allen Geweben die respiratorische Bewegung palpierbar sein [79], bis in die Symphysis pubica, während die atemsynchrone Zwerchfellbewegung gleichmäßige Spannungen in Muskelwänden und an den Insertionsstellen anzeigt. Danach palpiert und vergleicht der Therapeut Beweglichkeit und

Spannung der Zwerchfellkuppel während der Atmung mit den anderen Diaphragmen und untersucht die Gelenkstrukturen, an denen sie inserieren [80]. Im Fall des Tentoriums kann mit einem bimanuellen Handgriff an der unteren Nackenlinie (Linea nuchalis inferior) die Spannung entlang der Ansatzlinie am Okziput getestet sowie die Beweglichkeit der Schläfenbeine (Ossa temporalia) und der Schädelbasis untersucht werden.

Spezifische Funktionstests

Spezifische segmentale Tests dienen zur Klärung, inwiefern bestimmte Organe / Strukturen über dysfunktionale fazilitierte Reflexe eine Flüssigkeitskongestion beeinflussen könnten. So lässt sich z. B. durch Inspektion und Palpation prüfen, wie sich eine gestaute Leber in Bezug auf den entsprechenden Vertebralbereich unter sympathischer (T7 – T9) oder vagaler Kontrolle (Foramen jugulare, C1 – C2, Hiatus oesophageus) auf die Flüssigkeiten und viszeral auswirkt.

Ein anderes Beispiel ist die Untersuchung von Chapman-Reflexen [81]. Dabei handelt es sich um neuroviszeral-lymphatische Reflexe in Verbindung mit auffälligen Veränderungen der Gewebetextur: kleine, harte, etwa 2–3 mm große, vorn und hinten in der tiefen Faszie oder im Periost lokalisierte, tastbare Knötchen. Obwohl sie in Biopsien nicht nachweisbar sind [82], treten sie konstant an den gleichen anatomischen Stellen auf und lassen sich primär auf eine entsprechende viszerale Dysfunktion zurückführen. Bei der Palpation empfindet der Patient sie gewöhnlich als akut schmerzhaft, aber ohne Schmerzausstrahlung. Traditionell müssten eigentlich beide Reflexpunkte osteopathisch behandelt werden, doch in der Regel werden vordere und hintere zur Diagnose verwendet und jeweils nur die vorderen zur Behandlung.

Noch ein letztes Beispiel für regionale Tests: Mit dem von Zink beschriebenen „Wärmeprovokationstest“ lassen sich spinale somatische Dysfunktionen identifizieren, die den regionalen venösen und lymphatischen Abfluss signifikant behindern können [83]. Bei dem Test wird mit der flachen Hand im Zentraum des Abdomens leichter, anhaltender Druck ausgeübt, der ein einheitliches Wärmegefühl auslösen sollte. Fühlt sich ein (Spinalreflex-)Abdominalbereich wärmer an als andere Stellen, kann dies auf eine somatische Dysfunktion hindeuten, die zur Verbesserung der Flüssigkeitsdynamik entsprechend behandelt werden muss. Die lokale Überwärmung könnte durch die Verbindung (Anastomose) spinaler, epiduraler und Azygos-Venenplexus mit systemischen und abdominalen lymphovenösen Gefäßen bedingt sein, die im Fall einer somatischen Dysfunktion – vermittelt durch fazilitierte neurovaskuläre Reflexe – stärker anschwellen und dann auch wärmer werden.

6.4.3 Lokale Untersuchung auf somatische Dysfunktionen

Diese Untersuchungsphase besteht aus einer eingehenden Beurteilung lokaler somatischer Dysfunktionen, die sich auf das respiratorisch-zirkulatorische System bzw. seine Funktion auswirken können. Der Therapeut konzentriert sich dabei auf Bereiche, in denen bereits globale und regionale Testbefunde auf besondere Störungen hingewiesen haben. In dieser Phase richtet sich das Interesse primär auf Strukturen wie Mediastinum, Brustkorb, Sternum, Schädelbasis und Sakrum sowie HWS und obere BWS, wobei Herz, Lunge, Leber, Darm, Milz und Nieren zu den wichtigsten Organen gehören.

Das lokale Screening kann in dieser Phase sehr eingehend und detailliert durchgeführt werden, um nicht nur spezifische Dysfunktionen viszeraler Strukturen und autonomer Ganglien zu erkennen, sondern auch Dysfunktionen großer und mittelgroßer Gefäße wie Aorta oder Vertebralarterien [84]. Nicht zu unterschätzen sind darüber hinaus Narben und Adhäsionen im Abdominal-, Becken- und Beinbereich, die in der unmittelbaren Umgebung zu subkutaner Ödembildung, venöser und / oder lymphatischer Stauung (Kongestion) sowie eingeschränkter Verschieblichkeit des Bindegewebes in mindestens einer Bewegungsebene führen können [85] (Kasten 6.4).

Wenn die wichtigsten lokalen Dysfunktionen – im Sinne von veränderter Gewebetextur und Bewegungsrestriktion – entdeckt sind, kann man sie schließlich mit einem Inhibitions- oder Balance-Test zueinander in Beziehung setzen [86, 87]. Auf dem Prinzip der Hemmung bzw. Inhibition wie bei diesem Test beruhen

Kasten 6.4: Osteopathische Untersuchung von Narben

Adhäsions- oder Narbenbereiche sollten anhand der folgenden Parameter auf Restriktionen getestet werden:

- Dichte: vertikaler Druck im Narbenverlauf
- Spannung: Dehnen der Narbe längs und quer zur Verlaufsrichtung
- Mobilität: Verschieblichkeit gegenüber darunterliegenden Gewebeschichten, nach oben und unten, medial und lateral
- Rollen: Gewebe im Pinzettengriff rollen
- Motilität: Listening-Test auf unwillkürliche Bewegung und Vergleich mit Motilität umgebender Faszien
- Dermato- / kutiviszeraler Reflex: Um eine mögliche autonome Nervenbeteiligung festzustellen, wird vor und nach der Druckanwendung im Narbenbereich auf Veränderungen des nächstgelegenen Arterienpulses geachtet.

viele traditionelle osteopathische Techniken (z. B. PINS [88]), und es kommt sogar differenzialdiagnostisch zur Anwendung. So lässt sich z. B. eine hierarchische Beziehung zwischen den gefundenen Dysfunktionen ermitteln, indem kompensatorische / adaptive Formen von primären / dominanten / kausalen Dysfunktionen abgegrenzt werden.

Der Test wird mit den zwei signifikantesten Dysfunktionen durchgeführt: Während der Therapeut auf eine der beiden konstant leichten Druck ausübt (um sie zu hemmen), achtet er beim Listening-Test darauf, ob sich im Bereich der anderen die unwillkürlichen Rhythmen oder die Gewebetextur unter leichtem Druck verändern. In gleicher Weise wird danach die zweite Dysfunktion gehemmt und die Reaktion im ersten Bereich beobachtet. Im Prinzip geht es darum, den störenden Einfluss der einen auf die andere Dysfunktion durch den inhibitorischen Druck vorübergehend auszuschalten oder zu verringern (vermutlich über Gate-Kontrollmechanismen). Währenddessen können sich die dysfunktionalen Parameter temporär verbessern, verschlechtern oder unverändert bleiben. Möglich sind folgende Ergebnisse (wie der Autor aus eigener klinischer Erfahrung weiß):

- *Keine Beziehung:* In diesem Fall führt die abwechselnde Inhibition der Dysfunktionen zu keiner Veränderung der Einschränkungen. Der Test lässt daher vermuten, dass es zwischen beiden Bereichen keine (dysfunktionale) hierarchische Beziehung gibt, was an ihrer unterschiedlichen Entstehung, Ätiologie, Schwere und Tiefe liegen könnte. Aus therapeutischer Sicht können somit beide Dysfunktionen getrennt voneinander (zeitlich und methodisch) behandelt werden, ohne eine bestimmte Reihenfolge beachten zu müssen.
- *Dominanz:* Bessern sich bei Inhibition der störenden Einflüsse einer Dysfunktion die restriktiven Parameter der zweiten, während dies umgekehrt bei Inhibition der zweiten nicht geschieht, dürfte die erste die dominante Dysfunktion sein. In diesem Fall lässt der Test vermuten, dass eine Behandlung der dominanten Dysfunktion eine Verbesserung der adaptiven zweiten Dysfunktion bewirken kann. Wichtig ist allerdings, dass sich bei Inhibition der zweiten manchmal die restriktiven Parameter der dominanten Dysfunktion verschlechtern. Dann handelt es sich häufig um eine Anpassung (Kompensation / Adaptation) von vitaler Bedeutung für das Gleichgewicht eines Systems, da sie dem destabilisierenden Einfluss der dominanten Dysfunktion entgegenwirkt, was bei länger bestehenden, chronischen Dysfunktionen oft zu einem kompensatorischen Gleichgewicht führt. In dem Fall wäre es das Letzte, wenn ein Osteopath die Kompensation behandelt, die Therapie der primären Dysfunktion aber bis zur nächsten Sitzung verschiebt! Denn in solchen Situationen könnte der Patient eine stärkere Dekompensation erleben, die oft erheblich mehr Probleme als nur rein körperliche Beschwerden verursacht.
- *Kodominanz:* Diese Beziehung besteht zwischen zwei Dysfunktionen, die sich jeweils bessern, wenn abwechselnd die eine oder die andere gehemmt wird. In diesem Fall lässt der Test vermuten, dass es sich um zwei kodominante dysfunktionale Bereiche handelt, die vermutlich gemeinsame ätiologische Faktoren aufweisen.

Demzufolge sollten beide Dysfunktionen in einer Sitzung und mit einer Methode behandelt werden, die sie möglichst gleichzeitig normalisiert (z. B. Fascial-Unwinding-Technik).

Abschließend empfiehlt der Autor einen maximalistischen Ansatz mit dem respiratorisch-zirkulatorischen Modell, wenn die Untersuchung insgesamt auf ein GAS (d. h. eine generelle Funktionseinschränkung) hindeutet, wie etwa generalisierte Symptome (z. B. Stoffwechsel- oder Schlafstörungen, Asthenie, Appetitmangel, diffuse Myalgie), stark dekompensierte Muster im Zink-Test, Einschränkungen im Bereich der Zentralsehne oder in sonstigen veränderten Regionen, ohne einen eindeutig lokalen dysfunktionalen Herdbereich. Ein minimalistischer Ansatz empfiehlt sich dagegen bei Hinweisen auf ein LAS (d. h. eine klar umschriebene lokale Symptomatik mit Dominanz einer spezifischen dysfunktionalen Struktur), wenn sich in den entsprechenden Bereichen ein unkompensiertes Zink-Muster zeigt, während die Zentralsehnen- und Mittellinien-Tests normal ausfallen und ein Inhibitionstest eindeutig die Dominanz einer spezifischen Struktur belegt.

Deshalb dient der Faszienkompensations- / Zink-Test im respiratorisch-zirkulatorischen Modell hauptsächlich zur differenzialdiagnostischen Unterscheidung zwischen Dominanz der Struktur (LAS) oder der Funktion (GAS) bei Dysfunktionen, obwohl die Testergebnisse natürlich in Zusammenhang mit allen anderen Untersuchungsbefunden gesehen werden müssen. Hieraus leiten sich die im nächsten Abschnitt beschriebenen Indikationen für osteopathische Interventionen ab.

6.5 Behandlungsprinzipien und -methoden

Das respiratorisch-zirkulatorische Modell kann stufenweise angewandt werden, indem man vom großen Ganzen zu konkreten Einzelaspekten übergeht und den Fokus entsprechend variiert (➤ Abb. 6.12):

- *Global:* Aus dieser Perspektive geht es um die Auswirkungen eines dysfunktionalen Bereichs in der Interaktion mit allen anderen (Körper-) Systemen des Patienten, einschließlich des psychophysischen Gleichgewichts. Ein maximalistischer Ansatz empfiehlt sich, wenn eine starke Beeinträchtigung der Homöostase-Kapazität und folglich auch der Allgemeinfunktion (GAS) Priorität vor einer dysfunktionalen lokalen Einzelstruktur hat.
- *Regional / segmental:* Hier liegt der Fokus auf der metameren Einheit, die den dysfunktionalen Bereich physiologisch prägt.

6

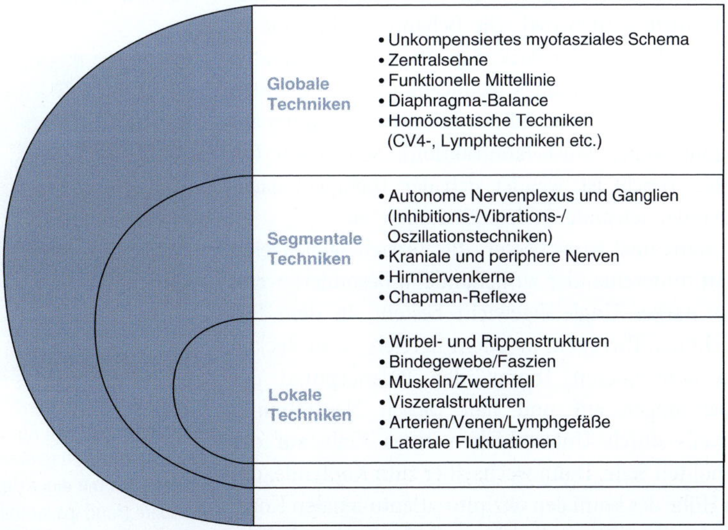

Abb. 6.12 Anwendung des respiratorisch-zirkulatorischen Modells bei osteopathischen Interventionen mit globalen, segmentalen und lokalen Ansätzen. Ein globaler Ansatz eignet sich besser für generalisierte Funktionsstörungen, während ein lokaler Ansatz bei Dysfunktionen mit Dominanz einer einzelnen Struktur gegenüber der Gesamtfunktion indiziert ist. Über die Anzahl der Sitzungen und die Behandlungsmethode entscheidet der Therapeut, der seine Wahl aufgrund seines Könnens und seiner beruflichen Erfahrung, unter Berücksichtigung des klinischen Bilds und der homöostatischen sowie generellen Anpassungsfähigkeit des Patienten und im Hinblick auf gemeinsam festgelegte Therapieziele treffen wird (➤ Kap. 9).

- *Lokal:* Im Mittelpunkt steht hierbei der direkt von einer Dysfunktion betroffene (Körper-)Teil, der nicht unbedingt auch der symptomatische sein muss. Ein solcher minimalistischer Ansatz empfiehlt sich meist, wenn eine Veränderung der Struktur gegenüber der Funktion dominiert, d. h. in Fällen, in denen eine lokale Dysfunktion dominanter ist als die Allgemeinfunktion (LAS).

6.5.1 Globale Behandlung

Eine globale Behandlung nach dem respiratorisch-zirkulatorischen Modell könnte wie im Folgenden dargestellt, ablaufen.

Unkompensierte Muster, Zentralsehne, Mittellinie

Mit dieser Behandlung lässt sich das funktionelle und axiale Gleichgewicht des Körpers wiederherstellen, der Druck der Diaphragmen ausgleichen und die Bewegung sowie die Oxygenation von Körperflüssigkeiten normalisieren. Um ein unkompensiertes Muster zu korrigieren, können alle vier „Stationen" jeweils in Richtung (fazilitierte Positional-Release-Techniken) oder entgegen gesetzt (Muskelenergietechniken) zu den fazilitierten faszialen Gewebevektoren der transversalen Strukturen (Diaphragmen) und dazugehörigen Wirbelsäulensegmente behandelt werden [64]. Die Behandlung beginnt im Allgemeinen an der Becken-„Station" mit indirekten (Suche nach Spannungs-Balancepunkt) oder direkten Techniken (Suche nach Restriktionsbarriere unter antagonistischer Muskelkontraktion). Sobald ein Release erreicht ist, wendet sich der Therapeut nacheinander den anderen drei „Stationen" zu.

Manchmal ist es besser, die Bereiche gleichzeitig statt hintereinander zu behandeln, besonders wenn ein starkes Ungleichgewicht besteht. In dem Fall sucht der Therapeut in jedem Bereich – vom Becken bis zum oberen Thorax – den Balancepunkt der Spannungen auf und hält diesen Neutralpunkt jeweils durch Unterschieben eines Keils auf der erhöhten Seite. Dann wechselt er zum Kopfende, um in Höhe des kranialen okzipito-atlanto-axialen Komplexes einen Neutralpunkt zu finden und zu halten. Als Unterstützung für einen kompletten, simultanen Release aller vier Bereiche soll der Patient tief ein- und ausatmen und die Exspirationsstellung möglichst lange innehalten. Danach kann der Therapeut kontrollieren, ob sich die Diaphragmen jetzt frei, synchron und harmonisch bewegen oder ob es nötig ist, sie durch speziell abgestimmte Techniken auszugleichen [89]. So könnte z. B. eine kranioabdominale (➤ Abb. 6.13) oder abdominopelvine Synchronisation (➤ Abb. 6.14) durchgeführt werden.

In beiden Fällen muss die Weichteilspannung der jeweils kontaktierten Hemidiaphragmen gesteigert werden, bis sich ein (Spannungs-)Balancepunkt lokalisieren lässt. Während der Therapeut den Neutralpunkt hält, soll der Patient tief ein- und ausatmen und dann die Exspirationsstellung möglichst lange innehalten. Sobald er wieder Luft holt, kommt es zum Release und einer Synchronisation der beiden beteiligten Diaphragmen. Der Ablauf kann bei Bedarf wiederholt werden.

Haben sich bei der Untersuchung allerdings auch Einschränkungen der Zentralsehne ergeben, müssen sie erst normalisiert werden, bevor man das dysfunktionale Muster behandeln kann. Dabei sind die Handgriffe für die (hinteren und vorderen) oberen Anteile der Zentralsehne dieselben wie bei der Untersuchung (➤ Abb. 6.8 und ➤ Abb. 6.9). Zur Behandlung muss man jedoch das Sternum oder das Manubrium sterni an die Barriere heranführen (entgegengesetzt zur bevorzugten Be-

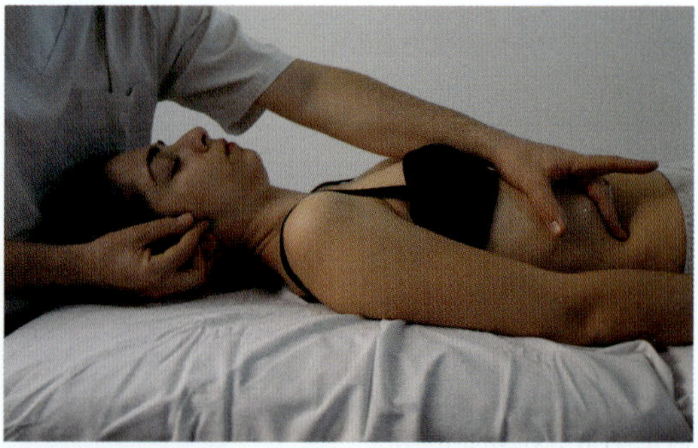

Abb. 6.13 Der Therapeut sitzt am Kopfende, während die Patientin auf dem Rücken liegt und ihren Kopf leicht zur Seite der Dysfunktion gedreht hat. Diesen Bereich hält der Therapeut mit einer Hand im Fünf-Finger-Griff und legt seine andere Hand ipsilateral auf das Zwerchfell / das thorakoabdominale Hemidiaphragma.

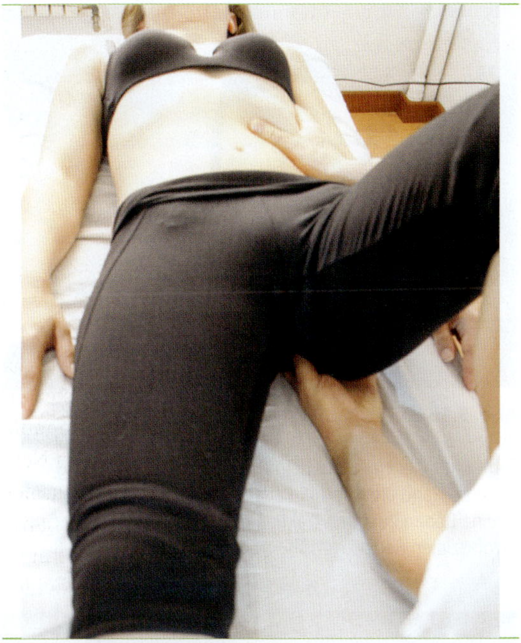

Abb. 6.14 Der Therapeut befindet sich in Beckenhöhe der Patientin, die auf dem Rücken liegt. Während er mit einem Daumen medial des Sitzbeinhöckers (Tuber ischiadicum) die näher gelegene Hälfte des Beckendiaphragmas berührt, liegt seine andere Hand auf der entsprechenden Zwerchfellseite.

wegungsrichtung im Test). Der kraniale Haltegriff am Okziput bzw. Unterkiefer dient als Hebel in Richtung des Korrekturvektors. Hat sich z. B. beim Testen des hinteren oberen Anteils eine Linksabweichung des Sternums gezeigt, besteht die Behandlung darin, mit einer Hand das Sternum nach rechts zu bewegen, um die Barriere einzustellen, und mit der anderen Hand am Okziput den Kopf zu beugen und in Fortsetzung des Korrekturvektors nach rechts zu neigen. Sobald die Gewebebarriere gefunden ist, wird die Position gehalten, während der Patient forciert ein- und ausatmen soll. Das Ganze wird 3- bis 4-mal wiederholt, um durch Überwinden zahlreicher Barrieren schließlich einen vollständigen Release zu erreichen. Auch die Korrektur des unteren Anteils der Zentralsehne erfolgt mit demselben Haltegriff wie bei der Untersuchung (➤ Abb. 6.10). Nur mit dem Unterschied, dass der Patient die Beine nach drei aufeinanderfolgenden Exspirationsphasen voll gestreckt haben muss: Beim Einatmen hält er die Position und streckt die Beine beim Ausatmen jeweils ein Drittel weiter nach unten, bis sie nach der dritten Exspiration voll auf der Liege ausgestreckt sind und die Fußsohlen sich nicht mehr berühren. Der Therapeut steht auf der gegenüberliegenden Seite einer Lateraldeviation oder Sakrumtorsion. Über dieselben Kontaktpunkte wie beim Test lokalisiert er in den Einatmungsphasen die Gewebebarriere und hält sie, während er in jeder Exspirationsphase seinen aufgestützten Unterarm als Drehpunkt zum Einstellen der nächsten Barriere nutzt. Wenn die Beine des Patienten am Ende der dritten Ausatmung voll gestreckt sind, wendet der Therapeut noch eine Impulstechnik am Sakrum an, um es durch die letzte spürbare Barriere zu bewegen.

Zeigt sich bei der Untersuchung eine Veränderung der Mittellinie, hat ihre Behandlung Vorrang vor der Normalisierung aller anderen Dysfunktionen. In diesem Fall werden zwei „Landmarken" der Mittellinie als Kontaktstellen gewählt, die proximal und distal möglichst nah am betroffenen Bereich liegen. So würde man z. B. eine Veränderung in Höhe des Lumbosakralbereichs über einen (proximalen) thorakolumbalen und (distalen) kokzygealen Kontaktpunkt behandeln. Mit einer „intentionalen" Verbindung zur Mittellinie und den entsprechenden anatomischen Strukturen verstärkt der Therapeut dann die Parameter von proximal und distal zum betroffenen Bereich hin, bis er einen Neutral- oder Spannungs-Balancepunkt findet. Diese Position wird bis zum Release gehalten, den der Patient durch forcierte Atmung unterstützen kann [90].

Wenn stattdessen eine Unterbrechung der Mittellinie vorliegt, könnte die Balancephase durch eine Fluid-Drive-Technik, d. h. einen flussanstoßenden Impuls (von oben nach unten) zur Unterbrechung hin, gefördert werden. Bei dieser Technik verbindet sich der Therapeut „intentional" mit einer Körperflüssigkeit (z. B. Liquor, Interstitialflüssigkeit) und leitet sie von einem Kontaktpunkt zum anderen, wie einen Fluss von der Quelle / Sender (Kathode) zur Mündung / Empfänger (Anode). Bei einer Unterbrechung der Mittellinie wäre der proximale Kontaktpunkt die Quelle für lokale, vom Therapeuten „intentional" gelenkte Flüssigkeiten, während der distale Kontaktpunkt solche Flüssigkeits-Vektor-Schwankungen empfangen würde [91].

6

Homöostatische Techniken

Techniken wie eine Kompression des vierten Ventrikels (CV4), Temporal-Rocking [92] oder Miller- und Dalrymple-Lymphpumpe werden zur Stimulierung des Lymphflusses und der allgemeinen Immunantwort angewandt. Zink vermutete, das Lymphsystem sei als Niederdrucksystem besonders anfällig für Staus (Obstruktionen), aber auch besonders empfänglich für eine OMT. Daher lässt sich das Lymphsystem durch die Behandlung somatischer Dysfunktionen, die den Lymphfluss stark behindern, und mit spezifischen lymphatischen Techniken positiv beeinflussen. Dabei kommen nach einer stimulierenden Vorbehandlung meist Vibrations- bzw. Massagetechniken (Effleurage, Petrissage und „Pumpen") zur Anwendung [93], um innerhalb und zwischen Körperhöhlen temporäre Druckgradienten aufzubauen und wieder zu lösen, um durch intermittierenden Druck die Flüssigkeitszirkulation in gestauten Bereichen zu verbessern und den Abfluss zu fördern.

6

Das Grundprinzip besteht darin, vom Zentrum nach distal zu arbeiten, d. h. am Brustkorb (meist Thoracic-Inlet-Bereich) zu beginnen und die Pumpwirkung der Beine einzubeziehen [94]. Da die Lymphe aus einem Großteil des Körpers ins Subklavia-Venensystem abfließt, zielt die Behandlung in dieser Phase primär auf den Thoracic-Inlet-Bereich. Als häufig angewandte Techniken sind die Thorax-Lymphpumpe nach Miller, die Fuß-Lymphpumpe nach Dalrymple und die Kiefer-/Mandibulardrainage nach Galbreath auch im *Glossary of Osteopathic Terminology* angeführt, das vom Educational Council on Osteopathic Principles herausgegeben wird [95]. Die meisten Methoden sollen durch rhythmisch wechselnde Kompression und Traktion den Lymphabfluss in strategisch wichtigen Körperregionen stimulieren [96]:

- Nach dem Thoracic Inlet (➤ Abb. 6.15) wird mit der thorakalen Miller-Lymphpumpe die Brustregion behandelt (➤ Abb. 6.16).
- Die Behandlung kann wie bei der zuvor beschriebenen Technik vom Sternum ausgehen, allerdings mit übereinander gelegten Händen. Die „kuppelförmige" myofasziale Release-Technik für das Zwerchfell wirkt auch auf Aorta, Vena cava inferior und Ductus lymphaticus.

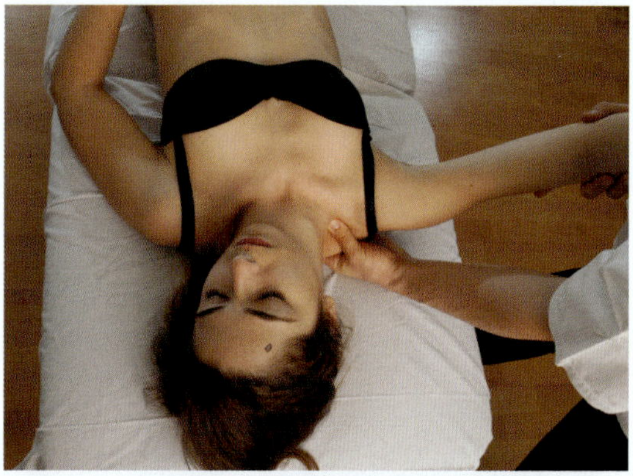

Abb. 6.15 Der Therapeut steht auf der Behandlungsseite, während die Patientin mit abduziertem Arm auf dem Rücken liegt. Mit einer Hand auf dem Thoracic-Inlet-Bereich und der anderen Hand am Arm der Patientin, der als Hebel dient, führt er eine Behandlung mit Traktion und Kompression oder einen myofaszialen Release am Thoracic Inlet durch.

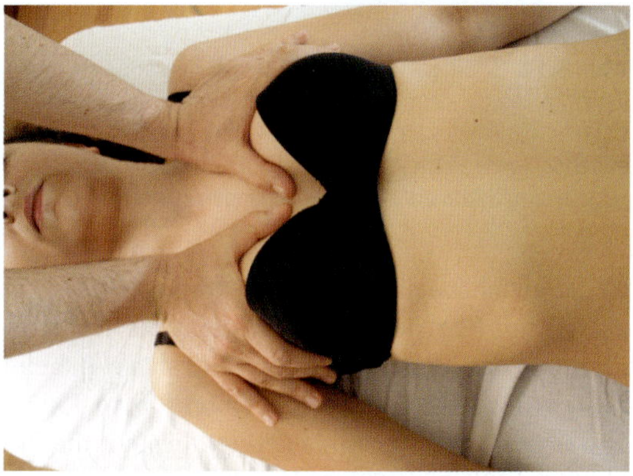

Abb. 6.16 In Rückenlage der Patientin steht der Therapeut am Kopfende. Er legt beide Hände auf die Schultergürtel-Brustregion und übt unter Einbeziehung der natürlichen Gewebeelastizität intermittierenden Druck (drücken und loslassen) aus; möglichst auch synchron zur Lungenatmung.

- In der Achselhöhle kann ein myofaszialer Release mit einer Hand in der Axilla und der anderen Hand am Arm (der als Hebel bzw. Drehpunkt dient) durchgeführt werden. Der Osteopath kontrolliert auch, ob der Lymphabfluss aus der Ohrtrompete (Tuba Eustachii), im Submandibular- und Halsbereich gegebenenfalls behandelt werden muss.
- In der Kniekehle sieht die Behandlung so aus: Der Patient hat in Rückenlage die Beine ausgestreckt, während der Therapeut mit beiden Händen Mitte

und Seitenränder der Kniekehle berührt. Ausgehend vom Plantar- und Achillessehnenbereich kann nun die Dalrymple-Fußpumpe angewandt werden (in Rücken- oder Bauchlage möglich): etwa 2 Minuten lang mit einer Frequenz von ca. 120 Impulsen / Minute. **Kontraindiziert** bei tiefer Venenthrombose!

6.5.2 Segmentale Behandlung

Auf segmentaler Ebene kann das respiratorisch-zirkulatorische Modell in vielfältiger Weise angewandt werden, um dysfunktionale (Flüssigkeits-)Bereiche durch Beeinflussung ihrer (z. T. metameren) Kontrollsysteme zu behandeln. So lässt sich z. B. durch eine Behandlung von T1 – T6 bei ziliospinalen und kardiopulmonalen Störungen die Lungen-, Bronchial- und Myokardfunktion bzw. durch eine Behandlung von T6 – T11 bei Zwerchfell-, Nierenplexus-, Nebennieren- und Leberfunktionsstörungen die viszerale und vaskuläre Funktion von Darm, Leber, Milz und Nebennieren beeinflussen [97]. Alle wirken spezifisch auf Herz-Kreislauf-Funktion und Dynamik der Körperflüssigkeiten.

Anwendungsgebiete für segmentale Techniken sind:

Plexus und autonome Ganglien Durch Vasokonstriktion und kontraktile Gefäßstreifen modulieren sie die kardiorespiratorische Funktion und regulieren somit auch den Flüssigkeitsdruck. Sie lassen sich über folgende Techniken beeinflussen:

- **Druck- / Inhibitionstechniken** [98] mit allmählich gesteigertem, mäßigem, anhaltendem Druck auf die Querfortsätze derjenigen Brustwirbel, die den jeweils zu normalisierenden Ganglien entsprechen.
  Beispiel: Um das Ganglion stellatum zu behandeln, sitzt der Therapeut am Kopfende des Patienten in Rückenlage und berührt die Querfortsätze von T1 mit den Daumen, während die restlichen Finger und Hände beidseits das Thoracic Inlet und die Klavikula stabilisieren. Mit den Daumen übt er einen nach oben (zur Decke) und lateral gerichteten, langsam verstärkten, stetigen Druck auf die Processus transversi aus, bis ihr Gewebewiderstand spürbar wird (der nicht unbedingt auf beiden Seiten gleich ist). Diese Barriere muss – gelegentlich mit Atemunterstützung zur Beschleunigung – bis zum Release gehalten werden. Durch Einstellen der jeweils nächsten Barriere wiederholt der Therapeut den Durchgang bis zum Erreichen eines kompletten Release.
  Leicht abgewandelt kann die Technik im Prinzip auch am Ganglion pterygopalatinum [99], Ganglion cervicale superius (in Höhe von C2) und Ganglion cervicale medium (in Höhe von C5) sowie den paravertebralen thorakalen Ganglien angewandt werden (in Bauchlage des Patienten, mit Hypothenar-Kontakt zu den Querfortsätzen der jeweiligen Wirbel). Nach demselben Prinzip lassen sich auf Ebene des Sakrums die Nervi splanchnici sacrales über die Anwendung einer Bändertechnik an den Sakroiliakalgelenken beeinflussen (➤ Abb. 6.17).
  Dass diese Techniken mit der autonomen Kontrolle der Flüssigkeitszirkulation interagieren, könnte ihre postulierte (respiratorisch-zirkulatorische, sympathische, parasympathische) Dreifachwirkung bei systemischen Erkrankungen bestätigen [52].

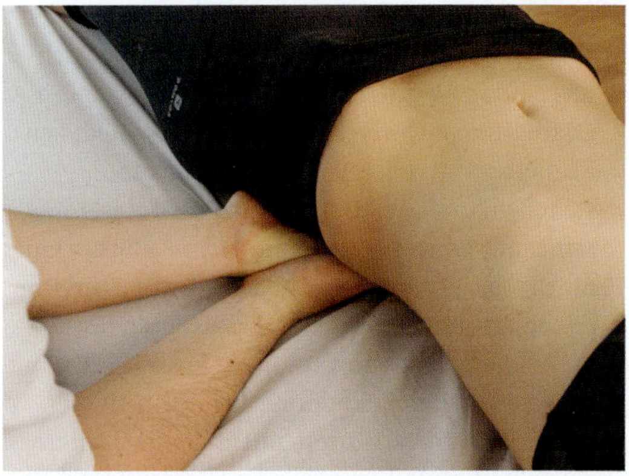

Abb. 6.17 In Rückenlage der Patientin sitzt der Therapeut in Höhe ihres Beckens. Er hält die Gesäßhälfte auf der Behandlungsseite mit beiden (übereinander gelegten) Händen, sodass die Fingerspitzen die SIPS berühren. Hände und Handgelenke bleiben stabil, während die aufgestützten Ellbogen als Drehpunkt dienen, wenn er die Unterarme bewegt, um mit einer Traktion der SIPS nach anterior (zur Decke) und lateral (zu sich hin) die Gewebebarriere einzustellen. Diese Position wird gehalten, bis ein Release spürbar ist, und dann die nächste Barriere eingestellt. So geht es bis zum Erreichen eines kompletten Release weiter.

- **Vibrationstechniken** (Fulford-Perkussion) können ebenfalls zur Anwendung kommen, etwa zur Behandlung der autonomen abdominalen Nervenplexus [100]. In dem Fall würden z. B. zuerst die myofaszialen Spannungslinien im betroffenen Bereich behandelt und dann bis zum Erreichen eines Release vibrierender Druck auf den Plexus ausgeübt. Dies geht nicht selten auch mit einem somatosensorischen „Befreiungsgefühl" einher [101]. Behandelt wird meist in Rückenlage des Patienten – bei locker entspannter Bauchdecke durch angewinkelte Beine und aufgestellte Füße. Mit übereinander gelegten Händen zur Druckverstärkung sucht der Therapeut dann verschiedene Plexus im Abdominalbereich auf: den Plexus coeliacus direkt unter dem Sternum, den Plexus mesentericus superior zwischen Proc. xiphoideus und Bauchnabel, den Plexus mesentericus inferior im Umbilikalbereich und den Plexus hypogastricus oberhalb der Symphyse (Suprapubisch). Mit sanftem, aber bei zunehmendem Release des Gewebes allmählich stärkerem Druck bewegen sich die Fingerspitzen des Therapeuten senkrecht auf die Wirbelsäule des Patienten zu. Dabei achtet er auf Weichteilspannungen und übt schließlich vibratorischen Druck aus, dessen Frequenz mit der „dysfunktionalen" Frequenz übereinstimmen sollte. Abgeschlossen wird die Behandlung nach Erreichen eines kompletten Release.
- **Oszillationstechniken** können in verschiedenen Körperregionen einen „Geweberesonanz-Zustand" induzieren [102]. Dieser Zustand ist erreicht, wenn sich mit minimalem Aufwand eine maximale Schwingungsamplitude (oszillatorische Exkursion) von Gewebemassen auslösen lässt. Wenn die Schwingungsresonanz erreicht ist, kann der Therapeut mit oder ohne Hebelarm eine leichte Traktion ergänzen, indem er die Barriere einstellt (direkte Technik) oder leichten Druck in Richtung der dysfunktionalen Vektoren ausübt (indirekte Technik). Die andere Hand kann gleichzeitig als Drehpunkt zur Konvergenz (oder Divergenz) der Oszillationen dienen, um geschwollene und ödematöse Bereiche zu behandeln sowie den Release des Gewebekomplexes und der autonomen Ganglien durch Inhibition bzw. eine lokale Weichteiltechnik zu verstärken.
  Beispiel: In Bauchlage des Patienten steht der Therapeut seitlich und kann über einen Kontakt zur Fossa iliaca die Wirbelsäule in Schwingung versetzen, während er mit der anderen Hand über einen Kontakt zu den Querfortsätzen der entsprechenden Wirbel die paraspinalen Ganglien erreicht. Sobald die Schwingungsresonanz erkennbar ist, kann der Therapeut durch Druck oder Dehnung vom Becken aus eine Konvergenz oder Divergenz der Oszillationen aus einem dysfunktionalen Bereich induzieren, während er mit der anderen Hand eine lokale Behandlung des zugehörigen Ganglions durchführt oder sogar eine Pumptechnik in einem gestauten Bereich anwendet. Abschließend kann als weiteres Element eine rhythmische Bewegung ergänzt werden: Wenn man sie genau dosiert (beschleunigt oder verlangsamt), bringt sie die autonome Nervenaktivität oder lokale Flüssigkeitszirkulation wieder ins Gleichgewicht.
  Diese Technik ist auch im Rahmen der Diagnostik anwendbar, da sich in dysfunktionalen und gestauten Bereichen tendenziell die Übertragung von Oszillationen verändert, d. h. verlangsamt oder vom normalen Ausbreitungsweg in Körpergeweben abweicht.
- **Artikulations- / Gelenktechniken** [103, 104], besonders für Wirbel und Rippen, sind geeignet, über die entsprechenden autonomen Steuerungszentren die lokale Zirkulation oder deren regionale Kontrolle zu verbessern. Ein klassisches Beispiel sind Techniken für die oberen Kostovertebralgelenke (➤ Abb. 6.18), die sowohl die Aktivität paraspinaler sympathischer Ganglien im Stauungsbereich als auch den venösen Kreislauf im Azygossystem beeinflussen können. In ähnlicher Weise benutzt man zur Behandlung der Nn. splanchnici sacrales einen Beinhebel, um auf die Sakroiliakalgelenke und das Sakrum einzuwirken. Organe mit spezifischer Bedeutung für die Zirkulation (wie Leber und Nieren) können mit rhythmischer Kompression und Traktion behandelt werden oder über abdominale Plexus, die jeweils die Zielorgane steuern.

Periphere oder kraniale Nerven Auch für die Steuerung spezifischer Strukturen und Organe der

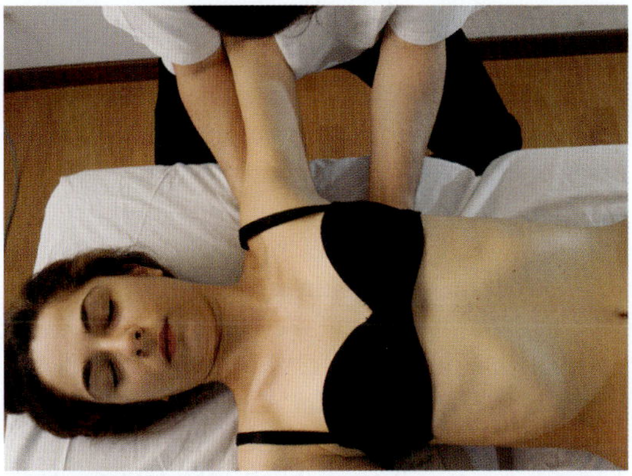

Abb. 6.18 In Rückenlage der Patientin steht der Therapeut auf der Behandlungsseite. Nachdem er ihren Arm ca. 90° abduziert hat, liegt die Skapula auf seinen Handflächen, während seine Finger die Kostovertebralgelenke in Höhe von T2–T5 berühren. Die aufgestützten Unterarme dienen nun als Hebel für eine Gelenktechnik, deren Rhythmus und Frequenz vom „Gewebegefühl" (Feeling) und Therapieziel abhängen.

Atem- und Kreislauffunktion zuständige Nerven können behandelt werden:

- Über den **N. phrenicus** lässt sich die Zwerchfellfunktion normalisieren. Man kann ihn z. B. mit inhibitorischen Druck-, Ligamentous-Balancing- oder fazilitierten Positional-Release-Techniken, etwa im Bereich der Spinalwurzeln (C3 – C5), behandeln und im weiteren Verlauf mit Zugang über den M. scalenus anterior in der Mitte der Klavikula oder mit Zugang zur abdominalen Innervation an der Schnittstelle der 10. Rippe mit der Interklavikularlinie. An allen Stellen kann ein direkter myofaszialer Release mit inhibitorischem Druck angewandt werden [105].
- Über den **N. vagus** können Nervenleitung, Herz- und Lungenfunktion sowie vaskuläre Druckgradienten verbessert werden. Der N. vagus ist an seiner Austrittsstelle aus dem Schädel erreichbar und kann z. B. im Bereich der Felsenbein-Jochbein-Naht (Sutura petrojugularis) [106] oder durch Dekompression der okzipitalen Kondylen [107] behandelt werden, ebenso wie im weiteren Verlauf oberhalb und hinter der Klavikula, bevor er in die Brusthöhle eintritt, und schließlich am Hiatus oesophageus, durch den er in den Abdominalbereich zieht [108].

Zentrale Hirnnervenkerne Die meisten motorischen Hirnnervenkerne (Nuclei tractus solitarii, Nuclei dorsalis nervi vagi) mit möglicher Beteiligung an Apnoen befinden sich im Bereich von Brücke (Pons) und Bulbus medullae, wo sie mit einer CV4- oder EV4-Technik [109] erreichbar sind, um eine kardiorespiratorische Wirkung und Gesamtverbesserung der Gefäßfunktion zu erreichen. Ein ähnlicher Effekt lässt sich mit druckentlastenden Techniken wie Dekompression der Synchondrosis-sphenobasilaris (SSB) und Temporal-Rocking erzielen – im Sinne eines Ausgleichs der Dura-Tentorium-Spannungen und einer Balance der ventrikulären Liquorfluktuation sowie der hypothalamischen Aktivität. Man kann auch einen direkten Zugang zu spezifischen mesenzephalen und pontobulbären Kerngebieten wählen [110].

Chapman-Reflexe [40] Die vorderen Reflexpunkte werden üblicherweise zur Diagnose (Bestätigung durch einen entsprechend empfindlichen hinteren Punkt) und die hinteren zur Therapie genutzt. Die Behandlung erfolgt durch kreisende Massage (20–30 Sekunden, evtl. bis zu 90 Sekunden) mit einer tief ins Gewebe gedrückten Fingerspitze, als wolle man ein lokales Ödem auflösen. Alternativ können wir die zugehörigen Intestinalbereiche behandeln und die Gewebereaktion darauf anhand der Chapman-Punkte kontrollieren.

6.5.3 Lokale Behandlung

Sie kann eine Reihe korrigierender Maßnahmen für spezifische (dysfunktionale) Bereiche beinhalten, die sich bei der Untersuchung als besonders relevant für die Atemdynamik und das Flüssigkeitsgleichgewicht herausgestellt haben. Lokal lässt sich das respiratorisch-zirkulatorische Modell auf folgenden Ebenen anwenden, z. B. zur Behandlung von

Knochen- / Gelenkstrukturen (besonders Rippen oder Wirbel) mit Gelenk-, Balanced-Ligamentous-Tension-, Muskelenergie-, Facilitated-Positional-Release- oder Lift-Techniken im Beinbereich, am Sakrum, an Rippen (Costae I – II, VII – XII) und Wirbeln (C2 – C5 – C6 – T2 – T4 – T6), um durch bessere Beweglichkeit, Flexibilität und somit größere Wirksamkeit des thorakoabdominalen und pelvinen „Zylinders" die Herz- und Lungenfunktion zu verbessern.

Bindegewebe und Faszien mit Weichteiltechniken wie Effleurage / Petrissage, Membrana-interossea- oder Fascial-Unwinding-Techniken, um die (Gewebe-)Oxygenation zu steigern und den venösen und Lymphabfluss besonders der Gliedmaßen zu verbessern. Ein Beispiel ist die von Zink als „Tor zum Arm" bezeichnete sehnig-myofasziale Falte in der hinteren Achselhöhle [111]. Weichteildysfunktionen im Axillarbereich können den venösen und Lymphabfluss der Schulter- und Armregion stark beeinträchtigen, sodass es zu Armödemen, Kiefergelenkstörungen, Missempfindungen (Dysästhesien) im Armbereich, verstopften Nebenhöhlen und – durch Subklavia-Lymphknotenschwellung – zu empfindlichen Brüsten kommen kann [112]. Narben und Adhäsionen können mit Petrissage, direkten myofaszialen und Fascial-Unwinding-Techniken [113], mit Lockerungs- oder Thrust-Techniken behandelt werden, aber auch mit der „Schneidetechnik" von Jarricot [114] oder einer Normalisierung der jeweiligen autonomen Regulationszentren, mit isolytischen Muskelenergietechniken [115] (um eine fibrolytische Wirkung und Neuausrichtung funktioneller Kollagenfasern zu ermöglichen, wird eine willentliche Muskelkontraktion des Patienten überwunden) oder einem fazilitierten Positional-Release (Testen der bevorzugten Bewegungsrichtung und „Stapeln" dieser Ease-Positionen, um eine dynamische Neutral-„Position" [116] zu finden, die bis zum spürbaren Release des Gewebes beibehalten wird).

Diaphragmen Zur Korrektur spezifischer Dysfunktionen eines Diaphragmas (z. B. der Zwerchfellkuppel) oder seiner Faszienausläufer und sehnigen Insertionen eignen sich direkte und indirekte „Redoming"-Weichteil- [117] oder Muskelenergietechniken mit funktioneller Inhibition, oft mit aktiver Atemunterstützung durch den Patienten.

Muskeln Zum Beispiel Inhibition paravertebraler Muskeln oder, wie bei der Ruddy-Technik [118], rasche willentliche Kontraktionen (ca. 60 / min) spezifischer Muskeln / Muskelgruppen in der Umgebung des dysfunktionalen Bereichs. Hier scheinen sich die natürliche Pumpwirkung von Muskeln / Faszien und die damit verbundenen neuromuskulären Reflexe günstig auf die physiologische Zirkulation der Körperflüssigkeiten auszuwirken.

Viszeralstrukturen Bei lokalen Dysfunktionen von Zielorganen wie Lunge, Herz, Leber, Nieren, Milz und Darm bzw. zur Verbesserung der Atem- und Kreislauffunktion [119]. Bei fast all diesen Organen können lokal oder über die jeweilige Aufhängung (besonders Mesenterien) mit globalen Lift-Techniken die Beweglichkeit (Mobilität) bzw. Motilität (durch Einwirkung auf unwillkürliche Bewegungen) sowie die Viskoelastizität behandelt werden, z. B. durch die Beseitigung von Geweberestriktionen nach Testen der Darm-Compliance mit Kompression und Dehnung. Die Behandlung richtet sich auch auf Bewegungsrestriktionen der Serosa dieser Organe, indem z. B. Adhäsionen zwischen der parietalen und viszeralen Perikardschicht gelöst werden, oder auf eine eingeschränkte Verschieblichkeit / Gleitfähigkeit innerhalb eines Organs (z. B. zwischen oberem und unterem Lappen der linken Lunge). Dysfunktionen, wie bei einer Kongestion der Leber, lassen sich auch hämodynamisch normalisieren (z. B. Pumptechnik an Vena-cava-Durchtrittsöffnung). Diese Methode kann auch bei Infektionen der rechten Lunge indiziert sein. Dasselbe Prinzip gilt für die Milz-Pumptechnik (bzw. bei Infektionen der linken Lunge).

Kontraindiziert sind beide Techniken natürlich bei einer Hepato- bzw. Splenomegalie!

Venen- / Lymphsystem Mit Routine- und lokalen Techniken zur Verbesserung (Release) des venösen Blutflusses, z. B. Drainage der intrakraniellen venösen Sinus [120] mit Frontal- und Parietal-Lift-Techniken [121], für den Gesichtsschädel z. B. Vomer-Ethmoid-Pumptechnik oder Ausleitung der Tuba Eustachii [122]. Zur Verbesserung des Lymphabflusses sind die Pektoral-Traktion nach Zink [123] oder Pumptechniken für den Ductus thoracicus oder die Cisterna chyli [124] geeignet. Ihre Anwendung kann atemsynchron erfolgen, um die Expansion beim Einatmen durch lokale Dehnungs- bzw. die Expulsion (Austreibung) beim Ausatmen durch Kompressionskräfte zu verstärken.

Soll stattdessen ein stärkerer Anreiz für freies Fließen gegeben werden, kann der Druck im Behandlungsbereich während der Exspirationsphase langsam gesteigert und kurz vor der Inspirationsphase abrupt gelöst werden. Dies fördert die Zirkulation durch einen rasch erhöhten Druckgradienten. Allerdings darf man die Technik bei Patienten mit Emphysem oder chronischer Bronchitis nicht im Brustbereich anwenden [125], da die forciert eingeatmete Luft – wegen des Widerstands der terminalen Atemwege – sonst in den Lungenbläschen gefangen bliebe. Um den venösen und Lymphabfluss aus einem gestauten Bereich zu unterstützen, kann er in der Exspirationsphase bei Bedarf auch mit lokalen Vibrationen unterschiedlicher Frequenz und Stärke behandelt werden. Sutherland selbst empfahl eine Vibrationsmassage der Lymphwege, um besonders die Drainage über den Ductus thoracicus oder die Cisterna chyli zu fördern.

Arterien Geeignet sind Reflextechniken, die an Ganglien und entsprechenden autonomen Nervenplexus ansetzen; ebenso viszerale Techniken zum Freimachen der Passagen von Hauptstämmen [127] sowie spezifische Weichteil- [128] und Recoil-Techniken [84] zur Behandlung myofaszialer Dysfunktionen der Gefäßwände großer und mittelgroßer Arterien (wie Aorta, Koronar-, Karotis-, Arm-, Iliakal-, Femoralarterien).

Interstitialflüssigkeit Besonders dehydrierte und chronisch dysfunktionale, aber auch ödematös geschwollene Bereiche werden mit Effleurage- und Klopftechniken (Tapotage) behandelt [93]. Dies setzt aber eine freie Gefäßpassage im Bindegewebe voraus, sodass eine Vorbehandlung mit Balanced-Ligamentous- [129] oder Balanced-Membranous-Tension-Techniken erfolgen muss. Darüber hinaus kann sich der Therapeut mit Hilfe des Fluid-Drive-Mechanismus „intentional" mit der Flüssigkeitsebene verbinden, d. h. mit einer Hand die „Quelle" und mit der anderen den dysfunktionalen „Empfangsbereich" aufsuchen, wie es bei der V-Spreiz-Technik üblich ist [130]. Im Allgemeinen wählen wir „Quellen" an anatomisch dem dysfunktionalen „Empfangsbereich" gegenüberliegenden Stellen (z. B. bei einem Ödem vorn am Knie eine Quelle hinten in der Kniekehle oder bei dehydrierter LWS-Bandscheibe eine Quelle vorn am Abdomen). Die Interstitialflüssigkeit kann sowohl in Richtung der Dysfunktion (z. B. bei chronischer Dehydratation) als auch von ihr weg gelenkt werden (z. B. bei Ödem oder Kongestion). Als anderes Beispiel hat Sutherland [131] laterale Fluktuationen am Unterarm (oder Unterschenkel) beschrieben. In dem Fall werden – von proximal nach distal absteigend – Ulna, Radius und das Handgelenk behandelt (evtl. mit Spannungsausgleich der Membrana interossea antebrachii) und danach eine laterale Fluktuation zum Unterarm induziert [112].

Abschließend sei explizit darauf hingewiesen, dass die hier vorgestellten diagnostischen und therapeutischen Anwendungen des respiratorisch-zirkulatorischen Modells kein feststehendes Protokoll für osteopathische Untersuchungen und Behandlungen sind – also keine bloße Aneinanderreihung von Tests, Techniken oder Verfahrensweisen. Man sollte sie vielmehr als eine Richtlinie sehen, deren Module sich im Rahmen der einzigartigen therapeutischen Beziehung entsprechend den individuellen Ansprüchen von Therapeut und Patient austauschen und modifizieren lassen. Natürlich bleibt es dem Therapeuten freigestellt, nur einen der beschriebenen Tests durchzuführen oder eine andere Reihenfolge zu wählen und im Einzelfall zu entscheiden, ob er den Patienten ausschließlich global oder lokal behandeln will. Darüber hinaus können auch verschiedene osteopathische Modelle zur Untersuchung und Behandlung kombiniert werden.

Da neurale, kardiorespiratorische, mechanische, metabolische und psychische Funktionen tatsächlich in integrierter Form zusammenspielen, als komplexe Einheit aus Struktur und Funktion in einem konstanten dynamischen Gleichgewicht, ist es dank ihrer vielfältigen, multimodalen, nichtlinearen wechselseitigen Beziehungen möglich, die osteopathische Untersuchung und Behandlung eines Patienten flexibel und individuell anzupassen. sowohl an die spezifischen Beschwerden, den klinischen Verlauf, Sozial- und Familienanamnese als auch an eine medikamentöse oder sonstige begleitende Therapie und immer dynamisch abgestimmt auf die Gewebereaktionen in Tests oder nach korrigierenden Maßnahmen.

Der Therapeut muss sich daher nicht von vornherein wegen der klinischen Befunde auf ein respiratorisch-zirkulatorisches Modell mit strikter Vorgehensweise festlegen, sondern kann die Behandlung ständig „modellieren", sodass sie primär auf Flüssigkeiten wirkt und in ständiger funktionell-struktureller Dynamik die adaptiven Reaktionen jedes einzelnen Patienten berücksichtigt, um seine Selbstregulationsmechanismen und seinen allgemeinen Gesundheitszustand zu stärken.

Unabhängig von Ebene und Methode der gewählten Intervention ist es immer eine gute Idee, Patienten über eine Umstellung ihrer Lebensweise aufzuklären, damit die positive OMT-Wirkung möglichst lange anhält und Rückfälle vermieden werden. Regelmäßige moderate körperliche Betätigung trägt z. B. wesentlich zu einer guten Durchblutung, Flüssigkeitszirkulation und Sauerstoffsättigung (Oxygenation) bei. Man kann den Patienten auch eine Reihe von Übungen für spezifische Muskelgruppen zeigen, die sich positiv auf die lokale Flüssigkeitsdynamik auswirken.

Bei kardiorespiratorischen Erkrankungen – insbesondere in chronischen Fällen – muss die osteopathische mit einer rehabilitativen physiotherapeutischen Behandlung kombiniert werden, z. B. (Koronar-)Gymnastik, Atemübungen oder lungenfunktionsverbessernden Methoden [132] sowie Lagerungsmanöver (in Rückenlage Kopf 45°überstrecken) als Ergänzung zu einer medikamentösen Therapie. Wenn bestimmte Bereiche postoperativ oder nach einem Trauma geschwollen / gestaut sind, lassen sich durch Hochlagerung, Funktionsverbände (Bandagen und Kinesiotapes), Lymphdrainage, Gewebemassagen oder Kreislaufgymnastik oft gute Ergebnisse im Vorfeld einer osteopathischen und / oder medikamentösen Behandlung erzielen.

Es empfiehlt sich auch immer, einen Blick auf die ergonomischen Bedingungen am Arbeitsplatz oder bei Sport- und Freizeitaktivitäten zu werfen. Viele Berufe erfordern längeres Stehen oder Sitzen, viele pathologische Zustände eine längere Bettlägerigkeit – was jedoch die Flüssigkeitszirkulation, vor allem den venösen und Lymphabfluss, stark beeinträchtigt. Daher sollte man so oft wie möglich die Stellung wechseln. Neben elastischen Binden bzw. Stützstrümpfen können auch veränderte Gewohnheiten hilfreich sein, z. B. bei längeren Flügen zwischendurch regelmäßig aufzustehen.

6.6 Rationale Begründungen, Wirkmechanismen und Evidenzlage

Die Grundvoraussetzung für Gesundheit und Homöostase [51] und Grundprinzip des Zink-Modells ist eine ungehinderte Zirkulation aller Körperflüssigkeiten, einschließlich Drainage und Versorgung der Gewebe bis hinunter zur Zellebene, was dem zirkulatorischen Aspekt des Modells entspricht. Zudem müssen die von der „Atempumpe" (Zwerchfell, Brustkorb und Lunge) angetriebenen respiratorischen Prozesse richtig funktionieren. Dabei handelt es sich um eine „Saugpumpe" mit Dreifachwirkung, die Luft, venöses Blut und Lymphe ansaugt und synergistisch mit der kardialen „Druckpumpe" die Zirkulation der Körperflüssigkeiten sicherstellt [51]. Dies entspricht dem respiratorischen Aspekt des Modells. Aber es gibt noch ein weiteres Element, das Zink zufolge für physiologische Atmungsprozesse wichtig ist: der „Primär-respiratorische Mechanismus" (PRM), den Sutherland [131] als unwillkürlichen Rhythmus definierte, der sich auf Gewebe und Flüssigkeiten im ganzen Körper ausbreitet und vermutlich auf einem Pulsieren von Liquor-Lymphe-Interstitialflüssigkeit beruht [133].

Zink legte deshalb besonders Wert auf die Bewegungsfreiheit der Becken- und kranialen Diaphragmen in Bezug auf das Zwerchfell und die Beweglichkeit der Sakroiliakalgelenke, indem er die Bedeutung des kranio-sterno-sakralen Systems hervorhob [134]. Der PRM unterstütze die (sekundäre) Atmung und ihre pelvino-thorako-abdominale Pumpe in ständiger Synergie mit dem Herz. Sicher ist jedenfalls, dass sich diese respiratorischen Mechanismen im osteopathischen Modell nach Zink zur Reduzierung von Ödemen und Beseitigung von Stoffwechselprodukten nutzen lassen. Zu diesem Zweck richtet sich der manualtherapeutische Fokus traditionell darauf [52]:

- Passagen in den Faszien der vier Übergangsbereiche zu öffnen, um potenzielle Gewebehindernisse der Flüssigkeitsbewegungen zu entfernen;
- die primäre und sekundäre Atmung optimal zu synchronisieren;
- den venösen und Lymphabfluss zu verbessern.

Die gesundheitsfördernde Wirkung der Behandlung auf Ebene der Zellen und Gewebe steigert die Homöostase- und Anpassungskapazität des Körpers. Inzwischen haben Mediziner und Osteopathen die Bedeutung des Lymphsystems für die Gesunderhaltung erkannt [135], ebenso wie die homöostatische Wirkung von Lymph-Pumptechniken. Die rhythmische Stimulierung der Zirkulation scheint die endotheliale Freisetzung von Stickstoffmonoxid-(NO-)Synthase zu fördern [136]. Das bestätigten auch kürzlich durchgeführte Wirksamkeitsstudien zu einzelnen (Lymph-)Techniken wie der Dalrymple-Fußpumpe, die einen ähnlichen NO-Anstieg auslösen kann wie mäßige körperliche Betätigung [137]. Zusammen mit der Fülle an Nachweisen für die günstige Wirkung von NO [138] liefern diese Daten ein dynamisches Erklärungsmodell für einige OMT-Wirkungen.

Viele Techniken machen bei der Behandlung von Flüssigkeiten von Oszillationen, Vibrationen und Perkussionen Gebrauch. Um Flüssigkeitsbewegungen zwischen den Gewebekompartimenten zur fördern, nutzen sie hydraulische Mechanismen [139], die sich möglicherweise den endoneuralen Blutfluss [140], die spinale Erregbarkeit [141], das ZNS [142] sowie Gewebereparatur und Gefäßregeneration [143] beeinflussen. Gleichzeitig sind Manualtechniken wie Petrissage und Effleurage nachweislich wirksam bei Myalgien und Ödemen, sie fördern die Erholung der Muskelfunktion [144] und modulieren nozizeptive Reize [145]. Wird dabei zu starker Druck (70–100 mmHg) ausgeübt, kann es zur Verletzung peripherer Lymphgefäße kommen, besonders bei Lymphödemen oder venösen Rückfluss-Störungen [146].

Noch interessanter ist die Wirkung, die Lymphtechniken offenbar selbst bei isolierter Anwendung auf allgemeine Immun- (Anstieg der Basophilen im Blut [147]) und spezifische Antikörperreaktionen [148] haben, wie die beschleunigte Reaktionsbereitschaft auf antivirale Impfstoffe zeigt [149]. In letzterem Fall wurden die Techniken direkt nach der Immunisierung 3-mal wöchentlich über 2 Wochen angewandt. Deshalb kann man sich leicht vorstellen, wie nachhaltig sie die Immunwirksamkeit steigern und infolgedessen zu einer Kostensenkung im Gesundheitssystem beitragen könnten. Besonders wenn man bedenkt, dass bei Grippe-Epidemien nachweislich weniger Antibiotika benötigt würden [150]. Ihre präventive, protektive und therapeutische Wirkung konnte sowohl bei Gesunden als auch hospitalisierten Patienten vor allem in Fällen mit hoher emotionaler oder physiologischer Belastung anhand der IgA-Spiegel aufgezeigt werden [151].

In einigen Studien ließ sich allerdings bei Anwendung der Thorax-Lymphtechnik nach Grippe-Impfungen keine signifikante Verbesserung der spezifischen Antikörperreaktion [152, 153] und keine Erhöhung der Serum-Interferonspiegel beobachten [154]. Daher wurden die Wirkungen erneut unter Laborbedingungen an nichtnarkotisierten Tieren untersucht. Nach zwei Sitzungen mit Abdominal- und Brust-Pumptechniken (jeweils 30 Sekunden) verbesserte sich zunächst der Lymphfluss im Ductus thoracicus der Hunde [155], was zudem mit einer Zunahme der Leukozytenwerte einherging [156].

Wie Folgestudien zeigten, werden die Leukozyten hauptsächlich im lymphatischen Gewebe des Gastrointestinaltrakts gebildet [157]. Obwohl sich diese Ergebnisse bislang nur partiell auch bei Menschen fanden [158], lassen sie doch einen ähnlichen Wirkmechanismus vermuten. Kürzlich durchgeführte Studien konnten eine intrinsische Kontraktilität der glatten Muskulatur von Lymphgefäßen nachweisen [159], die imstande wäre, durch rhythmische tonische und phasische Kontraktionen Wellen und Druckgradienten mit fundamentaler Bedeutung für die propulsive Bewegung der Lymphflüssigkeit zu erzeugen (systolischer Blutdruck von 12–70–100 mmHg; diastolischer Blutdruck von 0–5 mmHg) [160]. Diese kontraktilen Eigenschaften könnten durch das autonome Nervensystem vermittelt sein, was dafür spricht, dass sich durch OMT-Techniken, die auf das neurovegetative System wirken, auch die Zirkulation der Lymphflüssigkeit verbessern lässt [52].

Wie eine 2005 durchgeführte Pilotstudie zeigte, beeinflusst eine CV4-Behandlung bei gesunden Probanden die Schlaflatenz und die Aktivität des autonomen Nervensystems auf muskulärer Ebene

(ANSM) [161]. Im Vergleich zur Kontroll- und Plazebogruppe verringerten sich Schlaflatenz und ANSM in der Versuchs-/Behandlungsgruppe ($p < 0.05$). Insbesondere nach Erreichen des Stillpunkts der CV4-Technik nahm die ANSM in der Versuchsgruppe deutlich stärker ab als in der vorhergehenden Phase ($p < 0.01$), ganz im Unterschied zur Kontroll- und Plazebogruppe ($p < 0.05$).

Nelson und Kollegen untersuchten, wie sich die CV4-Technik auf die Traube-Hering-Wellen auswirkt [162], die vom ANS beeinflusste Blutflussgeschwindigkeit [163]. Nach Anwendung der Technik war die Amplitude der Traube-Hering-Wellen vergrößert, was dafür spricht, dass sie Einfluss auf das ANS und somit auch auf den Blutfluss haben könnte. Dies bestätigte sich 2011, als in einer Folgestudie nach der Anwendung kranialosteopathischer Techniken eine statistisch signifikante Abnahme der Sauerstoffsättigung in Präfrontallappen des Großhirns gefunden wurde, die mit einem verringerten Sympathikus- und gesteigerten Parasympathikus-Einfluss auf kardiale und systemische Kreislaufparameter einherging [164].

Zudem scheinen Lymphtechniken eine Überaktivität des Sympathikus so herunter zu regulieren, dass sich verschiedene hämodynamische [165] und kardiale [166] Funktionen verbessern, während Manualtechniken offenbar über den Parasympathikotonus die Geschwindigkeitsgradienten und Turbulenzen des Blutflusses beeinflussen können [17]. Dies unterstreicht, dass Kreislauf- und Nervensystem interagieren und dementsprechend gleiche Beachtung in osteopathischen Modellen finden sollten. Als Studien zur Wirkung von Flüssigkeitstechniken auf Herz- und Gefäßfunktionen ausgeweitet wurden, zeigte sich zum einen bei gesunden Probanden, dass Lymphtechniken den diastolischen Blutdruck erhöhen [165] und kranialvenöse Drainagetechniken die vertebrobasiläre Perfusion steigern können [167]. Zum anderen ließ sich bei Patienten mit peripherer arterieller Verschlusskrankheit eine Verbesserung der Endothelfunktion und Lebensqualität durch eine OMT beobachten; so führte die Vasodilatation zu einer signifikanten Zunahme der Armdurchblutung, des Arm- und Unterschenkel-Druckindexes, der Wegstrecke bei Claudicatio intermittens sowie des körperlichen Gesundheitszustands und der Lebensqualität [168]. Bei Patienten mit essenzieller Hypertonie ergab eine einjährige Verlaufskontrolle (Follow-up), dass eine osteopathische Behandlung mit Schwerpunkt auf den Körperflüssigkeiten die Intima-Media-Gefäßwanddicke und die systolischen (nicht aber diastolischen) Blutdruckwerte verbessern kann. Diese Ergebnisse lassen einen Nutzen der OMT bei kardiovaskulären Risikopatienten vermuten [169].

Schon frühere Studien hatten auf eine potenzielle Wirksamkeit der OMT bei Bluthochdruck hingewiesen [170], erkennbar an dysfunktionalen somatischen und palpierbaren Effekten bei Hypertonie-Patienten [171]. Eine OMT eignet sich auch als Behandlungsmethode für Schwindelgefühle bei Patienten mit HWS-Instabilität [172]. Ihre Wirksamkeit scheint mit der (im transkraniellen Doppler messbaren) besseren Vertebralarterien-Durchblutung und der (radiologisch nachweisbaren) größeren HWS-Stabilität ($p < 0.05$) zusammenzuhängen. Schließlich konnten Studien bei chirurgischen Patienten auch unmittelbar nach einer Koronarbypass-Operation hämodynamische OMT-Wirkungen belegen [173]. Die Behandlung erfolgte in Vollnarkose und sollte die respiratorischen und hämodynamischen Funktionen der Patienten verbessern. Ein Vergleich der postoperativen Messwerte in der Behandlungs- und der Kontrollgruppe ergab signifikante Unterschiede beim Herz- bzw. Cardiac Index ($p \leq 0.02$) und der gemischtvenösen Sauerstoffsättigung ($p \leq 0.005$).

Aktuelle Experimente haben gezeigt, dass eine Myokardischämie zu einer palpierbaren Erhöhung des paravertebralen Muskeltonus im Bereich von T2–T3 führen kann [174]. Als Versuchstiere wurden 15 Hunde ohne Narkose vor, während und nach einer künstlich induzierten Ischämie elektromyografisch und mittels Palpation in Höhe der Spinalsegmente T2–T3 und T11–T12 (als Kontrolle) untersucht. Dabei stellte sich heraus, dass eine Myokardischämie mit einem signifikant gesteigerten Muskeltonus in den linksseitigen Myotomen von T2–T3 einherging, einer Veränderung, die nach einer linksventrikulären Sympathektomie reversibel war. Zudem erwies sich die Palpation hierbei als diagnostisch valides Instrument für Gewebebereiche mit autonom verändertem Muskeltonus [175].

In den letzten Jahrzehnten haben mehrere klinische Studien die Wirkung kostovertebraler Manipulations- und lymphatischer Pumptechniken auf die respiratorische Effizienz untersucht und eine signifikante Verbesserung der Rippen-/Brustkorbexpansion, totalen Lungenkapazität, Sauerstoffsättigung und Vitalkapazität gefunden [176, 177]. Viele Untersuchungen richteten sich auf die Wirksamkeit bei Lungenerkrankungen, insbesondere bei älteren Patienten. Im Alter verringert sich die Dehnbarkeit (Compliance) des Brustkorbs ebenso wie die Vitalkapazität, während das Residual(luft)volumen zunimmt [178]. Zwei Pilotstudien ergaben einen signifikant geringeren Bedarf an intravenösen Antibiotika und deutlich kürzere Klinikaufenthalte bei älteren Pneumonie-Patienten [179, 180], sodass die OMT-Wirkung auf einer Verbesserung der humoralen Immunabwehr beruhen könnte [181].

Auf diesen Vorläuferstudien baute eine Multicenter-Forschungsstudie mit 406 Pneumonie-Patienten auf [182]. Auch hier zeigte sich bei Patienten, die zusätzlich eine osteopathische Behandlung erhielten, eine signifikante Verringerung der stationären Aufenthaltsdauer, des Antibiotikagebrauchs, der Ateminsuffizienz- und Todesfälle gegenüber konventionell behandelten Patienten. Ähnlich positive Ergebnisse ließen sich allerdings auch beobachten, wenn die Patienten nur leicht berührt wurden. Daher stellt sich die die Frage, wie wichtig der Plazeboeffekt in Studien zur OMT-Wirksamkeit oder zum therapeutischen Potenzial leichter Berührungen sein könnte.

Obwohl einige Studien keine positiven Resultate erbrachten, sind sie dennoch hilfreich für das Verständnis der Wirkmechanismen. Bei Patienten mit COPD (chronisch obstruktiver Lungenerkrankung) z. B. führten Lymph-Pumptechniken unmittelbar zur Abnahme der forcierten Exspiration, des exspiratorischen Reservevolumens und des Luftwiderstands in den Atemwegen, während Residualluft und Totalkapazität der Lunge zunahmen. Diese Verschlechterung könnte durch die „aktive" Komponente der Thorax-Pumpe bedingt sein, die einen Einschluss der Alveolarluft bewirkt, sodass sich wie bei chronischer Bronchitis wegen des Atemwegswiderstands das Residualvolumen erhöht [125]. Das könnte auch die Nebenwirkungen von Atemübungen bei Patienten mit chronischer Bronchitis erklären, die vermutlich durch ähnliche Mechanismen wie bei einer OMT ausgelöst werden [183].

In Pilotstudien wurde auch die Wirkung osteopathischer Techniken bei pädiatrischen [184] und chronischen Asthma-Patienten [185] untersucht. Während sich bei den Kindern ein Anstieg des exspiratorischen Peak-Flow (Höchstausatmungsstrom von 7–9 l/min, mit einem Konfidenzintervall von 95 %) zeigte, kam es bei chronischen Asthma-Patienten zu einer signifikanten Zunahme der forcierten Atemexkursion (nicht aber des Peak-Flow oder der Beschwerden). Bei Kleinkindern mit obstruktiver Schlafapnoe ließ sich zudem nach zwei Behandlungen mit Manipulationstechniken eine signifikante Verringerung ($p = 0.01$) apnoischer Episoden beobachten [186], auch wenn sich die Unterschiede zwischen den Episoden bei polysomnografischer Auswertung als nicht signifikant ($p = 0.43$) im Vergleich zu den Ergebnissen in der Kontrollgruppe nach einem zweiwöchigen Follow-up erwiesen.

Mills und Kollegen untersuchten, wie sich eine OMT ergänzend zur üblichen Therapie bei 57 Kindern mit wiederholten akuten Otitis-media-Episoden auswirkt [187]. Im sechsmonatigen Beobachtungszeitraum kam es im Vergleich zur Kontrollgruppe seltener zu akuten Episoden und zur Normalisierung der Tympanogramme (nicht aber der audiometrischen Tests). Diese Ergebnisse „passen" zu denen einer kürzlich durchgeführten Pilotstudie mit 52 Patienten im Alter zwischen 6 Monaten und 2 Jahren [188]. Trotzdem zeigte ein systematischer Review der bisherigen Studien zur Wirksamkeit der OMT bei pädiatrischen Patienten erhebliche methodologische Schwächen auf, weil fast alle nur sehr kleine Gruppen untersuchten, meist ohne Nachbeobachtung (Follow-up). Nur selten war eine Kontrolle des Plazeboeffekts gewährleistet, und eine „Verblindung" von Patienten bzw. von Untersuchern erfolgte auch nur gelegentlich [189].

Es gibt sogar Spekulationen, dass wissenschaftliche Studien nicht in angemessener Form über Nebenwirkungen der OMT berichten [190]. So kann ein Zuviel ebenso unerwünschte Wirkungen haben wie extrem lange Behandlungssitzungen [191]. Wir sollten nicht vergessen, dass osteopathische Methoden sehr anstrengend sein können, sodass wir den Energieverbrauch des Patienten nicht unterschätzen dürfen. Daraus folgt, dass der therapeutische Input z. B. in der Akutphase die körperliche Belastbarkeit eines Patienten nicht überschreiten darf und dass in chronischen Fällen nicht bereits nach wenigen Anwendungen mit einer vollständigen Genesung7Wiederherstellung zu rechnen ist [192] (➤ Kap. 9).

FALLBEISPIEL

Der 47-jährige Angestellte arbeitet in Vollzeit, ist geschieden, hat eine Tochter und verkörpert den mesomorphen Biotyp. Seitdem er vor 6 Wochen mit dem Fuß umgeknickt ist (leichte Inversion), spürt er einen dumpfen Dauerschmerz im rechten Knöchel. Beim Stehen oder Sitzen verschlimmert sich der Schmerz nach ca. einer halben Stunde, in Ruhe lässt er nach. Im MRT zeigte sich 2 Wochen nach dem Ereignis keine Gewebeverletzung, obwohl ein diffuses periartikuläres Ödem am Außenknöchel bestand. Wegen chronischer äußerer Hämorrhoiden hatte sich der Patient vor 5 Jahren operieren lassen. Vor 9 Jahren erfolgte eine Cholezystektomie, da Gallensteine immer wieder zu einer Gallenblasenentzündung führten. Im Alter von etwa 10–18 Jahren hatte er schwere allergische Asthmaanfälle, während sich in den letzten 10 Jahren wiederkehrende obere Atemwegsinfektionen entwickelt haben (besonders Stirnhöhlenentzündung / Sinusitis frontalis und Pharyngitis).

Diagnostik

Bei der körperlichen Untersuchung fällt seine starke Rücklage auf, mit gestrecktem Hinterkopf, vorgestrecktem Hals, verstärkter Brustkyphose und sternokostaler Kompression, schlaffer Bauch- und Beckenwandspannung sowie Überlastung der Sakroiliakalgelenke und Fersen. Sein Gewicht scheint hauptsächlich auf den linken Unterschenkel verlagert zu sein, was zur Beckentranslation mit Linksrotation führt. Beim Zink-Test im Stehen zeigen sich dekompensierte myofasziale Muster in Höhe der HWS-oberen BWS (Rotation nach rechts) und im Abdomen-Becken-Bereich (Rotation nach links). Letzteres normalisiert sich beim Zink-Test in Rückenlage, was für ein absteigendes dysfunktionales Muster spricht. Der Test der Zentralsehne lässt rechts im hinteren oberen Anteil eine deutliche Lateraldeviation erkennen. Die Palpation ergibt Chapman-Punkte für Larynx und Leber sowie ödematöse terminale Lymphstationen im Supraklavikular- und Inguinalbereich, aber vor allem im Achillessehnen- und rechten Außenknöchelbereich.

Das linke Becken- und rechte obere thorakale Diaphragma sind eindeutig dysfunktional mit Gewebesteifheit und verminderter Beweglichkeit der entsprechenden vertebralen Übergänge. Besonders im Bereich von T1–T3 zeigt sich eine NSRr-Gruppendysfunktion mit Hypertonie der paravertebralen Gewebe (rechts stärker als links). Auch der rechte Hauptbronchus ist mit seiner stark reduzierten Gewebe-Compliance (bei Kompression) und unteren lateralen Aufweitung erkennbar dysfunktional. Die Cholezystektomie-Narbe schließlich führt aktiv zur Mobilitätseinschränkung der Leber („Anterior"-Dysfunktion). Der Inhibitionstest zeigt folgende Befunde: Dominanz des rechten Bronchus gegenüber der BWS-Gruppe (T1–T3), keine Beziehung zwischen rechtem Bronchus und Narbe sowie Kodominanz zwischen Narbe und Becken-Hemidiaphragma.

So handelt es sich beim rechten Bronchus eindeutig um die primäre Dysfunktion. Das könnte mit den früheren Asthmaanfällen zusammenhängen, die möglicherweise eine entsprechende Sympathikuskontrolle induziert und zu einer Funktionsschwäche des oberen Zentralsehnenanteils, des Diaphragmas und der terminalen Lymphstationen im oberen Thorakalbereich geführt haben, was zu Venen- und Lymphstaus sowie zu oberen Atemwegsinfektionen prädisponiert. Damit geht ein weiterer dysfunktionaler Komplex einher, der zunächst weniger wichtig erscheint, dem aber im Hinblick auf die aktuellen Knöchelbeschwerden höhere Priorität zukommen könnte: eine Faszien- / Bindegewebe-Dysfunktion im Oberbauch (Hypochondrium) und rechten Beckenbereich, die chirurgisch bedingt (Gallenblasen- und Hämorrhoiden-OP) und mit der Kongestion im rechten Unterschenkel verbunden sein könnte. Auch die sitzende Lebensweise des Patienten und die fehlende Nachbehandlung (unzureichende Manualtherapie oder Rehabilitation) nach dem Knöcheltrauma haben wahrscheinlich dazu beigetragen, eine funktionelle Heilung zu verhindern.

Behandlung

In der *1. Sitzung* stand die Symptomlinderung im Vordergrund, da der Patient wegen der Knöchelschmerzen häufige Fehlzeiten am Arbeitsplatz hat und seine Aufträge nicht voll erfüllen kann. Zunächst wurde daher der hintere obere Anteil der Zentralsehne mit der Lateraldeviation normalisiert. Dann behandelten wir mit direkten myofaszialen Techniken das dysfunktionale linke Beckendiaphragma. Um das Gleichgewicht der Diaphragmen insgesamt wiederherzustellen, unterstützten wir die (Spannungs-)Balance an jeder der vier Stationen mit Keilen. Nach einem Fascial-Unwinding des Narbenbereichs im rechten oberen Quadranten schlossen wir die Behandlung mit einer Fuß-Pumptechnik an beiden Beinen und einer Effleurage im rechten Knöchelbereich ab.

In der *2. Sitzung* (2 Wochen später) berichtete der Patient, die Symptome hätten sich deutlich gebessert und er könne wieder ohne größere Einschränkungen sitzen und stehen. Bei der Untersuchung zeigte sich allerdings immer noch eine Schwellung am rechten Knöchel (nur nicht mehr im Inguinalbereich), auch die Funktionsstörung des rechten Bronchus und aktive Chapman-Punkte für den Larynx bestanden weiter. Der Zink-Test ergab unkompensierte Muster an den ersten zwei Stationen, während der obere hintere Anteil der Zentralsehne nur noch rechts verdreht war. Nach einer Inhibition der oberen thorakalen paraspinalen Ganglien wandten wir eine direkte Release-Technik am rechten Bronchus an. Danach behandelten wir den Thoracic-Inlet-Bereich des Patienten (in sitzender Postion) mit BLT- und Lymphdrainage-Techniken. In der Schlussphase der Behandlung erfolgte eine Normalisierung der Zentralsehne und Synchronisation des oberen thorakalen mit dem rechten Beckendiaphragma.

In der *3. Sitzung* (3 Wochen nach der zweiten) waren die ursprünglichen Symptome des Patienten verschwunden, doch nun hatten sich in den letzten Tagen Nackenschmerzen und ein ausgedehntes Schweregefühl im Kopf als neue Beschwerden eingestellt, die sich gegen Abend verstärkten. Der Zink-Test zeigte eine leichte Tendenz zum Ungleichgewicht der ersten zwei Stationen, mit stärkerer Schwellung der supranuchalen und oberen zervikalen Lymphknoten, die eine Kompression der Schädelbasis bewirkte. Wir wandten zunächst eine CV4- und Sinus-venosus-Drainage-Technik an, um schließlich – nach einem Release des linken Thoracic-Inlet-Bereichs – die Behandlung mit Gelenktechniken für den Nacken und oberen Brustbereich zu beenden.

Gleich in der ersten Sitzung informierten wir den Patienten über seinen Zustand, damit er verschlimmernde Faktoren meiden und gezielt symptomlindernde Aktivitäten betreiben konnte. Zur Ankurbelung der Herz-Kreislauf-Funktion und besonders des Venen- und Lymphflusses empfahlen wir ihm Wassergymnastik. Propriozeptive Übungen könnten die neuromotorische Kontrolle seines Fußgelenks fördern und das Rückfallrisiko senken. Wir gaben ihm auch Ratschläge zur Ergonomie (z. B. höhenverstellbarer Drehstuhl und optimale Postion für den Computer) und besseren Organisation des Arbeitsablaufs (regelmäßige Unterbrechungen / kurze Pausen für Nacken- und Beindehnungen mit Atemübungen; richtige Verwendung von PC-Maus und Telefon usw.).

6.7 Schlussfolgerungen

Das respiratorisch-zirkulatorische Modell war und bleibt im Wesentlichen ein abstraktes Konzept, dessen Fokus auf der Untersuchung und Behandlung von (Körper-)Flüssigkeiten und deren Sauerstoffsättigung liegt. Von Anfang an bietet es der osteopathischen Medizin ein einzigartiges Instrument, das sich lokal und global anwenden lässt, um die Gesundheit bzw. Krankheiten zu beeinflussen. Das Ziel ist letztlich immer, die Selbstregulierungskräfte des Körpers und die psychophysische Gesundheit der Person / des Patienten zu erhalten. Obwohl es sich im Kern um ein abstraktes Modell handelt, lassen sich die Grundprinzipien – wie in diesem Kapitel, aber auch in anderen Texten beschrieben – in diagnostische und manualtherapeutische Ansätze einbinden, besonders im Hinblick auf das Lymphsystem und den primär-respiratorischen Mechanismus [193, 194]. Obwohl gerade Flüssigkeitstechniken in der modernen Osteopathie sehr häufig zum Einsatz kommen [195], gibt es bislang noch zu wenig Wirksamkeitsnachweise. Hier sind weitergehende, größere Studien mit genaueren, reproduzierbaren und objektiven Untersuchungsmethoden erforderlich. Letztlich darf das respiratorisch-zirkulatorische Modell auch nicht losgelöst von den anderen Modellen betrachtet werden. Für alle gilt, dass ihre Anwendungshäufigkeit und -dauer sowie die Dosierung an die Aufnahmefähigkeit des Patienten zum gegebenen Zeitpunkt anzupassen sind.

LITERATUR

1. Kuchera ML. Lymphatics approach. In: Chila A, editor. Foundations of osteopathic medicine. 3rd ed. Philadelphia, PA: Lippincott Williams and Wilkins; 2010. p. 793.
2. Hall JE. Guyton and Hall textbook of medical physiology. 12th ed. Philadelphia, PA: Saunders Elsevier; 2010. ch. 25.
3. Lee RP. Interface: mechanisms of spirit in osteopathy. Portland, OR: Stillness Press; 2005.
4. Parsons J, Marcer N. Osteopathy: models for diagnosis treatment and practice. Edinburgh: Elsevier Churchill Livingstone; 2006. pp. 159–164.
5. Boussuges A, Gole Y, Blanc P. Diaphragmatic motion studied by mode ultrasonography: methods reproducibility and normal values. Chest. 2009; 135(2): 391–400.
6. Riemenschneider PA, Shields JW. Human central lymph propulsion. JAMA. 1981; 246(18): 2066–2067.
7. Smith HJ. Ultrasonic assessment of abdominal venous return. I. Effect of cardiac action and respiration on mean velocity pattern cross-sectional area and flow in the inferior vena cava and portal vein. Acta Radiol Diag. 1985; 26(5): 581–588.
8. Wainapel SF, Fast A. Alternative medicine and rehabilitation: a guide for practitioners. New York, NY: Demos Medical Publishing; 2003. p. 322.

9. De Burgh Daly M. Interactions between respiration and circulation. In: Cherniack NS, Widdicombe JG, editors. Handbook of physiology. Section 3: The respiratory system. Vol II: Control of breathing. Part 2. Bethesda, MD: American Physiological Society; 1986. pp. 529–594.
10. Song SH, Lehrer P. The effects of specific respiratory rates on heart rate and heart rate variability. Appl Psychophysiol Biofeedback. 2003; 28(1): 13–23.
11. Gashev A. Physiological aspects of lymphatic contractile functions: current perspectives. Ann N Y Acad Sci. 2002; 979: 178–187.
12. Busek P, Kemlink D. The influence of the respiratory cycle on the EEG. Physiol Res. 2005; 54(3): 327–333.
13. Courtney R. The functions of breathing and its dysfunctions and their relationship to breathing therapy. Int J Osteopath Med. 2009; 12(3): 78–85.
14. Schleip R, Klingler W, Lehmann-Horn F. Active fascial contractility: fascia may be able to contract in a smooth muscle-like manner and thereby influence musculoskeletal dynamics. Med Hypotheses. 2005; 65(2): 273–277.
15. Staubesand J, Li Y. Zum Feinbau der Fascia cruris mit besonderer Berucksichtigung epi- und intrafaszialer Nerven. Manuelle Medizin. 1996; 34: 196–200.
16. DeStefano LA. Greenman's principles of manual medicine. 4th ed. Baltimore, MD: Williams and Wilkins; 2011. p. 47.
17. Queré N, Noël E, Lieutaud A et al. Fasciatherapy combined with pulsology touch induces changes in blood turbulence potentially beneficial for vascular endothelium. J Bodyw Mov Ther. 2009; 13(3): 239–245.
18. Wernham J, Hall TE. The mechanics of the spine and pelvis. Maidstone, UK: Maidstone College of Osteopathy; 1960.
19. Seffinger MA, King HH, Ward RC et al. Osteopathic philosophy. In: Chila AG, editor. Foundations of osteopathic medicine. 3rd ed. Philadelphia, PA: Lippincott Williams and Wilkins; 2011. pp. 5–6.
20. Still AT. Autobiography of Andrew T Still, revised ed. Kirksville, MO; 1908.
21. Still AT. The philosophy and mechanical principles of osteopathy. Kirksville, MO; 1892. Reprinted Kirksville, MO; Osteopathic Enterprises; 1986.
22. Still AT. Philosophy of osteopathy. Kirksville, MO; 1899. Carmel, CA: Academy of Applied Osteopathy; reprinted 1946.
23. Barber ED. Diseases of the lymphatic system. In: Osteopathy complete. Kansas City, MO: Hudson-Kimberly Publishing Co.; 1898. pp. 129–132.
24. Burns L. Viscerosomatic and somatovisceral spinal reflexes. J Am Osteopath Assoc. 1907; 7: 51–57.
25. Burns L. Osteopathic case reports of pulmonary disease: a review. J Am Osteopath Assoc. 1933; 33: 1–5.
26. Burns L. Principles governing the treatment of cardiac conditions. J Am Osteopath Assoc. 1944; 43: 231–234.
27. Bowling DJ. Lymphatics. In: DiGiovanna EL, Schiowitz S, Dowling DJ, editors. An osteopathic approach to diagnosis and treatment. 3rd ed. Philadelphia, PA: Lippincott Williams and Wilkins; 2005. pp. 589.,
28. Smith RK. One hundred thousand cases of influenza with a death rate one-fortieth of that officially reported under conventional medical treatment. J Am Osteopath Assoc. 2000; 100(5): 320–323 [reprint of J Am Osteopath Assoc. 1920; 19: 172–175].
29. Millard FP. A lymphatic examination. J Osteopath. 1922; 29: 78–81.
30. Millard FP. Applied anatomy of the lymphatics. Kirksville, MO: International Lymphatic Research Society; 1922.
31. Miller CE. The lymphatic pump, its application to acute infections. J Am Osteopath Assoc. 1926; 25: 443–445.
32. Miller CE. Osteopathic principles and thoracic pump therapeutics proved by scientific research. J Am Osteopath Assoc. 1927; 26: 910–914.
33. Miller CE. Lymph stasis. J Am Osteopath Assoc. 1928; 28: 173–174. In: Chikly B. Manual techniques addressing the lymphatic system: origins and development. J Am Osteopath Assoc. 2005; 105(10): 457–464.
34. Galbreath WO. Acute otitis media including its postural and manipulative treatment. J Am Osteopath Assoc. 1929; 28: 377–379.
35. Miller CE. The specific cure of pneumonia. J Am Osteopath Assoc. 1924; 24: 99–101.
36. Lane MA. On increasing the antibody content of the serum by manipulation of the spleen. J Osteopath. 1920; 27: 361–364.
37. Castilio Y, Ferris-Swift L. The effect of direct splenic stimulation on the cells and the antibody content of the blood stream in acute infectious diseases. Carmel, CA: Academy of Applied Osteopathy; 1934, reprinted 1955. pp. 121–138.
38. Ferris-Swift L. The effects of indirect splenic treatment in normal individuals. J Am Osteopath Assoc. 1936; 35: 225–229.
39. Sutherland WG. Teachings in the science of osteopathy. Fort Worth, TX: Sutherland Cranial Teaching Foundation Inc; 1990. p. 127.
40. Owens C. An endocrine interpretation of Chapman's reflexes. 1937. Carmel, CA: Academy of Applied Osteopathy; reprint 1963.
41. Ruddy TJ. Osteopathic manipulation in eye ear nose and throat disease. American Academy of Applied Osteopathy Yearbook 1962. pp. 133–140.
42. Zink JG. Respiratory and circulatory care: the conceptual model. Osteopath Ann. 1977; 5(3): 108–112.
43. Allen WT, Pence TK. The use of the thoracic pump in treatment of lower respiratory tract disease. J Am Osteopath Assoc. 1967; 67: 408–411.

44. Frymann VM. The osteopathic approach to cardiac and pulmonary problems. J Am Osteopath Assoc. 1978; 77: 668–673.
45. Hix EL. Reflex viscerosomatic reference phenomena. Osteopath Ann. 1976; 4: 496–503.
46. Mannino JR. The application of neurological reflexes to the treatment of hypertension. J Am Osteopath Assoc. 1979; 79: 225–231.
47. Beal MC. Viscerosomatic reflexes: a review. J Am Osteopath Assoc. 1985; 85: 786–801.
48. Beal MC, Morlock JW. Somatic dysfunction associated with pulmonary disease. J Am Osteopath Assoc. 1984; 84: 179–183.
49. Howell RK, Allen TW, Kappler RE. The influence of OMT in the management of patients with COPD. J Am Osteopath Assoc. 1975; 75: 757–760.
50. Miller WD. Treatment of visceral disorders by manipulative therapy. In: The research status of spinal manipulative therapy [monograph]. No 15:295–301. Bethesda, MD: National Institute of Neurological and Communication Disorders and Stroke; 1975.
51. Zink JG. Applications of the osteopathic holistic approach to homeostasis. American Academy of Applied Osteopathy Yearbook 1973, pp. 37–47.
52. Kuchera ML. Osteopathic manipulative medicine considerations in patients with chronic pain. J Am Osteo Assoc. 2005; 105: 29–32.
53. Loo M. Integrative medicine for children. St Louis, MO: Saunders Elsevier; 2009. pp. 26–27.
54. Pope RE. The common compensatory pattern: its origin and relationship to the postural model. AAO J. 2003; 13(4): 19–40.
55. Bowling DJ. Lymphatics. In: DiGiovanna EL, Schiowitz S, Dowling DJ, editors. An osteopathic approach to diagnosis and treatment. 3rd ed. Philadelphia, PA: Lippincott Williams and Wilkins; 2005. ch. 107.,
56. Hodge L, Harden L, Pedrueza M et al. Lymphatic pump treatment increases leukocyte trafficking and inhibits tumor formation in the lungs of rats. J Am Ost Assoc. 2010; 110(8): 478.
57. Opipari MI, Perrotta AI, Essig-Beatty DR. Oncology. In: Ward RC, editor. Foundations of osteopathic medicine. 2nd ed. Philadelphia, PA: Lippincott Williams and Wilkins; 2002. pp. 473–474.
58. Zink JG, Lawson WB. An osteopathic structural examination and functional interpretation of the soma. Osteopath Ann. 1979; 7: 12–19.
59. Defeo G, Hicks L. A description of the common compensatory pattern in relationship to the osteopathic postural examination. Dynamic Chiropractic. 1993; 24: 11.
60. Chaitow L. Terapia manuale dei tessuti molli. Principi e tecniche di positional release. 3rd ed. Elsevier Masson; 2009. p. 17.
61. Zink JG, Lawson WB. Pressure gradients in osteopathic manipulative management of the obstetric patient. Osteopath Ann. 1979; 7(5): 42–49.
62. Davis MF, Worden K, Clawson D. Confirmatory factor analysis in osteopathic medicine: fascial and spinal motion restrictions as correlates of muscle spasticity in children with cerebral palsy. J Am Osteopath Ass. 2007; 107(6): 226–232.
63. Hruby RJ. Pathophysiologic models and the selection of osteopathic manipulative techniques. J Osteopath Med. 1992; 6(4): 25–30.
64. Chaitow L. Cranial manipulation: theory and practice: osseous and soft tissue approaches. Elsevier Health Sciences; 2005. pp. 370–372.
65. Dummer TG. Specific adjusting technique. Hove: JoTom Publications; 1995.
66. Liem T, McPartland JM, Skinner E. Cranial osteopathy: principles and practice. Edinburgh: Elsevier Churchill Livingstone; 2004. pp. 340–342.
67. Zavarella P, Asmone C, Zanardi M. Le asimmetrie occluso-posturali. 2nd ed. Rome: GLM editore; 2002. Vol. 1.
68. Stone C. Science in the art of osteopathy: osteopathic principles and practice. London: Nelson Thornes; 1999. ch. 9.
69. Willard FH, Fossum C, Standley PR. The fascial system of the body. In: Chila A, editor. Foundations of osteopathic medicine. 3rd ed. Philadelphia, PA: Lippincott Williams and Wilkins; 2011. ch. 7.
70. Stone CA. Visceral and obstetric osteopathy. Edinburgh: Elsevier Churchill Livingstone; 2007. pp. 12–13.
71. Hebgen EU. Visceral manipulation in osteopathy. Thieme Publishing Group; 2011. ch. 1.
72. Chauffour P, Prat E. Mechanical link: fundamental principles theory and practice following an osteopathic approach. Berkeley, CA: North Atlantic Books; 2002. pp. 15–18.
73. Liem T, McPartland JM, Skinner E. Cranial osteopathy: principles and practice. Edinburgh: Elsevier Churchill Livingstone; 2004. Chps. 18 and 20.
74. Sills F. Craniosacral biodynamics: the primal midline and the organization of the body. Berkeley, CA: North Atlantic Books; 2003. pp. 19–26.
75. Shea MJ. Biodynamic craniosacral therapy. Berkeley, CA : North Atlantic Books; 2007. Vol. 1, ch. 30.
76. McPartland JM, Skinner E. The biodynamic model of osteopathy in the cranial field. In: Chaitow L, editor. Cranial manipulation: theory and practice: osseous and soft tissue approaches. Edinburgh: Elsevier Health Sciences; 2005. pp. 106–283.
77. Kuchera M, Kuchera W. Osteopathic consideration in systemic dysfunction. Columbus, OH: Greyden Press; 1994. pp. 205–207.
78. Chikly B. Silent waves: theory and practice of lymph drainage therapy with applications for lymphedema chronic pain and inflammation. IHH Publishing; 2001.
79. Lewit K. Manipulative therapy in rehabilitation of the motor system. London: Butterworths; 1985. pp. 35–38.
80. Kuchera M, Kuchera W. Osteopathic consideration in systemic dysfunction. Columbus, OH: Greyden Press; 1994. pp. 209–217.

81. Owens C. Chapman's reflexes. Chapman's Reflex Foundation Clinics; 1942.
82. DiGiovanna E. An encyclopedia of osteopathy. Indianapolis, IN: American Academy of Osteopathy; 2001. p. 24.
83. Kuchera ML. Lymphatics approach. In: Chila A, editor. Foundations of osteopathic medicine. 3rd ed. Philadelphia, PA: Lippincott Williams and Wilkins; 2011. pp. 792–793.,
84. Chauffour P, Prat E. Mechanical link: fundamental principles, theory and practice following an osteopathic approach. Berkeley, CA: North Atlantic Books; 2002. ch. 12.
85. Lewit K, Olanska S. Clinical importance of active scars: abnormal scars as a cause of myofascial pain. J Manipulative Physiol Ther. 2004; 27(6): 399–402.
86. Chauffour P, Prat E. Mechanical link: fundamental principles, theory and practice following an osteopathic approach. Berkeley, CA: North Atlantic Books; 2002. pp. 38–40.
87. Barral JP, Croibier A. Manual therapy for the peripheral nerves. Elsevier Health Sciences; 2007. pp. 119–120.
88. Dowling DJ. Inhibition and progressive inhibition of neuromuscouloskeletal structures. In: DiGiovanna EL, Schiowitz S Dowling DJ, editors. An osteopathic approach to diagnosis and treatment. 3rd ed. Philadelphia, PA: Lippincott Williams and Wilkins; 2005. ch. 23.
89. Frymann VM. The core-link and the three diaphragms. A unit for respiratory function. In: The collected papers of Viola M. Frymann DO. 2nd ed. Michigan: Edward Brothers; 2000. pp. 134–40.
90. Kimberly PE. The application of the respiratory principle to osteopathic manipulative procedures. J Am Ost Assoc. 2001: 101(7): 410–413. (Reprinted from J Am Osteopath Assoc. 1949; 48(7): 331–334.),
91. Liem T, McPartland JM, Skinner E. Cranial osteopathy: principles and practice. Edinburgh: Elsevier Churchill Livingstone; 2004. pp. 640–648.
92. DeStefano LA. Greenman's principles of manual medicine. 4th ed. Baltimore, MD: Williams and Wilkins; 2011. pp. 175–178.
93. Wieting JM, Andary MT, Holmes TG et al. Manipulation massage and traction. In: De Lisa JA, Gans BM, Walsh NE, editors. Physical medicine and rehabilitation: principles and practice. Lippincott Williams and Wilkins; 2005. Vol. 1, pp. 296–300.,
94. DeStefano LA. Greenman's principles of manual medicine. 4th ed. Baltimore, MD: Williams and Wilkins; 2011. p. 50.
95. Educational Council on Osteopathic Principles (ECOP). Glossary of osteopathic terminology usage guide. Chevy Chase, MD: American Association of Colleges of Osteopathic Medicine (AACOM); 2011. pp. 30–32.
96. DeStefano LA. Greenman's principles of manual medicine. 4th ed. Baltimore, MD: Williams and Wilkins; 2011. pp. 87–98.
97. Stone CA. Visceral and obstetric osteopathy. Edinburgh: Elsevier Churchill Livingstone; 2007. pp. 125–130.
98. Kuchera ML, Kuchera WA. Osteopathic principles in practice. Columbus, OH: Greyden Press; 1994. pp. 75–79.
99. Liem T, McPartland JM, Skinner E. Cranial osteopathy: principles and practice. Edinburgh: Elsevier Churchill Livingstone; 2004. pp. 465–467.
100. Comeaux Z. Harmonic healing: a guide to facilitated oscillatory release and other rhythmic myofascial techniques. Berkeley, CA: North Atlantic Books; 2008.
101. Liem T, McPartland JM, Skinner E. Cranial osteopathy: principles and practice. Edinburgh: Elsevier Churchill Livingstone; 2004. ch. 19.
102. Lederman E. Harmonic technique. Edinburgh: Elsevier Churchill Livingstone; 1990.
103. Littlejohn JM. The fundamentals of osteopathic technique. Maidstone, UK: Institute of Classical Osteopathy.
104. Wernham J. The 1956 yearbook. Maidstone, UK: Institute of Classical Osteopathy.
105. Barral JP, Croibier A. Manual therapy for the peripheral nerves. Edinburgh: Elsevier Churchill Livingstone; 2007. pp. 99–104.
106. Liem T, McPartland JM, Skinner E. Cranial osteopathy: principles and practice. Edinburgh: Elsevier Churchill Livingstone; 2004. pp. 151–155.
107. DeStefano LA. Greenman's principles of manual medicine. 4th ed. Baltimore, MD: Williams and Wilkins; 2011. p. 177.
108. Barral JP, Croibier A. Manual therapy for the cranial nerves. Edinburgh: Elsevier Churchill Livingstone; 2008. ch. 22.
109. Liem T, McPartland JM, Skinner E. Cranial osteopathy: principles and practice. Edinburgh: Elsevier Churchill Livingstone; 2004. pp. 54–59.
110. Chikly B. Brain tissue nuclei fluid and autonomic nervous system. Course script. Hamburg, Germany: OSD; 2010.
111. Zink JG, Fetchik WD, Lawson WB. The posterior axillary folds: a gateway for osteopathic treatment of the upper extremities. Osteopath Ann. 1981; 9(3): 81–88.
112. Kuchera ML. Lymphatics approach. In: Chila A, editor. Foundations of osteopathic medicine. 3rd ed. Philadelphia, PA: Lippincott Williams and Wilkins; 2011. pp. 804–805.
113. Tozzi P. Fascial unwinding. In: Chaitow L, editor. Fascial dysfunction: manual therapy approaches. Edinburgh: Handspring Publishing; 2014. ch. 10.
114. Jarricot H. Stimulothérapie tegumentaire. In: De Dannaiaud J, editor. Paris: Médicine Pratique; 1962.
115. Kuchera ML, Kuchera WA. Osteopathic principles in practice. Columbus, OH: Greyden Press; 1994. pp. 290–291.
116. Dickey J. Postoperative osteopathic manipulative management of median sternotomy patients. J Am Ost Assoc. 1989; 89(10): 1309–1322.

117. Wallace E, McPartland JM, Jones JM. Lymphatic system: lymphatic manipulative techniques. In: Ward RC, editor. Foundations of osteopathic medicine. 2nd ed. Philadelphia, PA: Lippincott Williams and Wilkins; 2002. pp. 1063–1068.
118. Ruddy TJ. Osteopathic rhythmic resistive duction therapy. Academy of Applied Osteopathy Yearbook 1961, pp. 58–68.
119. Stone CA. Visceral and obstetric osteopathy. Edinburgh: Elsevier Churchill Livingstone; 2007. Chps. 4 and 9.
120. Ettlinger H, Gintis B. Diagnosis and treatment. In: DiGiovanna EL, Schiowitz S, Dowling DJ, editors. An osteopathic approach to diagnosis and treatment. 3rd ed. Philadelphia, PA: Lippincott Williams and Wilkins; 2005. pp. 575–576.
121. DeStefano LA. Greenman's principles of manual medicine. 4th ed. Baltimore, MD: Williams and Wilkins; 2011. pp. 178–179.
122. Liem T, McPartland JM, Skinner E. Cranial osteopathy: principles and practice. Edinburgh: Elsevier Churchill Livingstone; 2004. pp. 117–119, 629–630.
123. Zink JG, Lawson WB. The role of pectoral traction in the treatment of lymphatic flow disturbances. Osteopath Annals. 1978; 6: 493–496.
124. Wallace E, McPartland JM, Jones JM. Lymphatic system: lymphatic manipulative techniques. In: Ward RC, editor. Foundations of osteopathic medicine. 2nd ed. Philadelphia, PA: Lippincott Williams and Wilkins; 2002. pp. 1068–1069.
125. Noll DR, Degenhardt BF, Johnson JC et al. Immediate effects of osteopathic manipulative treatment in elderly patients with chronic obstructive pulmonary disease. J Am Osteopath Assoc. 2008; 108(5): 251–259.
126. Sutherland WG. Teaching in the science of osteopathy. Fort Worth, TX: Cranial Teaching Foundation Inc.; 1990. pp. 135–136.
127. Stone CA. Visceral and obstetric osteopathy. Edinburgh: Elsevier Churchill Livingstone; 2007. ch. 8.
128. Barral JP, Croibier A. Visceral vascular manipulation. Edinburgh: Elsevier Churchill Livingstone; 2011.
129. Tozzi P. Balanced ligamentous tension technique. In: Chaitow L, editor. Fascial dysfunction: manual therapy approaches. Edinburgh: Handspring Publishing; 2014. ch. 11.
130. King HH, Lay EM. Osteopathy in the cranial field. In: Ward RC, editor. Foundations of osteopathic medicine. 2nd ed. Philadelphia, PA: Lippincott Williams and Wilkins; 2002. pp. 9–99.
131. Sutherland WG. Teaching in the science of osteopathy. Fort Worth TX: Cranial Teaching Foundation Inc.; 1990.
132. Chaitow L, Gilbert C, Bradley D. Recognizing and treating breathing disorders: a multidisciplinary approach. 2nd ed. Edinburgh: Elsevier Churchill Livingstone; 2014.
133. Chikly B, Quaghebeur J. Reassessing cerebrospinal fluid (CSF) hydrodynamics: a literature review presenting a novel hypothesis for CSF physiology. J Bodyw Mov Ther. 2013; 17(3): 344–354.
134. Kuchera ML. Lymphatics approach. In: Chila A, editor. Foundations of osteopathic medicine. 3rd ed. Philadelphia, PA: Lippincott Williams and Wilkins; 2011. p. 787.
135. Degenhardt BF, Kuchera ML. Update on osteopathic medical concepts and the lymphatic system. J Am Osteopath Assoc. 1996; 96: 97–100.
136. Salamon E, Zhu W, Stefano G. Nitric oxide as a possible mechanism for understanding the therapeutic effects of osteopathic manipulative medicine. Int J Mol Med. 2004; 14(3): 443–449.
137. Overberger R, Hoyt JA, Daghigh F et al. Comparing changes in serum nitric oxide levels and heart rate after osteopathic manipulative treatment (OMT) using the Dalrymple pedal pump to changes measured after active exercise. J Am Osteopath Assoc. 2009; 109(1): 41–42.
138. Tota B, Trimmer B, editors. Nitric oxide. Elsevier Health Sciences; 2011.,
139. Lederman E. Fundamentals of manual therapy: physiology, neurology and psychology. London: Elsevier Churchill Livingstone; 1997. pp. 39–55.
140. Lythgo N, Eser P, de Groot P et al. Whole-body vibration dosage alters leg blood flow. Altern Ther Health Med. 2009; 29(1): 53–59.
141. Kipp K. Johnson ST, Doeringer JR et al. Spinal reflex excitability and homosynaptic depression after of whole-body vibration. Muscle Nerve. 2011; 43(2): 259–262.
142. Coghill R, Talbot J, Evans AC et al. Distributed processing of pain and vibration by the human brain. J Neurosci. 1994; 14(7): 4095–4108.
143. Leduc A, Lievens P, Dewald J. The influence of multi-directional vibrations on wound healing and on the regeneration of blood and lymph vessels. Lymphology. 1981; 14(4): 179–185.
144. Zainuddin Z, Newton M, Sacco P et al. Effects of massage on delayed onset muscle soreness, swelling and recovery of muscle function. J Athl Train. 2005; 40(3): 174–180.
145. Lund I, Ge Y, Yu LC et al. Repeated massage-like stimulation induces long-term effects on nociception: contribution of oxytocinergic mechanisms. Eur J Neurosci. 2002; 16(2): 330–338.
146. Eliska O, Eliskova M. Are peripheral lymphatics damaged by high pressure manual massage? Lymphology. 1995; 28(1): 21–30.
147. Mesina J, Hampton D, Evans R et al. Transient basophilia following the application of lymphatic pump techniques: a pilot study. J Am Osteopath Assoc. 1998; 98(2): 91–94.
148. Measel JW. The effect of the lymphatic pump on the immune response: I. Preliminary studies on the

antibody response to pneumococcal polysaccharide assayed by bacterial agglutination and passive hemagglutination. J Am Osteopath Assoc. 1982; 82(1): 28–31.
149. Jackson KM, Steele TF, Dugan EP et al. Effect of lymphatic and splenic pump techniques on the antibody response to hepatitis B vaccine: a pilot study. J Am Osteopath Assoc. 1998; 98(3): 155–160.
150. Noll DR, Degenhardt BF, Stuart MK et al. The effect of osteopathic manipulative treatment on immune response to influenza vaccine in nursing home residents: a pilot study. Altern Ther Health Med. 2004; 10(4): 74–76.
151. Saggio G, Docimo S, Pilc J et al. Impact of osteopathic manipulative treatment on secretory immunoglobulin A levels in a stressed population. J Am Osteopath Assoc. 2011; 111(3): 143–147.
152. Breithaupe T, Harris K, Ellis J et al. Thoracic lymphatic pumping and the efficacy of influenza vaccination in healthy young and elderly populations. J Am Osteopath Assoc. 2001; 101(1): 21–25.
153. Dugan EP, Lemley WW, Roberts CA et al. Effect of lymphatic pump techniques on the immune response to influenza vaccine. J Am Osteopath Assoc. 2001; 101: 472.
154. Paul RT, Stomel RJ, Broniak FF et al. Interferon level in human subject throughout a 24-hour period following thoracic lymphatic pump manipulation. J Am Osteopath Assoc. 1986; 86(2): 92–95.
155. Knott EM, Tune JD, Stoll ST et al. Increased lymphatic flow in the thoracic duct during manipulative intervention. J Am Osteopath Assoc. 2005; 105(10): 447–456.
156. Hodge LM, King HH, Williams AG et al. Abdominal lymphatic pump treatment increases leukocyte count and flux in thoracic duct lymph. Lymphat Res Biol. 2007; 5(2): 127–133.
157. Hodge LM, Bearden MK, Schander A et al. Lymphatic pump treatment mobilizes leukocytes from the gut associated lymphoid tissue into lymph. Lymphat Res Biol. 2010; 8(2): 103–110.
158. Walkowski S, Singh M, Puertas J et al. Osteopathic manipulative therapy induces early plasma cytokine release and mobilization of a population of blood dendritic cells. PLoS One. 2014; 10(3): e90132.
159. Muthuchamy M, Gashev A, Boswell N. Molecular and functional analyses of the contractile apparatus in lymphatic muscle. FASEB J. 2003; 17(8): 920–922.
160. Olszewski WL. Contractility patterns of normal and pathologically changed human lymphatics. Ann N Y Acad Sci. 2002; 979: 52–63; discussion 76–79.
161. Cutler MJ, Holland BS, Stupski BA et al. Cranial manipulation can alter sleep latency and sympathetic nerve activity in humans: a pilot study. J Altern Complement Med. 2005; 11(1): 103–108.
162. Nelson KE, Sergueef N, Glonek T. The effect of an alternative medical procedure upon low-frequency oscillations in cutaneous blood flow velocity. J Manipulative Physiol Ther. 2006; 29(8): 626–636.
163. Akselrod S, Gordon D, Madwed JB et al. Hemodynamic regulation: investigation by spectral analysis. Am J Physiol. 1985; 249(4/2): H867–875.
164. Shi X, Rehrer S, Prajapati P et al. Effect of cranial osteopathic manipulative medicine on cerebral tissue oxygenation. J Am Osteopath Assoc. 2011; 111(12): 660–666.
165. Rivers WE, Treffer KD, Glaros AG et al. Short-term hematologic and hemodynamic effects of osteopathic lymphatic techniques: a pilot cross-over trial. J Am Osteopath Assoc. 2008; 108(11): 646–651.
166. Henley CE, Ivins D, Mills M et al. Osteopathic manipulative treatment and its relationship to autonomic nervous system activity as demonstrated by heart rate variability: a repeated measures study. Osteopathic Med Prim Care. 2008; 52: 7.
167. Huard Y. Influence of the venous sinus technique on cranial hemodynamics. In: King HH, editor. Proceedings of international research conference: osteopathy in pediatrics at the Osteopathic Center for Children in San Diego, CA, 2002. Indianapolis, IN: American Academy of Osteopathy; 2005. pp. 32–36.
168. Lombardini R, Marchesi S, Collebrusco L et al. The use of osteopathic treatment as adjuvant therapy in patients with peripheral arterial disease. Man Ther. 2009; 14(4): 439–443.
169. Cerritelli F, Carinci F, Pizzolorusso G et al. Osteopathic manipulation as a complementary treatment for the prevention of cardiac complications: 12-months follow-up of intima media and blood pressure on a cohort affected by hypertension. J Bodyw Mov Ther. 2011; 15(1): 68–74.
170. Spiegel AJ, Capobianco JD, Kruger A et al. Osteopathic manipulative medicine in the treatment of hypertension: an alternative conventional approach. Heart Disease. 2003; 5(4): 272–278.
171. Johnston WL, Kelso AF. Changes in presence of a segmental dysfunction pattern associated with hypertension: part 2. A long-term longitudinal study. J Am Osteopath Assoc. 1995; 95(5): 315–318.
172. Chen L, Zhan HS. A transcranial Doppler ultrasonography and X-ray study of cervical vertigo patients treated by manipulation in supine position. Zhong Xi Yi Jie He Xue Bao. 2003; 1(4): 262–264.
173. O-Yurvati AH, Carnes MS, Clearfield MB et al. Hemodynamic effects of osteopathic manipulative treatment immediately after coronary artery bypass graft surgery. J Am Osteopath Assoc. 2005; 105(10): 475–481.
174. Gwirtz PA, Dickey J, Vick D et al. Viscerosomatic interaction induced by myocardial ischemia in conscious dogs. J Appl Physiol. 2007; 103(2): 511–517.
175. Longmire DR. An electrophysiological approach to the evaluation of regional sympathetic dysfunction: a proposed classification. Pain Physician. 2006; 9(1): 69–82.

176. Sleszynski SL, Kelso AF. Comparison of thoracic manipulation with incentive spirometry in preventing postoperative atelectasis. J Am Osteopath Assoc. 1993; 93(8): 834–838, 843–845.
177. Pratt-Harrington D, Neptune-Ceran R. The effect of OMT in the post-abdominal surgery patient. Acad Appl Osteopath. 1995; 9: 9–13.
178. Janssens JP, Pache JC, Nicod LP. Physiological changes in respiratory function associated with ageing. Eur Respir J. 1999; 13(1): 197–205.
179. Noll DR, Shores JH, Bryman PN et al. Adjunctive osteopathic manipulative treatment in the elderly hospitalized with pneumonia: a pilot study. J Am Osteopath Assoc. 1999; 99(3): 143–146, 151–152.
180. Noll DR, Shores JH, Gamber RG et al. Benefits of osteopathic manipulative treatment for hospitalized elderly patients with pneumonia. J Am Osteopath Assoc. 2000; 100(12): 776–782.
181. Licciardone JC, Buchanan S, Hensel K et al. Osteopathic manipulative treatment of back pain and related symptoms during pregnancy: a randomized controlled trial. Am J Obstet Gynecol. 2010; 202(43): 1–8.
182. Noll DR, Degenhardt BF, Morley TF et al. Efficacy of osteopathic manipulation as an adjunctive treatment for hospitalized patients with pneumonia: a randomized controlled trial. Osteopath Med Prim Care. 2010; 19(4): 2.
183. Stiller KR, McEvoy RD. Chest physiotherapy for the medical patient – are current practices effective? Aust N Z J Med. 1990; 20(2): 183–188.
184. Guiney PA, Chou R, Vianna A et al. Effects of osteopathic manipulative treatment on pediatric patients with asthma: a randomized controlled trial. J Am Osteopath Assoc. 2005; 105(1): 7–12.
185. Bockenhauer SE, Julliard KN, Lo KS et al. Quantifiable effects of osteopathic manipulative techniques on patients with chronic asthma. J Am Osteopath Assoc. 2002; 102(7): 371–375.
186. Vandenplas Y, Denayer E, Vandenbossche T et al. Osteopathy may decrease obstructive apnea in infants: a pilot study. Osteopath Med Prim Care. 2008; 19(2): 8.
187. Mills MV, Henley CE, Barnes LL et al. The use of osteopathic manipulative treatment as adjuvant therapy in children with recurrent acute otitis media. Arch Pediatr Adolesc Med. 2003: 157(9): 861–866.
188. Steele KM, Carreiro JE, Viola JH et al. Effect of osteopathic manipulative treatment on middle ear effusion following acute otitis media in young children: a pilot study. J Am Osteopath Assoc. 2014; 114(6): 436–447.
189. Posadzki P, Lee MS, Ernst E. Osteopathic manipulative treatment for pediatric conditions: a systematic review. Pediatrics. 2013; 132(1): 140–152.
190. Vick DA, McKay C, Zengerle CR. The safety of manipulative treatment: review of the literature from 1925 to 1993. J Am Osteopath Assoc. 1996; 96(2): 113–115.
191. Kimberly PE. Formulating a prescription for osteopathic manipulative treatment. J Am Osteopath Assoc. 1980; 79: 506–513.
192. DeStefano LA. Greenman's principles of manual medicine. 4th ed. Baltimore, MD: Williams and Wilkins; 2011. p. 52.
193. Chikly B. Silent waves: theory and practice of lymph drainage therapy. An osteopathic lymphatic technique. 2nd ed. Scottsdale, AZ: IHH Publishing; 2004.
194. Kuchera ML. Lymphatics approach. In: Chila A, editor. Foundations of osteopathic medicine. 3rd ed. Philadelphia, PA: Lippincott Williams and Wilkins; 2011. pp. 798–806.
195. Johnson S, Kurtz M. Osteopathic manipulative treatment techniques preferred by contemporary osteopathic physicians. J Am Osteopath Assoc. 2003; 103(5): 219–224.

KAPITEL

7 Metabolisch-energetisches Modell

Christian Lunghi

ÜBERSICHT

Dieses Kapitel über das metabolisch-energetische Modell stellt den gesamten Entscheidungsfindungsprozess von der Diagnostik bis zur individualisierten Behandlung des Patienten vor. Und zwar in einer besonderen Form, um aus der Gegenüberstellung von Tradition und neuer Evidenz eine innovative Weiterentwicklung abzuleiten, die den Grundprinzipien treu bleibt. Das Modell wird in allen Varianten beschrieben, angefangen von der typischeren Form, die als biologisch-metabolisches Modell in Verbindung mit viszeraler Osteopathie auf Still, den „Old Doktor" zurückgeht, der z. B. bei Kindern mit Fieber und Dysenterie Manualtechniken anwandte [1], bis hin zu moderneren Formen mit größerer wissenschaftlicher Evidenz und Verbindung zum Bio-Elektromagnetismus.

Aus konventioneller Sicht erfordert die Behandlung einer Krankheit die Beseitigung des Pathogens. Auch in der Osteopathie wird nach der Krankheits- oder Störungsursache gesucht, um sie lokal oder mit einer spezifischen Therapie behandeln zu können. Das hier präsentierte Modell legt zudem als alternative Strategie eine Anhebung des basalen Energieniveaus nahe, nachdem die Übereinstimmung innerhalb und zwischen den Körpersystemen untersucht wurde. Denn wenn sie sich durch einen Resonanzzustand ihrer elektromagnetischen Felder unisono in Einklang befinden, wären sie resistent für eine lokale pathogene Energieproduktion [2]. Mit dem metabolisch-energetischen Ansatz sollen die Selbstregulierungskräfte des Patienten gefördert bzw. Versorgungssysteme, Stoffwechsel, Austausch und Energiespeicherung verbessert werden, die sich anatomisch-funktionell über Verbindungen der Körperorgane und Drüsen als Zielstrukturen der autonomen Innervation, Nährstoffzufuhr und Drainage beeinflussen lassen. Wir gehen auch auf Fragen im weiteren Behandlungsverlauf ein, wie etwa Empfehlungen zur Lebensstiländerung und zu mehr körperlicher Aktivität sowie Ernährungsberatung.

7.1 Einleitung

Beim metabolisch-energetischen Modell liegt der Fokus auf einem energetischen Gleichgewicht von Stoffwechsel- und Immunlage. Deshalb richtet sich die Aufmerksamkeit des Therapeuten auf Energiezufuhr, Energieumsatz und -verbrauch des Patienten. Verschiedene Autoren, die sich mit diesem Modell befassten, haben es in ihren Artikeln oder Abhandlungen als metabolisch [3] oder als energetisch charakterisiert [4–9] und je nachdem, welche Facetten sie betonen wollen, mal die metabolischen und mal die bioenergetischen Aspekte in den Vordergrund gestellt.

In der Osteopathie ist diese Dichotomie jedoch in einem integrierten Modell aufgegangen [10], dessen Fokus auf der Beziehung zwischen metabolischen und immunologischen Faktoren sowie der Energieversorgung liegt, um die Anpassungsfähigkeit/-reaktionen des Patienten darüber zu beeinflussen. Zu den unspezifischen angeborenen adaptiven Mechanismen gehört die Entzündung, die als Abwehr- oder Schutzreaktion gegen physikalische, chemische oder biologische Noxen letztlich dazu dient, den zell- oder gewebeschädigenden Auslöser zu eliminieren und den Heilungsprozess einzuleiten. Dieser Reinigungsprozess zur Beseitigung von (fremden oder körpereigenen) Toxinen durch Abwehrzellen findet auf der Zell- und Organebene sowie in der extrazellulären Matrix statt.

Entzündliche Prozesse werden als Substrat für ein kardiometabolisches Risiko angesehen, das heute zu den führenden Todesursachen zählt [11]. Verschiedene Autoren fanden bei Patienten mit entzündlichen Veränderungen wie muskuloskelettalen Schmerzsyndromen (Rückenschmerzen) auch Anzeichen für latente metabolische Störungen, wie vermehrtes Fettgewebe und einen größeren Body-Mass-Index (BMI) [12]. Neuere Studienergebnisse belegen, dass übergewichtige Patienten mit metabolischem Syndrom oder Typ-2-Diabetes ein höheres Risiko für muskuloskelettale Schmerzen haben als Normalgewichtige. Zudem leiden Übergewichtige tendenziell häufiger an Kopfschmerzen, Fibromyalgie, Abdominal- und chronischen diffusen Schmerzen („chronic widespread pain", CWP) [13].

Obwohl mehrere Studien eine Verbindung zwischen Körpergewicht und Kreuzschmerzen aufzeigten [14–16], enthielten die Behandlungsrichtlinien für (untere) Rückenschmerzen bisher nie Empfehlungen zur Lebensweise oder Ernährung [17]. Trotz aller dokumentierten Zusammenhänge zwischen Adipositas, Diabetes und kardiovaskulären Erkrankungen wird „Fett" oft nur als Speicherform überschüssiger Kalorien gesehen, aber nicht als Folge einer Immun- oder endokrinen Reaktion von Organen auf die andauernde Überlastung durch eine chronische Entzündung [18–20]. Mehrere Studien zeigen, dass eine allostatische Belastung die Wahl der Nahrungsmittel beeinflusst und dass sich umgekehrt die Ernährung auf die Stimmung und entzündungsfördernde Stressreaktionen auswirken kann [21].

Eine unausgewogene, hochkalorische Ernährung kann zur Vermehrung des Fettgewebes führen [22]. Mit zunehmender Adipositas verändert sich aber die metabolische Aktivität des Fettgewebes grundlegend. Bei schlanken Menschen wirken Fettzellen (Adipozyten) antientzündlich, da sie Adiponektin und Interleukin-10 freisetzen, die Gesundheit und Reparaturprozesse im Körper unterstützen [23]. Während Adiponektin die Insulinempfindlichkeit und die mitochondriale Biosynthese in Skelettmuskeln fördert, hat Interleukin-10 analgetische, entzündungshemmende und immunmodulierende Eigenschaften [24]. Es wurde daher vorgeschlagen, mit entzündlichen Veränderungen verbundenes Übergewicht als „Adiposopathie" von einer Adipositas ohne Entzündung abzugrenzen [18–20]. Das heißt mit anderen Worten, vermehrtes Fettgewebe muss nicht unbedingt mit einer Zunahme der chronischen Entzündungsaktivität einhergehen. Dies könnte die z. T. widersprüchlichen Beziehungen zwischen BMI-Veränderungen und Rückenschmerzen erklären und lässt folgende Interpretation zu: Im Rahmen eines metabolischen Syndroms mit Adiposopathie kommt es zu chronischen Schmerzen, weil eine nichtabklingende Entzündung die pathophysiologische Nozizeption in geschädigten bzw. dysfunktionalen muskuloskelettalen Geweben fördert und ihre Heilung verhindert [25–27]. Tatsächlich liegt bei vielen scheinbar unzusammenhängenden chronischen Erkrankungen eine chronische Entzündung vor, z. B. bei Rückenschmerzen, Arthritis, Atherosklerose, Krebs, chronisch obstruktiver Lungenerkrankung (COPD), Asthma, entzündlichen Darmerkrankungen, Multipler Sklerose (MS), neurodegenerativen Erkrankungen, Psoriasis und rheumatoider Arthritis [28, 29].

Daher wird es für Manualtherapeuten, die tagtäglich Patienten mit entzündlichen Prozessen (z. B. Rückenschmerzen) behandeln [12], zunehmend wichtiger zu verstehen, um welche Art von Entzündung es sich handelt und ob sie mit dem Lebensstil bzw. der Ernährung zusammenhängt [30]. Doch entzündliche Erkrankungen manifestieren sich darüber hinaus mit Veränderungen in der Immunregulation lokaler und systemischer Entzündungsprozesse, in Stoffwechsel- und autonomen Abläufen sowie der Aktivierung mesenchymaler Stammzellen in der extrazellulären Matrix des Bindegewebes. Letztere gilt auch als Schnittstelle, an der elektromagnetische Signale in lebenden Organismen einen Resonanzeffekt – also eine Bioresonanz – erzeugen könnten [31, 32].

Ein akut entzündlicher Prozess beginnt mit einem Reiz, der die Freisetzung von Entzündungsmediatoren mit Umformung der extrazellulären Matrix (ECM) und einer lokalen Zunahme freier Ladungen stimuliert [31, 32]. Der Entzündungsprozess kann als systemische Wirkung auch chemische Botenstoffe aktivieren, die zu einem Anstieg von Akute-Phase-Proteinen im Serum sowie zu neuroendokrinen und hämatopoetischen Veränderungen führen. Wenn der Entzündungsreiz unterdrückt wird, folgt eine Phase mit Flüssigkeitsaustritt und Abtransport kataboler Zwischenprodukte; kann sich das Gewebe nicht regenerieren, beginnt es zu vernarben. In dieser Phase sind die Wasser- und Ionenkonzentrationen in der ECM und die lokale Leitfähigkeit erhöht. Wenn der Entzündungsreiz weiterbesteht, geht die akute in eine chronische Entzündung über.

Zu einer chronischen Entzündung kommt es beispielsweise, wenn sich Flüssigkeiten, infizierte

Plasmabestandteile und Plasmazellen im betroffenen Bereich ansammeln, die eine Gewebeschädigung und Reparaturversuche bewirken, d.h. die ECM umformen und umstrukturieren. Bei einer chronischen Entzündung werden fortlaufend Makrophagen angelockt, spezifische chemotaktische Faktoren, die sich durch mitotische Zellteilung vermehren, länger persistieren und infizierte Zellen immobilisieren. Auch eine erhöhte Leitfähigkeit war festzustellen, allerdings niedriger als in der Akutphase. Die Dauerpräsenz des Auslösers kann zu chronischen Entzündungskomplikationen führen, nämlich durch Aktivierung des limbischen Systems/der Hypothalamus-Hypophysen-Nebennieren-Achse zur Freisetzung von Glukokortikoiden und einer verminderten Ansprechbarkeit des HHN- bzw. limbischen Systems auf exogene Reize.

Das „zentrale Sensibilisierungsphänomen“ [33], das seit einigen Jahren als besondere Form von Entzündung bekannt ist, wird häufig auch als „stille Entzündung“ (silent inflammation) bezeichnet [34]. Diese hartnäckige endogene Entzündung ist für viele chronische Leiden wie Diabetes, Hypertonie oder ein erhöhtes kardiovaskuläres Risiko verantwortlich [11]. Solche „Zivilisationskrankheiten“ entspringen hauptsächlich einer ungesunden Lebensweise und Umweltverschmutzung und verursachen schließlich über ein hormonelles Ungleichgewicht eine systemische „stille Entzündung“ [35].

Sowohl unter physiologischen wie pathologischen Bedingungen unterliegt die ECM einer ständigen Umformung, da sie für die Verbreitung sämtlicher biochemischer Signale, die Proliferation, Differenzierung, Migration und Überleben der Zellen beeinflussen, eine wichtige Rolle spielt. Unter physiologischen Bedingungen erfolgt ihre „Remodellierung“ zweiphasig in einem zirkadianen Rhythmus: In der ersten Phase (Solzustand), in der die ECM wie gelöste Gelatine erscheint, werden Stoffwechselprodukte und Proteine zersetzt und beseitigt (Abbauphase), während sich die ECM in der zweiten Phase wieder gallertartig verdichtet (Gelzustand), um den Wiederaufbau von Matrix und Proteinen zu ermöglichen (Aufbauphase). Dieser zirkadiane Rhythmus kann jedoch entgleisen und zusammenbrechen, z.B. nach einem Trauma, bei Virus- oder bakteriellen Infektionen, Funktionsschwäche des Lymphsystems, exzessiver Toxinbildung durch falsche Ernährung, medikamentös bedingt oder in Stresssituationen [36].

Unter diesen Bedingungen aktiviert der Körper zusätzlich eine Entzündung, um den Abbau zu beschleunigen. Der Entzündungsprozess stimuliert eine Reihe von Mechanismen, die zur Umformung der ECM führen. Die Entzündungsreaktion auf eine Gewebeschädigung spielt vor allem bei der Beseitigung von Zelltrümmern (Detritus) und als Infektionsschutz eine Rolle. Treffen Auslöser/Schädigungsreiz, Verletzung und Heilungstendenz des geschädigten Gewebes sowie Immunantwort aufeinander, kommt es zu einer chronischen Entzündung. In diesem Zustand schaffen es die Abbau- und Umformungsprozesse in der ECM nicht mehr, die als Zwischenprodukte des Fettstoffwechsels im extrazellulären Raum anfallenden Mengen organischer Säuren zu bewältigen. Am Ende bricht der zweiphasige zirkadiane Rhythmus zusammen und die anatomisch-funktionelle Integrität geht allmählich verloren, da der Anteil der ECM (mit Zunahme der Kataboliten) prozentual zur Körperzellmasse ansteigt [36].

Abhängig vom Alter und Ernährungszustand nimmt die metabolisch aktive Körperzellmasse praktisch ab [36], was bei Menschen, die viel sitzen oder adipös sind, mit einer typischen Verringerung der Muskelmasse zusammenhängen kann. Die Zunahme von träger Masse in der ECM geht im Allgemeinen mit pathologischen Veränderungen und einer Aufweitung des Extrazellularraums einher. Obwohl dies viele Ursachen haben kann, spielt der Zusammenbruch des physiologischen Gleichgewichts zwischen Bildung und Elimination reaktiver Oxygen-Spezies (ROS, „Sauerstoffradikale“), für das normalerweise schützende Antioxidanzien-Systeme sorgen, eine entscheidende Rolle. Denn ROS können, indem sie auf direktem und indirektem Weg Matrixproteine zerstören oder deren Synthese verhindern, anormale Gewebereparatur- und Umformungsprozesse der ECM auslösen, durch die sich ihr Anteil im Verhältnis zur Körperzellmasse vergrößert.

Da weniger Synovialflüssigkeit („Gelenkschmiere“) in der Interzellularsubstanz gebildet wird, geht die Funktionsfähigkeit der Gelenke verloren, was häufig mit Versteifung und Gelenkknorpeldestruktion verbunden ist. Eine chronische

Gelenkentzündung manifestiert sich manchmal als Ankylose, deren häufigste Ursache eine rheumatoide Arthritis ist. Es kann auch zur Beeinträchtigung von Gefäßhüllen und Schleimhäuten der Atemwege, im Gastrointestinal- und Urogenitaltrakt kommen, die dann empfindlicher auf Umweltreize reagieren und stärker zu Allergien, Infektionen und Immunphänomenen neigen. Durch einen schlechteren Transport von Hormonen und Neurotransmittern und ihre schwächere Bindung an Zellrezeptoren werden schließlich subklinische hormonelle Veränderungen und ein metabolisches Syndrom begünstigt [36].

Für die Annahme, ein gestörtes Gleichgewicht zwischen der Aktivität von Metallproteinasen in der Matrix und ihren Inhibitoren könne zu Gefäßveränderungen und zur Pathogenese kardiovaskulärer Erkrankungen (wie Arteriosklerose und progredientes Herzversagen) beitragen, gibt es eine Menge belastbarer Beweise [37]. Darüber hinaus könnten sich in der extrazellulären Matrix schwache mechanische Reizsignale fortpflanzen und signifikante Zellreaktionen auslösen, wie Gel-/Solzustand-Übergänge und Aktin-Myosin-Kontraktionen. Diese mechanischen Signale könnten durch veränderte physiologische Aktivitäten (z.B. der Herzfrequenz) oder durch Schädigungsreize stimuliert werden, auf die Gewebe mit einer Umstrukturierung des Zytoskeletts und Umformung der extrazellulären Matrix reagieren. Solche viskoelastischen Veränderungen wirken sich auch auf die Funktion von Nozizeptoren aus, indem sie die Schmerzleitung beeinflussen [38].

Das setzt eine geringe chronische Entzündungsaktivität des Abwehrsystems voraus, die bei Dauerbeanspruchung jedoch zur Erschöpfung des Immunsystems führt. Bei einer „stillen Entzündung" *(silent inflammation)* wird die biochemische Kaskade daher allmählich durch chaotische Reaktionen ersetzt, die sich gegenseitig so stark behindern, dass die Gewebe bei besonders anfälligen Patienten manchmal nicht mehr die körpereigenen Zellen erkennen, sondern sie als „fremd" einstufen und entsprechend attackieren [39]. Befeuert wird dieser systemische Entzündungszustand durch proinflammatorische Zytokine wie IL-2, IL-6 und TNF-α [40, 41] und durch Entzündungsmarker wie C-reaktives Protein, Eicosanoide, Kortisol, Insulin und endogene Opioide [42, 43].

Wenn zusätzlich eine starke Belastung (Stress) oder Depression vorliegt, steigt das Risiko einer Infektion oder verzögerten Wundheilung. Auch proinflammatorische Zytokine werden vermehrt gebildet. Sie können selbst ohne Verletzung eine Entzündung verursachen und zu unangemessenen neuroendokrin-immunologischen Reaktionen führen [44–55]. Da es nicht mehr gelingt, die Entzündung einzudämmen oder zu beseitigen, kommt es zu einer Gewebeschädigung. Je länger der Entzündungsprozess anhält, desto stärker werden Organe, Blutgefäße und Gewebe geschädigt.

Mit der Zeit können sich aufgrund der kontinuierlich getriggerten Immunantwort sogar Autoimmunerkrankungen, Hauterkrankungen (atopische Dermatitis oder Psoriasis), chronische Schmerzsyndrome (rheumatoide Arthritis, Polymyalgie, Fibromyalgie), ein Chronic-Fatigue-Syndrom, allergisch-entzündliche Atemwegserkrankungen (allergische Rhinitis, Asthmaformen), Atherosklerose, Multiple Sklerose oder eine allergische Konjunktivitis entwickeln [39, 56–60]. So wird zunehmend klarer und verständlicher, dass sich organische Erkrankungen pathogenetisch auf eine blockierte Regulierungsfunktion der Grundsubstanz/ECM zurückführen lassen, die bei akuten Formen inaktiv-depolarisiert und erregbar bzw. bei chronischen Formen inaktiv-hyperpolarisiert und nichterregbar ist.

Beide Formen unterliegen elektromagnetischen Veränderungen, die unter Beteiligung des biophysiologischen Stromflusses auf den lokalen Läsionsstrom übertragen werden und mit einer Zunahme der Potenzialdifferenz und der Hautleitfähigkeit sowie mit biochemischen/-physikalischen Veränderungen verbunden sind. Der blockierte Zustand geht mit psychophysiologischen Symptomen einher, die sich klinisch vorwiegend mit Schmerzen manifestieren [61]. Die ECM übt für die (thermische, Druck- und Volumen-)Integrität der Zellen und für alle Organfunktionen im Rahmen der Homöostase eine Schutzfunktion aus. Wichtig für die Leistungsfähigkeit der ECM-Zelleinheit ist eine stabile Wassertemperatur innerhalb homöostatischer Werte, die vom Gleichgewicht zweier unterschiedlicher Phasen abhängen: mit einer flüssigen und einer nahezu kristallinen Wasserstruktur (Aggregatzustand).

Die Potenzialdifferenz zwischen verschiedenen ECM-Komponenten ermöglicht mit dem Energietransport und Informationsfluss zusammenhängende chemische Reaktionen. Kollagenfasern verhalten sich wie Halbleiter, d. h. wie Dioden, die jeweils entsprechend der Anordnung der Zellen und Fasern die Stromflussrichtung ändern können. Die afferenten Fasern leiten elektromagnetische Energie, die im neuralen Netzwerk der ECM entstanden ist, zu den Zellen, während efferente Fasern Energie aus den Zellen ins Gewebe leiten. Toxine werden in der Matrixstruktur abgelagert, die ein in ständiger Umwandlung befindliches Milieu darstellt, da hier (fast zeitgleich) Millionen chemischer Reaktionen ablaufen – mit Elektronentransfers, Polaritätsänderungen und freigesetzter Energie. Entlang den Transitrouten zwischen Kapillargefäßen und Zellen wirkt die ECM wie ein Molekularfilter und sorgt außerdem für die Energieableitung.

Für den Nährstofftransport zur ECM wird nicht nur physikalische Energie benötigt, sondern auch Potenzialdifferenzen unter dem Einfluss folgender drei Faktoren:

1. Elektrischer Widerstand der arteriellen und venösen Endothelzellen (150- bis 200-mal größer als im Plasma)
2. Elektrische Leitfähigkeit des Plasmas (Blutgefäße sind vergleichbar mit Stromkabeln)
3. Geschlossenes Kreissystem mit Übertritt von Substanzen durch das Endothel in die ECM [36].

Der Austauschrhythmus (vermehrter Blutfluss) ist mit der Relaxation des Endothels für eine Hyperpolarisation der Proteoglykane und Glykosaminoglykane in spezifischen (elektro-)negativen Ionen verbunden. Die Integrität der ECM steht in besonderer Beziehung zum Gefäßsystem, das Substanzen in den Extrazellularraum gelangen lässt. Dies setzt ein geschlossenes System voraus, in dem die Kapillaren funktionell als „Zulieferer" von Substanzen und Regler der Passage dominieren. Dies geschieht aber nicht aktiv, sondern passiv – durch einen elektrischen Antriebsmechanismus und unterstützt von einer durch anabole und katabole Prozesse induzierten elektrochemischen Polarisation [36]. Die Bioelektrizität der ECM wird durch das intrakapilläre Kreislaufsystem vermittelt [62]. In einem Läsionsbereich des Transitweges würde eine positive Ladung entstehen und die elektrischen Potenzialdifferenzen stabilisieren; wie eine biologische Batterie, die nur noch auf ihre Aktivierung wartet.

Zu einer „Aktivierung" der bioelektrischen Ladung kommt es, wenn sich die isolierenden Eigenschaften der Kapillarmembranen verändern. Sobald sich die Membranpermeabilität (Durchlässigkeit) für Ionen verringert, ist der intrinsische bioelektrische Fluss gezwungen, den Weg des geringeren Widerstands einzuschlagen, d. h. auf den Blutstrom auszuweichen. Mit dem stärkeren Blutfluss werden auch die bioelektrischen Energieströme zum dysfunktionalen Bereich umgeleitet. Ihr dysfunktionales elektrisches Potenzial kann zwischen exzessiven Anoden-/Pluspol- (z. B. bei akuter oder chronischer Entzündung) und exzessiven Kathoden-/Minuspolwerten (chronische Degeneration) rangieren, wenn abhängig vom Redoxsystem und oxidierenden bzw. reduzierenden Enzymen unter Sympathikus- oder Parasympathikus-Einfluss freigesetzte vasoaktive Substanzen auf die anatomischen und funktionellen Kapillarstrukturen einwirken. Im Läsionsbereich zeigen sich Potenzialschwankungen (Flux und Reflux), die vorwiegend durch Stärke und Polarität der Potenzialdifferenzen zwischen verletztem (positiv, geringe Sauerstoffsättigung) und umgebendem Gewebe (negativ, ausreichend oxygeniert) beeinflusst sind [62].

Durch die Potenzialdifferenzen verändern sich Stromfluss, freie Energie und Leitfähigkeit. Der sogenannte Läsionsstrom wird als spezifisches Signal erzeugt, das ein anderes Signal für den Wiederaufbau auslöst. Das Läsionssignal schwächt sich allmählich ab, je weiter die Rekonstruktion fortschreitet, und läuft schließlich aus, wenn der Aufbauprozess beendet ist. So bilden sich in der ECM pathologische und physiologische Gewebebereiche aus, deren Polarität zu einer Potenzialdifferenz und elektrochemischem Strom führt, der zwischen Stellen mit unterschiedlichem elektrischem Widerstand fließt, als wäre es wirklich eine „biologische Batterie".

Selbst die elektromagnetischen Felder befolgen das Prinzip „minimaler Energie": durch Wellenformen mit minimalem Energieverbrauch, minimaler Lokalreaktion und Verstärkung in größerer Entfernung. Dies schließt auch die Möglichkeit ein, über gezielte elektrische Reize ein Feedback auszulösen. Ein dynamisches nichtlineares Kontrollsystem sorgt über Feedback-Prozesse dafür, dass die ECM leicht zu ihrem Ausgangszustand (Rhythmus) zurückkehren kann. In ihrer Funktion als Molekularfilter ist sie mechanischen Belastungen ausgesetzt, die sie morphologisch deformieren können. Auf solche Belastungen reagiert die ECM wie ein viskoelastisches Puffer-/Stoßdämpfer-System, das Distorsionskräfte verteilt und abfedert.

Die Atome (Ionen) biologischer Gewebe bewegen sich entsprechend der Viskosität der Flüssigkeit (z. B. Wasser), in der sich die Substanzen innerhalb und außerhalb der Zellen befinden. In den Strömen biologischer Gewebe gibt es bewegliche positive und negative Ionen; die negativen Ionen tragen Elektronen durch die Flüssigkeit. Wenn ein Strom- oder Magnetfeld auf sie einwirkt, werden als elektrische Antriebskräfte Potenzialdifferenzen erzeugt, die einen elektrischen Strom induzieren. Teilchen mit überschüssigen Elektronen wandern zu positiven Ladungen in ihrer Nähe oder zur Oberfläche stark geladener Muskel- und Nervengewebe. Freie Elektronenpartikel wandern ins Innere, wo Elektronen frei verfügbar sind. Organische Bestandteile wie Hämoglobin, DNA, RNA oder auch Kollagen haben Halbleiter-Eigenschaften [63, 64].

Komplementäre Ansätze mit polarisierten Mikroströmen, Akupunktur und Osteopathie erzielen ihre Wirkung bei Immun- und metabolischen Störungen über elektrochemische Reaktionen, die Toxine im Gewebe zerstören können [65]. Da verschiedene hormonelle und metabolische Faktoren auch die Gewebesteifheit von Faszien beeinflussen können, spielen sie vermutlich bei der Entstehung und Unterhaltung von somatischen Dysfunktionen (SD) und Faszienkompensationsmustern (FCS) eine Rolle. Durch die osteopathische Behandlung von Faszien in Verbindung mit Organen, Drüsen- und anderen Körpersystemen lassen sich energetische und metabolische Abläufe in integrierter Form modulieren, indem die arteriell-venös-lymphatische Flüssigkeitsdynamik, autonome Nerven und endokrin-immunologische Reaktionen beeinflusst werden.

7.2 Historischer Hintergrund

Therapeuten nutzen das metabolisch-energetische Modell, um die Wirksamkeit von Anpassungsreaktionen zu verbessern, die durch positive und negative Feedback-Systeme kontrolliert werden und von denen Körperorgane und Drüsen in unterschiedlicher Form (Energiezufuhr, Stoffwechsel, Austausch und Energieerhaltung) betroffen sind. Historisch wurde die metabolische Aktivität, z. B. eines Organs, in der Osteopathie schon immer mit Veränderungen des Ruhe-Muskel- oder Faszientonus in bestimmten Referenzbereichen (insbesondere Myotom, Dermatom und Sklerotom) in Verbindung gebracht. Laut Korrs „Gamma-Loop"-Hypothese wird der als somatische Dysfunktion (SD) bezeichnete Zustand durch Hyperaktivität des Sympathikus unterhalten [66, 67].

Aus Studien, die von Johansson und Sojka [68] und später von Knutson und Owens [69, 70] durchgeführt wurden, wissen wir auch, dass diese Gewebespannung durch Metaboliten (Stoffwechselprodukte) verstärkt wird und mit der Zeit zu einer Fazilitierung des Hinterwurzelganglions führen kann. Wie neuere Untersuchungen gezeigt haben, können Faszien durch ihre sensorischen und kontraktilen Eigenschaften die passive Steifheit, Elastizität, Dehnbarkeit, Ruhespannung und den Tonus von Muskeln beeinflussen. Oberflächliche Läsionen, Kontraktionen oder Gewebebelastungen können sich über Faszien auf epigenetische Reaktionen und somit auf innere Organe auswirken. Faszien könnten daher ein Grund sein, weshalb sich Funktionsstörungen innerhalb der Organwände manifestieren. Nach neueren Forschungsergebnissen kann sich eine „fibrokontraktile Erkrankung" entwickeln, wenn sich eine Fibrose von einer oberflächlichen Läsion ins Organinnere ausbreitet [71, 72].

Epigenetische Veränderungen sind möglicherweise auch für die Differenzierung von Myofibroblasten und eine ECM-Anhäufung bei chronisch entzündlichen und fibrotischen Störungen verantwortlich [73, 74]. Da das Fasziennetz von den Kapseln bis ins Innere der Organe reicht und sie durchzieht, kann es sowohl Ausgangspunkt für somatische und metabolische viszerale Störungen als auch Zielstruktur der Behandlung sein. Nach einer neueren Studie von Finando und Finando [75] scheinen Faszien die Akupunkturwirkung bei Organleiden zu vermitteln. Auf körperliche Belastung oder ein Trauma reagieren Faszien mit der Neusynthese von Fasern, die den Verletzungsbereich stützen und an angrenzende Gewebe, Organe und Muskeln „pappen" [76]. Selbst bei ausgeheilten Läsionen kann die Verdickung und Verklebung der Faszienschichten weiterbestehen und bei der Palpation tief im Gewebe als verhärtete Stellen oder Stränge spürbar sein [77].

Die tastbaren Verfestigungen entsprechen einer somatischen Dysfunktion, Triggerpunkten oder den von Travell und Simons [78] beschriebenen „straffen Bändern" bzw. den von Selye [79] als Lokalform des Adaptationssyndroms beschriebenen „entzündlichen Taschen" (➤ Kap. 2). Lokale Restspannungen und Adhäsionen im Fasziennetz können zu kompensatorischen Spannungen führen, die sich im gesamten Muskel-Skelett-System ausdehnen und auch weiter auseinanderliegende Strukturen beeinträchtigen. So entstehen eingeschränkte Bewegungsmuster, die den Körper noch anfälliger für Läsionen machen. Diese erworbenen Muster sind wichtig für das Verständnis von Störungen oder somatischen und viszeralen Dysfunktionen. Damit lassen sich zwar die Langzeitwirkungen von osteopathischen und komplementären Behandlungstechniken (z. B. Akupunktur) begründen, allerdings nicht erklären, wie es zu der unmittelbaren Verbesserung der Gewebetextur kommt, von der verschiedene Studien berichten [65].

McMakin und Oschman vermuten die Energiebasis für solche raschen Reflexe an bestimmten Stellen des Fasziennetzes [65]. Sämtliche Aktivitäten, die sich in metabolischen Abläufen zeigen und bei denen das neuroendokrin-immunologische System und alle Organfunktionen zum Zwecke der Selbstregulierung mit dem Muskel-Skelett-Faszien-System interagieren und kommunizieren, wären somit ein Prozess der Energieproduktion. Auch zur Informationsvermittlung würde dieses Energiefeld genutzt [80]. Wie verschiedene endogene und exogene Energieformen/-quellen lebende Systeme und deren Umgebung beeinflussen und verändern, ist ein bevorzugter Untersuchungsgegenstand der Biophysik, der in der Biomedizin wenig Beachtung findet. In der traditionellen und komplementären Medizin ist die Frage der Bioenergie jedoch in zahlreichen Studien diskutiert worden [81–83]. Darüber hinaus fördert das National Center for Complementary and Alternative Medicine ausgewählte Studien zur Wirksamkeit [84].

Bioenergetische Konzepte gehören eigentlich von Anfang an zur osteopathischen Terminologie und Praxis, da Andrew Taylor Still die Praktiken der „Bonesetter" und der Magnetheiler in die Grundlagen unseres Berufs einführte [85]. In seinen Schriften finden sich noch Konzepte der Theosophischen Gesellschaft aus der damaligen Zeit wieder: So wird z. B. das Biogen [86] als Substanz im Protoplasma beschrieben, auf das sich nach Ansicht des „alten Doktors" wegen des Übungs- und Selbstregulierungspotenzials belebter Materie die Behandlung richten sollte [87, 88]. Still beharrte auch darauf, dass elektrische und elektromagnetische Kräfte für die Gesundheit von Bedeutung seien [87].

Für Littlejohn waren Schwingungen (Vibrationen) der Ausdruck von Geist und Materie oder der Lebenskraft und in allen lebendigen Geweben oszillierende Rhythmen vorhanden. Er vermutete eine Korrelation der verschiedenen Schwingungs- oder Resonanzebenen mit physiologischen Funktionen und Störungen bzw. mit Gesundheit und Krankheit. Aus seiner Sicht zielt eine osteopathische Behandlung unter anderem auf eine bessere Balance der Schwingungen im Körper [89]. Hulett postulierte 1903, gute Gesundheit sei von einer erfolgreichen Energiekoordination abhängig, während in einem schlecht koordinierten Zustand belebter Materie Krankheit entstehe; auf dieser Grundlage beruht sein osteopathisches Energiemodell [90]. Sutherland, der die OCMM *(osteopathic cranial manipulative medicine)* entwickelte, versuchte die inhärente rhythmische Bewegung in Geweben mit dem „Primär-respiratorischen Mechanismus" (PRM) oder „Potenz" zu erklären [91]. Magoun bezog sich eher auf die energetische Kraft dieses Rhythmus, indem er auf die hydrodynamischen Mechanismen und das positive oder negative elektrische Potenzial biologischer Flüssigkeiten verwies und den Fokus auf elektrobiologische Aspekte und ihre Beziehung zur Umgebung richtete, die eine ständige Umwandlung (Transmutation) um den menschlichen Körper herum bewirken [92]. Diese Konzepte wurden in zahlreichen osteopathischen Ansätzen erprobt, wie etwa der Polaritätstherapie von Randolph Stone oder der Vibroperkussion von Robert Fulford [93]. Rollin Becker setzte die Forschung im kranial-osteopathischen Bereich fort; um mit der Biodynamik und Biokinetik intrinsischer Energiefelder verbundene bioenergetische Aspekte zu vertiefen, beobachtete er ihre unterschiedlichen Ausdrucksformen bei gesunden und kranken Menschen [94–98]. Dass seine Ideen von Kollegen nicht besonders geschätzt und kaum verstanden wurden, realisierte er allerdings nicht [99].

Auf der Grundlage von Wellenform-Diagrammen und Gewebeschwingungsinterferenz-Modellen entwickelte Davidson Ende der 1980er Jahre die neurofasziale Release-Technik, die für muskuloskelettale und viszerale Funktionsstörungen mit emotionaler Komponente geeignet ist [100]. Die rationale Begründung ist ähnlich wie bei der Behandlung der von Upledger und MacDonald beschriebenen „emotionalen Zysten" [101, 102]. In den 1990er Jahren diskutierte Holland die kolloidale Gewebebeschaffenheit und deren Übergänge vom Gel- zum Solzustand, d. h. die viskoelastischen und viskoplastischen Veränderungen bei der Anpassung fraktaler Gewebe unter energetischer oder physikalischer Belastung [103, 104]. In den späten 1990er Jahren beschrieb O'Connell den bioelektrischen (Faszien-)Aktivierungs- und Release-Ansatz mit holografischer Palpation und Aktivierungsenergie, mit dem die Homöostase gefördert und das elektrische Potenzial von Faszien sowie die Kontinuität mit Kompensationsmustern und der Umgebung wiederhergestellt werden soll – alles Konzepte, die sich noch heute in der Beschreibung myofaszialer Release-Techniken wiederfinden [105, 106]. Anfang 2000 beschrieb Comeaux einen als Facilitated Oscillatory Release definierten Ansatz, um durch mechanische Fazilitierung kohärenter Schwingungen in Geweben eine Normalisierung der Funktion zu erreichen. Kennzeichnend für diesen Ansatz ist die Zusammenführung von Grundlagen der von Fulford beschriebenen Techniken mit myofaszialen Release- und Muskelenergietechniken [107]. McConnell erinnerte die Kollegen 1939 daran, der Ausgangspunkt für die osteopathische Pathogenese seien im Wesentlichen gut begründete pathologische Phasen biophysikalischer Konzepte [108]; zu jener Zeit erfuhr die Osteopathie ihre Gültigkeit und Vollendung als Wissenschaft auf der Basis von Grundlagen, die nun in allen Bereichen der Medizin auf zunehmendes Interesse stoßen [109].

Mit der Zeit wurden auf neuroanatomischer Grundlage Ansätze für die metabolisch-energetischen Komponenten entwickelt. Für Patienten mit entzündlichen viszeralen Erkrankungen, z. B. einem Reizdarmsyndrom [110], sind folgende Bezugspunkte von Untersuchungs- und Behandlungsmethoden beschrieben:

- Thorakolumbalbereich (T4–L2), im Hinblick auf die sympathische Innervation
- Schädelbasis, Subokzipitalbereich und obere HWS, um die Gewebespannung rund um den N. vagus zu verringern, der durch das Foramen jugulare verläuft; im mittleren HWS-Bereich (C3, C4, C5) liegt die Betonung auf dem N. phrenicus, der das thorakale Diaphragma innerviert
- Becken und Sakroiliakalgelenke, im Hinblick auf die Nn. splanchnici pelvici (S2–S4), die das Colon descendens und Colon sigmoideum innervieren
- Weichteile/-gewebe in Nähe der Ganglia coeliaca (Ganglion mesentericum superius, Ganglion mesentericum inferius), um autonome Sympathikusreaktionen auszulösen
- Viszerale und endokrine dysfunktionale Bereiche, die sich auf die Hypothalamus-Hypophysen-Nebennieren-Achse und das autonome Nervensystem auswirken, etwa auf die Freisetzung von Neurotransmittern und Hormonen (z. B. CRF = Corticotropin-Releasing-Faktor), die bei verschiedenen Regulierungsfunktionen eine modulierende Rolle spielen können
- Parasympathische Innervation, mit Fokus auf dem N. vagus, der den Dünndarm und den Dickdarm bis zur linken (splenischen) Kolonflexur innerviert
- Chapman-Reflexpunkte, um den Lymphfluss in Organen und endokrinen Drüsen zu verbessern

Andere Behandlungsansätze für Dysfunktionen sind hingegen auf ursächliche Prozesse im Bindegewebe [111] bezogen und richten sich auf periglanduläre/viszerale Faszienanteile, um unter Anwendung von myofaszialen, integrierten neuromuskuloskelettalen, Faszien- und faszioligamentären Release-Techniken metabolische Effekte zu erzielen:

- Beseitigung metabolischer Abbauprodukte bei entzündlichen Atemwegsstörungen, die z. B. die Haut angreifen [111]
- Verbesserung der Gesamtenergie von Patienten, z. B. nach posttraumatischen Zuständen [111].

7.3 Zielsetzung, Indikationen und Kontraindikationen

Mit der Zielsetzung, die durch positive und negative Feedback-Systeme beeinflussten, adaptiven homöostatisch-allostatischen Reaktionen sowie die Abstimmung zwischen Energieaustausch und Energieerhaltung bei verschiedenen metabolischen Prozessen und die Organfunktionen zu verbessern, beziehen sich Osteopathen oft auf Lebenskraft- oder Energiefluss-Konzepte bzw. die bioelektrophysikalische Gewebe- und energetische Kommunikation des Körpers mit der Umgebung [8]. Wenn die Entscheidungsfindung zugunsten des metabolisch-energetischen Ansatzes ausfällt, konzentriert sich die osteopathische Untersuchung und Behandlung auf:

1. FCS als Indikatoren für das Gleichgewicht von neuralen, endokrinen, metabolischen Aktivitäten, auf die Interaktion mit homöostatisch-allostatischen Systemen, einschließlich Bindegewebe-Aufbau, Flüssigkeitsdynamik und zugehörigem elektromagnetischen Feld, um Hinweise auf den Gesamt-Energieverbrauch des Körpers zu erhalten, der unter Toxizität, Verdauungs-/Resorptionsschwierigkeiten, Infektionen, chronischer Erschöpfung (Fatigue), schlechter Gewebeheilung usw. leiden kann.
2. globale Techniken zur DyFIR-Behandlung; diese haben starken Einfluss auf die Immunlage. Ergänzt durch eine individuelle Beratung zur Ernährung und körperlichen Betätigung bieten sie sich als spezifisches Werkzeug gegen Beschwerdebilder des Patienten an.
3. SD-Bereiche, in denen sich übermäßige oder mangelnde metabolisch-energetische Zustände manifestieren oder beeinflussen lassen, die z. B. Organe oder Funktionen überlasten und muskuloskelettale Störungen unterhalten oder verschlimmern können.
   Zu den beliebtesten Behandlungsinstrumenten gehören in solchen Fällen spezifische Lymph- und Viszeraltechniken.

Wenn medizinische Anamnese, körperliche Untersuchung und osteopathische Beurteilung auf eine metabolische Störung hindeuten, sollte sich der Therapeut bevorzugt für dieses Modell entscheiden. Indiziert ist es im Allgemeinen bei allen Schmerzzuständen und Bewegungsfunktionsstörungen, die mit metabolischen Störungen einhergehen, z. B. Fibromyalgie [112], systemische Erkrankungen, metabolisches Syndrom, Diabetes und -komplikationen [113], bei Reizdarmsyndrom [114], Magenschmerzen, gastroösophagealem Reflux [115], Darmträgheit [116], Gallenwegserkrankungen [117], Hypertonie [118] und bei weiblichen hormonellen Schmerzzuständen wie einer Endometriose mit kolorektaler Beteiligung [119]. Aus eigener klinischer Erfahrung und theoretischer Überzeugung (➤ Kap. 7.6) hält der Autor die Anwendung in weiteren Fällen für sinnvoll: etwa bei Patienten, die zu häufigen Erschöpfungszuständen (Chronic-Fatigue-Syndrom), Schlafrhythmusstörungen, Schwitzen, Über- oder Unterfunktion des Immunsystems, mangelhafter Gewebereparatur und zu Appetitstörungen mit unverhältnismäßig starker Gewichtsabnahme/-zunahme (bezogen auf die Energiezufuhr) neigen.

Zuerst müssen wir für die osteopathische Intervention bei einer bestimmten Störung eine Nutzen-Risiko-Abwägung vornehmen. Bei diesem Modell ist es wichtig, die Symptomatik anhand der medizinischen Vorgeschichte, des klinischen Bilds sowie Art und Muster der Schmerzen zu untersuchen und auf typische Anzeichen einer systemischen Erkrankung zu achten. In dem Fall ist durch eine gründliche Untersuchung zu klären, ob tatsächlich ein systemisches Krankheitsbild vorliegt. Denn Hautveränderungen und Gelenkschmerzen können z. B. typische Anzeichen einer systemischen Erkrankung wie Morbus Crohn, einer Psoriasisarthritis oder Nebenwirkungen einer medikamentösen Therapie sein. Haut- und Nagelveränderungen, Hitze-/Kälteunverträglichkeit sowie rasche Ermüdbarkeit bzw. Erschöpfung des Patienten bei Aktivitäten können Begleitsymptome endokriner Störungen sein. Veränderungen der

Ausscheidungsfrequenz, des Harnstrahls oder der Harnfarbe deuten auf eine Harnwegsbeteiligung hin.

Professionalität heißt auch, die Grenzen des eigenen Wissens und Könnens zu erkennen und Patienten in dem Fall zu einem Arzt zu überweisen. Metabolische Störungen, die dringend einer medizinischen Abklärung bedürfen, sind:

- Angina pectoris mit Schmerzen, die länger als 20 Minuten anhalten, oder die mit Übelkeit, Erbrechen und profusem Schwitzen einhergeht
- Stuhl-/Harninkontinenz und/oder Reithosenanästhesie bei Cauda-equina-Läsionen bzw. mit Harninkontinenz verbundene HWS-Schmerzen
- Anaphylaktischer Schock
- Ventilationsstörungen oder CO_2-Retention
- Diabetiker, der/die verwirrt oder lethargisch wirkt
- Druck-/Loslass-Schmerz (Tenderness) am McBurney-Punkt
- Akute Verschlechterung einer Claudicatio intermittens (Thromboembolie-Verdacht)
- Bei Belastung zunehmende Brust-, Rücken- oder Bauchschmerzen, die mit einem pochenden Gefühl in Rückenlage und einer tastbaren abdominalen Schwellung verdächtig auf ein Aneurysma sind [120]

Eine ärztliche Konsultation empfiehlt sich auch bei:

- Diarrhö, Obstipation, Fieber, Abdominalschmerzen, Appetitmangel, Gewichtsverlust, Übelkeit, Hautläsionen, Arthritis, Gelenkschmerzen, Hüftschmerzen (Iliopsoas-Abszess), Uveitis und anderen Augenentzündungen, die Anzeichen einer Colitis ulcerosa oder eines Morbus Crohn sein können
- Anorektale Blutung, Hämorrhoiden, Abdominalschmerzen, in die Beine ausstrahlende Becken- oder Lumbosakralschmerzen, veränderter Stuhlgang als Verdachtszeichen für Darmkrebs (kolorektales Karzinom)
- Obstipation, die in Diarrhö mit Schleimauflagerung übergeht, Übelkeit, Erbrechen, Blähbauch, Gewichtsverlust, Erschöpfung und Kurzatmigkeit als Anzeichen eines fortgeschrittenen Reizdarmsyndroms [121, 122].

Nur mit Vorsicht anzuwenden oder kontraindiziert ist eine osteopathische Behandlung bei:

- chronischem Herzversagen oder unbehandeltem Lungenödem,
- Infektmyokarditis,
- intermittierenden Synkopen,
- starker Dyspnoe, extremer Ermüdung/Erschöpfung,
- nicht tastbaren Pulsen,
- Patienten mit Diabetes; hier sollten die Glukosespiegel richtig eingestellt werden (Sicherheitsbereich 70–110 mg/dl; Vorsicht bei Werten <100 oder >250 mg/dl),
- unerklärlich hohe oder schlecht tolerierbare Herz-/Blutdruckwerte:
  - Ruhe-Herzfrequenz >120 oder 130 Schläge/min
  - systolischer Druck in Ruhe >180–200 mmHg
  - diastolischer Druck >105–110 mmHg [120].

7.4 Untersuchungsprinzipien und -methoden

Bei seiner Gesamtbeurteilung versucht der Therapeut herauszufinden, welche Prozesse die lokale oder allgemeine Homöostase beeinträchtigt und zum erhöhten Energieverbrauch des Körpers geführt haben [9] und ob sie möglicherweise mit einem Erschöpfungszustand, einer Infektion, Toxizität oder eingeschränkten Gewebeheilung zusammenhängen, die Gründe für die Konsultation sein könnten. Der erste Schritt ist die Evaluation des klinischen Musters. Von herausragender Bedeutung ist die Therapiesicherheit; wenn daher Warnzeichen oder Red Flags vorliegen, sollten Patienten – wie oben erwähnt – zu ihrem Hausarzt überwiesen werden [121, 122]. Das Auswahlverfahrenr für das jeweilige Modell (➤ Kap. 9) hilft Anzeichen einer metabolisch-energetischen Überlastung der körperlichen Anpassungsfähigkeit zu erkennen und die Art, Dosierung und Dauer der Behandlung zu bestimmen (Kasten 7.1).

Kasten 7.1: Auswahlverfahren für das metabolisch-energetische Modell

In Kenntnis der konstitutionellen Biotypologie (➤ Kap. 8) kann sich der Osteopath einer Kommunikationsform bedienen, die am besten geeignet ist, eine empathische Therapeut-Patienten-Beziehung aufzubauen, und die eine strukturierte medizinische Anamnese-Erhebung sowie klinische und osteopathische Untersuchung erlaubt. Das Ziel ist, jede Überlastung der adaptiven Fähigkeiten des Patienten festzustellen, das passende Modell zu wählen und zu entscheiden, welche aktivierenden Kräfte sich für die Behandlung nutzen lassen.

Wegweisende Kriterien für die Auswahl des metabolisch-energetischen Modells sind:

- Störungen: Erschöpfung, Infektionen, Toxizität, schlechte Gewebeheilung, Schlafstörungen, Schilddrüsenfunktionsstörungen usw.
- Überlastete Struktur: Betroffen sind meist der abdominopelvine Anteil der viszeralen Faszie [1], die extrazelluläre Matrix angrenzender Bereiche, innere Organe und Gewebe in der Umgebung neuroendokriner Hormondrüsen.
- Überlastete Funktion: Sie zeigt sich in Bezug auf Energiehaushalt, metabolische Immunregulation, Entzündungswerte/-stärke und in Bezug auf Verdauung, Nährstoffresorption, Ausscheidung von Endprodukten sowie Reproduktions-(Fortpflanzungs-)Fähigkeit.

Die Faszienkomponenten werden nach dem metabolisch-energetischen Modell im abdominopelvinen Abschnitt der viszeralen Faszie getestet (➤ Kap. 1). Zum Auffinden dysfunktionaler Bereiche dienen osteopathische Tests auf eine somatische Dysfunktion (➤ Kap. 2), während die Adaptationsfähigkeit (kompensiertes/dekompensiertes Muster) mit FCS-Tests untersucht wird (➤ Kap. 3).

Aus der Gesamtbeurteilung der durch Beobachtung (Konstitutionstyp), Anamnese und klinische Untersuchung gewonnenen Befunde in Verbindung mit dem FCS-Muster sowie Testergebnissen zur Beweglichkeit und Steifheit der dysfunktionalen Bereiche, die spezifische Stoffwechsel- und Energiefunktionen haben, lässt sich erkennen, innerhalb welcher Grenzen die Störungen aufrechterhalten werden. Daraus kann man ableiten, worauf der Fokus der Behandlung liegen sollte:

- Als minimalistischer Ansatz richtet sie sich auf den zuvor als dominant und klinisch relevant für den Patienten eingestuften Bereich.
- Als maximalistischer Ansatz fördert sie die aktivierenden Kräfte, die typisch für das metabolisch-energetische Modell sind.

7.4.1 Globale Tests

Die osteopathische Untersuchung [123] zur Beurteilung des Gesundheitszustands schließt umfassende (globale) Tests auf Faszienkompensationsmuster (FCS-Test) und einen DyFIR-Test der Flüssigkeitsdynamik und unwillkürlicher Rhythmen mit ein (➤ Kap. 1 und ➤ Kap. 3). Immunologische Einflüsse, andere Stressfaktoren oder pathogene Erreger können den Faszienaufbau spiralförmig verändern und die Schnittstellen bzw. Zwischenstreifen von Faszienbändern so modifizieren, dass eine Faszienspannung aufrechterhalten wird, die ihrerseits mit Veränderungen der Interstitialflüssigkeit, des Blutflusses und physiologischer Organfunktionen einhergeht. Das heißt, die subjektiven Beschwerden, die den Patienten in die Praxis geführt haben, werden in einen ursächlichen Zusammenhang zu Störungen der neuralen, autonomen und endokrinen Kontrollkreise gestellt, die durch metabolische Störungen unterhalten und im Bindegewebe-Netzwerk gespeichert werden können. In den Übergangsbereichen sind Wirbelsäulengelenke mit den quer stehenden Diaphragmen und längs orientierten röhrenförmigen Kompartimenten (der axialen, viszeralen, meningealen Faszie) verbunden, und bei hoher metabolischer, emotionaler oder neuroendokriner Stressbelastung können sich in den Faszienbereichen fibrotische Adhäsionen ausbilden.

Aufgrund dieser Überlegungen werden anamnestische Angaben und klinische Befunde in die osteopathische Beurteilung integriert. Bei Anwendung des metabolisch-energetischen Modells wird der Therapeut bevorzugt das spezifische Faszienkompartiment untersuchen, d. h. einen viszeralen Faszientest durchführen (➤ Kap. 1). Metabolische Veränderungen und dadurch bedingte mechanische Belastungen können in diesem Übergangsbereich eine der Funktionen unterminieren, die den Energieverbrauch der modulierenden Einheit steuern und für die Körperausrichtung entlang der zentralen Schwerkraftlinie sorgen. Die viszerale Faszie stammt embryologisch von der Splanchnopleura ab, die von der Schädelbasis bis zur Beckenhöhle reicht, die Pleura-, Perikard- und Peritonealhöhle umgibt und als metabolische Funktionseinheit des Körpers gilt (➤ Kap. 1).

Ein dekompensiertes FCS ist richtungsweisend für einen maximalistischen Ansatz. Weist der globale Test z. B. auf ein dekompensiertes FCS hin, wird der Therapeut mit einem lokalen Test zunächst die betreffende Region und danach den spezifischen Bereich überprüfen.

7.4.2 Regionale Tests

Mit einem Stufentest (➤ Kap. 1) können die Regionen/Bereiche identifiziert werden, in denen höchstwahrscheinlich zentrale Schaltstellen (Dreh- und Angelpunkte) vorliegen, die sich mit spezifischen Tests untersuchen lassen. Diese Stellen befinden sich meist in einer von zwei Übergangsbereichen begrenzten Körperhöhle. So können z. B. im Bereich zwischen Zwerchfell und Beckendiaphragma infolge veränderter intrakavitärer Druckverhältnisse metabolische Störungen und Hinweise auf eine somatische Dysfunktion vorliegen. Dabei gilt es auch zu berücksichtigen, dass das Bindegewebe-Fasernetz in der Bauchhöhle an der Ernährung (Trophik) der Organe und der Strukturierung ihres Parenchyms (als Stützgewebe) beteiligt ist. Herz, Lunge und Abdominalorgane haben Membranhüllen, die während der Embryonalentwicklung entstanden sind. Daraus ergeben sich unterschiedlich dichte „Organ-Konglomerate" in Gewebemembranen, die enger mit der Wirbelsäule verbunden sind als untereinander und die vor allem durch Bewegungen des thorakalen Diaphragmas, in geringerem Umfang auch durch andere Körperbewegungen sowie durch äußere Einflüsse (Schwerkraft) mobilisiert werden [124].

Beim Palpieren (Listening) der Abdominalquadranten ist zu bedenken, dass Faserverlauf und -dichte in der viszeralen Faszie äußerst variabel sein können [125] (➤ Abb. 7.1). Vermutlich lassen sich z. B. bei der Untersuchung eines Quadranten auf Spannungen noch längere Myofaszienketten feststellen, die sich in Längsrichtung (kraniozervikal-pelvin) oder quer-diagonal in weiter entfernte Bereiche (wie Arme und Beine) fortsetzen. Diese

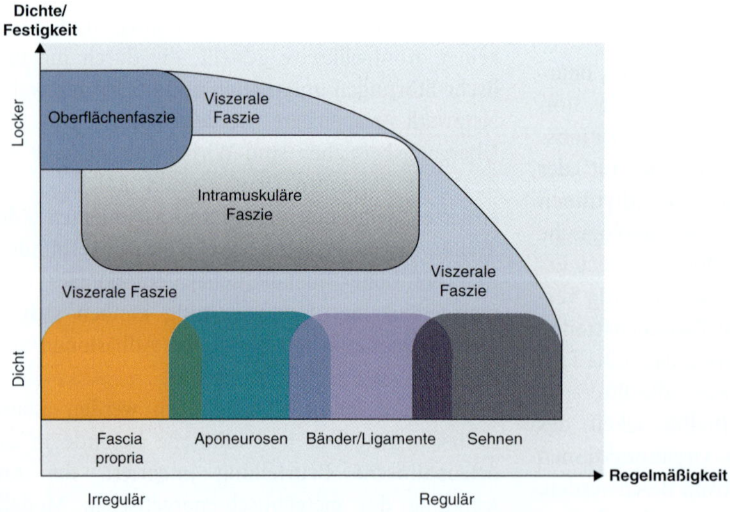

Abb. 7.1 Unterschiedliche Faserdichte und -verlaufsrichtung in Faszien. Fasziengewebe unterscheiden sich in Bezug auf Dichte und Ausrichtung seiner Kollagenfasern. Während sie in der oberflächlichen Faszie weniger dicht/fest und unregelmäßig angeordnet sind, zeigen die festeren Fasern in Sehnen oder Bändern (Ligamenten) meist eine einheitliche Ausrichtung. Fasern in viszeralen Faszien weisen eine äußerst variable Verlaufsrichtung und Dichte/Festigkeit auf. Modifiziert nach: Schleip R, Müller DG. Training principles for fascial connective tissues: scientific foundation and suggested practical applications. J Bodyw Mov Ther. 2013; 17(1): 103–115.

dysfunktionalen „Gleise“ stimmen nicht unbedingt mit den physiologischen Kräfte-/Spannungsverteilungswegen im Muskel-Skelett-System überein, die andere Autoren als myofasziale Ketten definieren [126], sondern stellen fließende Linien real existierender und durch physiologische Einflüsse nicht veränderbarer Kräfte/Spannungen in einem klar umschriebenen Kreislauf des Bindegewebe-Netzwerks dar. Wenn sich in Geweben, die einer unphysiologischen metabolischen Belastung ausgesetzt sind, mechanische Kräfte entwickeln und die Dehnspannungs-Verhältnisse (Tensegrity) verändern, wird sich über diese Linien in einem bestimmten Bereich/Segment oder manchmal sogar im ganzen Körper ein neues Bewegungsmuster ausbilden. Anhand dieser Linien kann der Therapeut bei der Durchführung regionaler Tests, z. B. bei einem Faszien-Anziehungs-/Listening-Test (➤ Kap. 1), normalerweise eine Konvergenz von Kräften wahrnehmen, deren Amplitude und Bewegungsrichtung auf Bereiche mit größerer Gewebedichte verweisen und somit eine somatische Dysfunktion anzeigen.

7.4.3 Lokale Tests

Wenn Patienten wegen chronisch entzündlicher Zustände, z. B. einem Reizdarmsyndrom, zur Behandlung kommen und kein Hinderungsgrund (Red Flags) vorliegt, wird in der Literatur [110] empfohlen, bei der osteopathischen Untersuchung besonders auf die Spinalsegmente T4–L2 mit den zugehörigen sympathischen Innervationsgebieten und Bauchganglien (Ganglia coeliaca: Ganglion mesentericum superius, Ganglion mesentericum inferius) zu achten. Hinsichtlich des parasympathischen Systems (z. B. N. vagus) sollten Schädelbasis, oberer HWS-Bereich und Halsmuskulatur untersucht werden, besonders um das Foramen jugulare herum. Empfohlen wird auch ein „Scannen“ des mittleren HWS-Bereichs in Bezug auf den N. phrenicus und des Sakralbereichs (Nn. splanchnici) sowie eine Untersuchung der entsprechenden Chapman-Reflexpunkte [110, 127]. So wichtig die Vorschläge in der Literatur auch sind, sollten sich nach Ansicht des Autors trotzdem in Bereichen mit auffälligen regionalen Testbefunden spezifische Tests anschließen.

Mit spezifischen Tests lassen sich Bewegungs-/Restriktions- und TART-Parameter beurteilen (➤ Kap. 2). Bei Anwendung des metabolisch-energetischen Modells liegt die Betonung auf Viszeraltechniken mit Palpation des Abdomens: So kann der Osteopath in jedem einzelnen Quadranten Plastizität und Elastizität der Organfaszien prüfen und die Kontinuität einer Verfestigung in der Außenhülle und im Organgewebe untersuchen. Bei der Diagnostik der Abdominalorgane ist davon auszugehen, dass normal bewegliches Gewebe eine weiche Konsistenz hat und nach leichter Kompression elastisch zurückfedert (Rebound), während überlastete Faszien die Energie nicht zurückgeben, weil ihre steife Gewebetextur dies verhindert. Zur Objektivierung einer Steifheit/Verhärtung im Vergleich zur Umgebung wird lokal jeweils der gleiche intermittierende Druck (Kompression und Loslassen) ausgeübt wie zuvor im betroffenen Bereich.

Danach erfolgt eine Abklärung der spezifischen viszeralen Ebene, die Autoren wie Barral (der systematisch die Mobilität jedes Innenorgans erfasste) [128], Finet und Williame (viszerale Faszien) [129], Kuchera (viszeral-zirkulatorische Techniken) [130] und Chapman (neurolymphatische Reflexverbindungen) beschrieben haben [127, 131].

7.4.4 Wechselseitige Abhängigkeit von Struktur und Funktion

Wie oben erwähnt, werden mit globalen Tests zunächst Informationen zur allgemeinen Anpassungsfähigkeit des Patienten gesammelt. Wenn dabei ein dekompensiertes FCS zu beobachten ist, können lokale Tests Adaptationsbereiche aufdecken, in denen sich eine Verschlechterung der Gewebemechanik (z. B. der rechten Fossa iliaca) oder eine klinisch relevante SD des Colon ascendens palpieren lässt. Nach Durchführung eines Struktur-/Funktions-Inhibitionstests entscheidet sich der Osteopath für einen maximalistischen oder minimalistischen Ansatz, indem er FCS und SD zueinander in Beziehung setzt oder die allgemeine Art der Anpassung zu einem Bereich, der durch eine umgebungsbedingte metabolische Überlastung seine Resilienz verloren hat. Daraufhin werden verschiedene Vektoren im dysfunktionalen Bereich angewendet, d. h. manuell ein paar Sekunden lang die Gewebebarrieren eingestellt (direkte/indirekte Techniken).

Eine Stimulation (in unserem Beispiel) des Colon ascendens könnte das dekompensierte FCS hemmen und in einem unmittelbar danach durchgeführten Gewebepräferenz- oder DyFIR-Test die Gewebereaktion normalisieren. Dies spricht für eine Strukturdominanz gegenüber der Funktion und würde einen minimalistischen Ansatz mit Fokus auf der SD nahelegen.

Umgekehrt kann es aber auch sein, dass die Anwendung direkter/indirekter Vektoren im dysfunktionalen Bereich nicht zur Inhibition des dekompensierten FCS führt und die Reaktion im unmittelbar danach durchgeführten Gewebepräferenz- oder DyFIR-Test unverändert bleibt. Dies spricht für eine Funktionsdominanz gegenüber der Struktur und würde eine Behandlung mit maximalistischem Ansatz oder adaptogenen Techniken nahelegen.

Neben dem Inhibitionstest kann auch die wechselseitige Abhängigkeit zwischen Struktur und Funktion untersucht und das Ergebnis im viszeralen Faszientest [132] (➤ Kap. 1) mit der klinisch relevanten SD verglichen werden.

7.5 Behandlungsprinzipien und -methoden

7.5.1 Maximalistischer Ansatz (Beispiel)

Immer wenn sich bei der osteopathischen Untersuchung eine Funktionsdominanz gegenüber der Struktur zeigt, erfolgt die Behandlung mit einem maximalistischen Ansatz. Für die Auswahl der adaptogenen Techniken greift der Autor auf eigene klinische Erfahrungen zurück, die übereinstimmend mit Anmerkungen von Littlejohn und Wernham [133, 134] einen als GMOT (General Metabolic Osteopathic Treatment) definierbaren Ansatz ermöglichen. Die beiden Pioniere der britischen Osteopathie haben mit der GOT (General Osteopathic Treatment) ein komplettes Behandlungsschema entwickelt, um Strukturen durch die Stimulierung physiologischer Funktionen zu normalisieren. Unter Beachtung des individuellen Rhythmus des Patienten lassen sich mit artikulatorischen Techniken strukturelle Veränderungen (manifeste Spannung, Steifheit, Schwellung oder Toxizität) auffinden und auflösen. Auch eine gleichmäßige Verteilung von Flüssigkeiten und inhärenten Kräften im Körper wird gefördert, was die Koordination und Abstimmung der Selbstregulierungsmechanismen verbessert, die mit zunehmender Gelenkintegrität stabiler und harmonischer werden – eine Voraussetzung, um danach auch lokale Adaptationen in Form einer SD verändern und normalisieren zu können.

Hier werden muskuloskelettale Strukturen mit einbezogen, um durch eine korrigierende artikulatorische Kraft spezifisch Innervation und Blutverteilung zu beeinflussen [135]. Die Verfasser dieses Werks wissen aus eigener klinischer Erfahrung, dass sich die Stärke einer rhythmisch-harmonisch oszillierenden Aktivierung erfolgreich zur Behandlung viszeraler Weichteile im Hals-, Brust- und Beckenbereich nutzen lässt, insbesondere bei Patienten mit Schmerzzuständen und metabolischen Veränderungen. Zyklische, rhythmisch-harmonische Bewegungssequenzen (Oszillationen) wie bei einem Pendel oder einer Sprungfeder gibt es in der Natur und beim Menschen. Ein Beispiel für solche harmonisch oszillierenden Körperbewegungen ist das Mitschwingen der Arme beim Gehen, eine dreidimensionale Bewegungsabfolge um alle drei räumlichen Achsen. Kennzeichnend ist eine zyklische Energietransformation: In verschiedenen Bewegungsphasen wandelt sich kinetische Energie in potenzielle Energie um – und umgekehrt. Das heißt, Schwingungssysteme können Energie speichern und wieder freisetzen. Ohne „Power" und mechanische Dämpfung bliebe die Schwingungsfrequenz eines solchen Systems konstant.

In biologischen Systemen ist die Pufferwirkung von der Gewebe- und Flüssigkeitselastizität abhängig [136]. GMOT-Anwendungen erfolgen in Rückenlage des Patienten, während der Therapeut sich mit beiden Händen (von vorn und hinten) auf die autonome Innervation konzentriert (➤ Abb. 7.2). Um den Parasympathikus zu beeinflussen, könnte z. B.

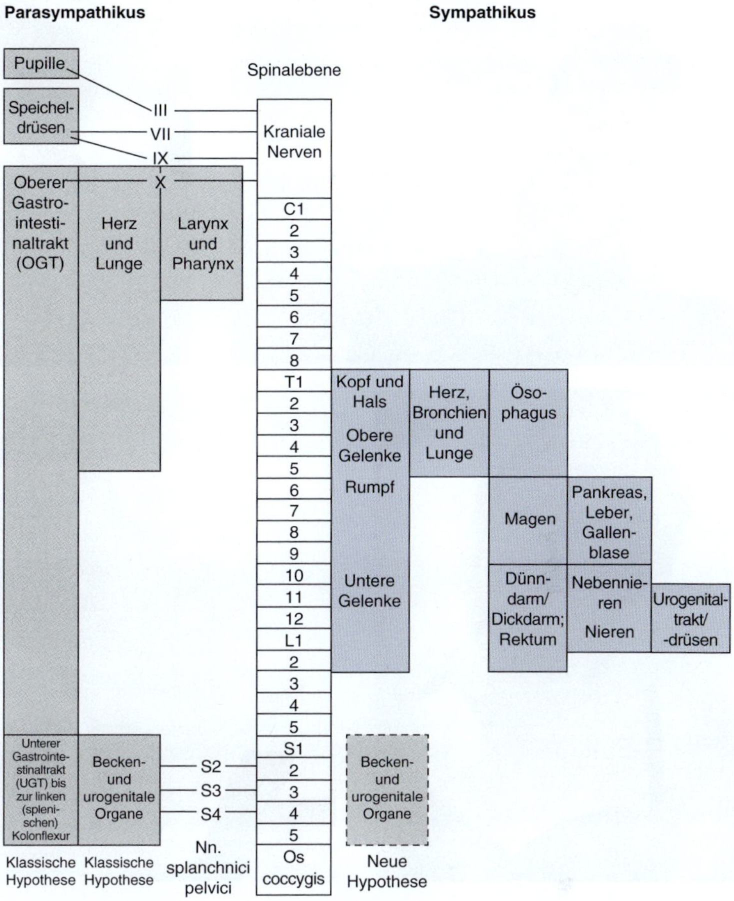

Abb. 7.2 Autonomes Nervensystem; links sind die parasympathisch und rechts die sympathisch versorgten Strukturen gezeigt.
Modifiziert nach: Parsons J, Marcer N. Osteopathy: models for diagnosis, treatment and practice. Edinburgh: Elsevier Churchill Livingstone; 2006. p. xv.

eine Hand als Widerlager hinten im Sakrokokzygealbereich liegen und die andere Hand mit C-förmigem Kontakt von Daumen und Zeigefinger direkt oberhalb der Symphysis pubica auf die urogenitalen Beckenorgane oder in der linken Fossa iliaca auf den Bereich der linken Kolonflexur gerichtet sein (➤ Abb. 7.3a). Mit dieser Hand induziert der Therapeut eine Schwingung im Gewebe. Eine andere Methode zur Beeinflussung des Parasympathikus besteht darin, eine Hand hinten in den oberen Nackenbereich zu legen, während die vordere Hand zwischen Hals-, Brust- und Abdominalbereich wechselt (➤ Abb. 7.3b). Danach hält der Therapeut mit der hinteren Hand Kontakt zum paravertebralen Gewebe (in Höhe von T1–L3), während er mit der vorderen Hand rhythmisch oszillierenden Druck ausübt – vom Hals- (oberer, mittlerer und unterer Plexus cervicalis) zum Bauch- und Beckenbereich (Plexus coeliacus, Plexus mesentericus) hinunter – und mit der hämodynamischen Stimulation autonomer sympathischer Zielorgane die Behandlung abschließt (➤ Abb. 7.3c).

Der Therapeut konzentriert sich nun auf die endogenen Rhythmen im Körper des Patienten, die hauptsächlich vom Nervensystem und plastisch-dynamischen Gewebeeigenschaften „angetrieben“ werden und auch als tonischer Vibrationsreflex bekannt sind [137]. Jede Veränderung, Beschleunigung oder Verlangsamung der intrinsischen Oszillationen kann auf eine Dysfunktion hinweisen. Die Behandlung besteht darin, Stationen des autonomen Nervensystems mit beidhändigem Kontakt (von vorn und hinten) aufzusuchen, um mit harmonisierenden Techniken den Rhythmus zu beschleunigen, wenn er zu langsam ist,

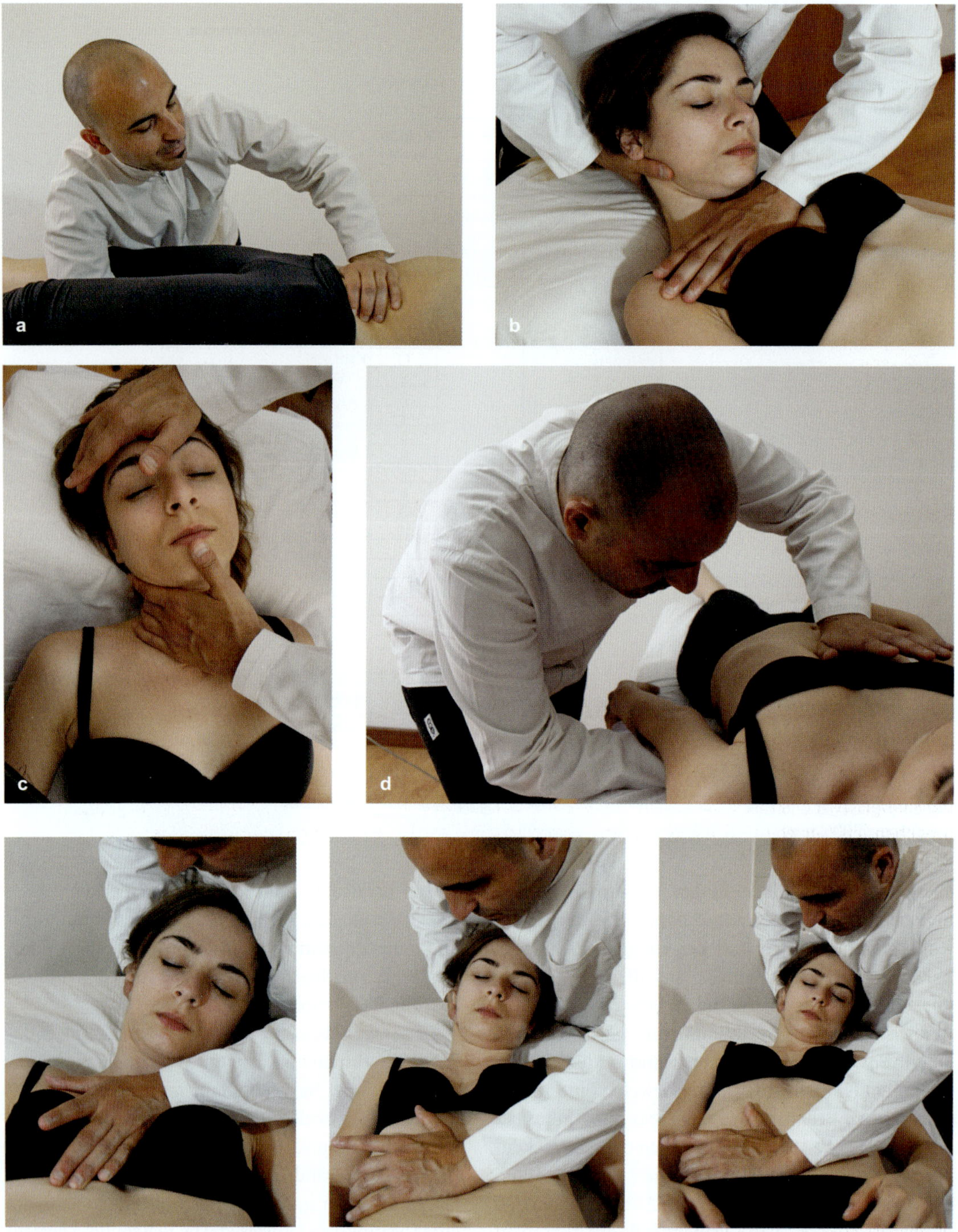
a
b
c
d

Abb. 7.3 Behandlungssequenz beim General Metabolic Osteopathic Treatment (GMOT). Die Patientin befindet sich in Rückenlage. Der Therapeut sitzt seitlich und fokussiert sich mit einer beidhändigen Technik (vorn und hinten) auf die autonome Innervation, hier z. B. auf die parasympathische.
Während eine Hand den Sakrokokzygealbereich hält, ist die andere Hand mit C-förmigem Kontakt von Daumen und Zeigefinger direkt oberhalb der Symphysis pubica auf die urogenitalen Beckenorgane gerichtet (a). Oder der Therapeut hält Okziput und obere HWS mit einer Hand und wandert mit der anderen Hand zwischen Hals-, Brust- und Bauchbereich hin und her (b). Zur Beeinflussung des sympathischen Nervensystems wird rhythmischer Druck im Halsbereich ausgeübt (c). Dann bewegt der Therapeut die hintere Hand zum paravertebralen Gewebe in Höhe der Segmente T1–L3 und gibt mit der anderen Hand von vorn rhythmisch oszillierende Thrusts (stoßweiser Druck) auf den Thorakoabdominal-Beckenbereich, mit Betonung auf den Ganglia mesenterica und coeliaca (d).
Die präganglionären Neurone im Sakrumbereich gehören wie die Beckenganglien, die vor allem Enddarm-, Blasen- und Genitalfunktionen kontrollieren, zum parasympathischen System. Espinoza-Medina et al. (2016) haben kürzlich bei Mäusen 15 phänotypische und ontogenetische Unterscheidungsmerkmale zwischen prä- und postganglionären Neuronen des kranialen parasympathischen und des thorakolumbalen sympathischen Versorgungsgebiets entdeckt. Doch sakrale und thorakolumbale Efferenzen waren in keinem Punkt unterscheidbar. Somit erhält das parasympathische Nervensystem seinen Input (Afferenzen) ausschließlich über kraniale Nerven, das sympathische Nervensystem dagegen über Spinalnerven (Thorakal- bis einschließlich Sakralnerven). Diese vereinfacht dargestellte Zweiteilung bietet ein neues Verständnismodell für die Neurophysiologie des Beckens und die Entwicklung (Evolution) des autonomen Nervensystems. Auch wenn sich an der praktischen Durchführung nichts ändert, sind zum Einordnen dieser Information in den oben beschriebenen GMOT-Ansatz einige Erklärungen nötig. Routinemäßig dient die Behandlung bei einer generalisierten viszeralen Überlastung zur Verbesserung der Balance autonomer Efferenzen im Gewebe. Durch oszillierende Manualtechniken ergeben sich unter Beachtung der neuen Erkenntnisse folgende Einflussmöglichkeiten:

- Sympathikus: beidhändige Behandlung der Weichteile im Bereich der Ganglia coeliaca und mesenterica (vordere Hand) und der entsprechenden Wirbel (hintere Hand: zuerst T5–T9, dann T10–T12 und schließlich L1, L2 und Sakrum)
- Parasympathikus: beidhändige Behandlung von Efferenzen (hintere Hand bleibt auf der Austrittsstelle des N. vagus im oberen Nacken liegen, während die vordere Hand im Nervenverlauf zwischen Zervikal-Thorakal-Abdominalbereich hin und her wechselt)

Literatur: Espinosa-Medina I, Saha O, Boismoreau F et al. The sacral autonomic outflow is sympathetic. Science. 2016; 354(6314): 893–897.

oder zu verlangsamen, wenn er zu schnell ist. Gewebespannungen werden mit direkten Techniken behandelt, damit sich Schwingungsrhythmus und Stresszustand der betroffenen Bereiche an die physiologischen Verhältnisse/Schwingungen im umgebenden Gewebe und im gesamten Körper angleichen. Um einen einheitlichen Resonanzzustand aller Weichgewebe in der Körperhöhle zu erreichen, induziert der Therapeut eine Bewegung, bei der bestimmte Parameter zu beachten sind.

Die Frequenz der induzierten Bewegung sollte der physiologischen spontanen (Bewegungs-)Frequenz in diesem Segment möglichst nahekommen. Um eine konstante Schwingung zu erreichen, muss die vom Therapeuten zugeführte Energie mindestens den Energieverlust durch (stoß)dämpfende Gewebeeigenschaften ausgleichen. Wenn sich bei der Ausführung von Gelenktechniken in Bezug auf die Hals-Brust-Bauch-Becken-Regionen ein Bereich mit oszillatorischer Verlangsamung zeigt, versucht der Therapeut mit einem Kraftvektor, der die physiologische Bewegungsrichtung in diesem Segment beachtet, die Schwingungsresonanz wiederherzustellen [137]. Diese Weichteil- und gelenkmobilisierende Technik bewirkt sowohl eine Auffrischung metabolischer Funktionen, was eine Integration veränderter Strukturen im gesamten Körper ermöglicht, als auch eine Besserung bei Angstzuständen mit begleitenden Körperwahrnehmungsstörungen [138].

Neben den Empfehlungen des Autors stehen Osteopathen für einen maximalistischen Ansatz, etwa zur Normalisierung einer Fasziendekompensation, verschiedene globale Techniken zur Verfügung, wie Techniken zur Balancierung der Übergangsbereiche und zugehörigen Diaphragmen, die imstande sind, Druck und Spannungen in der Brust- und Bauchhöhle zur verringern. Ebenso geeignet sind klassische kranialosteopathische Ansätze und die an anderer Stelle beschriebenen spezifischen DyFIR-Techniken (➤ Kap. 3).

7.5.2 Minimalistischer Ansatz (Beispiel)

Zeigt sich bei der osteopathischen Untersuchung eine Strukturdominanz gegenüber der Funktion, die sich bei metabolischer Belastung oft durch eine oder mehrere klinisch relevante Störungen in Form einer veränderten Viskosität des viszeralen oder endokrinen (Hormondrüsen-)Fasziengewebes manifestiert, wird der Therapeut einen minimalistischen Ansatz wählen. Ein Beispiel wäre in diesem Kontext ein viszeralosteopathischer Ansatz: In der Literatur sind verschiedene Methoden/Techniken beschrieben, etwa um in direktem Kontakt zu einem Organ dessen Mobilität zu beeinflussen oder die inhärente Motilität zu normalisieren. Neuere Tierstudien und Versuchsreihen mit Ultraschalluntersuchungen bei Menschen lassen jedoch vermuten, dass

- Faszien bei metabolischer Belastung des Organs, das sie umhüllen, teilweise ihre normale Resilienz verlieren und selber metabolische Funktionen beeinflussen [139],
- Adhäsionen im peritonealen Bindegewebe zu tasten und durch mobilisierende Viszeraltechniken verhindert oder behandelt werden können [139];
- Techniken zur Wiederherstellung der normalen Beweglichkeit von Oberflächenfaszie und gesunden Organen auch restriktive Spannungen zwischen viszeralen und diaphragmalen Verbindungen lösen und daher funktionsverbessernd und (muskel-)schmerzlindernd wirken können [140]

7

Die viszerale Normalisierung mit dem vorgeschlagenen Modell richtet sich auf Faszienhüllen und Referenzbereiche der Organe in den vier Körperhöhlen (Hals bis Becken), um alle restriktiven Spannungen, z. B. eines Abdominalorgans, zu lösen und zur Aufrechterhaltung der Homöostase dessen Plastizität und Elastizität wiederherzustellen (➤ Abb. 7.4). Mit Viszeraltechniken kann die Homöostase in der unmittelbaren Faszienumgebung (Einfluss auf das Organ) und innerhalb des Kreislauf-, Lymph- und neurovegetativen Systems, die in Wechselbeziehung zum viszeralen System stehen, wiederhergestellt werden. Manchmal lassen sich mit einer Technik, die auf einen ganzen Quadranten fokussiert ist, mehrere Organbereiche gleichzeitig behandeln, z. B. Fossa iliaca, Leistengegend, Hypochondrium, Epi-, Meso-, Hypogastrium. Mesenterien und viszerale Bänder sind nicht nur als einzelne Bestandteile des Gastroinestinaltrakts zu sehen, sondern darüber hinaus als Einheiten, die sich wechselseitig beeinflussen.

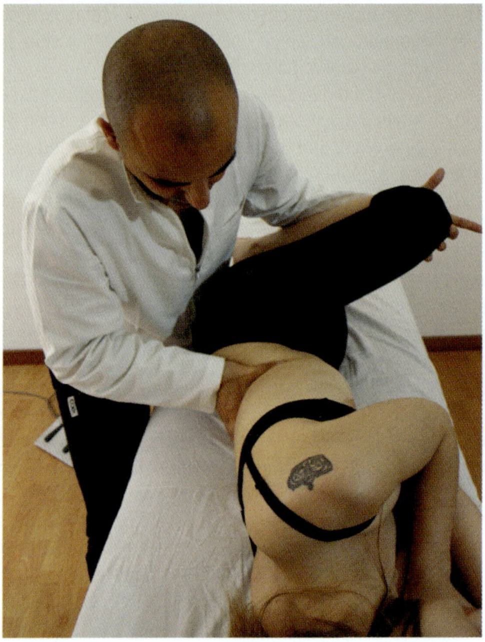

Abb. 7.4 Zugang zum Nierenbereich. Der Therapeut steht hinter der Patientin, die in Seitenlage das obere Bein gebeugt hat. Dieses Bein wird mit einer Hand unterm Knie gestützt, während die andere Hand in der Lendenregion Kontakt zum Nierenbereich hat und als Drehpunkt (Fulcrum) dient. Mit dem Oberschenkel der Patientin als Hebel führt der Therapeut eine Gewebekorrektur durch, die den Gesamtbereich um Niere, M. psoas und LWS von Spannungen befreien (Release) und die renal-diaphragmale Beweglichkeit verbessern soll.
Fotos aus: Tozzi P, D Bongiorno, Vitturini C. Low back pain and kidney mobility: local osteopathic fascial manipulation decreases pain perception and improves renal mobility. J Bodyw Mov Ther. 2012; 16(3): 381–391.

Klinische Beobachtungen zeigen, dass es in Bezug auf die Lage von Abdominalorganen eine große interindividuelle Varianz geben kann. Dies gilt es bei der manuellen Behandlung zu beachten, da eine strukturelle Veränderung wie eine veränderte Gewebetextur die Funktion sämtlicher Organe im betreffenden Quadranten beeinflussen kann. Mit anderen Worten: Viszeraltechniken wirken sich sowohl auf die Organ- und Faszienbeweglichkeit [137] als auch auf die Funktion aus [115, 116]. Der Fokus liegt auf Bereichen, deren Faszien, Organe und Viszeralstrukturen eine energetisch-metabolische Kraft repräsentieren, die sich zur Behandlung nutzen lässt: z. B. die Schilddrüse bei Überlastung des Grundumsatzes, Leber und Pankreas spielen im

Intermediärstoffwechsel eine Rolle, Keimdrüsen (Gonaden) für die Reproduktionsfähigkeit; endokrine Drüsen wie die Nebennieren, die an der Steuerung von Stressreaktionen beteiligt sind, Nebenschilddrüsen, Thymus usw.

Obwohl der Autor hier einen Behandlungsansatz zur Normalisierung von Veränderungen (Steifheit, Viskoelastizität, Thixotropie) im Fasziengewebe innerer Organe, Drüsen und Viszeralstrukturen empfohlen hat, sollte sich jeder Therapeut auf sein eigenes Gespür verlassen und unter Berücksichtigung der Palpationsbefunde entscheiden, ob er die Behandlung eher auf die Bewegungsachsen oder (Bänder-)Aufhängung eines Organs richten will, um mit Recoil- oder Inhibitionstechniken [128], wie z. B. Druck auf Umschlagsfalten, vaskulär-lymphatische Effekte zu erzielen [130, 131].

7.5.3 Energietechniken als integrierter minimalistisch-maximalistischer Ansatz

Bei der Darstellung seines osteopathischen Ansatzes hat der Autor Flussdiagramme beschrieben, die als Richtlinien für die therapeutische Beziehung zum Patienten dienen können. Doch manchmal erfordert ein kunstgerechter, professioneller Zugang zum Patienten, diese didaktisch-deskriptiven Grenzen weiter zu fassen. Im Fall des energetisch-metabolischen Modells wird die Grenze zwischen minimalistischem und maximalistischem Ansatz z. B. insbesondere durch Energietechniken überschritten, die auf die Piezoelektrizität in lokalen Faszienbereichen konzentriert sind und zugleich das elektromagnetische Feld des Gesamtkörpers einbeziehen [8, 9].

Solche Techniken kommen bevorzugt zur Anwendung, wenn in SD-Bereichen nach der Behandlung mit einem minimalistischen oder maximalistischen Ansatz (Auswahl gemäß dem oben beschriebenen Entscheidungsfindungsprozess) weiterhin auffällige DyFIR-Veränderungen bestehen, während sich keine sonstigen Befunde zeigen bzw. der Patient sogar eine allmähliche Symptombesserung angibt. In der Osteopathie ist die von Hendryx beschriebene Dynamic-Strain-Vector-Release-Methode [141] eine bekannte Energietechnik. Hier versucht der Therapeut bei nachgewiesener SD einen stressempfindlichen Vektor (den sog. Strain-Vektor) aufzuspüren, der den spastischen oder trägen DyFIR-Zustand unterhält. Die „fühlende" Hand folgt dabei der stärksten und auffälligsten Anziehungskraft, die vom Bereich einer Dysfunktion ausgeht.

Wie schon erwähnt, können restliche lokale Spannungen und (Faszien-)Adhäsionen zu kompensatorischen Spannungen führen, die sich im ganzen muskuloskelettalen System ausbreiten und gelegentlich fernere Strukturen einbeziehen, sodass Zugkräfte/Traktionen und eingeschränkte Bewegungsmuster auftreten, die z. B. im Faszien-Anziehungs-/Listening-Test für Osteopathen palpierbar sind (➤ Kap. 1). Mit einer Hand wird aktiv der Endpunkt des Anziehungsvektors aufgesucht. Während sich die passive („fühlende") Hand auf Endpunkte des dysfunktionalen Vektors fokussiert, bewegt sich die aktive Hand vor und zurück in Richtung der Fehlfunktion und achtet auf eine spürbare Zunahme der Spannung zwischen beiden Händen – als wären sie durch ein Gummiband verbunden, das den dysfunktionalen Vektor unter größtmöglicher Energie/Spannung hält.

Wenn der Punkt maximaler Spannung zwischen beiden Händen erreicht ist, wartet der Therapeut, bis sich ein Balancepunkt, d. h. eine subtile hochfrequente Vibration, einstellt. Danach kehrt die inhärente Bewegung zur Resonanz mit dem umgebenden Gewebe zurück, die auf ein autonomes Baroreflex-Gleichgewicht als Reaktion auf Vasomotorik/Vasomotion und Gewebemechanik zurückzuführen sein dürfte. Nun kann die „fühlende" Hand eine veränderte Viskoelastizität, einen Temperaturanstieg und das Verschwinden des dysfunktionalen Vektors spüren [141] (➤ Abb. 7.5). In Faszien sind die Eigenschaften eines Sol-Flüssig-Leiters mit einem flüssig-kristallinen System kombiniert, das in Fortsetzung der Matrix Gleichstrom und Vibrationen erzeugen und leiten kann. Dysfunktionales Gewebe bewirkt eine Veränderung der von Leitern oder Halbleitern (Nerven, Faszien) registrierten Elektrizität, sodass bioelektrische Magnetfelder entstehen [82]. Die bioenergetische Komponente einer SD lässt sich bei der osteopathischen Palpation daran erkennen, dass Vektoren spürbar sind, deren Anziehungskraft und Amplitude größer sind als bei den inhärenten Bewegungen im normalen Gewebe [141].

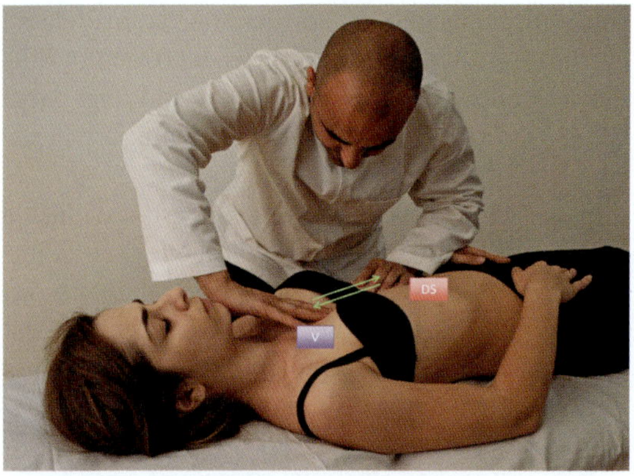

Abb. 7.5 Dynamic-Strain-Vector-Release-Technik, Anwendung im Abdominalbereich. Der Therapeut hat eine somatische Dysfunktion (SD) gefunden und mit der „fühlenden" Hand einen Spannungsvektor (= Strain Vector) zwischen linkem Hypochondrium und Sternum entdeckt. Auf dem Endpunkt des Anziehungskraft-Vektors (V), hier im Beispiel auf dem Corpus sterni, liegt die andere Hand; sie bewegt der Therapeut zur und weg von der „fühlenden" Hand (Endpunkt des dysfunktionalen Vektors), bis eine erhöhte Spannung zwischen beiden Händen spürbar ist – als hielte ein Gummiband sie zusammen – und schließlich ein Spannungsvektor-Release-Punkt mit DyFIR-Balance (Gleichgewicht der Dynamik von Flüssigkeiten und unwillkürlichen Rhythmen) erreicht ist.

Um die beste Behandlungsmethode zu finden, muss der Osteopath klären, was im Einzelfall nötig ist:

- ein minimalistischer Ansatz mit Fokus auf dem dysfunktionalen Bereich
- ein maximalistischer Ansatz zur Stimulation oder Hemmung der metabolisch aktivierenden Kraft
- Behandlung des dysfunktionalen Vektors zur Integration von dysfunktionaler Struktur und überlasteter Funktion; dies kann eine bessere Abstimmung der Schwingungen (Vibrationen) zwischen den elektrischen und elektromagnetischen Feldern von Therapeut und Patient vermitteln; die Übereinstimmung lässt sich holografisch an einer Verbindung mit passender Vibrationsfrequenz erkennen.

7.5.4 Weiterführende Behandlung und Beratung zum Lebensstil

Aus der bisherigen Beschreibung zeichnet sich zumindest im Prinzip ein klares Konzept für alle Gesundheitsberufe und Patienten ab: Gesundheit bzw. Gesunderhaltung hängen auch vom Lebensstil ab. Daher sollten in den Behandlungsplan Informationen zum Lebensstil und zu Ernährungsgewohnheiten einfließen, um die metabolische Belastung verringern zu können, besonders bei Patienten, deren Störungen mit latenten ernährungsbedingten Entzündungen zusammenhängen könnten [12]. Mit Empfehlungen zur Ernährungsweise und zu aktiver Betätigung lässt sich auch die Lücke füllen, die eine passive Manualtherapie (ohne kognitive, proprio- und interozeptive Beteiligung des Patienten) im Heilungs- und Genesungsprozess hinterlassen kann [142].

Ernährungsempfehlungen

Das Verhältnis zwischen Nahrung, Darmflora, Enterozyten und immunkompetenten Zellen kann sich auf die Gesundheit (bzw. Krankheit) von Patienten auswirken [143]. Heute ist bei chronisch entzündlichen Erkrankungen wie Diabetes, Arteriosklerose, Asthma, chronischen Hepatopathien, Autoimmun-, degenerativen und entzündlichen (Darm-)Erkrankungen ein Anstieg zu verzeichnen. Diese Zunahme könnte mit der „westlichen" Ernährungsweise zusammenhängen, die als Risikofaktor für chronisch entzündliche und Krebserkrankungen gilt. Typisch für diese Ernährung sind große Mengen (rotes) Fleisch, einfache Kohlenhydrate (Zucker), Fett, Weißmehl und wenig Gemüse, Obst, Fisch. Auch in Entwicklungsländern ist die „westliche" Ernährungsweise auf dem Vormarsch, was mit einer erhöhten Inzidenz chronisch entzündlicher Erkrankungen in den letzten sechs Jahrzehnten korreliert [144, 145]. Die schädliche Wirkung dieser Ernährungsweise beruht darauf, dass sich das menschliche Genom nicht an rasche Veränderungen in der Umgebung und speziell der Ernährung anpassen kann [146]. Als gesündeste Form wird zunehmend häufiger eine Ernährung auf Grundlage der „Mittelmeer-Diät" angesehen [147].

Mit ihrem allgemein hohen Anteil an Olivenöl, Obst, Gemüse, Vollkorn, Nüssen und Trockenfrüchten, in Maßen Fisch und weißes Fleisch, bei geringem (rotem) Fleisch- und Zuckerkonsum, kommt die Mittelmeer-Diät der Ernährung unserer Vorfahren deutlich näher als die heute übliche.

Daher überrascht es nicht, dass die Empfehlungen des US-Agrarministeriums zur Verhütung von Fettleibigkeit durch richtige Ernährung (dargestellt als „Ernährungspyramide") auf der Mittelmeer-Diät beruhen: Sie senkt im Allgemeinen das Erkrankungs- (Herz-Kreislauf-, Krebserkrankungen, Alzheimer- und Parkinson-Krankheit) und das vorzeitige Sterblichkeitsrisiko (höhere Lebenserwartung). Kürzlich durchgeführte Studien [148] bestätigten die Überlegenheit der Mittelmeer-Diät in der Primärprävention kardiovaskulärer Ereignisse selbst im Vergleich zu anderen gemüse- und früchtehaltigen Diäten. Für die schützende Wirkung der Mittelmeer-Diät spielen weniger die Makro- (Proteine, Kohlenhydrate, Fette) und Mikronährstoffe (Vitamine und Mineralstoffe) als vielmehr die nutritiven Eigenschaften der Nahrungsmittelkomplexe eine wichtige Rolle [147].

Die Mittelmeer-Diät ist reich an Ballaststoffen und nichtresorbierbaren Kohlenhydraten, die eine wichtige Rolle in der Prävention vieler „moderner" Zivilisationskrankheiten spielen. Bei Menschen, die sich ballaststoffreich ernähren, treten chronisch entzündliche Erkrankungen wie Kolitis, Typ-2-Diabetes und selbst Darmkrebs tatsächlich seltener auf als bei anderen, die sich eher ballaststoffarm ernähren [149]. Dass die Asthma-Inzidenz in Japan niedriger ist als in Australien und den USA – drei hoch entwickelte Länder in Bezug auf Hygiene und Urbanisierung –, wird mit der japanischen Ernährung in Verbindung gebracht, die viel Reis, Gemüse, fermentierte Lebensmittel und Fisch enthält [150]. In den letzten Jahren wurde ein antientzündliches Ernährungskonzept entwickelt, d. h. eine Diät, die entzündlichen Prozessen und dem für viele chronisch degenerative Erkrankungen typischen oxidativen Stress entgegenwirkt, z. B. bei Diabetes, Herz-Kreislauf-Erkrankungen, schmerzhaften Muskel-Skelett-Funktionsstörungen, einschließlich Muskelkater (übermäßiges Training) oder Muskel-/ Sehnenverletzungen beim Sport.

Eine italienische Studiengruppe [151] hat die Besonderheiten der antioxidativen Wirkung von Hauptbestandteilen der italienischen Küche (Pflanzenstoffe, Früchte, Getränke und Öle) untersucht und damit eine Datenbank geschaffen, auf die wir für die Zubereitung antientzündlicher Diäten verweisen können. Es sind nicht einzelne Inhaltsstoffe, sondern die Synergie verschiedener Nahrungsmittel, die antioxidative Moleküle gegen freie Radikale oder entzündliche Prozesse, z. B. nach einer Muskelverletzung, wirksam werden lässt. Durch gezieltes Einbeziehen solches Nahrungsinformationen können Osteopathen eine noch besser individualisierte Behandlung anbieten [152], doch es kommt wahrscheinlich häufiger vor, dass sie Patienten zu einer professionellen Ernährungsberatung überweisen. Solange es keine spezifischen Probleme gibt, können Osteopathen daher im Prinzip durchaus allgemeine Empfehlungen zu einer gesünderen Lebensweise und Ernährung geben.

Wir halten die in der Ernährungs- oder Lebensmittelpyramide (➤ Abb. 7.6) dargestellte traditionelle Mittelmeer-Diät für eine nachhaltige, wenig umweltbelastende, gesunde Ernährung [153]. Zumal sich heute zunehmend mehr Menschen aus ethischen oder gesundheitlichen Erwägungen für eine vegetarische oder vegane Ernährung entscheiden [154]. Zu den positiven Effekten einer vegetarischen Ernährung auf die Gesundheit gehört, dass sie das Hochdruckrisiko bei Typ-2-Diabetes und bestimmten Krebserkrankungen senkt, das Körpergewicht (Body-Mass-Index) reduziert und bei ischämischen Herzerkrankungen die Mortalitätsrate verringert [154]. Bei Diätformen ohne tierische Eiweiße kann die Bioverfügbarkeit von Nährstoffen eingeschränkt sein (bei „westlichen" Langzeitvegetariern wurde eine Unterversorgung festgestellt); daher ist auf einen adäquaten Ernährungsplan zu achten. Bei der Behandlungsplanung für vegetarische oder vegane Patienten sollte der Therapeut deshalb nachfragen, ob sie die Richtlinien zu einer ausgewogenen Ernährung befolgen (➤ Abb. 7.7).

Neuere Studien haben gezeigt, dass durch eine Ernährung auf Grundlage der Mittelmeer-Diät – bei der „Allesesser"- (mit geringem Fleischkonsum) und der Ovolaktovegetarier-Variante – der Verzehr von Lebensmitteln verringert werden kann, die aus gesundheitlichen Gründen oder wegen des Wasserverbrauchs bzw. der CO_2-Emission bei ihrer Herstellung nur in Maßen zu empfehlen sind [155]. Oder um die Autoren der italienischen Studie zu zitieren: „Ist die Ernährung von früher am Ende die beste Ernährung für unsere Zukunft?" [153]

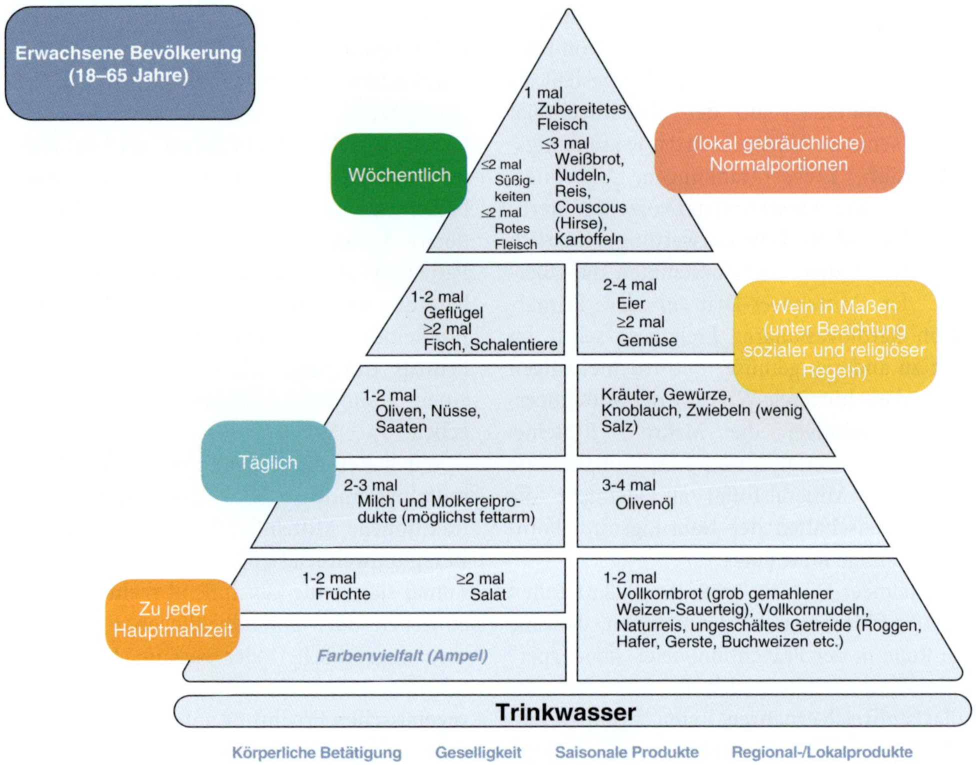

Abb. 7.6 Ernährungs-/Lebensmittelpyramide. Um gesündere Essgewohnheiten zu fördern, beauftragte das italienische Gesundheitsministerium eine Expertengruppe (DM 1/9/2003), ein Ernährungsmodell zu entwickeln, das dem heutigen Lebensstil und der traditionellen Ernährungsweise in Italien gerecht wird. In Übereinstimmung mit mediterraner Tradition, kulturellem Erbe und wissenschaftlicher Evidenz schlugen die Autoren der Studie vor, nur Getreideprodukte mit niedrigem glykämischem Index und hohem Fasergehalt sollten die Basis der Mittelmeer-Diät(-Pyramide) bilden, während verfeinerte Zerealien mit hohem glykämischem Index und stärkehaltige Lebensmittel nur die Spitze der Pyramide ausmachen dürften.
Modifiziert nach: D'Alessandro A, De Pergola G. Mediterranean diet pyramid: a proposal for Italian people. Nutrients. 2014; 16(10): 4302–4316.

Empfehlungen zu mehr Bewegung (körperliche Aktivität)

Es scheint heute weitgehend akzeptiert zu sein, dass ein aktiver Lebensstil gesünder bzw. gesundheitsförderlich ist. Doch im Streben nach Gesundheit gibt es auch Extremverhalten wie übertriebenes Training oder Zwanghaftigkeit (häufig verbunden mit Essstörungen), die sich psychisch und physisch negativ auswirken [156–158].

Selbst durchtrainierte Spitzensportler klagen manchmal über schmerzhafte entzündliche oder Funktionsstörungen, die oft mit Gelenk- oder Muskelbeschwerden einhergehen, wenn Bänder, Sehnen, Gelenkkapseln und Bindegewebe übermäßig beansprucht wurden [159, 160]. Ob Freizeit- oder Profisportler, ihr Training ist meist bis heute auf die klassische Trias Muskelaufbau – Herz-Kreislauf-Stärkung – neuromuskuläre Koordination ausgerichtet und lässt womöglich bestimmte Bewegungsaspekte wegfallen. Inzwischen empfehlen jedoch Wissenschaftler und Physiotherapeuten ein gezieltes Training des Fasziennetzes, das nicht nur für Sportler und Tänzer große Bedeutung hat, sondern eigentlich für alle, denen mehr Bewegung sinnvoll erscheint [125]. Schleip und Müller postulieren, dass ein gut trainierter Faszienkörper (im Sinne von elastisch und resilient) auf Abruf bereit sei, in Aktion zu treten, um eine wirkungsvolle Darbietung/Leistung

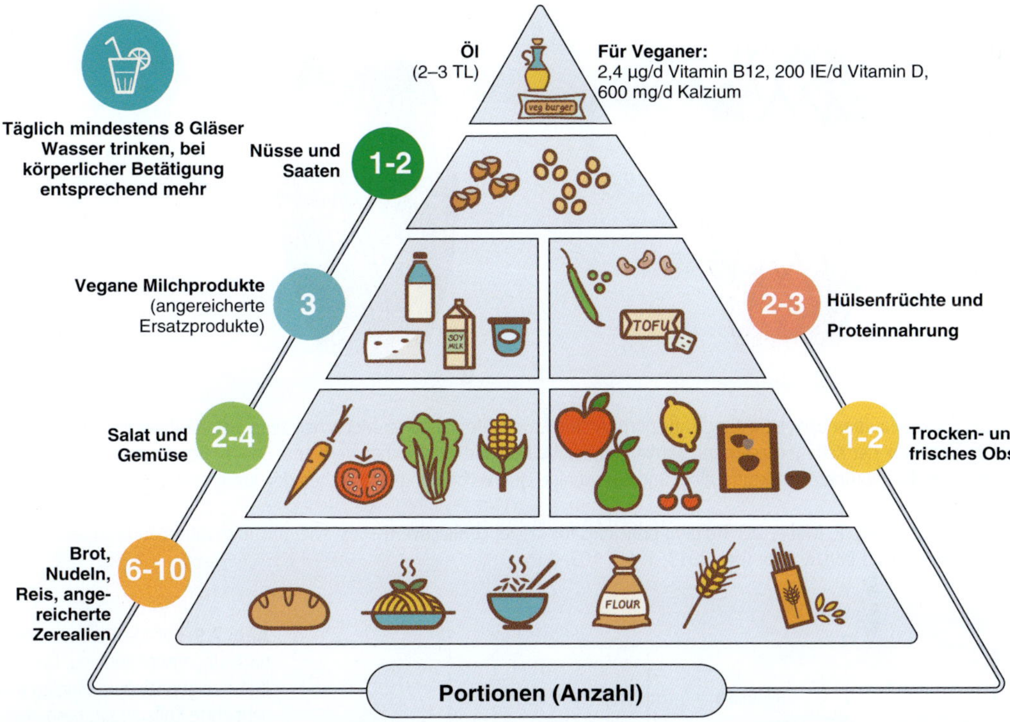

Abb. 7.7 Lebensmittelpyramide für eine vegetarische und vegane Ernährung. Die Grafik zeigt einen ausgewogenen Ernährungsplan, mit dem sich eine Unterversorgung mit Nährstoffen vermeiden lässt; angelehnt an Richtlinien in der Literatur. TL = Teelöffel
Modifiziert nach: Twenty CA, Johnston CS. Modified food guide pyramid for lactovegetarians and vegans. J Nutr. 2002; 132(5): 1050–1054.

zu ermöglichen, und zudem in hohem Maße vor (wiederholten) Unfällen schütze.

In der Osteopathie kommt bei lokalen Adaptationen, z. B. zur Rückfallprävention von muskuloskelettalen [161] und viszeralen somatischen Dysfunktionen [162], eine Übungsbehandlung zur Anwendung. Es gibt auch allgemeine Übungen zur Verbesserung der individuellen Energie [163]. Wir empfehlen Osteopathen, sich die Grundprinzipien eines faszienorientierten Trainings [125] anzueignen und es in spezifischen Zusammenhängen anzuwenden, besonders im Rahmen des energetisch-metabolischen Modells, bei dem sich die zentrale Rolle des Faszien-Metasystems für die Salutogenese gut beobachten lässt: Im Unterschied zu älteren und überwiegend sitzenden Menschen weist das Fasziengewebe bei Jüngeren oft eine deutliche bidirektionale Ausrichtung mit starker Quervernetzung der Kollagenfasern auf. Wenn sich diese Eigenschaften verändert haben, können geeignete Übungen die Gewebearchitektur verbessern und eine Zunahme der Quervernetzungen induzieren. Wie sich gezeigt hat, führt Bewegungsmangel zu einem Netzwerk kreuz und quer verlaufender Fasern, in denen sich weniger „Wellen", d. h. physikalische und elektrische Verbindungen ausbilden (➤ Abb. 7.8).

Folgende Grundsätze sind zentral für ein faszienorientiertes Training:

- *Umformung (Remodellierung):* Auf tägliche Belastungen reagieren Faszien mit einer ständigen Umformung des Kollagenfasernetzes, unterstützt von Fibroblasten. So wird unter physiologischen Bedingungen etwa die Hälfte ihrer Kollagenfasern im Laufe der Jahre ersetzt. Um diese Substitution durch spezifische Übungen zu beeinflussen und eine länger anhaltende Tensegrity zu fördern, die Faszien nicht nur kräftigt, sondern bei guter Gelenkbeweglichkeit auch geschmeidig erhält, wird daher ein Faszien-Fitness-Training (2–3 ×/Woche, über 6–24 Monate) durchgeführt (➤ Abb. 7.9).

7

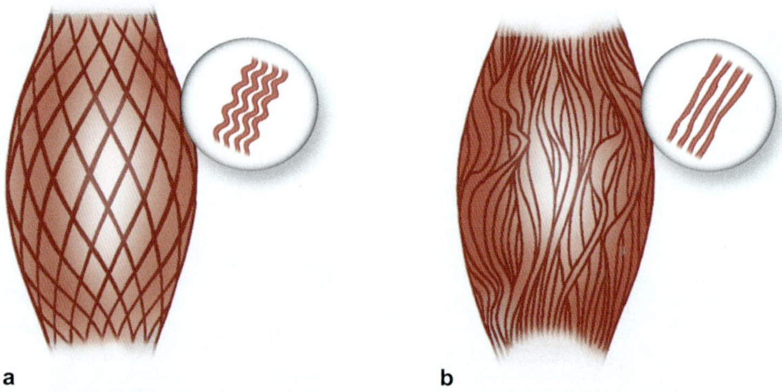

Abb. 7.8 Kollagenaufbau bzw. belastungsinduzierte Architektur. a) Bei jüngeren Menschen zeigt sich häufiger ein bidirektionaler Verlauf im Netzwerk der Kollagenfasern mit starken physikalischen und elektrischen Verbindungen. b) Bewegungsmangel führt dazu, dass sich die geordnete Struktur auflöst und nur wenige Querverbindungen zwischen den kreuz und quer verlaufenden Fasern entstehen.
Modifiziert nach: Schleip R, Müller DG. Training principles for fascial connective tissues: scientific foundation and suggested practical applications. J Bodyw Mov Ther. 2013; 17(1): 103–115.

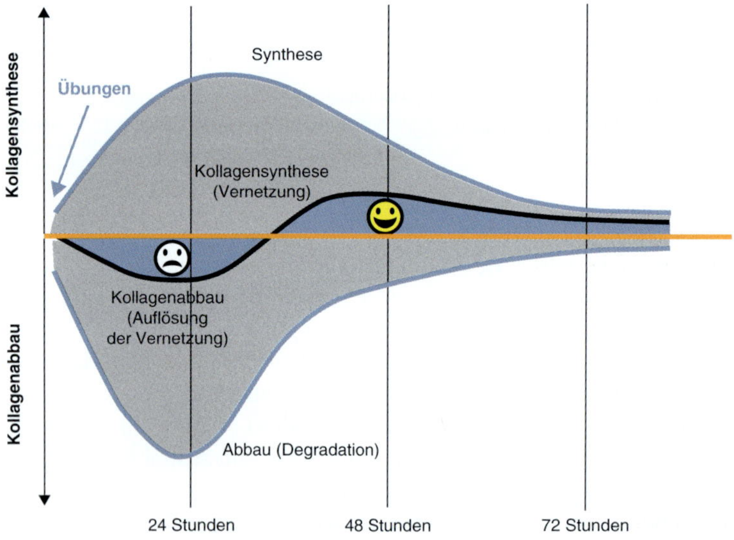

Abb. 7.9 Kollagenveränderungen nach Übungsbehandlung. Die obere Kurve zeigt nach dem Training eine vermehrte Kollagensynthese in Sehnen. Doch die stimulierten Fibroblasten beschleunigen auch den Kollagenabbau. Interessanterweise überwiegt in den ersten Tagen nach dem Training der (Kollagen-) Abbau, während sich die Situation danach umkehrt und die (Kollagen-) Synthese stärker wird. Um das Gewebe zur Kräftigung von Sehnen ausreichend zu stimulieren, sollte das Faszien-Fitness-Training 1–2 ×/ Woche erfolgen.
Modifiziert nach: Schleip R, Müller DG. Training principles for fascial connective tissues: scientific foundation and suggested practical applications. J Bodyw Mov Ther. 2013; 17(1): 103–115.

- *Fascial Recoil:* Das elastische Zurückfedern des Gewebes lässt sich durch gezielte Übungen stimulieren. In der vorbereitenden Phase wird die elastische Dehnung bzw. „Vorspannung" des Faszienkörpers so gesteigert, dass er beim Lösen des Drucks katapultartig zurückschießt (➤ Abb. 7.10).
- *Dynamische Dehnung* (➤ Abb. 7.11): Statt einer statischen Dehnung an einer bestimmten Stelle empfiehlt sich für Faszien ein fließender Positionswechsel, um sie durch eine länger anhaltende, gleichmäßige Dehnung elastischer zu machen und die Gewebearchitektur positiv zu beeinflussen [164].

Bezüglich *propriozeptiver und interozeptiver Wahrnehmungen* gibt es eine interessante Beobachtung. Es hat sich nämlich herausgestellt, dass in Gelenkkapseln und -bändern lokalisierte Rezeptoren

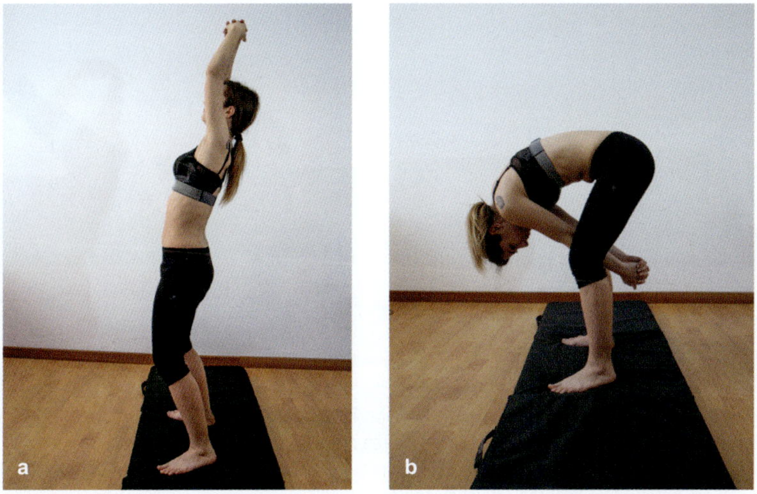

Abb. 7.10 „Sausendes-Schwert"-Übung. a) Im aufrechten Stand bereitet sich die Patientin durch Überstrecken (Vordehnung) auf die Gegenbewegung vor. b) Aus der dynamisch-elastischen Federung geht sie zur Lösung (Release) der Spannung über, indem sie die Arme nach vorn herabschwingt. Der ganze obere Anteil der hinteren Faszie wird dabei gedehnt und in Flexion bewegt, bis ein harmonisches Hochschnellen die Rückkehr zum aufrechten Stand einleitet. Bei dieser Übung sollte auf zeitlich genau abgestimmte, präzise Bewegungen geachtet werden, damit der Bewegungsablauf möglichst flüssig und geschmeidig ist. Auch leichte Gewichte sind erlaubt.
Mit Abdruckgenehmigung aus: Schleip R, Müller DG. Training principles for fascial connective tissues: scientific foundation and suggested practical applications. J Bodyw Mov Ther. 2013; 17(1): 103–115.

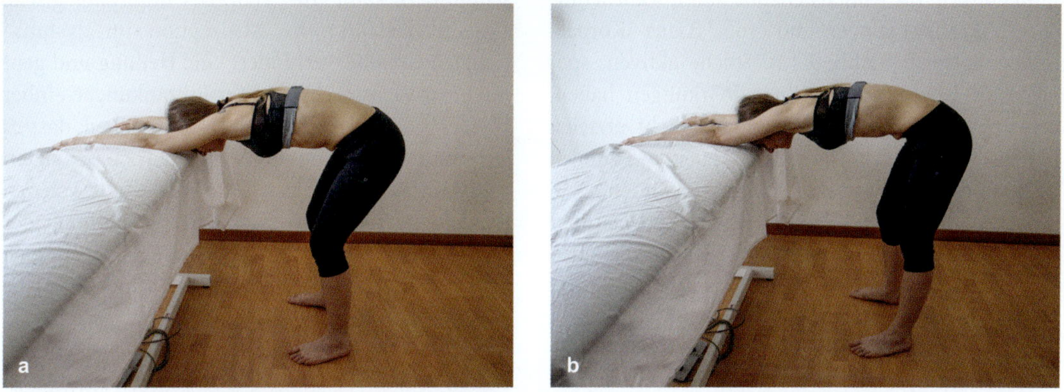

Abb. 7.11 „Große-Katzenbuckel"-Übung. a) Sie beginnt mit einer langsamen Streckung bzw. Längsdehnung der posterioren Kette, von den Fingerspitzen bis zum Sitzbeinhöcker (Tuber ischiadicum) und von den Fersen über das Sakrum bis zum Scheitel. Im Zuge der langsamen, steten Bewegung kommt es zur leichten Veränderung des Beugewinkels in verschiedenen Bereichen des Fasziennetzes. b) Mit einer Becken- und Brustkorb-Rotation zu einer Seite (hier z. B. nach rechts) erzeugt die Patientin ein intensives Dehnungsgefühl auf der ganzen Körperseite, dessen Stärke dann allmählich wieder verringert wird.
Mit Abdruckgenehmigung aus: Schleip R, Müller DG. Training principles for fascial connective tissues: scientific foundation and suggested practical applications. J Bodyw Mov Ther. 2013; 17(1): 103–115.

weniger wichtig für die normale Propriozeption sind, da sie gewöhnlich nicht durch die üblichen physiologischen, sondern nur durch extreme Bewegungen stimuliert werden [125]. Bei kleinwinkligen Gelenk- oder Gleitbewegungen kommen dagegen propriozeptive freie Nervenendigungen in oberflächlichen Faszien ins Spiel. Neuere Studien deuten darauf hin, dass die oberflächlichen Faszien dichter mit Nervenendigungen durchsetzt sind als tiefer im Körper befindliche Gewebeschichten [165].

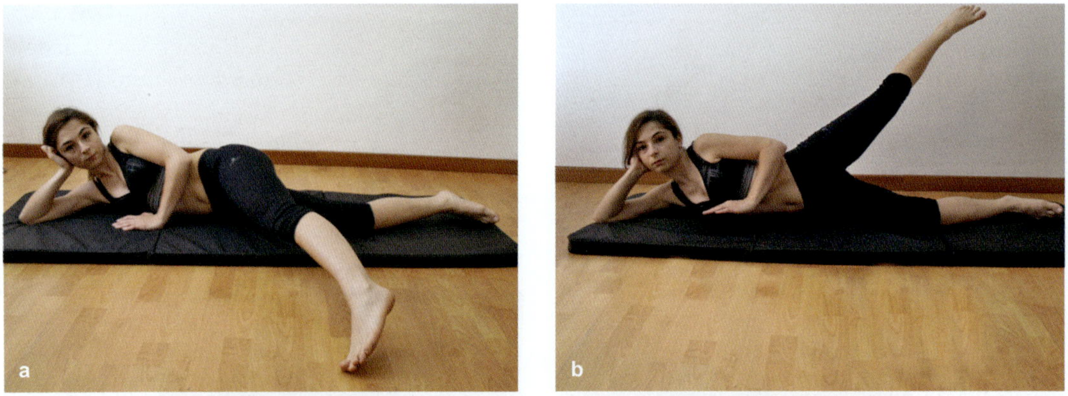

Abb. 7.12 „Oktopus-Tentakel"-Übung. Während sie das Bild von Tintenfischarmen im Kopf hat, bewegt die Patientin ihr gestrecktes Bein langsam in verschiedene Richtungen (a–b). Durch die wechselnden Bewegungsmuster wird die Propriozeption der Faszienspannung aktiviert. Dies geht mit einer tiefen Weichteilstimulation einher, die nicht nur die äußeren Faszienhüllen der Muskeln, sondern auch die tiefen Muskelsepten erreichen sollte.
Mit Abdruckgenehmigung aus: Schleip R, Müller DG. Training principles for fascial connective tissues: scientific foundation and suggested practical applications. J Bodyw Mov Ther. 2013; 17(1): 103–115.

Zur Schulung des „Fasziengefühls" von Patienten werden daher Übungen empfohlen, die sie unterschiedliche Bewegungsqualitäten erleben lassen, z. B. extrem langsame bis sehr rasche Bewegungen, für Außenstehende kaum wahrnehmbare Mikrobewegungen und große (Ganz-)Körperbewegungen (➤ Abb. 7.12). Solche aktiven, spezifischen Bewegungen können Wirkungen haben, die sich mit größeren Bewegungen nicht erzielen ließen. So scheinen koordinierte Faszienbewegungen insbesondere Adhäsionen lösen zu können, z. B. zwischen tiefen Muskelsepten im Körper. Darüber hinaus helfen die kleinen, spezifischen Bewegungen manchmal auch, die Aufmerksamkeit bewusst auf bislang vernachlässigte Körperbereiche zu lenken, deren interozeptive Wahrnehmbarkeit eingeschränkt ist [166].

7.6 Rationale Begründung, Wirkmechanismen und Evidenzlage

Im Bemühen um ein Energie-Gleichgewicht wird bei diesem Modell versucht, die Anpassung an metabolische und immunologische Belastungen aufrechtzuerhalten. Wir wissen, dass eine „stille Entzündung" in Verbindung mit Stoffwechselstörungen (z. B. vermehrtes Fettgewebe, größerer Body-Mass-Index) schmerzhafte Dysfunktionen des Muskel-Skelett-Systems begünstigen, unterhalten und verschlimmern kann [167, 168]. Der unphysiologische Zustand verstärkt die Nozizeption im dysfunktionalen Gewebe, verhindert eine Heilung und geht mit einer Vielzahl chronischer Erkrankungen einher [28, 29]. Wenn Osteopathen erkannt haben, dass es sich um Patienten mit einer metabolisch bedingten Entzündung (z. B. des Muskel-Skelett-Systems) handelt, werden sie sich zur Behandlung der somatischen Dysfunktion mit bewährten Methoden aus der Literatur entscheiden [169]. Minimalistische Ansätze, besonders Viszeraltechniken, haben sich bei Schmerzzuständen und systemischen Dysfunktionen durch Störungen der Neurotransmission [170, 171] wie Koliken [116] empirisch als wirksam erwiesen. Andere Studien fanden eine Besserung von Abdominalschmerzen bei Störungen wie Obstipation oder Diarrhö und in Verbindung mit einer biliären (Gallenwegs-)Dyskinesie [117].

Manche Autoren empfehlen bei gastrointestinalen Störungen und Bewegungsschmerzen im Rahmen bakterieller Infektionen eine OMT in die medizinische Standardtherapie zu integrieren [172]. In einer Gruppe gesunder Probanden zeigte sich, dass eine OMT tendenziell auch Müdigkeit und subjektiv empfundenen Stress verringern kann [173]. In einer

Gruppe von Studenten führte eine OMT sowohl zur Verbesserung physiologischer Parameter (maximale Faustschlusskraft, Ermüdungszeit der Unterarmbeuger, Herzfrequenz, periphere Durchblutung) als auch der schulischen Leistungen [174]. Einige Untersucher beobachteten bei Patienten mit myalgischer Enzephalomyelitis bzw. mit Chronic-Fatigue-Syndrom (z. B. Müdigkeit, Gedächtnisstörungen, schmerzhafte Hals- und Achsellymphknoten, Muskelschmerzen, Kopfschmerzen, nicht erholsamer Schlaf) eine Symptombesserung im Sinne einer verringerten Muskelermüdbarkeit, wenn sie OMT-Anwendungen erhielten, im Vergleich zu nicht mit OMT behandelten Patienten [175, 176].

In diesem Kapitel haben wir die zahlreichen Funktionen von Faszien besprochen, die dem Körper Halt geben, ihn in Kompartimente unterteilen, mit Nährstoffen versorgen sowie an Immun-, Gewebereparatur- und Kommunikationsprozessen beteiligt sind. Wir haben uns gefragt, wie extrazelluläre Matrix und Körperflüssigkeiten Funktionen und Zellphysiologie so modulieren können, dass es zu Veränderungen der Bioresonanz kommt [80, 82]. Faszien bilden ein dreidimensionales (räumliches) Bindegewebenetz, das die Muskel-, Skelett- und viszeralen Kompartimente/Körperstrukturen umgibt, hält, stützt, schützt, verbindet und unterteilt. Studien lassen vermuten, dass sich Faszien entlang von außen auferlegten oder von Natur aus im Körper vorhandenen Spannungslinien umbauen und infolgedessen Auswirkungen (Kontrakturen) auf den ganzen Körper haben können. Dies kann jede Struktur, die von Faszien umhüllt ist, „stressen“ und eine Belastung mit mechanischen und physiologischen Folgen bedeuten [137]. Wie neuere Studien belegen, scheinen die in der osteopathischen Literatur beschriebenen globalen adaptogenen Techniken [177] bei grippeähnlichen Erkrankungen (Influenza-like-Illness, ILI) die Immunlage verbessern und den Zugang zu Komplikationen erleichtern zu können [178]. Diese Techniken sind bei Infektionen indiziert, weil sie das Immunsystem stimulieren und darüber hinaus eine Umverteilung von Entzündungsmediatoren bewirken [179].

Aus osteopathischer Sicht liegt bei den hier beschriebenen adaptogenen Techniken der Fokus auf dem Faszienanteil viszerosomatischer Verbindungen, wie beim „Internal General Osteopathic Treatment“, und auf rhythmischen bioelektrischen Komponenten in der extrazellulären Matrix und im Elektromagnetfeld des Körpers, wie beim „Dynamic Strain Vector Release“. Diese Techniken werden angewandt, um Spannungen zu lösen, Schmerzen zu lindern und Funktionen zu normalisieren, die sich unter exzessiver allostatischer Belastung verändert haben. Mehrere Studien zu osteopathischen Faszientechniken haben die plastischen, viskoelastischen und piezoelektrischen Gewebeeigenschaften als mögliche Wirkmechanismen untersucht und folgende Behandlungseffekte gefunden:

- Neuromuskuläre [137] oder neurale Wirkung, verminderte physikalische Stressreize. Die eingesetzten Kraftvektoren könnten die Muskelspindeln entlasten, evtl. mit zusätzlicher Belastung der Golgi-Rezeptoren. Das veränderte Muster sensorischer Afferenzen zum Rückenmark im behandelten Bereich führt zur Hemmung von Nozizeptoren und verminderter Freisetzung von Substanz P (verursacht lokale Ödeme). Langsame rhythmische Oszillationen haben eine inhibitorische Wirkung auf die Nuclei vestibulares, fördern die Muskelrelaxation und hemmen die Erregbarkeit der Motoneurone. Über hydraulische Mechanismen zwischen verschiedenen Kompartimenten könnten solche Oszillationen das Fließen der Körperflüssigkeiten unterstützen und auch über Gate-Control-Mechanismen zum Rückenmark die Schmerzwahrnehmung beeinflussen.
- Strukturelle Wirkung [137] manueller Techniken, die in chronisch schmerzenden Körperbereichen die Kollagenmatrix der Dermis verändern können. Veränderungen lassen sich bei der Palpation vor und nach der Behandlung durch Unterschiede in Bezug auf Spannung, Geschmeidigkeit und Regelmäßigkeit erkennen. Es hat sich gezeigt, dass myofasziale Release-Techniken mindestens 24 Stunden anhaltende Veränderungen der Fasziendicke induzieren, die mit Ultraschall nachweisbar sind.
- Viskoelastische Wirkung [137] mit Umwandlung der (Grund-)Substanzdichte vom Gel- zum festeren kolloidalen Aggregatzustand. Die veränderte Viskosität scheint die Hyaluronsäurebildung anzuregen und den Durchfluss im Fasziengewebe sowie den Abtransport von Entzündungsmedia-

toren und metabolischen Abbauprodukten zu verbessern. Das reduziert die chemische Reizung autonomer Nerven- und die nozizeptive Stimulation somatischer Nervenendigungen, sodass abweichende somatoviszerale und/oder viszerosomatische Reflexe ausgeschaltet werden.
- Fluide Wirkung [137] mit verbesserter Fließdynamik der Interstitialflüssigkeit. Stimuliert werden auch die Proliferation von Fibroblasten, ihre Differenzierung zu Myofibroblasten und der Kollagenaufbau – all diese Vorgänge sind an der Fibrinogenese und (Faszien-)Gewebereparatur beteiligt. Neben einer verbesserten Blut- und Lymphflussgeschwindigkeit normalisierte sich nach der Behandlung die Sauerstoffsättigung, die Zellen erhielten Nährstoffe in ausreichender Konzentration und Toxine sowie entzündliche Produkte wurden aus den Zellen abtransportiert.
- Zelluläre Wirkung [137]. Die manuelle Stimulation von Faszien kann eine Aktivierung von Fibroblasten und verschiedener Rezeptoren im Gewebe induzieren, durch die hypertone Spannungen und anormale Quervernetzungen von Kollagenfasern in den Faszien korrigiert werden.
- Analgetische Wirkung [137] durch Beeinflussung des Endocannabinoid-Anandamid-Systems. Die Freisetzung von Endocannabinoiden nach der Faszienbehandlung führt zur Schmerzlinderung und einer verminderten Entzündungsaktivität in myofaszialen (Weichteil-)Geweben; das spielt bei der Reorganisation/Regeneration von Faszien eine wichtige Rolle. Die Schmerzlinderung wirkt sich auch auf den Sympathikus-Hypertonus bzw. den Tonus der Parasympathikus aus und geht mit einer Verbesserung verschiedener somatischer und viszeraler Funktionen einher.
- Immun- und adaptogene Wirkung: Es spricht einiges dafür, dass eine zweimal wöchentlich durchgeführte Faszienbehandlung eine anhaltende Modulierung von endokrinen (Hypothalamus-Hypophyse-Nebennieren-Achse) und Immunfunktionen bewirken könnte [180, 181]. Nach Manualtherapien ließ sich eine Zunahme der Oxytocin- und eine Abnahme der ACTH-Ausschüttung beobachten [180]. Hormonelle Veränderungen wie niedrige Kortisol- und Arginin-Vasopressin-Spiegel waren bis zu 4 Tage nachweisbar, veränderte Zytokinkonzentrationen und ein erhöhter Oxytocin-Spiegel bis zu 8 Tage [180].
- Die positiven Effekte osteopathischer Manipulationen (einschließlich myofaszialer Techniken) auf die Gewebereparatur hängen offensichtlich mit einem Anstieg der Stickstoffkonzentration im Blut zusammen [182]. Dies könnte die Kollagensynthese fördern sowie Gewebeheilung, klinische Symptomatik und die funktionelle Erholung nach einer Verletzung verbessern [183]. Möglich ist auch eine Verbesserung der glattmuskulären Relaxation, der Angiogenese [184], der Neurotransmission [185] und der Reaktion auf Immunogene/Antigene [186].
- Eine neuere Literaturübersicht weist auf mögliche epigenetische Effekte von Manipulationstechniken hin [187]. Die mechanische Krafteinwirkung während einer Faszienbehandlung könnte zu einer verminderten DNA-Methylierung beitragen. Dies stimuliert eine epigenetische Anpassung auf Ebene der Zellen, die sich auf die Zusammensetzung der extrazellulären Matrix, Entzündungs- und Angiogenese-Aktivität, Fibroblasten-Aktivität und -Differenzierung sowie die Gewebereparatur auswirkt [188].

Schwingungen als mechanische Reize

Unter Laborbedingungen (in Kulturen) werden Fibroblasten als epigenetischer Faktor für die Regulierung des Mikromilieus der ECM angesehen [189]: insbesondere, weil sie durch signifikante Zunahme der Glykosaminoglykane und Abnahme der Kollagene dafür sorgen, dass sich weniger Adhäsionen bilden und dadurch die Bindegewebefunktion verbessern [190].

Freie Nervenendigungen im interstitiellen Bindegewebe, die afferente Informationen über den physiologischen Gewebezustand (Temperatur, pH, viszerale Veränderungen) zum Gehirn leiten, sind als „Interozeptoren“ definiert worden [191]. Das gilt vor allem für die kürzlich im Subkutangewebe entdeckten „C-taktilen Fasern“. Während die klassischen C-Fasern als Nozizeptoren oder Chemorezeptoren definiert sind, gehören C-taktile Fasern als niedrigschwellige Mechanorezeptoren zu einem alternativen Warn-/Alarmsystem beim Menschen [192].

Diese markhaltigen sensorischen Fasern registrieren offensichtlich sanfte Berührung bei der Behandlung und senden entsprechende Signale zur Inselrinde, zum medialen präfrontalen Kortex und zum vorderen Cingulum cerebri (mit limbischem System), wo sensorische und affektive Informationen integriert bzw. „emotional getönt" werden [193], was periphere Effekte/Rückwirkungen auf psychoendokrine, Immun- und autonome Nervenfunktionen hat und das Schmerzempfinden moduliert [194].

FALLBEISPIEL

40-jährige Unternehmerin, sitzende Lebensweise, übergewichtig, Raucherin, kinderlos

Symptomatik

Sie stellt sich wegen Kopfschmerzen (hinten im Bereich der Schädelbasis) vor, die mit Muskelverspannung, HWS- und BWS-Schmerzen einhergehen. Die Schmerzen strahlen gelegentlich in die hintere Augenhöhle aus und bessern sich durch nichtsteroidale Entzündungshemmer (NSAID), deren Einnahme ihr Hausarzt empfohlen hat. Die Episoden treten variabel auf, sporadisch schon am Vormittag, aber häufiger und intensiver am Nachmittag oder frühen Abend. Dies war in den letzten 6 Monaten vor dem Termin täglich der Fall. Begleitsymptome wie Erbrechen, Fieber, Schüttelfrost, verschwommene Sicht oder Photophobie hat sie nicht.

Anamnese

Seit ca. 2 Jahren leidet sie an intermittierender Übelkeit und Blähungen, die sich nach Mahlzeiten verschlimmern. Hinzu kommen Darmkrämpfe, Sodbrennen (bessert sich durch Antazida), Erschöpfung und Schlaflosigkeit. Bis zum jetzigen Zeitpunkt hat sie noch nie eine gastroenterologische Untersuchung (Magen-Darm-Spiegelung) durchführen lassen. Vor etwa 2½ Jahren hatte sie einen Autounfall mit Schleudertrauma. Bekannt ist eine Penicillinallergie.

Familienanamnese: Hypothyreose, Bluthochdruck, Glaukom

Sozial- und berufliche Anamnese: Sie gibt an, dass ihre Beschwerden nur in Stressphasen auftreten, wenn sie wegen hoher Arbeitsbelastungen kein geregeltes Leben führen kann.

Obwohl sich die Beschwerden meist durch NSAID-Einnahme bessern, haben Bekannte ihr empfohlen, doch mal eine osteopathische Behandlung (OMT) auszuprobieren.

Diagnostik

Differenzialdiagnosen

- Zervikogene Kopfschmerzen
- Biliäre Dyskinesie
- Gastritis/Infektionen. Hier empfiehlt sich eine gastroenterologische Abklärung. Deshalb wird für den nächsten Tag gleich ein Termin bei einem Facharzt in Nähe ihres Arbeitsplatzes ausgemacht.

Körperliche Untersuchung

Bei der Palpation ist das Abdomen geschwollen und gebläht; der McBurney-Punkt ist unauffällig, das Epigastrium tastempfindlich, aber nicht direkt schmerzhaft.

Osteopathische Untersuchung

Der FCS-Test ergibt ein leicht dekompensiertes Muster (kein Richtungswechsel bei Rotation-Inklination im zervikothorakalen und thorakoabdominalen Übergangsbereich). Der viszerale Faszientest deutet auf eine Verspannung im abdominalen Abschnitt der viszeralen Faszie hin. Obwohl alle globalen Tests positiv ausfallen und damit die hohe allostatische Belastung, von der die Patientin erzählt, bestätigen, machen wir nicht mit einem maximalistischen Ansatz, sondern mit lokalen Tests weiter. Der Stufentest (➤ Kap. 1) bestätigt das Vorhandensein eines verspannten, hypomobilen Bereichs in der Abdominalhöhle, während die Patientin simulierte Bewegungen macht. Spezifische lokale Tests zeigen eine thorakale SD (M99.02) (T6 beidseits in Extension) und eine Weichteil-SD (M99.09) im Abdominalbereich (linker oberer Quadrant).

Beim Inhibitionstest werden die somatischen Dysfunktionen mit direkten und indirekten Techniken stimuliert, doch weder die Bewegungseinschränkung/Palpationsschmerz von T6 noch die Bewegungsrestriktion/Veränderung im Abdominalbereich bessern sich. Auch das Faszienmuster besserte sich nicht und schien insbesondere im Abdominalbereich auch die Dynamik von Flüssigkeiten und unwillkürlichen Rhythmen zu verändern.

Behandlung

In der *1. Behandlungssitzung* wurde ein maximalistischer Ansatz angewandt, und zwar entsprechend dem metabolisch-energetischen Modell mit metabolischem Schwerpunkt als „General Metabolic Osteopathic Treatment". Unmittelbar nach der Behandlung ließ sich eine unbalancierte DyFIR mit spürbaren Spasmen im linken Hypochondrium und beträchtlicher Trägheit im Thorakal- und Schädelbereich feststellen. Deshalb machten wir mit einer Dynamic-Strain-Vector-Release-Technik in der Korrespondenzregion des Magens weiter, bis ein lokaler Gewebe-Release, d.h. ein gleichmäßiger Rhythmus der Flüssigkeitsdynamik im Kranial-, Thorakal- und Abdominalbereich spürbar war (➤ Abb. 7.13).

In der *2. Behandlungssitzung* (2 Wochen später) berichtete die Patientin, ihre kranialen und zervikothorakalen Schmerzen hätten sich sofort gebessert. Sie habe auch keine Magenbeschwerden mehr gehabt und könne besser durchschlafen. Nur das Einschlafen bereite ihr weiterhin Schwierigkeiten.

Der Gastroenterologe hatte eine *Helicobacter-pylori*-Infektion diagnostiziert. Da wegen ihrer Penicillinallergie keine Antibiotika zulässig seien, habe er ihr das probiotische *Lactobacillus reuteri* in Kombination mit der üblichen Sequenztherapie zur *Helicobacter-pylori*-Eradikation verordnet [195], neben individualisierten Ernährungsempfehlungen.

Wir wiederholten die „innere GOT" in Verbindung mit einer Behandlung der Zentralsehne (➤ Kap. 6). Dies bewirkte eine unmittelbare Entspannung, wie die Patientin berichtete.

Beratung

In der 2. Behandlungssitzung wurde der Patientin ein tägliches Übungsprogramm für zu Hause gezeigt. Dazu gehörte auch eine Übung, mit der sich abdominale somatische Dysfunktionen, insbesondere im Magenbereich, bessern oder verhindern lassen (➤ Abb. 7.13). Auch ein routinemäßiges Faszien-Fitness-Training wurde ihr empfohlen (➤ Abb. 7.10, ➤ Abb. 7.11 und ➤ Abb. 7.12).

Nachuntersuchung (Follow-up)

Das vereinbarte Telefongespräch fand 2 Wochen später statt. Die Schlaf- und Verdauungsprobleme der Patientin hatten sich gebessert, Kopf- und Nackenschmerzen waren nicht mehr aufgetreten. Beim zweiten Telefongespräch (4 Wochen später) war sie weiterhin symptomfrei und hatte etwas abgenommen. Der *Helicobacter-pylori*-Test war negativ, doch auf Anraten des Facharztes nahm sie das Probiotikum weiter ein. Die nächste osteopathische Untersuchung wurde in 2 Monaten vereinbart.

7.7 Schlussfolgerungen

Eine Behandlung auf Grundlage des metabolisch-energetischen Modells erfolgt mit Techniken, die gezielt auf das viszerale, das neuroendokrine und das Immunsystem einwirken, ergänzt durch Ernährungsempfehlungen und Übungsprogramme. Als anatomischer Raum ermöglicht das Bindegewebe über Reflexe einen manuellen Kontakt zu Hormondrüsen und Organen sowie eine Beeinflussung ihrer Funktionen. Nicht jedes osteopathische Modell lässt sich mit anderen in Einklang bringen. Doch das metabolisch-energetische

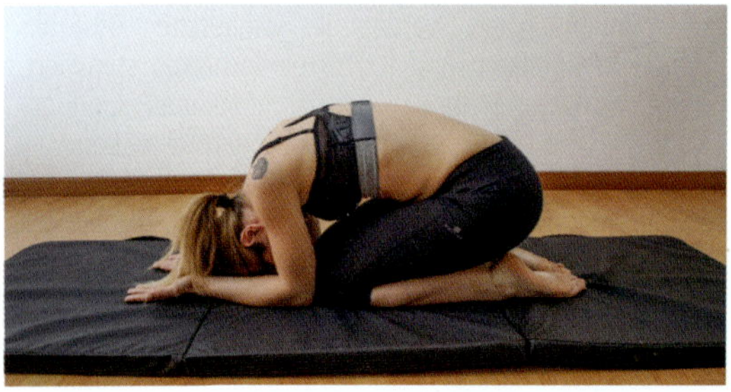

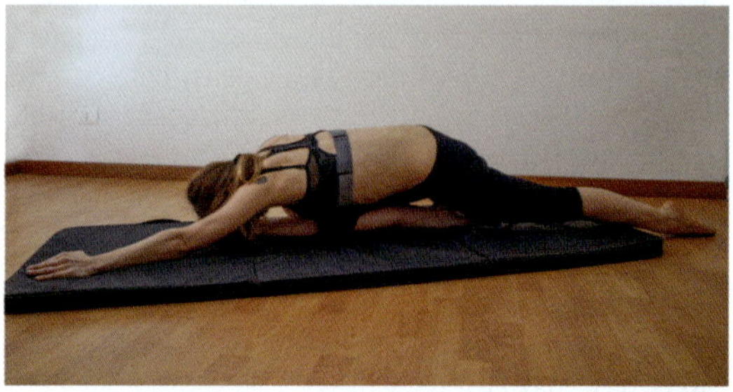

Abb. 7.13 Bewegungsübung zur abdominal-viszeralen Mobilisation.
a) Position 1
Auf den Fersen sitzend knien, mit gebeugtem Rumpf den Kopf und die Unterarme vor den Knien auf dem Boden ablegen. Nun die Arme auf dem Boden weit nach vorne schieben, ohne das Gesäß von den Fersen abzuheben. In dieser Dehnstellung 5× tief (mit dem Zwerchfell) ein- und ausatmen. Das Ganze 3× wiederholen, mit kurzer Unterbrechung von jeweils 1–2 Minuten. Wenn der Oberkörper nicht ganz vorgebeugt werden kann, die Knie etwas öffnen, doch die Fußspitzen zusammenhalten.
Häufige Fehler:

- Kopf nicht am Boden und Nacken durchgebogen
- Gesäß nicht auf den Fersen, sondern hochgehoben
- Brust- statt Bauchatmung

b) Position 2
Auf der linken Ferse sitzen und das rechte Bein nach hinten ausstrecken; mit Rumpfbeuge zwischen die weit auseinandergestreckten Arme den Kopf entspannt auf dem Boden ablegen. Gleichmäßig 5× mit dem Zwerchfell atmen, dann mit Seitenwechsel (rechtes Bein kniend, linkes Bein nach hinten gestreckt) den Durchgang wiederholen. Das abwechselnde Strecken/Dehnen aller Gliedmaßen fördert Gleitbewegungen der Faszien in verschiedenen Ebenen und stimuliert abwechselnd den Magenbereich mit Niere und Colon descendens bzw. den Leberbereich mit Niere und Colon ascendens.
Häufige Fehler:

- Kopf nicht am Boden und Nacken durchgebogen
- Balanceverlust, weil die Hände zu dicht beieinander liegen.

(genehmigter Abdruck aus: Brazzo M. Inside gymnastics. Novara: Ed. Red.; 2011)

7

Modell mit seinem Fokus auf den Körperfaszien scheint das verbindende Modell par excellence zu sein. Sogar so gut geeignet, dass manche Autoren schon an ein energetisches Metamodell denken, das über die klassische Definition hinausgeht [8, 9]. Seit den Anfängen der osteopathischen Medizin gab es verschiedene Behandlungsansätze für Muskel-Skelett- und metabolisch-systemische Störungen, vor allem chronische Fälle. Ihr Erfolg veranlasste Still und seine frühen Schüler zu glauben, etwas Neues, Revolutionäres sei entstanden. Ihr Erklärungsversuch für das Phänomen mündete in einem Ansatz, der die Prinzipien der „Bonesetter" mit denen der Magnetheiler vereinte und der noch immer die ursprünglichen Elemente osteopathischer Techniken in sich trägt [196].

Einige müssen in Bezug auf die zugrundeliegenden Mechanismen noch genauer untersucht werden, wozu es vermutlich eines biophysikalischen Paradigmas bedarf [84]. Tatsächlich steht selbst die Biomedizin [197] vor Fragen, die sich nur mit Hilfe von Biophysikern in Forschungslaboren, zusammen mit Biologen und Ärzten, klären lassen werden, bis dahin, ob wir aus dem Plasma von Patienten, die an verschiedenen Infektionen und chronischen Erkrankungen leiden, spezifische elektromagnetische Signale identifizieren können [198]. Emilio Del Giudice und seine Arbeitsgruppe haben gezeigt, wie Wasser in Netzwerken aus „Kohärenzdomänen" mit Millionen Wassermolekülen in der Größe von Nanostrukturen organisiert werden kann [197]. Wir wagen die Hypothese, dass sich diese Nanostrukturen über elektromagnetische Wellen, die sie emittieren, selbst erneuern und die genetische DNA-Information unverfälscht bewahren könnten. Natürlich haben diese Entdeckungen viele unbeantwortete Fragen aufgeworfen, die interdisziplinär wissenschaftlich weiter erforscht werden müssen. Elektromagnetische Wellen, die sich in biologischen Flüssigkeiten ausbreiten, stimulieren ein DNA-Signal. Könnte es sein, dass es nicht nur reiner Zufall oder überholt ist, dass sich die osteopathische Aufmerksamkeit auf fluide (Flüssigkeits-) und elektromagnetische Domänen richtet?

LITERATUR

1. Trowbridge C. Andrew Taylor Still 1828–1917. Kirksville, MO: Truman State University Press; 1991. p. 125.
2. Bischof M, Del Giudice E. Communication and the emergence of collective behavior in living organisms: a quantum approach. Mol Biol Int. 2013; 987: 54–59.
3. Educational Council on Osteopathic Principles (ECOP). Glossary of osteopathic terminology usage guide. Chevy Chase, MD: American Association of Colleges of Osteopathic Medicine (AACOM); 2011. p. 25.
4. World Health Organization (WHO). Benchmarks for training in traditional/complementary and alternative medicine: benchmarks for training in osteopathy. WHO; 2010. p. 5.
5. Hruby RJ. Pathophysiologic models and the selection of osteopathic manipulative techniques. J Osteopath Med. 1992; 6(4): 25–30.
6. DiGiovanna EL. Goals classifications and models of osteopathic manipulation. In , DiGiovanna, E.L., Schiowitz, S., Dowling, D.J., editors. An osteopathic approach to diagnosis and treatment. 3rd ed. Philadelphia, PA: Lippincott Williams and Wilkins; 2005. p. 78.
7. De Stefano L. Greenman's principles of manual medicine. 4th ed. Baltimore, MD: Williams and Wilkins; 2011. p. 50.
8. Hendryx JT. The bioenergetic model in osteopathic diagnosis and treatment: an FAAO thesis. Part 1. Am Acad Osteop J. 2014; 24(1): 12–20.
9. Hendryx JT. The bioenergetic model in osteopathic diagnosis and treatment: an FAAO thesis. Part 2. Am Acad Osteop. J 2014; 24(2): 10–18.
10. Seffinger MA, King HH, Ward RC, et al. Osteopathic phylosophy. In , Chila, A., editor. Foundations of osteopathic medicine. 3rd ed. Philadelphia, PA: Lippincott Williams and Wilkins; 2011. p. 4.
11. Navarro E, Funtikova AN, Fíto M, et al. Can metabolically healthy obesity be explained by diet genetics and inflammation? Mol Nutr Food Res. 2014; 59(1): 75–93.
12. Seaman DR. Body mass index and musculoskeletal pain: is there a connection? Chiropr Man Therap. 2013; 21: 15.
13. Stone AA, Broderick JE. Obesity and pain are associated in the United States. Obesity. 2012; 20: 1491–1495.
14. Leboeuf-Yde C. Body weight and low back pain. A systematic literature review of 56 journal articles reporting on 65 epidemiologic studies. Spine. 2000; 25: 226–237.
15. Vismara L, Menegoni F, Zaina F, et al. Effect of obesity and low back pain on spinal mobility: a cross sectional study in women. J Neuroeng Rehabil. 2010; 7: 3.
16. Vismara L, Romei M, Galli M, et al. Clinical implications of gait analysis in the rehabilitation of adult patients with "Prader-Willi" syndrome: a cross-sectional comparative study ("Prader-Willi" syndrome vs matched obese patients and healthy subjects). J Neuroeng Rehabil. 2007; 4: 14.
17. Chou R, Qaseem A, Snow V, et al. Diagnosis and treatment of low back pain: a joint clinical practice

7

guideline from the American College of Physicians and the American Pain Society. Ann Intern Med. 2007; 147: 478–491.
18. Bays HE, Gonzalez-Campoy M, Henry RR, et al. Is adiposopathy (sick fat) an endocrine disease? Int J Clin Pract. 2008; 62: 1474–1483.
19. Bays HE. Adiposopathy: is sick fat a cardiovascular disease? J Am Coll Cardiol. 2011; 57: 2461–2473.
20. Bays HE. Adiposopathy, diabetes mellitus and primary prevention of atherosclerotic coronary artery disease: treating "sick fat" through improving fat function with antidiabetes therapies. Am J Cardiol. 2012; 110(Suppl): 4B–12B.
21. Lee KH, Park SW, Ye SM. Relationships between dietary habits and allostatic load index in metabolic syndrome patients. Korean J Fam Med. 2013; 34(5): 334–346.
22. Galic S, Oakhill JS, Steinberg GR. Adipose tissue as an endocrine organ. Mol Cell Endocrinol. 2010; 316: 129–139.
23. Sell H, Eckel J. Adipose tissue inflammation: novel insight into the role of macrophages and lymphocytes. Curr Opin Clin Nutr Metab Care. 2010; 13: 366–370.
24. Saraiva M, O'Garra A. The regulation of IL-10 production by immune cells. Nat Rev Immunol. 2010; 10: 170–181.
25. Berenbaum F. Osteoarthritis as an inflammatory disease (osteoarthritis is not osteoarthrosis). Osteoarthr Cartil. 2013; 21: 16–21.
26. Mantyselka P, Miettola J, Niskanen L, et al. Persistent pain at multiple sites connection to glucose derangement. Diabetes Res Clin Pract. 2009; 84(2): e30–32.
27. Shiri R, Karppinen J, Leino-Arjas P, et al. The association between obesity and low back pain: a meta-analysis. Am J Epidemiol. 2010; 171: 135–154.
28. Sommer C, Birklein F. Resolvins and inflammatory pain. F1000. Med Rep. 2011; 3: 19.
29. Das UN. Is multiple sclerosis a proresolution deficiency disorder? Nutrition. 2012; 28: 951–958.
30. Izzi V, Masuelli L, Tresoldi I, et al. The effects of dietary flavonoids on the regulation of redox inflammatory networks. Front Biosci (Landmark Ed). 2012; 17: 2396–2418.
31. Bistolfi F. Classification of possible targets of interaction of magnetic fields with living matter. Panminerva Med. 1987; 29(1): 71–73.
32. Bistolfi F. The bioelectronic connectional system (BCS): a therapeutic target for non-ionizing radiation. Panminerva Med. 1990; 32(1): 10–18.
33. Janig W. Neurobiology of visceral pain. Schmerz. 2014; 28(3): 233–251.
34. Bonaccio M, Cerletti C, Iacoviello L, et al. Mediterranean diet and subclinical chronic inflammation: the MOLI-SANI study. Endocr Metab Immune Disord Drug Targets. 2014 [Epub ahead of print].
35. Hirahatake KM, Slavin JL, Maki KC, et al. Associations between dairy foods, diabetes and metabolic health: potential mechanisms and future directions. Metabolism. 2014: 63(5): 618–627.
36. Pischinger A. The extracellular matrix and ground regulation: basis for a holistic biological medicine. Berkeley, CA: North Atlantic Books; 2007.
37. Siasos G, Tousoulis D, Kioufis S, et al. Inflammatory mechanisms in atherosclerosis: the impact of matrix metalloproteinases. Curr Top Med Chem. 2012; 12(10): 1132–1148.
38. Traverso S. Mechanical signalling in tissues and its possible role in nociception. Theor Biol Forum. 2011; 104(2): 75–84.
39. Bei R, Masuelli L, Palumbo C, et al. Long-lasting tissue inflammatory processes trigger autoimmune responses to extracellular matrix molecules. Int Rev Immunol. 2008; 27(3): 137–175.
40. Di Girolamo N, Visvanathan K, Lloyd A, et al. Expression of TNF-alpha by human plasma cells in chronic inflammation. J Leukoc Biol. 1997; 61(6): 667–678.
41. Gabay C. Interleukin-6 and chronic inflammation. Arthritis Res Ther. 2006; 8 (Suppl 2): S3.
42. Eijsbouts AM, van den Hoogen FH, Laan RF, et al. Hypothalamic-pituitary-adrenal axis activity in patients with rheumatoid arthritis. Clin Exp Rheumatol. 2005; 23(5): 658–664.
43. Kyrou J, Chrousos GP, Tsigos C. Stress, visceral obesity and metabolic complications. Annals of the New York Academy of Sciences 2006; 1083: 77–110.
44. Taylor BK, Corder G. Endogenous analgesia dependence and latent pain sensitization. Curr Top Behav Neurosci. 2014; 20: 283–325.
45. Sulli A, Montecucco CM, Caporali R, et al. Glucocorticoid effects on adrenal steroids and cytokine responsiveness in polymyalgia rheumatica and elderly onset rheumatoid arthritis. Ann NY Acad Sci. 2006; 1069: 307–314.
46. Richards HL, Ray DW, Kirby B, et al. Response of the hypothalamic-pituitary-adrenal axis to psychological stress in patients with psoriasis. Br J Dermatol. 2005; 153(6): 1114–1120.
47. Raap U, Werfel T, Jaeger B, et al. Atopic dermatitis and psychological stress. Hautarzt. 2003; 54(10): 925–929.
48. Buske-Kirschbaum A, von Auer K, Krieger S, et al. Blunted cortisol responses to psychosocial stress in asthmatic children: a general feature of atopic disease? Psychosom Med. 2003; 65(5): 806–810.
49. Buske-Kirschbaum A, Hellhammer DH. Endocrine and immune responses to stress in chronic inflammatory skin disorders. Ann NY Acad Sci. 2003; 992: 231–240.
50. Cutolo M, Foppiani L, Minuto F. Hypothalamic-pituitary-adrenal axis impairment in the pathogenesis of rheumatoid arthritis and polymyalgia rheumatica. J Endocrinol Invest. 2002; 25(10 Suppl): 19–23.
51. Parker AJ, Wessely S, Cleare AJ. The neuroendocrinology of chronic fatigue syndrome and fibromyalgia. Psychol Med. 2001; 31(8): 1331–1345.

52. Morand EF, Leech M. Hypothalamic-pituitary-adrenal axis regulation of inflammation in rheumatoid arthritis. Immunol Cell Biol. 2001; 79(4): 395–399.
53. Mastorakos G, Ilias I. Relationship between interleukin-6 (IL-6) and hypothalamic-pituitary-adrenal axis hormones in rheumatoid arthritis. Z Rheumatol. 2000; 59(Suppl 2): II/75–79.
54. Demitrack MA, Crofford LJ. Evidence for and pathophysiologic implications of hypothalamic-pituitary-adrenal axis dysregulation in fibromyalgia and chronic fatigue syndrome. Ann NY Acad Sci. 1998; 840: 684–697.
55. Buske-Kirschbaum A, Jobst S, Psych D, et al. Attenuated free cortisol response to psychosocial stress in children with atopic dermatitis. Psychosom Med. 1997; 59(4): 419–426.
56. Crofford LJ, Engleberg NC, Demitrack MA. Neurohormonal perturbations in fibromyalgia. Baillieres Clin Rheumatol. 1996; 10(2): 365–378.
57. Liang Y, Pan HF, Ye DQ. Therapeutic potential of STAT4 in autoimmunity. Expert Opin Ther Targets. 2014; 20: 1–16.
58. Hamminga EA, van der Lely AJ, Neumann HA, et al. Chronic inflammation in psoriasis and obesity: implications for therapy. Med Hypotheses. 2006; 67(4): 768–773.
59. Bos JD, de Rie MA, Teunissen MB, et al. Psoriasis:dysregulation of innate immunity. Br J Dermatol. 2005; 152(6): 1098–1107.
60. Mastorakos G, Ilias I. Relationship between interleukin-6 (IL-6) and hypothalamic-pituitary-adrenal axis hormones in rheumatoid arthritis. Z Rheumatol. 2000; 59(Suppl 2): II/75–79.
61. Jongen-Lavrencic M, Peeters HR, Wognum A, et al. Elevated levels of inflammatory cytokines in bone marrow of patients with rheumatoid arthritis and anemia of chronic disease. J Rheumatol. 1997; 24(8): 1504–1509.
62. Nordenstrom BE. Biologically closed electric circuits. Stockholm: Nordic Medical Publications; 1983.
63. Ladik J. Solid state physics of biological macromolecules: the legacy of Albert Szent-Gyorgyi. J Mol Struc (Theochem). 2003; 666-667: 1–9.
64. Gascoyne PRC, Pethig R, Gyorgyi AS. Water structure-dependent charge transport in proteins. Proc Natl Acad Sci. 1981; 78(1): 261–265.
65. McMakin CR, Oschman JL. Visceral and somatic disorders: tissue softening with frequency-specific microcurrent. J Altern Complement Med. 2013; 19(2): 170–177.
66. Korr IM. Proprioceptors and somatic dysfunction. J Am Osteopath Assoc. 1975; 74: 638–650.
67. Korr IM. Sustained sympathicotonia as a factor in disease. In , Korr, I.M., editor. The neurobiologic mechanisms in manipulative therapy. New York: Plenum Press; 1978.
68. Johansson H, Sojka P. Pathophysiological mechanisms involved in genesis and spread of muscular tension in occupational muscle pain and in chronic musculoskeletal pain syndromes: a hypothesis. Med Hypoth. 1991; 35: 196–203.
69. Knutson GA, Owens EF. Active and passive characteristics of muscle tone and their relationship models of subluxation/joint dysfunction: Part I. J Can Chiropr Assoc. 2003; 47: 168–179.
70. Knutson GA, Owens EF. Active and passive characteristics of muscle tone and their relationship models of subluxation/joint dysfunction. Part II. J Can Chiopr Assoc. 2003; 47: 269–283.
71. Gabbiani G. The myofibroblast in wound healing and fibrocontractive diseases. J Pathol. 2003; 200: 500–503.
72. Desmoulière A, Badid C, Bochaton-Piallat ML, et al. Apoptosis during wound healing, fibrocontractive diseases and vascular wall injury. Int J Biochem Cell Biol. 1997; 29: 19–30.
73. Cho JS, Moon YM, Park IH, et al. Epigenetic regulation of myofibroblast differentiation and extracellular matrix production in nasal polyp-derived fibroblasts. Clin Exp Allergy. 2012; 42(6): 872–882.
74. Hinz B, Phan SH, Thannickal VJ, et al. Recent developments in myofibroblast biology: paradigms for connective tissue remodeling. Am J Pathol. 2012; 180(4): 1340–1355.
75. Finando S, Finando D. Fascia and the mechanism of acupuncture. J Bodyw Mov Ther. 2011; 15: 168–176.
76. Wolff J. The law of bone remodeling. Translation of the 1892 German edition. Berlin: Springer; 1986.
77. Rolf IP. Rolfing. Re-establishing the natural alignment and structural integration of human body for vitality and well-being. Rochester, VT: Healing Arts Press; 1989. p. 129.
78. Simons DG, Travell JG. Travell & Simons' myofascial pain and dysfunction: the trigger point manual. 2nd ed. Baltimore, MD: Williams and Wilkins; 1999. pp. 8–9.
79. Selye H. The stress of life. New York: McGraw-Hill; 1956; revised edition 1984, p. 219.
80. Oschman JL. Energy medicine: the scientific basis. New York: Churchill Livingstone; 2000. pp. 1–40.
81. Lee RP. Interface: mechanisms of spirit in osteopathy. Portland, OR: Stillness Press; 2005. pp. 175–253.
82. Oschman JL. Energy medicine in therapeutics and human performance. New York: Butterworth/Heinemann; 2003. pp. 1–27.
83. Burr HS. Blueprint for immortality: the electric patterns of life. UK: Neville Spearman Publishers; 1972. pp. 1–192.
84. National Center for Complementary and Alternative Medicine (NCCAM). What is complementary and alternative medicine? http://nccamnihgov/health/whatiscam. 2012.
85. Clyde H. Medical history of Wapello County. Photocopy of writings on Paul Caster's treatment and mentoring of A.T. Still in magnetic healing. Kirksville, MO: Osteopathic Archives at Kirksville College of Osteopathic Medicine; 1898.

86. Coues E. Biogen: a speculation of origin and nature of life. Boston, MA: Estes and Lauriat; 1884.
87. Still AT. The philosophy and mechanical principles of osteopathy. Kansas City, MO: Hudson-Kimberly Publication Co.; 1902. pp. 248–268.
88. Comeaux Z. The soul of osteopathy. USA: Booklocker-com; 2009.
89. Littlejohn JM. The physiologic basis of therapeutic law. J Am Osteopath Assoc. 1902; 2: 42–60.
90. Hulett GD. A textbook of the principles of osteopathy. Kirksville, MO: Journal Printing Co.; 1903. pp. 43–68.
91. Sutherland WG. The cranial bowl. Mankato, MN: WG Sutherland; 1939. pp. 24 (Reprinted by the Osteopathic Cranial Association, Meridian, ID, 1948).
92. Magoun HI. Osteopathy in the cranial field. 2nd ed. Kirksville, MO: Journal Publishing Co; 1966. pp. 23–42.
93. Comeaux Z. The role of vibration or oscillation in the development of osteopathic thought. AAO Journal. 2000; 10(3): 19–24.
94. Becker RE. Diagnostic touch: its principles and applications. Part I: To feel living function. In , Brooks, R.E., editor. Life in motion. Portland, OR: Rudra Press; 1997. pp. 153–165.
95. Becker RE. Diagnostic touch: its principles and applications. Part II: What a diagnostic touch can do. In , Brooks, R.E., editor. Life in motion. Portland, OR: Rudra Press; 1997. pp. 166–179.
96. Becker RE. Diagnostic touch: its principles and applications. Part III: Putting a diagnostic touch to work. In , Brooks, R.E., editor. Life in motion. Portland, OR: Rudra Press; 1997. pp. 180–202.
97. Becker RE. Diagnostic touch: its principles and applications. Part IV: Trauma and stress. In , Brooks, R.E., editor. Life in motion. Portland, OR: Rudra Press; 1997. pp. 203–216.
98. Becker RE. In : Brooks RE, editor. Life in motion: the osteopathic vision of Rollin E. Becker DO. Portland, OR: Rudra Press; 1997. pp. 181–182.
99. Brooks RE. Editor's note. In , Brooks, R.E., editor. Life in motion. Portland, OR: Rudra Press; 1997. p. 153.
100. Davidson SM. Neurofascial release: a course in guided palpation and treatment. Phoenix, AZ: Practical Publications; 1990. pp. 1–20.
101. MacDonald RC. "The energy cyst": its ramifications and use in osteopathic manipulative management. AAO Journal. 2003; 13(3): 16–18.
102. Upledger JE. Craniosacral therapy. II: Beyond the dura. Seattle, WA: Eastland Press; 1987. pp. 212–214.
103. Holland EC. Viscoelastic and viscoplastic axes of motion in the cranium: the biophysics of cranial osteopathy; 1992 [Video].
104. Holland EC. The biophysics of Fulford techniques. Sebastopol, CA; 2012.
105. O'Connell JA. Bioelectric fascial activation and release. Indianapolis, IN , American Academy of Osteopathy, 2000. pp., 22–25, 59–78.,
106. O'Connell JA. Myofascial release approach. In , Chila, A., editor. Foundations of osteopathic medicine. 3rd ed. Philadelphia, PA: Lippincott Williams and Wilkins; 2011. pp. 699–700.
107. Comeaux ZJ. Facilitated oscillatory release – a method of dynamic assessment and treatment of somatic dysfunction. AAO J. 2003; 13(3): 30–35.
108. McConnell CP. [1939] Fundamental fragments. Relatedness. In , Jordan, T., Schuster, R., editors. Selected writings of Carl Phillip McConnell DO. Columbus, OH: Squirrel's Tail Press; 1994. pp. 129–130.
109. Brizhik LS, Del Giudice E, Popp FA, et al. On the dynamics of self-organization in living organisms. Electromagn Biol Med. 2009; 28(1): 28–40.
110. Collebrusco L, Lombardini R. Osteopathic manipulative treatment and nutrition: an alternative approach to the irritable bowel syndrome. Health. 2013; 5(6A2): 87–93.
111. Tozzi P. A unifying neurofasciagenic model of somatic dysfunction. Underlying mechanisms and treatment. Part I. J Bodyw Mov Ther. 2015; 19(2): 310–326.
112. Gamber RG, Shores JH, Russo DP, et al. Osteopathic manipulative treatment in conjunction with medication relieves pain associated with fibromyalgia syndrome: results of a randomized clinical pilot project. J Am Osteopath Assoc. 2002; 102(6): 321–325.
113. Johnson AW, Shubrook JH Jr. Role of osteopathic structural diagnosis and osteopathic manipulative treatment for diabetes mellitus and its complications. J Am Osteopath Assoc. 2013; 113(11): 829–836.
114. Hundscheid HW, Pepels MJ, Engels LG, et al. Treatment of irritable bowel syndrome with osteopathy: results of a randomized controlled pilot study. J Gastroenterol Hepatol. 2007; 22(9): 1394–1398.
115. da Silva RC, de Sá CC, Pascual-Vaca ÁO, et al. Increase of lower esophageal sphincter pressure after osteopathic intervention on the diaphragm in patients with gastroesophageal reflux. Dis Esophagus. 2013; 26(5): 451–456.
116. Cohen-Lewe A. Osteopathic manipulative treatment for colonic inertia. J Am Osteopath Assoc. 2013; 113(3): 216–220.
117. Heineman K. Osteopathic manipulative treatment in the management of biliary dyskinesia. J Am Osteopath Assoc. 2014; 114(2): 129–133.
118. Cerritelli F, Carinci F, Pizzolorusso G. Osteopathic manipulation as a complementary treatment for the prevention of cardiac complications: 12–months follow-up of intima media and blood pressure on a cohort affected by hypertension. J Bodyw Mov Ther. 2011; 15(1): 68–74.
119. Daraï C, Deboute O, Zacharopoulou C, et al. Impact of osteopathic manipulative therapy on quality of life of patients with deep infiltrating endometriosis with colorectal involvement: results of a pilot study. Eur J Obstet Gynecol Reprod Biol. 2015; 188: 70–73.

120. Goodman CC, Snyder TK. Diagnosi differenziale in fisioterapia. 3rd ed. Turin: Utet Scienze Mediche; 2005. pp. 20–22.
121. Goodman CC, Snyder TK. Differential diagnosis for physical therapists. Screening for referral. 4th ed. Philadelphia, PA: Elsevier Mosby Saunders; 2007. pp. 393–395.
122. APTA. Today's physical therapist: a comprehensive review of a 21st-century health care profession. American Physical Therapy Association; 2011.
123. Schiowitz S, Dowling DJ. Structural examination and documentation In , DiGiovanna, E.L., Schiowitz, S., Dowling, D.J., editors. An osteopathic approach to diagnosis and treatment. 3rd ed. Philadelphia, PA: Lippincott Williams and Wilkins; 2005. pp. 53–63.
124. Myers TW. Anatomy trains: myofascial meridians for manual and movement therapists. 3rd ed. Edinburgh: Churchill Livingstone Elsevier; 2014. p. 28.
125. Schleip R, Müller DG. Training principles for fascial connective tissues: scientific foundation and suggested practical applications. J Bodyw Mov Ther. 2013; 17(1): 103–115.
126. Myers TW. The 'anatomy trains'. J Bodyw Mov Ther. 1997; 1: 91–101.
127. Owens C. An endocrine interpretation of Chapman's reflexes. Carmel, CA: Academy of Applied Osteopathy; 1937, reprinted 1963.
128. Hebgen E. Visceral manipulation in osteopathy. Kandern: Thieme Verlag; 2010. p. 3.
129. Hebgen E. Visceral manipulation in osteopathy. Kandern: Thieme Verlag; 2010. p. 15.
130. Hebgen E. Visceral manipulation in osteopathy. Kandern: Thieme Verlag; 2010. p. 18.
131. Hebgen E. Visceral manipulation in osteopathy. Kandern: Thieme Verlag; 2010. p. 28.
132. Willard FH, Fossum C, Standley PR. The fascial system of the body. In , Chila, A., editor. Foundations of osteopathic medicine. 3rd ed. Philadelphia, PA: Lippincott Williams and Wilkins; 2011. ch. 7.
133. Littlejohn JM. The fundamentals of osteopathic technique. Maidstone, UK: Institute of Classical Osteopathy; n.d.
134. Wernham J. The 1956 Yearbook. Maidstone, UK: Institute of Classical Osteopathy; 1956.
135. Parsons J, Marcer N. Osteopathy: models for diagnosis, treatment and practice. Edinburgh: Elsevier Churchill Livingstone; 2006. pp. 181–188.
136. Lederman E. Harmonic technique. Edinburgh: Churchill Livingstone; 1990.
137. Tozzi P. Selected fascial aspects of osteopathic practice. J Bodyw Mov Ther. 2012; 16(4): 503–519.
138. Dugailly PM, Fassin S, Maroye L, et al. Effect of a general osteopathic treatment on body satisfaction, global self perception and anxiety: a randomized trial in asymptomatic female students. Int J Osteopath Med. 2014; 17(2): 94–101.
139. Bove GM, Chapelle SL. Visceral mobilization can lyse and prevent peritoneal adhesions in a rat model. J Bodyw Mov Ther. 2012; 16(1): 76–82.
140. Tozzi P, Bongiorno D, Vitturini C. Low back pain and kidney mobility: local osteopathic fascial manipulation decreases pain perception and improves renal mobility. J Bodyw Mov Ther. 2012; 16(3): 381–391.
141. Hendryx JT, O'Brien RL. Dynamic strain-vector release: an energetic approach to OMT. AAO J. 2003; 10(3): 19–29.
142. Chaitow L. Is a postural-structural-biomechanical model within manual therapies viable? JBMT debate. J Bodyw Mov Ther. 2011; 15(2): 130–152.
143. Malys MK, Campbell L, Malys N. Symbiotic and antibiotic interactions between gut commensal microbiota and host immune system. Medicina (Kaunas). 2015; 51(2): 69–75.
144. Bach JF. The effect of infections on susceptibility to autoimmune and allergic diseases. N Engl J Med. 2002; 347: 911–920.
145. Devereux G. The increase in the prevalence of asthma and allergy: food for thought. Nat Rev Immunol. 2006; 6: 869–874.
146. Willett WC. Balancing life-style and genomics research for disease prevention. Science. 2002; 296: 695–698.
147. Tracy SW. Something new under the sun? The Mediterranean diet and cardiovascular health. N Eng J Med. 2013; 368: 1274–1276.
148. Estruch R, Ros E, Salas-Salvadó J, et al. Primary prevention of cardiovascular disease with a Mediterranean diet. N Engl J Med. 2013; 368: 1279–1290.
149. Slavin J. Why whole grains are protective: biological mechanisms. Proc Nutr Soc. 2003; 62: 129–134.
150. Maslowski KM, Mackay CR. Diet gut microbiota and immune responses. Nat Immunol. 2011; 12: 5–9.
151. Pellegrini N, Serafini M, Colombi B, et al. Total antioxidant capacity of plant foods beverages and oils consumed in Italy assessed by three different in vitro assays. J Nutr. 2003; 133: 2812–2819.
152. Walker C, Reamy BV. Diets for cardiovascular disease prevention: what is the evidence? Am Fam Physician. 2009; 79(7): 571–578.
153. D'Alessandro A, De Pergola G. Mediterranean diet pyramid: a proposal for Italian people. Nutrients. 2014; 6(10): 4302–4316.
154. Venti CA, Johnston CS. Modified food guide pyramid for lactovegetarians and vegans. J Nutr. 2002; 132(5): 1050–1054.
155. Ruini LF, Ciati R, Pratesi CA, et al. Working toward healthy and sustainable diets: the "double pyramid model" developed by the Barilla Center for Food and Nutrition to raise awareness about the environmental and nutritional impact of foods. Front Nutr. 2015; 2: 9.
156. Goodwin H, Haycraft E, Meyer C. The relationship between compulsive exercise and emotion regulation in adolescents. Br J Health Psychol. 2012; 17(4): 699–710.

157. Holland LA, Brown TA, Keel PK. Defining features of unhealthy exercise associated with disordered eating and eating disorder diagnoses. Psychol Sport Exerc. 2015; 15(1): 10.
158. Cook B, Hausenblas H, Crosby RD, et al. Exercise dependence as a mediator of the exercise and eating disorders relationship: a pilot study. Eat Behav. 2015; 16: 9–12.
159. Renström P, Johnson RJ. Overuse injuries in sports: a review. Sports Med. 1985; 2(5): 316–333.
160. Counsel P, Breidahl W. Muscle injuries of the lower leg. Semin Musculoskelet Radiol. 2010; 14(2): 162–175.
161. De Stefano L. Greenman's principles of manual medicine. 4th ed. Baltimore, MD: Williams and Wilkins; 2011. pp. 479–510.
162. Brazzo M. Ginnastica interna. Ed Red Novara; 2011.
163. Fulford RC, Stone G. Dr Fulford's touch of life: the healing power of the natural life force. New York: Pocket Books; 1997.
164. Decoster LC, Cleland J, Altieri C, et al. The effects of hamstring stretching on range of motion: a systematic literature review. J Orthop Sports Phys Ther. 2005; 35(6): 377–387.
165. Stecco C, Porzionato A, Lancerotto L, et al. Histological study of the deep fasciae of the limbs. J Bodyw Mov Ther. 2008; 12(3): 225–230.
166. Payne P, Crane-Godreau MA. Meditative movement for depression and anxiety. Front Psychiatry. 2013; 24(4): 71.
167. Vismara L, Romei M, Galli M, et al. Clinical implications of gait analysis in the rehabilitation of adult patients with "Prader-Willi" syndrome: a cross-sectional comparative study ("Prader-Willi" syndrome vs matched obese patients and healthy subjects). J Neuroeng Rehabil. 2007; 10(4): 14.
168. Vismara L, Menegoni F, Zaina F, et al. Effect of obesity and low back pain on spinal mobility: a cross sectional study in women. J Neuroeng Rehabil. 2010; 18(7): 3.
169. Vismara L, Cimolin V, Menegoni F, et al. Osteopathic manipulative treatment in obese patients with chronic low back pain: a pilot study. Man Ther. 2012; 17(5): 451–455.
170. Zhao RH, Baig MK, Mack J, et al. Altered serotonin immunoreactivities in the left colon of patients with colonic inertia. Colorectal Dis. 2002; 4(1): 56–60.
171. Baig MK, Zhao RH, Woodhouse SL, et al. Variability in serotonin and enterochromaffin cells in patients with colonic inertia and idiopathic diarrhoea as compared to normal controls. Colorectal Dis. 2002; 4(5): 348–354.
172. Smilowicz A. An osteopathic approach to gastrointestinal disease: somatic clues for diagnosis and clinical challenges associated with Helicobacter pylori antibiotic resistance. J Am Osteopath Assoc. 2013; 113(5): 404–416.
173. Wiegand S, Bianchi W, Quinn TA, et al. Osteopathic manipulative treatment for self-reported fatigue, stress and depression in first-year osteopathic medical students. J Am Osteopath Assoc. 2015; 115(2): 84–93.
174. Heath DM, Makin IR, Pedapati C, et al. Use of real-time physiologic parameter assessment to augment osteopathic manipulative treatment training for first-year osteopathic medical students. J Am Osteopath Assoc. 2014; 114(12): 918-929.
175. Perrin RN, Edwards J, Hartley P. An evaluation of the effectiveness of osteopathic treatment on symptoms associated with myalgic encephalomyelitis. A preliminary report. J Med Eng Technol. 1998; 22(1): 1–13.
176. Perrin RN, Richards JD, Pentreath V, et al. Muscle fatigue in chronic fatigue syndrome/myalgic encephalomyelitis (CFS/ME) and its response to a manual therapeutic approach: a pilot study. Int J Osteopath Med. 2011; 14(3): 96-105.
177. Wallace E, McPartland JM, Jones JM III, et al. Lymphatic system: lymphatic manipulative techniques. In , Ward, R.C., editor. Foundations for osteopathic medicine. Baltimore, MD: Williams and Wilkins; 1997.
178. Mueller DM. The 2012-2013 influenza epidemic and the role of osteopathic manipulative medicine. J Am Osteopath Assoc. 2013; 113(9): 703–707.
179. Schander A, Downey HF, Hodge LM. Lymphatic pump manipulation mobilizes inflammatory mediators into lymphatic circulation. Exp Biol Med (Maywood). 2012; 237(1): 58–63.
180. Morhenn V, Beavin LE, Zak PJ. Massage increases oxytocin and reduces adrenocorticotropin hormone in humans. Altern Ther Health Med. 2012; 18(6): 11–18.
181. Rapaport MH, Schettler P, Bresee C. A preliminary study of the effects of repeated massage on hypothalamic-pituitary-adrenal and immune function in healthy individuals: a study of mechanisms of action and dosage. J Altern Compl Med. 2012; 18(8): 789–797.
182. Salamon E, Zhu W, Stefano GB. Nitric oxide as a possible mechanism for understanding the therapeutic effects of osteopathic manipulative medicine (Review). Int J Mol. Med. 2004; 14(3): 443–449.
183. Bokhari AR, Murrell GA. The role of nitric oxide in tendon healing. J Shoulder Elbow Surg. 2012; 21(2): 238–244.
184. Ziche M, Morbidelli L. Nitric oxide and angiogenesis. Neurooncol. 2000; 50(1-2): 139–148.
185. Garthwaite J. Concepts of neural nitric oxide-mediated transmission. Eur J Neurosci. 2008; 27(11): 2783–2802.
186. Wink DA, Hines HB, Cheng RY, et al. Nitric oxide and redox mechanisms in the immune response. J Leukoc Biol. 2011; 89/106(6): 873–891.
187. Tozzi P. A unifying neuro-fasciagenic model of somatic dysfunction. Underlying mechanisms and treatment. Part II. Bodyw Mov Ther. 2015 (in press).
188. Arnsdorf EJ, Tummala P, Castillo AB, et al. The epigenetic mechanism of mechanically induced osteogenic differentiation. J Biomech. 2010; 43(15): 2881-2886.

189. Bavan L, Midwood K, Nanchahal J. MicroRNA epigenetics: a new avenue for wound healing research. Bio-Drugs. 2011; 25(1): 27–41.
190. Kutty JK, Webb K. Vibration stimulates vocal mucosa-like matrix expression by hydrogel-encapsulated fibroblasts. J Tissue Eng Regen Med. 2010; 4(1): 62–72.
191. Craig AD. How do you feel? Interoception: the sense of the physiological condition of the body. Nat Rev Neurosci. 2002; 3(8): 111, 655, 666.
192. Björnsdotter M, Morrison I, Olausson H. Feeling good: on the role of C fibre mediated touch in interoception. Exp Brain Res. 2010; 207(3-4): 149-155.
193. McGlone F, Wessberg J, Olausson H. Discriminative and affective touch: sensing and feeling. Neuron. 2014; 82(4): 737-755.
194. Olausson H, Wessberg J, Morrison I, et al. The neurophysiology of unmyelinated tactile afferents. Neurosci Biobehav Rev. 2010; 34(2): 185-191.
195. Efrati C, Nicolini G, Cannaviello C, et al. Helicobacter pylori eradication: sequential therapy and Lactobacillus reuteri supplementation. World J Gastroenterol. 2012; 18(43): 6250-6254.
196. Gevitz N. A degree of difference: the origins of osteopathy and first use of the "DO" designation. J Am Osteopath Assoc. 2014; 114(1): 30–40.
197. Del Giudice E, Tedeschi A. Water and the autocatalysis in living matter. Electromagnetic Biology and Medicine. 2009; 28: 46.
198. Montagnier L, Aïssa J, Ferris S, et al. Electromagnetic signals are produced by aqueous nanostructures derived from bacterial DNA sequences. Interdiscip Sci Comput Life Sci. 2009; 1: 81-90.

KAPITEL

8 Behaviorales / biopsychosoziales Modell

Paolo Tozzi

ÜBERSICHT

Mit dem behavioralen / biopsychosozialen Modell kann der Patient ganzheitlich – in enger therapeutischer Zusammenarbeit mit dem Osteopathen unter physischen, psychischen, Verhaltens- und sozialen Gesichtspunkten – behandelt und im Sinne eines gesünderen Lebensstils beeinflusst werden. Das Modell kann als eigenständiges, in sich komplettes und wirksames therapeutisches Instrument gesehen werden oder auch als dasjenige der Modelle, das beim Anwenden der osteopathischen Prinzipien auf kommunikative Aspekte, die ganzheitliche Sicht der Person des Patienten und die Lebensumstände fokussiert ist. Dank seiner Flexibilität und Komplexität erweist sich dieser Ansatz bei verschiedenen Zuständen oder Indikationen als wirksam, setzt jedoch eine gründliche Untersuchung voraus, die neben Beschwerden (Schmerzen, Belastungen, Behinderungen) auch Selbstwahrnehmung / -erleben und Verhaltensreaktionen des Patienten auf seinen Zustand, familiäre und soziale Unterstützung, Arbeitsumfeld und Umgebungseinflüsse erfassen muss, um die Therapie darauf abstimmen zu können.

Wie der Körper physisch, psychisch und verhaltensmäßig auf solche Reize reagiert, bestimmt die Folgen für ihn selbst und sein Beziehungsnetz. Diese Reaktionsbereitschaft kann sich verheerend auswirken, wenn sie schlecht beherrschbar ist („entgleist"), oder ein Anreiz für die Entwicklung persönlicher Ressourcen im Umgang mit Schmerz, Stress und Schwierigkeiten im Leben sein. Das biopsychosoziale Modell hilft Patienten, ihre inneren Stärken und Strategien zur Bewältigung oder Kompensation destabilisierender Faktoren zu entdecken. Dieses Ziel lässt sich mit unterschiedlichen Mittel erreichen, z. B. durch empathische Kommunikation, kognitive Verhaltenstherapie, Biofeedback, Meditation, Gruppentherapie und interdisziplinäre Ansätze. Auf die Weise lernen Patienten, Krankheit vorzubeugen und Gesundheit zu fördern und sich im Bewusstsein ihrer Selbstheilungskräfte als Akteure im eigenen Heilungsprozess zu erleben, bis sie schließlich die bestmögliche Kontrolle über ihr Wohlbefinden unter den gegebenen sozialen und Umgebungsbedingungen erlangen. Es handelt sich gewissermaßen um das osteopathische Modell, das die Einheit von Körper, Geist, Seele und das Prinzip der ganzheitlichen Person in allen Aspekten des Lebens am besten widerspiegelt.

8.1 Einleitung

Von Anfang an war es ein konstituierendes Konzept der osteopathischen Medizin, dass die Komplexität menschlicher Wesen natürlich nicht auf das Körperliche beschränkt, sondern zu einer dynamischen Triade von Körper, Geist und Seele erweitert ist [1]. Jeder Dualismus, jede Spaltung dieser Funktionseinheit kann lediglich künstlich herbeigeführt sein. Das osteopathische Krankheitskonzept – z. B. dass anatomische Veränderungen physiologische Folgen haben [2] – gründet auch auf dem Prinzip, dass angeborene, psychologische, behaviorale (Ernährung, körperliche Aktivität), soziale und Umgebungsfaktoren eine wesentliche Rolle bei pathologischen Prozessen spielen [3, 4]. Littlejohn [5] wusste, dass physischen Symptomen vielfach psychologische Faktoren zugrunde liegen (als Anzeichen für einen mentalen Zustand, ohne dessen Behandlung keine körperliche Heilung möglich ist). Aus dem gleichen Grund vergaß auch Still nie, die Bedeutung von Stressreaktionen oder mentaler Störungen hervorzuheben [6].

Die vorgeschlagene osteopathische Behandlung sollte ihrerseits sämtliche strukturellen, funktionellen und Umgebungseinflüsse korrigieren, die den Körper beeinträchtigen können [7]. Neben emotionaler Unterstützung und Strategien zum besseren Umgang mit dem jeweiligen Zustand schließt das auch eine Beratung (Edukation) des Patienten mit ein [6], d. h. Empfehlungen zu einer gesünderen Lebensweise, gesunder Ernährung und ausreichend körperlicher Aktivität (Bewegung) sowie Abstinenz von schädlichen Substanzen jeder Art. Die meisten Patienten im Still-Hildreth-Sanatorium (erstes osteopathisches Sanatorium, das von 1914 bis 1968 in Missouri in Betrieb war) litten an psychiatrischen Störungen. Ihre ganzheitliche Behandlung erfolgte individualisiert mit spezifischen Sport- (Baseball,

Fußball, Eislauf, Tennis, Schwimmen) und Freizeitaktivitäten (Musik, Lesen, Tanzen, Angeln, Kochen, Nähen; Gärtnern, Spaziergänge, Ausstellungsbesuche), mit Ernährungs- und Hydrotherapie sowie medikamentös und osteopathisch [8].

In die ganzheitliche Behandlung müssen häufig auch Familienmitglieder einbezogen werden, die aufgrund der ständigen Betreuung pflegebedürftiger Angehöriger oft selbst körperlich und seelisch stark belastet sind. Das haben Studien zur Familiensituation bei Alzheimer-Patienten kürzlich bestätigt: Die betreuenden Angehörigen zeigten Anzeichen von chronischem Stress, (Immun-)Abwehrschwäche und einer verzögerten Gewebeheilung [9]. Korr betonte [10], in der ganzheitlichen Betreuung müssten Osteopathen ihren Blick über die Symptom- und Krankheitsdiagnose, über die Behandlung einzelner Organ- oder Funktionsstörungen hinaus eher auf die Faktoren im Leben eines Patienten richten, die vermutlich zur Krankheitsentstehung beigetragen haben; denn wenn sie identifiziert, modifiziert, kompensiert oder beseitigt werden, könnte das die Genesung fördern, (Krankheits-)Rückfälle verhindern und die Gesundheit insgesamt verbessern. Gemeint sind biologische (genetische, ernährungsbedingte), psychologische, behaviorale, soziokulturelle Faktoren, Arbeits- und Umgebungsbedingungen, auch Überzeugungen, Ideale, vorgefasste Meinungen und Erwartungen, die alle in der Therapeut-Patienten-Beziehung – und in manchen Fällen in einer konzertierten Aktion mit dem sozialen Umfeld, nationalen Institutionen oder internationalen Organisationen – bearbeitet werden sollten [10].

Die partnerschaftliche Zusammenarbeit von Patient und Osteopath in der therapeutischen Beziehung beruht auf einem edukativen Beratungsprozess (theoretisch [!] gestützt auf eine vorbildliche Lebensführung des Therapeuten), um das gesundheitliche Selbstmanagement des Patienten als beste Form der Prävention zu unterstützen und zu bestärken [10].

In der Osteopathie sind diese Konzepte in Theorie und Anwendungspraxis inzwischen etabliert und als „behaviorales/biopsychosoziales Modell" beschrieben. Dieses Modell berücksichtigt die ganze Bandbreite individueller physischer, psychisch-emotionaler, geistiger (mentaler und spiritueller) Facetten, einschließlich des Lebensstils (z.B. Ernährung, körperliche Bewegung, Substanzmissbrauch), aber insbesondere den psychosozialen Lebenszusammenhang des Patienten und die vielfältigen Interaktionsmöglichkeiten im familiären, beruflichen und sozialen Umfeld, um hereditäre, Geschlechts-, Ernährungs-, kulturelle, religiöse, psychologische, sozioökonomische und geografische Faktoren zu identifizieren, die sich auf den Gesundheitszustand auswirken, die Anpassungsfähigkeit beeinträchtigen, pathologische Prozesse begünstigen [11] und dadurch die subjektive Wahrnehmung bzw. das Erleben von Schmerzen, Krankheit oder Behinderung beeinflussen können [12, 13]. Dieses Modell ist auch mit dem Konzept der „totalen osteopathischen Läsion" [14] vereinbar, in der sich definitionsgemäß alle mechanischen, physiologischen und psychologischen Stressoren im Laufe des Lebens summieren, deren Interaktion eine „allgemeine Fazilitierung" bewirkt.

So wie jede somatische Dysfunktion die Muskel-Skelett-Reaktion auf biopsychosoziale Stressoren beeinflusst [11], können umgekehrt über unterschwellige Reize (beliebiger Art und Ursache) auch Schmerzen und andere Symptome, emotionale Reaktionen und fehlangepasste Verhaltensweisen ausgelöst oder unterhalten werden, sodass eine multidimensionale therapeutische Intervention erforderlich wird. Bei der Untersuchung kann das behaviorale Modell auch wie eine „Leselupe" verwendet werden, um im Bewegungsapparat zum Ausdruck kommende Gefühle und Emotionen oder durch vermehrte neuromuskuläre Anspannung bedingte Stressoren zu erkennen. Fulford [15] hat beschrieben, wie sich ein emotionaler Schock am Zwerchfell oder Solarplexus manifestiert, der sich aber je nach auslösendem Trauma und spezifischer individueller Reaktion noch häufiger in Muskelgeweben (M. masseter, oberer Trapezius und Beckenboden) zeigen wird.

Es gibt verschiedene Konstitutions- und Biotypologie-Modelle, mit denen Patienten und zugrundeliegende Pathomechanismen untersucht bzw. die im Einzelfall bestgeeigneten Behandlungsoptionen ausgewählt werden können [16], um die individuell verfügbaren, kompensatorischen oder adaptiven Reaktionsmöglichkeiten auf die oben genannten Stressoren zu verbessern. Das bedeutet auch, die therapeutische Beziehung bewusst und in angemessener Weise (verbal und nonverbal) zu einem „Empowerment" (Ermächtigung, Befähigung) des Patienten im eigenen Heilungsprozess einzusetzen [17]. Das behaviorale bzw. biopsychosoziale Modell gehört heute zu den Grundsäulen der medizinischen Versorgung [18] und den charakteristischen Unterscheidungsmerkmalen der Osteopathie, weil es aus einer zugewandten (Listening) und empathischen Grundhaltung [19] heraus, deren Fokus nicht ausschließlich auf Symptomen (Schmerzen) liegt, Patienten in ihrer Einmaligkeit sowie in ihrer individuellen und kontextuellen Gesamtheit betrachtet. Doch um die multidimensionalen Auswirkungen von Schmerzen oder Krankheit im Einzelfall zu verstehen, muss man ihre individuelle Bedeutung für den Patienten begreifen [20].

Stärker als die Schmerzen selbst [21] scheint z. B. die Angst vor Schmerzen oder vor einem Rückfall das subjektiv empfundene Ausmaß der Behinderung bei Schmerzzuständen [22] zu beeinflussen und zur Vermeidung alltäglicher körperlicher und / oder beruflicher Aktivitäten – mit entsprechendem Chronifizierungsrisiko – beizutragen [23]. Umgekehrt können emotionale Faktoren wie die Erinnerung an frühere Erlebnisse [24] oder psychische Faktoren [25] wie eine Depression [26] physische Veränderungen und Schmerzen verursachen bzw. die Schmerzwahrnehmung und das Schmerzerleben so verändern, dass sich schließlich ein chronisch behinderndes Schmerzsyndrom entwickelt. Erwähnt sei auch, dass die subjektive Wahrnehmung von Schmerzen und Behinderung [27] offenbar selbst durch die Persönlichkeit des Patienten, seine Überzeugungen, Ansichten, Religion (Glauben) [28] oder Unzufriedenheit mit der Arbeitssituation [29] beeinflusst wird. All diese Faktoren sind daher im Rahmen des biopsychosozialen Modells über den gesamten diagnostischen und therapeutischen Prozess im Blick zu behalten [30], besonders bei Patienten mit einer chronischen Erkrankung [31], deren persistierende Schmerzen in einem multidimensionalen Zusammenhang (genetisch, chemisch, biomechanisch, neurophysiologisch, psychologisch, sozial usw.) zu sehen sind, in dem jede einzelne Komponente eine wichtige Rolle in Bezug auf die Dysfunktion spielen kann [32].

Nötig ist daher ein multidisziplinärer Ansatz [33], vor allem mit aktiver, gleichberechtigter Beteiligung des Patienten am eigenen Heilungsprozess [34]. Dies setzt eine ausreichende Informiertheit über Körperhaltung, Ergonomie, Sportaktivitäten, Beschäftigung, Ernährung, Bildung usw. voraus. Mit anderen Worten, die Gesundheit des Patienten lässt sich nur mit einer multidimensionalen Herangehensweise verbessern, die sich nicht allein auf die Beseitigung der Stressoren oder einer somatischen Dysfunktion beschränkt, sondern weiter gesteckte Ziele verfolgt. Wenn wir nicht nur Schmerzen lindern, sondern Patienten ganzheitlich behandeln wollen, müssen wir alle physischen, mentalen, geistigen und sozialen Aspekte berücksichtigen und den Horizont erweitern: So gesehen steht das biopsychosoziale Modell [24] mit osteopathischen Prinzipien [35] und interdisziplinären Paradigmen in Einklang [36], die mit der osteopathischen Philosophie übereinstimme [37], mit Salutogenese-Prozessen [38], die von der Behandlung zur Gesundheitspflege, vom Schutz zur Prävention, von Empfehlungen zur Gesundheitsförderung übergehen, um Gesundheitsempfinden und Lebensqualität [39], Coping [40], Selbstwirksamkeitserleben [41] und Selbstbefähigung (Empowerment) zu verbessern [42].

Information und Beratung (Edukation) des Patienten sind entscheidend für diesen Prozess, in dem der Therapeut wie ein Katalysator Veränderungen der Erwartungen, Überzeugungen und subjektiven Einschätzungen des eigenen Zustands bei Patienten einleitet [43], d. h. sie zur Kontrolle über ihre Ressourcen und damit zu einer Problemlösung ermuntert [44], die sich indirekt auch positiv auf ihre familiäre, soziale und äußere Umgebung auswirken wird [45]. Die Beratung zu verschiedenen Optionen einer gesunden Lebensweise sowie über Gesundheits- und Krankheitsprozesse ist in der Tat entscheidend für eine Korrektur ungesunder Verhaltensweisen, zur Stärkung des Gesundheitsbewusstseins und zur Optimierung der gesamten Reaktionsfähigkeit – also ein Schlüsselelement der Prävention [10].

8.2 Historischer Hintergrund

Das 1977 von George Engel [46] in die medizinisch-wissenschaftliche Welt eingeführte Behandlungsmodell beruht auf dem Konzept, dass es keine Krankheit ohne physische, psychische und soziale Anteile gibt, die eng verbunden sind und durch ihre komplexe dynamische Interaktion das Auftreten einer Erkrankung, den Verlauf und die Heilung stark beeinflussen. Wie Patienten den eigenen pathologischen Zustand erleben, übt neben Faktoren wie Persönlichkeitstyp. Lebensstil und soziale Unterstützung entscheidenden Einfluss auf den Heilungsprozess aus [47].

Dies war die Geburtsstunde des biopsychosozialen Modells, das eine neue medizinische Denk- und Herangehensweise eröffnete, indem es die Beziehung von Patienten zu ihrer Krankheit, das Zusammenspiel pathologischer Prozesse im Körper, psychische Anteile und den sozialen Kontext deutet [48]. Die Schmerzwahrnehmung selbst ist ein komplexer Vorgang, der von verschiedenen psychosozialen Faktoren beeinflusst wird und sich auf die Interpretation nozizeptiver Reize auswirken kann [49]. Gerade in Kultur- oder ethnischen Gruppen, die zu einer besonderen Schmerzinterpretation neigen, können sich individuelle Schmerztoleranz-Unterschiede zeigen – von stoischem Aushalten bis zu emotionalen, expressiven Schmerzäußerungen. Schmerzcharakter und Schmerzintensität werden zudem durch Faktoren wie individuelle Vorerfahrungen, Ängstlichkeit und bewusstes Achten auf Symptome geprägt. Im Grunde ist aus dem biomedizinischen Modell, das Krankheit als infektiösen, traumatischen oder erblichen Prozess [50] und Schmerzen als Synonym für eine Gewebeschädigung ansah, nun ein multidimensionales Schmerzmodell hervorgegangen, das (als Gate-Control-Theorie von Melzack und Wall) sensorische, affektive und kognitive Elemente beinhaltet [51].

Bei diesem Modell dürften Interaktionen in einer neuralen Schmerzmatrix [52] eine Rolle spielen, die aus somatosensorischen, limbischen, thalamischen und kortikalen Einheiten besteht und das besondere, individuelle Schmerzerleben bestimmt, das dann wiederum durch soziale, Umwelt- [53], psychologische und biologische Faktoren beeinflusst wird [54]. In den Whitehall-Studien zeigten sich z. B. signifikante Korrelationen zwischen erhöhten Mortalitäts- / Erkrankungsraten, niedrigerem sozioökonomischem Status und schwächeren psychosozialen Ergebnissen, je nachdem, welcher Klasse bzw. Sozialschicht die Stichproben angehörten und wie gut sie ökonomisch und kulturell am Leben teilhaben konnten [55, 56]. Heute gelten soziodemografische Faktoren wie Alter, Geschlecht, kultureller Hintergrund, ethnische und ökonomische Aspekte als Einflussfaktoren für chronische Einschränkungen [57]. Engels Modell, das auf Konzepten und der Evidenz früherer Jahrzehnte aufbaut, hebt die Bedeutung von Stress / Belastungen und emotionalen Störungen auf physiologische Prozesse im Körper hervor. Die Vorstellung, unbewusste, verdrängte oder unterdrückte schmerzliche oder emotional aufwühlende Erinnerungen könnten durch „Konversion" in den Körper (Soma) einsickern, war in der Tat schon seit den Anfängen der Psychoanalyse präsent [58].

In ähnlicher Weise brachte Wilhelm Reich traumatisierende psychische Erlebnisse oder unterdrückte Gefühle / Impulse mit körperlichen Reaktionsmustern in Verbindung, z. B. einer Muskelanspannung, um eine Regung oder Gefühlsäußerung gezielt zu unterdrücken [59]. Ständig wiederkehrende oder anhaltende Anspannung kann zu Muskelsteifheit und einer chronischen unbewussten „Panzerung" führen, die sich auf die Persönlichkeitsentwicklung und auf die freie Bewegung von Körperflüssigkeiten und Körperenergie auswirkt. Reich empfahl zur Behandlung solcher dysfunktionalen Prozesse eine manuelle Intervention auf körperlicher Ebene in Verbindung mit einer Psychoanalyse, um die strukturelle und emotionale Harmonie des Patienten zu verbessern. Das autonome Nervensystem sah Reich als Schnittstelle zwischen physischen und emotionalen Prozessen, die im ZNS verarbeitete kognitive und affektive Informationen über den Blutfluss an innere Organe übermitteln [60]. Für Philip Latey waren Muskeln später im wahrsten Sinne des Wortes Sinnesorgane und imstande, ein physisches Trauma in eine emotionale Reaktion umzuwandeln [61]. Damit öffnete sich die Tür für die psychosomatische Medizin, d. h. die Untersuchung vermeintlich emotional bedingter physiologischer Störungen [62].

Der physikalische Mediziner John Sarno beobachtete 1970, dass die subjektiv berichtete Schmerzintensität / neurologische Symptomatik bei Patienten mit chronischen Rücken- und Nackenschmerzen nicht mit dem Schweregrad der radiologischen Befunde und auch nicht mit dem Krankheitsverlauf korrelierte [63]. Dies bestätigte sich bei später durchgeführten magnetresonanztomografischen (MRT-)Untersuchungen, die weder eine Korrelation der MRT-Befunde zur Entwicklung oder Persistenz von Rückenschmerzen [64, 65] noch zu vorhandenen Diskopathien bei 64 % der Patienten ohne Rückenschmerzen zeigten [66]. Sarno vertrat daher die Hypothese, belastende (Stress-) Situationen und die – emotional getönte – Reaktion der Patienten darauf könnten körperliche Symptome auslösen, sofern es sich nicht um Bildgebungs-Artefakte handelte. So entstand Sarnos psychoedukativer Ansatz, bei körperlichen Symptomen die zugrundeliegenden psychischen Probleme zu klären, mit dem er erfolgreich chronische muskuloskelettale Störungen behandeln konnte, die häufig mit Angststörungen und Depressionen einhergehen. Das vorgeschlagene therapeutische Vorgehen beruht weniger auf einer psychologischen Behandlung in traditioneller Form als vielmehr auf einem Weg der Erkenntnis (genauer: Psychoedukation), dass reale physische Symptome eher geistig-mentalen Prozessen entspringen als einem pathologischen Geschehen innerhalb des Körpers [67].

Der klinische Schwerpunkt verschob sich allmählich von einem therapeutzentrierten zu einem biopsychosozialen Ansatz, der auf die Kontrolle der inneren und äußeren Umgebung ausgerichtet ist und Patienten voll in den eigenen Heilungsprozess einbezieht und teilhaben lässt.

Der Physiologe Walter Cannon hatte 1932 für Anpassungsprozesse zur Aufrechterhaltung des Gleichgewichts von Körpersystemen den Begriff „Homöostase“ geprägt [68]. Von ihm stammt auch das Konzept der Alarmreaktion [69], das besagt, dass in bedrohlich erlebten Situationen über das sympathische Nervensystem ein „Kampf- oder Fluchtmechanismus“ im Körper ausgelöst wird. Wenn keine Gefahr besteht, vermittelt das parasympathische System eine „Ruhe- und Verdauungsphase“, in der sich die Energiereserven wieder erholen können [70]. Der 1936 von Hans Selye, einem Physiologen, geprägte Begriff „Stress“ [71] bezeichnet hingegen die unspezifische Reaktion des Körpers auf jede Anforderung, die sich ihm stellt, oder eine adaptive Antwort auf innere oder äußere Reize (in dem Fall als „Eustress“ definiert). Stress kann jedoch – unabhängig von seiner Ursache oder Art – pathologisch werden, wenn die Umgebungsanforderungen (z. B. biochemische, physische oder psychologische Faktoren) die individuelle Anpassungsfähigkeit übersteigen; dann entwickelt sich ein „allgemeines (generelles) Adaptationssyndrom“ [71]. Dieses Syndrom besteht aus drei unterschiedlichen Stadien: Alarmreaktion, Widerstands-(Resistenz) und Erschöpfungsphase, wobei zumindest die ersten beiden reversibel sind. Selye hatte die Wirkungen von Stress im Tierversuch beobachten können: Die Laborratten entwickelten Anzeichen einer Immunstörung (Thymusrückbildung / -involution) und einer autonomen Hyperaktivität (peptisches Ulkus und Nebennierenhypertrophie) [72].

Die drei Stadien entsprechen physiologischen, pathophysiologischen und pathologischen (über das Nerven- und endokrine System vermittelten) Reaktionen auf kurzzeitigen, lang anhaltenden (chronischen) bzw. unerträglichen Stress (➤ Abb. 8.1), einschließlich physischer und emotionaler Reize. Darauf baut das Allostase-Konzept von Sterling und Eyer [73] auf, demzufolge der Körper die Homöostase aufrechterhalten kann, indem er auf Stressfaktoren mit einer physiologischen Anpassung reagiert. Lässt der Stress nach, kann der Körper wieder zum ursprünglichen Gleichgewicht zurückkehren oder in einem Hyper- oder Hypoaktivitätszustand verharren. Jeder allostatische Zyklus ist daher eine kurzfristige Schutzreaktion gegen Stress. Durch persistierenden Stress kann es allerdings langfristig zu Veränderungen mit schädlichen Folgen für den ganzen Körper kommen. Dieses Phänomen wird als „allostatische Last / Belastung“ definiert und besteht im Wesentlichen aus einem Ungleichgewicht der Systeme, die Anpassungen ermöglichen. Ursächlich können kombinierte Effekte verschiedener Stressfaktoren sein, aber auch mangelnde Anpassungsfähigkeit des Körpers oder eher eine verzögerte bzw. inadäquate Stressreaktion – durch zu spät einsetzende Suppression und gefolgt von einer kompensatorischen Hyperaktivität anderer physiologischer Regelkreise [74]. In beiden Fällen ist der Körper einer exzessiven Sekretion von Hormonen, Zytokinen, Neurotransmittern und anderen endogenen Faktoren ausgesetzt,

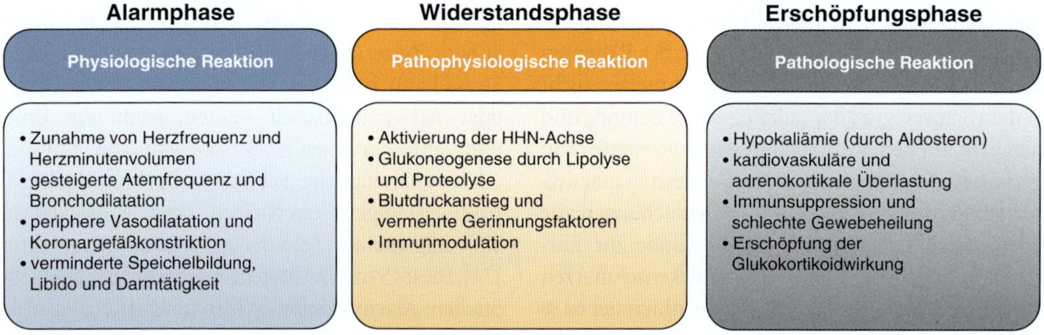

Abb. 8.1 Drei Stadien der Stressreaktion (Alarm-, Widerstands-, Erschöpfungsphase) mit den entsprechenden (physiologischen, pathophysiologischen, pathologischen) Körperreaktionen.
Modifiziert nach: Selye H. The stress of life. New York, NY: McGraw-Hill; 1976.

die potenziell schädliche und pathologische Wirkungen entfalten [75].

Der 1964 von George Solomon [76] geprägte Begriff „Psychoneuroimmunologie“ verweist darauf, dass emotionale Zustände über eine veränderte Immunkompetenz zur Entwicklung körperlicher Erkrankungen beitragen können. Der seit den 1940er Jahren bekannte Zusammenhang zwischen Psychosen und eingeschränkter Immunfunktion [77] ist durch Studien von Levy [78] bestätigt worden. Es zeigte sich, dass die Immunaktivität bei Frauen mit Brustkrebs nicht nur ein Prädiktor für den Krankheitsverlauf ist, sondern offenbar auch vom Stressniveau der Patientinnen beeinflusst wird, durch ihre Gemütslage, Depression oder Erschöpfung und unzureichende soziale Unterstützung. Deshalb könnte die anfängliche Stressbelastung ein Faktor sein, mit dem sich die Immunwirksamkeit und somit der Ausgang der Krankheit selbst vorhersagen lässt. Da zwischen Nerven-, endokrinem und Immunsystem natürlich eine dynamische Interaktion und Einheit besteht, werden sie als ein einziges Netzwerk aufgefasst [79], das Sinnes- und Effektor-/Erfolgsorgane verbindet und physiologische Signale miteinander teilen lässt, um durch eine „regulatorische Redundanz“ [80] die Homöostase aufrechtzuerhalten. Immunzellen haben Rezeptoren für Hormone, Neuropeptide und Neurotransmitter, über die sie mit dem neuroendokrinen System in Verbindung stehen; Zytokine wiederum können über spezifische wandständige Neurorezeptoren auf zentraler und peripherer Ebene direkt die Aktivität des Nervensystems beeinflussen [79].

So beweisen z. B. in Lymphozyten vorhandene ACTH- und Endorphin-Rezeptoren, die identisch mit denen in der Hypophyse sind, dass das Immunsystem nicht nur über Immunpeptide mit dem Gehirn kommunizieren, sondern auch über Neuropeptide Informationen vom Gehirn empfangen kann [81] – ebenso wie Immunzellen Neurohormone (z. B. Oxytocin und Gonadotropin) produzieren und dadurch Einfluss auf die Nervenaktivität haben können [82]. Das Vorhandensein derselben Peptidrezeptoren bei Säugetieren wie bei einzelligen Organismen und Pflanzen lässt zudem vermuten, dass sich dieser molekulare Mechanismus für die interzelluläre Kommunikation evolutionsgeschichtlich schon vor der Ausbildung des eigentlichen endokrinen, Nerven- und Immunsystems bei Vertebraten entwickelt hat [83]. Knotenpunkte im Verteilungsmuster dieser Peptidrezeptoren fanden sich im limbischen System des Gehirns, im Hinterhorn des Rückenmarks, im periaquäduktalen Grau, im Gastrointestinaltrakt, in Nieren, Hoden und Pankreas. Das System funktioniert ohne die linearen Übertragungskanäle und nutzt die parallelparasynaptische Diffusion von Neurotransmittern in der extrazellulären Matrix, um über die Rezeptorspezifität selbst noch in größerer Entfernung auf Zielzellen einzuwirken [79, 84].

Das setzte eine Interaktion von Molekülen wie Morphin, Benzodiazepin, Cholecystokinin, Substanz P und Insulin voraus. Pert vermutet, dass die als biochemisches Substrat von Emotionen identifizierten 70–80 Neuropeptide beträchtlichen Einfluss auf Immunfunktionen haben [85], dass sich also der Gefühlszustand auf den Verlauf und die Prognose körperlicher Erkrankungen auswirken kann. Deshalb vertrat er die Auffassung, ein breites und einheitliches Netzwerk endogener Peptide sorge für die psychosomatische Kommunikation, statt neuraler Geweberezeptoren auf Ebene des Immun-, endokrinen und Nervensystems. Mit anderen Worten: Aus der engen Verknüpfung von Psychologie, Endokrinologie, Immunologie und Neurowissenschaften ergab sich ein kohärentes (Einheits-)Modell, das eine organischere und verbindlichere Sichtweise von Gesundheit eröffnet.

8.3 Zielsetzung und Indikationen

Das behaviorale Modell findet in akademischen und institutionellen Kreisen zunehmend Beachtung [86] und gilt inzwischen als anerkanntes wissenschaftliches Erklärungsmodell für Schmerzen, besonders des Bewegungsapparats [87]. Die Osteopathie wird häufig als patientenzentrierter Beruf [88] mit biopsychosozialem Ansatz beschrieben [89], was sie von anderen Gesundheitsberufen unterscheidet [90]. Obwohl diese Konzepte kürzlich revidiert [91] und als charakteristisch für die Osteopathie angesehen wurden, lässt sich ihre Bedeutung für die osteopathische Praxis und mögliche klinische Erfolge (Wirksamkeit) nur schwer einschätzen [92]. In der heutigen Osteopathie zählt das biopsychosoziale Modell auf jeden Fall zum bevorzugten Behandlungsansatz für physische, psychische und soziale Aspekte im individuellen Gesundheitsspektrum von Patienten [93]. Dies schließt ausgeglichenere Gefühle und Reproduktionsprozesse sowie Kompensationsmechanismen und Verhaltensadaptationen mit ein.

Grundlage des Modells ist das Verständnis der komplexen Interaktionen, die zwischen psychischen, physiologischen, Umgebungs- und Verhaltensfaktoren ablaufen und die Gesundheit direkt oder indirekt (z.B. durch die mit Krankheit einhergehenden muskuloskelettalen, endokrinen, Nerven- und Immunreaktionen) beeinflussen können [94]. Der osteopathische Ansatz muss daher über die rein biologische Ebene der sensorischen Signalübertragung und Neurotransmission hinaus auch das Schmerzempfinden und die Schmerzwahrnehmung im Zusammenspiel von Körper-Seele-Geist und Umgebung berücksichtigen, um das spezifische Beschwerdebild jedes Patienten zu verstehen [95].

Kürzlich wurde darauf hingewiesen, dass der biomedizinische Reduktionismus, der alle mentalen und emotionalen Prozesse lediglich als biochemische Phänomene deutet, durch ein biokognitives Modell ersetzt werden müsste, das die Philosophie und ganzheitliche Praxis der osteopathischen Medizin besser widerspiegelt, da es die natürliche Interaktion und wechselseitige Beeinflussung von Körper und Geist mit einbezieht [96]. Insbesondere bei chronischen Schmerzpatienten ist es wichtig, für die Behandlung bzw. Auswahl der osteopathischen Manipulationstechniken psychosoziale Faktoren in Betracht zu ziehen [97], da eine Integration der fünf osteopathischen Modelle gerade bei ihnen von entscheidender Bedeutung für eine optimale Struktur-Funktions-Beziehung ist [35].

Patienten mit physischer und emotionaler Belastung (Distress) [9]:

- begeben sich häufiger in ärztliche oder stationäre Behandlung und stellen sich meist wegen körperlicher Symptome vor, nur selten wegen psychischer Probleme;
- neigen zu höherer Morbidität und schlechterem Ansprechen auf vorhergehende therapeutische Interventionen;
- fällt es schwer, medizinische Anweisungen konstant zu befolgen, und brechen die Behandlung häufiger ab;
- unterziehen sich medizinischen Untersuchungen, die in zwei Drittel der Fälle keine biologische (somatische) Diagnose erbringen.

In solchen Fällen erfolgt die osteopathische Behandlung mit dem biopsychosozialen Modell unter der spezifischen Zielsetzung (Kasten 8.1), die Stressbewältigungs- bzw. die Kompensations- oder Anpassungsfähigkeit des Körpers an Stressfaktoren zu verbessern sowie Lebensstil und Verhaltensweisen des Patienten zu optimieren. Es beginnt mit einer Aufklärung (Edukation) über eine konstitutionelle oder angeborene Veranlagung zum präsentierten Krankheitsbild, über mögliche Traumafolgen und die Auswirkungen früherer oder weiterbestehender Erkrankungen, über erlerntes Verhalten und Angewohnheiten, die Schmerzen und Beschwerden verstärken können. Parallel dazu wird eine adäquate traditionell- und komplementär-medizinische Ver-

Kasten 8.1: Schlüsselelemente einer klinischen Anwendung des biopsychosozialen Modells

- Zentrale Bedeutung sozialer Unterstützung / Beziehungen für die Gesundheit erkennen
- Selbstbewusstsein als diagnostisches und therapeutisches Mittel einsetzen
- Anamnese (Vorgeschichte) unter Berücksichtigung verschiedener Lebenszusammenhänge des Patienten erheben
- Herausfinden, welche biologischen, psychologischen und sozialen Faktoren bestimmend (dominant) für die gesundheitliche Einstellung bzw. gesundheitsförderlich sind
- Multidimensionale Behandlung gewährleisten

sorgung oder sonstige wissenschaftlich begründete Form der Behandlung [98] durchgeführt, die häufig fachübergreifend bzw. interdisziplinär sein muss. Auch wenn osteopathische Interventionen eine Schmerzlinderung anstreben, um den Stress zu reduzieren und die Funktion zu verbessern [99], bleibt ihr oberstes Ziel die Wiederherstellung, Erhaltung und Stärkung der Gesundheit, und somit die Verhütung von Krankheit, bis sich schließlich ein Zustand des Wohlbefindens einstellt, der auf der Ausgleichs- und Genesungsfähigkeit [98] beruht und durch Selbstregulierungs- und Selbstheilungskräfte des Patienten gefördert wird.

8.4 Diagnostik

Die osteopathische Diagnostik besteht bei diesem Modell aus einer umfassenden biopsychosozialen Anamnese, der körperlichen und osteopathischen Untersuchung sowie Nachuntersuchungs- / Follow-up-Terminen zur erneuten Überprüfung von Schmerzen und Funktionsfähigkeit oder zur Kontrolle des gesamten Therapieverlaufs [32]. Das grenzt die Definition von „biopsychosozial" im Sinne eines biologisch integrierten Nachweises mit psychologischem und sozialem Beistand ein [100]. Dieses medizinisch-klinische Modell wird als patienten- [101] oder beziehungszentriert [102] beschrieben, da Patienten nach Besprechung der relativen Vorteile und Risiken der infrage kommenden Untersuchungs- und Behandlungsmethoden die von ihnen bevorzugte wählen dürfen [103]. Entscheidend sind freiwillig geteiltes Wissen und Einbeziehung des Patienten, damit er als informierter Partner die klinische Entscheidungsfindung besser nachvollziehen und sich aktiver am therapeutischen Prozess beteiligen kann [104]. Kommunikative Fähigkeiten (Skills) helfen dem Therapeuten herauszufinden, welche Vorstellungen und Gefühle ein Patient mit seinem Zustand verbindet, und darauf zu reagieren; dies schafft eine gemeinsame Ausgangsbasis für die Einstufung der Erkrankung und der Behandlung sowie für die Abklärung der Rollen, die Patient und Therapeut spielen [105].

Dieser Prozess beruht auf einer empathischen Therapeut-Patienten-Beziehung, in der sich der Patient verstanden fühlt, während der Therapeut die Besonderheit des klinischen Bildes und des Patienten besser begreift [106]. Dazu bedarf es eines anderen Ansatzes als dem „paternalistischen", bei dem der Therapeut entscheidet, was am besten für den Patienten ist und seine Mitteilungs- bzw. Gesprächsbereitschaft auf ein Minimum beschränkt [107]. Ein patientenzentrierter Ansatz bedeutet dagegen nicht, Ansichten oder Entscheidungen des Patienten einfach passiv hinzunehmen, sondern es ist ein vernünftiger, von Respekt und Empathie in der therapeutischen Beziehung getragener Ansatz, um mit vereinten Kräften die Gesundheit zu fördern.

Dass alle verfügbaren Informationen mitgeteilt werden sollten, gilt nicht in allen Fällen: Wenn ein Patient offensichtlich keine Selbstverantwortung für den eigenen Heilungsprozess übernehmen will, ist ein weniger patientenzentrierter Ansatz geeigneter [108]. Zu den Stärken des biopsychosozialen Modells zählt seine Flexibilität und Anpassungsfähigkeit. Dies ist eine Grundvoraussetzung für die Untersuchung (Kasten 8.2) und Behandlung von Patienten, ihrer ganzheitlichen Person mit Körper-Seele-Geist, deren allostatische Last und entsprechende Reaktionen darauf einen individuell zugeschnittenen Therapieplan erfordern.

Kasten 8.2: Untersuchungselemente des biopsychosozialen Modells

- Schmerzwahrnehmung und individuelles Erleben der Schmerzen / Einschränkungen, damit einhergehende emotionale Reaktionen (Affekte), geistig-mentale und kognitive Zustände sowie Auswirkungen im Alltag, Arbeitsbereich und sozialen Leben
- Bandbreite der ablehnenden / adaptiven Schmerz- und Stressreaktionen, auch die individuelle Bereitschaft, konstruktiv bei der Behandlung mitzuarbeiten, um wieder ein funktionelles Gleichgewicht zu erreichen [109]
- Konstitutionelle Faktoren und erworbene Störungen wie Krankheit, Trauma, Missbrauch
- Verhaltensaspekte wie Ernährung, körperliche Betätigung, Schlafgewohnheiten
- Unterstützung durch Familie, soziales Umfeld, Gesundheitssystem, Umgebungseinflüsse

8.4.1 Patientengespräch

Bei der medizinischen Anamnese ist empathisches Zuhören sogar noch wichtiger, weil sich die klinische Entscheidungsfindung auf die erhobenen Befunde stützt. Gelingt es, eine therapeutische Beziehung mit viel Empathie aufzubauen oder zu verstärken, schafft das ideale Voraussetzungen, um Informationen zu gewinnen – nicht nur über das klinischen Bild, sondern über die Lebensumstände, Erfahrungen, Leiden und Hoffnungen des Patienten. Dazu ist eine von Zuhören und selbstbewusstem Insistieren geprägte Haltung erforderlich, die mit der Anwendungspraxis der evidenzbasierten Medizin übereinstimmt [110]. Deren spezifische Strategien (Kasten 8.3) sind besonders nützlich bei Patienten mit unklaren Schmerzen, die sich klinisch nicht diagnostizieren lassen [111, 112].

Zuhören können und Kommunikationsfähigkeit sind bei diesem Prozess entscheidend: Blickkontakt, ruhig-entspanntes Sitzen und Achtsamkeit bei der Anamnese sind Beispiele für eine nonverbale Körpersprache, die in Verbindung mit der mündlichen Kommunikation eine Atmosphäre von Vertrauen und persönlicher Zuwendung schaffen kann. In dieser Situation fällt es Patienten leichter, ihre Geschichte zu erzählen, und der Therapeut kann ihnen besser mit Verständnis und emotionaler Unterstützung begegnen [115]. Wenn Patienten sich übergangen oder missachtet fühlen, werden sie höchstwahrscheinlich nur wenig von sich preisgeben und auf Fragen eher Antworten geben, die der Therapeut ihrer Meinung nach erwartet oder hören will [116].

Der Osteopath darf nie vergessen, dass Schmerzen ein komplexes Phänomen sind und ihre subjektive Wahrnehmung in Bezug auf Stärke / Intensität, Qualität, Verlauf, Auswirkung und Bedeutung individuell sehr variieren kann. Und genau dieses Leiden (d.h. das Schmerzempfinden / -erleben) motiviert Patienten oft stärker als der Schmerz selbst (definiert als Schmerz- bzw. nozizeptiver Reiz), in der Hoffnung auf Linderung medizinische Hilfe zu suchen [117]. Es gehört daher zu den praktischen Grundregeln, im

Kasten 8.3: Empathiefördernde Strategien in Patientengesprächen

- Das Gespräch mit offenen Fragen beginnen (die patientenbezogen und nicht suggestiv sind).
- Genügend Zeit lassen für eine ausführliche Erklärung der Beweggründe für den Arztbesuch; einige Studien [113] zeigen, dass Ärzte ihren Patienten im Durchschnitt schon nach ca. 18 Sekunden nicht mehr zuhören!
- Patienten um eine Beschreibung der Gefühle, die ihr Zustand auslöst, bitten [114].
- Ängste und Sorgen von Patienten erkennen und sie beruhigen (auch auf Zeichen wie z. B. Atmung, Stimmklang, Sprechgeschwindigkeit, Schmerz oder Ängstlichkeit, Vermeiden von Blickkontakt achten).
- Empathische Anmerkungen machen, aber keine Bewertung vornehmen.

8

Tab. 8.1 Verhaltenshinweise auf Schmerzen

Aspekte	Beispiele
(Nonverbale) Ausdrucksformen	Tränen, Seufzen, Stöhnen
Gesichtsausdruck	Mundwinkel: angespannt horizontal oder nach hinten-oben verzogen; Augenbrauen: herabgezogen und gerunzelt
Motorik	Langsame/vorsichtige Bewegungen oder Vermeiden von Bewegungen aus Angst vor Schmerzen
Stimmung	Aggressiv, traurig, reizbar, zurückgezogen
Gesten und Haltung	Nicht flüssig; schmerzvermeidende, steif-rigide Schonhaltung; schmerzender Bereich wird massiert oder gestützt; häufige Positionswechsel
Verhalten	Inaktivität und Ruhe zur Schmerzvermeidung; exzessiver Medikamentenkonsum, ständige Arztbesuche; eingeschränktes Sozialleben

Modifiziert nach: Turk DC. A cognitive-behavioral perspective on treatment of chronic pain patients. In: Turk DC, Gatchel RJ, editors. Psychological approaches to pain management. 2nd ed. New York NY Guilford Press; 2002. pp. 138–158

Verhalten auf mögliche Anzeichen für Schmerzen zu achten (➤ Tab. 8.1): Ob ein Patient z. B. erregt, ängstlich, angespannt, besorgt, deprimiert oder wütend ist; ob er/sie Schmerzen eher dramatisiert [118] oder sich jedem logischen oder rationalen Argument gegenüber verschließt, weil sein/ihr Schmerzempfinden so tief verwurzelt ist; oder ob er/sie aus Angst vor Schmerzen [119] jede Bewegung vermeidet, die sie auslösen könnte [120], und daher zu Inaktivität neigt. Natürlich geht es im Gespräch auch um die aktuelle und frühere Krankengeschichte, Arzneimitteleinnahme, Sozial- und Familienanamnese, um wichtige Informationen für die klinische und biopsychosoziale Diagnosestellung zu erhalten.

8.4.2 Motivationsgespräch

Bei diesem Gespräch ist der Kommunikationsstil auf Verbindlichkeit und Verständigung ausgerichtet. Es geht um eine Sprache, die besonders die Veränderbarkeit thematisiert: Um die persönliche Motivation und Bereitschaft des Patienten, auf ein bestimmtes Ziel hinzuarbeiten, zu verstärken, werden die individuellen Beweggründe für eine Veränderung in einer akzeptierend-stützenden Atmosphäre untersucht [121]. Für einen Wandel ist es erforderlich, sowohl die Motive zur Aufrechterhaltung der bestehenden Situation als auch zu deren Veränderung zu kennen und entsprechend darauf zu reagieren. Äußerungen im Hinblick auf eine Veränderung lassen sich durch evokative Fragen „hervorlocken", die zu einer der folgenden vier Kategorien gehören [122] (Kasten 8.4). Bei richtiger Anwendung helfen Motivationsgespräche, Patienten durch die verschiedenen Veränderungsphasen zu begleiten (Kasten 8.5).

Kasten 8.4: Vier Kategorien evokativer Fragen oder auf Veränderung bezogener Äußerungen

1. *Fähigkeit:* „Was könnten Sie Ihrer Meinung nach verändern?" „Wie würden Sie es tun, wenn Sie wirklich darüber entscheiden könnten?" „Wie zuversichtlich sind Sie, dass …?"
2. *Wunsch nach Veränderung:* „Wie hätten Sie die Dinge gern verändert?" „Was hoffen Sie insgesamt zu erreichen?" „Was gefällt Ihnen am derzeitigen Zustand nicht?" „Wie sollte sich Ihr Leben in einem Jahr verändern?"
3. *Bedürfnis nach Veränderung:* „Wie wichtig ist es für Sie …?" „Was sollte sich nach Ihrem Empfinden ändern?" „Halten Sie diese Veränderung für ernsthaft/dringend erforderlich?"
4. *Beweggründe für Veränderung:* „Warum möchten Sie sich mehr bewegen/körperlich betätigen?" „Was ist schlecht an Ihrer derzeitigen Situation?" „Was wäre ein guter Grund, mit dem Trinken aufzuhören?" „Welche Vorteile hätte es …?"

8

Kasten 8.5: Schlüsselelemente eines Motivationsgesprächs und C.A.M.B.I.A.-Modell*

Überprüfen

- In welchem Veränderungsstadium sich der Patient gerade (auch bei Nachuntersuchungen) befindet
- Offenheit für Veränderung

Wenn nicht vorhanden, sie annähernd einschätzen

Falls vorhanden:

- Bedeutung (numerische Skala von 0–10)
- Selbstwirksamkeit (numerische Skala von 0–10).

Nichtkonfrontative Haltung einnehmen

- Wiederholen, zusammenfassen, konstatieren, mit anderen Worten beschreiben und offene Fragen stellen
- Direkte Konfrontation vermeiden
- Nur auf ausdrücklichen Wunsch und / oder explizite Erlaubnis einen Rat geben; Aufklärung (Gesundheitserziehung) ohne die eigene Rolle in der Gesundheitsversorgung zu diskutieren, nicht drängen

Ressourcen stärken (gegen Risikofaktoren)

- Personalisierte Empfehlungen geben: vorhandene Ressourcen des Patienten, Prioritäten in seinem / ihrem Leben und Schutzfaktoren (Familie, soziales Netz) analysieren
- Unterstützung geben: zum Aufbau der Fähigkeit / Bereitschaft und individuellen Motivation zu einer Veränderung

Hindernisse und Bedürfnisse

- Soziale, finanzielle, umgebungsbedingte Hindernisse identifizieren
- Sorgen und Bedürfnisse analysieren
- Was spricht aus Sicht des Patienten pro und kontra eine Veränderung?

Intervenieren

Feedback oder Rat nur auf ausdrücklichen Wunsch geben, ohne zu sagen (vorzuschreiben), was zu tun ist, um sich schließlich über die Ziele zu verständigen.

Bestätigen und Zusammenfassen des Besprochenen

Zum Abschluss jedes Gesprächs Prioritäten setzen, weitere Planung zusammenfassen und einen Follow-up- / Nachuntersuchungstermin ausmachen.

*Ursprünglich ein Konzept von Miller und Rollnich [121], erweitert und ergänzt durch: Canciani L, Ostrich PL. Health promotion. In: Gasbarrini G, Cricelli C, Gasbarrini A et al., editors. Internal medicine treaty. Rome: Verducci; 2011. ch. 11.

8.4.3 Untersuchung von Stress- und sozialen Faktoren

Die individuelle Reaktion auf Stress ist von einer Vielzahl von Faktoren – wie Art der Belastung, chronischer Stress, Verhaltens- und Gefühlsreaktion der Betroffenen [123], genetische Veranlagung, Gesundheitszustand, psychologische Einflüsse, Coping-Strategien – sowie von ihrem Zusammenspiel untereinander und mit anderen Variablen abhängig.

Welche schädliche Wirkung anhaltender Stress oder eine Kombination verschiedener Stressfaktoren im Einzelfall ausübt, lässt sich mit der Social Readjustment Rating Scale von Holmes und Rahe [124] veranschaulichen. Diese numerische Skala setzt Erkrankungen, die sich innerhalb von zwei Jahren entwickeln können, zu einer Stress- / Belastungsexposition von einjähriger Dauer in Beziehung; der Schweregrad der Erkrankung steigt entsprechend der akkumulierten Menge an Stress. Belastende Lebensereignisse können z. B. Verlust eines (Ehe-)Partners, Scheidung, Pensionierung, sexuelle Funktionsstörungen oder Umzug sein. Die Belastung verstärkt sich noch, wenn ein stressreiches Ereignis als negativ erlebt wird [125]. Die Skala berücksichtigt allerdings nicht, dass ein Patient variabel auf Stress reagieren kann bzw. unterschiedliche Mechanismen oder Ressourcen zur Stressbewältigung hat. Trotzdem ist sie ein gutes Messinstrument der individuellen allostatischen Belastung [126]. Heutzutage beinhaltet ein biopsychosoziales Behandlungsprotokoll auch die Untersuchung sozialer Faktoren wie Ende einer Liebesbeziehung, Kindheitserfahrungen und das (möglicherweise dysfunktionale) familiäre Umfeld, die alle Einfluss auf die Symptomatik, den klinischen Verlauf und die Inanspruchnahme von Gesundheitsleistungen haben können [127].

8.4.4 Schmerzdiagnostik

Bei der Untersuchung von Schmerzpatienten ist daran zu denken, dass ihr Schmerzempfinden zu einem größeren sensorischen und emotionalen Leidenskomplex gehört, der physiologische und psychologische Elemente aufweist [128]. Das Phänomen, das einer konstanten Dynamik unterliegt, hat wegen der Plastizität des Nervensystems enorme Auswirkungen auf die (Körper-)Physiologie [129] und großen Einfluss auf das ZNS, das Muskel-Skelett- und das endokrine System. Durch Genexpression und Proteinsynthese kommt es von der molekularen Mikro- bis zur strukturellen Makroebene zu signifikanten Veränderungen [130], die je nach Intensität, Häufigkeit und Einwirkungsdauer eines Schmerzreizes vorübergehend auftreten oder auch persistieren.

Deshalb ist es wichtig, die Schmerzentwicklung bei der Untersuchung im Kopf zu haben. Patienten mit akuten Schmerzen zeigen im Allgemeinen ein agitiertes Verhalten mit Kampf-oder-Flucht-Reaktion, Besorgtheit wegen der Schmerzstärke und erhöhter Wachsamkeit (Hypervigilanz) für Schmerzreize – was sie selbst beeinträchtigt und sich auf ihren Lebensstil auswirkt [131]. Beim Kampf-oder-Flucht-Verhalten spielt das muskuloskelettale System den aktiven Part, indem es die Anspannung steigert bzw. nach Beseitigung des Auslösers wieder für Entspannung sorgt. Auf die Akutphase folgt meist eine Widerstandsphase, in der sich der Körper um einen Ausgleich zwischen homöostatischen Stressoren und Schmerzen bemüht. Letztere können jedoch trotz angemessener Behandlung weiterbestehen. Studien haben ergeben, dass psychosoziale Faktoren das Risiko einer Chronifizierung von (akuten) Schmerzen erhöhen können, verbunden mit Einschränkungen, einem Verlust an Lebensqualität und Arbeitsunfähigkeit [132]. Diese Risikofaktoren, die im Unterschied zu Red Flags (klinische Notfälle) als Yellow Flags definiert werden (➤ Kap. 9), kommen z. B. in Haltungen, Emotionen, im familiären oder Arbeitsbereich zum Ausdruck.

Chronische Schmerzzustände gehen meist mit klinischen Zeichen wie Reizbarkeit, Depression, Sorge um Gesundheit und Körperfunktionen, Schlaf- und Libidostörungen, Aktivitätseinschränkung und Verschlechterung der zwischenmenschlichen Beziehungen einher [133]. Generell machen es diese Einbußen (regressive Verhaltensweisen) erforderlich, die Schmerzen mit allen Mitteln unter Kontrolle zu bringen. Die üblicherweise vom familiären und sozialen Umfeld verstärkten Verhaltensweisen [134] sind solange in den Lebensstil des Patienten integriert, bis die Schmerzen in den Mittelpunkt seiner Existenz rücken und unausweichlich zu Demoralisierung und Leiden führen. Strukturelle Veränderungen und Funktionsstörungen schlagen sich mit Gedanken, Gefühlen und typischen Schmerzreaktionsmustern im Bewegungsapparat und viszeralen System nieder und sind mit Immun-, neuralen und endokrinen Reaktionen verbunden, die auf körperlicher, seelischer und geistiger Ebene tief greifende Folgen haben [98].

Individuelle Verhaltens- bzw. Schmerzreaktionsmuster entwickeln und verändern sich durch Lernen und beruhen auf früheren Erfahrungen und schmerzlichen Erinnerungen [45]. Da kognitive Elemente die Modulation nozizeptiver Reize, also deren bewusstes Erleben fördern, kann sich die Einstellung von Patienten (was sie über ihren Schmerzzustand denken oder wie sie ihn empfinden) auf die Art der Schmerzverarbeitung und -bewältigung auswirken. Deswegen ist die stark behindernde Wirkung chronischer Schmerzen eher durch kognitive und affektive Faktoren erklärbar als durch objektiv messbare physische Befunde [135]. Es hat sich bewährt (Good-Practice-Regel), von Patienten spezifische Angaben zu ihren Schmerzen einzuholen, sie z. B. auf einer Skala von 0 (keine Schmerzen) bis 10 (unerträgliche Schmerzen) einstufen zu lassen. Obwohl sich unter anderem die Aussagekraft und psychometrische Qualität dieser einfachen numerischen Schmerzintensitätsskala als valide und reliabel erwiesen haben [136], müssen sie immer durch eine Verhaltensbeobachtung verifiziert werden (z. B. wenn der Patient seine Schmerzstärke auf 9 / 10

Kasten 8.6: Elemente einer multidimensionalen Schmerzdiagnostik

Good-Practice-Regel: Untersucht werden Auswirkungen der Schmerzen [98] z. B. auf:

- Affekt- und Gemütszustand (Depression, Sorgen, Angst oder Furcht), kognitive Funktionen und Selbstwertgefühl / Selbstachtung
- Haltungsmuster und Bewegungsverhalten: Sitzen, Stehen, Gehen, vorgebeugt
- Alltagsaktivitäten wie Körperpflege, Essen, Kochen
- Einschränkung oder Behinderung bei der Aufgabenbewältigung
- Körperliche Betätigung (wie und wie sehr hat sie sich schmerzbedingt verändert?)
- Ernährung und Appetit
- Zigaretten-, Alkohol-, Koffeinkonsum oder sonstiger Substanzmissbrauch
- Schlafmuster (Einschlaf- / Durchschlaf- / Aufwachschwierigkeiten, Schlafmangel)
- Familiensphäre (Einfluss auf Beziehungsdynamik und zwischenmenschliche Beziehungen)
- Gemeinschaft / soziales Umfeld und Rolle des Patienten
- Ökonomischer Bereich (Arbeitsfähigkeit, Arbeitslosigkeit)
- Gesundheitsversorgung / -system, ständige Suche nach medizinischer und juristischer Hilfe
- Umweltfaktoren, z. B. Strahlenexposition und Belastung durch Chemikalien

taxiert, dann aber jede Bewegung bei der Visite beschwerdefrei durchführen kann).

Weitere Informationen können den Schmerztyp / -charakter, Lokalisation, Verteilung, Ausstrahlung, Beginn, Progression, Tagesrhythmik, lindernde und verschlimmernde Faktoren betreffen. Doch die Untersuchung muss auch eine multidimensionale Erfassung der Symptomatik beinhalten, wie etwa affektive Reaktion, Coping-Fähigkeiten, Alltagsaktivitäten und Gesamtzufriedenheit [136], die sich z. B. mit einem Schmerzfragebogen wie dem McGill Pain Questionnaire [137] ermitteln lassen. Beurteilt werden also nicht nur die Schmerzen selbst, sondern wie Patienten sie schildern [136] (Kasten 8.6).

8.4.5 Beurteilung von Umgebungseinflüssen

Wenn die Symptomatik Umgebungseinflüsse vermuten lässt, untersucht der Therapeut im nächsten Schritt, ob folgende Belastungsfaktoren vorliegen [138]:

- Wiederholte Symptomverschlechterung am Arbeitsplatz oder zu Hause: Haben auch andere Personen dieselben Symptome am Arbeitsplatz oder im häuslichen Bereich entwickelt?
- Industrieanlagen, Mülldeponien, Kraftwerke in Wohnortnähe
- Routinemäßiger Chemikalieneinsatz (z. B. Lösungsmittel, Kleber, Pestizide) – innen, außen oder am Arbeitsplatz: Werden die nötigen Vorsichts- und Schutzmaßnahmen beachtet?
- Risiken durch Strahlenexposition oder sonstige Luftverschmutzung im Arbeitsbereich: Werden die nötigen Vorsichts- und Schutzmaßnahmen beachtet?
- Zeigen sich bei Haustieren oder Tieren im beruflichen Umfeld pathologische Veränderungen?
- Kürzlicher Auslandsaufenthalt oder Kontakt zu Menschen in / aus anderen Ländern?

8.4.6 Körperliche Untersuchung

Die biopsychosoziale Schmerzdiagnostik muss in die körperliche Untersuchung sowie die Beurteilung von Regulationsstörungen und adaptiven Reaktionsmustern integriert erfolgen [98]. Auch wenn das Patientengespräch bereits nützliche Informationen zum Zustand liefert, bietet der physische Kontakt bei der Palpation eine einzigartige Gelegenheit, die Perspektive zu erweitern und eine gute, konstruktive Therapeut-Patienten-Beziehung aufzubauen [139]. Der Patient fühlt sich besser verstanden, wenn die schmerzende Stelle untersucht und berührt wird, und kann sich sicher sein, dem Therapeuten alle erklärenden Informationen zu seinem Problem vermittelt zu haben. Wird die subjektive Einschätzung durch eine Schmerzprovokation (z. B. mit Druck- oder dynamischen Tests)

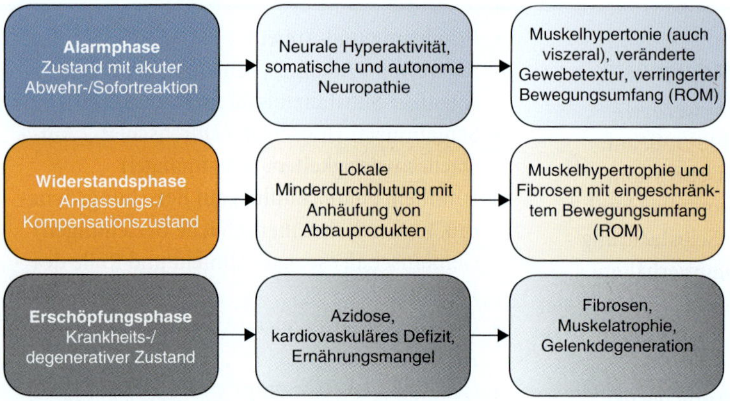

Abb. 8.2 Dargestellt sind die häufigsten Anzeichen für Schmerzen, die sich beim therapeutischen Gespräch im Verhalten des Patienten zeigen können. Modifiziert nach: Turk DC. A cognitive-behavioral perspective on treatment of chronic pain patients. In: Turk DC, Gatchel RJ, editors. Psychological approaches to pain management. 2nd ed. New York: Guilford Press; 2002. pp. 138–158

bestätigt, stärkt dies die kommunikative Beziehung zwischen Therapeut und Patient noch weiter. Deshalb gibt die palpatorische Untersuchung nicht nur Hinweise, welches Gewebe die Schmerzen verursacht (was durch positives Ansprechen auf eine manualtherapeutische Intervention bestätigt wird), sondern auch, wie Dummer postuliert [140], auf die Ebene des Bewegungssystems, auf der es zu einer Stressreaktion und -adaptation kommt (➤ Abb. 8.2).

Anhand der Körperhaltung und Biotyp-Konstitution kann der Therapeut jedoch eine Hypothese zu Körperstruktur und -funktionen, zur Denk- und Kommunikationsweise des Patienten, zu einer Prädisposition für bestimmte Störungen und zur voraussichtlichen Reaktion auf bestimmte Behandlungsmethoden formulieren.

8

8.4.7 Biotypologische Untersuchung

Die Biotypologie untersucht und klassifiziert Menschen nach ihrem äußeren Erscheinungsbild, um aus der Körperform (Morphologie) allgemeine Rückschlüsse auf anatomische Strukturen, physiologische Prozesse, begleitende psychologische Einstellungen und die Wahrscheinlichkeit zur Entwicklung pathologischer Prozesse (Diathese) abzuleiten. Das klassische Konzept von Diathese oder genetischer Anfälligkeit für bestimmte Erkrankungen beruht darauf, dass an der individuellen Histokompatibilität Polypeptide auf der Zelloberfläche beteiligt sind, die „Nichtselbst"-Strukturen identifizieren und eine Sofortreaktion zur Abwehr induzieren können [141].

Im Vergleich zum Konzept der Konstitutionsschwäche vermutet Pende [142], eine spezifische Organschwäche/-insuffizienz könnte

- mit einer überschießenden Entwicklung mesenchymalen Gewebes zusammenhängen, die sich auf vegetative anabole Funktionen auswirkt, zur Anhäufung von Abbauprodukten und zu einer defizitären natürlichen Immunität führt, oder
- mit einer Unterentwicklung des interstitiellen Bindegewebes, aus der eine unzureichende trophisch-anabole Unterstützung für notwendige morphologisch-funktionelle Veränderungen resultiert.

Temperament und entsprechende Konstitution repräsentieren zweifellos einen Biotyp. Daher überrascht es nicht, dass Sheldon – einer der führenden Köpfe der Psychologie – Temperament und Erscheinungsbild eines Menschen für zwei Seiten derselben Entität hielt [143]. Obwohl sie wie eine neuere Anwendung wirkt, ist die Biotypologie historisch eine sehr alte Lehre: Von Pythagoras bis Empedocles, von Hippokrates bis Galen und Kant waren zahlreiche Autoren von Somato-/Biotypen und Konstitutionspsychologie fasziniert, die ihr Denken und ihre Werke beeinflusst haben.

Trotz unterschiedlicher Herkunft und Sichtweise schlugen auch andere Experten auf diesem Gebiet – wie z. B. Goldthwait, Kretschmer, Vannier und Martiny – eine Einteilung nach Biotypen vor. In der Osteopathie hat Dummer mehrere Modelle zu einem signifikanten methodischen Ansatz vereint [144]. Häufig wurde allerdings kritisiert, dass es sich nur um hypothetische Archetypen oder teilweise sogar abwertende Stereotypen handelt, weil Biotypen in Reinform in der Realität nie vorkommen.

Tatsächlich hat jeder Mensch gewöhnlich Eigenschaften mehrerer Biotypen in unterschiedlicher Zusammensetzung, wobei lediglich der dominierende Anteil den Haupt-Biotyp bestimmt. Dies sind aber nur Schätzwerte, weil der Biotyp jeweils den Endpunkt eines psychophysischen Spektrums bildet, während die Eigenschaften der meisten Menschen im Übergangsbereich zwischen diesen Biotypen angesiedelt sind. Wenn die körperliche Untersuchung die Interpretation der Konstitution bestätigt oder widerlegt, müssen die Befunde mit anderen Faktoren, z. B. Umgebungseinflüssen, die das individuelle Temperament prägen und sich mit natürlichen konstitutionellen Tendenzen überlappen können, abgeglichen werden.

Der Osteopath Philip Latey [145], der jahrelang die Beziehung zwischen Emotionen, Haltungsmustern und auf verschiedenen Ebenen beobachtbaren Körperspannungen untersuchte, unterscheidet vier Haltungstypen: Image-, Slump-, Residual-Haltung und „Innenrohr".

Die *Image-Haltung* zeigen wir nach außen: Wenn wir wissen, dass andere uns beobachten, setzen wir uns „in Positur". Die durch die großen Oberflächenmuskeln bewirkte „korrekte" Körperhaltung signalisiert, wie sich Patienten sozial ausdrücken. Sobald man sich entspannt, löst sich die Anspannung. Die lockere, zusammengesackte *(Slump-)Haltung* unter Einfluss der Schwerkraft ist die gewohnte, normale Haltung und wird durch die paraspinalen, subokzipitalen posturalen Muskeln aufrechterhalten. Für die entspannte *Residual-Haltung* im Liegen sorgen Ruhe-Muskeltonus und Ruhe-Muskelaktivität; sie unterliegen der unbewussten Kontrolle höherer Zentren, die Schwerkraft- und soziale Einflüsse reduzieren. Manchmal bleiben einige posturale Muskeln (besonders M. erector spinae) unwillkürlich hyperton und enthüllen somit einen psychophysischen Spannungszustand von Patienten. In dieser Position manifestieren sich emotional beeinflusste rhythmische Kontraktionen im Muskelgewebe. Im Erschöpfungsstadium einer Krankheit z. B. können die Bewegungen schwächer sein, während bei einem physischen oder emotionalen Trauma verhärtete und verspannte Stellen vorhanden sind, die stark an Reichs Konzept einer „Panzerung" erinnern und sich psychodynamisch als Verdrängung oder Unterdrückung von Gefühlen deuten lassen [59]. Das *Innenrohr* besteht aus unwillkürlicher glatter Viszeral- und Gefäßmuskulatur. Verdauungs- und Atmungssystem befinden sich in zentraler Lage im Körper und sind eng mit der Entstehung und Wahrnehmung emotionaler Prozesse in Körper und Gehirn verbunden [146]. Nach diesem Modell gibt es drei Bereiche, in denen sich psychophysische Spannungen ansammeln (Kasten 8.7) und zu Haltungsänderungen führen können, wobei sich die Bereiche wie eine „geballte Faust" verschließen und mit Kontraktionen auf spezifische Emotionen reagieren, was Bewegungsstörungen oder systemische Dysfunktionen verursacht.

8

Kasten 8.7: Drei Bereiche, in denen sich physische und psychische Belastungen anhäufen und die Dysfunktionen auslösen können (nach Latey)

Beckengürtel: Von ihm können LWS-, Becken- und Beindysfunktionen ausgehen, wie z. B. mechanische Gleichgewichts- oder Bewegungsstörungen mit eingeschränkter motorischer Kontrolle und Sensibilität. In der chronischen Phase kommt es zur Stauung (Stase) mit Entzündung und Schwellung von Darm, Blase und Genitalorganen, die ein breites Spektrum klinischer Symptome verursachen kann.

Unterer Thorakal- / oberer Abdominalbereich: Hier kann die variabel mit Gefühlsäußerungen (z. B. Lachen, Weinen) verknüpfte Atemmuskulatur betroffen sein, sodass es zu respiratorischen Störungen wie Asthma oder rezidivierende Atemwegsinfektionen kommt. Auch gastroinestinale Störungen (gastroösophagealer Reflux, Hiatushernie) und schließlich mechanische Probleme (thorakolumbale Dysfunktion) sind mögliche Folgen.

Kopf-Nacken-Schulter-Bereich: Hier können verdrängte Gefühle zu Muskelspannung sowie zu Kopfschmerzen, Sinusitis, Kiefergelenkdysfunktion oder zu HNO-(Hals-Nase-Ohren-)Störungen führen.

Auch Kelmans psychoemotionaler Ansatz [147] beruht auf einer ähnlichen Dreiteilung des Körpers in Kompartimente (Kopf, Thorax, Abdomen) sowie zusätzlich in drei Schichten (außen: Haut und Nervensystem; mittlere Schicht; Muskeln, Knochen und Bindegewebe; innen: Atmungs- und Verdauungsorgane, für Assimilation und Verteilung zuständige Organe). Bei Gesunden befinden sich alle drei Schichten und Kompartimente in einem Gleichgewicht, das einen normalen Austausch der Körperflüssigkeiten gewährleistet. Bei Stress kann sich die Haltung jedoch so verändern, dass die nötige Steifheit (Rigidität) zusammenbricht und durch das gestörte Gleichgewicht der Schichten und Kompartimente auch der Flüssigkeitsaustausch beeinträchtigt wird.

Daraus resultieren vier Typen (rigide und kontrolliert; straff und schamhaft; geschwollen und manipulativ; kollabiert und willfährig), die mögliche physische, psychische und soziale Folgen der Wechselwirkung zwischen physischem und emotionalem Zustand verkörpern. Aus dem gleichen Grund lassen sich dysfunktionale Prozesse über körperliche Methoden (z. B. Atemtechniken und richtige Ernährung) normalisieren.

Zu den populärsten biotypologischen Modellen der Osteopathie gehört die von Littlejohn begründete und von Wernham und Hall [148] weiterentwickelte Anterior- / Posterior-Typenlehre. Bei beiden Typen ist die zentrale Schwerkraft- / Gravitationslinie – nach vorn bzw. hinten – aus ihrer Idealposition verschoben. Diese Position wird durch das Zusammenspiel zwischen anterior-posteriorer (AP-) und posterior-anteriorer (PA-)Linie, d. h. als anterior-zentral (AC) und posterior-zentral (PC), bestimmt. Verändert sich die Position, werden Haltung, Strukturen und Funktionen dadurch beeinflusst.

- *Vorverlagerung / Anterior-Typ* (> Abb. 8.3): Der Kopf ist vorgestreckt; Brustkorb und Zwerchfell befinden sich in Inspirationsstellung, die Wirbelsäule in Extension, verbunden mit verringerter oberer Lendenlordose und Vorneigung (Anteversion) des Beckens; Hypertonie der subokzipitalen Muskeln, der spinalen Extensoren und Hüft-Außenrotatoren; nach hinten gezogene Schulterblätter mit außenrotierten oberen Gliedmaßen; Anspannung der Abdominalmuskeln mit Kompression der Viszeralorgane hinten in Bauchhöhle und Becken (auch wegen ständigem Zwerchfell-Tiefstand in Inspirationsstellung); durch den intraabdominalen und -pelvinen Druckanstieg bei Abnahme des intrathorakalen Drucks verändert sich der Druckgradient – somit der physiologische Gasaustausch und Flüssigkeitsstrom im Körper;

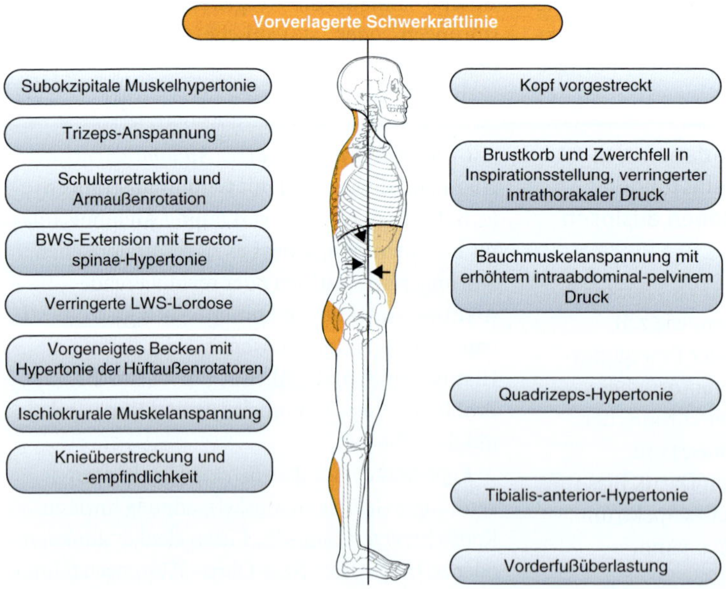

Abb. 8.3 Biotypen: Anterior-Typ mit Darstellung der wichtigsten Haltungsmerkmale.
Modifiziert nach: Parsons J, Marcer N. Osteopathy – diagnostic models, treatment and practice. Rome: Marrapese; 2012

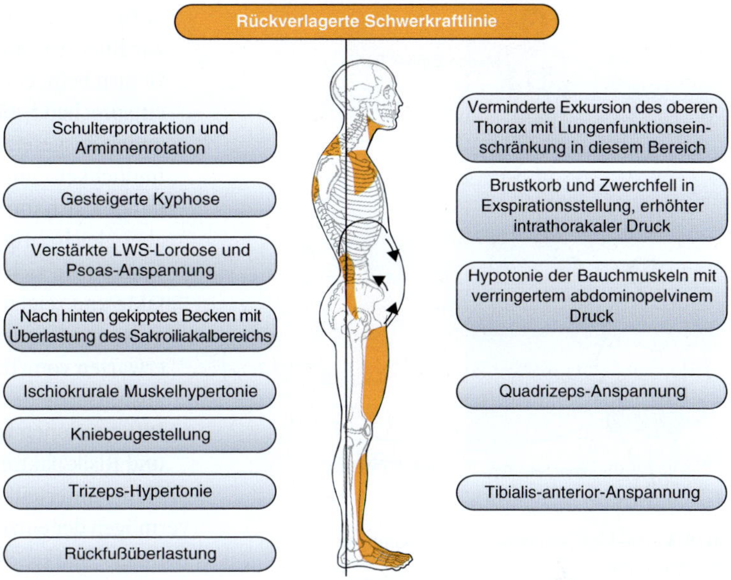

Abb. 8.4 Biotypen: Posterior-Typ mit Darstellung der wichtigsten Haltungsmerkmale.
Modifiziert nach: Parsons J, Marcer N. Osteopathy – diagnostic models, treatment and practice. Rome: Marrapese; 2012

es kommt zur Verlangsamung des kranial-venösen Abflusses, Atemfunktionseinschränkungen sowie Schwellung (Kongestion) im Bein- und Beckenbereich, die zu Störungen wie Migränekopfschmerzen, Zystitis und Dysmenorrhö prädisponieren.

- *Rückverlagerung / Posterior-Typ* (➤ Abb. 8.4): Durch die Exspirationsstellung des Brustkorbs mit anhaltendem Hochstand des Zwerchfells und intrathorakalem Druckanstieg kommt es allgemein zu Veränderungen der Atemfunktion, Herz-Kreislauf-Funktion (und damit Gewebeperfusion) und des venösen Rückflusses. Im Bauch- und Beckenbereich ist es genau umgekehrt, hier verringert sich der Druck, sodass sich aufgrund der Stauungs- / Schwellungsneigung z. B. Hämorrhoiden und chronische Obstipation entwickeln.

Die bekannteste und am häufigsten angewandte Biotypologie der Osteopathie dürfte allerdings das triadische Modell von Sheldon sein [149], für das er 4.000 Studenten untersuchte, um die Gewebedominanz einzuschätzen. Denn Sheldon geht davon aus, dass das während der Embryonalentwicklung vorherrschende Gewebe (Endoderm, Mesoderm, Ektoderm) die körperlichen (Somatotyp) und psychischen Merkmale (bzw. das „Temperament") eines Menschen prägt. Im Unterschied zu unveränderlichen Körpermerkmalen wird das Temperament durch die Umgebung beeinflusst. Die Dominanz eines Gewebes wird auf einer Skala von 1 bis 7 eingestuft und immer zu den anderen in Beziehung gesetzt. So erhielt jeder Studienteilnehmer eine dreistellige Zahl (für die Gewebe) zugewiesen, um anhand der Zahlenwerte verschiedene Somatotypen definieren zu können. Die erste Stelle bezieht sich auf das Endoderm (endomorpher Typ), die zweite auf das Mesoderm (mesomorpher Typ) und die dritte auf das Ektoderm (ektomorpher Typ). Man wird allerdings nur selten einen einzelnen Somatotyp antreffen, da bei den meisten Menschen alle drei Typen vertreten sind (➤ Abb. 8.5). Nach diesem Schema würde die Zahl 2-4-7 z. B. auf schwache endomorphe (Ziffer 2), mittelstarke mesomorphe (Ziffer 4) und starke ektomorphe Merkmale (Ziffer 7) hindeuten.

- *Endomorpher Typ:* Charakteristisch sind relativ runde geometrische Formen der einzelnen Gewebe. Dominiert wird die Körper-Ökonomie durch Viszeralorgane (endodermalen Ursprungs) im Dienste der Verdauung, insbesondere Gastrointestinaltrakt, Leber, Pankreas, Thymus, Schilddrüse und Nebenschilddrüsen. Die körperliche Dominanz dieser Strukturen prägt das „viszerotonische" Temperament, d. h. Genießen von Mahlzeiten, Essenszubereitungen

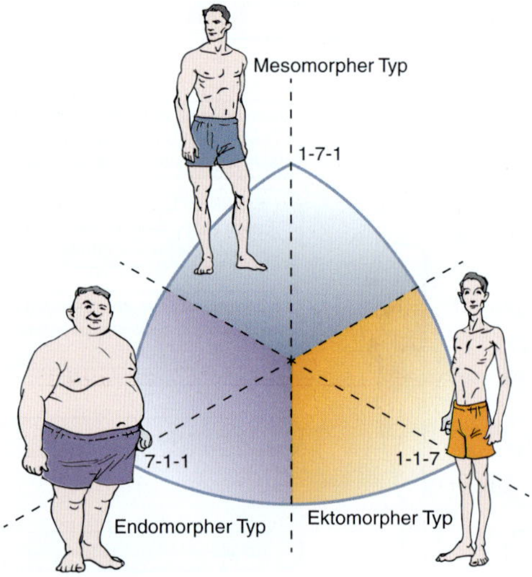

Abb. 8.5 Sheldons Somatotypen: ektomorph, mesomorph und endomorph.

mit viel Geschmack und Aromen, gern in Gesellschaft guter Freunde; Neigung zur Gewichtszunahme; freundlich und gesellig; liebt elegante, luxuriöse, komfortable und entspannte Umgebungen. Patienten dieses Biotyps haben keine hohen Erwartungen oder Ansprüche, sondern versuchen die Aufmerksamkeit im therapeutischen Gespräch auf allgemeine Lebensthemen zu lenken, die sie gerne genüsslich ausbreiten.

- *Mesomorpher Typ:* Charakteristisch ist ein relatives Überwiegen von Bindegewebe, Muskeln und Knochen (mesodermalen Ursprungs) mit rechtwinkliger geometrischer Form der festen, soliden, schweren Gewebe. Das Temperament äußert sich als Somatotonie, einem aktiven somatischen Muskelsystem mit Hang zu körperlicher Betätigung (besonders Teamsport), guten athletischen Fähigkeiten und einer Neigung zu Konkurrenzdenken, harter Arbeit und manchmal Aggressivität. Patienten dieses Biotyps interessieren sich meist nicht für Befunde oder die Diagnose, sondern möchten nur ihre Schmerzen gelindert bekommen, damit sie so schnell wie möglich wieder arbeiten oder Sport treiben können.
- *Ektomorpher Typ:* Hier bestimmt ektodermales Gewebe (Haut und Nervensystem) das „kopflastige“ („zerebrotone“) Verhalten. Im Verhältnis zur Körpermasse sind Hautoberfläche und Gehirn beim ektomorphen Typ größer und entsprechend stärker Sinneseindrücken von außen ausgesetzt. Dies prädisponiert zu Empfindlichkeit, Introspektion und Intellektualität. Es handelt sich um äußerst vigilante Menschen, die aber gleichzeitig darauf achten, keine Aufmerksamkeit auf sich zu ziehen; sie meiden Sozialkontakte und zeigen bevorzugt hemmende und achtsame Hirnfunktionen. Patienten dieses Typs erwarten vom Therapeuten gewöhnlich eine ausführliche Erklärung der Befunde und nähere Informationen zu Ursachen, prädisponierenden und Risikofaktoren ihrer Erkrankung.

Sheldon unterteilt auch das körperliche Leistungsvermögen der einzelnen Biotypen in fünf Kategorien, nämlich Stärke, Kraft, Ausdauer, Kontrolle und Agilität (Beweglichkeit). Während der endomorphe Typ in allen Kategorien nur auf niedrige Werte kommt, erreicht der mesomorphe Typ überall hohe Werte. Beim ektomorphen Typ sind Ausdauer, Körperkontrolle und Agilität gut ausgeprägt, Kraft und Stärke hingegen schwach. Nach dieser Systematik lassen sich für jeden Biotyp die geeignetsten Therapierichtlinien auswählen, jeweils individuell angepasst an Resilienz und Ansprechen auf die Behandlung, besonders wenn die Palpationsbefunde und der kardiovaskuläre Index ebenfalls dafür sprechen. Der endomorphe Typ neigt z. B. zu einer niedrigen Stoffwechsel-/Umsatzrate und benötigt daher vermutlich eine starke Tiefenbehandlung von längerer Dauer. Beim ektomorphen Typ könnten kurze und leichte Behandlungsansätze indiziert sein, während robuste, athletische Typen mit vorherrschend mesomorpher Konstitution eher kräftige Behandlungen vertragen [150].

Chaouachi [151] untersuchte die Korrelation von aerober und Lungenventilationskapazität bei verschiedenen Somatotyp-Gruppen, die über 12 Wochen ein Übungsprogramm (2-mal wöchentlich) durchliefen. Hier ließ sich ein signifikanter Unterschied zwischen den Gruppen beobachten, so nahm z. B. die aerobe Kapazität bei mesomorphen im Vergleich zu ektomorphen Typen zu. Andere Autoren fanden in einer anthropometrischen Vergleichsstudie zur vegetativen Herz-Kreislauf-Regulation einen Zusammenhang zwischen Somatotyp und Blutdruck/autonomem Tonus [152–154]. Der kardiovaskuläre Index, d.h. die Summe aus systolischem und diastolischem Druck multipliziert mit dem Arterienpuls am Handgelenk, hat normalerweise eine Amplitude zwischen 12.000 und 24.000 Einheiten. Durch klinische Beobachtungen [155] konnte für jeden Somatotyp ein typischer kardiovaskulärer Index festgestellt werden (bei endomorphen Typen eher >18.000, bei ektomorphen <12.000, während die Werte bei mesomorphen Typen dazwischen liegen) [150].

Martiny [156] definierte drei Endoblast-, Mesoblast- und Ektoblast-Typen, deren Kombination die perfekte Konstitution des vierten (sog. Chordoblast-Typ) ergibt. Aus der Schule von Viola, der als Professor der medizinischen Klinik die anthropometrische Methode entwickelte, ging mit Nicola Pende ein brillanter Schüler hervor. Gemeinsam mit Martiny beschrieb er vier basale Biotypen, die sich jeweils als Pyramide darstellen lassen: Die genetische Ausstattung bildet die Basis, auf der als weitere Ebenen die morphologischen, physiologischen, ethischen und intellektuellen Aspekte einer Person aufbauen. Je nach Lebensphase und neuroendokrinem Status zeige sich eine sthenische oder asthenische Konstitution, die sich im „Lebensalter der Deformation“ (etwa ab 50 Jahren) verändere. In dieser Phase kommt es zu einem (Gewebe-)Elastizitäts- und Tonusverlust mit fortschreitendem Ersatz des elastischen durch faseriges Bindegewebe, der morphologisch als das in Erscheinung tritt, was wir heute als metabolisches Syndrom bezeichnen [157].

Wir müssen auch die von C.G. Jung [158] beschriebenen psychologischen Persönlichkeitstypen mit ihrer Extro- und Introvertiertheit berücksichtigen, deren Libido sich nach innen (subjektbezogen) oder nach außen (objektbezogen) richtet, sowie die vier Bewusstseinsfunktionen (Denken, Fühlen, Intuition und Empfinden). In jedem Menschen gibt es eine Triebkraft, die seinen Realitätsbezug steuert. Kretschmer [159] unterscheidet ähnlich wie Martiny vier Konstitutionstypen: Der Pykniker (entspricht körperlich dem endomorphen Typ) soll anfällig für manisch-depressive Störungen sein und der Astheniker (entspricht dem ektomorphen Typ) zu Schizophrenie neigen; weniger anfällig für psychische Störungen soll der athletische Typ sein (entspricht körperlich dem mesomorphen Typ), während Kretschmers dysplastischer Typ dem Chordoblast-Typ entspricht. Eine etwas andere Biotypisierung nimmt Leon Vannier [160] vor, der aufgrund der Reaktion auf drei homöopathische Mittel (Kalziumkarbonat, Phosphor und Fluorkalzium) zwischen Karbon-, Phosphor- und Fluor-Typ unterscheidet, die jeweils zu bestimmten pathophysiologischen Veränderungen neigen sollen [161].

Als Synthese aus verschiedenen Quellen hat Dummer [162] schließlich ein empirisches bipolares Typisierungsmodell vorgeschlagen, das Osteopathen im klinischen Kontext helfen kann. Auf der Grundlage von Stills Prinzipien definierte er einen strukturellen und einen funktionellen Biotyp sowie eine Mischung aus beiden, um das individuelle Ansprechen auf strukturelle oder funktionelle Therapiemethoden (bzw. auf beide) einschätzen zu können. Dummer hat allerdings wiederholt darauf hingewiesen, dass der Biotyp nur als ein Faktor – neben der Intention des Therapeuten – in die osteopathische Behandlungsplanung oder Auswahl der (funktionellen/strukturellen) Methode einfließt. Diese Klassifikation ist somit als dynamischer Prozess zu sehen und muss bei jeder Sitzung erneut überprüft werden.

Zusammenfassend lässt sich sagen, dass die Biotyp-Bestimmung kein Ziel an sich ist, sondern im Rahmen einer ergebnisoffenen Symptomatologie dazu dient, den Blickwinkel des Therapeuten auf die Person des Patienten zu vergrößern. Anhand allgemeiner Indikatoren versucht der Therapeut einzuschätzen, wo die Behandlung beginnen und wie weit sie gehen sollte, um sie erfolgreich abzuschließen. Deshalb orientiert sich das Vorgehen im Einzelfall nicht an Biotyp-Tabellen eines beliebigen Autors; der Therapeut wird vielmehr eigene Kenntnisse wichtiger Typisierungssysteme in eine facettenreiche Gesamtbetrachtung der individuellen Reaktionsweise einbeziehen. Bei jedem Biotyp (Kasten 8.8) ist auf Folgendes zu achten:

- Prävalenz von Strukturen und Funktionen, die von einer Keimschicht abstammen
- Neuroendokrine Struktur
- Dominanz von Sympathikus/Parasympathikus (autonome Polarität)
- Metabolismus

Kasten 8.8: Biotypologische Einstufung

Endoblastischer Typ

Überwiegen endoblastischer Funktionen (mesoblastisch normal bis schwach, ektoblastisch Defizit)

- *Neuroendokrine Zeichen:* Vagotonie, Panhypopituitarismus (vollständige Unterfunktion des Hypophysenvorderlappens), Hypothyreose mit Hypertyrosinämie und Hypothyroxinämie, sekundäre Hyperthymie, Hyperparathyroidismus mit normalem Serumkalzium, funktionell jedoch Nebenschilddrüsen-Unterfunktion durch langsamen Grundumsatz (Kalziumanhäufung in Knochenzellen), Hyperthermie, Nebenniereninsuffizienz, Hypogonadismus, Pankreas-Überfunktion
- *Metabolismus:* anabol-anaerob
- *Eigenschaften:* ruhig, schläfrig, lethargisch, sesshaft / viel sitzend, defätistisch, methodisch; dominanter Erhaltungstrieb (bezogen auf Nahrung und Fortpflanzung); lernt langsam und methodisch; analytische Intelligenz, anpassend und wiederholend; mit sensorischen Reizen verbundene Vorstellungskraft (Empfindungen / Sinnesfunktion)
- *Pathophysiologische Merkmale:* widerstandsfähig gegen physische Belastung und geringe Neigung zu:
  - Wassereinlagerung (hydrophile Zellen); Knappheit des mesoblastischen Element beeinflusst Muskeltonus und bewirkt Hypotonie des arteriellen Systems mit schwachem Puls am Handgelenk und konstitutionell niedrigem Blutdruck; Hypotonie des venösen Systems verstärkt Neigung zu peripherer Zyanose und zeigt sich im Lymphsystem als Überschuss an Protein- / Eiweißmolekülen durch gesteigerte viszerale Assimilation. In hydrophilen Geweben kann sich ein Pseudohypothyroidismus entwickeln.
  - Übergewicht oder Adipositas aufgrund einer verminderten Lipolyse; Überentwicklung der Verdauungsorgane; Wassereinlagerung verstärkt die Neigung zu Übergewicht und beeinflusst auch endokrine Faktoren: z. B. durch STH-Mangel (somatotropes Hormon = Wachstumshormon) verringerter Anabolismus / Aufbaustoffwechsel von Proteinen oder durch ACTH-Mangel (adrenokortikotropes Hormon) das Fehlen wichtiger androgener Steroide für den Protein-Anabolismus; gleichzeitig führt vermehrte Freisetzung von Insulin zu einem Blutzuckeranstieg und die in Fett umgewandelte Glukose wird im Fettgewebe gespeichert. Zusätzlich Veranlagung zu Allergien, zu Lymphaustritt, zu hepatischer und retikuloendothelialer Funktionsträgheit sowie Anfälligkeit für Kreislaufprobleme und dysbiotische oder parasitäre Darmstörungen.

Mesoblastischer Typ

Überfunktion der Organe mesodermalen Ursprungs bei Normalfunktion endo- und ektodermaler Gewebe

- *Neuroendokrine Zeichen:* neurovegetative Stimmwechsel (Antiphonie), Hyperpituitarismus (Überfunktion der Adenohypophyse), hyperkortikoadrenaler Hypergonadismus
- *Metabolismus:* anabol-aerob
- *Eigenschaften:* übereifrig und einsatzwillig, streitsüchtig; hochintelligent mit sozialer Durchsetzungskraft und Bedürfnis nach Bestätigung, zieht Projekte bis zu Ende durch
- *Pathophysiologische Merkmale:* sehr widerstandsfähig bei körperlicher Anstrengung, reaktionsschnell mit diskreter Wendigkeit; tendenziell Harnstoffanstieg mit Erhöhung der adrenalen und gonadalen Hormone (Androgene), der den Anabolismus verstärkt; eine vermehrte Harnsäuresekretion der Nierentubuli kann die steroid- und androgenbedingte positive Stickstoffbilanz nicht ausgleichen. Nebennieren-Mineralokortikoide tragen zu einem Osmose-Mechanismus der Wasserrückresorption in Höhe der distalen und proximalen Nierentubuli bei, mit einer Volumenexpansion der extrazellulären Flüssigkeit und eher erhöhtem Blutdruck.

8

Ektoblastischer Typ

Überfunktion der Organe ektodermalen Ursprungs, häufig mit begleitender Funktionsschwäche (Insuffizienz) endoblastischer und mesoblastischer Organe / Gewebe

- *Neuroendokrine Zeichen:* Hypersympathikotonie, die zu Dystonie und Sympathikus-Dominanz führen kann, gefolgt von einer vagotonen Erschöpfungsphase; Überfunktion der Zirbeldrüse (Corpus pineale) und des Hypophysen-Hinterlappens (Neurohypophyse) sowie Unterfunktion des Hypophysen-Vorderlappens (Adenohypophyse) und der Nebenschilddrüsen, Schilddrüsenfunktionsstörung mit Neigung zu sekundärer Hyperthyreose, Unterfunktion von Nebennierenmark (vermehrte Adrenalin- und Noradrenalinbildung) und Nebennierenrinde, Hypogonadismus
- *Metabolismus:* anaerob-katabol
- *Eigenschaften:* emotional, einfallsreich und hochsensibel, unwillig, ängstlich, pessimistisch, neigt zu einem „Minderwertigkeitskomplex" in dem Sinne, dass der Patient spürbar nicht bereit ist, sich realistisch mit Fragen zu seiner Umgebung auseinanderzusetzen; seine lebhafte Phantasie findet ihren Widerhall in geistiger Hyperaktivität und einer Neigung zu hypochondrischen Gedanken; mit hoher Abstraktionsfähigkeit / theoretischer Intelligenz ist er mehr Idealist und Träumer als ein Denker, der konkrete Überlegungen anstellt.
- *Pathophysiologische Merkmale:* Unter körperlicher Belastung steht das eher „gesetzte" Äußere (körperlicher Aspekt) in Widerspruch zur psychischen Überaktivität. Die Patienten zeigen zwar psychomotorisch rasche Reaktionen, ermüden aber schnell. Wegen der meist langsamen Hämatopoese neigen sie zu Blutarmut; Nebennierenmark(-Hormone) und Sympathikotonus dominieren und tragen wie die Katecholamin- und Schilddrüsenhormon-Plasmaspiegel zu einem Zustand nervöser Überspanntheit bei, der das retikuläre Arousal-System stimuliert. Dies hat Auswirkungen auf das periphere Nervensystem und führt z. B. zur Verkürzung der Reflex-Reaktionszeit bei Dehnungen. Die (energie)reduzierte endokrine Aktivität geht mit einem Vitaminmangel einher, der durch die fehlende endoblastische Assimilation und einen nicht ausreichend durch Ernährung kompensierbaren Katabolismus noch verstärkt wird. Am häufigsten liegt an Mangel an B-Vitaminen (z. B. Neuritis, Neuralgie, Gewichtsverlust, Obstipation, Blähungen, Ekzeme) bzw. ein Nikotinsäure-Mangel (Vitamin PP) vor (mit Hautverfärbung, Depression oder Angststörung).

- Reaktionsbereitschaft auf Umgebungseinflüsse
- Biologische (psycho-neuroendokrin-metabolische) Reaktivität in pathophysiologischer Richtung

Dies leitet zu folgender Frage über: Stimmen individuelle biologische (körperliche) Reagibilität und Konstitution überein? Es kann tatsächlich vorkommen, dass eine typische Reaktionsweise auf Störungen mit der sthenischen Phase einer Konstitution übereinstimmt, z. B. mit dem autonomen Hypersympathikotonus, der kennzeichnend für Patienten des ektoblastischen Typs ist, bei denen HWS-Schmerzen trotz ihrer Vigilanz mit Schlafstörungen, Verdauungsproblemen (Schwellung) und Bluthochdruck einhergehen. Die als „sthenisch" bzw. „asthenisch" bezeichneten Lebensphasen sind als relative Veränderungen im Sinne einer Über- oder Unterfunktion zu begreifen, aber absolut „paraphysiologisch". So können Strukturen und Funktionen eines dominanten Somatotyps im jugendlichen Alter hyperreaktiv (sthenisch) sein und sich in höherem Alter (asthenische Phase) zunehmend hyporeaktiv zeigen.

8.4.8 Diagnose formulieren

Nachdem er sich ganz auf seine interpersonellen Kommunikationsfähigkeiten verlassen und Hinweise auf biopsychosoziale Faktoren (wie Schmerzempfinden und Stress) gesammelt hat, die bei der medizinischen Störung vermutlich eine Rolle

Kasten 8.9: Biopsychosoziale Diagnose

Sie umfasst folgende Aspekte:

- (medizinische) Diagnose mit affektiven, kognitiven und behavioralen Komorbiditäten
- Gewebeschädigung und zugrundeliegende nozizeptive Mechanismen, d. h. zentrale oder periphere Schmerzverursachung
- Vorhandensein und Schwere des Leidens, von muskuloskelettalen Auswirkungen und adaptiven Reaktionen
- Bedeutung biopsychosozialer Einflüsse auf Funktionen und Lebensqualität des Patienten

spielen, umso mehr wenn Denken, Fühlen und Verhalten sowie die Lebensweise des Patienten die jeweiligen Symptome bestätigen [100], kann der Osteopath diese Informationen entsprechend interpretieren und mit den Bildgebungs-, Labor- und körperlichen Untersuchungsbefunden zusammenführen. Am Ende dieses Prozesses lässt sich eine deskriptive Diagnose formulieren und die Behandlung planen [163] (Kasten 8.9).

Die Entscheidungsfindung erfordert Flexibilität und bewusstes Vermeiden einer ausschließlichen Suche nach etwas Abweichendem, was leicht zu einer Fehldiagnose führen kann [164]. Die Diagnose darf den Patienten nicht in eine ausweglose Situation bringen, in der sich keine oder kaum noch Optionen bieten, weil die Folgen verheerend wären. Stattdessen sollten Patienten in angemessener Form und kommunikativer Sprache [165] über die ursächlichen Prozesse ihres Leidenszustands informiert/aufgeklärt warden. Nur so kann der Therapeut die adaptiven Reaktionen beurteilen und sie dann zur Zustandsbesserung sowie Rückfallprävention optimal fördern. Wegweisend für die klinische Entscheidungsfindung sind kognitive Strategien [166] und vor allem das Einbeziehen patienteneigener Ressourcen [116].

8

8.5 Behandlungsprinzipien und -methoden

Die therapeutische Anwendung des biopsychosozialen Modells umfasst neben sämtlichen Elementen der osteopathischen Philosophie (➤ Tab. 8.2) auch eine Patientenaufklärung/-edukation über Coping-Strategien, gesunde Lebensweise (Bewegung, Ernährung, Meditation) und Abstinenz von toxischen Substanzen (Rauchen, Alkohol, Drogen). Vor allem aber verknüpft das Modell den direkten oder indirekten Umgang mit (kognitiv und emotional erlebten) Aspekten von Schmerz und Behinderung darüber hinaus auch mit behavioralen (Inaktivität, Katastrophisierungs-,

Tab. 8.2 Therapeutische Aspekte des biopsychosozialen Modells

Biopsychosoziale Perspektive	Intervention wird um körperlich-biologische, psychologische und soziale Aspekte von Schmerzen/Dysfunktion/Behinderung erweitert
Patient als Person	Patienten werden in ihrer Individualität als Person gesehen und der Einfluss subjektiver Ansichten und Deutungen auf ihren Zustand betont (Gefühle, Ängste und Erwartungen)
Geteilte Macht und Verantwortlichkeit	Aufbau einer guten, gleichberechtigten Beziehung zwischen Therapeut und Patient, gemeinsame Teilhabe, Zusammenarbeit und Aushandeln während der Behandlungsplanung und im gesamten Therapieverlauf
Therapeutische Allianz	Patient und Therapeut arbeiten vertrauensvoll zusammen, um das therapeutische Potenzial maximal auszuschöpfen; nach Aushandeln der Behandlungsziele erfolgt Intervention in beiderseitigem Einverständnis
Therapeut als Person	Bewusstsein, dass auch Persönlichkeitsmerkmale des Therapeuten (und wie er sie einbringt) Einfluss haben (u. a. emotionale Verfassung und technisches Können des Osteopathen)

Modifiziert nach: Thomson OP, Petty NJ, Moore AP. Reconsidering the patient-centeredness of osteopathy. Int J Osteopath Med. 2013; 16(1): 25–32

Sexualverhalten), allgemeinmedizinischen (Dauermedikation, Komorbiditäten, Trauma oder Zustand nach Operation), sozialen (Familie, Beruf), religiös-spirituellen und Umweltaspekten (Luftverschmutzung, Belastung jeglicher Art) und verwendet einen multidisziplinären Ansatz, der sich auf den Patienten und dessen Umgebung fokussiert. Das Ziel ist eine multidimensionale therapeutische Intervention, mit der sich mögliche Ursachen für biopsychosoziale und fehlangepasste (maladaptive) Reaktionen auf die jeweilige allostatische Last ermitteln und behandeln lassen. Wenn die Diagnose feststeht, wird der Patient darüber aufgeklärt und angeleitet, selber zu erkennen, was seinen Stress auslösen und lindern könnte. Bei der Patientenaufklärung/-edukation geht es also darum, die Reaktion auf Stressfaktoren zu verändern und zu lernen, Stress durch Coping-Strategien besser zu bewältigen. So kann sich die Korrektur neuroendokriner Reaktionen in Verbindung mit somatischen Dysfunktionen allgemein positiv auf die Gesundheit auswirken [167].

Bei einer akut schmerzhaften Gewebeschädigung geht es vorrangig um Linderung der Beschwerden (Schmerzen und Entzündung) mittels OMT, Ruhigstellung, Anwendung topischer oder systemischer Präparate, Physiotherapie (z. B. Tecar-Therapie, TENS), Akupunktur, Biofeedback sowie Empfehlungen zur besten Haltung/Lage und Ergonomie am Arbeitsplatz und zu Hause, in Ruhe und bei Bewegung. Ergänzend kann eine Beratung zu Ernährungs- und Schlafgewohnheiten, zu sonstigen Selbsthilfe- oder Mind-Body-Ansätzen [168] wie Tai-Chi, Yoga, Feldenkrais- und Alexander-Methode erfolgen [169]. Schließlich bleibt noch eine Operationsempfehlung, wenn es unbedingt nötig ist. Jeder Behandlungsplan muss jedoch individuell angepasst sein und unter Abwägung von Nutzen und Nebenwirkungen der Therapie sowie der Auswirkung auf Alltagsaktivitäten immer wieder überprüft werden.

Therapeuten sollten darauf achten, dass Patienten die Schmerzen weder dramatisieren [170] noch Angst davor haben [171]. Eine gute therapeutische Unterstützung besteht darin, über Schmerzen [172] und den richtigen Umgang mit ihnen [173] sowie mit psychiatrischen Komorbiditäten [135] zu sprechen; äußere Ereignisse (Umgebungseinflüsse) zu identifizieren, die Schmerzen und Verhalten mit entsprechenden muskuloskelettalen Reaktionen verstärken; die Angemessenheit oder evtl. falsche Dosierung einer medikamentösen Behandlung zu prüfen [174]; von Wunderkuren oder riskanten Aktionen abzuraten und stattdessen eine Selbstbehandlung und Selbstheilung der Symptome zu fördern [175]. Dann lassen sich Patienten auch darauf ein, die Körperlichkeit ihrer Schmerzen und Reaktionen zu erkennen, was ihnen hilft, sie unter Kontrolle zu halten, ohne in Hoffnungslosigkeit zu versinken und aufzugeben. So werden sie sich ihrer Wahlmöglichkeiten, aber auch der eigenen Fehler und ihrer Vergebungsbereitschaft bewusst. Letztlich werden die Patienten ermutigt, ihre Ressourcen zu sehen und zur Schmerzlinderung zu nutzen, nach Heilung zu suchen oder wenigstens zu begreifen, dass es im Leben mehr gibt, und dann nach höheren Zielen zu streben.

Diese Veränderungsmöglichkeit ist allerdings nicht für alle Patienten verfügbar oder zugänglich [176]. Deshalb sollte sich der Therapeut in einer fürsorglichen Beziehung um den tatsächlichen Zustand des Patienten kümmern, statt ein ideales Behandlungsziel vorzugeben, das nur in seiner Vorstellung existiert [105]. Darüber hinaus lassen sich nicht alle Patienten in osteopathischer Behandlung zu anderen Spezialisten überweisen, z. B. zu Psychotherapeuten. Zweifellos können bei der empathisch erhobenen medizinischen Anamnese auch psychologische Inhalte auftauchen. Das ist alles andere als nebensächlich und kann einerseits die Therapeut-Patienten-Beziehung festigen, was sich positiv auf den Behandlungsverlauf und die Patienten-Compliance auswirkt, kann aber andererseits auch Themen und Probleme zutage fördern, die bei Patienten mit psychischen Störungen ausdrücklich einer psychotherapeutischen Behandlung bedürfen.

Deshalb müssen Therapeuten ihre Patienten zum Aufsuchen eines Facharztes motivieren können. Eine kognitiv-behaviorale Psychotherapie kann zwar nur ein entsprechend qualifizierter Spezialist durchführen, doch Osteopathen sollten einige Grundprinzipien kennen, um:

- Verhaltensmerkmale zu verstehen, die den Zustand des Patienten verschlimmern oder aufrechterhalten;
- mit dem Patienten im Gespräch zu bleiben und ihm einen geeigneten psychotherapeutischen Ansatz näherzubringen;

- nichtpathologische Verhaltensmerkmale zu korrigieren, die – wenn auch nur in geringerem Umfang – ebenfalls zur allostatischen Belastung beitragen können.

8.5.1 Kognitiv-behaviorale Intervention

Als gut strukturierte Intervention richtet sich der kognitive Ansatz auf spezifische Ziele und legt den Fokus auf Problemerkennung und -lösung. Dabei wird vorausgesetzt, dass die Überzeugungen und Einstellungen des Patienten Symptome wie Angst und Depression beeinflussen. Es geht also um die Art und Weise, wie Informationen bei Patienten verzerrt / entstellt werden und ihnen beizubringen, dysfunktionale Überzeugungen und Gedanken zu erkennen, richtig einzuschätzen und darauf zu reagieren. Dazu erlernen sie verschiedene Techniken zur Beeinflussung von Denken, Stimmung und Verhalten. Es ist eine praktikable und realistische Therapiemethode, die sich generell oder gezielt anwenden lässt, und zugleich ein aktiver Ansatz mit Lernprinzipien, über die der Patient neue adaptive Verhaltensweisen entwickeln kann, um dysfunktionale Gedanken und Gefühle zu normalisieren. Dies impliziert auch die Erkenntnis, wie schwierig Veränderungen zu erreichen sind und dass ein Plan nötig ist, damit Patient und Therapeut nicht frustriert sind, sondern sich ständig zu einer positiven Einstellung in Richtung einer anhaltenden oder dauerhaften Veränderung ermutigt fühlen. Um das Verhalten zu beeinflussen, ist bei diesem Ansatz eine systematische Veränderung der Umgebungsbedingungen vorgesehen, die ihrerseits dysfunktionales Verhalten bewirken und / oder aufrechterhalten können (selbst wenn die eigentliche Ursache beseitigt wurde).

Das Ganze ist ein dynamischer Prozess, den das „transtheoretische Modell“ in fünf Phasen unterteilt [177] (Kasten 8.10). Zu den Aufgaben des Therapeuten gehört es, Patienten so zu unterstützen, dass sie die Phase, in der sie sich gerade befinden, erkennen und zur nächsten voranschreiten. Die Behandlung sollte individualisiert und flexibel sein und die körperlichen sowie biopsychosozialen Befunde berücksichtigen.

8.5.2 Grundlage des therapeutischen Prozesses: die Therapeut-Patienten-Beziehung

Dieser Prozess zielt auf den Aufbau und die Entwicklung einer Beziehung, in der Therapeut und Patient zusammenarbeiten, ihre Erfahrungen und ihr Wissen teilen, um eine konkrete Erklärung für Stressoren und damit verbundene Risiken zu finden [178]. Dies ermöglicht Patienten eine bessere Kontrolle von Stressbelastungen: Durch adäquate Reaktionen und geeignete Coping-Strategien können sie die Auswirkungen reduzieren, und sie lernen,

8

Kasten 8.10: „Transtheoretisches Modell" mit fünf Verhaltensänderungsphasen

1. Vorstufe: In dieser Phase sind sich Patienten oft nicht bewusst (oder leugnen), dass ihr Verhalten negative Folgen haben kann. Diese Information ist entscheidend, um sie über ihren aktuellen Zustand aufzuklären und eine gute Ausgangsbasis für die Wahl der Therapie zu schaffen.
2. Kontemplation: Beim Nachdenken über das eigene Verhalten wägen Patienten die Nachteile (wenn sie es unverändert beibehalten) gegen die Vorteile einer Verhaltensänderung ab.
3. Vorbereitung: Während der Patient sein Verhalten zu ändern versucht, ist es Aufgabe des Therapeuten, einen in hohem Maße erfolgversprechenden Plan auszuhandeln.
4. Handeln: Patient und Therapeut einigen sich auf den Plan und auf klare Zwischenergebnisse, um den Fortschritt der Verhaltensänderung zu überwachen.
5. Aufrechterhaltung: Indem Patienten die verstärkende Wirkung des Aktionsplans erleben, wird die Verhaltensänderung allmählich ein regulärer Bestandteil ihres Lebens.

Modifiziert nach: Prochaska JO, DiClemente CC. Stages of change in the modification of problem behaviors. Prog Behav. 1992; 28: 183–218.

Stress noch stärker vorzubeugen und vorwegzunehmen (antizipieren) [163]. Die neu erworbenen adaptiven Verhaltensweisen helfen ihnen, dem Problem bei nachfolgenden Episoden besser zu begegnen. Wenn beide Seiten bestmöglich zusammenarbeiten und die therapeutische Beziehung intensivieren, fördert das die aktive Teilnahme des Patienten am eigenen Heilungsverlauf.

Das therapeutische Bündnis und die Zusammenarbeit mit dem Osteopathen sind entscheidend dafür, dass ein Patient seine Gesundheit wiedererlangen und eine ausgeglichene Körper-Seele-Geist-Beziehung aufrechterhalten kann. Stoffelmayr und Kollegen [179] empfehlen eine Vierersequenz spezifischer Strategien, um Patienten zur Mitarbeit in der therapeutischen Beziehung und somit zur Verantwortungsübernahme für die eigene Gesundheit zu motivieren:

1. *Information:* Der Therapeut darf niemals davon ausgehen, dass Patienten – unabhängig von ihrer sozialen Herkunft und ihrem Bildungsniveau – selbstverständlich alles wüssten und verstünden. Deshalb gilt es zunächst herauszufinden, wie der Patient seinen derzeitigen Zustand auffasst, seinen subjektiven Erklärungen zuzuhören und auf mögliche falsche Interpretationen zu achten.
2. *Aufklärung / Edukation:* Sie muss in verständlicher Sprache erfolgen, bei Bedarf mit Bildmaterial oder Ratgeberbroschüren. Um zu überprüfen, was der Patient begriffen hat, kann der Therapeut ihn z. B. bitten, die Anweisungen mit eigenen Worten zu wiederholen. In dieser Phase ist Information der Schlüssel, denn Patienten, denen unklar ist, worum es geht, werden Empfehlungen kaum richtig befolgen können. Das erzeugt Unzufriedenheit und vergrößert die Wahrscheinlichkeit, dass Patienten die Behandlung abbrechen und nicht mehr erscheinen.
3. *Verbindlichkeit:* Für diesen Schritt muss der Therapeut in angemessener Weise als Autorität auftreten, damit sich der Patient akzeptiert und wertgeschätzt fühlt. Um seine Haltung bzw. Einstellung zu zeigen und eine verbindliche Zusammenarbeit einzufordern, wird er sich klar zu negativen Folgen des derzeitigen Patientenverhaltens äußern und ebenso klar und deutlich die zu erwartenden, positiven Verhaltensänderungen beschreiben.
4. *Aushandeln des individuellen Wegs zum Wohlbefinden:* Alle Empfehlungen erfordern eine Umstellung der Lebensweise (körperliche Aktivität, Sexualität, im Beruf und sozialen Bereich). Je komplexere Veränderungen nötig sind, desto schwerer fällt Patienten die Kooperation. Das Aushandeln dient dazu, einen Kompromiss zu finden, eine Übereinkunft zu treffen, sobald der individuelle Weg zur Veränderung der Lebensumstände klar ist. Auch die emotionalen Reaktionen des Patienten müssen erkannt und respektiert werden. Oft klagen Patienten, ein kühler, distanzierter (wenngleich kompetenter) Therapeut habe ihnen gar nicht zugehört oder ihnen keine Gelegenheit geboten, ihren Zustand ausführlich zu beschreiben. Dieser Eindruck entsteht oft, wenn Therapeuten nicht angemessen auf die Sorgen oder Gefühlsäußerungen von Patienten eingehen können. Das zeigt, dass eine gute Therapeut-Patienten-Beziehung eine wichtige Voraussetzung für positive Veränderungen ist: In einer von empathischem Zuhören, geteilter Aufmerksamkeit und mitfühlendem Verständnis geprägten Beziehung lässt sich leichter eine Kooperationsbereitschaft im therapeutischen Prozess erreichen. Beteiligung und emotionale Unterstützung bedeuten auch, den therapeutischen Prozess von Zeit zu Zeit – konsequent abgestimmt auf die Reaktionen des Patienten – neu zu planen und individuell anzupassen.

Durchsetzungsvermögen und Problemlösetechniken (Kasten 8.11) sind unterschiedliche Mittel, dieses Ziel zu erreichen. Durchsetzungsvermögen lässt sich als Selbstbehauptung definieren, d. h. als Fähigkeit, in jeder Art von Beziehungen Kommunikationsmethoden zu verwenden, die eine positive Reaktion der Umgebung wahrscheinlicher machen als eine negative oder ablehnende [180]. Diese Techniken sind besonders nützlich für Patienten, die wegen Ausdrucksschwierigkeiten oder geringen zwischenmenschlichen Kontakten unter Stress stehen, der ihre körperlichen Symptome verstärken kann. Häufig bewirkt z. B. ein sehr fordernder Partner oder Vorgesetzter Stress mit entsprechenden Symptomen. In diesem Fall wäre die

Kasten 8.11: Beispiel für eine Problemlösungsstrategie (als Kreissequenz)

1. Stress wahrnehmen
2. Stressreaktionen identifizieren
3. Beachten, wie Stress den Körper beeinflusst
4. Vergleich mit früheren, ähnlichen Ereignissen anstellen (Was gab damals den Ausschlag?)
5. Dies mit ähnlichen Wahrnehmungen vergleichen
6. Stressauslöser beschreiben
7. Hypothese formulieren, welches Lösungsverhalten wahrscheinlich sinnvoll und wirksam ist
8. Bestgeeignetes Lösungsverhalten wählen
9. Gewähltes Verhalten umsetzen
10. Erfolg oder Misserfolg überprüfen (zurück zu Punkt 1)

Am Ende jeder Kreissequenz wird ein Daseinszustand erreicht, der besser (entwickelter) als der vorhergehende ist. In diesem Sinne lässt sich Stress als Verbündeter betrachten, der aufzeigt, welche Lebensbereiche auf dem Weg zu Gesundheit noch verbessert werden können.

Modifiziert nach: Nardone G, Watzlawick P. Brief strategic therapy. New York: Jason Aronson; 2005.

Vermittlung verbaler Antwortstrategien eine Möglichkeit, dass Patienten lernen, übertriebene oder falsche Ansprüche zurückzuweisen – also effektiver mit dem Problem umzugehen.

8.5.3 Adaptive Ressourcen und Bewältigungstechniken (Coping-Strategien)

Es ist wichtig, Coping-Strategien und Ressourcen zu erkennen und zu aktivieren, um Patienten belastbarer zu machen. Dabei kann es sich um materielle (Geld, käufliche Waren), physische (Kraft, Gesundheit), persönliche (Selbstachtung, innere Stärke), kulturelle (Kohärenz-, Zugehörigkeitsgefühl), Wissens- und Bildungsressourcen handeln [126], die meistens zusammenhängen. Für eine spezifische, individualisierte Therapieplanung zur besseren Bewältigung möglichst vieler Stressoren werden all diese Ressourcen und bei Bedarf eine Überweisung zu anderen Spezialisten benötigt. Nehmen wir die Behandlung von Schlaflosigkeit (Insomnie) als Beispiel: Nach drei Wochen hat sie sich zur dysfunktionalen Gewohnheit verfestigt, die mit Verhaltensstrategien (Relaxationstechniken, Ablenkung, Reizkontrolle, edukative Maßnahmen) und geeigneter pharmakologischer Unterstützung korrigiert bzw. behoben werden muss.

Eingeübt werden solche Verhaltensstrategien üblicherweise in Einzel- oder auch Gruppensitzungen über 6–8 Wochen [181], bis sich Schlafmuster, Konzentrations- und Problembewältigungsfähigkeit sowie der Umgang mit Stress und die körperlichen Begleitsymptome gebessert haben. Eine häufig genutzte Methode, Achtsamkeit für den eigenen Körper zu entwickeln bzw. Kontrolle über die Anpassungsmechanismen zu erlangen, ist Biofeedback: Unter Verwendung physiologischer Überwachungsinstrumente lernen die Patienten zunächst, physiologische Prozesse im Körper wahrzunehmen, dann auch damit umzugehen und sie zu kontrollieren. Da die physiologischen Reaktionen über die Instrumente in akustische und visuelle Signale übersetzt werden, erleben die Patienten, wie eng Geist und Körper verbunden sind und dass sie die Signale und die dazugehörigen Körperaktivitäten bewusst kontrollieren können.

Aus osteopathischer Sicht ließe sich die Biofeedback-Methode erweitern, um Elemente einer somatischen Dysfunktion ebenfalls gezielt zu kontrollieren, damit sich über verringerte somatische und viszerale Reflexreaktionen ein Gefühl von Sicherheit und Vertrauen in die eigenen Heilkräfte entwickeln kann [167]. Hier kommen oft Techniken wie die Progressive Muskelrelaxation nach Jacobson zur Anwendung [182], bei der Patienten durch das An- und Entspannen spezifischer Muskeln einen Spannungszustand im Körper spüren, der auf Stress hindeuten kann. In Verbindung mit kontrollierter Zwerchfellatmung wird diese Biofeedback-Methode häufig bei körperlichen Angstsymptomen eingesetzt [183]. Bei diesem Modell sind Yoga, transzendentale

Meditation und andere Mind-Body-Entspannungstechniken, einschließlich Massage und Akupunktur [184] sowie Kräuter- und Aromatherapie [185] oder spezifischen Elektromagnetfeldern [186], die verbreitet bei Angststörungen, Bewegungsangst (Kinesiophobie) und chronischen Muskelspannungsschmerzen eingesetzten Methoden [187].

Multi-/interdisziplinäre Intervention

Besonders bei chronischen Schmerzpatienten wird oft ein multidisziplinärer Ansatz angewandt, um mit bestem evidenzbasiertem Wissen über biopsychosoziale Behandlungen ein homöostatisches Therapieansprechen zu unterstützen [188]. Jede therapeutische Verordnung muss individualisiert erfolgen. Im interdisziplinären Modell übernimmt der Patient die Führung und bildet mit dem Therapeuten ein eigenes Assistenzteam zur Pflege und Betreuung seiner Schmerzen / Behinderung.

Psychosoziale Unterstützung

Eine starke Ressource zur Stressbewältigung ist psychosoziale Unterstützung im Sinne eines sozialen Beziehungsnetzes, das sich in konzentrischen Kreisen um den Patienten im Mittelpunkt ausspannt und Wertschätzung, Halt, Vertrauen und Teilhabe vermittelt [167]. Die meiste Zeit dürften nahestehende Menschen wie Lebenspartnerin oder Freunde dem Patienten mit Respekt und offenem Ohr begegnen und über Sorgen und Nöte mit ihm sprechen, auch wenn sich das Netz manchmal auf soziale oder religiöse Gruppen ausdehnt. Doch die Familie ist die erste soziale Gruppe, in der man von Geburt an aufwächst und interagiert. Das sollte der Therapeut klar vor Augen haben, wenn er sich bei der medizinischen Anamnese nach der Rolle und Verantwortlichkeit der einzelnen Familienmitglieder erkundigt, um eine therapeutisch wirksame Kommunikation von Angehörigen und Patienten zu fördern, ebenso wie Unterstützung, Aufmunterung und gemeinsame Werte [189]. Dieser Ansatz unterstützt die Behandlung unter anderem auch dadurch, dass der Osteopath die Beratung fortsetzen und aktiv in den Therapieplan einbauen kann.

In diesem Rahmen haben auch Glauben und Religion ihren Platz, als spirituelle Unterstützung des Stressmanagements und als Quelle, die Vertrauen in einen höheren Sinn des Lebens und in Ereignisse speist, die Gesundheit und Heilung fördern [190, 191]. Auch die Teilnahme an Selbsthilfegruppen mit ähnlichen Stressproblemen kann die Gesundung unterstützen, besonders wenn Patienten neue und funktionellere Verhaltensweisen erlernen. So könnte z. B. der Kontakt mit älteren und / oder schwerer erkrankten Patienten, die jedoch ein besseres Therapieansprechen zeigen, Patienten dazu animieren, ihre (Stress-)Belastung oder Ängste mit weniger Schmerzen zu bewältigen. In diesem Gruppenmodell lernen Patienten, ihre Schmerzen, deren kognitive und emotionale Bewertung und ihre bisherigen Problemlösungsstrategien umzudeuten [192], indem sie sich klarmachen, wie sich die Schmerzen auf sie selbst und auf ihr ganzes Leben auswirken.

Arbeitsumgebung

Arbeit spielt eine entscheidende Rolle im Leben und im Stressmanagement. Wenn der Job als hart, sinnlos, stressig oder aus anderen Gründen als unbefriedigend erlebt wird, ist eine berufliche Veränderung in Betracht zu ziehen. Ist keine grundlegende Veränderung möglich, sind Alternativen wie ein Wechsel innerhalb des Arbeitsbereichs oder Weiterbildung zur beruflichen Neuorientierung zu überlegen. Patienten sollten zu Freundschaften im Arbeitsumfeld ermuntert werden. Sie könnten auch selber Freizeit-, Sport- oder soziale Aktivitäten im Kollegenkreis anregen, wenn ihr Betrieb keine entsprechenden Angebote vorsieht.

8.5.4 Verhaltens-/behaviorale Komponente

Die Verhaltenselemente der Körper-Geist-Interaktion manifestieren sich in kognitiven Prozessen, emotionalen oder physischen Hindernissen, die zunächst in motorische Aktivitäten übersetzt werden müssen, um physiologische Reaktionen auszulösen und dann ein bestimmtes Verhalten zu bewirken. Aus diesem Grund ist der mentale Aspekt im heutigen biobehavioralen Verständnis als besondere Form eines körperlichen Phänomens nicht losgelöst von physiologischen Prozessen zu sehen [193]. Biobehaviorale Faktoren üben ihren Einfluss im Wesentlichen auf dreifache Weise aus: Erstens durch kognitive und emotionale Reaktionen, die Funktionsstörungen hervorrufen und zur Pathophysiologie beitragen (chronischer Stress kann z. B. zu einer systemischen Dysregulation mit mentaler und / oder körperlicher Krankheit prädisponieren); zweitens durch Verhaltensweisen, die mit einem höheren oder niedrigeren Erkrankungsrisiko einhergehen (Rauchen ist ein Risikoverhalten, das die Entstehung verschiedener Erkrankungen begünstigt, während Bewegung gesundheitsförderlich sein kann). Ernährung, Schlafverhalten, Sonnenlichtexposition usw. sind weitere Beispiele für Verhaltensweisen, die sich direkt oder indirekt auf Schmerzmuster, die Therapie und den spontanen Krankheitsverlauf auswirken können. Die dritte Möglichkeit bezieht sich auf das Verhalten, mit dem Menschen auf eine vermutete oder manifeste Krankheit reagieren oder das Vorliegen einer Krankheit abklären lassen. Dazu gehören präventive Vorsorgeuntersuchungen bzw. klinische Untersuchungen der Symptomatik und die Bereitschaft, sich aktiv an Behandlung und Nachsorge zu beteiligen, ärztliche Anweisungen und Verordnungen zu beachten oder riskantes Verhalten (Therapieunterbrechung, „Vergessen" von Kontrollterminen) abzulegen. Zu diesem Vermeidungsverhalten von Patienten [194] können ihre Gesundheitsüberzeugungen, subjektiven Risikoeinschätzungen und krankheitsbezogenen Ängste beitragen, die auch die Compliance im Rahmen der geplanten Behandlung beeinflussen. Für die Nichtadhärenz (Nichteinhaltung der Therapie) gibt es allerdings noch andere Gründe wie mangelnde Verständigung [195], Vergesslichkeit, Verwirrtheit sowie persönliche Überzeugungen oder Theorien, was gut für ihre Gesundheit wäre oder wie die bestmögliche Behandlung für ihren Zustand aussähe [196].

Eine gute Kommunikation, Anleitung und Betreuung des Patienten, soziale Unterstützung und die Linderung von Begleitbeschwerden helfen in jedem Fall, die Therapieadhärenz zu verbessern [196]. Deshalb können sich viele Verhaltensreaktionen chronischer Schmerzpatienten sowohl auf ihre Behandlung und Genesung auswirken als auch das Verständnis der zugrundeliegenden Mechanismen bei der Chronifizierung von Schmerzen [197, 198] und der damit verbundenen Einschränkungen verbessern [199]. In den meisten Fällen werden Störungen oder Erkrankungen wie Adipositas, Krebs und Hypertonie durch falsche Verhaltensmuster und dysfunktionale psychophysische Interaktionen ausgelöst bzw. unterhalten [193]. Krankheiten, Beschwerden und gesundheitliche Einschränkungen hängen am häufigsten mit Tabakkonsum, Alkoholmissbrauch, fettreicher Ernährung, sitzender Lebensweise, ungeschütztem Sexualverkehr und unfallträchtigen Verhaltensweisen zusammen [200]. Selbst das unmittelbar mit medizinischer Betreuung verbundene (behandlungsorientierte oder Vermeidungs-)Verhalten kann enorme Auswirkungen auf die Prävention und Früherkennung von Krankheiten sowie auf die Therapieadhärenz haben.

Körperliche Betätigung (Bewegung)

Körperliche Betätigung oder Bewegung ist ein probates Mittel zur Gesundheitsförderung (wenn keine medizinischen oder pharmakologischen Kontraindikationen bzw. gesundheitlichen Risiken bestehen). Da Übungen einen positiven Einfluss auf Körperhaltung, Gleichgewicht, Flexibilität, Stärke, Ausdauer und Bewegungskoordination haben, sorgen sie für eine optimale Struktur-Funktions-Beziehung [98]. Bewegung hilft auch bei der Stressbewältigung, da sie Angst- und depressive Episoden reduziert, den Blutdruck normalisiert, die Immunabwehr stärkt und die Lebensqualität von Gesunden und Kranken verbessert [201].

Doch unabhängig vom Fitnessniveau sollten Osteopathen ihre Patienten generell zu mehr Bewegung im Alltagsleben motivieren – oder zumindest dazu, als ersten Schritt in diese Richtung mit Übungen zu beginnen, die sie gerne machen, in angenehmer Gesellschaft und Atmosphäre, sodass sie sich mühelos in den bisherigen Lebensstil einfügen lassen. Allerdings darf auch nicht unterschätzt werden, dass vielen Menschen die Lust auf körperliche Betätigung vergeht, wenn sie Stress erleben [202]. Therapeuten, die ihren Patienten solche Übungen empfehlen, sollten allerdings selber eine Vorbildfunktion in Bezug auf Lebensführung und sportliche Fitness erfüllen. Denn Patienten sind eher bereit, auf Therapeuten zu hören, deren eigene Lebensweise das geforderte Verhalten widerspiegelt [203]. Empfohlen werden üblicherweise Ausgleichssport und allmählich gesteigerte tägliche Aerobic-Übungen gegen Widerstand, um Stärke und Kraft aufzubauen, durch Dehnungen die Flexibilität zu verbessern und Verletzungen vorzubeugen.

Natürlich muss das derzeitige Fitnessniveau bestimmt werden, um altersbezogen auf der Grundlage genau definierter Trainingsziele und -fortschritte ein Programm zu starten [204]. Es hat sich gezeigt, dass Schmerzlinderung und Gesamtfunktionsbesserung deutlich erfolgreicher durch ein individuell gestaltetes Dehn- und Krafttraining unter Anleitung zu erzielen sind [205]. Auf lange Sicht hat sich ein zweimal täglich absolviertes 30-minütiges Trainingsprogramm (mit wenig belastenden Übungen wie Walking, Wassergymnastik, Radfahren), das die Eigenverantwortung stärkt, am besten bewährt [98]. In dieser Phase ist eine rasche Erholung entscheidend, daher sind bei einer Trainingsdauer über mehr als eine Stunde möglichst mineralienhaltige Getränke zu konsumieren, um eine starke Erschöpfung und Austrocknung (Dehydrierung) zu vermeiden.

Ernährung

Für die Wiederherstellung, Aufrechterhaltung und Förderung der Gesundheit spielt die Ernährung eine Schlüsselrolle. Üblicherweise wird der Verzehr von viel frischem Obst und Gemüse sowie eiweißreichen Mahlzeiten (besonders Fisch mit hohem Omega-3-Fettsäuren-Anteil) empfohlen, während der Konsum von rotem Fleisch und Milchprodukten, Kochsalz, verarbeitetem Getreide, zuckerhaltigen Drinks und Alkohol stark reduziert werden sollte [206].

Sexualität

Auch Sexualität bzw. sexuelle Betätigung hat für die menschliche Gesundheit als Quelle von Lust und Intimität einen zentralen Stellenwert. Falsche Sexualpraktiken können allerdings krank machen. Daher obliegt es Therapeuten, ihre Patienten bei Bedarf darüber aufzuklären, wie sie sich beim Geschlechtsverkehr schützen und Kontrazeptiva richtig anwenden können (Safer Sex). So lassen sich nicht nur sexuell übertragbare Krankheiten, sondern bei Frauen auch ungewollte Schwangerschaften verhüten. Außer Abstinenz dürfte eine beiderseitig monogame Beziehung die sicherste Verhütungsmethode (für sexuell übertragbare Krankheiten) sein. Falls dies Patienten inakzeptabel oder unmöglich erscheint, sollten sie über sichere oder wenig riskante Sexualpraktiken aufgeklärt werden.

Luftverschmutzung und Gesundheitsrisiken

Bei der Patientenberatung sollte sich die Aufmerksamkeit besonders auf häufige Gesundheitsrisiken durch Umwelteinflüsse richten (Kasten 8.12), da Studien gezeigt haben, dass Umweltfaktoren wie Luftverschmutzung, Gase, Chemikalien- und Strahlenbelastung zur Krankheitsentstehung beitragen können [207].

Kasten 8.12: Aufklärung über häufige Gesundheitsrisiken / Luftverschmutzung

Allgemein: Patienten darauf hinweisen, sich nach jedem Toilettengang (oder Windelwechsel) gründlich die Hände zu waschen, um die Ansteckungs- oder Infektionsgefahr zu verringern und sich vor Krankheiten wie Erkältungen, Atemwegs- und Darminfekten zu schützen. Bei längerem Aufenthalt in der Sonne benötigen sie ein Mittel mit ausreichend hohem Lichtschutzfaktor, da eine längere solare UV-Licht-Exposition die Entstehung von Hauttumoren fördert

[208]. Besonders Patienten mit Asthma oder anderen Atemwegserkrankungen sollten bei starker Luftverschmutzung jegliche körperliche Aktivitäten im Freien vermeiden [209].

Im häuslichen Bereich: Patienten dazu anhalten, Chemikalien, die Flächen und Gegenstände leicht kontaminieren und somit zur Vergiftung führen können, nur sparsam anzuwenden; notfalls sind Handschuhe, Mund-, Augen- oder Gesichtsschutz(masken) zu empfehlen. Besondere Vorsicht ist beim Einsatz von Pestiziden geboten, aber auch beim Auftragen von Insektenschutzmitteln bei Kindern, die nicht in offene Wunden gelangen oder direkt mit Händen / Gesicht in Kontakt kommen dürfen. Chemikalien und Medikamente sind außerhalb der Reichweite von Kindern aufzubewahren (möglichst biologisch abbaubare, nichttoxische Mittel verwenden). Darüber hinaus sollten die Patienten auf feuchte Stellen und Schimmel achten, die sich bevorzugt im Badezimmer bilden, und sie umgehend beseitigen [210]. Schließlich ist es wichtig, dass Allergiker wissen, wie sie sich z. B. durch geeignete Bettdecken und Kopfkissen vor einer Hausstaubmilbenallergie schützen [211].

Arbeitsbereich: Patienten sollten ermutigt werden, sich selber über berufliche Schutzvorschriften zu informieren. Sind sie z. B. einer hohen Lärmbelastung ausgesetzt, kann dies (ohne Schallschutz) zu einem bleibenden Hörschaden führen [212].

8.6 Rationale Begründungen und Wirkmechanismen

8.6.1 Studienlage zu biopsychobehavioralen Stress- und Schmerzreaktionen

Studien haben unter verschiedenen Bedingungen gezeigt, dass chronischer Stress und emotionale Belastungsreaktionen psychophysiologische Störungen wie Hypertonie, Koronargefäßerkrankungen und peptische Ulzera auslösen [213] oder durch veränderte Immunfunktionen [214], DNS-Reparatur- und / oder Apoptose-Prozesse sogar zur Karzinogenese führen können, bei Gesunden ebenso wie bei Krebspatienten [215]. Chronischer Stress kann darüber hinaus einen Anstieg von Interleukin-6, CRP (C-reaktivem Protein) und TNF (tumor / tissue necrosis factor) induzieren [47], die wiederum durch vermehrte ACTH- und Kortisol-Ausschüttung die Serotonin-Spiegel senken [216] und Symptome wie Müdigkeit, Appetitverlust, Schlaf-, Gedächtnis- und Konzentrationsstörungen bewirken sowie zu Herz- [217], Gefäß- [218] und rheumatischen Erkrankungen [219] oder einer Reaktivierung von Virusinfektionen prädisponieren [220, 221]. Psychische Belastungen verzögern nachweislich die Gewebereparatur / Wundheilung [219] und beeinflussen die Dauer und / oder den Schweregrad von Erkrankungen wie Mund- oder Genitalherpes, die einer T-Lymphozyten-vermittelten Kontrolle durch das Immunsystem unterliegen [222].

Eine verminderte Aktivität natürlicher Killerzellen fand sich in stark belastenden Situationen [223] wie z. B. bei geschwächter Immunlage nach dem Verlust eines geliebten Menschen [224], bei trauernden Witwen / Witwern [225], bei Studenten kurz vor dem Examen, bei depressiven Störungen [226] und bei hospitalisierten Patienten mit Major-Depression [227] und war mit einer erhöhten Infektionsanfälligkeit verbunden. Insbesondere Depressionen gehen oft mit kardiovaskulären Erkrankungen einher, da sie Gefäßentzündungen beeinflussen, die Variabilität der Herzfrequenz verringern sowie die Thrombozytenaktivität, Blutgerinnung und Plasmakortisolspiegel steigern können [228].

Dass die Stärke der wahrgenommenen Stressbelastung eng mit einer geringeren Wirksamkeit der Immunabwehr korreliert, haben Studien in den vergangenen 30 Jahren nachgewiesen [229, 230]. Dies liegt wahrscheinlich an einem Feedforward-Mechanismus, der dazu führt, dass sich die allgemeine Dysfunktionalität mit jeder Stressfolge immer weiter verstärkt. So können als chronische Stressreaktion z. B. Entzündungsmediatoren wie Interleukin-6 aktiviert werden, die über periphere Nozizeptoren zu einer Hyperalgesie [231] und durch eine überschießende Anpassungsreaktion des ZNS [232] zu einer Neurodegeneration führen können [233]. Dies kann offenbar soweit gehen, dass es zu Schizophrenie und Depression [234] kommt, wenn durch die Hypersekretion von Interleukinen (wie IL-2 und IL-6) die Bildung zusätzlicher Zytokine in Astrozyten und Mikroglia stimuliert wird [235].

Neuere biologische Untersuchungen zur Ätiologie psychiatrischer Störungen haben eine Korrelation zwischen Depression, Plättchenaktivität und einer verminderten Viskosität von Nervenmembranen aufgezeigt [236], die den Übertritt von Serotonin auf zentraler Ebene beeinträchtigt [237]. Die veränderte Membranviskosität beruht auf einer Zunahme von Arachidonsäure und scheint – über rezeptorvermittelte Serotonin-Wiederaufnahme-Mechanismen [238, 239], Zytoskelettveränderungen (besonders von Tubulin und der α-Untereinheit des G-Proteins) sowie eine durch G-Proteine und Second-Messenger vermittelte aktive Phosphorylierung [240] – die Neurotransmission beeinflussen zu können. An diesem Prozess sind Plättchenfaktoren wie Adenylatcyclase beteiligt, die daher bereits als prädiktive periphere Biomarker einer Depression vorgeschlagen wurden [241].

Wichtige Reaktionen werden nicht nur durch Stress, sondern auch durch die Schmerzwahrnehmung ausgelöst: Eine Neigung zur Dramatisierung, d. h. bedrohlich empfundene Situationen (übertrieben) fehlzudeuten, kann das Schmerzerleben stark verändern [242]. Patienten mit chronischen Schmerzen, häufig auch mit Depression, spüren und stufen ihre Schmerzen tendenziell stärker ein [26], um sich auf eine Schon- und Vermeidungshaltung zurückzuziehen, die paradoxerweise ihre Schmerzen und Einschränkungen nur noch weiter verstärkt [171].

Mehrere Studien haben vor allem den Zusammenhang von Depression, somatischer Dysfunktion und chronischen Rückenschmerzen eingehend untersucht [243]. Bei 202 erwachsenen Patienten mit chronischen Rückenschmerzen waren in 22 % der Fälle rezidivierende depressive Symptome und eine signifikante Korrelation ($p < 0.01$) zwischen Depression und somatischer Dysfunktion zu beobachten [244]. Die Befunde lassen vermuten, dass chronische Rückenschmerzen insbesondere bei Männern mit einer dysfunktionalen emotionalen Verarbeitung (Ausschaltung von Gefühlen) verbunden sind, die sich als prädiktiver Faktor für den Krankheitsverlauf eignen könnte [245]. In diesen Fällen kann sich infolge einer Schonung bzw. Vermeidung von Alltagsaktivitäten eine Gewebefibrosierung entwickeln, die ihrerseits das Verletzungs- und Entzündungsrisiko erhöht und somit letztlich das chronische Schmerzmuster und die Neigung zur Inaktivität weiter verstärkt [246].

Der biobehaviorale Ansatz hebt schon seit langem die Korrelation von kognitiven, emotionalen und Verhaltensfaktoren mit dem Auftreten und Verlauf zahlreicher Krankheiten hervor [247]: Belastende frühkindliche Erfahrungen können z. B. die Entwicklung kognitiver Fähigkeiten beeinträchtigen [248]. Bei Frauen tragen negative Affektzustände zu einem signifikant erhöhten Risiko einer HPV-bedingten Zervixhyperplasie bei [249], während es bei Krebspatienten durch die affektive Komponente ihrer Erkrankung (meist in Verbindung mit einer Depression) zu einem Anstieg des Mortalitätsrisikos kommen kann [250]. Verhaltens- und neuropsychiatrische Störungen sind gelegentlich mit Autoimmun- und Viruserkrankungen (Lupus erythematodes, Multiple Sklerose) assoziiert [251].

Im Zuge der Entscheidungsfindung und Behandlung sind daher Stress und auch Schmerzen als psychophysisch-biologisches Phänomen ebenso zu berücksichtigen wie gewohnheitsmäßige Reaktionen der Patienten auf ähnliche Erfahrungen. Falsche Verhaltensmuster bzw. ungeeignete Stressbewältigungsmechanismen, eine Typ-A-Persönlichkeit oder Rauchen können negative metabolische Folgen haben, wie erhöhte Serumlipidwerte oder eine „stille" (silent) ischämische oxidative Schädigung [252]. Dysfunktionale Alltagsgewohnheiten wie die regelmäßige Einnahme von Schlaftabletten bei Schlafstörungen (auch zu wenig oder schlechter Schlaf) haben enormen Einfluss auf den Gesundheitszustand und können sowohl Krankheiten begünstigen als auch Mortalitätsrate und -risiko erhöhen [253, 254]. Physiologische und Verhaltensaspekte können gemeinsam akute pathologische Veränderungen auslösen und / oder die Pathophysiologie vorhandener Störungen verändern [255]. Akute kardiovaskuläre Ereignisse, ischämische Attacken und Rhythmusstörungen sind nachweislich mit Angst, Schmerzen und Ärger korreliert [256].

Aggressivität, Ungeduld, Feindseligkeit, Konkurrenzdenken und geringe Anpassungsfähigkeit sind typische Eigenschaften einer Typ-A-Persönlichkeit [257] und häufig bei Patienten mit koronarer Herzkrankheit (KHK) anzutreffen. Es gibt verschiedene Erklärungsmodelle, etwa eine neurovegetative Dystonie, hämodynamische und Thrombozytenfunktionsstörungen oder Endothelveränderungen [258, 259]. Die maladaptiven Verhaltensweisen können aus früher erworbenen Reaktionsmustern resultieren. Robert Ader [260] führte 1975 ein Experiment mit Cyclophosphamid (alkylierende Substanz mit stark immunsuppressiver Wirkung und unverkennbar unangenehmem Geschmack) durch, das er Laborratten in Saccharinkapseln verabreichte. Daraufhin entwickelten die Tiere eine Immunsuppression, die sich einfach schon bei erneuter Saccharin-Exposition reproduzieren ließ, also allein schon durch Stimulation ihrer Geschmacksnerven. Ähnliche Ergebnisse wurden später für Menschen berichtet [261] und bestätigen die Annahme, dass somatische Störungen auch „vom Kopf ausgehen", d.h. durch eine Verhaltenskonditionierung induziert werden können.

Studien unter Laborbedingungen haben gezeigt, dass angesichts von unausweichlichem Stress bei Tieren und Menschen kognitive Prozesse wie Resignation, das Aufgeben von Vermeidungsverhalten und passives Erdulden von Bestrafung aktiviert werden, sodass sich nur eine geringe Selbstachtung und wenig Hoffnung auf die Stressbewältigbarkeit entwickelt, gelegentlich auch Depression, Hilflosigkeit, Lernretardierung, Appetitverlust und Unfähigkeit zur Problemlösung [262, 263]. Deshalb können maladaptive Prozesse durchaus erlernt sein und auf früheren Stresserlebnissen beruhen, die ein negatives Selbstbild und Geringschätzung der eigenen Fähigkeiten [264] vermitteln, ein Gefühl von Unzulänglichkeit und Versagen, das schließlich in eine Depression mündet. Die dysfunktionalen Muster können im Unterbewusstsein ruhen und nur bei Schwierigkeiten als Schutzmechanismus wieder auftauchen.

Rund 95% unseres Denkens und Empfindens spielen sich im Unterbewusstsein ab [265]. Diese unbewusste Ebene kann körperliche Symptome anderer Ursachen (etwa durch ein Trauma) ständig perpetuieren, einzig und allein aus dem Grund, schwierige Situationen (z.B. am Arbeitsplatz) zu umgehen. Tatsächlich können belastende Arbeitsbedingungen mit starren Strukturen und wenig Unterstützung durch Vorgesetzte chronische Muskel-Skelett-Schmerzen auslösen oder unterhalten [29]. Stressbelastung oder emotionaler Distress führt mit größerer Wahrscheinlichkeit zur Ausbildung dieser unbewussten (oder bewussten) Abwehrreaktion und zur Entwicklung körperlicher Symptome, wie sich in einer Studie nach einem simulierten Autounfall zeigte [266].

Eine wohltuende, z.B. manualtherapeutische Behandlung hilft die Auswirkungen im Unterschied zu einer Plazebointervention positiv zu beeinflussen [267]. Eine positive Einstellung zur Manualtherapie bewirkte bei Patienten mit chronischer Müdigkeit im Rahmen einer malignen Erkrankung eine signifikante Verbesserung der Immunreaktion (IgA) nach einer Behandlung mit myofaszialen Release-Techniken, die sich in der Kontrollgruppe nicht beobachten ließ, auch wenn die provozierbare Druckschmerzschwelle unverändert blieb [268]. Studien zeigten zudem, dass Verhaltensweisen wie Rauchen, Substanzabhängigkeit (Tabletten, Drogen) und Schlafstörungen als Stressreaktionen nachweislich die Immunwirksamkeit und die Interaktionsfähigkeit mit anderen einschränken und dass sozialer Rückzug und Depression die Immunschwäche dann noch verstärken [269].

Stress scheint ein Risikofaktor zu sein, der Häufigkeit und Menge des Tabakkonsums von Rauchern deutlich steigern bzw. nach einem Entzug Rückfälle in die alte Gewohnheit begünstigen kann [202]. Die Kombination aus Stress und Rauchen ist eindeutig ein sich selbst erhaltendes Verhaltensmuster, das durch Nikotinabhängigkeit, wiederholt durchbrochene Abstinenz [270] sowie die Entwicklung von Krankheiten (Krebs, Autoimmun- und kardiovaskuläre Erkrankungen, Katarakt und Parodontitis) verkompliziert wird. Das gilt nicht nur für den direkten Konsum, sondern auch für das Passivrauchen [271]. Davon sind vor allem Kinder betroffen, die in der Tat anfälliger für kardiovaskuläre, Atemwegs- und Krebserkrankungen werden [272], die sich über klar definierbare physiologische Mechanismen entwickeln können [273].

Alkoholismus ist eine chronische Krankheit, deren Auftreten und Verlauf (Progression) durch genetische, psychologische und Umweltfaktoren beeinflusst wird [274]. Dabei kommt es zu einer Interaktion mit verschiedenen Systemen, unter anderem dem endogenen Opioid-, Serotonin- und dopaminergen System [275, 276]. Alkoholismus geht häufig mit psychiatrischen Problemen wie Angststörungen und Stimmungslabilität einher. Auch hier korrelieren Stress und Alkoholabusus, vermutlich unter dem Einfluss von CRH, das bei Stress freigesetzt wird und die alkoholinduzierte GABA-erge Neurotransmission steigert [277]. Im Stirnlappenbereich, limbischen System und Zerebellum lässt sich je nach Dauer und Schwere des Substanzmissbrauchs eine Hirnatrophie beobachten, die für zunehmenden Gedächtnisverlust mit einem Nachlassen von kognitiven Leistungen und Urteilsfähigkeit sorgt [277, 278].

Dagegen neigen Patienten, die aufgrund einer Überstimulation des Sympathikus und der HHN-Achse unter Schlaflosigkeit leiden [279], eher zu körperlichen Problemen, Angststörungen, Depressionen und stärkerer Abhängigkeit von toxischen Substanzen [280].

8.6.2 Biopsychobehaviorale Reaktionen auf Stress und Schmerzen

Als Allostase bezeichnet man ein Bündel von Anpassungsreaktionen, die bei Stressbelastungen (z. B. Schmerz, Trauma, Krankheit) einer gewissen Stärke die Homöostase aufrechtzuerhalten helfen. Durch ihre koordinierte Aktion tragen Herz-Kreislauf-, endokrines, Immun- und Nervensystem, die abhängig von zirkadianen Rhythmen und als Reaktion auf äußere und innere Anforderungen des Körpers alle ein unterschiedliches Aktivitätsniveau zeigen, zur Allostase bei. Dieselben Systeme sind in Adaptationsprozesse involviert und sehr viel wirksamer, wenn sie aktiv eingreifen oder auch rasch wieder abgeschaltet werden können, wenn sie nicht mehr reagieren müssen.

Auf Umgebungsbelastungen reagiert der Körper gewöhnlich mit Aktivierung der Hypothalamus-Hypophysen-Nebennieren-(HHN-)Achse und Veränderung einiger physiologischer Parameter. Durch CRH-Freisetzung stimuliert der Hypothalamus die Hypophyse zur ACTH-Bildung, die eine vermehrte Kortisolproduktion in der Nebennierenrinde bewirkt. Die physiologischen Schwankungen der Kortisolausschüttung werden vom Hippocampus registriert, der die entsprechenden Informationen zum Hypothalamus zurückmeldet, um die Produktion bedarfsgerecht zu steuern. Die mit Stress einhergehende Alarmreaktion triggert auch eine autonome Reaktion, mit affektiver Komponente (in der Amygdala) und Schmerzmodulation (im periaquäduktalen Grau), sodass der sensorische Input mit emotionaler Bedeutung und kognitiven Zuschreibungen koordiniert wird, um eine vital notwendige Verhaltensreaktion auszulösen [281].

Zur Vermeidung einer Überaktivierung sollte sich das System selbst „herunterfahren" können, um die Wiederaufnahme anabolischer und regenerierender Prozesse zu erlauben. Es handelt sich also um ein Schutzsystem, das sich selbst aktiviert und deaktiviert, während das Zusammenspiel kortikaler, subkortikaler und zentraler (Hirnstamm-)Zentren Lern- und Gedächtnisprozesse ermöglicht, um die Situation voll unter Kontrolle zu behalten. Doch wenn Stress das Erschöpfungsstadium erreicht, werden Schmerzen, Gedächtnis und Schlafgewohnheiten beeinflusst. Akuter Stress kann einen chronischen Kortisolanstieg verursachen, der auf Hippocampus und Temporallappen einwirkt und zu Hyperglykämie, Hyperlipidämie, arterieller Hypertonie, Immunmodulation [282] und Unterdrückung von neuralen Mechanismen des Kurzzeitgedächtnisses führen kann. Diese Effekte sind reversibel und relativ kurz anhaltend [283]. Durch wiederholte, akute Stressereignisse kann es allerdings in einigen Hippokampusregionen zur Atrophie von Nervenzelldendriten der Pyramidenbahn kommen, die eine vermehrte Sekretion von Glukokortikoiden und Aminosäuren auslöst, aber noch potenziell reversibel ist. Bei chronischem Stress kann jedoch eine fortschreitende Degeneration stattfinden, bis die Regulierung der Kortisolproduktion schließlich ganz entgleist bzw. entfällt [284]. Dies ließ sich bei Patienten mit Depression, posttraumatischer Belastungsstörung und Cushing-Syndrom beobachten [285].

Der Hippocampus spielt eine wichtige Rolle für das episodische und deklarative Gedächtnis und ist besonders daran beteiligt, sich an Zeit und Ort eines Ereignisses mit starker emotionaler Bedeutung zu erinnern. Lässt seine Funktion nach, verschlechtern sich Verlässlichkeit und Genauigkeit dieser Gedächtnisleistung, was dazu beiträgt, Ereignisse auch unter nichtbedrohlichen Umständen als „stressig" wahrzunehmen [286]. Die Aktivierung der autonomen Achse hat verheerende systemische Auswirkungen, etwa auf Knochen- und Immungewebe. Osteoblasten [287] und Lymphzellen [269] haben spezifische β-adrenerge Rezeptoren, deren Aktivität das sympathische Nervensystem durch die Freisetzung von Neuropeptiden (z. B. Neuropeptid Y) modulieren kann. Unter Sympathikuseinfluss kann es nachweislich zur Abnahme der Knochenmasse [288], Beschleunigung der HIV-Replikation (Neusynthese) [289] und zu einer idiopathischen Arthritis [290] kommen.

Die subjektive Wahrnehmung eines Stressereignisses kann letztlich kognitive (Hemm-)Mechanismen aktivieren, die lähmend wirken und eine direkte Kampf- oder Fluchtreaktion auf der somatischen oder Verhaltensebene unmöglich machen; schon die Erinnerung daran kann zu Erkrankungen durch chronischen Stress führen [291]. Dies lässt sich auch in Immunitätsbezügen zwischen Gehirn und Viszeralorganen beobachten: Angst wird durch Darmprobleme verstärkt [292, 293] und kann umgekehrt entzündliche Störungen im Verdauungstrakt verschlimmern [294, 295], sodass sich viszerale Immunreaktionen und psychischer Zustand in einem Circulus vitiosus verschlechtern [296]. Neurophysiologisch sind limbisches System und Insula an der wechselseitigen Beziehung zwischen Gehirn und Darm beteiligt [297, 298], was sich daran ablesen lässt, dass der Grad der allgemeinen Überempfindlichkeit mit der emotionalen Instabilität korreliert [299].

Elkiss [98] zufolge wird die allostatische Reaktion in erster Linie durch das MINE-System bestimmt, die Verbindung von Muskel-Skelett-, immunologischem, neurologischem und endokrinem System. Diese vier Komponenten, die sich selbst erhalten (Autopoese) und sich gegenseitig bedingen, bilden ein Feedback- (in manchen Fällen auch ein Feedforward-)System, das auch als geschlossenes System interpretiert werden kann, da sie gemeinsame Liganden und Rezeptoren besitzen. Neurotransmitter, Peptidhormone, Zytokine und Endocannabinoide sind biochemische Botenstoffe und verantwortlich für die Kommunikation *(cross-talk)* zwischen den Untersystemen, deren Zusammenspiel sehr viel komplexer als die Summe der Einzelaktivitäten ist.

Um die Gesundheit zu erhalten, passt sich das MINE-System dynamisch an innere und äußere Umgebungsfaktoren an: Zur Bewältigung von Schmerzen und Stress reagiert es mit Widerstand (Abwehr), Toleranz und/oder Anpassung. Aufgrund von Stress, Komorbidität, sozialen Einflüssen und der systemimmanenten Vulnerabilität können das MINE-Netzwerk und seine Reagibilität aus dem Gleichgewicht geraten und sich aus einer nozizeptiven Stimulation chronische Schmerzen entwickeln. Wie chronische Schmerzleiden und posttraumatische Belastungsstörungen zeigen, tritt diese Dysregulation infolge einer veränderten Reizreaktionsschwelle auf [300].

Dazu kommt es bei zu starker oder wiederholter Stressbelastung, doch der Grund ist manchmal auch ein gestörtes Gleichgewicht oder eine fehlgesteuerte Aktivierung und Deaktivierung der Systeme. Schalten sich Systeme nicht rechtzeitig ab, können sie eine Organschädigung verursachen oder eine Krankheit begünstigen, während die Unterfunktion eines Systems zu vermehrter Aktivität der anderen führen kann, der es normalerweise gegensteuert [301]. Wenn eine multisystemische Dysregulation als Stressreaktion mit psychosozialen Faktoren zusammenspielt, zeichnet sich möglicherweise ein klinisches Bild mit einer Vielzahl vager, unspezifischer körperlicher Symptome ab, das nur selten eine präzise Diagnose ermöglicht, sondern sich innerhalb der Grenzen klinischer Veränderungen bewegt, ohne eindeutig pathologisch zu sein. Solche Manifestationsformen sind in der internationalen Literatur als „medizinisch unerklärbare Symptome" (MUS) bekannt [302–305] (Kasten 8.13).

Das im biopsychosozialen Modell verankerte MINE-Konzept betont die kritische Rolle des myo-neuro-immun-endokrinen Systems und seiner Dysregulation [306], für die eine neurogene Entzündung ein gutes Beispiel ist. Aus osteopathischer Sicht ist die Irritation primär afferenter C-Fasern einer der Hauptfaktoren für die Entstehung und Unterhaltung einer somatischen Dysfunktion nach einer (thermischen, chemischen,

Kasten 8.13: Beispiele für Störungen mit „medizinisch unerklärbaren Symptomen" (MUS)

- Häufiges Gefühl von Abgeschlagenheit, allgemeiner Müdigkeit
- Konzentrationsschwierigkeiten
- Panikattacken, Weinen
- Reizbarkeit
- Schlafstörungen
- Gewichtsveränderung ohne Ernährungsumstellung (metabolisch bedingt)
- Urogenitale, kardiovaskuläre und gastrointestinale Funktionsstörungen

physikalischen) nozizeptiven Reizung, durch die es zur Freisetzung proinflammatorischer Neuropeptide und schließlich zu einer neurogenen Entzündung kommen kann. Wenn die Entzündung – wie im Fall einer Gewebeschädigung – persistiert, wirkt sich die ständige Reizung dieser Nervenfasern auf ihre Aktivierungsschwelle aus und führt lokal zu Hyperalgesie oder einer peripheren Stimulation [307], die mit vaskulär- und immunbedingten Veränderungen der Gewebetextur einhergeht [308].

Durch die Hyperaktivität dieser Fasern werden im Hinterhorn des Rückenmarks exzitatorische Aminosäuren und Substanz P freigesetzt, die eine Kettenreaktion auslösen: Aktivierung von NMDA-(N-methyl-D-aspartat-)Kanälen, Phosphorylierung, Veränderung von Membraneigenschaften mit anschließender Geninduktion und Ausschüttung von Substanzen wie Dynorphin – das die Aktivierungsschwelle absenkt und somit eine Hyperexzitabilität bewirkt [309]. Daraus resultieren pathologische Gewebeveränderungen wie aussprossende Terminal- / Endkörperchen, Zunahme der Rezeptorfelder [310], Apoptose oder Überempfindlichkeit inhibitorischer Neurone [311] und Hyperalgesie [312]. Auch Vorderwurzeln und viszeroefferente Nervenfasern sind mitbetroffen, sodass es zu tonischen Veränderungen in Muskeln bzw. Organen und zu sudo- oder vasomotorischen Veränderungen in den entsprechenden Spinalsegmenten kommt.

Diese Phänomene rufen durch Veränderungen in der grauen Substanz eine spinale Fazilitierung (zentrale Sensibilisierung) hervor – ein Prozess, der eine Kaskade lokaler und allgemeiner (globaler) Antworten triggern kann: chronische Schmerzen und Umformung von Geweben [246], reduzierte Mechanorezeption und Muskelkontrolle [313], gefolgt von weiteren Nerven- und Gewebereaktionen, Umstrukturierung der Hirnrinde [314], Beeinflussung endokriner und autonomer Abläufe [315] und einem „allgemeinen (generellen) Adaptationssyndrom" als bleibende allostatische Last [311].

Schmerzen können die Aktivität höherer Zentren so verändern, dass sensorische, kognitive und affektive Informationen nur noch eingeschränkt verarbeitet werden [316], während vom motorischen Kortex ausgehende Defizite in der Bewegungs- [317] und Haltungskontrolle [318] sowie funktionelle und strukturelle ZNS-Veränderungen vorliegen können [319]. In vielen Körpersystemen können sich dysfunktionale Reaktionen zeigen, verbunden mit metabolischen und zerebralen Perfusionsstörungen [320], wobei sich die neuronalen Prozesse völlig von den Vorgängen bei akuten Schmerzen unterscheiden [321].

Während das auf primäre und sekundäre somatosensorische Rindenareale projizierende laterale System den lateralen Thalamus durchquert und die Diskrimination von Dauer, Stärke und Ursprung eines Schmerzreizes ermöglicht, passiert das mediale System den Hirnstamm und verläuft dann weiter zum medialen Thalamus, anterioren Gyrus cinguli, zur Amygdala und zurück zum Hirnstamm, von dem auf- und absteigende Bahnen der Schmerzmodulation ausgehen [322, 323]. Da das mediale nozizeptive System mit autonomen, emotionalen und motorischen Reaktionen in Verbindung steht, korrelieren die sensorischen Afferenzen mit autonomen Efferenzen und motorischen Abwehr- bzw. Vermeidungsaktionen. Bei Patienten mit chronischen Schmerzen wie z. B. Rückenschmerzen [324], Spannungskopfschmerzen [325] und Reizdarmsyndrom [326] konnten Studien einen kortikalen Umbau mit Zellverlust im vorderen Bereich von Insula und Cingulum nachweisen. Einige Veränderungen betrafen auch die Dichte der grauen Substanz im Thalamus / präfrontalen Kortex sowie die auf- und absteigenden Bahnen der Schmerzmodulation [319, 327, 328]. Ähnliche

Prozesse erklären möglicherweise, dass sich bei Migränepatienten eine Verdickung des somatosensorischen Kortex [329] und bei Patienten mit Fibromyalgie eine Hyperalgesie mit zentraler Sensibilisierung beobachten lässt [330].

Neurophysiologische und Bildgebungsstudien [331] haben gezeigt, dass nozizeptive Reize in einem großen Netzwerk aus somatosensorischem Kortex, Insula, Gyrus cinguli, Stirn- und Scheitelarealen Reaktionen auslösen. Diese Schmerzmatrix repräsentiert die durch nozizeptive Stimuli induzierte Intensität der Schmerzwahrnehmung, die mit entsprechenden physiologischen Reaktionen das individuelle Schmerzerleben (sensorisch, kognitiv und affektiv) prägt [332] und Verhalten, Gefühle und sogar das Selbst- / Körperbild beeinflussen kann [333–336]. Osborn und Smith [337] konnten nachweisen, dass chronisch schmerzende Bereiche vom restlichen Körper als „nicht-selbst" oder sogar „fremd" empfunden werden. An solchen Reaktionen ist als integraler Bestandteil eines inneren Kontrollsystems auch das zentrale autonome Netzwerk beteiligt, über das vital notwendige viszeromotorische, neuroendokrine, Schmerz-, posturale und behaviorale (Anpassungs-) Reaktionen vom Gehirn gesteuert werden [338].

Zu diesem Netzwerk gehören Inselrinde, Mandelkern (Amygdala), Hypothalamus, periaquäduktales Grau, Kerngebiete (wie Nucleus parabrachialis, Nucleus tractus solitarii) und ventrolaterale Medulla spinalis. Es ist bei Panikstörungen, essenzieller Hypertonie, Adipositas und anderen klinischen Bildern oder Zuständen [339] mit bio-behavioralen Auswirkungen von entscheidender Bedeutung [340]. Studien haben aber auch gezeigt, dass das Risiko von Gemütsstörungen durch eine genetische Veranlagung zu erhöhter Schmerzempfindlichkeit und verstärktem Ansprechen auf Sinnesreize zunimmt [341]. Zubieta und Kollegen [342] stellten fest, dass die Kodierungsgene für das Enzym COMT (Catechol-O-Methyltransferase) die individuelle Schmerzempfindlichkeit modulieren; eine Kombination von Allelvarianten könnte die mRNA-Struktur verändern und die Genexpression von COMT beeinflussen und daher in Bezug auf Schmerzwahrnehmung, Gemütslage und kognitive Funktionen eine modulierende Rolle spielen [343]. Somit böte der COMT-Polymorphismus sowohl für das individuell unterschiedliche Ansprechen auf Schmerzreize (das subjektive Schmerzempfinden) als auch für die Veranlagung zur Chronifizierung von Schmerzen eine biologische Erklärung [344].

Zusammenfassend lässt sich mit diesen Studienergebnissen eine ganze Reihe von lokalen, globalen und segmentalen Effekten einer somatischen Dysfunktion erklären, die mit all ihren körperlichen, emotionalen, kognitiven und Verhaltensparametern dem Konzept einer „totalen osteopathischen Läsion" entspricht [345] und einen multidimensionalen Behandlungsansatz für Schmerzpatienten erforderlich macht.

8.6.3 Wirksamkeitsnachweis für das biopsychosoziale Modell

Systematische Literaturübersichten belegen einen signifikanten Nutzen einer kognitiv-behavioralen Therapie zur Schmerzlinderung [346, 347] und Bewältigung von chronischem Stress, bei Depression und Angstzuständen [348–351]. Es gibt allerdings kaum Beweise, dass psychosoziale Interventionen auch bei Krebs- und kardiovaskulären Erkrankungen den Krankheitsverlauf verbessern [352, 353]. Deshalb sind sie bei primär somatischen Erkrankungen lediglich als supportive Methode gegen Nebenwirkungen zu empfehlen [354]. In anderen Fällen (z. B. Asthma, rheumatoide Arthritis) hat sich gezeigt, dass ein psychosozialer Ansatz durchaus die Krankheitssymptome selbst positiv beeinflussen kann [355], und zwar in Form einer verminderten Anzahl und Aktivität von IL-2, NK-Zellen und IgE-Rezeptoren, selteneren Asthmaanfällen und eines geringeren Bronchodilatanzien-Bedarfs nach einer sechsmonatigen Therapie [356].

Schließlich sollte, wie Schubiner [354] vorschlägt, noch eine dritte Manifestationsform in Betracht gezogen werden: Auch wenn es sich nicht um psychosomatische Erkrankungen handelt, sind Kopf-, Rücken- und Nackenschmerzen, Fibromyalgie, chronische Becken- / Unterleibsbeschwerden, Kiefergelenkprobleme, Dyspepsie, Reizdarmsyndrom, Schlafstörungen (Insomnie) und Tinnitus als pathophysiologische Störungen aufzufassen (➤ Abb. 8.6), die sich erfolgreich mit psychodynamischen Ansätzen behandeln lassen [357, 358].

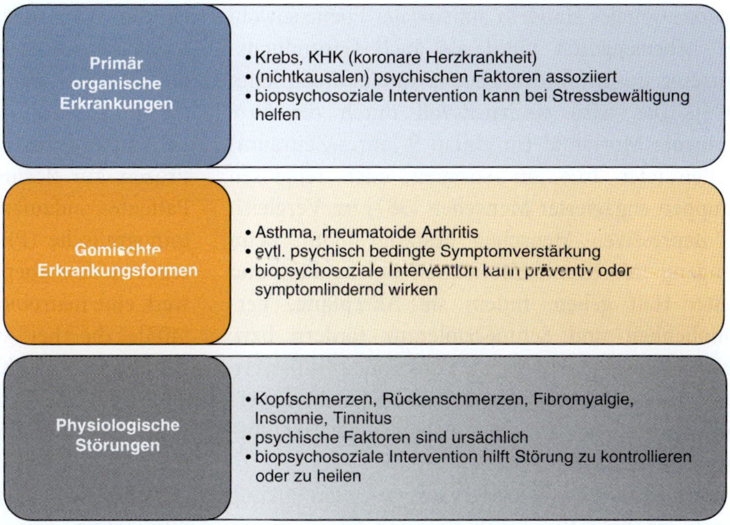

Abb. 8.6 Beispiele für drei Arten von Beschwerdebildern (organisch, Mischform, physiologisch), die psychologische Auslöser haben und für eine biopsychosoziale Intervention zugänglich sein können. Modifiziert nach: Schubiner H. Mind-body medicine. In: Chila AG, editor. Foundations of osteopathic medicine. 3rd ed. Philadelphia, PA: Lippincott, Williams and Wilkins; 2011. (ch. 27.)

Letztere aktivieren offenbar endogene Opioide und erhöhen die Toleranz gegenüber Schmerzreizen [359]. Solche Ansätze machen sich Coping-Strategien [40], Selbstwirksamkeitserleben [41] und Empowerment der Patienten [42] zunutze, damit sie lernen, die eigenen Ressourcen zu erkennen und zur Überwindung ihrer Schmerzen und Beschwerden einzusetzen. Sie werden oft auch als Entspannungstechniken bei Stress eingesetzt:

- Achtsamkeitsbasierte Meditation und Mind-Body-Techniken (z. B. Atemtherapie, Alexander-, Feldenkrais-Methode, Tai-Chi) [360] milderten nachweislich die Symptome von Patienten mit Fibromyalgie [361], Reizdarmsyndrom [362], Herzinsuffizienz [363], Niereninsuffizienz [364] und chronischen (Gelenk- / Muskel-)Schmerzen [365, 366] und verbesserten die Lebensqualität bei prekärer Gesundheit [367]. Dies liegt vermutlich daran, dass emotional belastende Erlebnisse durch gezielte Aktivierung spezifischer Hirnareale bewusst gemacht und akzeptiert werden [368, 369], Rückgang proinflammatorischer Zytokine, Absenkung des Kortisolspiegels und des Blutdrucks [370] sowie Normalisierung von Körperwahrnehmung und Selbstbild [371].
- Biofeedback-Techniken (elektromyografische und thermische Methoden) erweisen sich bei Patienten mit Migräne [372], Raynaud-Syndrom [373] und Fibromyalgie als wirksam [374].
- Therapeutisches Tagebuch / Schreiben [375] kann bei Patienten mit Fibromyalgie [376], Asthma und rheumatoider Arthritis [377] sinnvoll sein, ebenso wie allgemein bei Stressbelastung oder Traumatisierung, allerdings nur mit schwacher Evidenz für die Wirksamkeit [378].
- Yogaübungen können bei chronischen Erkrankungen den Kortisolspiegel, Schmerzen, die Neigung zur Dramatisierung und die Akzeptanz des eigenen Zustands positiv beeinflussen [379]. Bei Patienten mit chronischen Rücken- / Kreuzschmerzen kam es zu einer kurz- und langfristigen Besserung der Funktionseinschränkungen [380, 381].

Neurolinguistisches Programmieren (NLP) ist ein weiterer integrativer Ansatz mit neuroimmunen Wirkungen, der z. B. die Immunantwort bzw. immunologische Reaktionsbereitschaft beeinflussen kann [382]. Bei der Anwendung geht es um die Entwicklung einer positiven Ich-Identität, wobei das Ordnen chronologisch chaotischer und fragmentierter Erinnerungen helfen soll, eine Kontinuität herzustellen und Ziele festzulegen [383]. In Verbindung mit einer kognitiven (Verhaltens-)Therapie kann NLP alte, verzerrte Denkmuster verändern, die zu den Risikofaktoren gehören, die eine Depression auslösen bzw. unterhalten können [384].

Soziale Medien üben in diesem therapeutischen Rahmen einen nicht zu unterschätzenden Einfluss aus, wenn man bedenkt, dass interdisziplinäres und

8

intersektionales Handeln auf sozialer Ebene sowohl die Lebensqualität [385] als auch Gesundheitsprozesse im Laufe des Lebens unterstützen kann [386]. Das wird eindrucksvoll durch die 50 % geringere Mortalität (in einem 9-Jahres-Zeitraum) verheirateter bzw. in sozialen oder religiösen Gruppen engagierter Menschen [387] im Vergleich zu depressiven Menschen bestätigt [388]. Beim Umgang mit Krankheit können Spiritualität und Beten Halt geben, indem sie Akzeptanz, Versöhnlichkeit und Schmerztoleranz fördern bzw. physische und psychosoziale Funktionen verbessern [389–391] sowie eine optimistische Einstellung vermitteln, etwa bei Patienten, denen eine Herzoperation bevorstand [392].

Kam zur spirituellen noch soziale Unterstützung hinzu, erhöhte sich – unabhängig von Art oder Tiefe der praktizierten Spirituatlität – die Überlebensrate in diesen Fällen um das Zehnfache gegenüber Menschen ohne vergleichbare Unterstützungssysteme [393]. Bei einem akuten Herzinfarkt in Verbindung mit Depression oder mangelnder sozialer Unterstützung fand sich allerdings keine Korrelation zwischen Spiritualität oder Frömmigkeit (Kirchenbesuche, Gebete) der Patienten und ihrer kardialen Morbidität oder Mortalität [394]. Spiritualität könnte eher wie ein Plazeboeffekt Gesundheit und Wohlbefinden der Patienten beeinflussen, indem sie zu Entspannung, positiven Gefühlsäußerungen und einer direkten oder indirekten Besserung des Schmerzempfindens führt [395] oder sogar übernatürlichen Kräften den Weg bahnt [396], was die individuellen Coping-Fähigkeiten effektiv fördert [397]. Tatsächlich hat sich im Rahmen einer perkutanen Koronartherapie gezeigt, dass eine Kombination verschiedener noetischer Methoden (wie Beten, Musik, Bilderleben und heilsame Berührung) Ängste und emotionale Belastungen, aber vor allem die Mortalität der Patienten wirksamer reduzierte als Gebete bzw. die Standardbehandlung allein [398] (obwohl sich im Endergebnis kein Unterschied zwischen den Gruppen erkennen ließ).

Kommunikation spielt eine entscheidende Rolle im Heilungs- / Behandlungsprozess. Studien belegen den hohen Stellenwert, den eine gute Therapeut-Patienten-Kommunikation für die Besserung verbreiteter Krankheitsbilder wie Hypertonie, Kopfschmerzen, Angst und Diabetes hat [399]. Wichtig ist die Wahl der Sprache, die sich sowohl auf motorische Muster beim Zuhörer [400] als auch auf die Gleichheit der Bezugsebenen beider Gesprächspartner auswirkt [401]. Kommunikation sollte zwar auf Empathie beruhen, ist aber primär als kognitiver Prozess zur Beeinflussung der Psychobiologie des Patienten aufzufassen [402]. Positronenemissionstomografische (PET-)Untersuchungen haben auch ergeben, dass über ein spezifisches neuronales Netzwerk eine neurobiologische Reaktion ausgelöst wird [403], die bei völliger empathischer Übereinstimmung beider Gesprächspartner ihre autonome und emotionale Aktivität synchronisieren kann [404, 405]. Osteopathen könnten Empathie daher wie eine klinische Methode einsetzen, um über „emotionale Resonanz" [406] die völlige kommunikative Resonanz mit der erwünschten neurobiologischen Wirkung zu erzielen [106]. Spiegelneuronen könnten eine Erklärung für die empathische Resonanz-Reaktion sein [407, 408].

Übersichtsstudien haben kürzlich einen geringen, aber signifikanten gesundheitsförderlichen Effekt der Therapeut-Patienten-Beziehung gezeigt [409], während andere Untersuchungen keine objektiv messbaren Anzeichen für eine gesundheitliche Besserung bzw. größere Zufriedenheit durch stärker patientenzentrierte Behandlungsansätze feststellen konnten [410]. Richtig ist allerdings auch, dass sich Patienten weniger Sorgen wegen ihrer Beschwerden und Symptome machten, wenn sie sich im Arztgespräch und bei der medizinischen Untersuchung mehr einbezogen / beachtet fühlten: Ihr gesteigertes Wohlbefinden zwei Monate nach der Visite führte dazu, dass bis zu 50 % weniger Überweisungen zu Spezialisten und in 40 % keine weiteren diagnostischen Tests nötig waren [411]. Interessanterweise ließ sich in der oben erwähnten Studie keine Korrelation zwischen subjektiver Wahrnehmung des Patienten (ob seine Person im Mittelpunkt stand) und objektiver Beurteilung der kommunikativen Situation (wie es sich tatsächlich verhielt) anhand von Tonaufnahmen beobachten. Dies unterstreicht erneut, dass die psychophysiologischen Reaktionen stärker dadurch beeinflusst werden, wie Menschen ein Ereignis erleben, als durch das Ereignis selbst.

Patientenzentrierte Kommunikation ist ein Ansatz, der osteopathischen Prinzipien entspricht, da

Osteopathen offenbar besser zuhören und mit ihren Patienten z. B. über präventive Maßnahmen, soziale Aktivitäten, innerfamiliäre Beziehungen und Gefühlszustände sprechen können als allopathische Mediziner [412]. Allerdings scheinen Osteopathen weniger gut mitteilen zu können, was für eine Behandlung sie durchführen, ob mit Schmerzen oder unerwünschten (Nach-)Wirkungen zu rechnen ist und schließlich auch, wie sich Schmerzen möglicherweise vermeiden lassen [413].

Um gerade bei chronisch kranken Patienten [414, 415] mit Muskel- / Gelenkschmerzen [416] und in der medizinischen Primärversorgung [417] die bestmöglichen klinischen Erfolge zu erzielen, ist ein interdisziplinärer Ansatz wichtig. Besonders für Patienten mit chronischen Rückenschmerzen stellt eine Zusammenarbeit mit verschiedenen lokalen Gesundheitsdienstleistern eine wirksame Standard-Rehabilitationsbehandlung dar [418]. Beschäftigungs- oder verhaltenstherapeutische Ziele (z. B. berufliche Wiedereingliederung) lassen sich kurz- und langfristig besser mit multi- als mit unimodalen Ansätzen erreichen [419].

Die Behandlung kann durch Relaxationstechniken, Biofeedback, Hypnose, kognitiv-behaviorale Therapie [420], soziale Verstärker- und kontrollierte Arzneimitteltherapie erweitert werden, aber auch rehabilitative, berufliche, chirurgische Maßnahmen, orthetische Versorgung, Psycho- und Ernährungstherapie mit einschließen. Bei Patienten mit Beziehungsproblemen und chronischen muskuloskelettalen Schmerzen scheint eine supportive Psychotherapie die Rehabilitation ihres körperlichen Zustands deutlich zu verbessern [421] sowie Immun- und Herz-Kreislauf-Funktionen zu stärken [422, 423]. Gruppentherapie eignet sich offenbar sogar für Patienten mit chronischen (Bewegungsapparat-)Schmerzen; die Übungen helfen, Coping-Strategien besser kennenzulernen und aktiv zu benutzen und dämpfen das Schmerzerleben [424].

Schließlich hat sich auch gezeigt, dass Gruppentherapie und Psychoedukation die Immunaktivität und Überlebensraten von Krebspatienten erhöhen [425, 426]. Dieses Behandlungsmodell könnte dazu beitragen, das Eigenaktivitätsniveau zu steigern und effektiver mit Schmerzen umzugehen, was die Behandlung einer deutlich größeren Zahl von Patienten bei niedrigeren Kosten ermöglicht [427].

Körperliche Aktivität (Bewegung) und Gesundheit sind eng verknüpft, da größere Fitness z. B. das Mortalitätsrisiko beider Geschlechter senkt [428]. Regelmäßige sportliche Übungen fördern die physische und psychische Gesundheit [429, 430], Propriozeption [431, 432], Immunantwort [433] und Schlafmuster [429], verringern Stress [434] sowie das Krebs- [435, 436] und kardiovaskuläre Erkrankungsrisiko [437], vermutlich weil sie die Stimmung aufhellen und weniger anfällig für Stress bzw. unphysiologische Stressreaktionen machen [438]. Studien haben z. B. gezeigt, dass körperliche Betätigung mit einem KAT-Anstieg einhergeht. Kynurenin-Aminotransferase (KAT) ist ein Enzym, das unter Stressbedingungen gebildetes Kynurenin in Kynurensäure und damit in ein Abbauprodukt umwandelt, das die Blut-Hirn-Schranke nicht passieren kann [439]. Darüber hinaus bewirken Übungen einen Irisin-Anstieg, der eine Zunahme von Peroxisomen, aktiven γ-Rezeptoren und PGC-1α1-Protein induziert – mit positiven Effekten auf Kreislauf, Osteoblastendifferenzierung, Nervenzellen und die Regeneration von β-Zellen [440]. Spezifische Dehnungsübungen können bei chronischen Schmerzpatienten langfristig zu Funktionsverbesserungen und größerer Zufriedenheit führen [441]. Ein exzessives Training ohne angemessene Erholung kann jedoch quantitative und qualitative Veränderungen von Immunzellen verursachen [434].

Eine tryptophanreiche oder atherogene Ernährung kann eine oxidative Gewebeschädigung mit entzündlichen Infiltraten bewirken [442]. Dagegen scheint eine Ernährung mit ausgewogenem Omega-6- / Omega-3-Fettsäure-Gehalt entscheidend für die Gesunderhaltung zu sein [443]; sie ist zur Prävention und Behandlung entzündlicher Erkrankungen [444] oder selbst als Therapieergänzung bei chronischer Arthritis geeignet [445]. Diese Diätform kann man als „natürliche" Behandlung mit spezifischer antientzündlicher Wirkung ansehen [446]. Neben einem reduzierten Anteil gesättigter Fette umfasst sie viel pflanzliche und Milchprodukte [447], Polyphenol-Katechin-haltige Getränke (wie Grüntee), Kaltwasser- / Seefisch [448] und Kräuter bzw. Gewürze mit antientzündlicher Wirkung wie Ingwer und Kurkuma [449].

Chalcone bilden eine Gruppe aromatischer Ketone, die in Pflanzen wie Süßholz und Maulbeeren vorkommen und offenbar immunmodulierende, antientzündliche und antioxidative Eigenschaften besitzen [450]. Einige Beispiele der vielfältigen Auswahl: Biologisch aktive Substanzen in Avocado- und Sojabohnenölen können bei Osteoarthritis langfristig wohltuend wirken [451]; Teufelskralle wird bei degenerativen Erkrankungen zur Schmerzlinderung, als Entzündungshemmer und Antioxidans angewendet [452]; Heidelbeer-Rohextrakt, der reichlich Phenolsäuren und Flavonoide enthält, wirkt schmerzstillend und antientzündlich [453]; auch pflanzliche Extrakte aus Phyllanthus oder Myrobalan haben starke antinozizeptive Wirkeigenschaften [454].

Zur Stabilisierung gesundheitlicher Prozesse gehört auch der Verzicht auf Laster und schlechte Angewohnheiten wie Rauchen. Nach WHO-Schätzungen werden allein aufgrund des Tabakkonsums bis zum Jahr 2020 mehr Menschen sterben bzw. invalide als durch jede andere Krankheit [455]. Daher ist Prävention das beste Mittel, Zigarettenrauchen und seine negativen Folgen einzudämmen [456]. Behaviorale [457], multimodale Ansätze [458], Aufklärungs- und Verstärkungsprogramme, therapeutische Einzel- oder Gruppensitzungen zur Unterstützung und Motivationsförderung, traditionelle und komplementäre Behandlungen sowie Langzeit-Nachbetreuung [459] haben sich als erfolgreich erwiesen, d.h. gute Ergebnisse beim Durchbrechen des Teufelskreises aus Tabakkonsum und Stress erbracht.

Beim Alkoholmissbrauch sind allerdings Verleugnen und Kleinreden die üblichen Mechanismen, um die Sucht/Abhängigkeit als weniger gravierend darzustellen als sie ist, besonders gegenüber im Gesundheitsbereich tätigen Menschen. Um das Alkoholproblem nicht eingestehen zu müssen, treten häufig andere manipulative Einstellungen auf. Studien deuten allerdings darauf hin, dass sich nach über sechsmonatiger Abstinenz Teilfunktionen des Gehirns wieder erholen und dass sich der Alkoholabusus durch regelmäßige Motivationsgespräche von 5–15 Minuten Dauer um 25% reduzieren lässt [460] – ebenso wie durch eine Familien-, medizinische und Gruppentherapie [461].

Bei Problemen wie Gewichtszunahme, Adipositas oder übermäßigem Salz- und Fettverzehr hat sich gezeigt, dass die angestrebten Ziele (Abnehmen und Idealgewicht halten) besser erreicht werden, wenn die Behandlung mit Disziplin, Ausdauer, Beharrlichkeit [462] und gutem familiärem Rückhalt erfolgt [463]. Zur Behandlung von Schlafstörungen eignet sich eine kognitiv-behaviorale Therapie – mit dem Ziel, das Schlafmuster wieder zu normalisieren – in akuten Fällen mindestens ebenso gut wie Schlafmittel (Sedativhypnotika), während sie auf lange Sicht noch wirksamer ist [464], selbst bei Patienten mit psychiatrischen Störungen [465].

Zusammenfassend lässt sich sagen, dass sich Lebensqualität und Schmerzpegel nach Angaben der Patienten umso mehr bessern, je umfassender (multifaktorieller) die biopsychosoziale Diagnostik ist und je stärker sich das Vorgehen allgemein auf ihre Person konzentriert [348, 466]. Durch eine kognitiv-behaviorale Therapie können sowohl die Schmerzintensität als auch die Auswirkungen chronischer Schmerzen im Alltagsleben signifikant verringert werden [467]. Hinsichtlich der Gesundheitskosten sind Gruppensitzungen zum Stressabbau, zur Beratung, Information und gegenseitigen Unterstützung, zum Erlernen von Coping-Strategien sowie die Möglichkeit zu Einzelgesprächen mit dem Therapeuten alles Maßnahmen, die für größere „Kundenzufriedenheit" sorgen, die Lebensqualität verbessern und nicht nur die Krankenhauskosten senken helfen, sondern auch seltener Notaufnahmen oder Überweisungen zu Spezialisten erforderlich machen [468].

8.6.4 Wirkmechanismen des biopsychosozialen Modells

Die Vorstellung, dass Nerven-, endokrines und Immunsystem wie ein „Supersystem" interagieren, sich gegenseitig beeinflussen und aneinander anpassen, hat sich allgemein etabliert. Auf dieser Grundlage könnte das Zusammenspiel von Geist-Körper-Seele bzw. Verhalten und ihr Einfluss auf Gesundheit und Krankheit beruhen. Die Kommunikation läuft über Moleküle, die von Nerven-, Immun- oder endokrinen Zellen produziert werden, deren Rezeptoren Botschaften aus dem gesamten Netzwerk entschlüsseln können [469].

Neuropeptide können die Aktivität anderer (Nicht-Peptid-)Neurotransmitter modulieren und ihre Wirkung ähnlich wie Hormone sowohl zentral im ZNS als auch in peripheren Zielorganen entfalten.

So kann das Neuropeptid TRF z. B. die Schilddrüsenhormonsekretion stimulieren und gleichzeitig für größere Wachheit, Munterkeit (gehobene Stimmung) und motorische Aktivität sorgen. Auch Immunzellen können Neuropeptide bilden: Sie setzen Zytokine frei, die im Blut transportiert werden und über Hirnnerven – insbesondere den N. vagus [470] – die Aktivität des Locus coeruleus und die hypothalamische CRF-Sekretion anregen und somit biologische Phänomene wie Körpertemperatur, Fütterungsverhalten, Schlaf-Wach-Rhythmus, Stimmungslage, Psychomotorik und psychische Zustände wie Angst oder Depression vermitteln [201]. Daher können neuroendokrine Signale aus Hypophyse und Hypothalamus die Immunzellfunktion und die Zytokinfreisetzung beeinflussen.

So wirken sich emotionale Zustände und Verhalten letztlich auf das Nerven- und das Immunsystem aus, auf die Immunantwort bzw. Reaktionsbereitschaft, indem sie eine Lymphozytenproliferation induzieren, die Interleukin- (IL-1, IL-2, IL-4, IL-6) und die Interferonspiegel erhöhen [471, 472]. Es hat sich gezeigt, dass negative Gefühlszustände die Antikörperbildung (z. B. gegen Herpes-simplex-Viren, HSV-1 und HSV-2, oder Epstein-Barr-Virus, EBV) verringern, während positive Gefühlszustände die gegenteilige Wirkung haben [222].

Eine ähnliche Beziehung gibt es auch zwischen Herz und Hirn; in den Herzvorhöfen wird ein Hormon (atrialer natriuretischer Faktor, ANF) freigesetzt, das bestimmte Hirnstrukturen beeinflusst: die Amygdala (im Mandelkern werden emotionale Zustände reguliert, mit Gedächtnis- und potenziellen Lerneffekten [473]), den Hypothalamus und die Hypophyse, die über die Melatoninproduktion chronobiologische Rhythmen steuern und Stimmungsschwankungen auslösen kann. Dieser Prozess fördert die wechselseitige Entsprechung von Denken und Fühlen, sodass Gefühlsäußerungen zu einem wichtigen Mittel der Gesunderhaltung – auf individueller wie auf gesellschaftlicher Ebene – werden [474]. Das Ausdrücken von Gefühlen lässt sich auch als immunstärkendes biologisches Phänomen beschreiben, da es einen entspannten, vertrauensvollen oder freudig-erregten Zustand erzeugt, der die Sekretion von Interferonen und Interleukinen auf zellulärer Ebene sowie die Dopamin-Produktion im Gehirn steigert.

Interferone und Interleukine erhöhen die Polarisierung der Zellmembran und machen Zellen dadurch resistenter gegen pathogene Keime [475]. Darüber hinaus können Herzsignale, die direkt auf die Amygdala und Basalkerne einwirken, eine rasche Verhaltensreaktion bei wahrnehmbarer äußerer Gefahr auslösen und die Speicherung von Verhaltensmustern beeinflussen [476]. Inkonsistente Herzsignale alarmieren die Amygdala, die anhand sensorischer Informationen die Gefahrenlage einschätzt; eine hochgradige Gefährdung wird direkt zum Thalamus und autonomen Nervensystem gemeldet, um akute Notfallreaktionen zu aktivieren [477]. Negative Gefühle können Auswirkungen auf den ganzen Körper haben, da sie zu Herzrhythmusstörungen führen und das autonome Nervensystem aus dem Gleichgewicht bringen; positive Emotionen hingegen sorgen für Harmonie und Beständigkeit des Herzrhythmus und ein ausgeglicheneres Nervensystem [478].

Daher lässt sich aus gutem Grund vermuten, dass eine OMT nicht nur die Neurotransmission, sondern auch Verhaltensweisen beeinflusst. Dies könnte über neuroimmune Querverbindungen durch Modulierung der Neuropeptid-Sekretion geschehen. Neuropeptid-Rezeptoren gibt es im Gehirn und in Leukozyten, die wiederum Zytokine (IL-1, IL-2, IL-4 und IL-6) bilden können [229, 230]. Diese Zytokine können durch spezifische Bindung an Rezeptoren im Hypothalamus und der Hypophyse als Neurotransmitter im ZNS fungieren und die synaptische Übertragung modulieren [479]. Insgesamt besteht ihre psychoneurologische Wirkung in der Stimulierung und Inhibition der Freisetzung von Kortikotropin, β-Endorphinen, Wachstumshormonen, LH und FSH (luteinisierendes und follikelstimulierendes Hormon), Prolaktin und anderer Hypophysenhormone [229, 480]. Ihr Zusammenspiel kann messbare Veränderungen von Verhaltens- und Immunfunktionen induzieren [230]. So hat sich eine OMT z. B. als Begleittherapie bei Patientinnen mit Depression bewährt, deren psychometrische Werte sich nach achtwöchiger Behandlung zu 100 % normalisierten (gegenüber 33 % in der Kontrollgruppe) [481]. Zwischen beiden Gruppen ließen sich weder signifikante Unterschiede oder Trends in Bezug auf die Zytokin- (IL-1, IL-10, IL-2, IL-4, IL-6) und Antikörperbildung (anti-HSV-1, anti-HSV-2, anti-EBV) beobachten noch spezifische Muster struktureller Dysfunktionen entdecken.

Möglicherweise sind die multisystemischen (einschließlich Verhaltens- und psychologischen) Effekte der OMT auch durch Stickstoffmonoxid (NO) erklärbar, das als Neurotransmitter Herz-Kreislauf- und Neuroimmunwirkungen entfalten kann [482]. Infolge der NO-Synthase-Aktivierung fand sich nach OMT-Anwendungen ein ähnlich signifikanter NO-Anstieg [483] wie nach moderater körperlicher Betätigung [484]. Bei der Wundheilung spielt NO eine wichtige Rolle, da es die Entzündungsaktivität hemmt, die Gewebereparatur, Zellproliferation und -migration [485, 486] und Kollagensynthese fördert – also klinische Symptomatik und funktionelle Erholung nach Verletzungen [487] bessert – und zur Relaxation glatter Muskeln sowie zur Angiogenese beiträgt. NO spielt zudem eine wichtige Rolle in der Neurotransmission [488] und bei immunogenen Reaktionen [489]. Vor allem aber senkt NO die Herzfrequenz, was ein Gefühl des Wohlbefindens [490] vermittelt, das weniger auf einer antibakteriellen / antiviralen Wirkung beruht, sondern auf der Modulierung von Neurotransmittern und Verhaltensaspekten, vielleicht auch Crosstalks von NO-Rezeptoren und atrialen natriuretischen Peptiden [491].

Eine andere Möglichkeit wäre, dass die OMT-Wirkung auf Gemüt, Immun- und Nervensystem über das Endocannabinoid-System zustande kommt [492], da der Anandamid-Serumspiegel nach der Behandlung um bis zu 68 % ansteigt. Dass sich bei Patienten mit chronischen muskuloskelettalen Schmerzen durch Aktivierung dieses Systems nozizeptive Afferenzen und Gewebeentzündung verringern [493], liegt an seiner immunmodulierenden Wirkung (z. B. IL-2, T-Helfer-Zellen, TH-1) und einer Absenkung der Blutspiegel verschiedener Biomarker [494]. Bei Patienten mit chronischen Rückenschmerzen stieg 30 Minuten nach einer OMT die N-Palmitoylethanolamid-Konzentration (hochwirksames endogenes Fettsäureamid) auf Werte, die doppelt so hoch wie in der Kontrollgruppe waren. Es hat sich gezeigt, dass das Endocannabinoid-System im Zusammenspiel mit ZNS und HHN-Achse den Gemütszustand verändern, periphere und zentrale Sensibilisierungsprozesse und die Aktivität des autonomen (vegetativen) Nervensystems beeinflussen [495] sowie kardiovaskuläre und glattmuskulär-entspannende Wirkungen haben kann [496], unter anderem durch die von Gefäß- [497], Nerven- und Immunendothelzellen vermittelte NO-Freisetzung [498].

Auch ein Plazeboeffekt könnte während und nach OMT-Anwendungen in biologische Prozesse eingreifen [499]. Eine „Placebo-Analgesie" ist als biologisches Phänomen anzusehen, da sie eine mit kranialen Bildgebungstechniken messbare Aktivierung von Opioiden und Nichtopioiden bewirkt [500], die pharmakologisch blockiert und über Verhalten gesteigert werden kann [501]. Dies scheint mit denselben Kortexarealen im Frontalhirn zusammenzuhängen, in denen auch kognitive Prozesse ablaufen, die durch ein dopaminerges Belohnungssystem verstärkt werden [502]. Dopamin und das entsprechende Reiz-Reaktions-System dienen der Verhaltenskontrolle, d. h. aus früheren Erfahrungen gelerntes Verhalten wird positiv verstärkt bzw. belohnt. Menschen, die ständig scheitern und sich als Versager fühlen, weil sie nichts zuwege bringen, haben deutlich niedrigere Dopaminspiegel. Das schwächt ihre Motivation, erfolgreich Ziele zu erreichen, und macht sie anfällig für Depressionen und negative Gefühle von Ablehnung / Zurückweisung [503]. Aus heutiger Sicht klingt es plausibel, dass der Plazeboeffekt auch peripher die Reaktionsbereitschaft des Immunsystems beeinflusst [504], obwohl andere Plazebowirkungen eher unbewussteren Prozessen entspringen, wie etwa einer klassischen Konditionierung von Immun-, Hormon- und Atemfunktionen [505]. Aktuelle Studien zu Scheinwirkungen („Placebo-" oder „Nocebo-Analgesie") zeigen, dass bei jeder Behandlung die psychosozialen Aspekte entscheidend für Art und Ausmaß eines Plazeboeffekts sind, was für die Forschung und die klinische Praxis von Bedeutung ist [506, 507]. Komplementärmedizinische Ansätze dürften zudem stärke Plazeboeffekte entfalten als allopathische, da sie ritualisiert ablaufen [508] und der Handkontakt auch Hirnbereiche wie den Gyrus cinguli (ACC, anterior cingulate cortex) aktiviert [509].

Die multisystemischen und behavioralen OMT-Wirkungen könnten über Hormone vermittelt sein. Es hat sich gezeigt, dass Schmerzempfinden und Stresshormonspiegel durch eine OMT verringert werden [510]. Es gibt einige Belege dafür, dass die hormonvermittelte Wirkung einer Manualtherapie tagelang anhält und die HHN-Achse sowie die Immunlage beeinflussen kann [511–513]. Allerdings ließ sich bei isolierter Anwendung osteopathischer Artikulationstechniken (wie Rib-Raising) keine Hormonwirkung nachweisen [514]. Zwei OMT-Sitzungen pro Woche bewirkten einen Oxytocin-Anstieg bei gleichzeitiger Verringerung der Arginin-Vasopressin- und Kortisolspiegel [512]. Diese Veränderungen blieben 4 Tage konstant, während sie bei Zytokinen sogar bis zu 8 Tage anhielten. In einer anderen Studie [513] war ein Oxytocin-Anstieg nach einer Manualtherapie mit einer ACTH-Abnahme korreliert. Oxytocin könnte eine Rolle im endogenen Schmerzkontrollsystem spielen. Dass sich nach einer Manualtherapie hohe Oxytocin-Spiegel im Plasma und der periaquäduktalen grauen Substanz finden, lässt eine Interaktion mit dem Opioidsystem bei der Schmerzdämpfung vermuten [515]. Doch noch wichtiger ist, dass Oxytocin zu vertrauensvollen zwischenmenschlichen (sozialen) Bindungen beiträgt [516] und damit die psychosoziale Persönlichkeitsebene beeinflusst.

Als indirekte OMT-Wirkungen sind folgende Befunde genannt: Stressabbau durch Regulierung eines Hypersympathikotonus [517], Normalisierung der Herzfrequenzvariabilität [518] und der Endothelfunktion [519], ähnlich positiver Einfluss auf Angst- und Depressionswerte wie für andere manualtherapeutische Bereiche belegt [520], obwohl die Verringerung von psychischem Stress, Ärger und Stresshormonen in einigen Fällen mit einer gesteigerten Sympathikusaktivität durch die Manualtherapie zusammenhing [521, 522]. Nach der Behandlung mit spezifischen Faszientechniken ließ sich eine verstärkte Parasympathikuswirkung auf den Blutfluss (Strömungsturbulenzen und Abscherraten) beobachten [523], während nach kranialen Techniken die kardiale Vagusaktivität zu- und die Oxygenierung der präfrontalen Hirnlappen abnahm [524].

Zur Interozeption durchgeführte Studien [525] haben interessanterweise eine Repräsentanz von Informationen über den körperlichen Zustand im Insellappen entdeckt. Der Insellappen nimmt einen Großteil des limbischen Systems ein und könnte somit eine anatomische Brücke zwischen geistig-mentalem Zustand und somatischer Funktion darstellen. Die kürzlich im subkutanen Bindegewebe gefundenen „taktilen C-Fasern“ [526] leiten bei Menschen eindeutig Tastempfindungen, obwohl sie im klassischen Sinn als Nozizeptoren oder Chemorezeptoren definiert sind. Die Fasern reagieren auf leichte Berührung, wie es bei vielen Manualtherapien (aber auch in Schein-Kontrollgruppen) der Fall ist, indem sie die Signale zum hinteren Bereich der Insula (aber nicht zum somatosensorischen Teil) senden, wo sensorische und affektive Informationen integriert werden, sodass ein „limbischer Trakt“ mit einer Verkettung von Wirkungen auf Verhalten, psychoendokrine Funktionen, Immunaktivität, autonome Regulation und Schmerzmodulation entsteht [527]. Deshalb können taktile Reize, wie sie bei der OMT angewandt werden, multimodale Rezeptoren aktivieren und somit Gewebe- und neurale Reaktionen stimulieren [528, 529], die über rasch leitende myelinisierte Nervenfasern zu den diskriminativen kognitiven kortikalen Systemen gelangen, wo Berührungen analysiert werden. Die langsameren Leitungsbahnen zum limbischen System werden dazu genutzt, taktile Reize affektiv und emotional zu überformen [530] bzw. mit früheren Erfahrungen und Erinnerungen zu färben, um entsprechende körperliche Verhaltensreaktionen und mögliche Veränderungen in der Interozeption, im Selbstbild und Körperbewusstsein hervorzurufen [531].

8.7 Weiterentwicklung des biopsychosozialen Modells

Die Krise des biomechanischen / biomedizinischen Paradigmas hat einer breiteren Berücksichtigung von Einflussfaktoren auf Gesundheit und Krankheit den Weg gebahnt und zu einem Ansatz geführt, der Folgendes beinhaltet:

- Geist und Körper sind in ihrem Einfluss auf Gesundheit und Krankheit untrennbar vereint.
- Ursachen und Auswirkungen auf Gesundheit und Krankheit sind multifaktoriell.
- Makroprozesse (wie soziale Unterstützung), Mikroprozesse (z. B. ein Ungleichgewicht auf biochemischer / zellulärer Ebene) und zwischen-

geschaltete Prozesse (z. B. kognitiv-affektive Zuschreibungen und Inhalte) wirken zusammen und bestimmen den Gesundheits- bzw. Krankheitszustand.
- Nach diesem Konzept ist Gesundheit ein positiv – unter Beachtung physischer, psychischer und sozialer Bedürfnisse – zu verfolgendes Ziel und nicht bloß ein Zustand, den es zu bewahren gilt.

Dass Gesundheit nicht als Sinn und Zweck des Lebens, sondern als Ressource im täglichen Leben gesehen wird, ist ein Konzept, das persönliche und soziale Ressourcen sowie körperliche Fähigkeiten positiv hervorhebt. Ein Individuum oder eine Gruppe muss imstande sein, die äußere Umgebung zu verändern oder sich anzupassen, um eigene Erwartungen erkennen und umsetzen bzw. eigene Bedürfnisse befriedigen zu können und dadurch einen Zustand völligen physischen, psychischen und sozialen Wohlbefindens zu erreichen (➤ Abb. 8.7).

In der 1986 von der WHO veröffentlichten Ottawa-Charta [532] ist Gesundheitsförderung als Prozess definiert, der Menschen dazu befähigt, mehr Kontrolle über ihre Gesundheit auszuüben und sie zu verbessern, indem offensichtliche soziale Unterschiede durch die derzeitigen Gesellschaftsschichten verringert werden, sodass jedem Menschen die gleichen Möglichkeiten und Ressourcen zur Ausschöpfung seines vollen Gesundheitspotenzials offenstehen. Dazu gehören:
- lebensnotwendige Fähigkeiten (Skills)
- Befähigung zu guten und richtigen Entscheidungen in Bezug auf die eigene Gesundheit: durch die Entwicklung persönlicher Fähigkeiten (Skills), geeignete Informationen, Bildung und Aufklärung, die eine zunehmend bessere gesundheitliche Kontrolle
- Schaffung angenehmer Umweltbedingungen / Umgebungen und unterstützende Angebote zur Verfolgung gesundheitlicher Ziele
- Stärkung lokaler Gemeinden, damit Bürger autonome Gesundheitsentscheidungen treffen können
- Neuorientierung der Gesundheitsdienste, damit sie nach einem Cross-Sektor-Ansatz besser zusammenarbeiten; damit ist gemeint, dass verschiedene gesellschaftliche Sektoren wie Bildungs-, Kultur-, Transport-, Landwirtschafts-, Tourismusbereich bei Initiativen zur Verbesserung der kommunalen Gesundheit (z. B. in Form von Interventionen, Kooperation und Koordination) einbezogen werden.

Demzufolge sind Strategien zu empfehlen, die auf Krankheitsverhütung und Gesundheitsförderung abzielen, um die Einflüsse auf die Gesundheit zu analysieren und zu verstehen (➤ Abb. 8.8). Nach dem Modell von Dahlgren und Whitehead [533] legen sich die Hauptdeterminanten von Gesundheit wie konzentrische Kreise um eine Person, angefangen mit genetischen Faktoren (Alter, Geschlecht, Vererbung), die sich nicht durch allgemeinere Bedingungen wie soziale und gemeinschaftliche

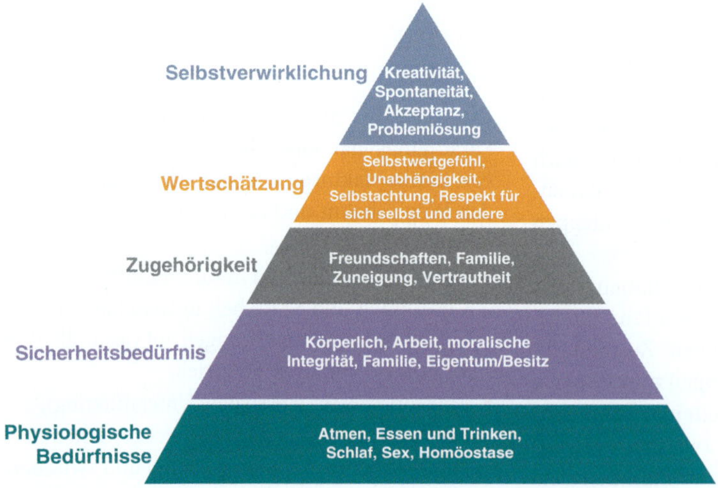

Abb. 8.7 Vitale menschliche Bedürfnisse in Form einer Pyramide nach Maslows Modell. Die Bedürfnisse sind in fünf Kategorien unterteilt: physiologische, Sicherheits-, Zugehörigkeits-, Wertschätzungs- und Selbstverwirklichungsbedürfnisse. Modifiziert nach: Maslow A. Motivation and personality. New York: Harper; 1954.

8

Sozioökonomische Faktoren und Einkommensverteilung

- Reichtum des Landes und Umverteilungspolitik
- Bildungsabschluss und Beschäftigungsart
- Familienstruktur und soziale Netzwerke

Lebensstil

- Rauchen, Alkohol- und/oder Drogenkonsum
- Qualität der Ernährung, Kraft/Stärke
- Körperliche Betätigung (Bewegung) und Sexualverhalten

Umgebungseinflüsse

- Luftverschmutzung: außen durch Dioxin, Feinstaub, Schwermetalle, Ozon; innen durch Zigarettenrauch; Wasserbelastung (Keime, Metalle, Pestizide und Nitrate)
- Kontaminierte Nahrung
- Lärm, Klimawandel

Gesundheitsförderung

- Aktive Schutzmaßnahmen (häusliche Sicherheit, Unfallverhütung, Sicherheitsgurt/Helm verwenden, Prävention von Verbrennungen/Hitzschlag) und frühzeitige Intervention bei Risikofaktoren
- Krankheitsprävention (Vorsorgeuntersuchungen, Impfungen)
- Gesundheitsförderung an Schlüsselstellen (Arbeitsplatz, Schulen, Gesundheitsämter/-institutionen)

Abb. 8.8 Hauptdeterminanten von Gesundheit, mit Zuordnung zu vier Ebenen (sozioökonomische Verhältnisse, Lebensstil, Umwelt, Gesundheitsförderung), lt. italienischem Gesundheitsministerium (www.salute.gov.it/imgs/C_17_pubblicazioni_1144_ulterioreallegato_1_alleg.pdf)

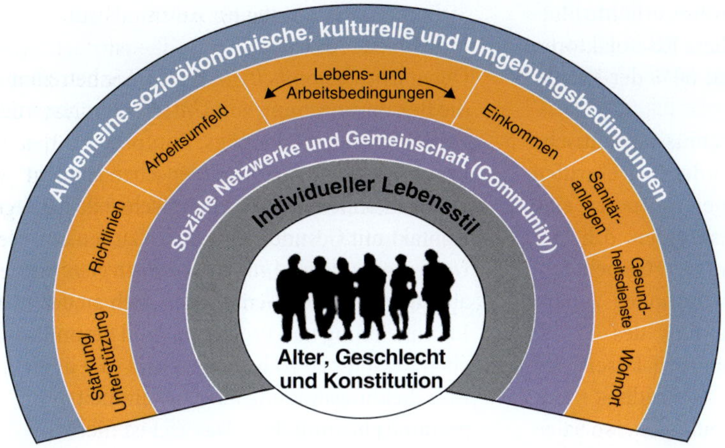

Abb. 8.9 Gesundheitsdeterminanten nach dem Modell von Dahlgren und Whitehead

(kommunale) Netzwerke oder individuelle Lebensstile beeinflussen lassen (➤ Abb. 8.9). Die Bereiche in den dicht anliegenden Bögen werden am stärksten durch individuelles Verhalten geprägt, während in den weiter entfernten immer Institutionen und gesellschaftliche Kräfte involviert sind. Die Gesellschaftsverhältnisse können eine kollektive Wirkung entfalten, da von ihnen die individuellen biologischen Voraussetzungen, riskante Verhaltensweisen, Umweltbelastungen und der Zugang zu gesundheitsförderlichen Ressourcen abhängig ist. Daher überrascht es nicht, dass Menschen mit fragilen sozialen Beziehungen ein höheres Erkrankungsrisiko haben und früher sterben [534], während eine gute psychosoziale Einbindung widerstandsfähiger gegen Krankheiten macht [535]. Um Disparitäten in der Gesundheit der Bevölkerung zu beseitigen und eine maximale Steigerung der Lebenserwartung (Langlebigkeit) zu erreichen, ist ein besseres Verständnis dieser Determinanten daher von vitaler Bedeutung. Einige Untersucher haben folgende ideale Gewichtung vorgeschlagen: sozioökonomische und

Lebensstilfaktoren 40–50 %, Umweltbedingungen 20–33 %, genetische Faktoren und Vererbung 20–30 %, Gesundheitsdienste 10–15 % [536].

Bei der Auswertung traditioneller epidemiologischer Daten zeigt sich, dass inkongruente (falsche) Lebensweisen nicht gleichmäßig in der Bevölkerung verteilt sind. So fällt z. B. auf, dass Menschen mit niedrigen Bildungsabschlüssen, geringem Einkommen und weniger qualifizierten Tätigkeiten häufiger Raucher / Raucherinnen sind [537]. Daher müssen die Risikofaktoren bestimmt werden. Nach WHO-Angaben für das Jahr 2008 waren 86 % der Todesfälle, 77 % der verlorenen krankheitsfreien Lebensjahre und 75 % der Gesundheits- / Behandlungskosten in Europa auf bestimmte chronische Erkrankungen (Herz-Kreislauf-, Krebserkrankungen, Diabetes, Atemwegserkrankungen, psychische und muskuloskelettale Störungen) zurückzuführen, die alle modifizierbare Risikofaktoren aufweisen, wie Rauchen, Übergewicht, Adipositas, Alkoholmissbrauch, geringer Obst- und Gemüseverzehr, sitzende Lebensweise, erhöhte Blutfette und Bluthochdruck. Allein diese Risikofaktoren tragen in Europa (bzw. Italien) zu 60 % der Krankheitsjahre bei.

Um diesen Trends zu begegnen, müssen politische Maßnahmen zur Gesundheitsförderung ergriffen werden. Dazu gehört neben weiteren Studien eine Aufwertung gesundheitlicher Ressourcen, d. h. der Faktoren, die Menschen, Gemeinden, Bevölkerungen, Systeme und Institutionen zunehmend besser zur Aufrechterhaltung des Wohlbefindens befähigen. Diese Ressourcen lassen sich in allen Determinanten von Gesundheit entdecken – also in genetischen Einflüssen, sozialen Verhältnissen, Umweltbedingungen, Verhaltensweisen und Gesundheitsdiensten. Auf individueller Ebene umfassen die gesundheitlichen Ressourcen z. B. soziale Kompetenzen (Skills), Verhaltenstechniken, um negativen Reizen besser zu widerstehen, das Vorhandensein positiver Werte, Selbstwertgefühl, Selbstachtung und Empowerment.

Hierzu gibt es verschiedene Strategien [538], die sich folgendermaßen kategorisieren lassen:

- *Kommunikationsstrategien:* zur Vermittlung einer Botschaft (Wissen, Einstellungen und Gesundheitsverhalten), die viele Menschen erreichen soll. Sie unterscheiden sich in Bezug auf Empfänger (Einzelperson, Gemeinschaft, Bevölkerung), Kanäle (persönlich, technologisch Medien) und Sprachgebrauch (angepasst an Zielgruppe).
- *Bildungsstrategien:* angelehnt an traditionelle Lehrmethoden (Vorlesungen, Workshops, Laboratorien).
- *Gesundheitspolitische Strategien:* Erlassen von Richtlinien, Gesetzen und Verordnungen zum individuellen und gesellschaftlichen Gesundheitsverhalten. Diese Strategien sind umstritten, da sie einerseits das öffentliche Gesundheitssystem stärken, aber andererseits den Bereich individueller Freiheiten einschränken; hier muss der Gesetzgeber eine ethische Dimension berücksichtigen.
- *Strategien zur Technisierung:* Hier geht es darum, durch strukturelle Veränderungen (Pflege- und Gesundheitsdienste) die Voraussetzungen für eine Gesundheitsförderung zu schaffen. Sie richten sich eher auf die Umgebung (z. B. Sicherheitsausstattung für Autos) als auf individuelle Akteure.
- *Öffentliche Gesundheitsstrategien:* Sie betreffen die Bekanntmachung von Untersuchungen und Behandlungen (Screenings, Impfprogramme, Prävention), mit der viele Menschen erreicht werden können, um die Hemmschwelle für den Kontakt mit Gesundheitsberufen zu senken.
- *Gemeinschaftliche Aktivierungsstrategien:* Sie appellieren an den Gemeinsinn, sich an der Identifizierung von Problemen und gesundheitlichen Ressourcen zu beteiligen und sich in die Entscheidungsfindung über Gesundheitsprogramme einzumischen. Das Ziel ist hierbei, soziale Unterstützung zu fördern, Informationen zu vermitteln und Menschen zu motivieren, sich aktiv, mit Hingabe zu engagieren und auch Zeit zu opfern. Das impliziert eine vertrauensvolle Beziehung zwischen allen Beteiligten und lokalen Gesundheitseinrichtungen, um einflussreiche Akteure zu finden, Probleme einzugrenzen und ein gemeinschaftliches Vorgehen zu planen, umzusetzen und auszuwerten.

Wenn Osteopathen das biopsychosoziale Modell anwenden, können sie den therapeutischen Fokus vom Patienten auf die gesamte gesellschaftliche Umgebung einstellen. Neuere Studien ergaben, dass es nach einer OMT bei Patienten mit schmerzhaften Funktionsstörungen seltener zu Fehlzeiten am Arbeitsplatz kam und sie auch weniger Medikamente benötigten [539, 540]. Das lässt bei Arbeiten mit hoher Stressbelastung ein therapeutisches Potenzial der Osteopathie vermuten, die als integrierter Ansatz nicht nur individuell, sondern gesellschaftlich von Nutzen sein kann. Tatsächlich haben mehrere Studien gezeigt, dass die Osteopathie in einem multidisziplinären Versorgungspaket [541] ein wertvolles Instrument für bestimmte Gruppen ist, z. B. für militärisches Personal, da sie Lebensqualität, Arbeitsleistung [542] und akute Rückenschmerzen verbessert [543].

Osteopathen können nach einer kürzlich durchgeführten Studie auch eine Brücke zwischen der Volkskultur in Haiti und evidenzbasierter Medizin schlagen, da sie ähnliche Handgriffe verwenden wie traditionelle haitianische Heiler bei ihren Praktiken. Diese Studie zeigt, dass das Vertrauen in die westliche Medizin durch die Integration beider Ansätze gefördert wird, was für die Gesundheit einer benachteiligten Bevölkerung enorme Bedeutung haben [544]. Darüber hinaus gründen sich in der osteopathischen Community zunehmend Entwicklungshilfe-Organisationen [545–547], die offenbar immer mehr Leute anziehen, die sich direkt für eine Verbesserung der Lebensbedingungen in ländlichen Gebieten engagieren wollen. Mit ihrem empathischen Ansatz können Osteopathen den Fokus vom Individuum auf die Gemeinschaft richten und eine empirische Behandlung anwenden, die auf Überzeugungen oder einer bewussten Entscheidung für bewährte Praktiken beruht. Studien zur kognitiven und emotionalen Entwicklung zeigen, dass der empathische Prozess beginnt, sobald das Kind seine Sprachfähigkeit erwirbt und imstande ist, Gefühle auszudrücken und zu erkennen. Daraus entsteht ein Gefühl von Reziprozität und sozialer Verpflichtung, das die höchstentwickelte Form von Empathie einschließt: die Fähigkeit, mit einer ganzen Gruppe von Menschen oder selbst mit anderen Spezies mitzufühlen, wie mit einem selbst [548]. Das Konzept von Bewusstsein (als universelle Kommunion) wird in einem Prozess erobert, der nie endet, in dem die Osteopathie aber bereits Meilensteine gesetzt und biopsychosoziale Ziele erreicht hat.

8.8 Schlussfolgerungen

Stress und Schmerzen können multisystemische Wirkungen im Körper haben und tiefgreifende Verhaltensänderungen verursachen, die sich physisch, psychisch und auf die Lebensqualität auswirken. Dass sich zahlreiche somatische Erkrankungen mit psychischen Symptomen manifestieren und viele Erkrankungen emotionale Belastungen verstärken, verkompliziert die Behandlung und erhöht die Gesundheitskosten. Fehlangepasstes Verhalten, Ängste, emotionales Schmerzempfinden, Katastrophisieren, Hilflosigkeit, Erwartungen, Vertrauen, kognitive Faktoren, Überzeugungen und die Persönlichkeit müssen bei der integrativen, umfassenden Untersuchung, Behandlung und Betreuung von Schmerzpatienten berücksichtigt werden, besonders bei persistierenden Schmerzen [549].

Im Grundverständnis ist osteopathische Medizin ein Mittel, schmerzbedingte Veränderungen – durch lokale, segmentale, regionale und globale Techniken – zu modifizieren [550, 551], indem versucht wird, über die neuromuskuloskelettale Aktivität das autonome und limbische System zu beeinflussen und eine Verhaltensänderung zu bewirken. Damit sich der Patient besser fühlt, werden nicht die Symptome, sondern die Ursachen nach evidenzbasierten Leitlinien behandelt [17]. Die Aufklärung des Patienten ist insofern therapeutisch, als sie ihm ein Verständnis der Schmerzen, der Auslöser und unterhaltenden Mechanismen sowie Strategien zur Bewältigung vermittelt, bis er die Schmerzen wieder voll unter Kontrolle hat; tatsächlich verbessert es die klinischen Ergebnisse, wenn Patienten ausreichend und in verständlicher Sprache informiert werden [552–554].

Sie müssen dann zu Protagonisten im eigenen Heilungsprozess werden, indem sie sich bewusst auf Ressourcen für ihr Wohlbefinden und ihre Lebensqualität besinnen und dazu die Familie und das soziale Umfeld, aus denen sie kommen und sich zugehörig fühlen, mit einbeziehen. Osteopathische Behandlungen sind holistisch, also auf die Person und nicht nur auf die Schmerzen gerichtet, mit multidimensionaler Wirkung auf den Lebenszusammenhang, was sie eher als Prozess denn als einmaligen Akt charakterisiert, besonders wenn das behaviorale / biopsychosoziale Modell zur Anwendung kommt. Dieser multidimensionale Ansatz kann das Schmerzempfinden und reaktive Verhaltensweisen erfolgreich beeinflussen [555], obwohl eine Kombination aller fünf Modelle als globale und personzentrierte Behandlung die Erfolgschancen und Ergebnisqualität noch steigert [555].

Zusammenfassend wird eine Behandlung geplant, die sich auf die biologischen, psychischen und sozialen Einflussfaktoren bei Patienten richtet, die unter Stressbelastungen und / oder Schmerzen leiden, besonders in chronischen Fällen, und die auf der Interaktion von Körper-Seele-Geist, Verhalten und Umwelt beruht. Diese ist entscheidend für die mentale und physische Gesundheit und wird im biopsychosozialen Modell zur Verbesserung von Coping-Strategien und der Lebensqualität insgesamt genutzt [556]. Um zu klären, wie sich das komplexe Zusammenspiel von Physischem, Psychischem und Sozialem noch stärker in Theorie und Praxis der Osteopathie verankern lässt, sind weitere Studien nötig [557, 558].

LITERATUR

1. Still AT. The philosophy and mechanical principles of osteopathy. Kansas City, MO: Hudson-Kimberly; 1902. pp. 16–17.
2. Still AT. Osteopathy research and practice. Kirksville, MO: AT Still; 1910. p. 15.
3. Booth ER. Summation of causes in disease and death. J Am Osteopath Assoc. 1902; 2(2): 33–41.
4. Lyne ST. Osteopathic philosophy of the cause of disease. J Am Osteopath Assoc. 1904; 3(12): 395–403.
5. Littlejohn JM. Psychology and osteopathy. J Osteopath. 1898; 5(2): 67–72.
6. Still AT. Osteopathy research and practice. Kirksville, MO: AT Still; 1910.
7. Comstock ES. The larger concept (editorial). J Am Osteopath Assoc. 1928; (2): 463–464.
8. Still-Hildreth Osteopathic Sanatorium Records 1914-1967. Kirksville, MO: Museum of Osteopathic Medicine (SM).
9. Baron DA, Julius RJ, Willard FH. Psycho-neuroimmunology basic mechanisms. In , Chila, A., editor. Foundations of osteopathic medicine. 3rd ed. Philadelphia, PA: Lippincott Williams and Wilkins; 2011. ch. 17.
10. Korr IM. An explication of osteopathic principles. In , Ward, R.C., editor. Foundations of osteopathic medicine. 2nd ed. Philadelphia: Lippincott Williams and Wilkins; 2002. pp. 12–17.
11. Seffinger MA, King HH, Ward RC, et al. Osteopathic philosophy. In , Chila, A., editor. Foundations of osteopathic medicine. 3rd ed. Philadelphia, PA: Lippincott Williams and Wilkins; 2011. p. 7.
12. Quintner JL Cohen ML Buchanan D, et al. Pain medicine and its models: helping or hindering? Pain Med. 2008; 9(7): 824–834.
13. Flor H, Hermann C. Biopsychosocial models of pain. In , Dworkin, R.H., Breitbart, W.S., editors. Psychosocial aspects of pain: a handbook for health care providers, progress in pain research and management. Seattle: IASP Press; 2004. pp. 47–76.
14. Fryette HH. Principles of osteopathic technique. Reprint. Colorado Springs: American Academy of Osteopathy; 1980.
15. Comeaux Z. Robert Fulford DO and the philosopher physician. Seattle: Eastland Press; 2002.
16. Parsons J, Marcer N. Osteopathy: models for diagnosis, treatment and practice. Edinburgh: Elsevier Churchill Livingstone; 2006. ch. 5.
17. Rogers FJ, D'Alonzo GE, Glover J, et al. Proposed tenets of osteopathic medicine and principles for patient care. J Am Osteopath Assoc. 2002; 102(2): 63–65.
18. Trilling JS. Selections from current literature. Psycho-neuro-immunology: validation of the biopsychosocial model. Fam Pract. 2000; 17(1): 90–93.
19. Shubrook JH Jr, Dooley J. Effects of a structured curriculum in osteopathic manipulative treatment (OMT) on osteopathic structural examinations and use of OMT for hospitalized patients. J Am Osteopath Assoc. 2000; 100(9): 554–558.
20. Gamsa A. The role of psychological factors in chronic pain II. A critical appraisal. Pain. 1994; 57(1): 17–29.
21. Waddell G, Newton M, Henderson I, et al. A Fear-avoidance beliefs questionnaire (FABQ) and the role of fear-avoidance beliefs in chronic low back pain and disability. Pain. 1993; 52(2): 157–168.
22. Asmundson GJ, Norton PJ, Norton GR. Beyond pain: the role of fear and avoidance in chronicity. Clinical Psych Rev. 1999; 19(1): 97–119.
23. Vlaeyen JW, Kole-Snijders AM, Boeren RG. Fear of movement / (re)injury in chronic low back pain and its relation to behavioural performance. Pain. 1995; 62(3): 363–372.
24. Flor H, Turk DC. Psychophysiology of chronic pain: do chronic pain patients exhibit symptom-specific psycho-physiological responses? Psychol Bull. 1989; 105(2): 215–259.
25. Pincus T, Burton AK, Vogel S, et al. A systematic review of psychological factors as predictors of chronicity / disability in prospective cohorts in low back pain. Spine. 2002; 27(5): E109–120.
26. Parmelee PA, Katz IR, Lawton MP. The relation of pain to depression among institutionalized aged. J Gerontol. 1991; 46(1): P15–21.
27. Radnitz CL, Bockian N, Moran A. Assessment of psychopathology and personality in people with physical disabilities. In , Frank, R.G., Elliot, T.R., editors. Handbook of rehabilitation psychology. Washington

DC: American Psychological Association; 2000. pp. 287–309.
28. Koenig HG. Depression in chronic illness: does religion help? J Christ Nurs. 2004; 31(1): 40–46.
29. Kaila-Kangas L, Kivirnaki M, Riihimaki H. Psychosocial factors at work as predictors of hospitalisation for back disorders: a 28-year follow-up of industrial employees. Spine. 2004; 29(16): 1823–1830.
30. Nicholas MK, Linton SJ, Watson PJ, et al. Early identification and management of psychological risk factors ("yellow flags") in patients with low back pain: a reappraisal. Phys Ther. 2011; 91(5): 737–753.
31. Lima DD, Alves VL, Turato ER. The phenomenological-existential comprehension of chronic pain: going beyond the standing healthcare models. Philos Ethics Humanit Med. 2014; 9: 2.
32. Kuchera ML. Osteopathic manipulation medicine consideration in patient with chronic pain. J Am Osteopath Assoc. 2005; 105(9 Suppl 4): S29–36.
33. Golden BA. A multidisciplinary approach to non-pharmacologic pain management. J Am Osteopath Assoc. 2002; 102(Suppl 3): S1–5.
34. Ballard-Reisch DS. A model of participative decision making for physician-patient interaction. Health Communication. 1990; 2(2): 91–104.
35. Penney JN. The biopsychosocial model of pain and contemporary osteopathic practice. Int J Osteopath Med. 2010; 13(2): 42–47.
36. Gatchel RJ. Clinical essentials of pain management. Washington DC: American Psychological Association; 2005.
37. Mackintosh SE, Adams CE, Singer-Chang G, et al. An osteopathic approach to implementing and promoting inter-professional education. J Am Osteopath Assoc. 2011; 111(4): 206–212.
38. Antonovsky A. Health stress and coping. San Francisco: Jossey-Bass; 1979.
39. Eriksson M, Lindström B. A salutogenic interpretation of the Ottawa Charter. Health Promot Int. 2008; 23(2): 190–199.
40. Jensen MP, Turner JA, Romano JM, et al. Coping with chronic pain: a critical review of the literature. Pain. 1991; 47(3): 249–283.
41. Bandura A. Self-efficacy mechanism in human agency. Am Psychol. 1982; 37: 122–147.
42. Ramsay Wan C, Vo L, Barnes CS. Conceptualizations of patient empowerment among individuals seeking treatment for diabetes mellitus in an urban public-sector clinic. Patient Educ Couns. 2012; 87(3): 402–404.
43. Gafni A, Charles C, Whelan T. The physician-patient encounter: the physician as a perfect agent for the patient versus the informed treatment decision-making model. Soc Sci Med. 1998; 47(3): 347–354.
44. Weisenberg J. Cognitive aspects of pain. In , Wall, P.D., Melzack, R., editors. Textbook of pain 2. Edinburgh: Churchill Livingston; 1989. pp. 231–241.
45. Fordyce WE. Behavioral methods for chronic pain and illness. St Louis, MO: CV Mosby; 1976.
46. Engel GL. The need for a new medical model: a challenge for biomedicine. Science. 1977; 196(4286): 129–136.
47. Kiecolt-Glaser JK, McGuire L, Robles TF, et al. Psychoneuroimmunology: psychological influences on immune function and health. J Consult Clin Psychol. 2002; 70(3): 537–547.
48. Engel GL. The clinical application of the biopsychosocial model. Am J Psychiatry. 1980; 137(5): 535–544.
49. Melzack R, Wall P. The challenge of pain. 2nd ed. London: Penguin Books; 1988.
50. Alonso Y. The biopsychosocial model in medical research: the evolution of the health concept over the past two decades. Patient Educ Couns. 2003; 53(2): 239–244.
51. Melzack R, Wall PD. Pain mechanisms: a new theory. Science. 1965; 150(3699): 971–979.
52. Melzack R. From the gate to the neuromatrix. Pain. 1999; S121–126.
53. Smith GC, Strain JJ. George Engel's contribution to clinical psychiatry. Aust N Z J Psychiat. 2002; 36(4): 458–466.
54. Lutgendorf SK, Costanzo ES. Psycho-neuroimmunology and health psychology: an integrative model. Brain Behav Immun. 2003; 17(4): 225–232.
55. Breeze E, Fletcher AE, Leon DA, et al. Do socioeconomic disadvantages persist into old age? Self reported morbidity in a 29-year follow-up of the Whitehall study. Am J Public Health. 2001; 91(2): 277–283.
56. Stansfeld SA, Head J, Fuhrer R, et al. Social inequalities in depressive symptoms and physical functioning in the Whitehall II study: exploring a common cause explanation. J Epidemiol Community Health. 2003; 57(5): 361–368.
57. Truchon M. Determinants of chronic disability related to low back pain: towards an integrative biopsychosocial model. Disabil Rehabil. 2001; 23(17): 758–767.
58. Breuer J, Freud S. Studies on hysteria. In , Strachey, J., editor. The standard edition of the complete psychological works of Sigmund Freud. London: Hogarth Press; 1955. vol. 2.
59. Reich W. Analisi del carattere. Milan: Sugarco Ed; 1933.
60. Reich W. Dalla psicoanalisi all'elettrofisiologia e all'orgonomia (1933–1942). Rome: Scritti Il Andromeda Ed; 2014.
61. Latey P. The muscular manifesto. 2nd ed. London: Philip Latey; 1979.
62. Lipowski ZJ. What does the word "psychosomatic" really mean? A historical and semantic inquiry. Psychosom Med. 1984; 46(2): 153–171.
63. Sarno J. Mind over back pain. New York: Harper Collins; 1984.
64. Borenstein DG, O'Mara JW Jr, Boden SD, et al. The value of magnetic resonance imaging of the lumbar spine to predict low-back pain in asymptomatic

8

subjects: a seven-year follow-up study. J Bone Joint Surg Am. 2001; 83-A(9): 1306–1311.
65. Savage RA, Whitehouse GH, Roberts N. The relationship between the magnetic resonance imaging appearance of the lumbar spine and low back pain age and occupation in males. Eur Spine J. 1997; 6(2): 106–114.
66. Jensen MC, Brant-Zawadzki MN, Obuchowski N, et al. Magnetic resonance imaging of the lumbar spine in people without back pain. N Engl J Med. 1994; 331(2): 69–73.
67. Sarno JE. The mind-body prescription: healing the body, healing the pain. New York: Warner Books; 1998.
68. Cannon WB. The wisdom of the body. New York: Norton; 1932.
69. Cannon WB. The mechanism of emotional disturbance of bodily functions. N Engl J Med. 1928; 198: 877–884.
70. Kandel ER, Schwartz JH, Jessell TM, editors. Principles of neural science. New York: McGraw-Hill; 2000. ch. 49.
71. Selye H. The stress of life. New York: McGraw-Hill; 1976.
72. Selye H. The physiology and pathology of exposure to stress: a treatise based on the concepts of the general adaptation syndrome and the diseases of adaptation. Montreal, AR: Acta Incorporated Medical Publishers; 1950.
73. Sterling P, Eyer J. Allostasis: a new paradigm to explain arousal pathology. In , Fisher, S., Reason, J., editors. Handbook of life stress, cognition and health. New York: John Wiley; 1988.
74. McEwen BS. Protective and damaging effects of stress mediators. New Engl J Med. 1998; 338(3): 171–179.
75. Seeman TB, Singer BH, Rowe JW, et al. Price of adaptation – allostatic load and its health consequences. MacArthur studies of successful ageing. Arch Intern Med. 1997; 157(19): 2259–2268.
76. Solomon GF, Moos RH. Emotions, immunity and disease: a speculative theoretical integration. Arch Gen Psychiatry. 1964; 11: 657–674.
77. Freeman H, Elmadjan F. The relationship between blood sugar and lymphocyte levels in normal and psychotic subjects. Psychosom Med. 1947; 9(4): 226–232.
78. Levy SR, Lippman M, d'Angelo T. Correlation of stress factors with sustained depression of natural killer cell activity and predicted prognosis in patients with breast cancer. J Clin Oncol. 1987; 5(3): 348–353.
79. Pert CB, Ruff MR, Weber RJ, et al. Neuropeptides and their receptors: a psychosomatic network. J Immunol. 1985; 135(2 Suppl): 820 s–826 s.
80. Rubinow DR. Brain behavior and immunity: an interactive system. J Natl Cancer Inst Monogr. 1990; 10:79–82.
81. Blalock JE. A molecular basis for bidirectional communication between the immune and neuroendocrine systems. Physiol Rev. 1989; 69(1): 1–32.
82. Blalock JE. The syntax of immune-neuroendocrine communication. Immunol Today. 1994; 15(11): 504–511.
83. Roth J, Leroith DL, Collier ES, et al. Evolutionary origins of neuropeptides, hormones and receptors: possible applications to immunology. J Immunol. 1985; 135(2 Suppl): 816 s – 819 s.
84. Schmitt FO. Molecular regulation of brain function: a new view. Neuroscience. 1984; 13(4): 991–1001.
85. Pert CB, Dreher HE, Ruff MR. The psychosomatic network: foundations of mind-body medicine. Altern Ther Health Med. 1998; 4(4): 30–41.
86. Alonso Y. The biopsychosocial model in medical research: the evolution of the health concept over the past two decades. Patient Educ Couns. 2003; 53(2): 239–244.
87. Australian Acute Musculoskeletal Pain Guidelines Group. Evidence-based management of acute musculoskeletal pain. Brisbane: Australian Academic Press; 2003.
88. Butler R. The patient encounter: patient-centered model. In , Chila, A., editor. Foundations of osteopathic medicine. 3rd ed. Philadelphia, PA: Lippincott Williams and Wilkins; 2011. ch. 29.
89. World Health Organization (WHO). Benchmarks for training in osteopathy. Geneva: WHO; 2010.
90. Howell JD. The paradox of osteopathy. N Engl J Med. 1999; 341(19): 1465–1468.
91. Penney NJ. The biopsychosocial model:redefining osteopathic philosophy? Int J Osteopath Med. 2013; 16(1): 33–37.
92. Thomson OP, Petty NJ, Moore AP. Reconsidering the patient-centeredness of osteopathy. Int J Osteopath Med. 2013; 16(1): 25–32.
93. Educational Council on Osteopathic Principles (ECOP). Glossary of osteopathic terminology usage guide. Chevy Chase, MD: American Association of Colleges of Osteopathic Medicine (AACOM); 2011. p. 26.
94. Baum A, Posluszny DM. Health psychology: mapping bio-behavioral contributions to health and illness. Annu Rev Psychol. 1990; 50: 137–163.
95. Gatchel RJ, Maddrey AM. The biopsychosocial perspective of pain. In , Raczynski, J., Leviton, L., editors. Healthcare psychology handbook. Vol I.I. Washington D.C., American Psychological Association Press; 2004.
96. McLaren N Toward an osteopathic psychiatry: the biocognitive model of mind. J Am Osteopath Assoc. 2010; 110(12): 725–732.
97. Anderson GB, Lucente T, Davis AM, et al. A comparison of osteopathic spinal manipulation with standard care for patients with low back pain. N Engl J Med. 1999; 341(19): 1426–1431.
98. Elkiss ML, Jerome JA. Chronic pain management. In , Chila, A., editor. Foundations of osteopathic medicine. 3rd ed. Philadelphia, PA: Lippincott Williams and Wilkins; 2011. ch. 16.
99. Nielson WR, Weir R. Biopsychosocial approaches to the treatment of chronic pain. Clin J Pain. 2001; 17(4 Suppl): S114–127.

100. Smith RC. Patient-centered interviewing: an evidence-based method. Philadelphia, PA: Lippincott Williams and Wilkins; 2002.
101. Stewart M. Evidence for the patient-centered clinical method as a means of implementing the biopsychosocial approach. In , Frankel, R.M., Quil, T.E., McDaniel, S.H., editors. The biopsychosocial approach: past present future. Rochester, NY: University of Rochester Press; 2003. p. 123.
102. Tresolini CP. Health professions, education and relationship-centered care: report of the Pew-Fetzer Task Force on advancing psychosocial education. The Pew-Fetzer Task Force. San Francisco, CA: Pew Health Professions Commission; 1994.
103. Austoker J. Gaining informed consent for screening. Br Med J. 1999; 319(7212): 722–723.
104. Fraenkel L, McGraw S. Participation in medical decision making: the patient's perspective. Med Decis Making. 2007; 27(5): 533–538.
105. Epstein RM. The science of patient-centered care. J Fam Pract. 2000; 49(9): 805–807.
106. Adler H. Toward a biopsychosocial understanding of the patient-physician relationship: an emerging dialogue. J Gen Intern Med. 2007; 22(2): 280–285.
107. Coulter A. Paternalism or partnership? Br Med J. 1999; 319 (7212): 719–720.
108. Zandbelt LC, Smets EMA, Oort FJ, et al. Determinants of physicians' patient-centred behaviour in the medical specialist encounter. Soc Sci Med. 2006; 63(4): 899–910.
109. Morris DB. The challenges of pain and suffering In , Jensen, T.S., Wilson, P.R., Rice, A.S., editors. Clinical pain management: chronic pain. London: Arnold; 2003. pp. 3–13.
110. Sackett DL, Straus SE, Richardson WS et al., editors. Evidence-based medicine: how to practice and teach EBM. London: Churchill Livingstone; 2000. p. 1.
111. Olde Hartman TC, Hassink-Franke LJ, Lucassen PL, et al. Explanation and relations. How do general practitioners deal with patients with persistent medically unexplained symptoms: a focus group study. BMC Fam Pract. 2009; 10: 68.
112. Henningsen P, Zipfel S, Herzog W. Management of functional somatic syndromes. Lancet. 2007; 369(9565): 946–955.
113. Roter DL, Stewart M, Putnam SM, et al. Communication patterns of primary care physicians. JAMA. 1997; 277(4): 350–356.
114. Lo B, Ruston D, Kales LW, et al. For the working group on religious and spiritual issues at the end of life. Discussing religious and spiritual issues at the end of life: a practical guide for physicians. JAMA. 2002; 287(6): 749–754.
115. Novack D, Suchman A, Clark W, et al. Calibrating the physician, personal awareness and effective patient care. J Am Med Assoc. 1992; 278(6): 502–509.
116. Groopman J. How doctors think. New York: Houghton Mifflin; 2007.
117. Loeser JD. Pain and suffering. Clin J Pain. 2000; 16(2 Suppl): S2–6.
118. Sullivan MJ, Thorn B, Haythornthwaite JA, et al. Theoretical perspectives on the relation between catastrophizing and pain. Clin J Pain. 2001; 17(1): 52–64.
119. Albaret MC, Munoz-Sastre MT, Cottencin A, et al. The fear of pain questionnaire: factor structure in samples of young, middle-aged and elderly European people. Eur J Pain. 2004; 8(3): 273–281.
120. Roelofs J, Goubert L, Peters ML, et al. The Tampa Scale for kinesiophobia: further examination of psychometric properties in patients with chronic low back pain and fibromyalgia. Eur J Pain. 2004; 8(5): 495–592.
121. Miller WR, Rollnick S. Motivational interviewing: preparing people to change addictive behaviour. New York: Guilford Press; 1991.
122. Miller WR, Rollnick S. Il colloquio motivazionale. 3rd ed. Trento: Erickson; 2014. ch. 13.
123. Spiegel D. Healing words:emotional expression and disease outcome. JAMA. 1999; 281(14): 1328–1329.
124. Holmes TB, Rahe RH. The social readjustment rating scale. J Psychosom Res. 1967; 11(2): 213–218.
125. Sarason IG, Johnson JH, Siegel JM. Assessing the impact of life changes development of the life experiences survey. J Consult Clin Psychol. 1978; 46(5): 932–946.
126. Sheridan CL, Radmacher SA. Health psychology challenging the biomedical model. New York: Wiley; 1992.
127. Ringel Y, Sperber AD, Drossman DA. Irritable bowel syndrome. Ann Rev Med. 2001; 52: 319–338.
128. International Association for the Study of Pain (IASP). Pain terms: a list with definitions and notes on usage. Recommended by the IASP Subcommittee on Taxonomy. Pain. 1979; 6(3): 249.
129. Gatchel RJ, Robinson RC, Peng YB, et al. Pain and the brain. Pract Pain Manage. 2008; 8(5): 28–40.
130. May A. Chronic pain may change the structure of the brain. Pain. 2008; 137(1): 7–15.
131. Jerome JA. Transmission or transformation? Information processing theory of chronic human pain. Am Pain Society J. 1993; 2(3): 160–171.
132. Kendall N, Linton S, Main C. Guide to assessing psychosocial yellow flags in acute low back pain: risk factors for long-term disability and work loss. Wellington, New Zealand: ACC and National Health Committee; 1997.
133. Wörz R. Pain in depression – depression in pain. Seattle: IASP Press; 2003. 11(5): 2–6.
134. Turk DC, Monarch ES. Biopsychosocial perspective on pain. In , Turk, D.C., Gatchel, R.J., editors. Psychological approaches to pain management: a practitioner's handbook. 2nd ed. New York: Guilford Press; 2002. pp. 3–39.

135. Banks SM, Kerns RD. Explaining high rates of depression in chronic pain: a diathesis-stress framework. Psychol Bull. 1996; 119(1): 95–110.
136. Turk DC, Melzack R. Handbook of pain assessments. 2nd ed. New York: Guilford Press; 2001.
137. Melzack R. The McGill Questionnaire: major properties and scoring methods. Pain 1975; 1(3): 277–299.
138. Nevins NA. Environmental issues. In , Chila, A., editor. Foundations of osteopathic medicine. 3rd ed. Philadelphia, PA: Lippincott Williams and Wilkins; 2011. ch. 23.
139. Elkiss ML, Jerome JA. Touch – more than a basic science. J Am Osteopath Assoc. 2012; 112(8): 514–517.
140. Dummer T. A textbook of osteopathy. Hadlow Down: JoTom Publications; 1999. vol. 1, pp. 171.
141. Burgio GR. Biological individuality and disease. From Garrod's chemical individuality to HLA associated diseases. Acta Biotheor. 1993; 41(3): 219–230.
142. Pende N. Le debolezze di costituzione. Rome: Libreria Scienze e lettere; 1928. p. 36.
143. Sheldon WH, Stevens SS. The varieties of temperament: a psychology of constitutional differences. New York: Harper and Brothers; 1942.
144. Dummer T. Specific adjusting technique. Hove: JoTom Publications; 1995. pp. 36–43.
145. Latey P. Feelings muscles and movement. J Bodyw Mov Ther. 1996; 1(1): 44–52.
146. Latey P. Maturation – the evolution of psychosomatic problems: migraine and asthma. J Bodyw Mov Ther. 1997; 1(2): 107–116.
147. Kelman S. Emotional anatomy. Berkeley: Center Press; 1985.
148. Littlejohn JM, Wernham J, Hall TE. The mechanics of the spine and pelvis. Maidstone, UK: Maidstone College of Osteopathy; 1960.
149. Sheldon WH. The varieties of human physique: an introduction to constitutional psychology. New York: Harper and Brothers; 1940.
150. Chaitow L. Naturopathic physical medicine. Theory and practice for manual therapists and naturopaths. Edinburgh: Churchill Livingstone Elsevier; 2008. pp. 89–90.
151. Chaouachi M, Chaouachi A, Chamari K, et al. Effects of dominant somatotype on aerobic capacity trainability. Br J Sports Med. 2005; 39(12): 954–959.
152. Kalitchman L, Livshits G, Kobyliansky E. Association between somatotypes and blood pressure in an adult Chuvasha population. Ann Hum Biol. 2004; 31(4): 466–476.
153. Salivon I, Polina N. Constitution and reactivity of the organism. J Physiol Anthropol Appl Human Sci. 2005; 24(4): 497–502.
154. Kriege T. Fundamental basis of iris diagnosis. London: Fowler; 1969.
155. Priest AW. The iridological assessment of the patient and its relationship to subsequent therapeutics. London: Proceedings of the Research Society for Natural Therapeutics; 1959.
156. Martiny M. Essai de biotypologie humaine. Paris: J Peyronnet; 1948.
157. Pende N, Martiny M. Traité de medicine biotypologique. Paris: Doin; 1955.
158. Jung CG. Tipi psicologici. In: Opere. Torino: Boringhieri; 1969. vol. 6.
159. Kretschmer E. Körperbau und Charakter Untersuchungen zum Konstitutionsproblem und zur Lehre von den Temperamenten. Berlin: Springer; 1921.
160. Vannier L. Typology in homoeopathy. Beaconsfield, UK; 1992.
161. Marino F. Biotypology II: modern concepts. Br Homeopath J.;1; 1999; 88(4): 178–183.
162. Dummer T. A textbook of osteopathy. Hadlow Down: JoTom Publications; 1999. vol. 1, pp. 133–154.
163. Brody H. The biopsychosocial model patient-centered care and culturally sensitive practice. J Fam Prac. 1999; 48(8): 585–587.
164. Cain RA. Clinical decision making. In , Chila, A., editor. Foundations of osteopathic medicine. 3rd ed. Philadelphia, PA: Lippincott Williams and Wilkins; 2011. ch. 25.
165. Pettegrew LS, Logan R. The health care context. In , Berger, C., Chaffee, S.T., editors. Handbook of communication science. Newbury Park: SAGE; 1987.
166. Croskerry P. Cognitive forcing strategies in clinical decision making. Ann Emerg Med. 2003; 41(1): 110–120.
167. Jerome JA, Osborn GG. Psychoneuroimmunology – stress management. In , Chila, A., editor. Foundations of osteopathic medicine. 3rd ed. Philadelphia, PA: Lippincott Williams and Wilkins; 2011. ch. 18.
168. Astin JA, Shapiro SL, Eisenberg OM, et al. Mind-body medicine: state of the science implications for practice. J Am Board Fam Pract. 2003; 16(2): 131–147.
169. Mehling WE, Wrubel J, Daubenmier JJ, et al. Body awareness: a phenomenological inquiry into the common ground of mind-body therapies. Philos Ethics Humanit Med. 2011; 6: 6.
170. Sullivan MJ, Thorn B, Rodgers W, et al. Path model of psychological antecedents to pain experience: experimental and clinical findings. Clin J Pain. 2004; 20(3): 164–173.
171. Vlaeyen JW, Linton SJ. Fear-avoidance and its consequences in chronic musculoskeletal pain: a state of the art. Pain. 2000; 85(3): 317–332.
172. Kerns RD, Haythornthwaite J, Southwick S, et al. The role of marital interaction in chronic pain and depressive symptom severity. J Psychosom Res. 1990; 34(4): 401–408.
173. Loeser JD. Pain as a disease. Handb Clin Neurol. 2006; 81: 11–20.
174. Galluzzi KE. Management of neuropathic pain. J Am Osteopath Assoc. 2005; 105(9 Suppl 4): S12–19.
175. Kerns RD, Habib S. A critical review of the pain readiness to change model. J Pain. 2004; 5(7): 357–367.

176. Rollnick S, Mason P, Butler C, editors. Health behavior change: a guide for practitioners. London: Churchill Livingstone; 1999. pp. 34–36.
177. Prochaska JO, DiClemente CC. Stages of change in the modification of problem behaviors. Prog Behav Modif. 1992; 28: 183–218.
178. Taal E, Rasker JJ, Wiegman O. Patient education and self-management in the rheumatic diseases: a self-efficacy approach. Arthritis Care Res. 1996; 9(3): 229–238.
179. Stoffelmayr B, Hoppe RB, Weber N. Facilitating patient participation: the doctor-patient encounter. Prim Care. 1989; 16(1): 265–278.
180. Libet JM, Lewinsohn PM. Concept of social skill with special reference to the behavior of depressed persons. J Consult Clin Psychol. 1973; 40(2): 304–312.
181. Verbeek IH, Konings GM, Aldenkamp AP, et al. Cognitive behavioral treatment in clinically referred chronic insomniacs: group versus individual treatment. Behav Sleep Med. 2006; 4(3): 135–151.
182. Jacobson E. Progressive relaxation. Chicago: University of Chicago Press; 1938.
183. Kennerley H. Managing anxiety: a training manual. Oxford, UK: Oxford University Press; 1990.
184. Jacobs GD. Clinical applications of the relaxation response and mind-body interventions. J Altern Complement Med. 2001; 7 (Suppl l): S93–S101.
185. Price S, Price L. Aromatherapy for health professionals. 3rd ed. Philadelphia, PA: Churchill Livingstone; 2007.
186. Bassett CAL. Bioelectromagnetics in the service of medicine. In , Blank, M., editor. Electromagnetic fields: biological interactions and mechanisms. Advances in Chemistry series 250. Washington DC: American Chemical Society; 1995. pp. 261–275.
187. Arena JG, Blanchard EB. Biofeedback and relaxation therapy for chronic pain disorders. In , Gatchel, R.J., Turk, D.C., editors. Chronic pain: psychological perspectives on treatment. 2nd ed. New York: Guilford Press; 2002. pp. 159–186.
188. Gatchel R, Okifuji A. Evidence based scientific data documenting the treatment and cost effectiveness of comprehensive pain programs for chronic nonmalignant pain. J Pain. 2006; 7(11): 779–793.
189. Sawa RJ. Family health care. Newbury Park, CA: SAGE; 1992.
190. Thoresen CE, Harris AHS. Spirituality and health: what's the evidence and what's needed? Ann Behav Med. 2002; 24(1): 3–13.
191. Katerndahl DA. Impact of spiritual symptoms and their interactions on health services and life satisfaction. Ann Fam Med. 2008; 6(5): 412–420.
192. Turk DC. A cognitive-behavioral perspective on treatment of chronic pain patients. In , Turk, D.C., Gatchel, R.J., editors. Psychological approaches to pain management. 2nd ed. New York: Guilford Press; 2002. pp. 138–158.
193. Jerome JA, Foresman BA, D'Alonzo GE. Bio-behavioral research. In , Chila, A., editor. Foundations of osteopathic medicine. 3rd ed. Philadelphia, PA: Lippincott Williams and Wilkins; 2011. ch. 73.
194. Aiken LS, West SG, Woodward CK, et al. Health beliefs and compliance with mammography screening recommendations in asymptomatic women. Health Psychol. 1994; 13(2): 122–129.
195. Hussey LC, Gilliland K. Compliance low literacy and locus of control. Nurs Clin North Am. 1989; 24(3): 605–611.
196. Cameron C. Patient compliance: recognition of factors involved and suggestions for promoting compliance with therapeutic regimens. J Adv Nurs. 1996; 24(2): 244–250.
197. Gerber WD, Schoenen J. Biobehavioral correlates in migraine: the role of hypersensitivity and information-processing dysfunction. Cephalalgia. 1998; 18 (Suppl 21): 5–11.
198. Naliboff BD, Munakata J, Chang L, et al. Toward a biobehavioral model of visceral hypersensitivity in irritable bowel syndrome. J Psychosom Res. 1998; 45(6): 485–492.
199. Feuerstein M, Beattie P. Biobehavioral factors affecting pain and disability in low back pain: mechanisms and assessment. Phys Ther. 1995; 75(4): 267–280.
200. Murray CJL, Lopez AD. The global burden of disease: a comprehensive assessment of mortality and disability from diseases, injuries and risk factors in 1990 and projected to 2020. Cambridge, MA: Harvard University Press; 2000.
201. Bottaccioli F. Geni e comportamenti. Scienza e arte della vita. Milan: Red; 2009. pp. 11–35.
202. Steptoe A, Wardle J, Pollard TM, et al. Stress, social support and health related behavior: a study of smoking, alcohol consumption and physical exercise. J Psychosom Res. 1996; 41(2): 171–180.
203. Osborn GG, Jerome JA. Health promotion and maintenance. In , Chila, A., editor. Foundations of osteopathic medicine. 3rd ed. Philadelphia, PA: Lippincott Williams and Wilkins; 2011. ch. 30.
204. Kisner C, Colby LA. Therapeutic exercise:foundations and techniques. 5th ed. Philadelphia, PA: FA Davis; 2007.
205. Hayden JA, vanTulder MW, Tomlinson G. Systematic review: strategies for using exercise therapy to improve outcomes in chronic low back pain. Ann Intern Med. 2005; 142(9): 776–785.
206. McCullough ML, Feskanich D, Stampfer MJ, et al. Diet quality and major chronic disease risk in men and women: moving toward improved dietary guidance. Am J Clin Nutr. 2002; 76(6): 261–271.
207. Wright L. Looking deep, deep into your genes: discoveries about the impact of the environment on our DNA could revolutionize our concept of illness. OnEarth 2007; 29(2): 32–35.
208. Katsambas A, Nicolaidou E. Cutaneous malignant melanoma and sun exposure. Recent developments in epidemiology. Arch Dermatol. 1996; 132(4): 444–450.

209. Cakmak S, Dales RE, Judek S. Respiratory health effects of air pollution gases: modification by education and income. Arch Environ Occup Health. 2006; 61(1): 5–10.
210. Cummings KJ, Van Sickle D, Rao CY, et al. Knowledge attitudes and practices related to mold exposure among residents and remediation workers in post-hurricane New Orleans. Arch Environ Occup Health. 2006; 61(3): 101–108.
211. Nurmatov U, van Schayck CP, Hurwitz B, et al. House dust mite avoidance measures for perennial allergic rhinitis: an updated Cochrane systematic review. Allergy. 2012; 67(2): 158–165.
212. Verbeek JH, Kateman E, Morata TC, et al. Interventions to prevent occupational noise-induced hearing loss: a Cochrane systematic review. Int J Audiol. 2014; 3 (Suppl 2): S84–96.
213. Cohen S, Tyrell DAJ, Smith AP. Psychological stress and susceptibility to the common cold. N Engl J Med. 1991; 325(9): 606–612.
214. Lutgendorf SK, Sood AK, Anderson B, et al. Social support, psychological distress and natural killer cell activity in ovarian cancer. J Clin Oncol. 2005; 23(28): 7105–7113.
215. Keicolt-Glaser JK, Glaser R. Psycho-neuroimmunologynand cancer: fact or fiction? Eur J Cancer. 1999; 35(11): 1603–1607.
216. Müller N, Schwarz MJ. The immune-mediated alteration of serotonin and glutamate: towards an integrated view of depression. Mol Psychiatry. 2007; 12(11): 988–1000.
217. Ridker PM, Cushman M, Stampfer MJ, et al. Inflammation, aspirin and the risk of cardiovascular disease in apparently healthy men. N Engl J Med. 1997; 336(14): 973–979.
218. Dinenno FA, Jones PP, Seals DR, et al. Age associated arterial wall thickening is related to elevations in sympathetic activity in healthy humans. Am J Physiol Heart Circ Physiol. 2000; 278(4): H1205–1210.
219. Kemeny ME, Schedlowski M. Understanding the interaction between psychosocial stress and immune-related diseases: a stepwise progression. Brain Behav Immun. 2007; 21(8): 1009–1018.
220. Benschop RJ, Geenen R, Mills PJ, et al. Cardiovascular and immune responses to acute psychological stress in young and old women: a metaanalysis. Psychosom Med. 1998; 60(3): 290–296.
221. Pariante CM, Carpiniello B, Orru MG, et al. Chronic caregiving stress alters peripheral blood immune parameters: the role of age and severity of stress. Psychother Psychosom. 1997; 66(4): 199–207.
222. Kemeny M, Cohen F, Zegans S, et al. Psychological and immunological predictors of genital herpes recurrence. Psychosomatic Med. 1989; 51(2): 195–208.
223. Irwin MR, Miller AH. Depressive disorders and immunity: 20 years of progress and discovery. Brain Behav Immun. 2007; 21(4): 374–383.
224. Bartrop RW, Luckhurst E, Lazarus L, et al. Depressed lymphocyte function after bereavement. Lancet. 1977; 1(8016): 834–836.
225. Schleifer SJ, Keller SE, Camerino M, et al. Suppression of lymphocyte stimulation following bereavement. JAMA. 1983; 250(3): 374–347.
226. Glaser R, Rice J, Sheridan J, et al. Stress-related immune suppression: health implications. Brain Behav Immun. 1987; 1(1): 7–20.
227. Irwin M, Daniels M, Bloom ET, et al. Life events, depressive symptoms and immune function. Am J Psychiatry. 1987; 144(4): 437–441.
228. Evans DL, Charney DS, Lewis L, et al. Mood disorders in the medically ill: scientific review and recommendations. Biol Psychiatry. 2005; 58(3): 175–189.
229. Reichlin S. Neuroendocrine-immune interactions. N Engl J Med. 1993; 329(17): 1246–1253.
230. Weigant A, Blalock JE. Role of neuropeptides in the bi-directional communication between the immune and neuroendocrine systems. In , Scharrer, B., Smith, E.M., Stefano, G.B., editors. Neuropeptides and immunoregulation. Berlin: Springer-Verlag; 1994.
231. Cunha TM Verri WA Jr Silva JS, et al. A cascade of cytokines mediates mechanical inflammatory hypernociception in mice. Proc Natl Acad Sci USA. 2005; 102(5): 1755–1760.
232. Goujon E, Laye S, Parnet P, et al. Regulation of cytokine gene expression in the central nervous system by glucocorticoids: mechanisms and functional consequences. Psycho-neuroendocrinology. 1997; 22(Suppl 1): S75–80.
233. Sapolsky RM. Is impaired neurogenesis relevant to the affective symptoms of depression? Biol Psychiatry. 2004; 56(3): 137–139.
234. Müller N, Ackenheil M. Psycho-neuroimmunology and the cytokine action in the CNS: implications for psychiatric disorders. Prog Neuro-psycho-pharmacol Biol Psychiatry. 1998; 22(1): 1–33.
235. Haas HS, Schauenstein K. Neuroimmunomodulation via limbic structures – the neuroanatomy of psychoimmunology. Prog Neurobiol. 1997; 51(2): 195–222.
236. Tonello L, Cocchi M. The cell membrane: is it a bridge from psychiatry to quantum consciousness? Neuroquantology. 2010; 8(1): 54–60.
237. Cocchi M, Tonello L, Rasenick MM. Human depression: a new approach in quantitative psychiatry. Ann Gen Psychiatry. 2010; 9: 25.
238. Donati RJ, Dwivedi Y, Roberts RC, et al. Postmortem brain tissue of depressed suicides reveals increased Gs localization in lipid raft domains where it is less likely to activate adenylyl cyclase. J Neurosci. 2008; 28(12): 3042–3050.
239. Heron DS, Shinitzky M, Hershkowitz M, et al. Lipid fluidity markedly modulates the binding of serotonin to mouse brain membranes. Proc Natl Acad Sci USA. 1980; 77(12): 7463–7467.

240. Dowlatshahi D, MacQueen GM, Wang JF, et al. G protein-coupled cyclic AMP signaling in postmortem brain of subjects with mood disorders: effects of diagnosis suicide and treatment at the time of death. J Neurochem. 1999; 73(3): 1121–1126.
241. Hines LM, Tabakoff B. Platelet adenylyl cyclase activity: a biological marker for major depression and recent drug use. Biol Psychiatry 2005; 58(12): 955–962.
242. Turner JA, Jensen MP, Romano JM. Do beliefs coping catastrophizing independently predict functioning in patients with chronic pain? Pain. 2000; 85(1–2): 115–125.
243. Licciardone JC, Gatchel RJ, Kearns CM, et al. Depression, somatization and somatic dysfunction in patients with nonspecific chronic low back pain: results from the osteopathic trial. J Am Osteopath Assoc. 2012; 112(12): 783–791.
244. Angstman KB, Bansal S, Chappell DH, et al. Effects of concurrent low back conditions on depression outcomes. J Am Osteopath Assoc. 2013; 113(7): 530–537.
245. Esteves J, Wheatley L, Mayall C, et al. Emotional processing and its relationship to chronic low back pain: results from a case-control study. Man Ther. 2013; 18(6): 541–546.
246. Langevin HM, Sherman KJ. Pathophysiological model for chronic low back pain integrating connective tissue and nervous system mechanisms. Med Hypotheses. 2007; 68(1): 74–80.
247. Krantz DS, Grunberg NE, Baum A. Health psychology. Annu Rev Psychol. 1985; 36: 349–383.
248. McEwen BS, Sapolsky RM. Stress and cognitive function. Curr Opin Neurobiol. 1995; 5(2): 205–216.
249. Goodkin K, Antoni MH, Helder L, et al. Psycho-neuro-immunological aspects of disease progression among women with human papilloma-virus-associated cervical dysplasia and human immunodeficiency virus type 1 co-infection. Int J Psychiatry Med. 1993; 23(2): 119-148.
250. Stommel M, Given BA, Given CW. Depression and functional status as predictors of death among cancer patients. Cancer. 2002; 94(10): 2719–2727.
251. Stein M. Future directions for brain behavior and the immune system. Bull N Y Acad Med. 1992; 68(3): 390–410.
252. Knox SS. Bio-behavioral mechanisms in lipid metabolism and atherosclerosis: an overview. Metabolism. 1993; 42(9 Suppl 1): 1–2.
253. Kojima M, Wakai K, Kawamura T, et al. Sleep patterns and total mortality: a 12-year follow-up study in Japan. J Epidemiol. 2000; 10(2): 87–93.
254. Kripke DF, Garfinkel L, Wingard DL, et al. Mortality associated with sleep duration and insomnia. Arch Gen Psychiatry. 2002; 59(2): 131–136.
255. Kop WJ, Verdino RJ, Gottdiener JS, et al. Changes in heart rate and heart rate variability before ambulatory ischemic events. J Am Coll Cardiol. 2001; 38(3): 742–749.
256. Wielgosz AT, Nolan RP. Biobehavioral factors in the context of ischemic cardiovascular diseases. J Psychosom Res. 2000; 48(4–5): 339–345.
257. Friedman M, Ulmer D. Treating type-A behavior and your heart. New York: Knopf; 1984.
258. Hasser EM, Moffitt JA. Regulation of sympathetic nervous system function after cardiovascular deconditioning. Ann N Y Acad Sci. 2001; 940: 454–468.
259. Sitruk-Ware R. Progestins and cardiovascular risk markers. Steroids. 2000; 65 (10-11): 651–658.
260. Ader R, Cohen N. Behaviorally conditioned immuno-suppression. Psychosom Med. 1975; 37(4): 333–340.
261. Goebel MU, Trebst AE, Steiner J, et al. Behavioral conditioning of immunosuppression is possible in humans. FASEB J. 2002; 16(14): 1869–1873.
262. Overmier JB, Seligman ME. Effects of inescapable shock upon subsequent escape and avoidance responding. J Comp Physiol Psychol. 1967; 63(1): 28–33.
263. Musty RE, Jordan MP, Lenox RH. Criterion for learned helplessness in the rat: a redefinition. Pharmacol Biochem Behav. 1990; 36(4): 739–744.
264. Beck AT. Cognitive theory and the emotional disorders. New York: International Universities Press; 1976.
265. Wilson TD. Strangers to ourselves: discovering the adaptive unconscious. Cambridge, MA: Belknap Press of Harvard University; 2002.
266. Castro WHM, Meyer SJ, Becke ME, et al. No stress – no whiplash? Prevalence of "whiplash" symptoms following exposure to a placebo rear-end collision. Int J Legal Med. 2001; 114(6): 316–322.
267. Fernández-Lao C, Cantarero-Villanueva I, Díaz-Rodríguez L. Attitudes towards massage modify effects of manual therapy in breast cancer survivors: a randomised clinical trial with crossover design. Eur J Cancer Care (Engl). 2012; 21(2): 233–241.
268. Fernández-Lao C, Cantarero-Villanueva I, Díaz-Rodríguez L, et al. The influence of patient attitude toward massage on pressure pain sensitivity and immune system after application of myofascial release in breast cancer survivors: a randomized controlled crossover study. J Manipulative Physiol Ther. 2012; 35(2): 94–100.
269. Irwin MR. Human psychoneuroimmunology: 20 years of discovery. Brain Behav Immun. 2008; 22(2): 129–139.
270. Kassel JD. Smoking and attention: a review and reformulation of the stimulus-filter hypothesis. Clin Psychol Rev. 1997; 17(5): 451-478.
271. Hausberg M, Mark AL, Winniford MD, et al. Sympathetic and vascular effects of short-term passive smoke exposure in healthy nonsmokers. Circulation. 1997; 96(1): 282–287.
272. Surgeon General. The health consequences of smoking – 50 years of progress: a report of the

Surgeon General. Rockville, MD: US Department of Health and Human Services; 2014.
273. Girdler SS, Jamner LD, Jarvik M, et al. Smoking status and nicotine administration differentially modify hemodynamic stress reactivity in men and women. Psychosom Med. 1997; 59(3): 294-306.
274. Morse RM, Flavin DK. The definition of alcoholism. The Joint Committee of the National Council of Alcoholism and Drug Dependence and the American Society of Addiction Medicine to study the definition and criteria for the diagnosis of alcoholism. JAMA. 1992; 268(8): 1012–1014.
275. Sass H, Soyka M, Mann K, et al. Relapse prevention by acamprosate. Results from a placebo-controlled study on alcohol dependence. Arch Gen Psychiatry. 1996; 53(8): 673–680.
276. Wise RA. Drug-activation of brain reward pathways. Drug Alcohol Depend. 1998; 51(1-2): 13–22.
277. Nie Z, Schweltzer P, Roberts AJ, et al. Ethanol augments GABAergic transmission in the central amygdala via CRF1 receptors. Science. 2004; 303(5663): 1512–1514.
278. Gordis E. The neurobiology of alcohol abuse and alcoholism: building knowledge – creating hope. Drug Alcohol Depend. 1998; 51(1-2): 9-11.
279. Redwine L, Haufer RL, Gillin JC, et al. Effects of sleep and sleep deprivation on interleukin-6, growth hormone, cortisol, and melatonin levels in humans. J Clin Endocrinol Metab. 2000; 85(10): 3597–3603.
280. Buysse DJ, Reynolds CF. Insomnia In : Thorpy MJ, editor. Handbook of sleep disorders. New York: Marcel Dekker; 1990. pp. 375–433.
281. Sternberg EM, Gold PW. The mind-body interaction in disease. Scientific American special edition: The Hidden Mind. 2002; 12(1): 82–29.
282. Glaser R, Kennedy S, Lafuse WP, et al. Psychological stress-induced modulation of IL-2 receptor gene expression and IL-2 production in peripheral blood leukocytes. Arch Gen Psychiatry. 1990; 47(8): 707–712.
283. Webster JI, Tonelli L, Sternberg EM. Neuroendocrine regulation of immunity. Annu Rev Immunol. 2002; 20: 125–163.
284. Conti A. Neuroimmunomodulation. New York: Ann NY Acad Sci.; 2001.
285. McEwen BS, Biron CA, Brunson KW, et al. The role of adrenocorticoids as modulators of immune function in health and disease: neural endocrine and immune interactions. Brain Res Rev. 1997; 23(1-2): 79–133.
286. McEwen BS, Stellar E. Stress and the individual: mechanisms leading to disease. Arch Intern Med. 1993; 153(18): 2093–2101.
287. Tam J, Trembovler V, Di Marzo V, et al. The cannabinoid CB1 receptor regulates bone formation by modulating adrenergic signaling. FASEB J. 2008; 22(1): 285–294.
288. Yadav VK, Oury F, Suda N, et al. A serotonin-dependent mechanism explains the leptin regulation of bone mass, appetite and energy expenditure. Cell. 2009; 138(5): 976–989.
289. Cole SW, Kemeny ME, Fahey JL, et al. Psychological risk factors for HIV pathogenesis: mediation by the autonomic nervous system. Biol Psychiatry. 2003; 54(12): 1444–1456.
290. Kuis W, de Jong-de Vos van Steenwijk C, Sinnema G, et al. The autonomic nervous system and the immune system in juvenile rheumatoid arthritis. Brain Behav Immun. 1996; 10(4): 387–398.
291. Laborit H. La vie antérieure. Paris: Grasset; 1989.
292. Banovic I, Gilibert D, Cosnes J. Crohn's disease and fatigue: constancy and co-variations of activity of the disease depression, anxiety and subjective quality of life. Psychol Health Med. 2010; 15(4): 394–405.
293. Graff LA, Walker JR, Bernstein CN. It's not just about the gut: managing depression and anxiety in inflammatory bowel disease. Practical Gastroenterology. 2010; 34(7): 11–25.
294. Savignac HM, Hyland NP, Dinan TG, et al. The effects of repeated social interaction stress on behavioural and physiological parameters in a stress-sensitive mouse strain. Behav Brain Res. 2011; 216(2): 576–584.
295. Hoge EA, Brandstetter K, Moshier S, et al. Broad spectrum of cytokine abnormalities in panic disorder and post-traumatic stress disorder. Depress Anxiety. 2009; 26(5): 447–455.
296. McEwens BS, Gianaros PJ. Central role of the brain in stress and adaptation: links to socioeconomic status health and disease. Ann N Y Acad Sci. 2010; 1186: 190–222.
297. Bansal V, Costantini T, Kroll L, et al. Traumatic brain injury and intestinal dysfunction: uncovering the neuro-enteric axis. J Neurotrauma. 2009; 26(8): 1353–1359.
298. Hall GB, Kamath MV, Collins S, et al. Heightened central affective response to visceral sensations of pain and discomfort in IBS. Neurogastroenterol Motil. 2010; 22(3): 276–280.
299. Iovino P, Tremolaterra F, Boccia G, et al. Irritable bowel syndrome in childhood: visceral hypersensitivity and psychosocial aspects. Neurogastroenterol Motil. 2009; 21(9): 940–974.
300. Roth RS, Geisser ME, Bates R. The relationship of post-traumatic stress symptoms to depression and pain in patients with accident related chronic pain. J Pain. 2008; 9(7): 588–596.
301. Silverman MN, Heim CM, Nater UM, et al. Neuroendocrine and immune contributors to fatigue. Phys Med Rehab. 2010; 2(5): 338–346.
302. Epstein RM, Shields CG, Meldrum SC, et al. Physicians' responses to patients' medically unexplained symptoms. Psychosom Med. 2006; 68(2): 269–276.
303. Woivalin T, Krantz G, Mantyranta T. Medically unexplained symptoms: perceptions of physicians in primary health care. Fam Pract. 2004; 21(2): 199–203.

304. Smith RC, Lein C, Collins C, et al. Treating patients with medically unexplained symptoms in primary care. J Gen Intern Med. 2003; 18(6): 478–489.
305. Reid S, Whooley D, Crayford T, et al. Medically unexplained symptoms – GPs' attitudes towards their cause and management. Fam Pract. 2001; 18(5): 519–523.
306. Chapman CR, Tuckett RP, Song CW. Pain and stress in a systems perspective: reciprocal neural endocrine and immune interactions. J Pain. 2008; 9(2): 122–145.
307. Deising S, Weinkauf B, Blunk J, et al. NGF-evoked sensitization of muscle fascia nociceptors in humans. Pain. 2012; 153(8): 1673–1679.
308. Mense S. Pathophysiology of low back pain and the transition to the chronic state – experimental data and new concepts [Article in German]. Schmerz. 2001; 15(6): 413–417.
309. Urban MO, Gebhart GF. Central mechanisms in pain. Med Clin North Am. 1999; 83(3): 585–596.
310. Pillemer SR, Bradley LA, Crofford LJ, et al. The neuroscience and endocrinology of fibromyalgia. Arthritis Rheum. 1997; 40(11): 1928–1939.
311. Willard FH. Neuro-endocrine-immune network nociceptive stress and the general adaptive response. In , Everett, T., Dennis, M., Ricketts, E., editors. Physiotherapy in mental health. A practical approach. Oxford: Butterworth-Heinemann; 1995. pp. 102–126.
312. Bennett RM. Emerging concepts in the neurobiology of chronic pain: evidence of abnormal sensory processing in fibromyalgia. Mayo Clin Proc. 1999; 74(4): 385–398.
313. Panjabi MM. A hypothesis of chronic back pain: ligament subfailure injuries lead to muscle control dysfunction. Eur Spine J. 2006; 15(5): 668–676.
314. Flor H. Cortical re-organisation and chronic pain: implications for rehabilitation. J Rehabil Med. 2003; 41(Suppl): 66–72.
315. Benarroch EE. Pain-autonomic interactions. Neurol Sci. 2006; 27(Suppl 2): S130–133.
316. Peyron R, Laurent B, García-Larrea L. Functional imaging of brain responses to pain. A review and meta-analysis. Neurophysiol Clin. 2000; 30(5): 263–288.
317. Schabrun SM, Jones E, Kloster J, et al. Temporal association between changes in primary sensory cortex and corticomotor output during muscle pain. Neuroscience. 2013; 235: 159–164.
318. Tsao H, Galea MP, Hodges PW. Reorganization of the motor cortex is associated with postural control deficits in recurrent low back pain. Brain. 2008; 131(8): 2161–2171.
319. Apkarian AV, Sosa Y, Sonty S, et al. Chronic back pain is associated with decreased prefrontal and thalamic gray matter density. J Neurosci. 2004; 24(46): 10410–10415.
320. Raichle ME, MacLeod AM, Snyder AZ, et al. A default mode of brain function. Proc Natl Acad Sci USA. 2001; 98(2): 676–682.
321. Apkarian AV, Bushnell MC, Treede RD, et al. Human brain mechanisms of pain perception and regulation in health and disease. Eur J Pain. 2005; 9(4): 463–484.
322. Baliki MN, Chialvo DR, Geha PY, et al. Chronic pain and the emotional brain: specific brain activity associated with spontaneous fluctuations of intensity of chronic back pain. J Neurosci. 2006; 26(47): 12165–12173.
323. deCharms RC, Maeda F, Glover GH, et al. Control over brain activation and pain learned by using real-time functional MRI. Proc Natl Acad Sci USA. 2005; 102(51): 18626–18631.
324. May A. Chronic pain may change the structure of the brain. Pain. 2008; 137(1): 7–15.
325. Couch JR, Lipton RB, Stewart WF, et al. Head or neck injury increases the risk of chronic daily headache: a population-based study. Neurology. 2007; 69(11): 1169–1177.
326. Davis KD, Pope G, Chen J, et al. Cortical thinning in IBS: implications for homeostatic attention and pain processing. Neurology. 2008; 70(2): 153–154.
327. Schmidt-Wilcke T, Leinisch E, Straube A, et al. Gray matter decrease in patients with chronic tension type headache. Neurology. 2005; 65(9): 1483–1486.
328. Grachev ID, Ramachandran TS, Thomas PS, et al. Association between dorsolateral prefrontal N-acetyl aspartate and depression in chronic back pain: an in vivo proton magnetic resonance spectroscopy study. J Neural Transm. 2003; 110(3): 287–312.
329. Alexandre FM, Granzlera C, Snyder J, et al. Thickening in the somatosensory cortex of patients with migraine. Neurology. 2007; 69(21): 1990–1995.
330. Vierck CJ Jr. Mechanisms underlying development of spatially distributed chronic pain (fibromyalgia). Pain. 2006; 124(3): 242–263.
331. Legrain V, Iannetti GD, Plaghki L, et al. The pain matrix reloaded: a salience detection system for the body. Prog Neurobiol. 2011; 93(1): 111–124.
332. Moseley GL. A pain neuromatrix approach to patients with chronic pain. Man Ther. 2003; 8(3): 130–140.
333. Moseley GL, Flor H. Targeting cortical representations in the treatment of chronic pain: a review. Neurorehabil Neural Repair. 2012; 26(6): 646–652.
334. Bushnell MC, Ceko M, Low LA. Cognitive and emotional control of pain and its disruption in chronic pain. Nat Rev Neurosci. 2013; 14(7): 502–511.
335. Giummarra MJ, Gibson SJ, Georgiou-Karistianis N, et al. Mechanisms underlying embodiment, disembodiment and loss of embodiment. Neurosci Biobehav Rev. 2008; 32(1): 143–160.
336. Moseley GL. I can't find it! Distorted body image and tactile dysfunction in patients with chronic back pain. Pain. 2008; 140(1): 239–243.
337. Osborn M, Smith JA. Living with a body separate from the self. The experience of the body in chronic benign low back pain: an interpretative phenomenological analysis. Scand J Caring Sci. 2006; 20(2): 216–222.

338. Benarroch EE. The central autonomic network: functional organization, dysfunction and perspective. Mayo Clin Proc. 1993; 68(10): 988–1001.
339. Tracey I. Imaging pain. Br J Anaesth. 2008; 101(1): 32–39.
340. Craig A. A new view of pain as a homeostatic emotion. Trends Neurosci. 2003; 26(6): 303–307.
341. Mogil JS, Max MB. The genetics of pain. In , McMahon, S.B., Koltzenburg, M., editors. Wall and Melzack's textbook of pain. 5th ed. Philadelphia, PA: Elsevier Churchill Livingstone; 2006. pp. 159–174.
342. Zubieta JK, Heitzeg MM, Smith YR, et al. COMT val158met genotype affects mu-opioid neurotransmitter responses to a pain stressor. Science. 2003; 299(5610): 1240–1243.
343. Diatchenko L, Nackley AG, Slade GD, et al. Catechol-O-methyltransferase gene polymorphisms are associated with multiple pain-evoking stimuli. Pain. 2006; 125(3): 216–224.
344. Diatchenko L, Slade GD, Nackley AG, et al. Genetic basis for individual variations in pain perception and the development of a chronic pain condition. Hum Mol Genet. 2005; 14(1): 135–143.
345. Fryette HH. Principles of osteopathic technique. Reprint. Colorado Springs: American Academy of Osteopathy; 1980. p. 41.
346. McCarberg B, Wolf J. Chronic pain management in a health maintenance organization. Clin J Pain. 1999; 15(1): 50–57.
347. Haugli L, Steen E, Laerum E, et al. Learning to have less pain – is it possible? A one-year follow-up study of the effects of a personal construct group learning programme on patients with chronic musculoskeletal pain. Patient Educ Couns. 2001; 45(2): 111–118.
348. Hoffman BM, Papas RK, Chatkoff DK, et al. Meta-analysis of psychological interventions for chronic low back pain. Health Psychol. 2007; 26(1): 1–9.
349. Compton SN, March JS, Brent D, et al. Cognitive-behavioral psychotherapy for anxiety and depressive disorders in children and adolescents: an evidence-based medicine review. J Am Acad Child Adolesc Psychiatry. 2004; 43(8): 930–959.
350. Bell AC, D'Zurilla TJ. Problem-solving therapy for depression: a meta-analysis. Clin Psychol Rev. 2009; 29(4): 348–353.
351. Dickens C, Cherrington A, Adeyemi I, et al. Characteristics of psychological interventions that improve depression in people with coronary heart disease: a systematic review and meta-regression. Psychosom Med. 2013; 75(2): 211–221.
352. Stephen JE, Rahn M, Verhoef M, et al. What is the state of the evidence on the mind-cancer survival question and where do we go from here? Support Care Cancer. 2007; 15(8): 923–930.
353. Linden W, Stossel C, Maurice J. Psychosocial interventions for patients with coronary artery disease: a meta-analysis. Arch Intern Med. 1996; 156(7): 745–752.
354. Schubiner H. Mind-Body medicine. In , Chila, A., editor. Foundations of osteopathic medicine. 3rd ed. Philadelphia, PA: Lippincott Williams and Wilkins; 2011. ch. 27.
355. Smyth JM, Stone AA, Hurewitz A, et al. Effects of writing about stressful experiences on symptom reduction in patients with asthma or rheumatoid arthritis: a randomized trial. JAMA. 1999; 281(14): 1304–1309.
356. Castés M, Hagel I, Palenque M, et al. Immunological changes associated with clinical improvement of asthmatic children subjected to psychosocial intervention. Brain Behav Immun. 1999; 13(1): 1–13.
357. Hsu MC, Schubiner H. Recovery from chronic musculoskeletal pain with psychodynamic consultation and brief intervention: a report of three illustrative cases. Pain Med. 2010; 11(6): 977–980.
358. Turner JA, Mancl L, Aaron LA. Short- and long-term efficacy of brief cognitive behavioral therapy for patients with chronic temporomandibular disorder pain: a randomized controlled trial. Pain. 2006; 121(3): 181–194.
359. Bandura A, O'Leary A, Taylor CB, et al. Perceived self-efficacy and pain control: opioid and nonopioid mechanisms. J Pers Soc Psychol. 1987; 53(3): 563–571.
360. Astin JA. Mind-body therapies for the management of pain. Clin J Pain. 2004; 20(1): 27–32.
361. Astin JA, Berman BM, Bausell B, et al. The efficacy of mindfulness meditation plus Qigong movement therapy in the treatment of fibromyalgia: a randomized controlled trial. J Rheumatol. 2003; 30(10): 2257–2262.
362. Eriksson EM, Möller IE, Söderberg RH, et al. Body awareness therapy: a new strategy for relief of symptoms in irritable bowel syndrome patients. World J Gastroenterol. 2007; 13(23): 3206–3214.
363. Baas LS, Beery TA, Allen G, et al. An exploratory study of body awareness in persons with heart failure treated medically or with transplantation. J Cardiovasc Nurs. 2004; 19(1): 32–40.
364. Christensen AJ, Wiebe JS, Edwards DL, et al. Body consciousness, illness-related impairment and patient adherence in hemodialysis. J Consult Clin Psychol. 1996; 64(1): 147–152.
365. Burns JW. The role of attentional strategies in moderating links between acute pain induction and subsequent psychological stress: evidence for symptom-specific reactivity among patients with chronic pain versus healthy nonpatients. Emotion. 2006; 6(2): 180–192.
366. Merkes M. Mindfulness-based stress reduction for people with chronic diseases. Aust J Prim Health. 2010; 16(3): 200–210.
367. Fernros L, Furhoff AK, Wändell PE. Improving quality of life using compound mind-body therapies: evaluation of a course intervention with body movement and breath therapy guided imagery chakra experiencing and mindfulness meditation. Qual Life Res. 2008; 17(3): 367–376.

368. Lutz A, Brefczynski-Lewis J, Johnstone T, et al. Regulation of the neural circuitry of emotion by compassion meditation: effects of meditative expertise. PLoS One. 2008; 3(3): e1897.
369. Xu J, Vik A, Groote IR, et al. Nondirective meditation activates default mode network and areas associated with memory retrieval and emotional processing. Front Hum Neurosci. 2014; 26(8): 86.
370. Carlson LE, Speca M, Faris P, et al. One year pre-post intervention follow-up of psychological immune endocrine and blood pressure outcomes of mindfulness-based stress reduction (MBSR) in breast and prostate cancer outpatients. Brain Behav Immun. 2007; 21(8): 1038–1049.
371. Mehling WE, Gopisetty V, Daubenmier J, et al. Body awareness: construct and self-report measures. PLoS ONE. 2009; 4(5): e5614.
372. Andrasik F. Biofeedback in headache: an overview of approaches and evidence. Cleve Clin J Med. 2010; 77 (Suppl 3): S72–76.
373. Karavidas MK, Tsai PS, Yucha C, et al. Thermal biofeedback for primary Raynaud's phenomenon: a review of the literature. Appl Psychophysiol Biofeedback. 2006; 31(3): 203–216.
374. Glombiewski JA, Bernardy K, Häuser W. Efficacy of EMG- and EEG-biofeedback in fibromyalgia syndrome: a meta-analysis and a systematic review of randomized controlled trials. Evid Based Complement Alternat Med. 2013; 96: 27–41.
375. Pennebaker JW. Traumatic experience and psychosomatic disease: exploring the roles of behavioural inhibition obsession and confiding. Can Psychol. 1985; 26(2): 82–95.
376. Gillis ME, Lumley MA, Mosley-Williams A, et al. The health effects of at-home written emotional disclosure in fibromyalgia: a randomized trial. Ann Behav Med. 2006; 32(2): 135–146.
377. Smyth M, Stone A, Hurewitz A, et al. Effects of writing about stressful experiences on symptom reduction with asthma or rheumatoid arthritis: a randomized trial. JAMA. 1999; 281(14): 1304–1309.
378. Mogk C, Otte S, Reinhold-Hurley B, et al. Health effects of expressive writing on stressful or traumatic experiences – a meta-analysis. Psychosoc Med. 2006; 3: Doc06.
379. Curtis K, Osadchuk A, Katz J. An eight-week yoga intervention is associated with improvements in pain psychological functioning and mindfulness and changes in cortisol levels in women with fibromyalgia. J Pain Res. 2011; 4: 189–201.
380. Holtzman S, Beggs RT. Yoga for chronic low back pain: a meta-analysis of randomized controlled trials. Pain Res Manag. 2013; 18(5): 267–272.
381. Cramer H, Lauche R, Haller H, et al. A systematic review and meta-analysis of yoga for low back pain. Clin J Pain. 2013; 29(5): 450–460.
382. Field ES. Neurolinguistic programming as an adjunct to other psychotherapeutic / hypnotherapeutic interventions. Am J Clin Hypn. 1990; 32(3): 174–182.
383. MacKinnon RA, Yudofsky SC. The psychiatric evaluation in clinical practice. Philadelphia, PA: Lippincott; 1986.
384. Burns DD. Feeling good: the new mood therapy. New York: New American Library; 1980.
385. Drageset J, Eide GE, Nygaard HA, et al. The impact of social support and sense of coherence on health-related quality of life among nursing home residents – a questionnaire survey in Bergen, Norway. Int J Nurs Stud. 2009; 46(1): 65–75.
386. Eriksson M, Lindström B. A salutogenic interpretation of the Ottawa Charter. Health Promot Int. 2008; 23(2): 190–199.
387. Berkman LF, Syme SL. Social networks host resistance and mortality: a nine-year follow-up study of Alameda County residents. Am J Epidemiol. 1979; 109(2): 186–204.
388. Carney RM, Freedland KE, Steinmeyer B, et al. Depressions and five year survival following acute myocardial infarction: a prospective study. J Affect Disord. 2008; 109(1-2): 133–138.
389. Carson JW, Keefe FJ, Goli V, et al. Forgiveness and chronic low back pain: a preliminary study examining the relationship of forgiveness to pain anger and psychological distress. J Pain. 2005; 6(2): 84–91.
390. Viane I, Crombez G, Eccleston C, et al. Acceptance of the unpleasant reality of chronic pain: effects upon attention to pain and engagement with daily activities. Pain. 2004; 112(3): 282–188.
391. McCracken LM, Vowles KE. Psychological flexibility and traditional pain management strategies in relation to patient functioning with chronic pain: an examination of a revised instrument. J Pain 2007; 8(9): 700–707.
392. Ai AL, Pederson C, Tice TN, et al. The influence of prayer coping on mental health and cardiac surgery patients: the role of optimism and acute distress. J Health Psychol. 2007; 12(4): 580–596.
393. Oxman TE, Freeman DH Jr, Manheimer ED. Lack of social participation or religious strength and comfort as risk factors for death after cardiac surgery in the elderly. Psychosom Med. 1995; 57(1): 5–15.
394. Blumenthal JA, Babyak MA, Ironson G, et al. Spirituality, religion and clinical outcomes in patients recovering from an acute myocardial infarction. Psychosom Med. 2007; 69(6): 501–508.
395. Rippentrop EA. A review of the role of religion and spirituality in chronic pain populations. Rehab Psychol. 2005; 50(3): 278–284.
396. Jantos M, Kiat H. Prayer as medicine: how much have we learned? Med J Aust. 2007; 186 (10 Suppl): S51–53.
397. McCord G, Gilchrist VJ, Grossman SD, et al. Discussing spirituality with patients: a rational and ethical approach. Ann Fam Med. 2004; 2(4): 356–361.

398. Krucoff MW. Crater SW. Gallup D, et al. Music imagery touch and prayer as adjuncts to interventional cardiac care: the monitoring and actualisation of noetic training (MAN-TRA) II randomised study. Lancet. 2005; 366(9481): 211–217.
399. Stewart M. Effective physician-patient communication and health outcomes: a review. CMAJ. 1995; 152(9): 1423–1433.
400. Bargh JA, Chen M, Burrows L. Automaticity of social behavior: direct effects of trait construct and stereotype activation on action. J Pers Soc Psychol. 1996; 71(2): 230–244.
401. Coulehan JL, Platt FW, Egener B, et al. "Let me see if I have this right": words that help build empathy. Ann Intern Med. 2001; 135(3): 221–227.
402. Hojat M, Gonnella JS, Nasca TJ, et al. Physician empathy: definition, components, measurement and relationship to gender and specialty. Am J Psychiatry. 2002; 159(9): 1563–1569.
403. Shamay-Tsoory SG, Lester H, Chisin R, et al. The neural correlates of understanding the other's distress: a positron emission tomography investigation of accurate empathy. Neuro-image. 2005; 27(2): 468–472.
404. Levenson RW, Ruef AM. Empathy: a physiological substrate. J Pers Soc Psychol. 1992; 63(2): 234–246.
405. Gottman JM, Levenson RW. A valid procedure for obtaining self-report of affect in marital interaction. J Consult Clin Psychol. 1985; 53(2): 151–160.
406. Halpern J. Empathy: using resonance emotions in the service of curiosity. In , Spiro, H., Cunen, M., Peschel, E., et, al., editors. Empathy and the practice of medicine: beyond pills and scalpel. New Haven, CT: Yale University Press; 1993. pp. 160–173.
407. Rizzolatti G, Craighero L. The mirror-neuron system. Ann Rev Neurosci. 2004; 27: 169–192.
408. Carr L, Iacoboni M, Dubeau MC, et al. Neural mechanisms of empathy in humans: a relay from neural systems for imitation to limbic areas. Proc Natl Acad Sci USA. 2003; 100(9): 5497–5502.
409. Kelley JM, Kraft-Todd G, Schapira L, et al. The influence of the patient-clinician relationship on healthcare outcomes: a systematic review and meta-analysis of randomized controlled trials. PLoS ONE. 2014; 9(4): e94207.
410. Griffin SJ, Kinmonth AL, Veltman MW, et al. Effect on health-related outcomes of interventions to alter the interaction between patients and practitioners: a systematic review of trials. Ann Fam Med. 2004; 2(6): 595–608.
411. Stewart M, Brown JB, Donner A, et al. The impact of patient-centered care on outcomes. J Fam Pract. 2000; 49(9): 796–804.
412. Carey TS, Motyka TM, Garrett JM, et al. Do osteopathic physicians differ in patient interaction from allopathic physicians? An empirically derived approach. J Am Osteopath Assoc. 2003; 103(7): 313–318.
413. Leach J, Cross V, Fawkes C, et al. Investigating osteopathic patients' expectations of osteopathic care: the OPEn project. Research Report, University of Brighton, May 2011.
414. Loeser J, Turk DC. Multidisciplinary pain management. In , Loeser, J.D., Butler, S.D., Chapman, C.R., et, al., editors. Bonica's management of pain. 3rd ed. Baltimore, MD: Williams and Wilkins; 2001. pp. 2069–2079.
415. Pergolizzi J, Ahlbeck K, Aldington D, et al. The development of chronic pain: physiological CHANGE necessitates a multidisciplinary approach to treatment. Curr Med Res Opin. 2013; 29(9): 1127–1135.
416. Hildebrandt J, Pfingsten M, Franz C, et al. Multi-disciplinary treatment program for chronic low back pain, part 1: Overview [Article in German]. Schmerz. 1996; 26;10(4): 190–203.
417. Kim MM, Barnato AE, Angus DC, et al. The effect of multidisciplinary care teams on intensive care unit mortality. Arch Intern Med. 2010; 170(4): 369–376.
418. Lang E, Liebig K, Kastner S, et al. Multidisciplinary rehabilitation versus usual care for chronic low back pain in the community: effects on quality of life. Spine J. 2003; 3(4): 270–276.
419. Flor H, Fydrich T, Turk D. Efficacy of multidisciplinary pain treatment center: a meta-analytic review. Pain. 1992; 49(2): 221–230.
420. Golden BA. A multidisciplinary approach to non-pharmacologic pain management. J A Osteopath Assoc. 2002; 102 (9 Suppl 3): S1–5.
421. Hamberg K, Johansson E, Lindgren G, et al. The impact of marital relationship on the rehabilitation process in a group of women with long-term musculoskeletal disorders. Scand J Soc Med. 1997; 25(1): 17–25.
422. Kiecolt-Glaser JK, Newton TL. Marriage and health: his and hers. Psychol Bull. 2001; 127(4): 472–503.
423. Kiecolt-Glaser JK, Gouin JP, Hantsoo L. Close relationships inflammation and health. Neurosci Biobehav Rev. 2010; 35(1): 33–38.
424. Steen E, Haugli L. From pain to self-awareness – a qualitative analysis of the significance of group participation for persons with chronic musculoskeletal pain. Patient Educ Couns. 2001; 42(1): 35–46.
425. Spiegel D, Bloom JR, Kraemer HC, et al. Effect of psychosocial treatment on survival of patients with metastatic breast cancer. Lancet. 1989; 2(8668): 888–891.
426. Fawzy FI, Fawzy NW, Hyun CS, et al. Malignant melanoma: effects of early structured psychiatric intervention coping and affective state on recurrence and survival 6 years later. Arch Gen Psychiatry. 1993; 50(9): 681–689.
427. Leo RJ. Concise guide to pain management for psychiatrists. Arlington, VA: American Psychiatric; 2003.
428. Blair SN, Kohl WH, Paffenbarger RC Jr. Physical fitness and all-cause mortality. A prospective study of healthy men and women. JAMA. 1989; 262(17): 2395-2401.

429. Blair SN, Horton E, Leon AS, et al. Physical activity, nutrition and chronic disease. Med Sci Sports Exerc. 1996; 28(3): 335–349.
430. Bouchard C, Shephard RJ, Stephens T, editors. Physical activity fitness and health: international proceedings and consensus statement. Champaign, IL: Human Kinetics; 1994.
431. Ribeiro F, Oliveira J. Aging effects on joint proprioception: the role of physical activity in proprioception preservation. Eur Rev Aging Phys Act. 2007; 4(2): 71–76.
432. Jola C, Davis A, Haggard P. Proprioceptive integration and body representation: insights into dancers' expertise. Exp Brain Res. 2011; 213(2-3): 257–265.
433. Simpson RJ, Lowder TW, Spielmann G, et al. Exercise and the aging immune system. Ageing Res Rev. 2012; 11(3): 404–420.
434. Perna FM, Schneiderman N, LaPerriere A. Psychological stress exercise and immunity. Int J Sports Med. 1997; 18(Suppl 1): S78–83.
435. Drake DA. A longitudinal study of physical activity and breast cancer prediction. Cancer Nurs. 2001; 24(5): 371–377.
436. Shephard RJ. Exercise and cancer: linkages with obesity? Crit Rev Food Sci Nutr. 1996; 36(4): 321–339.
437. Rosenwinkel ET, Bloomfield DM, Arwady MA, et al. Exercise and autonomic function in health and cardiovascular disease. Cardiol Clin. 2001; 19(3): 369–387.
438. Anshel M. Coping styles among adolescent competitive athletes. J Soc Psychol. 1996; 136(3): 311–323.
439. Agudelo LZ, Femenía T, Orhan F, et al. Skeletal muscle PGC-1α1 modulates kynurenine metabolism and mediates resilience to stress-induced depression. Cell. 2014; 159(1): 33–45.
440. Liu J. Irisin as an exercise-stimulated hormone binding crosstalk between organs. Eur Rev Med Pharmacol Sci. 2015; 19(2): 316–321.
441. DiGiovanni BF, Nawoczenski DA, Malay DP, et al. Plantar fascia-specific stretching exercise improves outcomes in patients with chronic plantar fasciitis. A prospective clinical trial with two-year follow-up. J Bone Joint Surg Am. 2006; 88(8): 1775–1781.
442. Ronen N, Livne E, Gross B. Oxidative damage in rat tissue following excessive L-tryptophan and atherogenic diets. Adv Exp Med Biol. 1999; 467: 497–505.
443. Gómez Candela C, Bermejo López LM, Loria Kohen V. Importance of a balanced omega 6 / omega 3 ratio for the maintenance of health: nutritional recommendations. Nutr Hosp. 2011; 26(2): 323–329.
444. Simopoulos AP. Omega-6 / omega-3 essential fatty acids: biological effects. World Rev Nutr Diet. 2009; 99: 1–16.
445. James MJ, Cleland LG. Dietary n-3 fatty acids and therapy for rheumatoid arthritis. Semin Arthritis Rheum. 1997; 27(2): 85–97.
446. Marcason W. What is the anti-inflammatory diet? J Am Diet Assoc. 2010; 110(11): 1780.
447. Pomari E, Stefanon B, Colitti M. Effect of plant extracts on H2O2-induced inflammatory gene expression in macrophages. J Inflamm Res. 2014; 7: 103–112.
448. Kris-Etherton PM, Harris WS, Appel LJ. Fish consumption fish oil omega-3 fatty acids and cardiovascular disease. Circulation. 2002; 106(21): 2747–2757.
449. Tapsell LC, Hemphill I, Cobiac L, et al. Health benefits of herbs and spices: the past the present, the future. Med J Aust. 2006; 21; 185(4 Suppl): S4–24.
450. Yadav VR, Prasad S, Sung B, et al. The role of chalcones in suppression of NF-kB-mediated inflammation and cancer. Int Immunopharmacol. 2011; 11(3): 295–309.
451. Ragle RL, Sawitzke AD. Nutraceuticals in the management of osteoarthritis: a critical review. Drugs Aging. 2012; 29(9): 717–731.
452. Akhtar N, Haqqi TM. Current nutraceuticals in the management of osteoarthritis: a review. Ther Adv Musculoskelet Dis. 2012; 4(3): 181–207.
453. Torri E, Lemos M, Caliari V, et al. Antiinflammatory and antinociceptive properties of blueberry extract (Vaccinium corymbosum). J Pharm Pharmacol. 2007; 59(4): 591–596.
454. Gorski F, Corrêa CR, Filho VC, et al. Potent anti-nociceptive activity of a hydroalcoholic extract of Phyllanthus corcovadensis. J Pharm Pharmacol. 1993; 45(12): 1046–1049.
455. World Health Organization (WHO). Smoking statistics fact sheet. Geneva: WHO; 2002.
456. Eckhardt L, Woodruff SI, Elder JP. Related effectiveness of continued lapsed and delayed smoking prevention intervention in senior high school students. Am J Health Promot. 1997; 11(6): 418-421.
457. Brandon TH. Behavioral tobacco cessation treatments: yesterday's news or tomorrow's headlines? J Clin Oncol. 2001; 19(18 Suppl): 64S–68S.
458. Coleman T. Smoking cessation: integrating recent advances into clinical practice. Thorax 1988; 56(7): 579-582.
459. Kottke TE Battista RN DeFriese et al. Attributes of successful smoking cessation interventions in medical practice A metaanalysis of 39 controlled trials JAMA. 2001; 259(19): 2883-2889.
460. Fleming MF, Mundt MP, French MT, et al. Brief physician advice for problem drinkers: long-term efficacy and benefit-cost analysis. Alcohol Clin Exp Res. 2002; 26(1): 36-43.
461. Whitclock EP, Green CA, Polen MR, et al. Behavioral counseling interventions in primary care to reduce risky / harmful alcohol use systematic evidence review. Rockville, MD: Agency for Healthcare Research and Quality; 2004.
462. Metz JA, Kris-Etherton PM, Morris CD, et al. Dietary compliance and cardiovascular risk reduction with a

prepared meal plan compared with a self-selected diet. Am J Clin Nutr. 1997; 66(2): 373-385.
463. Fitzgibbon ML, Stolley MR, Avellone ME, et al. Involving parents in cancer risk reduction: a program for Hispanic American families. Health Psychol. 1996; 15(6): 413-422.
464. Sivertsen B, Omvik S, Pallesen S, et al. Cognitive behavioral therapy vs zopiclone for treatment of chronic primary insomnia in older adults: a randomized controlled trial. JAMA. 2006; 295(24): 2851-2858.
465. Morgenthaler T, Kramer M, Alessi C, et al. Practice parameters for the psychological and behavioral treatment of insomnia: an update. An American Academy of Sleep Medicine report. Sleep. 2006; 29(11): 1415-1419.
466. vanTulder MW, Ostelo R, Vlaeyen JW, et al. Behavioral treatment for chronic low back pain: a systematic review within the framework of the Cochrane Back Review Group. Spine. 2001; 26(3): 270-281.
467. Morley S, Eccleston C, Williams A. Systematic review and meta-analysis of randomized controlled trials of cognitive behavior therapy for chronic pain in adults excluding headache. Pain. 1999; 80(1-2): 1-13.
468. Scott J, Gade G, McKenzie M, et al. Cooperative health care clinics: a group approach to individual care. Geriatrics. 1998; 53(5): 68-70.
469. Chrousos G. Neuroendocrine and immune crosstalk. Ann NY Acad Sci New York; 2006.
470. Pert CB. Molecules of emotion: why you feel the way you feel. London: Simon and Schuster; 1997. p. 143.
471. Futterman AD, Kemeny ME, Shapiro D, et al. Immunological variability associated with experimentally induced positive and negative affective states. Psychol Med. 1992; 22(1): 231-238.
472. Calabrese JR, Kling M, Gold PW. Alterations in immunocompetence during stress bereavement and depression: focus on neuroendocrine regulation. Am J Psychiatry. 1987; 144(9): 1123-1134.
473. LeDoux JE. Emotion circuits in the brain. Annu Rev Neurosci. 2000; 23: 155-184.
474. Damasio AR. Descartes' error – emotion, reason and the human brain. New York: Quill; 1994.
475. Marques-Deak A, Cizza G, Sternberg E. Brain-immune interactions and disease susceptibility. Mol Psychiatry. 2005; 10(10): 972.
476. Hamel E. Perivascular nerves and the regulation of cerebro-vascular tone. J Appl Physiol. 2006; 100(3): 1059-1064.
477. Golanov EV, Yamamoto S, Reis DJ. Spontaneous waves of cerebral blood flow associated with a pattern of electro-cortical activity. Am J Physiol. 1994; 266(1/2): R204-214.
478. Tscharnuter I. Clinical application of dynamic theory concepts according to Tscharnuter Akademie for Movement Organization (TAMO) therapy. Pediatr Phys Ther. 2002; 14(1): 29-37.
479. Adler MW, Geller EB, Chen X, et al. Viewing chemokines as a third major system of communication in the brain. AAPS J. 2006; 7(4): E865-870.
480. Felten DL, Felten SY, Bellinger DL, et al. Noradrenergic sympathetic neural interactions with the immune system: structure and function. Immunol Rev. 1987; 100: 225-260.
481. Plotkin BJ, Rodos JJ, Kappler R, et al. Adjunctive osteopathic manipulative treatment in women with depression: a pilot study. J Am Osteopath Assoc. 2001; 101(9): 517-523.
482. Stefano GB, Goumon Y, Bilfinger TV, et al. Basal nitric oxide limits immune nervous and cardiovascular excitation: human endothelia express a mu opiate receptor. Prog Neurobiol. 2000; 60(6): 513-530.
483. Salamon E, Zhu W, Stefano GB. Nitric oxide as a possible mechanism for understanding the therapeutic effects of osteopathic manipulative medicine (Review). Int J Mol Med. 2004; 14(3): 443-449.
484. Overberger R, Hoyt JA, Daghigh F, et al. Comparing changes in serum nitric oxide levels and heart rate after osteopathic manipulative treatment (OMT) using the Dalrymple pedal pump to changes measured after active exercise. J Am Osteopath Assoc. 2009; 109(1): 41-42.
485. Dodd JG, Good MM, Nguyen TL, et al. In vitro biophysical strain model for understanding mechanisms of osteopathic manipulative treatment. J Am Osteopath Assoc. 2006; 106(3): 157-166.
486. Cao TV, Hicks MR, Standley PR. In vitro biomechanical strain regulation of fibroblast wound healing. J Am Osteopath Assoc. 2013; 113(11): 806-818.
487. Bokhari AR, Murrell GA. The role of nitric oxide in tendon healing. J Shoulder Elbow Surg. 2012; 21(2): 238-244.
488. Garthwaite J. Concepts of neural nitric oxide-mediated transmission. Eur J Neurosci. 2008; 27(11): 2783-2802.
489. Wink DA, Hines HB, Cheng RY, et al. Nitric oxide and redox mechanisms in the immune response. J Leukoc Biol. 2011; 89(6): 873-891.
490. Stefano GB, Ottaviani E. The biochemical substrate of nitric oxide signaling is present in primitive non-cognitive organisms. Brain Res. 2002; 924(1): 82-89.
491. Kotlo KU, Rasenick MM, Danziger RS. Evidence for cross-talk between atrial natriuretic peptide and nitric oxide receptors. Mol Cell Biochem. 2010; 338(1-2): 183-189.
492. McPartland JM, Giuffrida A, King J, et al. Cannabimimetic effects of osteopathic manipulative treatment. J Am Osteopath Assoc. 2005; 105(6): 283-291.
493. McPartland JM. Expression of the endocannabinoid system in fibroblasts and myofascial tissues. J Bodyw Mov Ther. 2008; 12(2): 169-182.
494. Degenhardt BF, Darmani NA, Johnson JC, et al. Role of osteopathic manipulative treatment in altering pain bio-markers: a pilot study. J Am Osteopath Assoc. 2007; 107(9): 387-400.

495. McPartland JM. The endocannabinoid system: an osteopathic perspective. J Am Osteopath Assoc. 2008; 108(10): 586-600.
496. Ralevic V, Kendall DA, Randall MD, et al. Cannabinoid modulation of sensory neurotransmission via cannabinoid and vanilloid receptors: roles in regulation of cardiovascular function. Life Sci. 2002; 71(22): 2577-2594.
497. Deutsch DG, Goligorsky MS, Schmid PC, et al. Production and physiological actions of anandamide in the vasculature of the rat kidney. J Clin Invest. 1997; 100(6): 1538-1546.
498. Stefano GB, Esch T, Cadet P, et al. Endocannabinoids as autoregulatory signaling molecules: coupling to nitric oxide and a possible association with the relaxation response. Med Sci Monit. 2003; 9(4): RA63-75.
499. Lucas N. To what should we attribute the effects of OMT? Int J Osteopath Med. 2005; 8(4): 121-123.
500. Carlino E, Pollo A, Benedetti F. Placebo analgesia and beyond: a melting pot of concepts and ideas for neuroscience. Curr Opin Anaesthesiol. 2011; 24(5): 540-544.
501. Greene CS, Goddard G, Macaluso GM, et al. Topical review: placebo responses and therapeutic responses. How are they related? J Orofac Pain. 2009; 23(2): 93-107.
502. Faria V, Fredrikson M, Furmark T. Imaging the placebo response: a neurofunctional review. Eur Neuropsychopharmacol. 2008; 18(7): 473-485.
503. Damasio AR. Looking for Spinoza. Joy, sorrow and the feeling brain. Orlando: Harcourt; 2003.
504. Pacheco-López G, Engler H, Niemi MB, et al. Expectations and associations that heal: immunomodulatory placebo effects and its neurobiology. Brain Behav Immun. 2006; 20(5): 430-446.
505. Price DD, Finniss DG, Benedetti F. A comprehensive review of the placebo effect: recent advances and current thought. Annu Rev Psychol. 2008; 59: 565-590.
506. Koshi EB, Short CA. Placebo theory and its implications for research and clinical practice: a review of the recent literature. Pain Pract. 2007; 7(1): 4-20.
507. Marchand S, Gaumond I. Placebo and nocebo: how to enhance therapies and avoid. unintended sabotage to pain treatment. Pain Manag. 2013; 3(4): 285-294.
508. Kaptchuk TJ. The placebo effect in alternative medicine: can the performance of a healing ritual have clinical significance? Ann Intern Med. 2002; 4;136(11): 817-825.
509. Lindgren L, Westling G, Brulin C, et al. Pleasant human touch is represented in pregenual anterior cingulate cortex. Neuroimage. 2012; 59(4): 3427-3432.
510. Nadler SF. Nonpharmacologic management of pain. J Am Osteopath Assoc. 2004; 104(11 Suppl 8): S6-12.
511. Rapaport MH, Schettler P, Bresee C. A preliminary study of the effects of a single session of Swedish massage on hypothalamic-pituitary-adrenal and immune function in normal individuals. J Altern Complement Med. 2010; 16(10): 1079-1088.
512. Rapaport MH, Schettler P, Bresee C. A preliminary study of the effects of repeated massage on hypothalamic-pituitary-adrenal and immune function in healthy individuals: a study of mechanisms of action and dosage. J Altern Complement Med. 2012; 18(8): 789-797.
513. Morhenn V, Beavin LE, Zak PJ. Massage increases oxytocin and reduces adrenocorticotropin hormone in humans. Altern Ther Health Med. 2012; 18(6): 11-18.
514. Henderson AT, Fisher JF, Blair J. Effects of rib raising on the autonomic nervous system: a pilot study using non-invasive biomarkers. J Am Osteopath Assoc. 2010; 110(6): 324-330.
515. Lund I, Ge Y, Yu LC, et al. Repeated massage-like stimulation induces long-term effects on nociception: contribution of oxytocinergic mechanisms. Eur J Neurosci 2002; 16(2): 330-338.
516. Lieberwirth C, Wang Z. Social bonding: regulation by neuropeptides. Front Neurosci. 2014; 8: 171.
517. Fernández-Pérez AM, Peralta-Ramírez MI, Pilat A, et al. Effects of myofascial induction techniques on physiologic and psychologic parameters: a randomized controlled trial. J Altern Complement Med. 2008; 14(7): 807-811.
518. Henley CE, Ivins D, Mills M, et al. Osteopathic manipulative treatment and its relationship to autonomic nervous system activity as demonstrated by heart rate variability: a repeated measures study. Osteopathic Med Prim Care. 2008; 5;2: 7.
519. Lombardini R, Marchesi S, Collebrusco L, et al. The use of osteopathic manipulative treatment as adjuvant therapy in patients with peripheral arterial disease. Man Ther. 2009; 14(4): 439-443.
520. Lindgren L, Rundgren S, Winso O, et al. Physiological responses to touch massage in healthy volunteers. Auton Neurosci. 2010; 158(1-2): 105-110.
521. Hatayama T, Kitamura S, Tamura C, et al. The facial massage reduced anxiety and negative mood status and increased sympathetic nervous activity. Biomed Res. 2008; 29(6): 317-320.
522. Toro-Velasco C, Arroyo-Morales M, Fernández-de-Las-Peñas C, et al. Short-term effects of manual therapy on heart rate variability mood state and pressure pain sensitivity in patients with chronic tension-type headache: a pilot study. J Manipulative Physiol Ther. 2009; 32(7): 527-535.
523. Queré N, Noël E, Lieutaud A, et al. Fasciatherapy combined with pulsology touch induces changes in blood turbulence potentially beneficial for vascular endothelium. J Bodyw Mov Ther. 2009; 13(3): 239-245.
524. Shi X, Rehrer S, Prajapati P, et al. Effect of cranial osteopathic manipulative medicine on cerebral tissue oxygenation. J Am Osteopath Assoc. 2011; 111(12): 660-666.

525. Craig AD. How do you feel? Interoception: the sense of the physiological condition of the body. Nat Rev Neurosci. 2002; 3(8): 655-666.
526. Björnsdotter M, Morrison I, Olausson H. Feeling good: on the role of C fiber mediated touch in interoception. Exp Brain Res. 2010; 207(3-4): 149-155.
527. Olausson H, Wessberg J, Morrison I, et al. The neurophysiology of unmyelinated tactile afferents. Neurosci Biobehav Rev. 2010; 34(2): 185-191.
528. Bialosky JE, Bishop MD, Price DD, et al. The mechanisms of manual therapy in the treatment of musculo-skeletal pain: a comprehensive model. Man Ther. 2009; 14(5): 531-538.
529. Simmonds N, Miller P, Gemmell H. A theoretical framework for the role of fascia in manual therapy. J Bodyw Mov Ther. 2012; 16(1): 83-93.
530. Rolls ET. The functions of the orbitofrontal cortex. Brain Cogn. 2004; 55(1): 11-29.
531. Ribera d'Alcalà C, Webster DG, Esteves JE. Interoception body awareness and chronic pain: results from a case-control study. Int J Osteopath Med. 2014 (in press).
532. World Health Organization (WHO). The Ottawa charter for health promotion. Ottawa, Ontario: WHO; 1986.
533. Dahlgren G, Whitehead M. Policies and strategies to promote social equity in health. Stockholm: Institute for Futures Studies; 1991.
534. Orth-Gomer K. International epidemiological evidence for a relationship between social supper and cardiovascular diseases. In , Shumaker, S.A., Czajkowski, S.M., editors. Social parameters: a randomized controlled trial. J Altern Complement Med. 2008; 14(7): 807-811.
535. Sternberg EM, Gold PW. The mind-body interaction in disease. Sci Am. 1997; 7(1): 8-15.
536. Badura B. What is and what determines health? In , Laaser, U., de Leeuw, E., Stock Chr, editors. Scientific foundations for a public health policy in Europe. Weinheim, München: Juventa; 1995. pp. 80-88.
537. Faggiano F, Versino E, Lemma P. Decennial trends of social differentials in smoking habits in Italy. Cancer Causes Control. 2001; 12(7): 665-671.
538. McKenzie JF, Neiger B, Smeltzer JL. Planning, implementing and evaluating health promotion programs: a primer. 4th ed. San Francisco, CA: Pearson Benjamin Cummings; 2005.
539. Prinsen JK, Hensel KL, Snow RJ. Response: observational study demonstrates that OMT is associated with reduced analgesic prescribing and fewer missed work days. J Am Osteopath Assoc. 2014; 114(7): 530-531.
540. Prinsen JK, Hensel KL, Snow RJ. OMT associated with reduced analgesic prescribing and fewer missed work days in patients with low back pain: an observational study. J Am Osteopath Assoc. 2014; 114(2): 90-98.
541. Goff MB, Nelson MA, Deighton MM, et al. Pain management and osteopathic manipulative medicine in the Army: new opportunities for the osteopathic medical profession. J Am Osteopath Assoc. 2011; 111(5): 331-334.
542. Ross EM, Darracq MA. Complementary and alternative medicine practices in military personnel and families presenting to a military emergency department. Mil Med. 2015; 180(3): 350-354.
543. Cruser DA, Maurer D, Hensel K, et al. A randomized controlled trial of osteopathic manipulative treatment for acute low back pain in active duty military personnel. J Man Manip Ther. 2012; 20(1): 5-15.
544. Coupet S, Howell JD, Ross-Lee B. An international health elective in Haiti: a case for osteopathic medicine. J Am Osteopath Assoc. 2013; 113(6): 484-489.
545. http://divinityfoundationcom/.
546. http://wwwfurahait/.
547. http://osteopathywithoutborderscom/.
548. Rifkin J. La civiltà dell'empatia. La corsa verso la coscienza globale nel mondo in crisi. Milano: Mondadori; 2010.
549. Keefe FJ, Rumble ME, Scipio CD, et al. Psychological aspects of persistent pain: current state of the science. J Pain. 2004; 5(4): 195-211.
550. Licciardone JC, Brimhall AK, King LN. Osteopathic manipulative treatment for low back pain: a systematic review and metaanalysis of randomized controlled trials. BMC Musculoskelet Disord. 2005; 6: 43.
551. Stanton DF, Dutes JC. Chronic pain and the chronic pain syndrome: the usefulness of manipulation and behavioral interventions. Phys Med Rehabil Clin North Am. 1996; 7: 863-875.
552. Petrie KJ, Müller JT, Schirmbeck F, et al. Effect of providing information about normal test results on patients' reassurance: randomized controlled trial. BMJ. 2007; 334(7589): 352.
553. Burton AK, Waddell G, Tillotson KM, et al. Information and advice to patients with back pain can have a positive effect: a randomized support and cardiovascular diseases. New York: Plenum Press; 1994. pp. 97-117.
554. Roberts L, Little P, Chapman J, et al. The back home trial: general practitioner supported leaflets may change back pain behavior. 2002; 27(17): 1821-1828.
555. Friedrich M, Gittler G, Arendasy M, et al. Long term effect of a combined exercise and motivational program on the level of disability of patients with chronic low back pain. Spine. 2005; 30(9): 995-1000.
556. Gimpel C, von Scheidt C, Jose G, et al. Changes and interactions of flourishing mindfulness, sense of coherence and quality of life in patients of a mind-body medicine outpatient clinic. Forsch Komplement Med. 2014; 21(3): 154-162.
557. Thomson OP, Petty NJ, Ramage CM, et al. Qualitative research: exploring the multiple perspectives of osteopathy. Int J Osteopath Med. 2011; 14(3): 116-124.
558. Foster N, Pincus T, Underwood M, et al. Understanding the process of care for musculoskeletal conditions and why a biomedical approach is inadequate. Rheumatology. 2003; 42(3): 401-404.

KAPITEL

9

Paolo Tozzi

Auswahl und Integration der Modelle in die osteopathische Behandlung

ÜBERBLICK

Dieses Kapitel will Leitlinien für die Planung und Durchführung einer osteopathischen Behandlung vermitteln, die auf Grundlage der diagnostischen Befunde mit integrierter Anwendung der fünf Modelle erfolgt und den Fokus spezifisch auf die Gesamtperson richtet. Ziel ist es, für jede Phase dieses komplexen, multidimensionalen, dynamischen und flexiblen Entscheidungsprozesses die Schritte zur Anpassung an die individuellen Bedürfnisse und Ressourcen der Patienten zu skizzieren. Es ist immer möglich und sogar nötig, das Vorgehen zu ändern, wenn neue Aspekte im Laufe der Behandlung eine andere Strategie geeigneter erscheinen lassen. So kann der Therapeut flexibel reagieren und nach genauer Abwägung von Nutzen und Risiken die personalisierte Durchführung der Behandlung planen. Obwohl die fünf Modelle einen wertvollen Beitrag leisten können, sind sie nur einer von vielen Bestandteilen der konkreten Therapie.

Da sie an mehreren kritischen Stellen integriert werden müssen, ändern sich zwangsläufig Methoden, Zeitplan und Dosierung ihrer Anwendung. Zu den zahlreichen Einflüssen auf den Behandlungsverlauf gehören persönliche Faktoren des Therapeuten bzw. Patienten und kontextbezogene Faktoren wie die Gestaltung der therapeutischen Beziehung zwischen ihnen. Das setzt auf Seiten des Therapeuten wissenschaftliche Kenntnisse, technisches Können (Skills), klinische Erfahrung und berufliche Kompetenz voraus, damit er seine Patienten von Beginn an individuell betreuen und auch nach der Entlassung noch durch Langzeit-Nachsorge unterstützen und bestärken kann. An diesem Prozess sollten sich die Patienten aktiv beteiligen, d.h. mit der richtigen Motivation alle Anweisungen, die zur Wiederherstellung, Erhaltung und Förderung ihrer Gesundheit nötig sind, befolgen.

Information, Aufklärung, Beratung, Betreuung, familiäre und soziale Unterstützung sind Grunderfordernisse, um die Therapieziele zu erreichen. Für einen multidimensionalen, individualisierten Behandlungsansatz ist in den meisten Fällen eine interdisziplinäre Zusammenarbeit erfahrener Fachleute erforderlich, damit jeder Aspekt Berücksichtigung findet, die Homöostase gefördert und der Gefahr von Rückfällen vorgebeugt wird. Das große Ziel bleibt, die eigenen Ressourcen der Patienten so zu stärken, dass sie schließlich autonom und unabhängig für ihr körperliches, seelisches und soziales Wohlbefinden sorgen können, ohne fremder Hilfe zu bedürfen.

9.1 Einleitung

Osteopathische Behandlungskonzepte postulieren, dass sich physisch-psychisch-geistige Ausdrucksformen von Patienten durch personenzentrierte Interventionen in vollem Umfang erfassen lassen und ihre inhärente Selbstregulierungsfähigkeit gefördert wird, und zwar vor allem über das Muskel-Skelett-System [1]. Diese Vorstellung haben internationale Organisationen [2] inzwischen als wesentliche Grundlage der osteopathischen Ausbildung und Berufsausübung anerkannt [3]. Wie das konkret in der klinischen (Alltags-)Praxis durch persönliche Entscheidungen über das Vorgehen und die Behandlung umgesetzt werden kann, ist jedoch umstritten und ein noch nicht vollständig erforschtes Feld.

In der europäischen Osteopathie gilt die Fähigkeit, ein kohärentes Behandlungskonzept zu formulieren und die Wahl der Technik nach einem kritischen Reflexionsprozess präzise zu begründen, als Grundvoraussetzung für die Berufsausübung [4]. Es ist aber tatsächlich so, dass die Entscheidung über das Wann und Wie der Behandlung weitgehend dem Belieben des Therapeuten überlassen bleibt – mit der „Ausrede", eine individualisierte Behandlung sei einzigartig und nicht auf alle Patienten übertragbar, sie könne daher nicht reproduziert oder durch Anweisungen und Protokolle reglementiert werden. Zweifellos spiegelt das ein Stück weit die Realität und Grundsätze der Osteopathie wider, doch für diejenigen, die sich durch einen komplexen Entscheidungsfindungsprozess bei der Patientenversorgung (Care-taking) navigieren müssen, bedeutet es keine Hilfestellung. Glücklicherweise gibt die klassische osteopathische Literatur eine allgemeine Orientierung zur Lösung des Puzzles der Behandlungsplanung [5], zur Auswahl geeigneter Techniken und anzuwendender Kräfte [6], zu Einflussfaktoren [7] und kritischen Überlegungen, auf die sich die Entscheidung stützen sollte [8].

Auch einige zeitgenössische Autoren haben nützliche Konzepte – für die osteopathische Therapieplanung allgemein [9, 10], für Ansätze, die sich an spezifischen klinischen Bildern orientieren [11], für Interventionen, die sich besonders gut zur Behandlung häufiger systemischer Erkrankungen [12] bzw. für bestimmte Altersgruppen [13] oder einzelne Störungen eignen [14] – mit Angaben zu Indikationen und Kontraindikationen der am häufigsten angewandten osteopathischen Techniken vorgestellt [15]. Trotzdem müssen Therapeuten die Entscheidung letztendlich oft allein aus ihrer klinischen Erfahrung heraus treffen, da die derzeit verfügbaren Informationen fragmentarisch und gelegentlich sogar widersprüchlich sind.

9.2 Therapeutische (Osteopath-Patienten-)Beziehung

Das berufliche Selbstverständnis von Osteopathen wirkt sich zwangsläufig auf ihre klinische Entscheidungsfindung aus. Welche Vorstellungen im Gesundheitsbereich Tätige von ihrem Beruf haben und wie sie die theoretischen Grundlagen subjektiv interpretieren, scheint entscheidend für die Auswahl und Anwendung einer bestimmten Intervention (nach Art und Wirkung) zu sein [16]. So können Therapeuten ein und dieselbe klinische Information verschieden lesen und deuten, weil sie unterschiedliche Auffassungen von ihrem Beruf haben [17] oder den Körper bzw. körperliche Erscheinungen anders interpretieren [18]. Das kann dazu führen, dass sie unterschiedliche Aspekte für relevant halten oder sich für einen unterschiedlichen Therapieansatz und Umgang mit dem Patienten entscheiden.

Eine kürzlich durchgeführte qualitative Studie hat erstmalig ein evidenzbasiertes Modell empfohlen und Faktoren skizziert, die den klinischen Entscheidungsfindungsprozess von Osteopathen und die therapeutische Konsequenz daraus beeinflussen [19]. Die Studie schloss 12 erfahrene Osteopathen ein und zeigte, dass sich drei Arten klinischer Strategien unterscheiden lassen, entsprechend dem Selbstverständnis der Praktizierenden, die sich als Behandelnde, Kommunizierende oder Beratende begriffen.

Im ersten Fall handelt es sich um einen therapeutenzentrierten Ansatz, bei dem der „Behandler“ die völlige Kontrolle und Verantwortlichkeit für den Heilungsprozess übernimmt. Der einzig wahre Protagonist ist hier der Therapeut: Er sieht die Osteopathie als Wissenschaft der Kausalitäten (Ursache-Wirkungs-Beziehungen) und sich selbst als Anatomie- und Biomechanik-Experte, der sich nur mit dem Körper des Patienten befasst, um herauszufinden, was nicht stimmt und vermutlich die Schmerzen auslöst. Danach wird er überwiegend rational-technisch festlegen, wie sich die Ursache des Problems am besten beseitigen lässt.

Bei der kommunikativen Form der therapeutischen Beziehung tauschen sich Therapeut und Patienten gleichberechtigt miteinander aus. Osteopathie wird hier als professionelle Kunst der Anleitung im Heilungsprozess verstanden, in dem beide Partner zusammenarbeiten und ihre geteilten Verantwortlichkeiten aushandeln. In dieser partnerschaftlichen Beziehung ergänzen sich Wissen und Informiertheit des Therapeuten sowie Erwartungen und aktive Beteiligung des Patienten wechselseitig, um die Behandlung bestmöglich zu gestalten. Dieser Pfad ist auf die Person fokussiert und basiert auf Zuhören und Verständnis für die subjektive Wahrnehmung von Krankheit oder Behinderung seitens des Patienten.

Im Fall einer „Berater“-Funktion des Osteopathen ist die therapeutische Beziehung patientenzentriert, denn der Patient betreibt seine Heilung, während der Therapeut ihm hilft. Hier wird Osteopathie als Wissensvermittlung aufgefasst, um Patienten aufzuklären und zu beraten, wie sie besser mit Schmerzen, Krankheiten, Einschränkungen umgehen lernen, und dann in Kenntnis ihrer Ressourcen die Behandlung auswählen können, die ihnen die volle Kontrolle ermöglicht. In diesem Prozess vertraut der Osteopath darauf, dass der Patient mit seiner Unterstützung und nach entsprechender Beratung die Federführung übernehmen und eine informierte Entscheidung treffen kann.

Obwohl es nur eine Pilotstudie war, die einer weitergehenden Untersuchung mit größeren Stichproben bedarf, zeigt sie deutliche Unterschiede zwischen den Teilnehmenden auf. Ihre subjektive

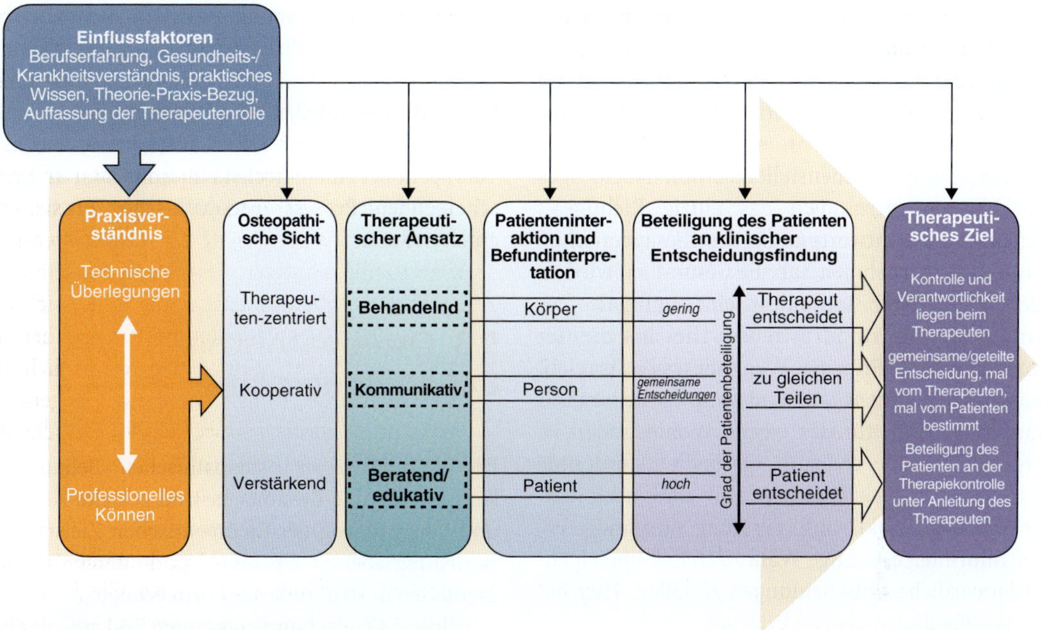

Abb. 9.1 Übersicht über charakteristische Elemente der klinischen Entscheidungsfindung in der Osteopathie (postuliert von Thomson et al. [19]). Zuerst sind Faktoren aufgelistet, die unterschiedliche Auffassungen von der osteopathischen Praxis beeinflussen, aus denen sich ebenso viele unterschiedliche Ansichten zur Osteopathie ableiten. Danach folgen drei therapeutische Ansätze, die hinsichtlich der Patientenbeteiligung und der Therapieziele unterschiedliche Schwerpunkte setzen. Modifiziert nach: Thomson OP, Petty NJ, Moore AP. Clinical decision-making and therapeutic approaches in osteopathy – a qualitative grounded theory study. Man Ther. 2014; 19(1): 44–51.

Auffassung von Theorie und Praxis der Osteopathie hatte großen Einfluss auf die klinische Entscheidungsfindung, Therapieziele und Behandlungstechniken und wirkte sich daher auch auf den Umfang der Interaktion mit Patienten und deren Einbeziehung in den Heilungsprozess aus (➤ Abb. 9.1). Dieses Phänomen, das schon andere Autoren ausführlich diskutiert haben, scheint nicht nur typisch für die Osteopathie zu sein, sondern kommt auch in anderen Berufsgruppen vor [21].

Trotz nationaler und internationaler Bestrebungen, sich auf gemeinsame Grundlagen in Lehre und Ausübung der Osteopathie zu verständigen, scheint es ganz unterschiedliche Theorien und Herangehensweisen zu geben, was eine Vielzahl von Behandlungsformen und -prozessen zur Folge hat. Doch die drei oben beschriebenen Typen können (und sollten vielleicht auch) nach Meinung des Autors gleichzeitig bei einem Osteopathen vorhanden sein. Da sie verschiedene Archetypen des therapeutischen Umgangs und Behandlungsfokus repräsentieren, könnten sie kontextabhängig angewandt werden, um optimale Ergebnisse zu erzielen. Vorstellbar wäre etwa eine osteopathische Behandlung von Patienten im Krankenhaus (z. B. postoperativ), bei schweren kognitiven Defiziten oder pharmakologisch verändertem Bewusstseinszustand.

In diesen Fällen lässt sich natürlich keine aktive Patientenbeteiligung bei Manipulationen oder eine führende Rolle im therapeutischen Prozess erwarten. Deshalb muss der Therapeut vorübergehend die Führung übernehmen und aufgrund seiner klinischen Erfahrung und seines beruflichen Könnens zu entscheiden, welche Techniken anzuwenden sind, um somatische Dysfunktionen zu beheben und die Resilienz zu steigern. Hier hat die Genesung oberste Priorität. Es stimmt allerdings auch, dass eine Behandlung in dieser Form nicht länger als nötig fortgesetzt werden sollte, damit sich keine Abhängigkeit entwickelt und Patienten sich darauf verlassen, dass ihr Therapeut alles wisse und tue, was sie selber bräuchten [22].

Da subjektive Eindrücke und Erwartungen der Patienten ignoriert werden, können sie bestimmte Risiken und ihren allgemeinen Gesundheitszustand nicht selber kontrollieren. Übertragen auf das obige Beispiel heißt das, wenn sie sich klinisch gut stabilisiert und zufriedenstellend erholt haben, ist es möglich – und vermutlich das einzig Richtige –, gemeinsam Verantwortung für den therapeutischen Prozess zu übernehmen, um die Gesundheit wiederherzustellen oder zumindest eine optimale Zustandsbesserung zu anzustreben. Hier hat die Gesundheit oberste Priorität. Wenn dieses Ziel erreicht ist, wird der Patient voll und ganz darin bestärkt (Empowerment), für das eigene Wohlbefinden zu sorgen, indem er auf gesundheitsfördernde Ressourcen zurückzugreifen lernt und nach entsprechender Aufklärung / Beratung imstande ist, eine informierte, richtige Wahl zu treffen und eigenverantwortliche Entscheidungen zu fällen. Hier hat das Wohlbefinden oberste Priorität.

Zusammenfassend müssen unterschiedliche Auffassungen und Anwendungen der Osteopathie nach Meinung des Autors nicht zwangsläufig in Widerspruch zu den Prinzipien und Standards stehen. Vielmehr sollten alle in diesem Bereich Tätigen die verschiedenen Konzepte der Therapeut-Patienten-Beziehung möglichst so gut kennen, dass sie sich bewusst für ein Modell entscheiden und es im therapeutischen Rahmen richtig umsetzen können. Unter Anleitung des kompetenten, erfahrenen Osteopathen wird für jeden Einzelfall die bestgeeignete Behandlungsstrategie ermittelt, wobei sich der Fokus im Entscheidungsfindungsprozess vom Therapeuten zum Patienten verschieben oder auf beiden liegen kann.

Wir möchten nun ein Modell für die Entscheidungsfindung über die osteopathische Behandlung und Weiterbetreuung vorstellen. Es ist ein Versuch, die in dieser Phase wichtigen Informationen, Elemente, Faktoren und Variablen zusammenhängend darzustellen, und liefert ein Grundraster / -schema, an dem sich jeder einzelne Therapeut bei einem höchst empfindlichen und entscheidenden Prozess osteopathischer Praxis orientieren kann.

9.3 Osteopathische Behandlungsplanung

Die Planung einer osteopathischen Behandlung kann durch eine dynamische und gezielte Auswahl und Überprüfung der therapeutischen Zielsetzung, Beziehungsebene, Prozess- und Interventionsmethoden in strukturierter Form erfolgen.

Folgende **Zielsetzungen** können im Laufe der Behandlung verfolgt werden (➤ Abb. 9.2):

- *Kurativ:* zur Krankheitsbehandlung, vollständigen Heilung bzw. Wiederherstellung der Gesundheit geeigneter Lösungsansatz, z. B. bei Infektion, Trauma oder sonstigen Ereignissen mit meist transienten Beschwerden. Priorität haben Symptomlinderung, Beseitigung von Funktionseinschränkungen, Verkürzung der Krankheitsdauer, bei Bedarf auch besseres Ansprechen auf eine medikamentöse Therapie oder notfalls eine Operation zur Normalisierung der physischen und psychischen Gesundheit mit sozialer Einbindung.
- *Konservativ:* bei nicht heil-, aber gut kontrollierbaren Zuständen (Diabetes, Hypertonie) oder um systemische Wirkungen (Krebs, HIV-Infektion) einzudämmen. Viele erbliche, kongenitale,

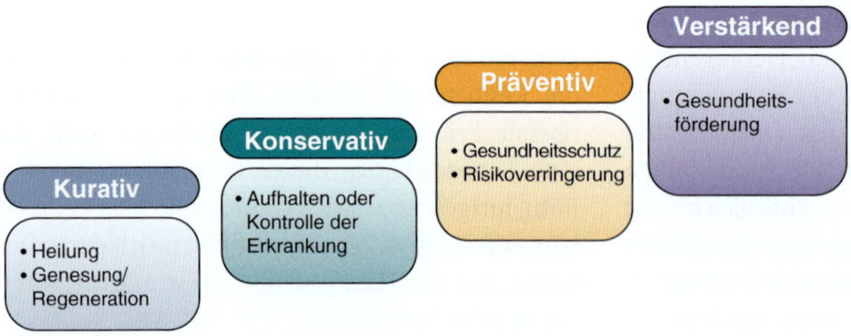

Abb. 9.2 Vier Zielsetzungen bzw. Lösungsstrategien einer osteopathischen Behandlung – von kurativ bis verstärkend

metabolische, Autoimmun- und neoplastische Erkrankungen passen in dieses Bild. Die osteopathische Behandlung dient dazu, die Stärke und Häufigkeit akuter Episoden zu verringern, das Fortschreiten (Progression) der Erkrankung zu verlangsamen, die Wirksamkeit von Arzneimitteln zu steigern und durch Stärkung der Selbstregulierungskräfte die Lebensqualität zu verbessern. Ausschlaggebend für zufriedenstellende Ergebnisse ist oft ein interdisziplinärer Behandlungsansatz, sodass die Patienten bei Bedarf psychologische und andere Hilfe in Anspruch nehmen können, aber immer aktiv und verantwortlich die eigene Gesundheit am therapeutischen Prozess mitwirken (➤ Kap. 8). Dies ist übrigens eine Grundvoraussetzung für alle hier angeführten Ziele.

- *Präventiv:* für Patienten, die keine besonderen Beschwerden haben, aber deswegen nicht unbedingt gesund sind, wenn man Gesundheit als Zustand physischen, psychischen und sozialen Wohlbefindens versteht [23]. Der Fokus liegt daher auf wiederkehrenden Mustern in klinischen (anamnestischen) und körperlichen Untersuchungsbefunden, die auf eine Veranlagung oder Neigung zu bestimmten Störungen hindeuten können. Prävention dient – durch Reduzierung der Risikofaktoren und Auftretenswahrscheinlichkeit – zur Verhütung manifester Erkrankungen und erfüllt somit eine Schutzfunktion. Das Ziel ist, mit allen Mitteln die homöostatischen und adaptiven Fähigkeiten eines Patienten zu fördern, um sein Gesamtzustand zu verbessern bzw. gesund zu erhalten. Hier liegt der Schwerpunkt vor allem auf Beratung und Aufklärung sowie Gewohnheiten des Patienten im sozialen Umfeld.
- *Bestärkung (Empowerment):* Solche Ziele gelten oft als Luxus oder Komfort, den sich nur wenige gönnen, obwohl sie theoretisch allen zur Verfügung stünden. Selbst da, wo sie angeboten und praktiziert werden, nehmen Patienten sie nur selten in Anspruch. Dieser Ansatz will die Gesundheit der Patienten so stärken und unabhängig machen, dass sie am Ende gar keine osteopathische Behandlung mehr benötigen! Dies lässt sich am Beispiel eines Sportlers, der seine Leistungen steigern will, aber auch am Beispiel eines Durchschnittsbürgers verdeutlichen, der sich einfach nur besser fühlen möchte. Es geht um Gesundheitsförderung, wobei jedes therapeutische Handeln auf eine Stärkung des körperlich-geistigen und sozialen Wohlbefindens in allen Facetten abzielt. Das schließt Ernährung und Bewegung ebenso ein wie Arbeitsergonomie, Haltungsgewohnheiten, seelische Gesundheit, Sexualität, Sozialkontakte und Familie, emotionales Gleichgewicht, berufliche Zufriedenheit, Freizeitverhalten, Umweltgesundheit und Spiritualität.
Einige dieser Aspekte stehen auch bei den anderen Zielsetzungen im Fokus, doch besonders Bestärkung (Empowerment) kann zu einem gesunden, stabilen und nachhaltigen Lebensstil beitragen. Ist das erste Ziel erreicht, kann und sollte das weitere Vorgehen an die unter Umständen veränderten Bedingungen angepasst werden. Zeigt sich im Rahmen eines Präventionsprogramms, dass der Patient z. B. unter einem Trauma leidet, wird natürlich seine Heilung angestrebt; und wenn sich der Zustand lediglich unter Kontrolle halten lässt, muss auf einen konservativen Behandlungsansatz umgewechselt werden.
- *Beziehungsfokus:* Hier geht es um die Gestaltung der Therapeut-Patienten-Beziehung [19], die je nach Zielsetzung auf den Osteopathen, den Patienten oder auf beide zentriert sein kann (➤ Abb. 9.3). Ist sie therapeutenzentriert, übernimmt er die Verantwortlichkeit und Kontrolle des therapeutischen Prozesses und wendet die Behandlungsstrategien und Methoden an, die er nach technischen Erwägungen im konkreten Fall für notwendig erachtet. Diese Fokussierung ist nach Meinung des Autors besonders in Fällen indiziert, in denen die Heilung Priorität hat, aber eine Patientenbeteiligung aufgrund der Umstände nicht möglich ist. Beim Therapeut-Patient-zentrierten Ansatz teilen sich beide Protagonisten die Zuständigkeit im Heilungsprozess und stimmen sich bei allen Schritten der klinischen Entscheidungsfindung gemeinsam ab. Der gleichberechtigte Ansatz empfiehlt sich nach Meinung des Autors für Patienten mit angeschlagener Gesundheit, deren Homöostase-Potenzial darauf vertrauen lässt,

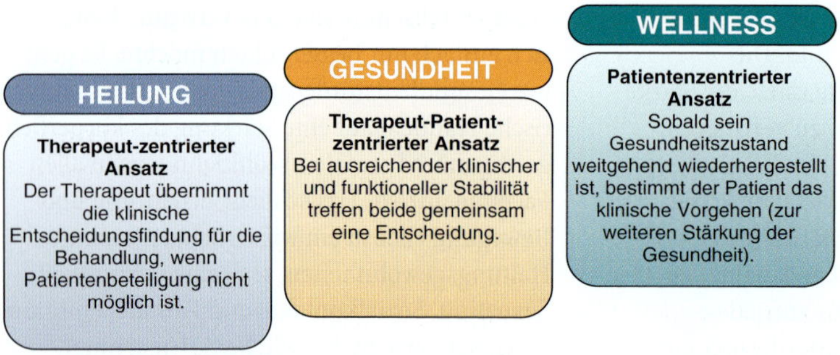

Abb. 9.3 Drei Arten der klinischen Entscheidungsfindung. Die von Thomson et al. [19] beschriebenen Ansätze stellt der Autor hier als osteopathische Interventionsmethoden vor, die jeder Osteopath anwenden kann. Wenn sie je nach Schwere des Krankheitsbilds und Beteiligung des Patienten angepasst werden, lassen sich im Laufe der Behandlung immer höher gesteckte Therapieziele erreichen (Heilung bis Wellness).

dass sie geteilte Verantwortung übernehmen können. Dies ist besonders bei einer konservativen Behandlung angezeigt. Bei einem patientenzentrierten Ansatz liegt der Schwerpunkt auf der Beratung (Edukation), damit Patienten alle Informationen erhalten, die sie zur Entscheidung über Maßnahmen und Durchführung ihrer Behandlung benötigen. Dieser Ansatz eignet sich nach Meinung des Autors besonders für Patienten, die sich gesundheitlich soweit stabilisiert haben, dass sie die volle Kontrolle über ihre salutogenen Ressourcen zur Steigerung ihres allgemeinen Wohlbefindens übernehmen können. Indiziert ist dies vor allem unter präventiven und verstärkenden Aspekten. Wie schon bei der spezifischen Zielsetzung erwähnt, ist eine dynamische Anpassung des Fokus an fortlaufende Veränderungen wichtig.

9.3.1 Therapeutisches Vorgehen

Sobald Therapieziele und Schwerpunkte feststehen, sollte der Therapeut das Vorgehen festlegen. Anhaltspunkte finden sich z. B. bei Korr [24].

- *Korrektur:* Hier ist die Normalisierung eines dysfunktionalen oder pathologischen Zustands das Ziel. In der Osteopathie lässt es sich durch Beheben einer oder mehrerer somatischer Dysfunktionen erreichen. Auf medizinischem Gebiet entspricht dies z. B. der Reposition einer Fraktur oder Luxation.
- *Reparatur:* Hier geht es um die Sicherstellung optimaler Bedingungen für eine spontane Regeneration und Wundheilung (z. B. verletzungs- oder operationsbedingter) organischer Läsionen. In der Osteopathie könnte das bedeuten, für eine gute Gewebedurchblutung und Oxygenierung zu sorgen sowie lokale Spannungen im betroffenen Bereich auszugleichen und neurale Reflexe zu normalisieren. Ein medizinisches Beispiel wäre die Ruhigstellung oder Traktionsbehandlung von Frakturen.
- *Rehabilitation:* Gemeint ist, eine eingeschränkte Funktion soweit wiederherzustellen, dass sich unter den gegebenen Umständen die bestmögliche Leistung erreichen lässt. Das entspricht aus osteopathischer wie medizinischer Sicht z. B. der funktionellen Behandlung einer gebrochenen Gliedmaße mit anschließender Ruhigstellung. In dieser Phase sollten Osteopathen mit physikalischen Medizinern und Physiotherapeuten zusammenarbeiten, um die Gelenkbeweglichkeit wiederherzustellen, Spannungen und / oder Adhäsionen im Gewebe zu normalisieren und die Einschränkung durch andere regionale Funktionen zu verbessern.
- *Umerziehung:* Liegt eine irreversible Funktionseinschränkung vor, weil körperliche und physiologische Voraussetzungen dauerhaft geschädigt sind, müssen neue, alternative Strategien entwickelt werden. Dies betrifft z. B. Patienten mit Hemiplegie oder (Teil-)Amputation einer Gliedmaße. Auch hier ist eine Zusammenarbeit mit Physio- und Beschäftigungstherapeuten sinnvoll und notwendig – um durch Umstrukturieren des Gesamtenergiehaushalts, des autonomen Gleichgewichts, mit besserer Durchblutung und Oxygenierung die körperliche und physiologische Kompensation zu fördern. Entscheidend ist in dieser Phase, die soziale Einbettung des Patienten durch eine Verhaltens-

therapie, die andere und bessere Strategien vermittelt, zu unterstützen.
- *Wiederherstellung:* Wenn eine Funktion nur vorübergehend geschwächt ist, kann sie „restauriert" werden. Dies könnte z. B. die funktionelle Rekonvaleszenz eines Sportlers – mit Rückkehr zu früherer Leistungsstärke – nach einer Atemwegsinfektion betreffen. In diesem Fall hat ein integrierter Ansatz Priorität (Kombination aus biomechanischem, zirkulatorisch-respiratorischem und metabolisch-energetischem Modell).
- *Palliativbehandlung:* Wenn keine Beseitigung der Ursachen, also keine kausale Behandlung möglich ist, dient sie zur Symptomlinderung. Wie bei allen beschriebenen Verfahren kann auch hier ein Plazeboeffekt mitwirken. Doch in den meisten Fällen kommt sie bei Patienten im Endstadium zur Anwendung. Es handelt sich im Wesentlichen um einen systemischen Ansatz zur indirekten Verbesserung der Lebensqualität, der sich auf spirituelle, soziale und psychologische Aspekte fokussiert. Hier spielen behaviorale Ansätze eine entscheidende Rolle, ebenso wie osteopathische Techniken zur Linderung von Schmerzen und anderen Beschwerden und jede Hilfestellung für eine möglichst lange noch aktive Lebensführung der Patienten.

Wie oben erklärt, kann und sollte das gewählte Vorgehen geändert werden, wenn die ursprünglichen Erfordernisse nicht mehr gegeben sind oder neue Befunde im Einzelfall einen Wechsel zu besser geeigneten Verfahren nahelegen. Schließlich sollte auch beachtet werden, dass sich häufig Kombinationen anbieten: z. B. unter kurativer Zielsetzung eine korrigierende und Rehabilitationsbehandlung, unter konservativer Zielsetzung eine Reha- und Palliativbehandlung bzw. zur Prävention und Verstärkung korrigierende und wiederherstellende Ansätze.

9.3.2 Allgemeine Modalitäten

Dies bezieht sich auf die Definition allgemeiner Kriterien einer osteopathischen Intervention für eine individualisierte, genau abgestimmte Behandlung, z. B. mit Festlegung von Anzahl, Häufigkeit und Dauer der Anwendungen.

- *Anzahl:* Wie viele Therapiesitzungen durchgeführt werden (sollten), ergibt sich aus der Zielsetzung und der gewählten Vorgehensweise. Zur kurativen Behandlung kann eine geringe Anzahl von Sitzungen ausreichen, während sie bei konservativer Behandlung unter Berücksichtigung von Faktoren wie Dauer der Erkrankung, finanzielle Mittel usw. variiert.
- *Häufigkeit:* Gemeint sind die Zeitintervalle zwischen den Sitzungen, die sich nach der Schwere der Symptomatik richten. Zur Prävention kann sich die Frequenz z. B. auf einmal jährliche Visiten beschränken, während akute Zustände möglicherweise mehrmals pro Woche kurativ zu behandeln sind. Bei chronischen Zuständen kann eine monatelange Behandlung in regelmäßigen Intervallen nötig sein. In den meisten Fällen hängt die Behandlungsfrequenz auch vom Alter ab: Im Vergleich zu erwachsenen oder älteren Patienten brauchen Kleinkinder eine höhere Behandlungsfrequenz, weil ihre Homöostase-Mechanismen rascher und effizienter ansprechen. Allerdings gilt auch hier wieder, dass in jedem Einzelfall ein individualisiertes Behandlungsprogramm erforderlich ist. Als allgemeine Regel lässt sich sagen, dass jede Behandlung auf den vorhergehenden aufbauen und die Chance für weitere Fortschritte in der nächsten Therapiesitzung vergrößern sollte [5].
- *Dauer:* Anzahl und Häufigkeit der Sitzungen bestimmen darüber, wie lang der komplette Therapiezyklus sein sollte.

9.3.3 Spezifische Komponenten

Diese fließen in die Auswahl der Behandlungsmethoden für die jeweilige Arbeitssitzung ein und umfassen Dosierung, Behandlungsmuster, -tiefe, -technik und Varianten (➤ Abb. 9.4).
- *Dosierung:* Hier geht es um Menge und Qualität des therapeutischen Inputs, d. h. wie viele somatische Dysfunktionen mit welchen Ansätzen behandelt werden sollen, wobei auch die Folgen ihrer Beseitigung für das Gesamtsystem von Körper-Seele-Geist zu berücksichtigen sind. Die Dosierung darf die individuelle physiologische Aufnahmefähigkeit keinesfalls

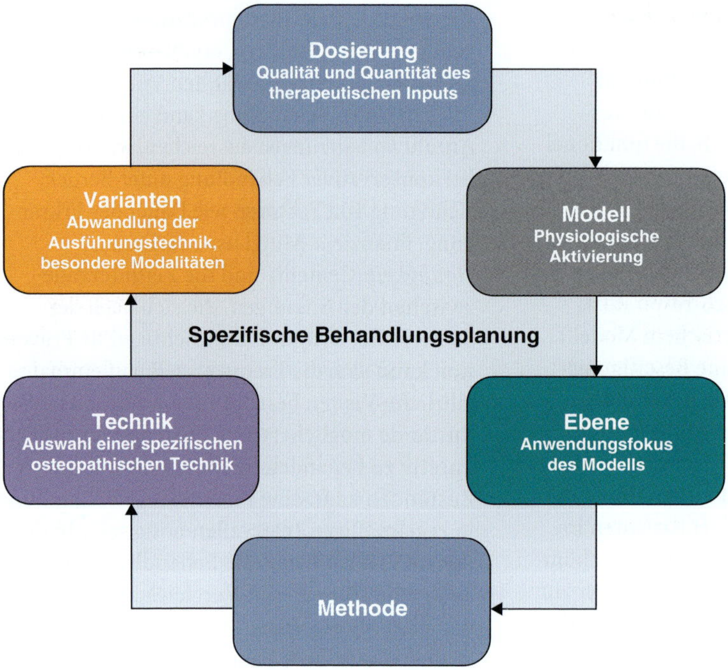

Abb. 9.4 Hauptschritte im Entscheidungsfindungsprozess über die spezifische Form der osteopathischen Behandlung. Beginnend mit der Dosierung geht es weiter mit der Auswahl des bestgeeigneten (biomechanischen bis biopsychosozialen) Modells, seiner Anwendungstiefe / -ebene (lokal bis global), der Methode (strukturell bis biodynamisch) sowie der Technik und verschiedener Durchführungsvarianten.

überfordern, da es sonst zu unerwünschten Reaktionen oder einer Destabilisierung kommt. Im Allgemeinen gilt: Je kranker ein Patient oder adaptiv eingeschränkt ist, desto stärker muss die Dosierung reduziert werden. Bei Kleinkindern und Älteren sind niedrige Dosen zu bevorzugen. Zu beachten ist auch, dass weniger die Anzahl und Dauer der Techniken pro Sitzung die Dosierung bestimmt als vielmehr der therapeutische Input (d. h. Qualität und Menge der beseitigten Dysfunktionen) und die Gewebereaktion darauf. Von der Dosierung kann eine 5-minütige Artikulationstechnik einem 1-sekündigen Recoil entsprechen, wenn beide dieselbe homöostatische Reaktion bewirken bzw. das dysfunktionale System im selben Maße beeinflussen.

- *Modell:* Dieser Aspekt bezieht sich sowohl auf die Auswahl und Anwendung eines der fünf osteopathischen Modelle als auch auf die richtige Stärke der physiologischen Aktivierung unter Berücksichtigung des Patientenzustands. Oft zeigt sich, dass in komplexen Fällen ein integrierter Ansatz aus mehreren Modellen besser geeignet ist, den Heilungsprozess in seiner ganzen Bandbreite zu fördern. Der Leser sei hier auf die jeweiligen Kapitel verwiesen, in denen Indikationen und Anwendungen der einzelnen Modelle ausführlicher beschrieben sind. Zu beachten ist, dass sich jedes Modell auch im Rahmen einer Sitzung auf bestimmte Ziele richtet – die sich dem oben beschriebenen therapeutischen Zyklus zuordnen lassen. wie z. B. die Verbesserung der Gelenkbeweglichkeit im biomechanischen Modell oder die Normalisierung von Kreislauf / Flüssigkeitsströmen im respiratorisch-zirkulatorischen Modell.
- *Tiefe / Ebene:* Bei der Anwendung des jeweiligen Modells kann sich der Fokus in Einklang mit der Dosierung auf unterschiedliche Ebenen richten:
  1. *Lokal:* wenn dysfunktionaler und symptomatischer Bereich übereinstimmen / oder auch nicht (z. B. biomechanisches Modell zur Normalisierung von T4 in ER links)
  2. *Segmental:* bei physiologischer Dysfunktion, z. B. der Leber (neurologisches Modell mit Reflextechniken in Höhe von T7 – T9 und N. vagus)
  3. *Global:* um Auswirkungen der Dysfunktion auf das psychophysische Gleichgewicht des

Patienten zu behandeln (z. B. im Fall einer Pneumonie mit dem respiratorisch-zirkulatorischen Modell das Zwerchfell-Lymphsystem zu reaktivieren).

Wenn die physiologische Reaktionsfähigkeit reduziert ist, verändert sich im Allgemeinen die Funktion bis hin zum Ausfall der Struktur (generelles Adaptationssyndrom). Bevorzugt wird daher eine Steigerung der homöostatischen Kapazität auf globaler Ebene angestrebt. Dies kann mit einem minimalen therapeutischen Input auf lokaler Ebene vereinbar sein, der sich aber im ganzen Körper ausbreitet – wie bei maximalistischen Ansätzen (z. B. GOT [25]), bei denen „der Teil durch das Ganze" behandelt wird.

Zeigt sich bei guten adaptiven Energiereserven eine Dominanz einer einzelnen Struktur gegenüber der Gesamtfunktion (lokales Adaptationssyndrom), ist auch eine lokale Behandlung möglich, die nur auf spezifische dysfunktionale Bereiche einwirkt. Dies kann mit minimalem therapeutischem Input geschehen, wie im Fall minimalistischer Ansätze (z. B. SAT [26] oder mechanische Link-Technik [27]), bei denen „das Ganze durch den Teil" behandelt wird. Zu beachten ist, dass maximalistische Ansätze gewöhnlich einen größeren Zeitaufwand, aber auch kürzere Intervalle zwischen den Sitzungen erfordern, während minimalistische Ansätze zwar weniger Zeit beanspruchen, aber längere Phasen zwischen den Sitzungen nötig sind, damit sich der Körper nach der Behandlung entsprechend anpassen kann.

- *Methode:* Aus einer Vielzahl verfügbarer manueller Methoden wird nun der spezifische osteopathische Ansatz ausgewählt (➤ Kap. 1 für nähere Einzelheiten). Entscheidend für die Wahl der Methode ist in erster Linie, welche Struktur bzw. welches Gewebe behandelt werden soll und welche Wirkung bzw. Ebene der Therapeut erreichen will.
- *Technik:* Dieser Schritt besteht in der gezielten Auswahl einer Technik, die am besten zur Methode und Behandlungsebene des jeweiligen Modells passt. So könnte z. B. im Rahmen des metabolisch-energetischen Modells als kraniosakraler Ansatz auf globaler Ebene eine homöostatische (CV4-)Technik gewählt werden, um die Energieverteilung im ganzen Körper zu normalisieren oder zu optimieren. Im Rahmen des neurologischen Modells könnte z. B. eine Vibration auf segmentaler Ebene oder eine indirekte Technik am Plexus coeliacus angewandt werden, um eine Magenfunktionsstörung zu behandeln.
- *Ausführungsvarianten:* Nach Auswahl der Technik werden Regeln und Varianten ihrer konkreten Anwendung festgelegt, unter anderem:
  - Verwendung von Hilfsmitteln wie Kissen oder Keile, um die Durchführung zu erleichtern. Das kann im weiteren Sinn auch bedeuten, für vierhändige osteopathische Techniken einen zweiten Therapeuten hinzuzuziehen.
  - Position von Patient und Therapeut: Eine Technik lässt sich oft in verschiedenen Positionen anwenden (Rücken-, Bauch-, Seitenlage des Patienten, im Sitzen oder Stehen, mit gebeugten Beinen oder gekreuzten Armen), auch der Therapeut kann variable Positionen einnehmen.
  - Kontakt: Es gibt verschiedene Möglichkeiten, z. B. mit einem oder mehreren Fingern, ein- oder beidhändig, mit der Palmar- oder Volarseite, mit Ellbogen, Knie oder Brustkorb. Auch wenn es gut ist, den Hautkontakt auf ein Minimum zu beschränken, sollte trotzdem eine optimale, sichere und effektive Behandlung gewährleistet sein.
  - Hebel und Drehpunkte: Ein und dieselbe Technik lässt sich oft mit kurzen oder langen Hebelarmen anwenden, mit physikalischen Drehpunkten (auf der Behandlungsliege oder am Körper des Patienten / Therapeuten) oder ganz ohne Drehpunkte wie beim biodynamischen Ansatz. Im Allgemeinen gilt: Je größer der Kraftwand oder die zu überbrückende Entfernung ist, desto eher muss mit langen Hebelarmen gearbeitet werden; kurze Hebel ermöglichen eine bessere Kontrollierbarkeit und Genauigkeit [8]. Manchmal lassen sich beide auch so kombinieren, dass selbst lange Hebel mit Präzision anzuwenden sind.
  - Richtung: Die räumliche Orientierung zur gezielten und wirksamen Anwendung einer Technik in den zulässigen Bewegungsachsen

setzt anatomische und biomechanische Kenntnisse voraus.

- Rhythmus und Geschwindigkeit: Durch diese beiden Variablen können sich Eigenschaften und Effekte einer Technik komplett verändern (das trifft z. B. für viele Oszillations-, Vibrations-, Flüssigkeits- oder Gelenktechniken zu). Allgemein gilt, dass hohe Beschleunigung oder rasche Rhythmen stimulierend wirken und physiologische Prozesse steigern, während geringe Beschleunigung und langsame Rhythmen bestimmte Körperaktivitäten eher hemmen oder verlangsamen. Das kann ein entscheidender Aspekt für die Auswahl der Technik sein: als HVLA-Thrust mit hoher Geschwindigkeit und niedriger Amplitude (high velocity, low amplitude), als HALV mit hoher Amplitude und langsamer Geschwindigkeit oder als federnde Technik mit mittlerer Amplitude und Geschwindigkeit [5].
- Stärke / Intensität: Je nach Bedarf lässt sich eine Technik auch mit variabler Stärke oder Intensität anwenden, um unterschiedliche Gewebereaktionen auszulösen. Die Kraft sollte gerade so stark sein, dass bei minimalem Nebenwirkungsrisiko die gewünschte Gewebereaktion erzielt wird.
- Intention: Das Kernelement bzw. Hauptmerkmal einer Technik ist vermutlich die Intention, mit der sie sich stärker auf ein Gewebe / eine Struktur fokussiert als auf andere; so kann dieselbe Technik komplett unterschiedliche physiologische Reaktionen hervorrufen und ein völlig anderes osteopathisches Modell anzuwenden bedeuten. Eine okzipitofrontale Technik in Rückenlage des Patienten könnte z. B. zur myofaszialen Release-Technik (biomechanisches Modell) mit Schwerpunkt auf Bindegeweben werden; oder zur Balanced-Membranous-Tension-Technik, deren Fokus direkt auf Hypothalamus, Hypophyse und Hirnstamm liegt (metabolisch-energetisches bzw. neurologisches Modell), oder mit der eine ausgeglichenere Zirkulation der Flüssigkeiten, mit Betonung auf der Sinus-venosus-Drainage, bzw. ein Release des Kleinhirnzelts intendiert ist (zirkulatorisch-respiratorisches Modell).
- Gewebebarriere: Manchmal kann die (z. B. myofasziale oder viszerale) Technik selbst unterschiedlich angewandt werden, nämlich (1) als direkte Technik mit Bewegung auf die Barriere zu; (2) als indirekte Technik mit Bewegung weg von der Barriere; (3) als kombinierte Technik mit wechselnder direkter und indirekter Bewegungsrichtung während der Durchführung; (4) als homöostatische Technik ohne Beachtung der Gewebebarriere, um spezifische physiologische Reaktionen zu stimulieren (z. B. CV4-, Lymphtechniken). Bei chronischen somatischen Dysfunktionen sind wegen der starken Wirkung auf fibrosiertes Gewebe meist direkte Techniken zu empfehlen, während für akute somatische Dysfunktionen, die mit empfindlichen, schmerzhaften Schwellungen einhergehen können, indirekte Techniken besser geeignet sind. Für alle Zustände dazwischen kommen kombinierte Techniken in Frage.
- Patientenbeitrag: Bei bestimmten Techniken können die Patienten die Wirkung bzw. Durchführung unterstützen, z. B. (1) durch bewusste Atemmanöver (beim Ein- oder Ausatmen Luft anhalten), Muskelanspannung (isometrische Kontraktion einer Muskelgruppe), Augen-, Zungen-, Kiefer- oder andere Willkürbewegungen; (2) auch unwillkürliche Kräfte (kraniale, Faszien-, Fließ- und bioelektrische Rhythmen) haben ein Homöostasepotenzial, das sich einbeziehen lässt.

Um es noch einmal zu betonen: „Intention" heißt nicht, dass die Technik bestimmend für ein Modell ist, sondern gemeint ist die Intention des Therapeuten, die Durchführung auf eine bestimmte Gewebetiefe zu fokussieren. Durch das Anwenden einer Gelenk- oder Oszillationstechnik kann z. B. intendiert sein, Umfang und Qualität der Gelenkbeweglichkeit zu verbessern und Richtung, Rhythmus, Geschwindigkeit und Stärke der Technik gezielt dazu einzusetzen (biomechanisches Modell); durch Variation derselben Parameter kann sich der Fokus auf eine lokale und segmentale Umstrukturierung neuraler Aktivitäten (neurologisches Modell) oder auf die Fließdynamik richten, um über Druckgradienten die Blutzirkulation, den venösen und den Lymphabfluss zu verbessern (zirkulatorisches Modell). Es stimmt allerdings auch, dass manche Techniken besonders gut für spezifische Strukturen geeignet sind, wie etwa BLT-Techniken für Gelenkkapseln und -bänder. Schließlich sollte man immer den Grundsatz beachten, nur so viel aktivierende Kräfte einzusetzen, wie zum Erreichen eines bestimmten Zwecks unbedingt notwendig sind, ohne alle verfügbaren homöostatischen Ressourcen zu vergeuden.

9.3.4 Überprüfung

Eine Überprüfung (Verifikation) der erreichten Ziele erfolgt auf verschiedenen Ebenen: kontextbezogen, lokal, global, als Zwischen- und Endergebnis.

- *Kontextbezogen:* Während einer osteopathischen Manipulation wird fortlaufend auf das Gewebe-„Feedback" geachtet, um die Behandlung durch Feinabstimmung der Technik optimal zu gestalten.
- *Lokal:* Unmittelbar nach jeder Korrektur kontrolliert der Therapeut die Wirksamkeit. War die Technik nicht erfolgreich, sollte ihre Anwendung wiederholt oder gleich zu einer anderen Technik mit gleicher Zielsetzung gewechselt werden.
- *Global:* Vom Beginn bis zum Ende jeder Behandlungssitzung prüft der Therapeut, ob die manipulative Intervention zu den erwarteten Resultaten geführt hat. Wenn nicht, kann die Behandlung mit zusätzlichen Techniken abgeschlossen werden. Unter Umständen ist eine erneute Untersuchung des Patienten erforderlich und / oder eine andere Behandlungsstrategie für die nächste Sitzung in Betracht zu ziehen.
- *Zwischenergebnis:* Im Laufe einer Therapie sollte man sich wiederholt vergewissern, ob die erzielten Ergebnisse mit den erwünschten Resultaten übereinstimmen. Diese Überprüfung, die in variablen Intervallen durchgeführt werden kann, ist ein wichtiger Schritt, um den zeitlichen Verlauf der therapeutischen Reaktion und ihre Richtung nachzuvollziehen und beurteilen zu können, ob die Behandlung wirklich geeignet bzw. ihre Durchführung richtig ist. In dieser Phase ist es noch möglich, notwendige Anpassungen vorzunehmen, andere Wege einzuschlagen und Untersuchungs- bzw. Interventionsstrategien noch besser auf den individuellen Fall abzustimmen.
- *Endergebnis:* Am Ende einer Therapie erfolgt eine abschließende Bewertung der erzielten Ergebnisse, ob sie die Erwartungen erfüllen, bevor sie dem Patienten mitgeteilt werden. Falls nicht, können weitere Therapiesitzungen in Betracht gezogen werden, sofern die angestrebten Ziele real erreichbar erscheinen. Andernfalls muss nach möglichen Ursachen für das Therapieversagen gesucht und eine weitergehende Behandlungsstrategie (evtl. in Zusammenarbeit mit anderen Spezialisten) geplant werden. In dieser Phase können spezifische Bildgebungstechniken (MRT, Ultraschall, Röntgen) erforderlich sein. Auch der Patient kann mithelfen, bisher eingetretene Veränderungen oder mögliche Gründe für das Therapieversagen zu identifizieren. Zur genaueren Abklärung können auch Funktionstests (Haltungstests, Elektroakupunktur, Ganganalyse usw.) beitragen.

Im weitesten Sinne lässt sich die Überprüfungsphase als kontinuierliches Überwachen des Behandlungsverlaufs auffassen. In jedem Augenblick des Entscheidungsfindungsprozesses sind Qualitäten wie reflektieren, zuhören (Listening-Skills), neue Daten aufnehmen, verarbeiten und integrieren zu können gefragt, um die bestgeeignete Vorgehensweise daraus abzuleiten, deren Wirkung ebenfalls wieder einer Überprüfung unterzogen wird. Das lässt sich am Beispiel eines Patienten verdeutlichen, bei dem eine unerwünschte Reaktion auf die erste Behandlung eine Änderung der Dosierung, Methode oder Technik in der zweiten Therapiesitzung erforderlich macht. Mit anderen Worten: Das beschriebene Procedere (➤ Abb. 9.5) ist nicht als starres, unveränderliches Schema zu betrachten, sondern als dynamisch-flexibel an die individuellen Bedürfnisse adaptierbarer Ansatz.

Damit eine angemessene und effektive Überprüfung möglich ist, muss der Therapeut zu einer kontinuierlichen Selbstreflexion imstande sein [28] – oder sich diese Fähigkeit aneignen, da sie in der Lehre und Praxis der Osteopathie als wesentliches Element gilt [29]. Gemeint ist die Fähigkeit, eigene klinische Entscheidungen zu modifizieren, wenn die Umstände ein anderes Handeln erfordern als ursprünglich geplant. Dass der Therapeut verantwort-

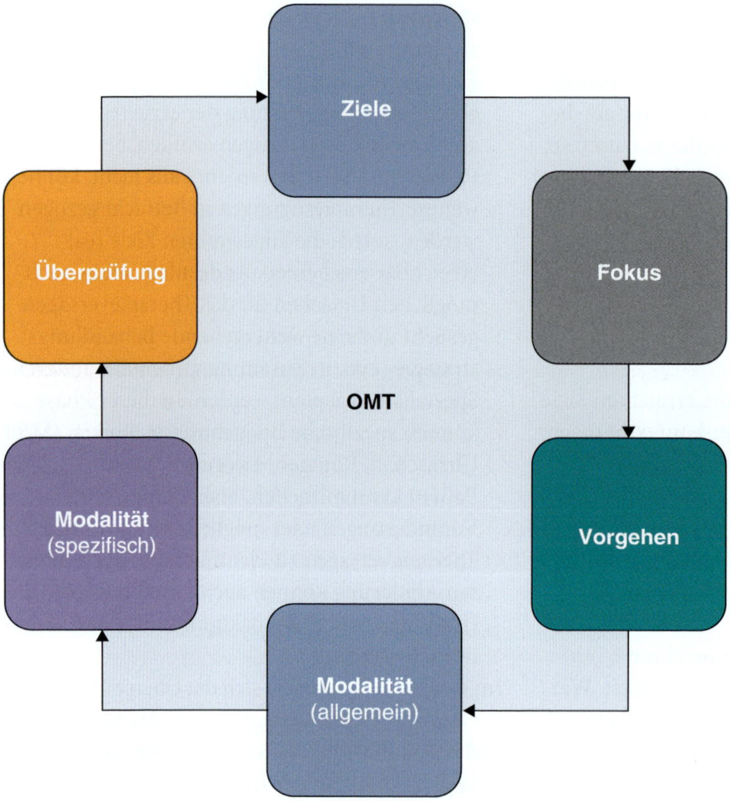

Abb. 9.5 Entscheidungsfindungsprozess zur osteopathischen Behandlungsplanung mit Festlegung der Therapieziele (kurativ bis verstärkend), des Beziehungsfokus (Therapeut-Patient-zentriert), des Vorgehens (Korrektur- bis Palliativbehandlung), allgemeinen (Anzahl der Sitzungen, Dauer der gesamten Therapie) und besonderen Aspekten der Intervention (Dosierung und Durchführung der Technik, mögliche Varianten) und (kontextbezogener bis abschließender) Überprüfung der Wirksamkeit. Die gesamte Entscheidungsfindung ist ein überlegter Prozess auf Grundlage einer Risiko-Nutzen-Abwägung und wird sowohl durch beide Partner (Osteopath und Patient) als auch von der therapeutischen Umgebung beeinflusst.

lich und kompetent umdenken kann, wenn sich die anfänglichen Parameter verändert haben, und nicht an einmal getroffenen Entscheidungen festhält (was bedeuten würde, den Überblick bzw. den klinischen Kontext aus den Augen zu verlieren), setzt Reife und Offenheit voraus. Kein einfaches Unterfangen, aber zu schaffen!

Jeder einzelne Schritt im bisher beschriebenen Entscheidungsprozess – von der Zielsetzung bis zur Überprüfung – beruht auf einer grundlegenden Abwägung von Kosten und Risiken der gewählten Maßnahme auf der einen Seite und der Vorteile bzw. des Nutzens auf der anderen Seite. Dieses Konzept reicht aus einer breiten Perspektive (z. B. Wahl des besten Zugangswegs) bis in die definitive Wahl der Technik und konkreten Anwendungsweise hinein. Für jede Ebene gilt als Faustregel, mit den geringstmöglichen Kosten / Risiken den größtmöglichen Nutzen zu erzielen. Wenn die Risiken überwiegen, wird das gewünschte Ergebnis zu Recht auf alternativen Wegen angesteuert.

Selbst mit diesem Ansatz könnte sich die Osteopathie als ungeeignet, ineffektiv oder sogar kontraindiziert erweisen, sodass therapeutische Alternativen in Betracht gezogen und mit dem Patienten besprochen werden müssen. Das heißt, der Patient sollte sich aktiv an der Entscheidungsfindung beteiligen, um von Anfang an über die geplante Behandlung und ihre Durchführung Bescheid zu wissen [4]. Der Vorschlag wird nur umgesetzt, wenn der Patient einverstanden ist, sonst würde die Behandlung ihren Zweck verfehlt.

Der Osteopath muss sich klarmachen, dass zahlreiche Faktoren die Entscheidungsfindung in jeder Phase direkt oder indirekt beeinflussen können. Dazu gehören unter anderem [30]:

1. *Therapeuten-eigene Faktoren*, z. B. körperliche Kondition und Konstitution, technische Skills, klinische Erfahrung, berufliches Können, wissenschaftliche Kenntnisse, kommunikative Kompetenz, Alter, Geschlecht und psychoemotionaler Zustand zum Zeitpunkt der Konsultati-

on. Man kann sich gut vorstellen, dass sich die Entscheidungsfindung verändert, wenn die Therapeutin schwanger ist, wenn ein Osteopath größer als 1,90 oder kleiner als 1,40 m ist, wenn er eine Knöchelzerrung hat oder kürzlich operiert wurde, wenn er einen geliebten Menschen verloren hat, Immunsuppressiva oder Antidepressiva einnimmt, gerade mit der Ausbildung fertig ist oder schon seit 30 Jahren praktiziert. Jeder dieser Faktoren kann sich – bewusst oder unbewusst – auf die Wahl des Modells, der Methoden, Techniken, Lagerung, Kontakte, Hebelarme, Drehpunkte usw. auswirken. Zu beachten ist auch, dass jede Technik wertlos ist, wenn der Osteopath sie nicht richtig anwenden kann.
2. *Patienten-eigene Faktoren,* z. B. Alter, Geschlecht, Herkunft und Muttersprache, Konstitution, Krankheitsbild und Symptomatik (akut, chronisch), Schwierigkeiten, bestimmte Positionen einzunehmen oder beizubehalten, Medikamenteneinnahme, frühere Traumata, Operationen und Behandlungen, psychoemotionaler Zustand, allostatische Last, Ernährungsweise, soziale Schicht, Vermögen, Vertrauen zum Therapeuten / in die Osteopathie, Therapieansprechen, subjektive Wahrnehmung des eigenen Zustands, Erwartungen, Motivation und Beteiligung am Behandlungsprozess; sie können die therapeutische Beziehung und die zwischenmenschliche Dynamik, technische Entscheidungen sowie die klinischen Ergebnisse beeinflussen.
3. *Kontextbezogene Faktoren:* Auch wenn sie häufig unterschätzt werden, haben sie gleichfalls Einfluss auf den Entscheidungsprozess. Neben zufälligen Elementen wie vorhandener Behandlungstisch (elektrisch, fest, klappbar, absenkbar) oder sonstiges Mobiliar (z. B. Stuhl, Bett, Couch bei häuslicher Behandlung) zählt vor allem das therapeutische Umfeld (Krankenhaus, Klinik, Privatpraxis, Heim) zu den „Setting"-Faktoren. Zu berücksichtigen ist auch, ob sich andere Personen (Eltern, Partner, Verwandte, Freunde oder Kollegen des Patienten, Studenten, Auszubildende, Helferinnen des Osteopathen) im Behandlungszimmer aufhalten, oder ob im Rahmen einer Studie ein unmittelbarer Austausch mit anderen Berufsgruppen stattfindet.

Zusammenfassend lässt sich sagen, dass die hier beschriebenen Entscheidungen nicht in allen Fällen anstehen. Die Algorithmen sind eher wie konzeptionelle Wegweiser für eine individualisierte Behandlungsplanung zu sehen. Der entscheidende Punkt ist, nicht einfach loszulegen, ohne alle verfügbaren Therapieoptionen zu kennen. Dies hilft zu vermeiden, dass sich eine vernünftige klinische Entscheidungsfindung auf die bloße Wiederholung gewohnter, altvertrauter, aber unwirksamer Interventionen reduziert. Das kann für Therapeuten und Patienten lästig oder sogar gefährlich werden und zu riskanten oder verwirrenden, zumindest unprofessionellen Situationen führen: etwa dass sich ein Patient seit Jahren einmal wöchentlich vom Osteopathen seines Vertrauens behandeln lässt, ohne zu wissen, warum und wieso, weil sie beide keine klare Vorstellung von den Therapiezielen bzw. den erhofften Behandlungsergebnissen haben. Der Osteopath muss vielmehr klare und realistische Ziele festlegen und mit dem Patienten besprechen, auf welchem Weg sie sich am besten erreichen lassen. Auf dieser Grundlage entsteht eine gute, professionelle Beziehung zwischen Therapeut und Patient, die von wechselseitiger Verantwortlichkeit für den Heilungsprozess getragen ist, sich aber an klar definierten Zielen, Zeitplänen und Methoden orientiert.

9.4 Kriterien für die Auswahl eines Modells

Jede osteopathische Behandlung integriert in einem dynamischen Prozess alle Modelle. So werden bei jeder einzelnen Intervention unausweichlich alle fünf aktivierenden bzw. adaptiven Kräfte geweckt und über die entsprechenden Körperelemente mit einbezogen. Die Manualtherapie kann allerdings auch so gestaltet werden, dass die Betonung auf einem oder mehreren der fünf Modelle liegt, um die therapeutische Stimulation je nach Art der allostatischen Überlastung des Patienten gezielt auf eine Struktur und die dazugehörige Funktion zu richten.

Obwohl Auswahl und Anwendung der Modelle teilweise konzeptionell begründet sind, schlägt der Autor für das Wo und Wie der Schwerpunktsetzung einige Kriterien vor. Die Kriterien berücksichtigen die Faktorenkonstellation beim Patienten (subjektive Angaben = Narration) und bei der osteopathischen Untersuchung (Beobachtung und Auswertung) erhobene klinische und Gewebebefunde. Das Zusammenführen dieser Informationen erlaubt dann eine begründete Schlussfolgerung.

9.4.1 Anamnese

Aus den subjektiven Angaben des Patienten lassen sich Hinweise auf die anatomische Region und die physiologische Aktivität mit dominanter Dysfunktion ableiten, um dementsprechend das bestgeeignete Modell zu wählen (Kasten 9.1):

- Gründe für den Besuch: qualitative Beschreibung der aktuellen Symptomatik, quantitative und chronologische Einordnung
- Medizinische und soziale Anamnese: Krankheiten, Trauma, Operation in der Vorgeschichte, evtl. Nachwirkungen, berufliche, sportliche und Freizeitaktivitäten
- Anzeichen und / oder Symptome einer spezifischen Überlastung (Organ / System und / oder Funktion), die zum Aufsuchen der Sprechstunde führten.

9.4.2 Beobachtung (Inspektion)

In dieser Phase spielt das biobehaviorale Modell nach Meinung des Autors eine führende Rolle als Richtschnur für den Aufbau der Therapeut-Patienten-Beziehung, und zwar nicht nur, wenn es als Hauptmodell angewandt wird, sondern auch im Rahmen der anderen vier (➤ Kap. 8). Der kom-

Kasten 9.1: Auswahlkriterien für die osteopathischen Modelle

Biomechanisches Modell

(➤ Kap. 4, ➤ Abb. 9.6)

- Störungen wie Myalgie, Tendinitis, Kapselentzündung, Arthralgie, Chondropathie
- Überlastete Struktur: Muskel-Skelett-System, axiales Ende der appendikalen Faszie, Ektoskelett, Haltemuskulatur (Antischwerkraftwirkung)
- Überlastete Funktion: Beweglichkeit und Haltungskontrolle, z. B. Verbindung von

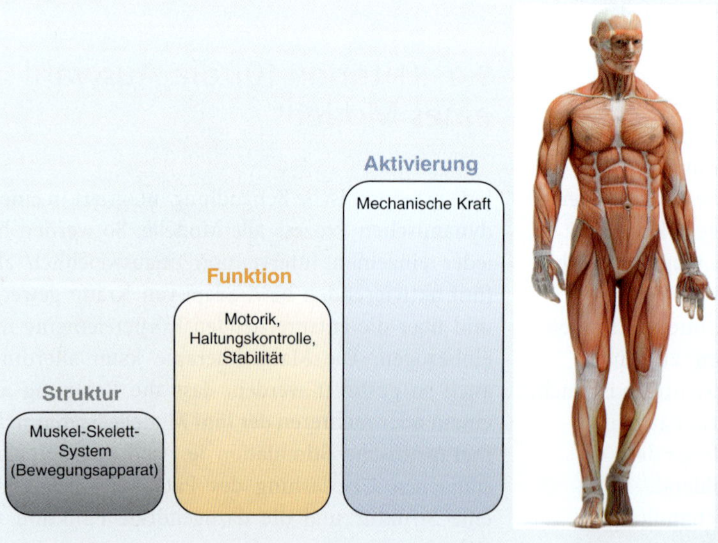

Abb. 9.6 Biomechanisches (posturales) Modell mit Referenzgrößen: Strukturen, Funktionen und aktivierende Kraft

9

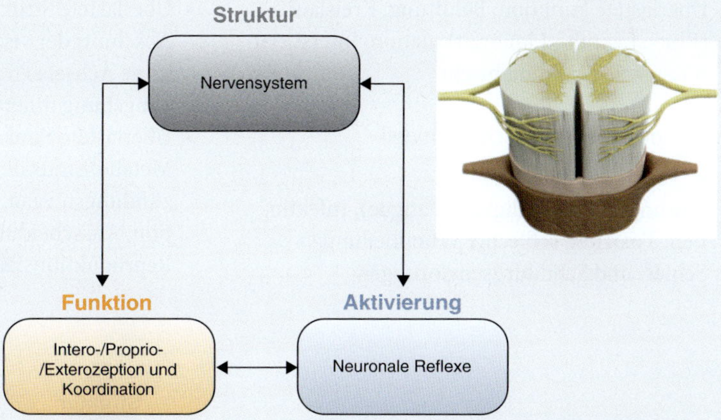

Abb. 9.7 Neurologisches Modell mit Referenzgrößen: Strukturen, Funktionen und aktivierende Kraft

Muskelkoordination, motorischer Kontrolle und Ruhemuskeltonus (HRMT)

Neurologisches Modell

(➤ Kap. 5, ➤ Abb. 9.7)

- Empfindungsstörungen (z. B. Parästhesien, Dysästhesien, Allodynie), Neuralgie, Radikulopathien, vegetative Störungen (z. B. Hyperthermie, Schwitzen), Störungen von Sinnesorganen
- Überlastete Struktur: meningeale Faszie, Gehirn, Knochenmark, periphere Nerven, Ganglien und Nervenplexus, Haut und Anhangsgebilde
- Überlastete Funktion: Intero- und Exterozeption, Propriozeption, Koordination, Schmerz- (Nozizeption) und Bewusstseinslevel

Respiratorisch-zirkulatorisches Modell

(➤ Kap. 6, ➤ Abb. 9.8)

- Störungen wie Schleimhautschwellung, Lymph-, Venenstau, Atemwegsentzündung oder -infektion, Herzerkrankung, Kreislaufschwäche / -versagen
- Überlastete Struktur: zervikothorakaler Abschnitt der viszeralen Faszie, Zwerchfell, Lymphknoten, Herz-Kreislauf-, Atemwegs- und Urogenitalsystem

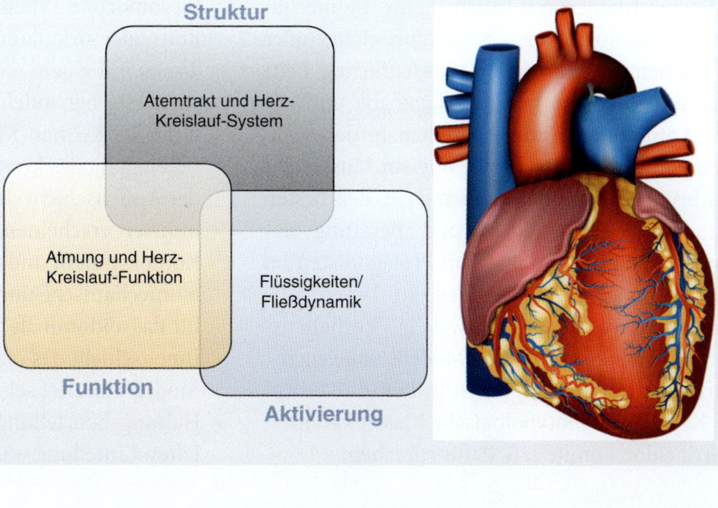

Abb. 9.8 Respiratorisch-zirkulatorisches Modell mit Referenzgrößen: Strukturen, Funktionen und aktivierende Kraft

- Überlastete Funktion: Belüftung, Kreislauf (Blut-, Lymph-, Liquorzirkulation, Interstitialflüssigkeit), Immunabwehr

Metabolisch-energetisches Modell

(➤ Kap. 8, ➤ Abb. 9.9)

- Störungen wie Müdigkeit (Fatigue), Infektionen, Toxizität, schlechte Wundheilung, Schlaf- und Schilddrüsenstörungen
- Überlastete Struktur: abdominopelviner Abschnitt der viszeralen Faszie, neuroendokrine Achse, extrazelluläre Matrix in der Umgebung innerer Organe
- Überlastete Funktion: Energiehaushalt, Metabolismus der Immunregulation, Entzündungsniveau, Verdauung, Nährstoffresorption, Ausscheidung von Abbauprodukten, Reproduktionsfähigkeit

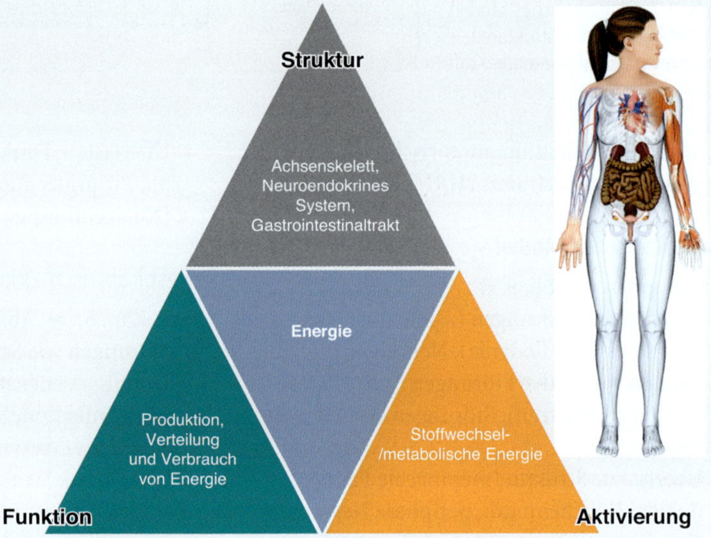

Abb. 9.9 Metabolisch-energetisches Modell mit Referenzgrößen: Strukturen, Funktionen und aktivierende Kraft

munikative Aspekt und die gesamte Einstellung zum Patienten werden somit auch beim biomechanischen, neurologischen, zirkulatorischen oder metabolischen Ansatz zu einer wesentlichen Leitlinie für das Vorgehen bei der Diagnostik und klinischen Anwendungen zur Gesundheitsförderung in einer empathischen Beziehung. Wie ein Muster der Muster bringt es den Osteopathen dazu, den besten Ansatz für die Behandlung und Beratung des Patienten zu wählen, um ihn zum Protagonisten im eigenen Heilungsprozess werden zu lassen. Die folgenden Beispiele zeigen, welche Verhaltensmuster die Wahl eines anderen Modells nahelegen:

- Beurteilung von Biotyp / Konstitution (➤ Kap. 8): Die biotypologische Klassifikation nach Sheldon könnte z. B. dafür sprechen, ektomorphe Typen mit einem neurologischen, mesomorphe Typen mit einem biomechanischen und / oder zirkulatorischen und endomorphe Typen mit einem metabolisch-energetischen Ansatz zu behandeln. Ähnlich ist es bei Anwendung der Kelman-Klassifikation: Hier lässt eine Beteiligung des kranialen Kompartiments und der Außenschicht das neurologische Modell indiziert erscheinen, während für das thorakale Kompartiment und die Zwischenschicht das biomechanische und / oder zirkulatorische bzw. für das abdominale Kompartiment und die Innenschicht das metabolisch-energetische Modell indiziert sein könnte.
- Haltungsbeurteilung (➤ Kap. 8): Aufgrund der Latey-Einteilung wäre bei primär zusammen-

gesunkener Haltungsschwäche z. B. bevorzugt ein biomechanisches Modell anzuwenden, bei residualer Haltung ein neurologisches Modell und bei veränderter Lage der „Innenröhre" ein metabolisch-energetisches Modell.

9.4.3 Manuelle Untersuchung

Mit der osteopathischen (manuellen) Untersuchung lassen sich auf drei Ebenen klinische und Gewebeinformationen erfassen, die Auswahl und Anwendung der Modelle bestimmen:

1. *Dominante Dysfunktion:* Bei der Untersuchung eines bestimmten Gewebes können sich Gewebeeigenschaften wie Steifheit, Verdichtung, Einschränkungen von Mobilität und / oder Motilität, Minderdurchblutung und andere Parameter ergeben (➤ Kap. 2). Diese gelten allgemein als besonders dominantes dysfunktionales Muster, da die Parameter als Hinweis auf einen hohen Schweregrad in jeder Untersuchungsposition (z. B. im Sitzen, in Rückenlage des Patienten) persistieren. Eine zeitweilige Hemmung des Gewebes durch leichten Druck auf die betroffene Stelle hilft die dominante Dysfunktion zu bestätigen und führt zur Verbesserung symptomatischer Testbefunde, z. B. im Lasègue- oder Soto-Hall-Test. Das heißt, die Gewebedominanz wird nicht nur aufgrund qualitativer Parameter, sondern auch anhand der Reaktion in klinischen Tests ermittelt. Vom dominanten Gewebetyp lässt sich ableiten, welches Modell angewandt werden sollte oder zumindest welcher Behandlungsschwerpunkt am besten geeignet ist (Kasten 9.1).
2. Hinsichtlich der *Faszienkompartimente* empfiehlt der Autor spezifische Tests, z. B. der axialen / appendikalen, viszeralen oder meningealen Faszien (➤ Kap. 1), um zu klären, in welchem eine allostatische Überlastung vorliegt und wo ein besonderer Schwerpunkt des gewählten Modells liegen sollte.
3. *Allostatische Last:* In dieser Phase liefert die Reaktion auf die allostatische Last im Zink-Test nützliche Hinweise zur allgemeinen Anpassungsfähigkeit des Patienten (➤ Kap. 6) und damit auch zur Anwendung des gewählten Modells. Zeigt sich im Zink-Test z. B. ein in hohem Maße dekompensiertes Muster (gleichseitige Rotation aller vier Übergangsbereiche), spricht das für einen maximalistischen Ansatz unter Aktivierung der besonderen physiologischen Stärke des jeweiligen (biomechanischen, neurologischen, respiratorisch-zirkulatorischen, metabolisch-energetischen) Modells. Für eine kompensierte Reaktion im Zink-Test ist ein minimalistischer Ansatz geeignet, d. h. behandelt wird die dominante dysfunktionale Struktur, die für den Patienten klinische Relevanz hat.

9.5 Osteopathische Behandlung

Planung und Durchführung einer osteopathischen Behandlung stützen sich auf folgende Prinzipien [1]:

- Optimierung der körperlichen Selbstheilungskräfte
- Beseitigung der primären Krankheitsursache
- Einbeziehen evidenzbasierter Leitlinien
- Schwerpunkt auf Gesunderhaltung und Krankheitsprävention

Doch das Thema ist noch viel komplexer und bedarf weiterer Untersuchungen, bevor sich der Osteopath mit den genannten Punkten befassen kann. Eine osteopathische Behandlung soll zwar einerseits die Selbstheilungskräfte fördern und richtet sich daher auf Bereiche mit somatischer Dysfunktion, betrachtet Gesundheit jedoch andererseits aus einer größeren (globalen) Perspektive und darf sich nicht ausschließlich auf die Dysfunktion konzentrieren. Bei Manipulationen ausschließlich symptomatische Bereiche in den Blick zu nehmen, ist keine gute Idee und verstößt gegen das osteopathische Prinzip, den Körper als Einheit zu behandeln und auch die vielschichtige Komplexität insbesondere chronischer Schmerzen zu berücksichtigen [31]. Aus diesem Grund lassen sich die Prinzipien der fünf osteopathischen Modelle für Struktur-Funktions-Beziehungen als ganzheitlich (holistisch), auf die ganze Person gerichtet, beschreiben, auch wenn sie lokal bei einer spezifischen Dysfunktion angewandt werden können.

Will man jedoch Patienten in ihrer Ganzheit als körperlich-geistig-seelische und soziale Wesen be-

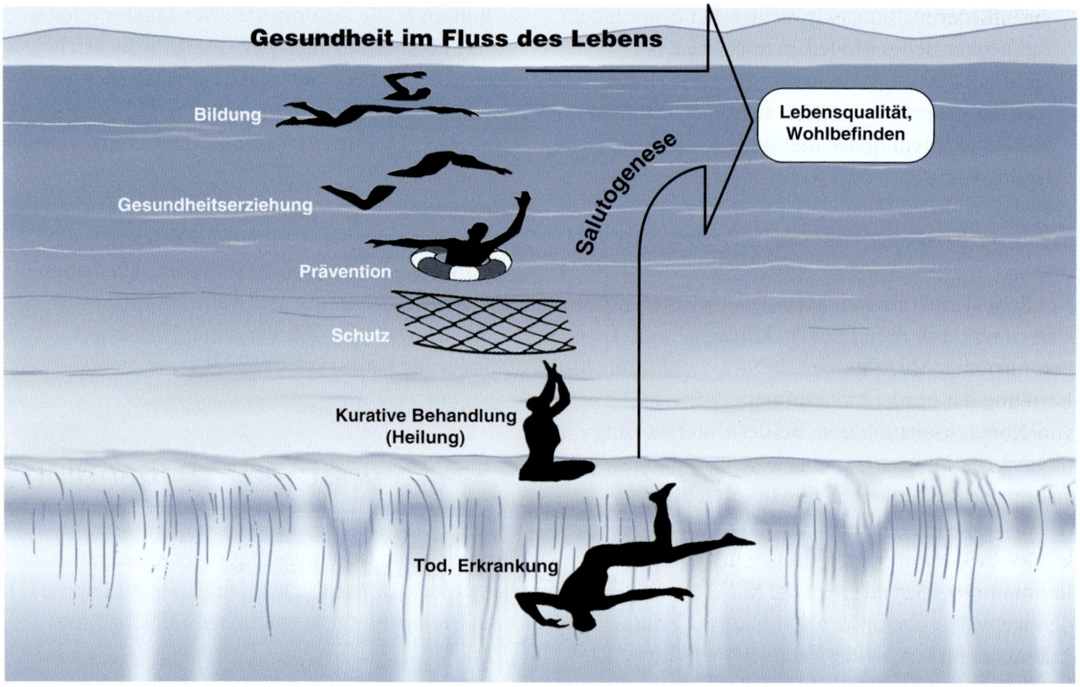

Abb. 9.10 Schematische Darstellung des Gesundheitsparadigmas „im Fluss des Lebens". Illustriert sind von unten nach oben folgende Phasen: (1) Heilung einer Krankheit (die auch tödlich verlaufen kann); (2) Gesundheitsschutz; (3) Krankheitsprävention; (4) Gesundheitserziehung / -beratung; (5) Gesundheitsförderung.
Modifiziert nach: Eriksson M, Lindström B. A salutogenic interpretation of the Ottawa Charter. Health Promot Int. 2008; 23(2): 190–199.

handeln, muss der Horizont erweitert werden und sowohl biopsychosoziale Modelle [32], die mit osteopathischen Prinzipien übereinstimmen [33], als auch interdisziplinäre Paradigmen [34], in Einklang mit der osteopathischen Philosophie [35], sowie gesundheitsfördernde (salutogene) Prozesse [36] einschließen, deren Phasen sich wie folgt beschreiben lassen [37] (➤ Abb. 9.10):

1. *Von Behandlung zu Behandlung:* Wichtig ist, sich auf die Heilung zu konzentrieren, sich aber auch der Kosten bewusst zu sein (Zeit-, Energieaufwand, private und soziale Ausgaben). In dieser Phase dürfen wir nicht versagen, weil eine Erkrankung sonst chronisch werden oder sogar tödlich ausgehen kann.
2. *Vom Gesundheitsschutz zur Prävention:* Beim Gesundheitsschutz wird versucht, das Erkrankungsrisiko in (bestimmten Gruppen) der Bevölkerung einzudämmen oder zu begrenzen, gewöhnlich über gesellschaftliche Maßnahmen. Prävention findet eher auf individueller Ebene statt – durch Sensibilisierung für eine aktive Krankheits- / Risikoverhütung und Verstärkung gesundheitsbewusster Einstellungen.
3. *Von der Aufklärung / Beratung zur Gesundheitsförderung:* Gesundheitliche Aufklärung kann durch Informationsvermittlung und Gespräche mit kompetenten, erfahrenen Beratern erfolgen, kommt aber nicht ohne aktive Patientenbeteiligung aus. Bei der Gesundheitsförderung wird Gesundheit als Menschenrecht betrachtet, wobei der Schwerpunkt auf sozialen und individuellen Ressourcen liegt, die von Fachleuten koordiniert werden, um die bestmögliche Lebensqualität zu erreichen. Salutogenese bzw. Gesundheitsförderung ist ein Prozess, in dem Menschen lernen, ihre körperliche und geistig-seelische Verfassung (mental und spirituell) sowie ihren sozialen Status zunehmend besser zu kontrollieren.
4. *Bewusstere Wahrnehmung von Gesundheit und Lebensqualität:* Diese letzte Stufe der Gesund-

heitsförderung konzentriert sich auf die subjektive Wahrnehmung der eigenen Gesundheit und hilft, eigene Ressourcen zu erkennen, zu bestärken und bestmöglich auszuschöpfen, um die Lebensqualität optimal zu steigern.

So sollte die osteopathische Behandlung letztlich auf einem multimodalen, humanistischen Ansatz beruhen, der Menschen und ihr Recht auf Wohlergehen in den Mittelpunkt rückt; sie sollte Gesundheit und Wohlbefinden wiederherstellen, schützen und fördern sowie bei Anwendung der verschiedenen Modelle auf Struktur-Funktions-Beziehungen immer auf die Triade („Dreieinigkeit") von Körper-Geist-Seele achten, um möglichst viele physiologische Reaktionen bzw. Kräfte des Patienten zu verbessern. Patienten müssen zur Hauptfigur im eigenen Heilungsprozess werden und lernen, im klaren Bewusstsein ihrer eigenen Ressourcen – im Rahmen ihrer Familie und der sozialen Umgebung, der sie sich zugehörig fühlen – Behaglichkeit und Lebensqualität zu genießen.

Überträgt man diese Vorstellungen in die klinische Praxis, ist ein Behandlungsplan mit erreichbaren Zielen das oberste Gebot, um die verfügbaren Ressourcen optimal einsetzen zu können, ohne die Therapieziele zu überschätzen (oder zu unterschätzen). Dies erfordert eine gründliche Untersuchung der Risikofaktoren, verbunden mit präventiven Maßnahmen. Für die Durchführung einer osteopathischen Behandlung sind folgende Fristen wichtig:

- *Kurzfristig* wird die Wiederherstellung der Gesundheit durch kurative Behandlung oder Krankheitskontrolle angestrebt. Hier geht es um Ziele wie Schmerzlinderung, Funktionsverbesserung und Kontrolle / Behandlung der vorliegenden Krankheit.
- *Mittelfristige* Ziele sind Gesundheitsschutz und Prävention, um Rezidiven oder Rückfällen vorzubeugen. Dies lässt sich durch gründliche Untersuchung individueller Risikofaktoren erreichen, sodass geeignete präventive (bzw. kontrollierende) Maßnahmen ergriffen werden können.
- *Langfristig* geht es darum, die Gesundheit zu fördern und vorhandene Ressourcen zu stärken, um die Lebensqualität in all ihren Erscheinungsformen zu verbessern.

9.5.1 Bedeutsame Warnzeichen (Flags) und ihre Bedeutung in der Osteopathie

Die Behandlung wird auch stark durch ein Spektrum von Faktoren beeinflusst, die als Flaggen (Flags) bezeichnet werden und unterschiedliche Bedeutung haben (symbolisiert durch ihre Farbe); sie beeinflussen sich gegenseitig und wirken sich sowohl auf die klinische Entscheidungsfindung als auch auf den Umgang mit ihnen aus. Folgende Flags spielen dabei eine Rolle (➤ Abb. 9.11).

- **Red Flags** [39]: Rot steht für Zustände bzw. nicht diagnostizierte Krankheitszeichen, die Notfällen zugrunde liegen und die klinische Stabilität massiv beeinträchtigen können. Sie müssen dringend abgeklärt werden oder machen medizinische Eingriffe erforderlich, um die Patienten wieder zu stabilisieren. Deshalb kann bei Red Flags ein sofortiger Abbruch der osteopathischen Intervention nötig sein. Das gilt z. B. für akute Abdominalerkrankungen (Peritonitis, Pankreatitis), kardiovaskuläre Ereignisse (Herzinfarkt, Schlaganfall, Blutung) oder andere Zustände wie Aortenaneurysma, Status epilepticus, Cauda-equina-Syndrom, Tumoren und verschleppte Infektionen. Doch „Rot" kann sich auch auf verschiedene klinische Zeichen beziehen, deren Kombination das Vorliegen einer ernsten Störung (wie oben beschrieben) vermuten lässt: Dazu gehören z. B. zunehmende, konstante, nicht nachlassende Schmerzen, nächtliche Schmerzen, die sich beim Hinlegen verschlimmern; schleichender Beginn; systemische Beschwerden wie Fieber, Erbrechen, Abgeschlagenheit, Appetitlosigkeit und Lymphadenopathie; keine oder nur geringe Zustandsbesserung oder Verschlechterung; seit über einem Monat vorhandene Symptome, die nicht oder kaum auf die Behandlung ansprechen.
- **Orange Flags:** Orange [40] signalisiert psychologische oder psychiatrische Probleme, wie Depression, Persönlichkeitsstörungen, posttraumatische Belastungsstörung, Substanzabhängigkeit (Alkohol, Arzneimittel, Drogen), die den Therapiezielen entgegenwirken. In solchen Fällen ist oft eine psychologische oder psychiatrische

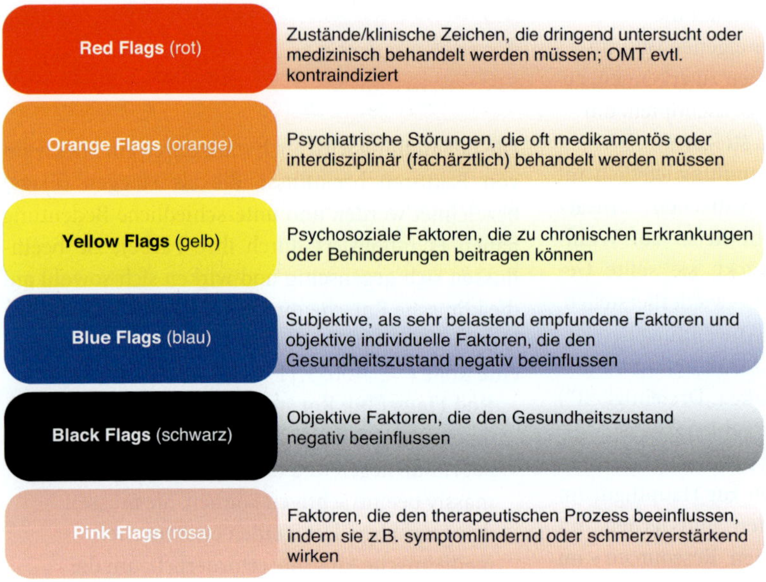

Abb. 9.11 Verschiedene Faktoren können die klinische Entscheidungsfindung und die Erreichbarkeit der Therapieziele beeinflussen. Die unterschiedlichen Farben dieser Flaggen (Flags) hängen vom Schweregrad des Krankheitszustands (Rot bis Gelb) und vom Kontext ab, in dem sie sich manifestieren (Blau und Schwarz). „Pink Flags" verweisen auf relativ positive Einflussfaktoren.

Betreuung bzw. eine pharmakologische Intervention erforderlich, die in die osteopathische Behandlung integriert werden kann.

- **Yellow Flags:** Gelb [41] verweist auf psychosoziale Faktoren, die den Therapiezielen entgegenwirken und zu chronischen Erkrankungen bzw. Einschränkungen prädisponieren. Katastrophisieren, Ängste, Abneigung gegen Bewegung aus Angst vor Schmerzen, falsche oder unrealistische Erwartungen / Hoffnungen auf Heilung, Besorgtheit wegen der geplanten Behandlung, übermäßiges Bedürfnis nach passiven Maßnahmen (Injektionen, Arzneimittel), schüchtern und zögerliches Verhalten in Gesellschaft. Solche Faktoren zu erkennen ist wichtig, um die subjektive Empfindung und Bedeutung, die Patienten ihren Schmerzen zuschreiben, zu verstehen.
- **Blue Flags:** Blau [42] schließt alle relevanten Faktoren aus der Arbeitswelt mit ein. Patienten können ihre Arbeitssituation als feindselig, bedrohlich oder extrem belastend erleben, selbst wenn es gar nicht so ist. Auch Unzufriedenheit mit der Arbeit, mit der schlechten Führung der Vorgesetzten, massiver Druck und fehlende Unterstützung durch die Kollegen gehören zu diesen Faktoren. Wird die Arbeitsumgebung als gefährlich wahrgenommen, erhöht sich die Gefahr eines Rückfalls. Da die positive Einstellung, wieder gesund zu werden und zur Arbeit zurückzukehren, ein entscheidender prognostischer Faktor ist [43], kann die Wahrnehmung von Arbeitsstress zu längeren krankheitsbedingten Ausfallzeiten führen und die psychische und physische Erholung danach deutlich verlangsamen. Dies könnten auch die Gründe für häufige Arbeitsplatzwechsel sein.
- **Black Flags:** Schwarz [44] steht für objektive Faktoren in Verbindung mit der beruflichen Tätigkeit, die sich auf die Gesamt-Gesundheit des Einzelnen auswirken können. Dazu zählen kollektive Verträge, Löhne, kurze oder lange Arbeitsschichten, Ergonomie, Bonussysteme, Rückvergütung von Ausgaben, zugestandene Anzahl der Krankheits- oder jährlichen Urlaubstage, finanzielle Probleme der Firma und Gehaltsunterschiede in der Belegschaft. Hier wird oft Hilfe und Unterstützung durch spezialisiertes Betreuungspersonal benötigt.
- **Pink Flags** [45] stehen als einzige „Flaggen" für Faktoren, die sich günstig auf den therapeutischen Prozess auswirken und daher genauer untersucht werden sollten, damit Therapeut und Patient ihre Ziele erreichen. Das können sowohl

symptomlindernde Faktoren sein (Ruhe und Hochlagern eines verletzungsbedingten Knöchelödems), als auch Faktoren, die Symptome verstärken und deshalb vermieden werden sollten (z. B. Heben bei akuten Bandscheibenproblemen). Hier ist Aufklärung / Beratung wichtig, um unrealistische Hoffnungen zu dämpfen.

Dazu ist anzumerken, dass die „Flags" richtig erkannt und mit kritischem Menschenverstand bewertet werden müssen – nicht nur im Hinblick auf wissenschaftliche Kriterien (Validität und Reproduzierbarkeit), sondern auch weil sie Patienten und Therapeuten wertvolle Hinweise für die klinische Entscheidungsfindung geben können [46]. Man kann sie aber nicht leicht unterscheiden, da besonders blaue und schwarze „Flags" sich häufig gegenseitig beeinflussen oder mit anderen Faktoren zusammenwirken. Black Flags hängen nach Meinung des Autors in erster Linie mit Umweltbelastungen am Arbeitsplatz (z. B. Lärm, chemische, biologische Schadstoffe, elektromagnetische Strahlen) zusammen, die eine reale Bedrohung für die geistige und physische Gesundheit exponierter Personen darstellen können.

Ähnlich ist es mit Yellow Flags, die traditionell mit psychosozialen Faktoren bei der Schmerzwahrnehmung in Verbindung gebracht werden. Man sollte allerdings auch nicht vergessen, dass es noch andere soziale Faktoren im Leben eines Patienten geben kann, z. B. Sport, Hobbys oder familiäre Probleme, die eine stabile und zufriedenstellende Erholung immer wieder unterbinden. Beispiele hierfür sind: exzessives Schwimmtraining trotz Schulterschmerzen; Kopfschmerzen und Schlafstörungen bei Patienten in Scheidung oder jede abträgliche Psychodynamik in der Patient-Therapeut-Beziehung (z. B. Übertragung). Manchmal zieht der Patient auch einen sekundären Krankheitsgewinn aus persistierenden Symptomen oder einer Verschlimmerung, weil er wegen eines Unfalls gerade eine juristische Auseinandersetzung führt [47].

9.5.2 Multidimensionaler und multidisziplinärer Ansatz

Der therapeutische Prozess im Rahmen der fünf osteopathischen Modelle beinhaltet folgende Schritte: Beseitigung einer somatischen Störung, die Einschränkungen der Gewebemobilität, der Flüssigkeitszirkulation und der Oxygenierung bewirkt und dadurch das normale energieökonomische System verändert hat; Normalisierung neuraler Reflexe und einer spinalen Fazilitation, um die Wirksamkeit der anschließenden biopsychosozialen Behandlung zu steigern und die nötigen Voraussetzungen für eine spontane Gesundung zu schaffen. Der Osteopath sollte die Vorgehensweisen und Methoden (Frequenz, Dosierung und individualisierte Techniken) wählen, die sich am besten zur Optimierung der Selbstheilungskräfte eignen, ein möglichst geringes Nebenwirkungsprofil (Schädigung, Insuffizienz oder Destabilisierung) haben und auf den neuesten wissenschaftlichen Erkenntnissen beruhen (evidenzbasiert).

Wenn man bedenkt, dass besonders die Entwicklung chronischer Schmerzen / Behinderung psychisch beeinflusst sein kann, erhalten Risikoeinschätzung und -vorhersage einen entscheidenden Stellenwert [48]. Um zu begreifen, wie stark Schmerzen oder Leiden einen Menschen beeinträchtigen können, muss man ihre multidimensionalen Wirkungen verstehen [49]. Schon die Angst vor Schmerzen / wiederholten Schmerzattacken scheint die Kraftlosigkeit zu steigern [50] und korreliert in hohem Maße mit der Schwere der subjektiv empfundenen Behinderung [51]. Dies kann dazu führen, dass Patienten jede Aktivität im Alltag vermeiden, mit der Gefahr einer Chronifizierung. Dasselbe Risiko können Patienten tragen, die Angst vor der Wiederaufnahme ihrer Sportaktivitäten oder ihrer Berufstätigkeit haben [52, 53]. Solche Aspekte dürfen nicht vernachlässigt werden.

In Studien zu invalidisierenden oder persistierenden Schmerzen erwies sich selbst Arbeitsunzufriedenheit als signifikanter Faktor. Besonders wenn es kaum Unterstützung von Kollegen gibt oder das Umfeld allgemein schroff-abweisend und unflexibel ist, kann es zu Stress und bei Dauerstress zur Erkrankung kommen [54]. Psychophysiologische Studien haben gezeigt, dass verschiedene psychische Einflüsse (wie Gefühle und Erinnerungen) körperliche Veränderungen und Schmerzen verursachen können [55]. Auch Denkprozesse können die Wahrnehmung von Schmerzreizen und das Schmerzerleben von Patienten verändern, wie im

Fall von „Katastrophenvorstellungen" [56]. Selbst der Persönlichkeitstyp sowie Überzeugungen, Glauben und Religion der Patienten scheinen ihre Wahrnehmung einer Behinderung zu beeinflussen [57], was dem osteopathischen (Triaden-)Konzept der „Dreieinigkeit" von Körper-Geist-Seele entspricht. Darüber hinaus sind nach dem kognitiven Modell auch Erwartungen, Überzeugungen und Zuschreibungen der Patienten hinsichtlich des eigenen Zustands entscheidend für die Selbstkontrolle der eigenen Ressourcen und für die Problemlösung [59].

All diese Faktoren sollten in die Entscheidungsfindung und Behandlung des Patienten einbezogen werden [60], und zwar im Sinne von Selbstwirksamkeitserleben [61] und Verstärkermechanismen [62], statt zugunsten persistierender Schmerzen vernachlässigt oder falsch behandelt zu werden [63]. Wichtig in diesem therapeutischen Prozess ist neben Patienteninformation und Patientenberatung [64] auch eine indirekte Einflussnahme auf ihr familiäres und soziales Umfeld, das dem klassischen behavioralen Modell zufolge sowohl Schmerzen als auch die auslösenden oder unterhaltenden Faktoren verstärken kann [65].

Osteopathen sollten sich immer ihrer Grenzen bewusst sein und sich klarmachen, dass nicht alle Zustände heilbar sind. Manche lassen sich nur unter Kontrolle halten, während andere fortschreiten, sich verschlechtern und zum Tode führen können. Und nicht zu vergessen, nicht alle Patienten sprechen gut auf eine osteopathische Behandlung an! Deshalb muss sich der Therapeut in jeder Sitzung vergewissern, ob die Therapieziele weiterhin gültig, angemessen und erreichbar sind. Falls nicht, müssen neue Ziele definiert und mit dem Patienten besprochen werden. Wenn das nicht möglich ist, sollte die therapeutische Beziehung beendet und der Patient zu geeigneteren Spezialisten überwiesen werden.

In jeder Behandlungsphase sollten Osteopathen überlegen, ob es nicht sinnvoll wäre, noch andere Spezialisten hinzuzuziehen, um den Heilungsprozess zu beschleunigen und den gesundheitlichen Gesamtnutzen zu steigern; denn neuere Studien belegen, dass eine interdisziplinäre Zusammenarbeit die Betreuung der Patienten verbessern kann [66, 67]. Osteopathen sollten daher in allen Bereichen, wo es sich anbietet, mit unterschiedlichen Experten zusammenarbeiten.

Es zeigt sich immer deutlicher, dass dieses interdisziplinäre Modell nicht nur im klinischen Setting [68], sondern auch in der osteopathischen [69, 70] und medizinischen Ausbildung [71] stärker einbezogen werden sollte, wie es auch die WHO vertritt [72]. Dieser Austausch bedarf geeigneter Kommunikationsmethoden, damit sich verschiedene Gesundheitsberufe über klinische Befunde und Zielsetzungen, gestützt auf neueste wissenschaftliche Evidenz, verständigen können. Verschiedene medizinische Modelle zu diskutieren, zu vergleichen, zu teilen und zu integrieren ist die Grundvoraussetzung für einen interdisziplinären Ansatz, der eine kompetente, vielseitige und erfahrene Behandlung ermöglicht und Patienten in ihrer Multidimensionalität Schutz und Unterstützung bietet.

Hier folgt eine kurze Übersicht über Leitlinien für osteopathische Behandlungsstrategien, die sich in verschiedenen klinischen Bereichen (Settings) und Phasen bewährt haben. Sie sind aber nur als Orientierung und praktische Tipps gedacht, und keineswegs als Rezept für die Krankheitsbehandlung, was im Übrigen den multidimensionalen, patientenzentrierten Ansatz, dem sich dieses Buch widmet, konterkarieren würde.

Gynäkologie und Geburtshilfe

Viele Schwangere klagen über Beckenprobleme und Kreuzschmerzen in Verbindung mit mechanischen Störungen, besonders mit Schmerzen im Thorakal- und Lumbalbereich und funktioneller Asymmetrie der unteren Gliedmaßen [73]. Die Last, die Schwangere tragen, macht Rückenschmerzen zu einer ihrer Hauptbeschwerden [74]. Mit einer OMT im letzten Schwangerschaftsdrittel sollen die mit einer somatischen Dysfunktion einhergehenden Reflexabweichungen und autonome Effekte auf die Hämodynamik beseitigt werden, um Schmerzen vorzubeugen bzw. zu lindern [75]. Üblicherweise dient die OMT jedoch zur generellen Verbesserung der Homöostase, des Wohlbefindens und der Lebensqualität der Schwangeren, während sich ihr Körper an die physiologischen und strukturellen Veränderungen im Laufe der Schwangerschaft anpasst [76].

Zur Geburtsvorbereitung ist eine maximale Bewegungsfreiheit der Gelenke im Becken- und Beinbereich wichtig, ebenso wie eine normale Spannung von Beckenboden, M. psoas und M. piriformis. Das kann indirekt auch dazu beitragen, das Risiko von Schwangerschafts- und Geburtskomplikationen sowie die Notwendigkeit von Kaiserschnittentbindungen oder anderer invasiver Eingriffe zu reduzieren [77]. In dieser Situation kommen gewöhnlich Muskelenergie-, Inhibitions-, kraniale, myofasziale, Gelenk- und Weichteiltechniken zur Anwendung [78].

Pädiatrie

In der Pädiatrie zielt eine OMT vor allem auf die Korrektur somatischer Dysfunktionen ab, die Funktionsstörungen wie Säuglingskoliken oder eine Kompression kranialer Strukturen verursachen können; belegt ist z. B. die Korrelation zwischen „lateralem Strain" der Synchondrosis sphenobasilaris und Schlafstörungen [79]. Hier sind Funktions-, myofasziale und kraniale Techniken zu empfehlen, die am Sakrum, Brustkorb, Zwerchfell und Schädel angewandt werden können [80]. Obwohl die Patienten meist rasch selbst auf kleine therapeutische Dosen ansprechen, muss ihre Reaktion kontinuierlich überwacht werden. Da Kinder häufig zu Infektionen (z. B. wiederholte Mittelohrentzündung) neigen, ist es wichtig, die Symptome, Auftretenshäufigkeit und Intensität akuter Episoden zu verringern und die Flüssigkeitszirkulation zu normalisieren [81]. Schon bei Säuglingen sollte sich die OMT auf die Mechanik richten, besonders wenn eine idiopathische Haltungsasymmetrie vorliegt [82]. Bei Frühgeborenen kann eine OMT die stationäre Aufenthaltsdauer verkürzen und gastrointestinale Symptome reduzieren [83].

Geriatrie

In dieser Altersgruppe nimmt die individuelle Anpassungsfähigkeit allmählich ab, während die physiologischen Ursachen von Stress gleichzeitig zunehmen. Eine unterstützende OMT kann Patienten helfen, besser mit ihren altersbedingten Schwächen umzugehen, besonders wenn man an die häufigen Komorbiditäten (wie Hypertonie und Diabetes) bei geriatrischen Patienten denkt. Im Mittelpunkt der Behandlung stehen Schmerzlinderung und die Verbesserung von Bewegungsfunktionen [84], Gleichgewicht und Haltungsstabilität [85] sowie der Lebensqualität, z. B. bei Patienten mit Osteoporose [86]. Weitere Therapieziele sind funktionelle Verbesserungen der Flüssigkeitszirkulation, Herz-Kreislauf- und Atemfunktion sowie der Diaphragmen, besonders bei Infektionen [87] oder hospitalisierten Patienten [88]. Zwischen den Therapiesitzungen sollten längere (mindestens ein paar Tage bis 2 Wochen) behandlungsfreie Intervalle liegen.

Die Handgriffe (inkl. Thrust) sollten mit langsamen, präzisen Bewegungen durchgeführt und an die jeweils vom Zustand des Patienten abhängige Position angepasst werden. Bei Osteoporose-Patienten sollten indirekte Techniken bevorzugt werden, um starken Druck auf Rippen und Sternum zu vermeiden [89]. In dieser Altersgruppe kommen Counterstrain-, Positional-Release-, Gelenk-, Weichteil- und Muskelenergietechniken zur Anwendung, meist vor allem zur Verbesserung der Atemfunktion. Etwa 12–48 Stunden nach der ersten oder zweiten Behandlung, besonders mit Weichteiltechniken, können unerwünschte Reaktionen wie Erschöpfung und Schmerzverstärkung auftreten [90]. Mäßige Bewegung, Atemübungen, Pilates oder einfach nur Gehen können sich als wirksame Maßnahmen zur Prävention oder Kontrolle diverser Erkrankungen erweisen, an denen ältere Patienten oft leiden [91].

Versorgung stationärer und chirurgischer Patienten

In der präoperativen Phase liegt der Fokus auf einer Steigerung von Stoffwechselfunktionen und homöostatischen Ressourcen [92] sowie Sicherstellung einer ausreichenden Ernährung und Hydrierung. Um die Nachwirkungen von Narkose und Bettlägerigkeit abzumildern, werden Kreislauf- und Lungenfunktion (Zwerchfellbewegung und Brustkorbexkursion) durch Lymph-, kraniale oder Weichteiltechniken angekurbelt bzw. die mittlere HWS-Region behandelt, die offenbar die Rate postoperativer pulmonaler Komplikationen senken kann [93]. Oberstes Ziel in der postoperativen Phase ist jedoch die funktionelle Regeneration (Sauerstoffsättigung, Herz- [94] und Lungenkapazität [95]), neben Reduzierung der Symptome, des Analgetikabedarfs [96], der Aufenthaltsdauer im Krankenhaus [97, 98] und des Komplikationsrisikos [99]. Eine OMT kann bereits einen Tag nach der Operation angewandt werden, um die Schmerzen zu lindern, wodurch sich wiederum Lungen- und Zwerchfellfunktion verbessern. Eine niedrig dosierte OMT ist sogar (mehrmals) täglich erlaubt, nur sollte man bei postoperativen Infektionen von einer manipulativen Behandlung absehen [100]. Postoperatives Fieber wird am häufigsten durch Atelektasen ausgelöst [101]. Am häufigsten angewandt werden indirekte Techniken, kraniale Techniken (z. B. CV4), Weichteiltechniken, Faszientechniken für die Operationsnarbe, Lymphtechniken und (autonome) Balance-Techniken.

Psychiatrie

Das Ziel ist hier, auf somatische Dysfunktionen und ihre somatopsychischen Erscheinungsformen einzuwirken, um die mentale Funktion zu verbessern [102]. Dazu wird üblicherweise eine Reduktion der Muskelanspannung und der Sympathikus-Hyperaktivität angestrebt, die sich bei vielen psychiatrischen Erkrankungen wie Schizophrenie [103], Depression [104], Angststörungen [105] – auch bei Kindern [106] und Älteren [107] – beobachten lassen. Thrust-Techniken sollten vermieden [105] und stattdessen weniger invasive Techniken bevorzugt werden. Es ist ratsam, in weniger schmerzhaften Bereichen zu beginnen, z. B. mit einer Weichteilbehandlung, oder Oszillations- und Federungstechniken zu verwenden, wenn eine Wirbelsäulenmanipulation erforderlich ist [108]. Eine OMT ist kontraindiziert bei Patienten, die sich nicht berühren lassen wollen oder keine Operation ertragen [105]. Hier gilt es zu beachten, dass eine osteopathische Behandlung süchtig (abhängig) machen kann: Manche Patienten sehnen sich so verzweifelt nach Zuwendung und Aufmerksamkeit [107], dass es zu einer Übertragung kommen kann [109]. Hier ist der biopsychosoziale Ansatz am besten geeignet, der auch mit einer Psychotherapie kombiniert werden kann.

Sportmedizin

In dem Bereich stehen Biomechanik und sportspezifische Bewegungen im Mittelpunkt. Es ist üblich, die Erstuntersuchung in der Vorbereitungsphase auf einen Wettbewerb anzusetzen, um rechtzeitig zu klären, ob eine somatische Dysfunktion vorliegt, die zu biomechanischer Fehlbelastung, Haltungsfehlern oder Schmerzsymptomen prädisponieren könnte. Als allgemeines Behandlungsziel sollen Sportler dazu befähigt werden, mit diesen Problemen umzugehen und ihre Leistungsfähigkeit – im Sinne von Ausdauer, Kraft / Stärke, Geschwindigkeit, Bewegungskontrolle und Präzision – zu steigern [110]. Es sei auch daran erinnert, dass sich im Berufssport alles um gesundes Gewebe, voll funktionstüchtige Strukturen, gute neuromuskuläre Koordination und geistige Klarheit und Fokussierung dreht. Deshalb sind ausreichende Erholung während des Trainings und richtiges Ausruhen in den Zeiten dazwischen so wichtig.

Die Gestaltung der osteopathischen Sitzungen richtet sich nach der Sportart und dem Zeitplan der Wettbewerbe. Häufig kommen das biomechanische und das metabolisch-energetische Modell mit Muskelenergietechniken (isotoner Typ) und Dehnung [111] zur Anwendung. Sie passen perfekt zu den Behandlungszielen, nämlich Steigerung der sportlichen Leistung und Verbesserung der metabolischen und Bewegungsfunktion, aber auch zur Verhütung von Verletzungen [112]. Muskeln und Gelenke sind am häufigsten von Verletzungen betroffen, was an der starken oder lang anhaltenden körperlichen Belastung der Patienten liegt. In solchen Fällen ist Ruhe wichtig, damit sich das Gewebe richtig erholen und regenerieren kann.

Kompensationen nach einem Trauma können auffällig schmerzhaft sein, sodass sie osteopathisch behandelt werden müssen [110]. Selbst wenn eine Operation nötig ist, hilft oft eine andere körperliche Aktivität, die kardiorespiratorischen Funktionen in der Rekonvaleszenz wirksam zu trainieren. Jede Aktivität sollte in dieser Phase nur langsam gesteigert werden. Bei der Betreuung (Supervision) von Sportlern nach verletzungs- oder überlastungsbedingten Erkrankungen oder Funktionsstörungen [115] sollten medizinische und paramedizinische Berufsgruppen intensiv zusammenarbeiten, auch mit Osteopathen [114]. Eine gute Beziehung zum Team und Trainer bildet die Basis des biopsychosozialen Ansatzes, der Wert darauf legt, dass auch Entspannungs- und Konzentrationsübungen sowie eine Ernährungsberatung in die Behandlung integriert werden.

Darstellende Künste (Musik)

Man schätzt, dass sich bis zu 70 % der Musiker im Laufe ihrer Karriere bei Darbietungen verletzen [116]. Solche Verletzungen können verheerende körperliche, seelische und finanzielle Folgen für Künstler haben. Deshalb ist für die Behandlung eine umfassende Planung erforderlich, wie die Gesundheit am besten wiederhergestellt oder bewahrt bzw. das frühere Leistungsniveau wieder erreicht werden kann. Unter Berücksichtigung aller möglichen Verletzungsursachen führen rationale Überlegungen häufig zu einem multidimensionalen, interdisziplinären Ansatz, der den Lebensstil des Künstlers ebenso beachtet wie praktische Gewohnheiten, Übungsroutine, Ernährung, Stressniveau und begleitende medizinische Störungen. Um die hohen Anforderungen an künstlerische Leistungen erfüllen zu können, brauchen Künstler ein gut funktionierendes Bewegungs- und Atmungssystem. Daher haben somatische Dysfunktionen, die sich auf Kosten dieser Systeme entwickeln und Energie verbrauchen, obere Priorität in der Behandlung. Die Normalisierung von Dysfunktionen kann somit eine wertvolle Unterstützung für die Regeneration nach einer Verletzung, für die Aufrechterhaltung der Gesundheit sowie für eine Verbesserung von Haltung und Gesamtdarbietung eines Künstlers sein [117, 118].

Akutphase

Vorrangige Ziele sind Symptomlinderung und Entlastung des betroffenen Bereichs unter besonderer Beachtung der Durchblutung bzw. Kreislaufdynamik. In dieser Phase entwickeln sich oft Ödeme und Muskelspasmen, was eine kombinierte Anwendung des respiratorisch-zirkulatorischen Modells mit biomechanischen Weichteiltechniken als ideale Behandlung erscheinen lässt [119]. In frühen Stadien kann die Behandlung häufiger (täglich) erfolgen, um die Behandlungsfrequenz dann allmählich auf eine Sitzung alle 2–3 Wochen zu reduzieren.

Akute Zustände sprechen meist rasch auf die Therapie an, sodass manchmal eine einzige Behandlung ausreicht, auch wenn es im Mittel 4–6 Sitzungen sind [120]. Es sollte allerdings immer genügend Zeit für die Verarbeitung des therapeutischen Inputs eingeräumt werden, um unerwünschte Reaktionen zu vermeiden. Nelson und Glonek [121] empfehlen zu prüfen, wie viel Behandlung der Patient ertragen kann – und in der Akutphase nur die Hälfte davon anzuwenden. Wenn Bewegungen stark eingeschränkt und schmerzhaft sind, werden meist indirekte Techniken bevorzugt. Kuchera [122] meint, die osteopathische Behandlungsplanung müsse auch den Schweregrad der Dysfunktion berücksichtigen: Grad 1 entspricht einer einzelnen akuten Dysfunktion (L5 in ERS links); bei einer Dysfunktion 2. Grades sind vorhandene Kompensationen selbst symptomatisch geworden und haben die dazugehörige Funktion verändert (Gruppe in NSR als Kompensation einer L5-Dysfunktion); bei Dysfunktionen 3. Grades kommen zu den oben genannten noch globalere Effekte hinzu (dysfunktionale Anpassungen von Schädel, Sakrum und Beinen).

Chronische Phase

Hier sind Symptomlinderung, funktionelle Wiederherstellung, Reduzierung akuter Episoden, besseres Ansprechen auf eine Arzneimitteltherapie sowie Verringerung von Komorbidität und Komplikationsraten die vorrangigen Ziele. Die Behandlung orientiert sich am Zustand. In der Frühphase kann man sich für eine Behandlungsfrequenz mit wöchentlichen Sitzungen entscheiden und sie dann allmählich auf eine Sitzung im Monat oder jeden zweiten Monat, in manchen Fällen sogar auf viertel- oder halbjährliche Sitzungen reduzieren. Doch für die Feinabstimmung der Frequenz sollte immer das Therapieansprechen kontrolliert werden [120]. Der

Therapeut vermittelt dem Patienten gewöhnlich Strategien, wie sich die Therapieergebnisse zwischen den Sitzungsterminen stabilisieren lassen. Zur Behandlung von Fibrosen und zur Verbesserung der Fließdynamik eignen sich direkte und isolytische Muskelenergietechniken [111], während bei akuten Exazerbationen chronischer Zustände indirekte Techniken zu bevorzugen sind [119]. Zur kurativen Behandlung oder Kontrolle dieser Zustände ist oft ein interdisziplinärer Ansatz erforderlich.

Terminalstadium

Im Endstadium einer Erkrankung geht es um eine Linderung der Symptome und eine Verringerung der Komplikationsgefahr für eine bessere Lebensqualität in der verbleibenden Lebenszeit des Patienten. Der Therapeut bemüht sich, diesen Patienten in ihrem großen Schmerz Trost zu spenden, d.h. mit der osteopathischen Behandlung Schmerzreize zu verringern, aber auch auf emotionale Reaktionen, zwischenmenschliche Konflikte und ein Nichtakzeptieren der Endlichkeit einzugehen [123]. In diesem Stadium ist das Homöostase-Potenzial stark geschwächt, was infolge der hohen Komorbidität, pharmakologischer Verordnungen und der Hospitalisierung zu muskuloskelettalen, gastrointestinalen und kardiorespiratorischen Störungen führen kann. Wenn das der Fall ist, sollte sich die niedrig dosierte osteopathische Behandlung auf ganz kurze Interventionen mehrmals am Tag beschränken. Danach muss der Patient 24–48 Stunden lang engmaschig überwacht werden, weil in dieser Zeit Behandlungsreaktionen auftreten können.

Muskelspasmen, vegetative (vasomotorische, thermische) Reaktionen oder eine gesteigerte Herz- und Atemfrequenz deuten auf eine maximale Unverträglichkeit hin, sodass die Behandlung abgebrochen werden sollte [124]. Indiziert sind meist indirekte Techniken wie Counterstrain, Zwerchfell-Release, Inhibitions- und Weichteiltechniken sowie Chapman-Reflexe, die weitgehend schmerzlos sein sollten. Eine Herz- oder Lungeninsuffizienz kann mit Lymph-, diaphragmalen und HWS-Techniken behandelt werden [125]. In allen Phasen, die im Endstadium durchlaufen werden (Verleugnung, Wut, Verhandeln, Depression und Akzeptieren / Hinnehmen [126]), spielt der biopsychosoziale Ansatz eine entscheidende Rolle.

Wenn die osteopathischen Prinzipien und Modelle von qualifizierten, kompetenten Therapeuten angewandt werden, sind sie sicherlich für alle Altersgruppen und auch spezifische klinische Zustände geeignet. Doch wenn es nötig oder in nicht osteopathischen Fällen unter Umständen lebenswichtig ist, müssen Osteopathen ihre Patienten zur internistischen, chirurgischen oder sonstigen Weiterbehandlung überweisen [127].

9.5.3 Kontraindikationen und Nebenwirkungen

Osteopathen sollten erkennen können, wann spezifische Ansätze und Techniken kontraindiziert sind. An dieser Stelle sei aber auch darauf hingewiesen, dass eine OMT-Anwendung nicht unbedingt in anderen Regionen ausgeschlossen ist, bloß weil sie in einem bestimmten Körperbereich kontraindiziert ist. Ähnlich die Kontraindikation für eine spezifische Technik nicht bedeutet, dass bei demselben Patienten keine alternative Technik angewandt werden dürfte. In den WHO-Richtlinien zur Anwendungssicherheit wird bei indirekten Techniken zwischen absoluten und relativen Kontraindikationen unterschieden, was gleichermaßen für systemische Erkrankungen und lokale Anwendungen gilt [127].

Es fehlen allerdings noch immer eindeutige Belege für Zustände, bei denen bestimmte Techniken vermieden werden sollten. Kontraindikationen für manipulative Behandlungen hängen im Allgemeinen von der angewandten Technik ab, deshalb sollten Osteopathen die sicherste und bestgeeignete auswählen. Am häufigsten werden absolute und relative Kontraindikationen anhand der Pathophysiologie einer Störung und der Wirkung einer osteopathischen Technik definiert [127]. Laut Greenman's *Principles of Manual Medicine* [128] gibt es keine Kontraindikationen für eine OMT, wenn genau die richtige Diagnose gestellt und die entsprechende Behandlung durchgeführt wird.

Patienten sollten über mögliche Risiken und Nebenwirkungen (aber auch den Nutzen) einer bestimmten Methode oder Technik informiert werden.

Darüber hinaus darf der Therapeut auch nicht ohne ausdrückliche Zustimmung des Patienten mit der Behandlung beginnen [129], besonders wenn der Patient klar und deutlich seine Ablehnung der vorgeschlagenen Technik kundtut. Vielleicht bittet der Patient ausdrücklich darum, nicht mit einer Thrust-Technik behandelt zu werden. Dem Autor sind nicht selten Patienten begegnet, die von früheren Erfahrungen mit Kollegen oder anderen Therapeuten völlig traumatisiert waren, weil man ihnen versichert hatte, keine Thrust-Technik anzuwenden, es dann aber trotzdem tat. Ein solches Verhalten ist nach Ansicht des Autors übergriffig, eine Missachtung der Patienten, deren Wünsche respektiert werden müssen. Solche Therapeuten gehören bestraft, nach den gesetzlichen Bestimmungen des Landes, in dem sie praktizieren.

Osteopathische Manipulationsbehandlungen gelten als sicher und wirksam – in einigen Fällen als Methode der ersten Wahl, in anderen als adjuvante Therapie. Entscheidend für die Behandlungsplanung ist jedoch eine genaue Risikobewertung, einschließlich aller Bedenken, Nebenwirkungen, Komplikationen und Kontraindikationen. Nur wenige medizinische oder chirurgische Eingriffe haben ein vergleichbar hohes Sicherheitsniveau wie die Osteopathie, wo die Inzidenz unerwünschter Ereignisse nach der Therapie auf 1:400.000 bis 1:3.000.000 Fälle geschätzt wird [120]. Zu beachten ist, dass es dabei leichte bis schwere Nebenwirkungen geben kann. In den allermeisten Fällen handelt es sich um leichtere Nebenwirkungen, die gewöhnlich innerhalb von 24–48 Stunden abklingen. Dazu kann Erschöpfung oder Müdigkeit nach einer Kranialtherapie gehören oder Muskelkater nach einer Faszienbehandlung. Andere Komplikationen sind allerdings ernster, z. B. Benommenheit oder Gefäßereignisse nach HWS-Manipulationen. Am häufigsten sind unzulängliche technische Fähigkeiten (Skills) und übertriebener Kraftaufwand die Ursache solcher Reaktionen; aber auch unerkannte oder falsch diagnostizierte Krankheiten und Abweichungen können zu ernsten Komplikationen führen [120].

Was eine unerwünschte Reaktion darstellt, ist allerdings viel weniger klar definiert als eigentlich wünschenswert wäre. Eine kürzlich durchgeführte Studie hat versucht, für die Beschreibung unerwünschter manualtherapeutischer Ereignisse einen Konsens zu erreichen [130]. Obwohl die Klassifikation einer unerwünschten Reaktion, ohne den Zusammenhang zu kennen, nicht leicht ist, wurde folgende Einteilung vorgeschlagen:

- *Schwere unerwünschte Reaktionen:* treten mittel- bis langfristig auf, sind mäßig bis stark ausgeprägt, erfordern eine zusätzliche Behandlung
- *Mäßige (moderate) unerwünschte Reaktionen:* wie oben, aber nur mittelstark ausgeprägt
- *Leichte (nicht schlimme) unerwünschte Reaktionen:* vorübergehend und reversibel, kurz dauernd und mild ausgeprägt, keine Änderung der Behandlung erforderlich

Das General Osteopathic Council (GOsC) hat nach Meinung des Autors ein ausgezeichnetes Dokumentationsmodell entwickelt, das kürzlich in den Dienst der Clinical Risk Management and Osteopathy (CROaM) Study gestellt wurde [131]. Dieses Forschungsprojekt untersucht Art und Häufigkeit der unerwünschten Ereignisse im Rahmen einer OMT und die mit osteopathischen Behandlungen verbundenen Risiken. Die Beobachtungsstudie umfasste 1.082 Osteopathen (eingetragene Mitglieder des GOsC) und 2.057 Patienten.

Neben vielen anderen Ergebnissen zeigte die Studie, dass Osteopathen am häufigsten Gelenk- und Weichteiltechniken anwenden. Die meisten waren zwar außerstande, das Risiko unerwünschter Reaktionen vorherzusagen, während sie durchaus zu erwartende Vorteile anführen konnten. In Bezug auf Thrust-Techniken fand sich kein Unterschied zwischen Patienten, die damit behandelt wurden oder nicht. Die Mehrheit der Patienten gab eine Besserung der Symptome an, die sich in der Hälfte der Fälle nach dem zweiten Behandlungstag um mindestens 30 % verringerten. Am besten sprachen Patienten nach eigenen Angaben beim ersten Besuch oder bei einer neuen symptomatischen Episode auf die Behandlung an. Die häufigste Reaktion war eine Zunahme der Schmerzen nach einer OMT bei 20 % der Patienten, wobei sie die Schmerzen als erträglich und hinnehmbar beschrieben.

Über eine zeitweilige Schwäche oder Behinderung berichteten 4 % der Patienten, die dies auf die Behandlung zurückführten. Lebensbedrohliche Ereignisse, Klinikeinweisungen oder bleibende Schäden wurden in keinem Fall dokumentiert.

Rund 12 % der Osteopathen erlebten bei ihren Patienten schwere unerwünschte Reaktionen nach manipulativen Behandlungen. Die Studie bezifferte die Inzidenz schwerer unerwünschter Reaktionen auf 1:36.000, was zeigt, dass sie selten, aber möglich sind. Schließlich weist die Studie darauf hin, dass ähnliche Untersuchungen zum Nachweis der tatsächlichen Wirksamkeit, der Vorteile und Wirkmechanismen der OMT nötig wären, um den minimalen therapeutischen Effekt zu bestimmen, der einen Nutzen im Vergleich zu den Kosten und Risiken bedeuten würde.

Um das klinische Risiko richtig beurteilen zu können, sollten sich Osteopathen der Art und Häufigkeit milder, mäßiger und schwerer unerwünschter Reaktionen bewusst sein und die verfügbaren statistischen Daten kennen. Risiken und Nutzen sollten dem Patienten in geeigneter und verständlicher Weise mitgeteilt werden [132].

Eine neuere systematische Übersicht [133] zeigt, dass bei 40–50 % der Patienten nicht nur nach osteopathischer, sondern auch nach chiropraktischer, medizinischer und physiotherapeutischer Behandlung unerwünschte Reaktionen auftreten, wobei Todesfälle, Gefäß- und neurologische Verletzungen äußerst selten sind. Die Inzidenz zerebrovaskulärer Ereignisse nach einer HWS-Manipulation bewegt sich zwischen 1:120.000 und 1:1.666.666 (im Mittel 1:1.000.000), die Inzidenz lumbaler Diskushernien nach LWS-Manipulationen liegt bei 1: 38.013 und die Inzidenz eines Cauda-equina-Syndroms zwischen 1:3.700.000 und 1:100.000.000. Die meisten unerwünschten Reaktionen (durchschnittlich 79 %) treten innerhalb von 24 Stunden nach der Behandlung auf.

Die meisten Nebenwirkungen (durchschnittlich 67 %) wie Muskelkater und Kopfschmerzen, klingen spontan innerhalb von 24 Stunden ab. Die Wahrscheinlichkeit unerwünschter Ereignisse nach Manualtherapie ist bei Frauen und nach der ersten Behandlung größer. Schwere unerwünschte Reaktionen sind mit ungewöhnlich starken Schmerzen und Nackensteife verbunden, mit hohen Nackenmanipulationen und der Konsultation eines anderen Therapeuten oder Arztes in den Wochen vor dem Ereignis (was zeigt, dass sich der Patient schon vorher Sorgen um seinen Zustand gemacht hat und nicht das Problem die Ursache ist). Bei Schmerzen, Nackensteife, Herzinsuffizienz oder nach einem Schädel-Hirn-Trauma und Kopfschmerzen sollten HWS-Manipulationen vermieden werden. Das Risiko unerwünschter Ereignisse ist trotzdem sehr gering, viel geringer als bei Medikamenten, und sollte als inhärentes Risiko wie bei allen Behandlungen gegen den zu erwartenden Nutzen abgewogen werden.

Die Studie folgert, dass unerwünschte Reaktionen nicht immer dokumentiert und in der wissenschaftlichen Literatur beschrieben werden; die meisten verfügbaren Daten stammen aus der Chiropraktik. Zu den Nebenwirkungen gehören Steifheit und Muskelkater nach Muskelenergietechniken, bei exzessiver Kontraktion auch stärkere Schmerzen; Müdigkeit nach kranialen Techniken; Myalgien nach myofaszialen Bändertechniken (Ligamentous-Balancing), Muskelkater nach Positionstechniken und blaue Flecken nach Inhibitions- oder Kompressionstechniken [134]. Doch die Beschwerden klingen innerhalb von 24–48 Stunden ab und können durch Eisbeutel (für 20 Minuten nach der Behandlung) auf dem betroffenen Bereich minimiert werden [135].

Vorsicht ist geboten bei Schwangerschaft, bei Diskopathien mit radikulären Zeichen, posttraumatischen HWS-Dysfunktionen, unter Antikoagulanzien- oder Kortikoidtherapie, bei postoperativen Patienten [134], Osteoporose, Bänderschwäche (Gelenkinstabilität), genetischen Störungen wie Down-Syndrom (bei HWS-Manipulationen), primären oder sekundären Knochentumoren, rheumatoider Arthritis und Vertebralarterieninsuffizienz [128], Hämophilie, kongenitalen Fehlbildungen, Hirn- oder Rückenmarkverletzungen und Bindegewebserkrankungen [135].

Wir empfehlen, auf schmerzverstärkende Techniken zu verzichten, und die Dosierung, Behandlungsmethode und -dauer zu verringern, wenn unerwünschte Reaktionen länger als 24–48 Stunden persistieren. Generell gilt: Je kranker der Patient, desto niedriger die Dosierung, besonders bei Kindern und Älteren. Die Wahl der Technik hängt auch von der Invasionstiefe ab. Sie sollte daher überlegt und auf den individuellen Fall abgestimmt getroffen werden [136] (> Abb. 9.12).

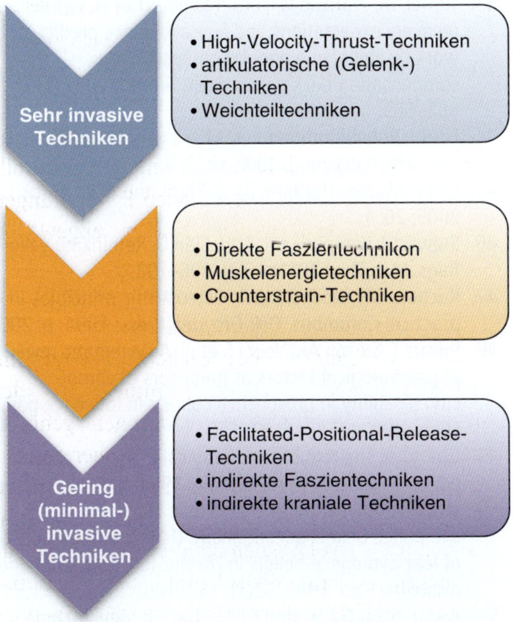

Abb. 9.12 Von oben nach unten sind invasive osteopathische Methoden aufgeführt, die invasivsten ganz oben [136]. Auf dieser Grundlage kann im Hinblick auf das klinische Bild und die Therapieziele die bestgeeignete Behandlung gewählt werden.

LITERATUR

1. Rogers FJ, D'Alonzo GE, Glover JC et al. Proposed tenets of osteopathic medicine and principles for patient care. J Am Osteopath Assoc. 2002; 102(2): 63–65.
2. Osteopathic International Alliance (OIA). Osteopathy and osteopathic medicine – a global view of practice, patients education and the contribution to healthcare delivery. Chicago: OIA; 2013. pp. 9–10.
3. World Health Organization (WHO). Benchmarks for training in osteopathy. Geneva: WHO; 2010. pp. 3–5.
4. Forum for Osteopathic Regulation in Europe (FORE). European framework for standards of osteopathic practice. London: FORE; 2007. pp. 13–14.
5. Kimberly PE. Formulating a prescription for osteopathic manipulative treatment. J Am Osteopath Assoc. 1980; 79(8): 506–513.
6. Peckham RR. Method of determining the most applicable technic. J Am Osteopath Assoc. 1933; 32: 431–434.
7. Beal MC. Teaching of basic principles of osteopathic manipulative techniques. J Am Osteopath Assoc. 1982; 81(9): 607–609.
8. Allen PVB, Stinson JA. The subjective factors of skillful technic. J Am Osteopath Assoc. 1941; 40: 297–301 (pt 1); 40: 348–356 (pt 2).
9. DeStefano LA. Greenman's principles of manual medicine. 4th ed. Baltimore, MD: Williams and Wilkins; 2011. ch. 4.
10. DiGiovanna EL. The manipulative prescription. In: DiGiovanna EL, Schiowitz S, Dowling DJ, editors. An osteopathic approach to diagnosis and treatment. 3rd ed. Philadelphia, PA: Lippincott Williams and Wilkins; 2005. ch. 118.
11. Hruby RJ. Pathophysiologic models and the selection of osteopathic manipulative techniques. J Osteopath Med. 1992; 6(4): 25–30.
12. Kuchera M, Kuchera W. Osteopathic consideration in systemic dysfunction. Columbus, OH: Greyden Press; 1994.
13. Nelson KE, Glonek T. Somatic dysfunction in osteopathic family medicine. Philadelphia, PA: Lippincott Williams and Wilkins; 2006. ch. 8–13.
14. Chila A, editor. Foundations of osteopathic medicine. 3rd ed. Philadelphia, PA: Lippincott Williams and Wilkins; 2005. chs. 53–69.
15. Kuchera ML, Kuchera WA. Osteopathic principles in practice. Greyden Press Columbus, OH: 1994. pp. 281–96.
16. Trede F, Higgs J. Clinical reasoning and models of practice. In: Higgs J, Jones MA, Loftus S et al., editors. Clinical reasoning in the health professions. 3rd ed. Oxford: Elsevier Butterworth-Heinemann; 2008. pp. 31–41.
17. Fish D, Coles C. Developing professional judgment in health care: learning through the critical appreciation of practice. Oxford: Butterworth-Heinemann; 1998.
18. Thornquist E. Face-to-face and handsome: assumptions and assessments in the physiotherapy clinic. Med Anthropol. 2006; 25(1): 65–97.
19. Thomson OP, Petty NJ, Moore AP. Clinical decision-making and therapeutic approaches in osteopathy – a qualitative grounded theory study. Man Ther. 2014; 19(1): 44–51.
20. Schön DA. Educating the reflective practitioner. San Francisco, CA: Jossey-Bass; 1987.
21. Öhman A, Hägg K. Attitudes of novice physiotherapists to their professional role: a gender perspective. Physiother Theory Pract. 1998; 14(1): 23–32.
22. Beisecker AE, Beisecker TD. Using metaphors to characterize doctor-patient relationships: paternalism versus consumerism. Health Communication. 1993; 5(1): 41–58.
23. World Health Organization (WHO). Health promotion glossary. Geneva: WHO; 1998.
24. Korr IM. An explication of osteopathic principles. In: Ward RC, editor. Foundations for osteopathic medicine. Baltimore, MD: Williams and Wilkins; 1997. pp. 7–12.
25. Parsons J, Marcer N. Osteopathy: models for diagnosis, treatment and practice. Edinburgh: Elsevier Churchill Livingstone; 2006. ch. 10.

26. Dummer TG. Specific adjusting technique. Hove: JoTom Publications; 1995.
27. Chauffour P, Prat E. Mechanical link: fundamental principles, theory and practice following an osteopathic approach. Berkeley, CA: North Atlantic Books; 2002.
28. Forum for Osteopathic Regulation in Europe (FORE). European framework for standards of osteopathic practice. London: FORE; 2007. pp. 9–15.
29. World Health Organization (WHO). Benchmarks for training in osteopathy. Geneva: WHO; 2010. p. 12.
30. Kuchera ML, Kuchera WA. Osteopathic principles in practice. Columbus, OH: Greyden Press; 1994. p. 297.
31. Pergolizzi J, Ahlbeck K, Aldington D et al. The development of chronic pain: physiological CHANGE necessitates a multidisciplinary approach to treatment. Curr Med Res Opin. 2013; 29(9): 1127–1135.
32. Flor H, Hermann C. Biopsychosocial models of pain. In: Dworkin RH, Breitbart WS, editors. Psychosocial aspects of pain: a handbook for health care providers: progress in pain research and management. Seattle: IASP Press; 2004. pp. 47–76.
33. Penney JN. The biopsychosocial model of pain and contemporary osteopathic practice. Int J Osteopath Med. 2010; 13(2): 42–47.
34. Gatchel RJ. Clinical essentials of pain management. Washington DC: American Psychological Association; 2005.
35. Mackintosh SE, Adams CE, Singer-Chang G et al. An osteopathic approach to implementing and promoting inter-professional education. J Am Osteopath Assoc. 2011; 111(4): 206–212.
36. Antonovsky A. Health, stress and coping. San Francisco: Jossey-Bass; 1979.
37. Eriksson M, Lindström B. A salutogenic interpretation of the Ottawa Charter. Health Promot Int. 2008; 23(2): 190–199.
38. Fawkes C, Carnes D. What is the relevance of colored flags to osteopathic practice? The Osteopath Magazine. 2012; 15(5): 20–22. London: General Osteopathic Council (GOsC).
39. Stephenson C. The complementary therapist's guide to red flags and referrals. Edinburgh: Elsevier Churchill Livingstone; 2011.
40. Main CJ, Sullivan MJL, Watson PJ. Pain management:practical applications of the biopsychosocial perspective in clinical and occupational settings. Edinburgh: Elsevier Churchill Livingstone; 2008. ch. 3.
41. Kendall NA. Psychosocial approaches to the prevention of chronic pain: the low back paradigm. Baillieres Best Pract Res Clin Rheumatol. 1999; 13(3): 545–554.
42. Main CJ, Sullivan MJL, Watson PJ. Pain management: practical applications of the biopsychosocial perspective in clinical and occupational settings. Edinburgh: Elsevier Churchill Livingstone; 2008. ch. 2.
43. Turner JA, Franklin G, Fulton-Kehoe D et al. Worker recovery expectations and fear-avoidance predict work disability in a population-based workers' compensation back pain sample. Spine. 2006; 31(6): 682–689.
44. Ford J. Rehabilitation for work matters. Oxon UK: Radcliffe Publishing; 2008. ch. 3.
45. Gifford L. Now for pink flags. Physiother Pain Assoc J. 2005; 20: 1.
46. Stewart J, Kempenaar L, Lauchlan D. Rethinking yellow flags. Man Ther. 2011; 16(2): 196–198.
47. Kuchera ML, Kuchera WA. Osteopathic principles in practice. Columbus, OH: Greyden Press; 1994. p. 296.
48. Pincus T, Burton AK, Vogel S et al. A systematic review of psychological factors as predictors of chronicity/disability in prospective cohorts in low back pain. Spine. 2002; 27(5): E109–120.
49. Gamsa A. The role of psychological factors in chronic pain II. A critical appraisal. Pain. 1994; 57(1): 17–29.
50. Waddell G, Newton M, Henderson I et al. A fear-avoidance beliefs questionnaire (FABQ) and the role of fear-avoidance beliefs in chronic low back pain and disability. Pain. 1993; 52(2): 157–168.
51. Asmundson GJ, Norton PJ, Norton GR. Beyond pain the role of fear and avoidance in chronicity. Clinical Psych Rev. 1999; 19(1): 97–119.
52. McCracken LM, Sorg PJ, Edmands TA et al. Prediction of pain in persistent pain sufferers with CLBP: effects of inaccurate predictions and pain related anxiety. Behav Res Ther. 1993; 31(7): 647–652.
53. Vlaeyen JW, Kole-Snijders AM, Boeren RG. Fear of movement/(re)injury in chronic low back pain and its relation to behavioral performance. Pain. 1995; 62(3): 363–372.
54. Kaila-Kangas L, Kivirnaki M, Riihimaki H. Psychosocial factors at work as predictors of hospitalisation for back disorders: a 28-year follow-up of industrial employees. Spine. 2004; 29(16): 1823–1830.
55. Flor H, Turk DC. Psychophysiology of chronic pain: do chronic pain patients exhibit symptom-specific psycho-physiological responses? Psychol Bull. 1989; 105(2): 215–259.
56. Turner JA, Jensen MP, Romano JM. Do beliefs coping catastrophizing independently predict functioning in patients with chronic pain? Pain. 2000; 85(1–2): 115–125.
57. Radnitz CL, Bockian N, Moran A. Assessment of psychopathology and personality in people with physical dis-abilities. In: Frank RG, Elliot TR, editors. Handbook of rehabilitation psychology. Washington: American Psychological Association; 2000. pp. 287–309.
58. Koenig HG. Is religion good for your health? Binghampton, NY: Haworth Pastoral Press; 1997.
59. Weisenberg J. Cognitive aspects of pain. In: Wall PD, Melzack R, editors. Textbook of pain 2. Edinburgh: Churchill Livingston; 1989. pp. 231–241.

60. Nicholas MK, Linton SJ, Watson PJ et al. Early identification and management of psychological risk factors ("yellow flags") in patients with low back pain: a reappraisal. Phys Ther. 2011; 91(5): 737–753.
61. Bandura A. Self-efficacy mechanism in human agency. Am Psychol. 1982; 37: 122–147.
62. Ramsay Wan C, Vo L, Barnes CS. Conceptualizations of patient empowerment among individuals seeking treatment for diabetes mellitus in an urban public-sector clinic. Patient Educ Couns. 2012; 87(3): 402–404.
63. Keefe FJ, Rumble ME, Scipio CD. Psychological aspects of persistent pain: current state of the science. J Pain. 2004; 5(4): 195–211.
64. Gafni A, Charles C, Whelan T. The physician-patient encounter: the physician as a perfect agent for the patient versus the informed treatment decision-making model. Soc Sci Med. 1998; 47(3): 347–354.
65. Skinner BF. Science and human behaviour. New York: MacMillan; 1953.
66. Grumbach K, Bodenheimer T. Can health care teams improve primary care practice? JAMA. 2004; 291(10): 1246–1251.
67. Kim MM, Barnato AE, Angus DC et al. The effect of multidisciplinary care teams on intensive care unit mortality. Arch Intern Med. 2010; 170(4): 369–376.
68. Golden BA. A multidisciplinary approach to non-pharmacologic pain management. J Am Osteopath Assoc. 2002; 102(Suppl 3): S1–5.
69. Shannon SC. Osteopathic medical education in 2011: adapting to changes in the healthcare system. J Am Osteopath Assoc. 2011; 111(4): 203–204.
70. Mészáros K, Lopes IC, Goldsmith PC. Interprofessional education: cooperation among osteopathic medicine, pharmacy and physician assistant students to recognize medical errors. J Am Osteopath Assoc. 2011; 111(4): 213–218.
71. Frenk J, Chen L, Bhutta ZA et al. Health professionals for a new century: transforming education to strengthen health systems in an interdependent world. Lancet. 2010; 376(9756): 1923–1958.
72. World Health Organization (WHO). Department of Human Resources for Health. Framework for action on interprofessional education and collaborative practice. Geneva: WHO; 2010.
73. Tettambel M. Obstetrics. In: Ward RC editor. Foundations of osteopathic medicine. 2nd ed. Philadelphia: Lippincott Williams and Wilkins; 2002. pp. 450–461.
74. Nelson KE. The management of low back pain. Am Acad Osteopath J. 1999; 9(1): 33–39.
75. Hensel KL, Pacchia CF, Smith ML. Acute improvement in hemodynamic control after osteopathic manipulative treatment in the third trimester of pregnancy. Complement Ther Med. 2013; 21(6): 618–626.
76. Lavelle JM. Osteopathic manipulative treatment in pregnant women. J Am Osteopath Assoc. 2012; 112(6): 343–346.
77. King HH, Tettambel MA, Lockwood MD et al. Osteopathic manipulative treatment in prenatal care: a retrospective case control design study. J Am Osteopath Assoc. 2003; 103(12): 577–582.
78. Nelson KE, Glonek T. Somatic dysfunction in osteopathic family medicine. Philadelphia, PA: Lippincott Williams and Wilkins; 2006. ch. 9.
79. Sergueef N, Nelson KE, Glonek T. Palpatory diagnosis of plagiocephaly. Complement Ther Clin Pract. 2006; 12(2): 101–110.
80. Nelson KE, Glonek T. Somatic dysfunction in osteopathic family medicine. Philadelphia, PA: Lippincott Williams and Wilkins; 2006. pp. 90–91.
81. Mills MV, Henley CE, Barnes LL et al. The use of osteopathic manipulative treatment as adjuvant therapy in children with recurrent acute otitis media. Arch Pediatr Adolesc Med. 2003; 157(9): 861–866.
82. Philippi H, Faldum A, Schleupen A et al. Infantile postural asymmetry and osteopathic treatment: a randomized therapeutic trial. Dev Med Child Neurol. 2006; 48(1): 5–9; discussion 4.
83. Pizzolorusso G, Turi P, Barlafante G et al. Effect of osteopathic manipulative treatment on gastrointestinal function and length of stay of preterm infants: an exploratory study. Chiropr Man Ther. 2011; 28(19/1): 15.
84. Knebl JA, Shores JH, Gamber RG et al. Improving functional ability in the elderly via the Spencer technique, an osteopathic manipulative treatment: a randomized controlled trial. J Am Osteopath Assoc. 2002; 102(7): 387–396.
85. Lopez D, King HH, Knebl JA et al. Effects of comprehensive osteopathic manipulative treatment on balance in elderly patients: a pilot study. J Am Osteopath Assoc. 2011; 111(6): 382–388.
86. Papa L, Mandara A, Bottali M et al. A randomized control trial on the effectiveness of osteopathic manipulative treatment in reducing pain and improving the quality of life in elderly patients affected by osteoporosis. Clin Cases Miner Bone Metab. 2012; 9(3): 179–183.
87. Hodge LM. Osteopathic lymphatic pump techniques to enhance immunity and treat pneumonia. Int J Osteopath Med. 2012; 15(1): 13–21.
88. Noll DR, Degenhardt BF, Morley TF et al. Efficacy of osteopathic manipulation as an adjunctive treatment for hospitalized patients with pneumonia: a randomized controlled trial. Osteopath Med Prim Care. 2010; 19(4): 2.
89. Kuchera ML, Kuchera WA. Osteopathic principles in practice. Columbus, OH: Greyden Press; 1994. p. 289.
90. Nelson KE, Glonek T. Somatic dysfunction in osteopathic family medicine. Philadelphia, PA: Lippincott Williams and Wilkins; 2006. p. 164.

91. Hardman AE, Stensel DJ. Physical activity and health: the evidence explained. London: Taylor and Francis; 2009.
92. Larson NJ. Manipulative care before and after surgery. Osteopath Med. 1977; 2(1): 41–49.
93. Henshaw RE. Manipulation and postoperative pulmonary complications. The DO. 1963; 4(1): 132–133.
94. YurvatiAH, Carnes MS, Clearfield MB et al. Hemodynamic effects of osteopathic manipulative treatment immediately after coronary artery bypass graft surgery. J Am Osteopath Assoc. 2005; 105(10): 475–481.
95. Sleszynski SL, Kelso AF. Comparison of thoracic manipulation with incentive spirometry in preventing postoperative atelectasis. J Am Osteopath Assoc. 1993; 93(8): 834–838, 843–845.
96. Goldstein FJ, Jeck S, Nicholas AS et al. Preoperative intravenous morphine sulfate with postoperative osteopathic manipulative treatment reduces patient analgesic use after total abdominal hysterectomy. J Am Osteopath Assoc. 2005; 105(6): 273–279.
97. Radjieski JM, Lumley MA, Cantieri MS. Effect of osteopathic manipulative treatment of length of stay for pancreatitis: a randomized pilot study. J Am Osteopath Assoc. 1998; 98(5): 264–272.
98. Crow WT, Gorodinsky L. Does osteopathic manipulative treatment (OMT) improve outcomes in patients who develop postoperative ileus: a retrospective chart review. Int J Osteopath Med. 2009; 12(1): 32–37.
99. Stiles EG. Osteopathic treatment of surgical patients. Osteopath Med. 1976; 1(3): 21–23.
100. Nelson KE, Glonek T. Somatic dysfunction in osteopathic family medicine. Philadelphia, PA: Lippincott Williams and Wilkins; 2006. p. 131.
101. Nelson KE, Glonek T. Somatic dysfunction in osteopathic family medicine. Philadelphia, PA: Lippincott Williams and Wilkins; 2006. p. 129.
102. Korr M. Clinical significance of the facilitated state. J Am Osteopath Assoc. 1955; 54(5): 277–282.
103. Dunn FE. Osteopathic concepts in psychiatry. J Am Osteopath Assoc. 1950; 49: 354–357.
104. Plotkin BJ, Rodos JJ, Kappler R et al. Adjunctive osteopathic manipulative treatment in women with depression: a pilot study. J Am Osteopath Assoc. 2001; 101(9): 517–523.
105. Osborn GG. Manual medicine and its role in psychiatry. Am Acad Osteopath J. 1994; 4(1): 16–21.
106. Hildreth AG, Still FM. Schizophrenia. J Am Osteopath Assoc. 1939, 38: 422–426. Reprint: Hildreth AG, Still FM. J Am Osteopath Assoc. 2000; 100(8): 506–510.
107. Bradford SG. Osteopathic considerations in psychiatric disorders of the elderly. Osteopath Ann. 1974; 2: 26–27, 29–31.
108. Dunn FE. The osteopathic management of psychosomatic problems. J Am Osteopath Assoc. 1948; 48: 196–199.
109. Nelson KE, Glonek T. Somatic dysfunction in osteopathic family medicine. Philadelphia, PA: Lippincott Williams and Wilkins; 2006. pp. 83–84.
110. Brolinson GP, McGinley SMG, Kerger S. Osteopathic manipulative medicine and the athlete. Curr Sports Med Rep. 2008; 7(1): 49–56.
111. Kuchera ML, Kuchera WA. Osteopathic principles in practice. Columbus, OH: Greyden Press; 1994. pp. 290–292.
112. Brumm LF, Janiski C, Balawender JL et al. Preventive osteopathic manipulative treatment and stress fracture incidence among collegiate cross-country athletes. J Am Osteopath Assoc. 2013; 113(12): 882–890.
113. Brolinson PG, Heinkirrg KP, Kozar AJ. An osteopathic approach to sports medicine. In: Ward RC, editor. Foundations of osteopathic medicine. 2nd ed. Philadelphia: Lippincott Williams and Wilkins; 2002. pp. 534–550.
114. Maffetone P. Complementary sports medicine. Human Kinetics; 1999.
115. Larequi Y. Physiotherapy and osteopathy: a real holistic supervision of athletes. Rev Med Suisse. 2010; 6(258): 1504–1507.
116. Fishbein M, Middlestadt SE, Ottati V. Medical problems among ICSOM musicians: overview of a national survey. Med Probl Perform Art. 1998; 3(3): 1–8.
117. Shoup D. Survey of performance related problems among high school and junior high school musicians. Med Probl Perform Art. 1995; 10(3): 100–105.
118. Shoup D. An osteopathic approach to performing arts medicine. Phys Med Rehabil Clin N Am. 2006; 17(4): 853–864 viii.
119. DeStefano LA. Greenman's principles of manual medicine. 4th ed. Baltimore, MD: Williams and Wilkins; 2011. p. 52.
120. DiGiovanna EL. The manipulative prescription. In: DiGiovanna EL, Schiowitz S, Dowling DJ, editors. An osteopathic approach to diagnosis and treatment. 3rd ed. Philadelphia, PA: Lippincott Williams and Wilkins; 2005. p. 671.
121. Nelson KE, Glonek T. Somatic dysfunction in osteopathic family medicine. Philadelphia, PA: Lippincott Williams and Wilkins; 2006. p. 31.
122. Kuchera ML, Kuchera WA. Osteopathic principles in practice. Columbus, OH: Greyden Press; 1994. pp. 298–300.
123. Leleszi JP, Lewandowski JG. Pain management in end-of-life care. J Am Osteopath Assoc. 2005; 105(3 Suppl 1): S6–11.
124. Sergueef N, Nelson K. Osteopathy for the over 50 s. Maintaining function and treating dysfunction. East Lothian, UK: Handspring Publishing; 2014. p. 83.
125. Stretanski MF, Kaiser G. Osteopathic philosophy and emergent treatment in acute respiratory failure. J Am Osteopath Assoc. 2001; 101(8): 447–449.
126. Kubler-Ross EO. On death and dying. New York: Scribner; 1969. p. 7.

127. World Health Organization (WHO). Safety issues. In: Benchmarks for training in osteopathy. Geneva: WHO; 2010. pp. 15–17.
128. DeStefano LA. Greenman's principles of manual medicine. 4th ed. Baltimore, MD: Williams and Wilkins; 2011. p. 53.
129. Forum for Osteopathic Regulation in Europe (FORE). European framework for codes of osteopathic practice. London: FORE; 2007. pp. 9–10.
130. Carnes D, Mullinger B, Underwood M. Defining adverse events in manual therapies: a modified Delphi consensus study. Man Ther. 2010; 15(1): 2–6.
131. Voge1 S, Mars T, Keeping S et al. Clinical risk osteopathy and management (CROaM). Scientific report. London: National Council for Osteopathic Research (NCOR); 2013. www.ncororguk/wp-content/uploads/2013/05/croam_full_report_0313pdf.
132. Leach J, Mandy A, Hankins M et al. Communicating risks of treatment and informed consent in osteopathic practice. A literature review and pilot focus groups. Philadelphia: Lippincott Williams and Wilkins; 2002. pp. 450–461.
133. Carnes D, Mars T, Mullinger B et al. Adverse events in manual therapy: a systematic review. London: National Council for Osteopathic Research (NCOR); 2009. www.ncororguk/wp-content/uploads/2012/10/adverse-events_in_manual_therapy_a_systematic_review_full_reportpdf.
134. DiGiovanna EL. The manipulative prescription. In: DiGiovanna EL, Schiowitz S, Dowling DJ, editors. An osteopathic approach to diagnosis and treatment. 3rd ed. Philadelphia, PA: Lippincott Williams and Wilkins; 2005. pp. 672–673.
135. Seffinger MA, Hruby RJ. Evidence-based manual medicine: a problem-oriented approach. Philadelphia, PA: Saunders Elsevier; 2007. p. 61.
136. Nelson KE, Glonek T. Somatic dysfunction in osteopathic family medicine. Philadelphia, PA: Lippincott Williams and Wilkins; 2006. p. 29.

Register